# 现代耳鼻喉疾病诊疗进展与实践

崔 勇 主编

云南出版集团公司

云南科技出版社

图书在版编目（CIP）数据

现代耳鼻喉疾病诊疗进展与实践 / 崔勇主编. -- 昆明 : 云南科技出版社, 2018.4
ISBN 978-7-5587-1310-1

Ⅰ. ①现… Ⅱ. ①崔… Ⅲ. ①耳鼻咽喉病—诊疗
Ⅳ. ①R76

中国版本图书馆CIP数据核字(2018)第097020号

现代耳鼻喉疾病诊疗进展与实践
崔　勇　主编

责任编辑：王建明　蒋朋美
责任校对：张舒园
责任印制：蒋丽芬
装帧设计：庞甜甜

书　　号：978-7-5587-1310-1
印　　刷：廊坊市海涛印刷有限公司
开　　本：889mm×1194mm　　　1/16
印　　张：37.5
字　　数：1192千字
版　　次：2020年7月第1版　　2020年7月第1次印刷
定　　价：168.00元

出版发行：云南出版集团公司云南科技出版社
地址：昆明市环城西路609号
网址：http://www.ynkjph.com/
电话：0871-64190889

# 前　言

　　耳鼻咽喉科是研究耳鼻咽喉与气管食管诸器官的解剖生理和疾病现象的一门科学。其在解剖结构生理功能和疾病的发生与发展方面相互有着紧密联系。随着现代医学迅猛发展，耳鼻咽喉科疾病的诊断和治疗水平也取得长足的进展。为适应当前耳鼻咽喉科的发展趋势，满足医疗与教学一线人员的需要，我们特组织编写了这本《现代耳鼻喉疾病诊疗进展与实践》。

　　全书以耳鼻咽喉科为主线，对其常见病、多发病展开较为详细的论述。本书的目的在于指导耳鼻喉科医师开展临床工作，对常见病、多发病提出较为详细的诊疗策略，使其很快掌握如何组织和实施耳鼻喉科的临床诊断与治疗。在编撰过程中，将科学的临床思维、渊博的医学知识及丰富的临床经验融汇合一，深入浅出、力求实用，尽可能的满足广大基层耳鼻喉科医务人员的临床需要。

　　医学的发展是永无止境的，医学的认识更是不断深入的，由于本书贯穿了各位编者们的个人认识、观点和临床体会，恐存在不足之处，恳请读者指正，并愿抛砖引玉，探讨交流，引出高见。

# 目　　录

## 第一篇　总论

**第一章　耳鼻咽喉科常见病症** ································································ （ 1 ）

第一节　听力减退 ······················································································ （ 1 ）

第二节　耳痛 ··························································································· （ 10 ）

第三节　耳溢液 ························································································ （ 12 ）

第四节　鼻溢液 ························································································ （ 14 ）

第五节　咽痛 ··························································································· （ 19 ）

第六节　声音嘶哑 ······················································································ （ 21 ）

第七节　咽部异物感 ···················································································· （ 24 ）

**第二章　耳鼻咽喉科常规检查** ······················································ （ 27 ）

第一节　成人耳鼻咽喉检查 ············································································ （ 27 ）

第二节　小儿耳鼻咽喉检查 ············································································ （ 29 ）

**第三章　耳鼻咽喉科特殊检查** ······················································ （ 31 ）

第一节　咽鼓管功能检查 ··············································································· （ 31 ）

第二节　听功能检查 ···················································································· （ 32 ）

第三节　前庭功能检查 ·················································································· （ 35 ）

第四节　鼻内镜检查 ···················································································· （ 38 ）

第五节　鼻功能检查 ···················································································· （ 39 ）

第六节　电子鼻咽镜检查 ··············································································· （ 39 ）

第七节　喉功能检查 ···················································································· （ 40 ）

第八节　电子喉镜检查 ·················································································· （ 41 ）

第九节　直接喉镜检查 ·················································································· （ 41 ）

第十节　支气管镜检查 ·················································································· （ 42 ）

第十一节　食管镜检查 ·················································································· （ 43 ）

第十二节　多导睡眠监测 ··············································································· （ 44 ）

**第四章　耳鼻咽喉科常用诊治技术** ················································ （ 46 ）

第一节　常用的病理诊断技术 ·········································································· （ 46 ）

第二节　听力学检查技术 ··············································································· （ 48 ）

第三节　助听器及其选配技术 ·········································································· （ 57 ）

第四节　耳显微外科技术 ··············································································· （ 60 ）

第五节　鼻内镜技术 …………………………………………………………（ 65 ）

第六节　喉内镜技术 …………………………………………………………（ 73 ）

第七节　嗓音功能评价法 ……………………………………………………（ 75 ）

第八节　硬管支气管镜检查法 ………………………………………………（ 79 ）

第九节　硬管食管镜检查法 …………………………………………………（ 81 ）

第十节　泪器手术 ……………………………………………………………（ 82 ）

第五章　耳鼻咽喉科非手术治疗 ………………………………………………（ 87 ）

第一节　放射治疗 ……………………………………………………………（ 87 ）

第二节　化学治疗 ……………………………………………………………（ 95 ）

第三节　生物治疗 ……………………………………………………………（ 108 ）

第六章　耳鼻喉常见疾病护理 …………………………………………………（ 116 ）

第七章　儿科常见耳鼻喉症状 …………………………………………………（ 124 ）

# 第二篇　耳科学

第八章　耳科学基础 ……………………………………………………………（ 137 ）

第一节　耳的应用解剖 ………………………………………………………（ 137 ）

第二节　面神经的应用解剖 …………………………………………………（ 143 ）

第三节　听觉生理学 …………………………………………………………（ 145 ）

第四节　平衡生理学 …………………………………………………………（ 148 ）

第九章　耳的检查法 ……………………………………………………………（ 152 ）

第一节　耳科的一般检查方法 ………………………………………………（ 152 ）

第二节　耳科内镜检查法 ……………………………………………………（ 153 ）

第三节　耳科影像检查法 ……………………………………………………（ 153 ）

第四节　耳科听力检查法 ……………………………………………………（ 156 ）

第五节　前庭功能检查法 ……………………………………………………（ 161 ）

第十章　耳部疾病 ………………………………………………………………（ 166 ）

第一节　耳畸形 ………………………………………………………………（ 166 ）

第二节　耳郭外伤 ……………………………………………………………（ 171 ）

第三节　鼓膜外伤 ……………………………………………………………（ 172 ）

第四节　耳聋 …………………………………………………………………（ 173 ）

第五节　耳部湿疹 ……………………………………………………………（ 185 ）

第六节　分泌性中耳炎 ………………………………………………………（ 189 ）

第七节　中耳乳突胆脂瘤 ……………………………………………………（ 194 ）

第八节　耳鸣 …………………………………………………………………（ 203 ）

第九节　周围性面神经疾病 …………………………………………………（ 205 ）

第十节　耳硬化 ………………………………………………………………（ 210 ）

第十一节　鼓膜硬化 …………………………………………………………（ 213 ）

第十二节　耳源性眩晕疾病 …………………………………………………（ 217 ）

第十一章　助听器 ……………………………………………………………………………（227）

第十二章　人工耳蜗植入术 …………………………………………………………………（232）

第十三章　语言及听功能训练 ………………………………………………………………（235）

第十四章　非器质性聋 ………………………………………………………………………（238）

第十五章　听力言语障碍 ……………………………………………………………………（240）

# 第三篇　鼻科学

第十六章　鼻科学基础 ………………………………………………………………………（242）

　　第一节　鼻的应用解剖学 ………………………………………………………………（242）

　　第二节　鼻的生理学 ……………………………………………………………………（247）

第十七章　鼻的检查法 ………………………………………………………………………（249）

　　第一节　一般检查法 ……………………………………………………………………（249）

　　第二节　内镜检查法 ……………………………………………………………………（250）

　　第三节　影像学检查法 …………………………………………………………………（250）

　　第四节　嗅觉检查法 ……………………………………………………………………（251）

第十八章　鼻部疾病 …………………………………………………………………………（253）

　　第一节　鼻的先天性疾病和畸形 ………………………………………………………（253）

　　第二节　鼻、鼻窦及颌面外伤 …………………………………………………………（271）

　　第三节　外鼻及鼻前庭疾病 ……………………………………………………………（274）

　　第四节　鼻腔疾病 ………………………………………………………………………（276）

　　第五节　鼻中隔疾病 ……………………………………………………………………（282）

　　第六节　鼻-鼻窦炎 ……………………………………………………………………（284）

　　第七节　变应性真菌性鼻窦炎 …………………………………………………………（293）

　　第八节　鼻窦炎的并发症 ………………………………………………………………（304）

　　第九节　变应性鼻炎 ……………………………………………………………………（313）

　　第十节　鼻腔及鼻窦良性肿瘤 …………………………………………………………（335）

　　第十一节　鼻腔及鼻窦恶性肿瘤 ………………………………………………………（338）

　　第十二节　鼻源性并发症 ………………………………………………………………（341）

第十九章　鼻出血、血管结扎术和血管栓塞法 ……………………………………………（345）

　　第一节　鼻出血 …………………………………………………………………………（345）

　　第二节　血管结扎术 ……………………………………………………………………（351）

　　第三节　血管栓塞法 ……………………………………………………………………（355）

第二十章　鼻变态反应及鼻息肉 ……………………………………………………………（358）

　　第一节　变态反应性鼻炎 ………………………………………………………………（358）

　　第二节　血管运动性鼻炎 ………………………………………………………………（366）

　　第三节　非变应性鼻炎伴嗜酸性粒细胞增多综合征 …………………………………（367）

　　第四节　鼻息肉 …………………………………………………………………………（367）

**第二十一章　鼻内镜鼻外科学** ……………………………………………………………………（371）

　　第一节　概述 …………………………………………………………………………………（371）

　　第二节　鼻腔手术 ……………………………………………………………………………（382）

　　第三节　鼻窦手术 ……………………………………………………………………………（394）

　　第四节　鼻眼相关手术 ………………………………………………………………………（406）

　　第五节　鼻颅相关手术 ………………………………………………………………………（411）

# 第四篇　咽科学

**第二十二章　咽科学基础** …………………………………………………………………………（414）

　　第一节　咽的应用解剖 ………………………………………………………………………（414）

　　第二节　咽的生理学 …………………………………………………………………………（417）

**第二十三章　咽的检查法** …………………………………………………………………………（419）

　　第一节　一般检查法 …………………………………………………………………………（419）

　　第二节　咽部的内镜检查法 …………………………………………………………………（419）

　　第三节　影像检查法 …………………………………………………………………………（420）

**第二十四章　咽部疾病** ……………………………………………………………………………（424）

　　第一节　咽炎 …………………………………………………………………………………（424）

　　第二节　扁桃体炎 ……………………………………………………………………………（427）

　　第三节　腺样体疾病 …………………………………………………………………………（432）

　　第四节　咽部脓肿 ……………………………………………………………………………（434）

　　第五节　咽神经性疾病和精神性疾病 ………………………………………………………（437）

　　第六节　咽外伤及异物 ………………………………………………………………………（440）

　　第七节　阻塞性睡眠暂停低通气综合征 ……………………………………………………（442）

　　第八节　咽部及咽旁肿瘤 ……………………………………………………………………（446）

# 第五篇　喉科学

**第二十五章　喉科学基础** …………………………………………………………………………（469）

　　第一节　喉的应用解剖 ………………………………………………………………………（469）

　　第二节　喉的生理学 …………………………………………………………………………（472）

**第二十六章　喉的检查法** …………………………………………………………………………（474）

　　第一节　喉的外部检查法 ……………………………………………………………………（474）

　　第二节　喉镜检查法 …………………………………………………………………………（474）

**第二十七章　喉部疾病** ……………………………………………………………………………（477）

　　第一节　喉的先天性疾病 ……………………………………………………………………（477）

　　第二节　喉外伤 ………………………………………………………………………………（485）

　　第三节　喉炎性疾病 …………………………………………………………………………（490）

　　第四节　咽神经性疾病和精神性疾病 ………………………………………………………（505）

第五节　喉部肿瘤 ·········································································· （509）

第六节　喉阻塞 ·············································································· （514）

第七节　喉的其他疾病 ···································································· （516）

**第二十八章　呼吸困难** ···································································· （519）

**第二十九章　气管插管术及气管切开术** ·········································· （535）

# 第六篇　气管食管学

**第三十章　气管食管学基础** ····························································· （539）

第一节　气管食管的应用解剖 ························································· （539）

第二节　气管食管生理学 ································································ （541）

第三节　内镜检查法 ······································································ （543）

**第三十一章　气管食管疾病** ····························································· （557）

第一节　呼吸道炎症反应 ································································ （557）

第二节　呼吸道变应性疾病 ···························································· （565）

第三节　胃食管反流病 ··································································· （573）

第四节　食管裂孔疝 ······································································ （578）

第五节　真菌性食管炎 ··································································· （581）

**参 考 文 献** ·················································································· （583）

# 第一篇　总论

# 第一章　耳鼻咽喉科常见病症

## 第一节　听力减退

正常听力是指听觉灵敏度的一个范畴,它是健康青年正常耳听力测定的平均值,不是绝对的数值。当听觉系统的传音或感音部分发生病变或功能上出现损伤时,即产生听觉障碍,通常称为听力减退。听力减退的程度有轻有重,轻者为重听,重者或完全丧失者为聋。一般所说的聋人是指实用听力几乎全失。小儿自幼失听,丧失了学习语言的机会则成聋哑。

**【病因分类】**

**(一)传音性聋**

1.外伤性

(1)鼓膜外伤。

(2)听骨链外伤。

(3)颞骨纵行骨折。

2.炎症性

(1)急性非化脓性中耳炎。

(2)分泌性中耳炎。

(3)慢性非化脓性中耳炎。

(4)急性化脓性中耳炎。

(5)急性大疱性鼓膜炎。

(6)慢性化脓性中耳炎。

1)单纯型。

2)肉芽骨疡型。

3)胆脂瘤型。

3.其他

(1)耳硬化症。

(2)鼓室硬化症。

(3)耵聍、异物或外耳道肿瘤。

(4)颈静脉球体瘤。

(5)早期梅尼埃病。

（二）感音神经性聋

1.先天性

（1）遗传因素

1）单纯内耳发育不全。

2）遗传性内耳退变。

3）遗传聋伴身体其他部位畸形。

（2）孕期因素。

（3）产期因素。

2.后天性

（1）传染病源性。

（2）药物中毒性。

（3）噪声性。

（4）老年性。

（5）突发性。

（6）外伤。

（7）自身免疫性感音性。

（8）脑桥小脑角病变。

（9）中枢性。

## 【机制】

耳聋按性质分为器质性与功能性两大类。器质性聋根据损害部位可分以下几种。

（一）传音性聋

病变在外耳、中耳，少数蜗内的损害亦可表现为传音性聋。

（二）感音神经性聋

为耳蜗及蜗后的病变致使不能或难以感受声音。根据病变解剖部位的不同又可分为四类。

1.耳蜗性聋    由于各种原因，如耳毒性药物中毒所引起的毛细胞病变，以致声波的刺激不能产生正常的电活动。

2.神经性聋    系由于蜗神经病变使毛细胞的电活动不能引起神经的应有兴奋或不能上传到脑干。

3.脑干性聋    脑干的病变妨碍蜗神经的冲动上传到皮层中枢。

4.皮质性聋    为病变妨碍传入信息的感受和综合分析的能力。每侧的听觉系由两侧的皮质中枢所同理，因此皮质性聋必须两侧中枢同时有病变方能致聋。

（三）混合性聋

系传音及感音部分同时、同一原因或两种不同的原因而引起的耳聋，如长期患有慢性化脓性中耳炎其细菌毒素可以侵入迷路引起蜗内损伤或在慢性化脓性中耳炎的基础上又患有腮腺炎等。

（四）功能性聋

无器质性病变，如精神性聋，其听力曲线不稳定，但系"真聋"，常见于癔病或神经官能症患者。伪聋纯系装聋，多为单侧性"全聋"。

## 【诊断方法】

（一）病史

对每一耳聋患者应尽可能找出耳聋原因，详细询问病史对耳聋的诊断极为重要。在病史询问中应着重注意以下几点。

1.耳聋为先天性或后天性 先天性者常为螺旋器及有关结构未发育或发育不良。后天性者与内耳末梢感受器变性有关。

2.有无遗传因素 在重度小儿耳聋中,约半数属于遗传性。

3.耳聋是否伴有其他部位的异常 伴有其他器官异常者多与先天性或遗传因素有关。

4.是否伴有耳部其他症状 对耳高音调耳鸣常示病变部位在中枢或全身病引起。波动性耳鸣多发生在传音性聋或颈静脉球体瘤。低调耳鸣多与中耳疾病有关。单耳高音调耳鸣常示耳蜗供血不足。耳胀闷、压迫感,可能与鼓室积液或耳蜗积水有关。耳痛、耳流脓示中耳有炎症。

5.询问耳聋的特点 如一侧性或双侧性。双侧性聋多为全身因素,如脑膜炎、麻疹、耳毒性药物中毒等。单侧耳聋多为局部因素或为带状疱疹、腮腺炎引起。突发性聋和功能性聋常突然发生。听神经瘤一般是单侧耳进行性耳聋。梅尼埃病为波动性聋。

另外,要询问有无糖尿病、高血压、高血脂、动脉硬化性心脏病、梅毒史等。

6.其他 如外伤史、爆震史、职业噪声史、手术史、传染病史等。由于急性传染病致聋者,发病年龄多在4岁以下,约半数在2岁以下,与急性传染病易感年龄有密切关系。在病重时常已发生耳聋,但不要被察觉,愈后又未进行听力检查和语言训练,常导致聋哑。

**(二)体格检查**

根据病史,对耳聋患者可做重点或全身方面的检查。前庭功能检查对耳聋的定位诊断有价值。全身应酌情对神经系统、心血管系统、内分泌系统等做必要的检查。

**(三)听力检查**

听力测定是诊断耳聋的主要方法。随着检测仪器的不断改进和发展,不仅可以精确地测定听觉功能,而且可以区别器质性聋与功能性聋。在器质性聋中可以根据听觉的各种异常表现进行定位诊断。

1.音叉试验

(1)任内试验:亦称气骨导试验。用于试验的音叉以256H、512H为宜,频率太低(128Hz)患者可能将震动感误认为骨导;频率太高(2048Hz),虽系传音性聋,亦可表现为气导＞骨导。此外,如一耳为重度感音性聋,另一耳正常或为传音性聋,则可能出现任内试验假阴性,即受试耳的听觉系对侧耳所感受,可用韦伯试验加以验证。如为假阴性,则韦伯试验偏向对侧耳。传音性聋的严重程度,还可从不同音叉的任内试验转阴性情况来判断。轻度传音性聋仅有128Hz音叉为阴性,转变为任内试验阴性的音叉频率越高,则传音性聋越严重。

(2)韦伯试验:亦称骨导偏向试验。将音叉的柄端置于头额部正中线的一点上,让受检者指出那一耳听到声音或听到的声音较强。测试结果有韦伯正中和韦伯偏向一侧两种。传音性聋时,偏于患侧或较重侧。感音性聋时,则偏于健侧或较轻侧。

(3)施瓦巴试验:亦称骨导对比试验,系比较受试耳与正常人的骨导听力。传音性聋的骨导延长,感音性聋的骨导缩短。

(4)盖来试验:此法为试验镫骨是否活动的方法,故又称镫骨活动试验。先将振动的音叉置于受检耳乳突部,用波氏球塞紧外耳道口。若镫骨活动,则向外耳道加压时,骨导音减弱,是为盖来试验阳性(G⁺)。若镫骨固定,则骨导音无变化,为盖来试验阴性(G⁻)。此法在耳硬化症及中耳先天畸形、鼓室硬化症的诊断以及鼓室成术前测试听骨链功能等方面,均有重要价值。

2.听力计检查 听力计检查包括听阈和阈上功能检查两部分。听力计放出特定强度和频率的纯音、脉冲音和各种掩蔽音,能测试从125HZ兹到10kHz或更高频率的听阈。它不仅能判断耳聋的程度、性质,而且能诊断耳聋的部位。听阈不等于听力。听力是包括感受声音到分析其意义以及各种阈上现象的全部能力。听阈是能引起听觉的最小有效声压,它能在很大程度上反应听力。

(1)纯音听阈测试:纯音测听法系指应用纯音听力计测试听力的方法。听力计的测试方法有主观测听法和客观测听法。用于主观听力测试的听力计有纯音听力计、语言听力计、Bekesy自描听力计、儿童听力计等。用于客观听力测试的听力计有皮肤电阻听力计、阻抗听力计、电反应听力计等。

纯音听力计测试听阈,包括气导听阈和骨导听阈测定。听阈乃受检耳对某一频率纯音感知的最小声压级(SpL),在听力计上以听力级分贝(dBHL)来表示。正常人听阈是通过对健康青年测试所得的各频率平均听阈的声压级。在听力计上以零分贝听力级(dBHL)来代表,即听力零级。

听力测试时,要求避免环境噪声的掩蔽作用,应在隔音室内进行测试。一般要求测听室内总噪声级不应超过30dB。如利用自由声场测试,则环境噪声不能超过10dB。一般气导耳机因内装有海绵垫圈,可隔声约20dB。

听阈测定包括气导和骨导两种,通常先测试气导,两耳分别进行。若两耳有不同性质和程度的听力损伤,可测试听力较好的一耳。测气导时,先从1000Hz开始,每5dB一档,由低而高逐渐增加声强,直到受检者从耳机内刚能听到声音为止。为了减少误差,可以测试2~3次,测得确切听阈后,记录在听力图上。依次测试2000、4000、8000Hz的高频音,再测500、250、125Hz的低频音。测完一耳,再测另耳。

骨导听阈测定用骨导器进行。骨导器应放在受检耳乳突的相当于鼓窦处。在测试过程中一般不摘下气导耳机,方法与气导测试相同,但不一定从1000Hz开始。一般仅进行250~4000Hz之间各倍频程声音的测试。骨导的最大输出一般听力计为60~70dB。

如两耳听力相差50dB上下,查较差耳听力时,声音即可从较差耳传至较佳耳,这时较差耳所听到的声音实际上是较佳耳所听到的,这种听力叫越边听力。查骨导时,只要两耳听力不同(5~10dB)就有可能发生越边听力。在听力图上这种听力曲线叫影子曲线。为了避免得出影子听力图,在测较差耳时,就要加噪声掩蔽非测试耳。通常先试用60dB的噪声,测试中还可酌情再做适当调整,但过强的噪声同样可以越边传至受检耳而影响该耳的真实听阈。

(2)纯音阈上听力测试:利用听阈级以上强度的声信号(纯音、噪声、语言)进行听觉功能测试的方法称为阈上听力测试,或称超听阈检查法,可通过纯音听力计、Bekesy自描听力计,也可用语言听力计、阻抗听力计和电反应听力计进行检查。

阈上听力测试,能进一步对听觉神经通路的病变作出定位诊断,为鉴别耳蜗聋、神经性聋以及中枢性聋提供听力学方面的资料,且对了解耳聋患者的实际交往能力,功能性聋的诊断,职业性噪声聋的预防以及助听器的选配和调试等均有一定价值。

1)双耳交替响度平衡试验:先测试纯音听阈,以聋耳听阈不超过50dB,且与健耳之差不低于25dB为宜。测试时,在健耳或较佳耳逐次增加声强,每次10~20dB,继之调节病耳或较差耳的阈上刺激声强度,直到感到两耳响度相等为止。于听力表上分别记录两耳响度感到一致时的分贝值,并将两耳的分贝值划线连接。当双耳在同一听力级上响度感到一致时,表示有复响。若虽经调试两耳不能在同一级上达到响度一致,表示无复响。

2)短增量敏感指数试验:本试验是测试受试耳对阈上20dB强度的连续声信号中出现的强度微弱变化(1dB)的敏感性,计算其在20次声强微弱变化中的正确辨别率。将受检耳听到的增音数乘5,即得短增量敏感指数。耳蜗病变,敏感指数可高达80%~100%,正常耳及其他耳聋一般为0~20%。

3)音衰减试验:也叫阈音衰减试验。有些听力减退耳对一持续音只能听很短的一段时间,这种听敏度衰减现象称为音衰减。测试方法很多,但基本原理相同。Carhart音衰试验是先用断续音测出某一频率的听阈。从感觉级 0dB 开始,于开始时以跑表计时,让受检者在听到和听不到声音时作出表示,记下 0dB 的听取时间。如不满 60 秒,则不中断纯音并加 5dB,重新开始记时。如此继续进行直至受试耳在 1 分钟内始终能听到刺激声为止。计算测试结束时刺激的声强级和听阈阈值的差值。正常耳及传音性聋耳无明显衰减。衰减 30dB 以上者为蜗后病变,10～25dB 者为耳蜗损害。

3.自动描记测听　此系 Bekesy(1947)介绍的一种新测听法,故也称 Bekesy 氏自描听力计测试法。这也是一种主观测听装置,对纯音听阈测定、感音性聋病变定位以及功能性聋的诊断均有一定价值。检查时,仪器发出频率渐变的纯音,并自动描记。检查时,用脉冲音和连续音从低频(125H)至高频(8000Hz),也可从高频向低频递变。声音强度的增减键由患者自己控制,受试者听到声音时按减弱键,听不到声音时按增强键。这样,脉冲音与连续音可分别描绘为锯齿形曲线。根据两条曲线的锯齿形状、曲线坡度及两线的相互关系把 Bekesy 听力图分为 5 型:Ⅰ型多为正常耳或传音性聋;Ⅱ型多见于耳蜗损害;Ⅲ型见于蜗后病变;Ⅳ型既可见于蜗后病变,亦可见于耳蜗损害;Ⅴ型见于非器质性聋。

4.语言测听　语言测听是以语言作为声信号,利用阈上强度进行听觉检查的一种主观测听法。语言测听作为听功能检查法的组成部分,可以弥补纯音测听法的不足。语言测听法是将标准词汇录入声磁带或语言唱片上,检查时将语言信号通过收录机或唱机传入听力计输送至耳机进行测试。主要测试项目有语言接受阈和语言识别率。语言接受阈即言语可懂度阈或言语听阈,是指受试者能正确重复语言词意 50％ 时为最低听阈级。语言接受阈相当于气导听阈,其正确性和稳定性高,误差比纯音测听小,可用以核查纯音气导曲线。语言识别率是指受试耳能够听懂测试词汇中的百分率。将不同声强级的语言识别率绘成曲线,即成语言听力图,根据语言听力图的特征,可鉴别耳聋的种类。

5.声阻抗测听　声阻抗测听是测试鼓膜、鼓室、听骨链及听骨肌在传音过程中的功能。声波到达鼓膜,经听骨链传导,该系统受力时产生的阻力,即为声阻抗。声能传递的流畅性,称为声导纳。对声能传递的顺应性,称为声顺,是导纳的一部分。声能一部分被介质吸收传导,一部分被反射回来。声阻抗越大,声顺越小,则传导的越少,反射的越多。通过测量被反射的声能大小,可以了解中耳传导机制功能状态。

当鼓膜完整时,耳塞探头将外耳道封闭,使探头与鼓膜间的外耳道形成一封闭腔。伴随耳道压力的改变,鼓膜有不同程度的移位,因而,此封闭腔随之改变。此时,根据测定外耳道内的声压级,可推算出腔的等效容积,此即为鼓膜的声顺值。进而可估测中耳传音结构的完整性或其功能状态。

(1)静态声顺值测定:静态声顺值测定是测试外耳道与鼓室压力相等时的最大声顺。测试方法为先测耳道内正 1.96kPa(＋200mmH$_2$O)压力时的声顺值,即 C$_1$,此时鼓膜僵硬,阻抗加大。然后再测试鼓膜的最大声顺值,即鼓膜内外压力相等时所测得的毫升值,即 C$_2$。由于这两个测定所得的等效容积包含了耳道容积,因此 C$_2$～C$_1$,即为鼓膜的静态声顺值。正常中耳系统静态声顺范围在 0.3～1.6ml,小于 0.8ml 或大于 2.5ml,应考虑异常。但正常声顺值变异很大,与年龄、性别及功能状态等多种因素有关。由于病理状态下,声顺值有较大重叠,如有耳硬化症并有鼓膜松弛者,则显示为高声顺型;听骨链中断并有粘连者,则显示为低声顺型,分析时应加注意。

(2)鼓室压声顺功能测定:该法系测定传音系统的声顺在不同气压下的动态变化,故也称鼓室压测量。所绘制的鼓室压曲线为鼓室压图或鼓室声顺图,即代表鼓室的声顺功能。采用抽气和灌气,也即对外耳道加压,继而减压的方式,以更变鼓膜-听骨链的僵硬度,范围在正 3.92kPa(＋400mmH$_2$O)到负 3.92kPa(－400mmH$_2$O)变动,以观察鼓膜被压入或拉出时的声顺变化。正常耳当鼓膜内外的压力相等时,其声顺最大,阻抗最小;当外耳道与鼓室之间有压力差别时,其声顺变小,阻抗增大。

(3)声反射测定:定强度的声刺激可引起双侧镫骨肌反射性收缩,增加听骨链和鼓膜的劲度,出现声顺变化,在平衡计上显示并画出反应曲线,用这一客观指标来鉴别该反射通路上的各种病变。

1)镫骨肌反射阈试验:正常耳需要用较强音才能引出镫骨肌反射,一般在听阈上 70～95dB。如引不出镫骨肌反射,就可能是:a.面神经麻痹(镫骨肌失支配);b.单侧传音性聋≥30dB 时;c.听力减退声音响度不足以引出镫骨肌反射;d.听骨链中断。

如病变在内耳,重振试验阳性,只需用较弱的强度即可引出镫骨肌反射。

2)镫骨肌反射衰减试验:用阈上 10dB 的纯音持续刺激 10 秒钟,正常镫骨肌反射收缩保持稳定水平,无衰减现象。蜗后病变者,听觉易疲劳,镫骨肌收缩很快衰减,衰减的程度到达收缩初期幅度的一半时所需的时间,称为声反射半衰期。蜗后病变半衰期不超过 5 秒钟。

镫骨反射的用途较广,并日益扩大。目前主要用来了解中耳传音功能,确定有无响度重振现象,识别蜗后性与非器质性聋,对周围面瘫作定位诊断和预后预测,对重症肌无力作客观辅助诊断及治疗效果的评价。

6.发电反应测听(ERA)　通过观察声音刺激所引起生物电的变化来测定听觉通路功能状态的方法,称为电反应测听法。由于声音刺激所产生的听觉系统一系列电位变化不受被检查者的主观意志支配,因此是一种客观测听法。电反应测听法包括耳蜗电图、脑干诱发电位和皮层诱发电位等。

(1)耳蜗电图(ECochG):对声音刺激所诱发耳蜗电反应的描记即为耳蜗电图,为近场电位记录,包括微音电位(CM)、和电位(SP)及动作电位(AP)三种电位。耳蜗电图中各种电位的来源和特性不同,因此意义也不一样。例如微音电位与和电位是感受器电位,对某些耳蜗病变可出现特征性变化,但在蜗后病变时则正常。动作电位是反应耳蜗功能最敏感的电位,在耳蜗电位中占主要地位。正常动作电位反应阈与主观听阈接近,因此可作为客观听阈测定。

(2)脑干电反应测听(BSR):脑干电反应测听属远场电位记录。测试时患者无痛苦,不受主观意志及意识状态的影响,也可在睡眠、麻醉或昏迷状态下进行。用短声刺激记录到一组潜伏期为 1～10ms 的快反应电位,来源于脑干,命名为波Ⅰ～Ⅶ。波Ⅰ来自听神经,波Ⅱ为蜗核,波Ⅲ为上橄榄核,波Ⅳ为外侧丘系,波Ⅴ为下丘,波Ⅵ及波Ⅶ不稳定。脑干电反应测听不需受检者作出反应就能得出客观数据,为快速、客观、精确地估计听觉状况提供最新手段。不仅用于检查婴幼儿、精神病患者、伪聋者,还可协助诊断某些蜗后及脑干疾病,鉴别器质性聋与功能性聋等。

(3)皮质电反应测听(CERA):皮质诱发电位即慢顶电位,由于该法受意识状态的影响,做为客观测听不如脑干诱发电位应用广泛,但对皮质功能的测定尚有一定价值。声音诱发的各种皮质电位可按潜伏期长短来分辨,在 8～50ms 间的电位称为顶叶快反应,即为中等潜伏期成分,50～300ms 出现的电位称为顶叶慢反应,为长潜伏期成分。近年来中潜伏期作为判断听力的指标研究的较多。

7.儿童听力测验

(1)1～6 个月婴儿听力检查

1)听睑反射测听:闻声后表现眨眼、闭眼。

2)惊跳反射(MOrO 反射):闻声后全身惊动、伸臂、伸腿或头向后仰。

3)条件反射测听:用铃声刺激后针刺足底,重复 15 次后仅摇铃而不刺足底,如仍缩足,则说明听力大致正常。

(2)6～12 月幼儿听力检查:时定向反射完善,即闻声后眼头转向声源。

(3)2～6 岁小儿听力检查:可用定向条件反射听力计检查法,如游戏测验法、配景听力测验法等。

(4)阻抗测听或电反应测听。

8.聋(伪聋)和精神性聋听力测验

(1)诈聋测验

1)响度优势测验(Stenger 试验):此法适用于一侧性诈聋,可用两支同频率的音叉或用听力计进行。此法的理论依据是,在正常情况下,每当一侧的纯音响度处于优势时,双侧就听不到同一频率的纯音。用听力计时,先测两耳的 500、1000、2000Hz 或其中之一的听阈,然后用上述音频之一的 60dB 声强刺激"聋"耳,再测该频率的健耳听阈,如听阈改变较大,则"聋"为诈聋。

2)听诊器试验:取长橡皮管听诊器一副,堵塞其一管,该管戴于健耳。另一未堵塞的管戴于"聋"耳。检查者向听诊器头的喇叭口讲话,并嘱其重复。然后取下听诊器,以手指堵健耳后重复讲话,如患者说听不见,则必属伪聋。因用听诊器时,"聋"耳已听到。

(2)精神性聋测验:精神性聋的正确诊断常非耳科医师单独胜任的,需要与精神病科医生合作,全面分析作出正确判断。有条件时最好用脑干电反应测听法,这种测验既适用于诈聋也适用于精神性聋。有下列情况可诊断功能性聋:①波Ⅴ反应阈正常或低于主观听阈;②波Ⅴ潜伏期与振幅正常。

## 【鉴别诊断】

### (一)传音性聋

1.外耳和(或)中耳畸形　导致先天性耳畸形的局部因素尚不清楚,但已知与遗传因素有关。胚胎受精后 28~42 天发生药物中毒可致耳畸形。宫内影响的因素多在妊娠头 3 个月。先天性耳畸形按 Henner 分类有 3 型。

(1)Ⅰ型:畸形最轻。耳郭外形正常或接近正常,外耳道较狭小。鼓膜活动度好,但颜色可能变灰。此型可能只有听骨畸形不波及外耳。平均听力损失 50~60dB,常被误诊为耳硬化症。鉴别要点是本病耳聋为非进行性,无家族史,骨导测听无 Carhart 切迹。

(2)Ⅱ型:畸形较Ⅰ型严重,程度不同的小耳,伴随耳通狭窄或闭锁。闭锁骨板位中耳腔外侧。听骨畸形,锤骨可包在闭锁骨板内。

(3)Ⅲ型:畸形严重,除Ⅱ型的各种畸形外,主要是中耳发育不良,有时伴面瘫和咽鼓管缺失。

2.外伤性传音性聋

(1)鼓膜外伤:在受直接外力或间接外力作用下,鼓膜内外空气压力剧烈改变,如爆炸、掌击耳部等,均可引起鼓膜破裂。直接外力引起的鼓膜外伤,一般有轻度传音性聋;而间接外力外伤引起者可能为混合性聋,且耳聋的程度较重,也可伴前庭低下的体征。

(2)听骨链外伤:听骨链外伤多见于意外。最易受伤的是砧骨,最易受外伤影响的关节是砧镫关节。头部外伤后的耳聋,纯音测听气导损失可达 50dB,骨导基本正常。声阻抗检查,声顺值增大,镫骨肌反射消失。听骨链中断的听力损失一般在 50~70dB。

3.炎症性传音性聋

(1)急性非化脓性中耳炎:急性非化脓性中耳炎又称急性卡他性中耳炎,致病原因主要由多种原因导致的咽鼓管阻塞。主要症状为耳堵塞感,自听过响或有耳鸣,无耳痛,在打呵欠或擤鼻涕时症状有片刻好转。检查鼓膜失去光泽、内陷,鼓室积液时,鼓膜呈蜡黄色,有时可见液面。声阻抗测听检查,早期无积液时,鼓室压图呈 C 型曲线,积液时则呈平坦型曲线。

(2)分泌性中耳炎:分泌性中耳炎是具有积液的非化脓性中耳疾病。本病名称较多,一般用分泌性或渗出性中耳炎。该病的病因及发病机制目前仍有争论。一般认为,本病的病因是多方面的,学说有咽鼓管功能障碍、感染、变态反应、免疫等。主要症状,除耳闷、堵塞感、耳鸣、听力减退、自听增强外,听力减退、耳闷可随头位改变而改变。卧位时症状轻,站立时症状重,摇头时耳内有水流感。鼓室积液时鼓膜呈蜡黄色或澄黄色,或可见发丝状液平面。如行咽鼓管吹张,可见鼓室内有气泡出现。鼓室穿刺抽液,可明确诊断。

(3)慢性非化脓性中耳炎:慢性非化脓性中耳炎也称慢性卡他性中耳炎,一般认为该病是由于急性非化脓性中耳炎反复急性发作或急性期未能及时有效的治疗,以及咽鼓管阻塞因素未能去除.使之长期闭塞而致听力下降,尤在儿童。耳聋和堵塞感是主要症状,感冒时听力下降明显。多有低调持续耳鸣。有的有自声过响。鼓膜检查有多种表现,常有鼓膜内陷、光锥消失、活动性差、增厚、萎缩、变薄、钙斑等。

**4.其他**

(1)耳硬化症:耳硬化症是原发在迷路骨囊以新骨灶形成为病理特征的疾病,有遗传倾向。临床表现为镫骨固定所形成的传音性聋。本病起病年龄多在20~25岁,女性患者妊娠期耳聋加重。阳性家族史约50%~60%。多为双侧,耳聋为进行性缓慢发展,时进时停。其他症状有:听觉倒错(在噪声环境中听觉改善)、耳鸣和语言辨别力下降。检查鼓膜正常,咽鼓管功能正常。声阻抗检查,鼓室压图早期为 A 型,晚期为 C 型。纯音测听检查,骨导于 2000Hz 下降出现 Carhart 切迹。

(2)鼓室硬化症:鼓室硬化症是中耳乳突慢性炎症过程的退行性变,是中耳炎的一种后遗症。其特征是中耳黏膜上皮下固有层有局限的胶原组织斑块沉着。斑块好发于听骨周围,故常使听骨固定或引起砧骨长突和镫骨弓糜烂,使听骨链中断,最后导致严重的传音性聋。鼓膜检查,紧张部有钙化斑及瘢痕,其大小不一,大的可使鼓膜运动减弱,或使鼓膜与鼓岬粘连。

(3)耵聍、异物或外耳道肿瘤:外耳道耵聍、异物或肿瘤只要有缝隙存在一般不会影响听力,只有在外耳道有炎症或游泳、洗头水进入耳道后,可能有间歇性听力减退。

(4)颈静脉球体瘤:起源于鼓室下壁的颈静脉弯曲部,当肿瘤侵入鼓室破坏听骨链时,可引起传音性聋。

(5)梅尼埃病:早期梅尼埃病内淋巴轻度高压引起前庭膜膨胀,而毛细胞尚未造成不可逆损伤时,可以表现为轻度的低频传音性聋。

**(二)感音神经性聋**

**1.先天性感音神经性聋**

**(1)遗传因素**

1)单纯内耳发育不全:主要有:a.Scheibe 型,最常见,耳蜗球囊的感觉上皮呈早期胎儿型。b.Mondini-Alexander 型,耳蜗扁平,仅基底周发育,前庭结构发育不良。c.Bing-Siebenmann 型,为膜性内耳畸形或退变,伴有中枢神经系统异常。d.Michel 型,内耳完全未发育,为最严重的畸形。

2)遗传性内耳退变:内耳出生时未见明显病变,后逐渐发生内耳退变可伴有身体其他部位的畸形。听力损失以高频为主,多伴有耳鸣。发生于青少年时期,有家族史。

3)遗传性聋伴身体其他部位的畸形:如 Pendred 综合征,本征的特点为先天性聋伴散发性甲状腺肿。

(2)孕期因素:在母体中可因某些药物而损害胎儿内耳的螺旋神经节、蜗神经或听中枢系统,如奎宁、水杨酸、利尿药、氨基苷类抗生素。母体的急、慢性传染病均可导致耳聋。

(3)产期因素:难产、早产、缺氧等均可影响内耳或脑的发育而致聋。

**2.后天性感音神经性聋**

(1)传染病原性聋:脑膜炎、流行性腮腺炎为最常致聋的传染病。前者致聋的程度很重,甚至全聋,后者典型的听力损害为单侧感音神经性全聋,而另一侧听力正常。风疹病毒是影响胎儿听器发育的主要病毒,不仅引起听力障碍,而且会影响视力和心脏。麻疹除可引起中耳炎外,还可引起病毒性迷路炎,多为双侧中度感音神经性聋,听力损失高频重于低频。

(2)药物中毒性聋耳:中毒是指某些药物或化学制剂引起的位听神经系统中毒损害。自抗生素大量应用于临床以来,氨基苷类抗生素已成为一种很重要的耳毒性药物应引起重视。

醋柳酸等柳酸盐所致的听力减退多为双侧可逆性,停药后一周左右即可恢复正常,但也可引起单侧迟发或不完全性永久性聋。奎宁、氯奎引起的听力减退以低频较明显。听力减退常为不可逆性。新的利尿剂呋塞米和依他尼酸也有耳毒性作用。反应停可引起胎儿缺肢、传音性聋或感音神经性聋及前庭损伤。

抗生素中的链霉素、双氢链霉素、新霉素、紫霉素、万古霉素、卡那霉素、庆大霉素、多粘菌素等均具有不同程度的耳毒性。链霉素引起的耳毒性作用最常见。链霉素硫酸盐主要损害前庭系,双氢链霉素主要损害耳蜗系统。链霉素的耳毒性作用可在一个相当长的潜伏期后才出现症状。听力损失主要为高频区。

(3)噪声性聋:噪声性聋可分为急性损伤和慢性损伤两种。急性损伤系指强噪声或爆震所致,由于这类强噪声多同时伴有冲击波,故常伴有鼓膜破裂、脑震荡、昏迷等症状。慢性损伤多为工业噪声所致的感音神经性聋。工业噪声性听力减退的诊断可以从接触噪声史、工业环境噪声调查、听力检查等诸方面进行。工作环境中噪声一般不超过90dB时,不会造成噪声性聋。听力损失开始时是在4000Hz处下降,随着暴露于噪声时间的延长,听力损失的频率范围逐渐扩展至中及低频。

(4)老年性聋:凡60岁以上而无其他原因的双侧进行性感音神经性聋,皆可诊断为老年性聋。但实际上并非完全如此,因老年性聋不具任何鉴别特征。诊断老年性聋应从两方面着手,一是观察身体有无其他老化的表现,二是排除其他致聋的原因。老年性聋的纯音听力损失和语言听力损失可不一致,如纯音听力虽中度减退,而语言识别率却可很低;也可相反,纯音听力损失严重而语言识别率却很高。

老年性聋的变化可发生在耳蜗、听神经和听觉中枢的任何一个部位,因此听力检查结果可有相当大的差异。有毛细胞病变时可有重振现象,而以蜗后病变为主者则无重振。

(5)突发性聋:突发性聋又称暴聋,系在短时间内突然发生的感音神经性聋。病变部位有的在耳蜗,有的在蜗后。发病时常无任何明显的病因,多为一侧性。听觉可部分丧失,亦可全聋,多伴有不同程度的耳鸣。患耳有时有胀满感或堵塞感,可伴眩晕。本病发病原因至今未明,有病毒学说、变态反应及听神经炎学说、内耳压力突变学说、血管纹功能不良学说等。对突发性耳聋患者应做详细的耳科检查及全身检查,应除外其他耳疾及全身性疾病引起的感音神经性聋。

### (三)混合性聋

由于耳的传音部分及感音神经部分同时或先后受到损害而引起的听力减退称为混合性聋。混合性聋的病变可为同一疾病引起,也可为两种互不相关的疾病所引起。如鼓室积液既可引起传音性障碍,又可因圆窗膜活动受限而骨导下降。化脓性中耳炎有传音性障碍,当毒素经圆窗渗入迷路后又可引起感音性障碍。耳硬化症有镫骨固定者可产生传音性聋,当有耳蜗硬化时则有感音性聋。鼓室成形术时医源性的耳蜗损伤可导致混合性聋。用氨基苷类抗生素治疗化脓性中耳炎时在传音性聋的基础上可增加感音性聋的成分。

### (四)功能性聋

功能性聋系指无器质性疾病的耳聋,包括精神性聋(癔病性聋)和诈聋(伪聋)。

1.精神性聋 又称癔病性聋,常由于精神受重大刺激或长期心情不愉快而发病。患者常有其他功能失调的表现,如癔病性瘫痪、缄默症(不语症)等。耳聋的特点为突然性单耳或双耳听力丧失。耳部和神经系统无器质性病变。

2.诈聋 诈聋又称伪聋、装聋,是有意识地为达到某种目的而装聋或有意夸大其听力损失的程度。诈聋者皆十分机警,时刻在注意他人的讲话和行动,尽量克制自己不露痕迹。检查时要认真排除器质性病变。

(张俊军)

# 第二节　耳痛

耳痛为一常见症状,可分为耳源性耳痛、反射性耳痛以及神经性耳痛三种。耳源性耳痛又称原发性耳痛,系指耳部本身病变所引起的耳痛。反射性耳痛又称继发性耳痛,是由于支配耳部的神经同时又支配其他部位的感觉,所以其他部位病变引起的疼痛可通过该神经反射至耳部引起耳痛。神经性耳痛是由于耳部感觉神经本身的病变而引起的疼痛。

## 【病因分类】

### (一)耳源性耳痛

1.耳郭疾病　耳郭软骨衣炎、耳郭皮炎及湿疹、耳郭丹毒、先天性瘘管伴感染、外耳结核、耳郭血肿、恶性肿瘤。

2.外耳道疾病　外耳道炎、外耳道疖、恶性外耳道炎、外耳道真菌病、外耳道耵聍栓塞、外耳道胆脂瘤、外耳道外伤、外耳道阻塞性角化症。

3.中耳疾病　大疱性鼓膜炎、急性化脓性中耳炎、慢性化脓性中耳炎急性发作、鼓膜外伤、气压创伤性中耳炎、急性乳突炎、结核性中耳炎、中耳恶性肿瘤。

### (二)反射性耳痛

1.耳周疾患　耳周急性淋巴结炎、腮腺炎。

2.鼻部疾患　急性鼻窦炎、上颌窦癌。

3.口腔、咽部疾患　智齿冠周炎、舌根部溃疡、急性扁桃体炎、扁桃体摘除术后、咽部肿瘤、咽部脓肿、咽部溃疡。

4.喉部疾病　喉结核、下咽癌、茎突过长。

### (三)神经性耳痛

1.舌咽神经痛。

2.膝状神经节痛。

3.喉上神经痛。

4.颈神经丛痛。

## 【机制】

耳部有丰富的感觉神经分布,主要感觉神经有三叉神经的下颌神经耳颞支分布于耳屏、部分耳轮皮肤、外耳道前壁、上壁和部分鼓膜表面。耳大神经和枕小神经,均来自颈丛,分布于耳部后面、前面、乳突表面,耳大神经有分支到外耳道。迷走神经的耳支,一支分布于耳甲腔、外耳道后壁和鼓膜,一支分布于耳郭的后内方及邻近乳突皮肤。鼓室神经丛位于中耳鼓岬表面,由吞咽神经鼓室支、面神经的鼓室神经交通支和颈内动脉交感神经丛组成,支配鼓膜内层及鼓室的感觉。这些神经的本身病变或受外耳或中耳病变的压迫和刺激或远处器官的病变反射都可引起耳痛。

## 【诊断方法】

### (一)病史

对于耳痛的患者首先要询问耳痛的性质,如跳痛、压迫性胀痛、针刺样痛、刀割样痛、撕裂痛、牵拉痛等。疼痛有轻有重,持续的时间有长有短。有自发性痛,也有咀嚼吞咽时痛;有耳内深部痛,也有向同侧头颈部放射等。要充分注意其伴随症状的种种特征,以便进行适当的检查,及早确诊。

（二）检查

检查时,不仅要注意耳部及其周围的改变,也要注意鼻腔、鼻咽腔、鼻窦、咽喉、口腔和头颈部的情况。

**【鉴别诊断】**

（一）外耳疾病

1.耳郭外伤　外力作用于耳郭可引起耳郭血肿或裂伤。耳郭血肿常发生在耳郭的背侧,局部微痛,继发感染后,疼痛剧烈。

2.耳郭软骨衣炎　浆液性软骨衣炎在耳甲腔软骨衣下或软骨内积液,一般不痛或仅有轻微胀痛。化脓性软骨衣炎,局部红肿有波动感,疼痛剧烈。

3.耳带状疱疹　耳带状疱疹也称 Ramsay Hunt 综合征,为面神经膝状神经节的病毒感染,发病时有剧烈的耳痛。按病情可分三种类型。

（1）单纯疱疹型:先有耳不适或烧灼感,随之发生耳痛,耳郭及外耳道皮肤红肿,3～5天后局部皮肤发生疱疹。疱疹主要出现在耳郭凹面,偶尔出现在外耳道,数天后结痂,约一周后痊愈。

（2）疱疹并发面神经受损型:除有疱疹外,同时有同侧周围性面瘫。面瘫一般出现在疱疹出现后的一周左右。

（3）疱疹并发面神经、听神经受损型:病变除累及膝状神经节外,同时损伤听神经,故有耳鸣、感音神经性耳聋及眩晕。此型比较严重,提示病变位于面神经的迷路段。

舌咽神经疱疹或迷走神经神经节疱疹均可伴有耳痛,但无面瘫。舌咽神经疱疹无耳部病变,疱疹出现在软腭和扁桃体。患迷走神经节神经疱疹时,疱疹位于耳后沟及外耳道后壁。第1、2颈神经疱疹亦可致耳痛,疼痛剧烈,局限于乳突部。疱疹位于耳郭的凸面及颈部皮肤。

4.外耳道耵聍栓塞或异物　可压迫耳道皮肤或鼓膜,尤遇水膨胀后疼痛剧烈。

5.耳疖　耳疖是外耳道皮肤毛囊或皮脂腺的急性化脓性炎症,易发生在耳道的软骨部。局部红肿,有触痛。自发性剧烈疼痛,尤在夜间或咀嚼时。

6.急性弥漫性外耳道炎　急性弥漫性外耳道炎是外耳道皮肤广泛性化脓性感染。有明显的自发性疼痛和耳郭牵拉痛或耳屏压痛。

7.坏死性外耳道炎　亦称恶性外耳道炎。本病多发生糖尿病患者,所以也有称之为糖尿病性外耳道炎。致病细菌为绿脓杆菌。耳道坏死迅速向周围扩散,可并发乳突炎、颅底骨髓炎、脑膜炎、脓毒败血症等。

（二）中耳疾病

1.鼓膜外伤　鼓膜外伤最常见的原因是外耳道的压力突然增高,如爆震、打耳光、跳水等。另外,由于咽鼓管吹张过猛、取异物时器械过深,均可使鼓膜损伤。鼓膜破裂时有暂时撕裂痛并有听力减退、头晕、耳鸣。

2.大疱性鼓膜炎　上感后突然发生持续性刺痛。检查可见外耳道和鼓膜出现血性水疱,数日可自愈。

3.急性化脓性中耳炎　耳痛是急性化脓性中耳炎的主要症状之一,常为上呼吸道感染的并发症。起病突然,重者有难以忍受的刺痛、跳痛。待鼓膜穿孔中耳的分泌物流出后,疼痛减轻。因本病常伴有乳突骨膜的炎性反应,故常有乳突区的压痛和叩痛。若中耳出脓后疼痛仍不减轻,应考虑有急性乳突炎的可能。

4.慢性化脓性中耳炎急性发作　慢性骨疡型或胆脂瘤型中耳炎,如脓液引流不畅,急性发作时,出现耳痛伴头痛、发热,则提示将要出现颅内外并发症。

5.气压创伤性中耳炎　在高空飞行急速升降或潜水等气压突变的情况下,可出现耳痛、耳鸣和听力减退的气压创伤性中耳炎。

6.中耳癌　多在慢性化脓性中耳炎的基础上,最初仅有隐痛,晚期持续性钝痛、耳道有血性分泌物并有肉芽突出,质脆易出血,活检可确诊。

7.Bell 面瘫　系原因不明的周围性面瘫。往往在出现面瘫之前数小时,先出现耳后区域的深部钝痛,继而出现面瘫。疼痛一般可持续数日。

**（三）反射性耳痛**

1.三叉神经

(1)上颌支:当有急性鼻窦炎时,可以通过该支引起反射性耳痛。

(2)下颌支:可引起反射性耳痛的神经有:

1)舌神经。

2)下齿槽神经。

3)耳颞支。

2.舌咽神经　舌咽神经供应咽后壁感觉,包括鼻咽顶部,向下至披裂会厌皱襞,扁桃体与舌后 1/3 部。扁桃体的急性炎症、鼻咽癌、舌后 1/3 处的恶性肿瘤、梨状窝癌等,耳部反射性疼痛可能是最初症状。

**（四）神经性耳痛**

神经性耳痛主要为病毒性神经炎、风湿性神经炎等累及膝状神经节、半月神经节、第二、三颈神经、舌咽神经节及迷走神经等。较常见的为膝状神经节病毒感染引起的耳带状疱疹,受累神经的走行部位发生剧烈疼痛。其次是舌咽神经痛发作时也常伴有耳痛。

（张俊军）

# 第三节　耳溢液

耳溢液又称耳漏,系指外耳道积聚或从外耳道流出的液体,是耳部疾病常见症状之一。偶尔可由邻近组织的病变所致。

**【病因分类】**

**（一）外耳道炎**

1.湿疹性。

2.霉菌性。

3.细菌性。

(1)外耳道疖。

(2)弥漫性外耳道炎。

(3)坏死性外耳道炎。

**（二）中耳炎**

1.大疱性鼓膜炎。

2.急性化脓性中耳炎。

3.慢性化脓性中耳炎。

4.结核性中耳炎。

**（三）耳部恶性肿瘤**

1.外耳癌。

2.中耳癌。

（四）脑脊液耳漏

1.外伤性。

2.自发性。

【机制】

正常外耳道软骨部的皮肤有皮脂腺,几乎所有的腺体都有导管开口于毛囊腔内。这种分泌物极少,一般构不成溢液。另外一种腺体即耵聍腺,经常分泌耵聍,有防止异物深入耳道的作用,一般也不构成耳溢液。但有的人耵聍分泌较多,似凡士林堆积在外耳道口且带有特殊的异味,误认为脓液。通常称为"油耳",属正常现象。当外耳道发生炎症、变态反应或肿瘤时,则可出现浆液性、浆液血性或脓性分泌物。

正常鼓室及乳突气房系统内衬以立方上皮黏膜,除下鼓室及咽鼓管开口附近有腺体及杯状细胞外,其余部分无分泌功能。正常情况下仅分泌少量黏液及水分。当中耳发炎时,鼓室甚至整个乳突气房系统的黏膜有不同程度的上皮和腺体化生,并出现大量杯状细胞,分泌物大量增加,而形成各种不同性质的耳溢液。

【诊断方法】

根据耳溢液的性质、色泽气味、化验结果,综合分析,确定诊断。

（一）耳溢液的性质

耳溢液的性质,有不少的患者在同一疾病不同阶段,可兼有两种或两种以上的性质,如慢性单纯型化脓性中耳炎可兼有黏液、黏液脓性、脓性等耳溢液。

1.浆液性　浆液性耳溢液可以是外耳皮肤的渗出液,也可以是中耳黏膜浆液性炎性渗出或血管壁炎性扩张后血清漏出等。常见予外耳道湿疹。变态反应性中耳炎或急性非化脓性中耳炎的早期。

2.黏液性　黏液性耳溢液多见于无混合感染的慢性单纯型化脓性中耳炎。溢液中含有大量的黏液,可拉长呈丝状。应鉴别因外伤或感染发生腮腺瘘通往耳道,有黏液性分泌物流出。

3.脓性　脓性耳溢液可来自弥漫性外耳道炎、外耳道疖,特点是脓量少,听力好。来自化脓性中耳炎者,脓量多且混有黏液,听力差。

4.血性　血性者见于耳部外伤、外耳道乳头状瘤、中耳癌、急性化脓性中耳炎鼓膜穿孔期。颞骨骨折伴脑膜破裂时,脑脊液混有血液呈红色水样液体。

5.水样耳溢　耳溢液呈水样或与血混合。多见于头外伤、先天性缺损、圆窗或卵圆窗破裂。经迷路听神经瘤切除术后,皆可发生脑脊液耳漏。

（二）耳溢液的色泽和气味

1.耳溢液的色泽　耳溢液的色泽可以判断感染细菌的种类。溶血性链球菌感染的分泌物呈淡红色,脓稀薄。金黄色葡萄球菌感染为黄绿色,脓黏稠。绿脓杆菌感染,脓呈铜绿色。真菌感染,因菌种不同颜色也各异。结核性中耳炎,脓液呈米汤样。

2.耳溢液的气味　臭味多是由于脱落上皮和细菌腐败,骨质腐烂所形成,如胆脂瘤型中耳炎,其味特殊,有奇臭、尸臭之称。真菌感染,称真臭等。

【鉴别诊断】

（一）外耳疾病

1.外耳道疖　外耳道局限性红肿,有剧痛和明显的耳屏压痛、耳轮牵拉痛。脓肿破溃后,流出纯脓性分泌物、量不多、无黏液。

2.外耳湿疹　耳郭、耳道、耳后沟弥漫性或局限性皮肤表层糜烂、渗液。渗液为淡黄色浆液性渗出物,量多少不一。水分蒸发后形成黄褐色痂皮。

3.弥漫性外耳道炎　外耳皮肤表层糜烂,急性感染的早期为稀薄的浆液性分泌物,逐渐变为浓稠的脓性分泌物。鼓膜完整。

4.外耳道真菌病　潮湿环境易发病。在外耳道深处,甚至鼓膜表面覆盖有黄褐色膜状物,干燥状态可呈粉末状,潮湿后有如湿润的吸墨纸样膜,有奇痒。移去膜状物,试净,见表皮糜烂、充血、有浆液渗出。

5.坏死性外耳道炎　常发生在老年糖尿病患者。为绿脓杆菌感染,由外耳扩及中耳和乳突,发生严重组织破坏甚至死骨形成。疼痛严重,分泌物恶臭,脓稀薄,呈铜绿色。

**(二)中耳疾病**

1.大疱性鼓膜炎　为病毒感染,在鼓膜表面接近鼓膜处的外耳道皮肤有一个或数个紫红色大疱,破溃后流出血浆性渗出物。

2.急性化脓性中耳炎　有耳痛、头痛、发热等症状。穿孔后开始流血性脓液,后为黏液脓性分泌物,量较多,呈波动性溢出。接近痊愈时则呈黏液性,量减少。若鼓膜穿孔后,经2~3周的治疗,脓液突然增多,或大量脓液骤然减少或停止,并伴有耳痛、头痛加剧、发热等症状,应考虑有急性乳突炎的可能。

3.慢性化脓性中耳炎

(1)单纯型:鼓膜有中央性穿孔,分泌物呈黏液性或黏液脓性,一般无臭味,若有,经反复清拭后则消失。流脓多为间歇性,量多少不等。

(2)骨疡型:指中耳骨质和听骨有骨疡、坏死并有肉芽或息肉。分泌物呈脓性,黏液少,有臭味。乳突X线平片有骨质破坏。

(3)胆脂瘤型:鼓膜有松弛部或后上边缘性穿孔,穿孔内有干酪状分泌物,量少、有奇臭。乳突X线平片(许、美氏位)有助诊断。

4.中耳癌　外耳道内有血性分泌物,检查可见耳道深部有肉芽组织,触之易出血。

**(三)脑脊液耳漏**

1.颞骨岩部纵行骨折时,可发生外伤性脑脊液耳漏。

2.乳突手术器械使用不当或标志不清,误伤脑膜而致脑脊液耳漏。

3.自发性脑脊液耳漏。先天性内耳、中耳发育异常时,脑脊液可从蛛网膜下腔经解剖异常的内耳道与外淋巴腔相通,一旦脑脊液压力增高即可形成脑脊液鼻漏(鼓膜未穿孔时)或耳漏(鼓膜有穿孔时)。乳突X线平片有助诊断。

(张俊军)

# 第四节　鼻溢液

鼻溢液是鼻部疾病常见症状之一,可经前鼻孔流出,也可后流入鼻咽部。流入后鼻孔,经鼻咽、口腔吐出者称后鼻溢液。在正常鼻腔中只有少量黏液,呈湿润状态,以维持正常的生理功能。鼻腔有病变时可以引起鼻分泌物性质和量的改变。鼻腔分泌物外溢时,称为鼻溢液。

**【病因分类】**

1.鼻腔异物。

2.鼻石。

3.鼻腔牙。

4.鼻腔炎症。

(1)急性鼻炎。

(2)慢性鼻炎:单纯性,肥厚性。

(3)干酪性鼻炎。

(4)血管运动性鼻炎。

(5)变态反应性鼻炎。

(6)嗜酸性粒细胞增多症变应性鼻炎。

5.坏死性肉芽肿。

6.鼻窦炎

(1)急性鼻窦炎。

(2)慢性鼻窦炎。

7.鼻霉菌病。

8.鼻腔鼻窦肿瘤

(1)乳头状瘤。

(2)上颌窦癌。

9.脑脊液鼻漏。

**【机制】**

在正常的情况下,鼻黏膜腺体(包括浆液腺、黏液腺、浆液黏液腺、杯状细胞和嗅腺)产生的分泌物具有维持黏液纤毛系统的运动、调节吸入空气的温度和湿度以及维持正常嗅觉功能的作用。鼻腔的加温加湿需要大量水分。正常的黏液纤毛功能在每小时内需更新鼻腔的黏液毯2～3次,需大量水分。正常人每天从鼻分泌物中排出的水分可高达500～1000ml,一部分水分随呼吸气流而蒸发,另一部分则由纤毛运动送往鼻咽部,咽下或咯出。这些水分主要来源于鼻黏膜表面细胞的无数微绒毛,其次为黏膜上皮中大量杯状细胞和各种腺体的分泌物。有病变时,分泌物的量和性质发生变化,依其性质可分为水性、浆液性、黏液性、脓性、血性。

**【诊断方法】**

应根据鼻溢液的性质、色泽、气味、混入物以及检查发现综合分析,进行判断。

**(一)性质、色泽、气味、混入物**

1.水性　分泌物稀薄,透明似清水,为血管渗出液与黏液混合物,内含脱落的上皮细胞、白细胞、少量红细胞和黏蛋白。见于血管舒缩性鼻炎、过敏性鼻炎和急性鼻炎的早期。

2.黏液性　分泌物黏稠,透明似清水样,内含多量粘蛋白。正常人鼻腔遇冷刺激或感情冲动时,经反射作用可分泌大量黏液。常见于慢性单纯性鼻炎。

3.黏液脓性　系黏液和脓液的混合物。见于急性鼻炎的恢复期,慢性鼻窦炎。

4.脓性　多见于炎症侵及骨质,如上颌骨骨髓炎、齿原性上颌窦炎、鼻腔异物及恶性肿瘤部分坏死,均伴有不同程度的恶臭、粪臭等黄绿色的分泌物。干酪性鼻炎和鼻窦炎则经常排出豆渣样物质,并有臭味。

5.血性　分泌物带血或血性分泌物可见于鼻腔异物、鼻石、真菌性鼻窦炎,也是鼻部恶性肿瘤的早期症状。

6.脑脊液鼻漏

**(二)检查**

1.鼻腔一般检查　注意鼻腔黏膜色泽、鼻甲、鼻道、嗅沟等情况。急性鼻炎时膜急性充血,伴水肿,鼻道有清水样、黏液性、脓性分泌物。慢性鼻炎，黏膜暗红、肿胀，鼻道有黏涕。变态反应性鼻炎、血管运动性鼻炎，鼻黏膜苍白略带紫灰色。急、慢性鼻窦炎，中鼻道及嗅沟有脓液。X线拍片有助诊断。

2.鼻及鼻窦内镜检查　鼻腔的前鼻镜或后鼻镜的常规检查，对鼻腔的检查范围都很有限。鼻内许多重要部位，如各鼻窦的开口都是位于狭窄、隐蔽的沟或窝内无法直视，给病情判断和临床诊断带来困难。鼻及鼻窦的内镜检查，除筛窦以外，其他诸窦都可用这种方法直视窦内情况。可以明确脓性分泌物的来源，也可以对脑脊液鼻漏的瘘孔定位诊断。

3.CT检查　CT的应用，扩大了普通X线及体层对鼻窦疾病检查的应用。多轨迹体层及CT可以发现X线平片有时未能显示的鼻窦病变。CT既能检查鼻窦，又能检查颅脑，因此对有致命危险的鼻窦疾病的诊断是一种重要方法。

鉴别早期的良性与恶性病变，可通过CT值的检查来区别血管性、脂肪、坏死、出血、囊性或钙化病变，有利于对病因的分析。

**【鉴别诊断】**

**（一）鼻腔异物**

多发生于5岁以下儿童，也可见于成年人。依异物的大小、性质、存留时间长短不同，临床表现不尽一样。常见症状为一侧鼻塞，分泌物多，呈黏液性或黏液脓性。异物存留时间长，分泌物可呈血性，且有恶臭。鼻腔检查可见异物多在下鼻道的前部，时间久者异物周围有肉芽，检查困难。X线摄片可显示不透光异物。

**（二）鼻石**

鼻石是一种以异物为核心，周围由无机盐包裹而形成的结石。结石可分为外源性和内源性（血块、脓痂等）。鼻石大小不一，形状也不规则，多为单个。多发生于成年人，表现为一侧渐进性鼻塞，流清水样、脓性或脓血性鼻涕。检查可见鼻腔内有形状不规则的块状物，呈白色、褐色或黑色，表面不光滑，质地坚硬。多位于鼻腔底部。鼻部X线摄片或CT检查有助诊断。

**（三）鼻腔牙**

鼻腔内有异位牙、额外牙或逆生牙时，称为鼻腔牙。其形成原因主要为上颌牙始基挤压于异常位置发育而成。患者上列牙齿排列不整，缺牙。也有额外生长者，称为额外牙或逆生牙。多位于鼻腔底，以上颌切牙或尖牙最常见。症状为一侧鼻阻塞，流脓涕间有血性脓涕，有臭味。检查可见鼻底有质硬、色白、不活动的突起物。X线摄片可确诊。

**（四）慢性单纯性鼻炎**

慢性单纯性鼻炎实际多属血管运动性鼻炎，主要症状为鼻塞和鼻分泌物增多。鼻塞的特点为交替性和间歇性。鼻腔分泌物常为黏液性。当有继发感染时呈黏液脓性。小儿分泌物较多，可刺激鼻前庭和上唇皮肤引起鼻前庭炎、湿疹或毛囊炎。检查见鼻黏膜肿胀，表面光滑湿润，呈暗红色。

**（五）急性鼻窦炎**

急性鼻窦炎多数为急性鼻炎的并发症，在急性鼻炎时，窦内黏膜亦有相似的病变。随着鼻腔炎症的消退，窦腔黏膜也恢复正常。如急性鼻炎发病2周后，鼻塞和黏液脓涕无缓解反而加重，伴有头痛或面痛，则可能并发急性鼻窦炎。

急性鼻窦炎以上颌窦最多见，其次为筛窦和额窦。常为一侧前组鼻窦同时发炎，也可一个鼻窦单独发炎。鼻溢液排出量的多少和发病的时间、体位有关；头痛症状也随之有所不同。上颌窦炎的头痛是上午轻、下午重；额窦炎则相反上午重、下午轻。

鼻腔检查，鼻黏膜充血、肿胀，鼻道有黏液脓性分泌物积聚。额窦及前组筛窦脓液出现在中鼻道前端，上颌窦的分泌物出现在中鼻道的后端。后组鼻窦的分泌物出现在嗅沟。

X线拍片有助于诊断。

### (六)慢性鼻窦炎

慢性鼻窦炎较急性者多见,常继发于急性鼻窦炎反复发作之后。可以单一鼻窦发炎,但常为多个鼻窦或全鼻窦发炎。长期大量脓性鼻溢液是其特点。鼻溢液呈黏液脓性或脓性,如为黏液性或胶冻样,提示有变态反应性质。鼻腔检查与急性鼻窦炎相似。

### (七)干酪性鼻炎

干酪性鼻炎又称鼻胆脂瘤,其特点为鼻腔积聚有恶臭的干酪样物,日久可侵蚀软组织和骨质,造成鼻内外畸形。病变也可发生于鼻窦,称干酪性鼻窦炎。主要症状为进行性鼻阻塞,奇臭的浆液性分泌物、伴少量鼻出血,嗅觉减退。检查可见一侧鼻腔有乳酪状豆渣样物质堆积,呈白色或黄褐色,量较多,甚至可将鼻中隔推向对侧或造成鼻中隔穿孔。在干酪样物质中可发现鼻石或死骨。诊断多无困难。

### (八)血管运动性鼻炎

血管运动性鼻炎又称神经反射鼻炎,是一种非IgE介导的鼻黏膜自主神经功能紊乱性疾病,即鼻黏膜对某些刺激因素过度反应。其发病机制可能是在乙酰胆碱和一些神经肽介导下发生鼻黏膜副交感神经系统对刺激因素的过度反应,致使鼻黏膜功能紊乱,出现阵发性喷嚏、流清涕、鼻塞等症状。病因尚不明了,可能与下列因素有关。

1.感染　多数患者在发病前先有细菌或病毒感染病史。

2.心理和情绪因素　紧张、过劳、情绪波动等有一定影响。

3.外界刺激　气候变化,如空气温度、湿度的改变可引起发作。烟雾、粉尘等亦可诱发。

4.内分泌因素　常见于青春期、月经期易患病,性兴奋时也可引起发作。

本病的症状与变应性鼻炎相似,容易混淆,应注意鉴别。变应性鼻炎是抗原、抗体相互作用的结果,而血管运动性鼻炎则为非变态反应性疾病。

### (九)变态反应性鼻炎

变态反应性鼻炎又称过敏性鼻炎,是由IgE介导的鼻黏膜I型变态反应。此种反应发生于细胞内或细胞表面。抗原与抗体相互作用后,使细胞遭到破坏,释放出组胺,产生一系列的变态反应症状。临床上根据其发病特点分为两类。一种常年发作无季节性,称为常年性变态反应性鼻炎;另一种为季节性发作,称为季节性变态反应性鼻炎或花粉症。在我国以常年性变态反应性鼻炎多见。本病主要发生在青少年和成人,临床表现差异很大。由于接触变应原的久暂以及机体反应状态的不同,症状可轻可重,发作时间可长可短。可突然出现鼻内发痒,继之连续不断地打喷嚏、大量水样鼻涕伴有流泪、眼部发痒,两侧鼻阻塞。发作期检查见下鼻甲呈浅紫灰色,以探针触之甚软,有可陷性水肿。分泌物中可找到嗜伊红细胞。间歇期黏膜可能正常。皮肤试验可找到特异性抗原。免疫学检查,可测定鼻腔分泌物及鼻黏膜组织中的IgE抗体。

### (十)嗜酸性粒细胞增多性非变态反应性鼻炎

又名非变态反应性鼻炎伴嗜酸性粒细胞增多综合征,是常年性鼻炎的一种,其症状与常年性变态反应性鼻炎相似。本病病因不明,与变态反应无关。有人认为可能是补体系激活的结果,后者可引起肥大细胞脱颗粒,释放化学介质,从而引起鼻黏膜腺体分泌亢进等病理现象。临床症状与变应性鼻炎相似。特异性皮肤试验阴性。鼻腔分泌物中有大量嗜酸性粒细胞。

### (十一)坏死性肉芽肿

亦称面中部特发性损害。原因不清。其特点为鼻部溃烂,可延及面部、口腔、咽喉,造成广泛的破坏。

患者常因大出血、脓毒血症或全身衰竭而死亡。早期症状为鼻塞、流清水样或黏液性分泌物,有时带血。检查时可见鼻中隔或硬腭处有表浅溃疡,但不疼痛。晚期面中部大面积坏死,并持续高热、恶病质。本病的诊断,主要靠排除其他疾病的方法予以确诊,特别是病理诊断。

**(十二)鼻腔鼻窦肿瘤**

1.鼻腔乳头状瘤　　主要症状是一侧鼻阻塞、鼻出血或血脓性分泌物,也可有头痛、嗅觉障碍等症状。检查在鼻中隔或鼻腔外侧壁可见乳头状或息肉样,粉红色或灰白色,基底较宽,质地较硬的肿物。组织学检查是确诊的依据。根据组织病理学的特征,鼻乳头状瘤可分为外生性和内翻性两种,前者多发生在鼻前庭或鼻中隔前下方,主要引起鼻阻塞,鼻溢液不多;后者多发生于鼻腔侧壁或鼻窦,常引起脓血性鼻溢液,量较多。有 $2\%\sim3\%$ 可恶性变。病理组织检查可确诊。

2.鼻腔鼻窦恶性肿瘤　　鼻腔鼻窦恶性肿瘤多发生于 $40\sim60$ 岁。鼻窦的恶性肿瘤较原发于鼻腔者多见。鼻窦恶性肿瘤中以上颌窦癌最常见,筛窦次之,蝶窦罕见。鼻窦肿瘤早期尚局限于某一解剖部位时,很难诊断。待到晚期,肿瘤互相浸润发展,很难区分原发部位是鼻腔还是鼻窦。

(1)鼻腔恶性肿瘤:早期一侧鼻阻塞、涕中带血或鼻出血。晚期肿瘤侵入鼻窦、眼眶,表现鼻窦恶性肿瘤的症状。

(2)上颌窦恶性肿瘤:早期多无明显症状,偶尔出现涕中带血。鼻腔检查,若发现中鼻道有血涕应及早进行 CT 扫描以及鼻窦内窥镜检查。遇有可疑组织应进行细胞刮片及活组织检查。

上颌窦癌原发于上壁时,早期可出现面颊部麻木和疼痛。位于上颌窦底部时,可出现牙痛和松动,常误诊为牙病。晚期破坏窦壁,可向邻近器官扩展,引起眶壁、硬腭、翼腭窝或颅底的破坏和功能障碍。

**(十三)鼻霉菌病**

在机体抵抗力正常的情况下,感染霉菌一般并无临床表现,只有在全身抵抗力低下以及使用某些药物,如抗生素、肾上腺皮质激素等,侵入体内的霉菌始有致病作用。

1.曲霉菌病　　鼻腔、鼻窦的霉菌感染中,以黄曲霉菌、烟曲霉菌多见。曲霉菌可侵及黏膜动脉,导致血栓形成和组织缺血性坏死。临床表现类似慢性细菌性鼻窦炎,有鼻塞、鼻溢液、涕中带血。严重的可出现面部肿胀和坏疽性坏死,鼻腔有灰色或黑色假膜。

2.毛霉菌病　　一般先感染鼻部,以后再扩散至其他器官。该病是一种急性、迅速致死性疾病,典型的鼻部所见为下鼻甲坏死,呈黑色,类似干燥的凝血块。腭动脉受累时,可形成硬腭和软腭穿孔。病变累及额筛复合体时,可出现复视和视力减退。本病应与曲霉菌病、急性细菌性鼻窦炎、眶尖综合征、韦格内肉芽肿病、恶性肿瘤继发感染等鉴别。病理学检查和涂片检查可以确诊。

3.鼻孢子虫病　　在鼻腔内可表现为慢性肉芽肿,形如息肉、质脆,有时误诊为鼻乳头状瘤。

**(十四)脑脊液鼻漏**

脑脊液鼻漏可分为创伤性和非创伤性两类

1.非创性伤

(1)有颅内高压者,常为颅内肿瘤所致,特别是垂体瘤。

(2)颅内压正常者,多为筛板或蝶鞍区先天性异常。

2.创伤性　　常发生在头部外伤,颅底骨折伴硬脑膜和蛛网膜撕裂的损伤。也有因鼻内手术损伤筛板所致。

脑脊液鼻漏常表现为一侧性、清水样、间歇性或连续性。溢液中无黏液,不沉淀,含有葡萄糖。

(张俊军)

# 第五节　咽痛

咽痛是咽部常见症状,主要由咽部疾病引起,也可是咽部邻近器官或全身疾病在咽部的表现。

**【病因分类】**

1.咽的普通感染性疾病

(1)急慢性咽炎。

(2)疱疹性咽炎。

2.咽的特异感染性疾病

(1)白喉。

(2)溃疡膜性咽峡炎。

(3)霉菌性口炎(鹅口疮)。

3.咽的溃疡性疾病

(1)阿佛他性口炎。

(2)复发性非特异性大溃疡。

4.扁桃体组织的炎症

(1)急性扁桃体炎。

(2)急性舌扁桃体炎。

(3)急性增殖体炎。

5.咽深部感染

(1)扁桃体周围脓肿。

(2)咽旁脓肿。

(3)咽后脓肿。

6.咽外伤

7.咽异物

8.咽肿瘤

9.咽部周围疾病

10.血液病性咽峡炎

**【机制】**

咽部黏膜有丰富的神经与血管,任何因素一旦刺激咽部,即可引起神经末梢的痛觉反应。咽部感觉主要来自舌咽神经。另外,三叉神经的上颌支、蝶腭神经节的分支、副神经和颈上交感神经节的分支组成的咽丛,接受咽部感觉。蝶腭神经节的腭后神经司扁桃体上部的感觉。鼻咽部是由三叉神经的上颌支支配。喉部的感觉来自喉上神经。口腔的感觉来自三叉神经的上、下颌神经。

**【诊断方法】**

**(一)病史**

1.要询问咽痛的性质、程度和部位　如隐痛、钝痛、针刺痛、跳痛、撕裂痛,吞咽痛、自发痛,左侧、右侧或正中等。起病急骤或缓慢,持久或短暂。

2.询问伴随症状　如发热、声音嘶哑、言语不清、张口困难、吞咽困难、呼吸困难、颈部活动受限等,有助诊断。

**（二）检查**

1.咽痛口咽部有相应的局部发现时　如黏膜急性充血、水疱溃疡、白膜及伪膜等，诊断比较容易。

2.咽痛口咽部所见正常时　应详查舌根部、会厌以及喉咽部，尤其梨状窝，注意有无充血水肿、溃疡、肿物等。舌咽神经痛时，舌根部常常有扳机点。

## 【鉴别诊断】

**（一）咽部普通性炎症**

1.急性咽炎　急性咽炎往往是急性鼻炎、鼻咽炎向下蔓延而致，也可能是麻疹、猩红热等急性传染病之前驱症状。很多病毒与咽炎有关。有认为50%的咽炎系由病毒引起，已证实有腺病毒、流感病毒、柯萨奇病毒等，另有50%左右为A组乙型溶血性链球菌感染。症状有高热、咽痛、吞咽困难、食欲缺乏，颈淋巴结肿大压痛。检查咽黏膜充血、红肿，悬雍垂水肿，咽后壁可覆有黄色分泌物。

2.疱疹性咽炎　疱疹性咽炎一般认为是A组柯萨奇病毒感染。临床表现有发热、咽痛、吞咽困难。前后弓及咽后壁有散在直径1～2mm的典型疱疹，水疱周围有红晕，成熟后自破，形成灰白色的小溃疡。

**（二）咽部溃疡性疾病**

1.阿佛他性口炎　"阿佛他"意思是小而浅的溃疡，可发生于口腔或咽部的任何部位。本病的原因尚不清楚，其特征是反复发作。

2.复发性非特异性大溃疡　这是一种孤立的非特异性的反复发作的大溃疡。原因不明，可能与自身免疫有关。有时误诊为癌或恶性肉芽肿。溃疡反复发作和多次病理检查可确诊。

**（三）扁桃体组织炎症**

1.急性化脓性扁桃体炎　多系溶血性链球菌感染，有咽痛、发热，扁桃体表面黏膜急性充血。扁桃体陷窝开口有白色渗出物，后期渗出物可融合成片状，易被拭去，无出血。同侧下颌角下淋巴结肿痛。

2.急性舌扁桃体炎　多发生于成年人，系舌根部淋巴组织的急性炎症。多为一侧性，舌根部扁桃体充血肿胀，化脓后突出更明显。有重度的自发性及吞咽疼痛。严重的可伴高热、呼吸困难。

**（四）咽深部感染**

1.扁桃体周围脓肿　系扁桃体炎的并发症，多继急性扁桃体炎之后，一侧剧烈咽痛，言语不清，似口中含物。同侧下颌角下淋巴结肿大压痛。全身可有高热。舌腭弓及患侧软腭明显肿胀隆起，将扁桃体推向下内方。悬雍垂水肿偏向对侧。脓肿位咽腭弓之后者，扁桃体则向前推移。穿刺抽出脓液可确诊。

2.咽后脓肿　急性咽后脓肿为咽后间隙的淋巴结化脓性炎症。婴幼儿多见。起病急，有畏寒、低热，头向后仰或偏向一侧。哭声似鸭鸣。因咽痛剧烈，吞咽困难而拒食，可伴有吸入性呼吸困难。检查可见在咽后壁的一侧有局限性隆起。X线颈侧位片，可见椎前软组织阴影增宽。

3.咽旁脓肿　为咽侧间隙化脓性炎症。颈侧及咽部疼痛较重，伴有吞咽困难。咽侧间隙前部的翼内肌受刺激时可引起牙关紧闭。如为后隙感染，有腮腺区和下颌角后区肿胀压痛。

**（五）咽外伤及异物**

一般都有明显的外伤史，如机械伤、烫伤、腐蚀伤、误咽鸡骨、鱼骨等。外伤所致的黏膜损伤常发生在前弓、软腭、悬雍垂及会厌等处。过硬、过热、过粗的食物，可引起黏膜下出血或血肿，破裂后引起不同程度的咽痛。异物引起的咽痛取决于异物的大小、形状、部位、组织损伤的程度及有无感染等。小的鱼刺常常深刺在扁桃体上陷窝、舌根等处。因细小检查不易发现，应密切观察。如在24h后症状逐渐加重，应反复详细检查。

**（六）咽肿瘤**

咽癌多发生在咽后壁、舌根及会厌谷。喉咽癌常发生在梨状窝及环状软骨后部。早期常有一侧性无固定部位的咽部异物堵塞感，吞咽不适或疼痛。若不详细检查，常被误诊为"慢性咽炎"。

**（七）咽部周围疾病**

1.急性会厌炎　急性会厌炎亦称急性声门上喉炎，因炎症浸润会厌根部引起会厌回流受限，迅速发生高度水肿并可伴有蜂窝织炎或会厌脓肿。起病急以咽喉剧痛、吞咽困难、呼吸困难及全身中毒为主要症状。如不能得到及时的诊断和治疗，则有喉阻塞窒息的危险。

2.舌咽神经痛　舌咽神经痛是一种症状，其病因很多，可见于小脑脑桥角肿瘤、脑干血管异常、颅底血管瘤、鼻咽恶性肿瘤、茎突过长等。原因不明者称为原发性舌咽神经痛。本病多为单侧性，以阵发性咽喉部疼痛为主并常在咽部、舌后一处的扳机点受刺激而诱发。疼痛持续时间很短。

3.茎突综合征　由于茎突过长或角度的异常，刺激邻近的血管和神经，引起咽部不适和疼痛，可伴有耳痛和颈痛。在吞咽、说话或头部转动时加重。以手指在扁桃体窝部位触诊，有时可触到硬性条状隆起。X线摄片可以辅助诊断。

**（八）血液病性咽峡炎**

本病为全身疾病的局部症状，常见于粒细胞缺乏症和急性白血病等。血液病性咽峡炎是一种咽部组织坏死性炎症，坏死病变始于扁桃体，继而延及邻近组织，可深达肌层。坏死组织呈暗黑色或棕褐色，上覆假膜。咽痛剧烈，吞咽困难、张口均困难。口臭、坏死病变进展可使软腭穿孔。全身可早期出现中毒症状或循环衰竭。

（张俊军）

# 第六节　声音嘶哑

声音嘶哑，或称声嘶，系指发声时失去了圆润而清亮的音质。临床上表现有程度不同的音质变化，最轻的称为"毛"，即在发高音时有某种程度的音质改变，声音变粗糙。"沙"指几乎所有音调的音质都有改变。中度的音质改变称为"嘶"，此时除音质变得粗糙和不纯外，尚有漏气，表示双侧声带在发音时有明显间隙。重度音质改变称"哑"，即发声时声门间隙很大，声带无法振动，只能发耳语声。

**【病因分类】**

1.炎症性

(1)急性炎症：急性细菌性上呼吸道炎、急性病毒性上呼吸道炎、毒性物质引起的上呼吸道炎、喉白喉、麻疹、猩红热等。

(2)慢性炎症：慢性喉炎、萎缩性喉炎、声带小结、喉接触性溃疡、职业性喉病、喉结核、喉硬结病、喉霉菌病等。

2.创伤　挫伤、爆炸伤、切割伤、穿通伤等。

3.肿瘤

(1)良性肿瘤：包括非真性肿瘤增生组织，如喉息肉、囊肿、黏膜肥厚、淀粉样变、息肉状血管瘤、乳头状瘤等。

(2)恶性肿瘤：喉部恶性肿瘤以鳞癌最常见。

4.瘫痪性　喉上神经瘫痪、单侧喉返神经瘫痪、双侧喉返神经瘫痪、杓间肌瘫痪、甲杓肌瘫痪、单侧环杓后肌瘫痪。

　　5.癔病性。

　　6.其他　喉蹼、喉角化病、喉白斑病、环杓关节炎等。

## 【机制】

人的喉头必须具备以下条件才能发出正常的声音。

　　1.喉内诸肌必须相互配合、自动调节肌肉的张力。

　　2.声带边缘必须整齐、光滑、扁平并具有良好的弹性。

　　3.双侧声带必须向中线紧密靠拢、闭合。

　　如声带有炎症、外伤、肿瘤、瘫痪时,声带的形状、弹性、紧张度便出现异常,因而声带振动既不对称,又不均匀,便产生声音嘶哑。

## 【诊断方法】

### (一)病史

询问病史时要注意以下几点。

　　1.发病诱因　上呼吸道感染可引起急性喉炎。用声过度可引起喉肌无力。精神创伤可引起癔病性失音。开放性肺结核可能引起喉结核。

　　2.起病的快慢　声嘶时间长一般多为慢性炎症,且时轻时重。突然发病应考虑颈段食管或上纵隔的疾患。

　　3.有无伴随症状　如呼吸困难、吞咽困难、喉鸣、喉痛、咳痰带血等。

### (二)检查

　　1.间接喉镜检查　首先注意喉内全貌,包括各部形态、颜色、表面情况和声门运动。除明确声带有无病变外,对其邻近的组织,特别是假声带、梨状窝等处要仔细观察。

　　2.直接喉镜检查　在间接喉镜检查咽喉部过度敏感或声门暴露不清时,可用此法或悬吊式直接喉镜法进行检查。

　　3.纤维喉镜检查　声嘶患者,如有张口困难,不能经口咽检查或经口咽检查不满意时,可用纤维喉镜通过鼻腔进行喉部检查。

　　4.喉功能检查　喉的发音功能很复杂,检查喉的功能方法也很多。如喉动态镜,喉部高速摄影和录像、录音,喉肌电图,声门图,声谱分析等对检查喉的解剖、喉肌功能和功能异常以及早期发现病变均有较大的价值。

　　5.喉部 X 线检查　可利用喉部 X 线平片、断层片、喉部造影以及 CT 检查,对喉异物、喉狭窄、喉外伤后软骨骨折的诊断很有价值,必要时用 MRI 对观察喉肿瘤的侵犯范围有帮助。

## 【鉴别诊断】

### (一)急性喉炎

最为常见,声嘶为主要症状。小儿急性喉炎较成人重,除声嘶外,并有发热、咳嗽等症状。喉镜检查,可见喉黏膜急性充血,声带水肿并附有脓性分泌物,声带运动有不同程度的受限。本病应与喉白喉和呼吸道异物鉴别。

### (二)喉白喉

多继发于咽白喉。声嘶和干咳为喉白喉的首发症状,多见于儿童。起病初期,发音粗糙,逐渐加重,以致声嘶至完全失音。患者除有喉部症状外多有明显的中毒现象。喉镜检查,见黏膜红肿,表面盖有白色假膜。涂片及培养可确诊。

**（三）慢性喉炎**

慢性喉炎患者常诉咽喉干燥不适，晨起频咳，有黏稠分泌物。声调低沉、声质粗糙到沙、嘶哑不等，与炎症的轻重不尽一致。喉镜检查有 3 种不同的类型。

1.单纯型 喉黏膜呈弥漫性充血，光滑、湿润，有小静脉扩张，发声时声门闭合差。

2.肥厚型 喉黏膜充血对称性肥厚，有限局性的息肉样或乳头状突起。

3.萎缩型 黏膜干燥、萎缩、结痂。

肥厚型喉炎应与肿瘤鉴别，活组织检查可以明确诊断。

**（四）喉结核**

原发者少，多继发于开放性肺结核。早期患者感喉内干燥不适或微痛，用声易疲劳或轻度声嘶。检查可见喉黏膜苍白，也有一侧声带充血者。晚期声嘶显著，检查喉黏膜有溃疡，常位于一侧声带或杓间区。溃疡表浅，边缘不整齐，有伪膜覆盖。X 线胸部透视、胸大片、活组织检查可确诊。

**（五）声带小结**

是慢性喉炎的一种类型，亦称结节性声带炎。本病多见于女高音演员、小学教师、噪声环境中的工作人员。发生部位主要在声带边缘的前、中 1/3 段的移行部。早期结节较软，后期变硬。小结多对称，大小相等，但也间有一侧较大，一侧较小，甚至仅一侧者。小结仅呈现小的局限性隆起，但不致于过度增大。病理表现为声带上皮局限性增厚和角化。

**（六）声带息肉**

多发生用声过度或发声不当或始于一次强烈的发声之后，局部损伤是主要因素。早期的声带息肉局限一侧声带前、中等处上面或下面的 Reinke 层，呈水肿变性。后期可呈现小黏液囊肿、玻璃样变性或纤维增生等。息肉基底多有蒂，但也有广泛基底者。声带息肉一般仅引起声嘶，其程度与息肉的位置和大小有关。

**（七）声带乳头状瘤**

病因未明，多认为与病毒感染或与性激素有关。儿童乳头状瘤有多发性倾向，随着年龄的增长，肿瘤有自限趋势。成人乳头状瘤易发生癌变。乳头状瘤可发生在喉黏膜的任何部位，以声带前段为多。瘤体呈菜花样或鸡冠花样。

**（八）喉癌**

喉的恶性肿瘤以鳞状细胞癌多见。按其发生的部位不同，临床上分为声门上、声门、声门下 3 型。声门型常位于声带的中段或前段，所以很早就有声嘶症状。喉镜检查，可见一侧声带充血、表面粗糙不平、呈颗粒状隆起或乳头样增生，活检可证实，诊断比较容易。声门上及声门下型，其早期症状往往不是声嘶，诊断较为困难。

**（九）瘫痪性**

1.喉上神经瘫痪 由于喉上神经司理喉黏膜的感觉，并支配环甲肌运动。因此一侧喉上神经瘫痪时，声带缺乏张力，发声时声弱易疲劳，声质粗糙。检查时患侧声带呈波纹状，随呼吸气流上下扑动。

2.单侧喉返神经瘫痪 发音嘶哑，易疲劳，常呈现破裂声，说话、咳嗽有漏气感，后期出现代偿，健侧出现内收超过中线靠拢患侧，发声好转。

3.双侧喉返神经瘫痪 突然发生两侧声带外展瘫痪则可引起急性喉阻塞。如系逐渐发病，患者可能适应而无呼吸困难，对发声的影响也不大。如内收、外展均有瘫痪，则发声嘶哑无力，说话费力且不能持久。双侧声带居旁中位，松弛，边缘尚规则。易发生误吸，咳嗽排痰困难。

4.甲杓肌瘫痪　多属肌病性瘫痪,系由于甲杓肌过度疲劳所致。喉肌无力症的晚期出现神经末梢的萎缩,亦可列入此内。发音低沉而粗,易疲劳。声带运动内收及外展运动正常。发声时声门闭合正常,但膜间部出现棱形裂隙。

5.杓间肌瘫痪　杓间肌单独受损者很少见,常为两侧神经损害引起。见于喉的急、慢性炎症或妄用噪声之后。发音时,两侧声带闭合后,其后端有三角形裂隙。

6.单侧环杓后肌瘫痪　又称单侧声带正中位瘫痪,是一种最常见的声带瘫痪。主要是喉返神经末梢支的后支受损所致。自觉症状不明显,开始有暂时性的声嘶,代偿后症状全部消失。患侧声带固定正中位。随后,瘫痪肌肉失去肌张力,致使杓状软骨隆起。因杓会厌皱襞失去支撑作用,使患侧杓状软骨前移。

（张俊军）

# 第七节　咽部异物感

咽部异物感不是独特的病,而是一些症状的组合。它包括阻塞感、压迫感、贴叶感、狭窄感、干燥感、灼热、瘙痒、蚁行感或其他不适感。其病因繁多,有时相当复杂,有器质性也有功能性。功能性者也称之为咽异感症、咽喉异感症、梅核气、咽神经官能症、癔球症等。一般认为,只有在排除产生咽部异物感的器质性病变后,方可诊断为咽异感症。

## 【病因分类】

### （一）咽喉部和邻近器官的病变

1.慢性炎症　咽炎、喉炎、扁桃体炎、鼻咽炎、食管炎、鼻窦炎等。

2.增生肥大性病变　腭扁桃体、舌扁桃体、咽扁桃体、舌根异位甲状腺等。

3.解剖异常　悬雍垂过长、茎突过长症、颈椎骨质增生等。

4.消化系统疾病　食管炎、食管憩室、胃或十二指肠溃疡、胃炎、骨下垂、慢性阑尾炎、食管及胃肿瘤、肠寄生虫病等。

5.囊肿　舌根囊肿、会厌囊肿、咽喉部潴留囊肿等。

6.肿瘤　各种良性或恶性肿瘤。

### （二）全身性疾病

1.缺铁性贫血。

2.内分泌疾病。甲状腺、性腺功能异常、绝经期综合征、糖尿病等。

3.心血管疾病。高血压性心脏病、左心室肥大等。

### （三）功能性

1.癔病及其他精神障碍。

2.神经官能症、恐癌症。

3.过度紧张、忧虑、恐惧等精神刺激。

## 【机制】

咽部异物感的机制相当复杂,目前尚未完全清楚。多数学者认为与局部病变、全身疾病和精神因素有关。局部的病变刺激由迷走神经、舌咽神经、副神经和颈交感神经的分支并有三叉神经的第二支的分支组成的咽丛,成为一个兴奋灶,而出现症状。全身疾病,特别是上消化道疾病,由于胚胎发育中咽与上消化道均由前肠形成,其感觉神经上下互相连通,因而胃及十二指肠的疾病可反射性的引起咽感觉异常。精神因素和自主神经功能的障碍都可与兴奋灶结合而出现症状。

**【诊断方法】**

**（一）咽部异物感的诊断**

主要是找寻病因,首先应详细询问病史,然后做全面、认真的检查,从机制方面具体分析主要的致病因素。且不可首先考虑"咽异感症"的诊断,也不可不经过反复细致的检查和观察而轻易地下"慢性咽炎"的诊断。

**（二）排除器质性病变**

在排除了明显的器质性病变后,可按功能性疾病所致的咽部异物感进行治疗观察。治疗无效时应再进一步查找病因。

**（三）局部及全身检查**

1.耳鼻咽喉检查。

2.精神、神经科检查。

3.内科检查。包括血压,血、尿、粪常规检查.基础代谢率测定,上消化道造影,颈部正、侧位片,纤维鼻镜、咽喉、食管内镜检查,胃液分析等。

上述检查在临床实际工作中不可能逐项一一进行,主要以病史及一般检查为主,根据具体情况,再在某些方面进行必要的检查。

**【鉴别诊断】**

**（一）咽疾病**

1.慢性肥厚性咽炎　有急性咽炎反复发作史,咽部有持续性的异物感、阻塞感、胀感、吞咽不适、咽反射敏感。咽部有黏稠分泌物,常做"吭、喀"动作,重者可引起刺激性咳嗽。检查可见咽后壁有颗粒状或堆积成片状的淋巴组织,咽腭弓后淋巴组织呈条索状增生突起。扁桃体黏膜慢性充血,悬雍垂充血肿胀。

2.其他　咽部角化症、扁桃体储留囊肿或瘢痕、咽异物、舌扁桃体肥大、舌根静脉曲张、会厌囊肿、舌根囊肿等,在检查时,不难发现上述病变。对隐匿部位,应仔细观察,必要时可用手指触诊,以了解局部有无硬块。

**（二）咽邻近器官疾病**

1.咽-食管恶性肿瘤　早期往往有进行性加重的咽部异物感的症状。当进食时症状较明显,空咽时可无症状,这是与功能性疾病引起的咽异感的重要区别。在肿瘤小尚未出现其他症状之前,常常被误诊为"慢性咽炎"或"咽异感症"。

2.颈椎病　颈椎骨质及其软组织的病变,如骨质增生、椎间盘脱出等,可压迫神经引起咽部异物感的症状。颈椎X线摄片可确诊。

3.喉病　风湿性环杓关节炎、风湿性喉上神经炎、喉囊肿、早期声门上癌,可引起咽部异物感的症状。

4.鼻病　慢性化脓性鼻窦炎引起后鼻孔溢脓,经常刺激咽壁,引起该症状。

5.茎突过长症　由于茎突过长或其方位异常,在产生咽部异物感的同时,常常伴有颈痛、神经痛。触诊对在扁桃体窝外侧可触到变长的茎突。X线摄片有助诊断。

6 反流性食管炎　胃酸刺激食管入口,使其运动功能紊乱,而产生咽部异物感的症状。

7.其他　胃或十二指肠溃疡、胃炎、胃下垂、胃肿瘤、慢性阑尾炎、肠寄生虫病等均可反射性的产生咽部异物感。

（三）全身疾病

甲状腺功能亢进或减退,消化不良,性功能异常,风湿病,糖尿病,绝经期综合征,缺铁性贫血等均能引起咽部异物感。

（四）功能性

功能性因素,常与神经官能症、恐癌症、忧虑、恐惧、癔病等有关。此类患者常有相关的精神背景,如家庭或亲友中发生重大矛盾或遭受精神创伤和刺激。每当情绪激动后,咽部异物感的症状则加重,或时有时无,时轻时重。吞咽时无,空咽时重。若能除外器质性病变,则可诊断咽异感症。中医称之为梅核气。

（张俊军）

# 第二章　耳鼻咽喉科常规检查

## 第一节　成人耳鼻咽喉检查

**【病人位置】**

病人与医生对面直坐,躯干微向前倾,膝部相交,或病人膝部夹在医生两膝之间。

**【光源选择】**

灯光以耳鼻咽喉科专用诊疗灯或综合治疗台为宜。将灯置于病人右侧,与耳等高,距病人右耳约10cm处。

**【额镜使用】**

医生戴上额镜,反光镜置于左额部,用左眼经镜孔视物。额镜焦距约为30cm,练习时集中光线于病人上唇。在电源暂时缺乏的地区,可使用电子额灯,优点在于以蓄电池作为光源,携带方便,适宜巡回医疗时使用,利用额镜照入检查部位进行工作。还可利用电筒作为光源照射于额镜上。

**【耳部检查】**

1.耳郭　视诊和触诊。

(1)皮肤情况:有无红肿、外伤、感染。

(2)外形:大小、数目、与头颅所成角度。

(3)有无触痛。

2.外耳道

(1)拉直外耳道检查右侧时,以左手将耳郭拉向后上方,右手拇指将耳屏捺向前方;检查左侧时,则用右手拉耳郭,左手捺耳屏。

(2)电耳镜放入外耳道时,耳郭仍需拉向后上方,用另手取耳镜喇叭口轻轻塞入外耳道软骨部。

(3)观察

1)外耳道之大小和弯度。

2)外耳道有无耵聍、异物、分泌物。

3.鼓膜　在耳镜中检查鼓膜。对卧床病人,可使用电耳镜检查。

(1)鼓膜为一圆形半透明灰白色薄膜,呈漏斗形。

(2)观察锤骨短突、锤骨柄、鼓脐、光锥、前后皱襞、松弛部、紧张部。

(3)检查有无充血、外凸、内陷、穿孔、瘢痕。

**【鼻部检查】**

1.鼻前庭　用左手食指及中指按住病人额部,左手拇指将病人鼻尖撬向后上方。注意观察鼻前庭部、鼻毛及皮肤情况(有无皲裂、糜烂、疖肿等)。

2.鼻腔

(1)用鼻镜检查注意鼻镜持法:左手执鼻镜,手掌向内,借食指固定。

(2)不同位置中检查所见

1)鼻腔底水平位(额部略向下沉):外侧为圆形红色的下鼻甲,其上方可看到中鼻甲的前端。

2)鼻腔底与水平位约成30°角(头抬高)。内侧鼻中隔显露较多,外侧为下鼻甲上部,其上为中鼻甲前端。

3)头抬高到60°:和鼻中隔相对者为中鼻甲前外侧的鼻丘部,其后上方为鼻腔顶部。

(3)注意观察

1)呼吸通畅状况。

2)黏膜的色泽:粉红为正常;大红为急性炎症;紫灰为变态反应。

3)鼻甲大小、鼻道情况。

4)分泌物:质、量和部位。

(4)鼻内镜检查:可以更加仔细观察以上鼻腔及鼻咽部各部。检查前可先后以1%麻黄碱和1%丁卡因做鼻内喷布,以方便检查。

## 【咽部检查】

1.鼻咽部　检查时右手持间接鼻咽镜(耳鼻咽喉-头颈外科专科基本技能),左手持压舌板,将后鼻镜在酒精灯七轻度加热,嘱病人张口,用鼻部呼吸,以压舌板压住舌背,右手将后鼻镜轻轻伸至悬雍垂和咽后壁之间,即可观察鼻咽部。

注意观察鼻后孔的状况(鼻中隔后缘、各鼻甲后端、咽鼓管咽口、咽隐窝等),黏膜的色泽、有无分泌物、溃疡、肿块及出血等。

2.口咽部　右手持压舌板,嘱病人张口,以压舌板压住舌背之最高点,使舌背低落,可检查口咽部。使用压舌板时,动作应轻柔,放置舌前2/3处或略偏一侧,否则易引起恶心及咽部充血,掩盖咽部实际情况。

注意观察:

(1)黏膜的色泽(充血、贫血),有无假膜、溃疡、异物、紫斑及肿胀。

(2)软腭运动情况,两侧是否对称。

(3)悬雍垂有无畸形、水肿。

(4)扁桃体形状、大小,有无充血、分泌、溃疡、肿瘤。

(5)咽后壁色泽,有无萎缩、淋巴滤泡、肿胀。

## 【喉部检查】

左手持消毒纱布,右手持间接喉镜,嘱病人张口伸舌,将纱布包住舌尖,并拉向前下方,轻度加热喉镜镜面后,伸入口咽部,镜背贴于腭垂上,在镜中观察喉部。有少数病人会厌向后倾斜,遮盖喉部,造成检查困难,此时可使用1%丁卡因液做局部黏膜表面麻醉。让病人自己拉舌头,检查者左手持间接喉镜,右手持弯形拉钩,挑起会厌,暴露喉部,喉部之像即映入间接喉镜上。

注意观察:喉黏膜的色泽,有无水肿、溃疡、肿瘤、异物;声带的色泽及动作。

(任轶群)

# 第二节　小儿耳鼻咽喉检查

**【检查准备】**

1.病人位置

(1)如小儿合作,可采取成人位置,即与医生相对而坐。

(2)若小儿平卧桌上,可由助手固定或以被单裹住身体,使其脚腿不能乱动。

(3)如助手抱着小儿,则与医生相对而坐,固定其位置。

2.病史　一般向家属询问病史,宜简短而明确;若小儿有理解力,应让其参与问答,此时可发现小儿听觉或喉部方面的症状。

3.检查顺序　从简单到复杂。先做耳部检查,再进行鼻部检查,最后检查咽喉部(因压舌板可引起恶心)。

4.麻醉　如做细致操作,必须让小儿绝对不动者,可采用短时间全身麻醉。局部麻醉药,如丁卡因对小儿有危险,故禁用。对乳儿应绝对禁用任何麻醉。

**【耳部检查】**

应用耳镜前,须观察及检查小儿的耳郭、耳道入口、耳郭附近淋巴区、乳突部、下颌骨后凹陷处,注意有无外耳畸形、耳郭湿疹、乳突部皮肤红肿、耳后皱襞消失等情况,并注意耳屏前、乳突尖端及其后缘处有无淋巴结肿胀或压痛,牵引耳郭时有无疼痛。

对光后,左手将耳郭牵引向上方,使外耳道拉直,右手拇指、食指持耳镜徐徐插入外耳道中,耳镜口径需选择适度,放入耳道内后,推开耳毛,看到鼓膜。

婴儿与5个月以下乳儿的外耳道结构不同,耳道狭小且闭合,耳郭牵引方向应向后下方,方能使耳道拉直,如有耵聍块及障碍物,须小心除去,方得见到鼓膜。

乳儿的鼓膜十分倾斜,几乎与水平线平齐,如将耳镜垂直于头颅侧面的方向插入,则仅见鼓膜后上方或只是耳道后上壁,所以必须将耳镜喇叭口尽量向后倾斜,才能见到锤骨柄,鼓膜前下方常为耳道壁遮住。乳儿的鼓膜后上界限、鼓膜标志、鼓膜体积与成人相同,但较正常为厚,透明度较差,色泽灰暗,不像较大儿童呈灰白色。

小儿外耳道极为薄弱,外伤可致耳痛,如用小手术去除耵聍阻塞后,次日必须复查,以防产生疖肿。

**【鼻部检查】**

鼻部检查包括鼻腔检查与鼻窦检查。鼻腔检查分前鼻镜检查与鼻咽镜检查。

1.前鼻镜检查　小儿鼻前庭部皮肤细腻,无鼻毛,前鼻孔较小,前庭部后上界线较成人为高。前鼻镜检查,一般用小号鼻镜或口径适当的耳镜。放入鼻镜前,以左手拇指将鼻尖抬起,检查鼻前庭部有无疖肿、皮肤皲裂或湿疹。此时可窥到鼻中隔软骨部,如有偏曲和嵴突存在,则需注意鼻镜放入时可能引起的疼痛及出血。

鼻镜置入前庭部后,可见到鼻腔内黏膜,该处与前庭部皮肤色泽显然不同。其他,如鼻甲及鼻道的检查,一般与成人相同。小儿的中鼻道常较成人宽大,中鼻甲与下鼻甲内侧面和鼻中隔间的距离亦较成人为大,

乳儿的鼻腔狭小,下鼻甲特别膨大,即使用收缩药后,中鼻甲也不易见到。

鼻腔探针触诊法,仅限于绝对不动的小儿,必要时可在全身麻醉下进行。

2.鼻咽镜检查　可用电鼻咽镜及鼻咽腔触诊法,对较大的小儿和能合作者进行。其方法与成人相同。注意增殖体在鼻咽腔顶部,呈扇形。小儿咽鼓管与成人不同,极少呈三角形,常有淋巴组织覆盖于上。

3.鼻窦检查

(1)透照法于暗房中进行。小儿常害怕,不能合作,故不易进行,且小儿鼻窦发育尚未完成,故此种检查价值极小。检查时用透照灯置于眼眶内上角,以观察额窦;置于口腔内腭盖下,以观察上颌窦及前组筛窦,如窦腔正常,则透光度清晰。

(2)低头引流试验以1‰麻黄碱溶液(儿童为0.5‰)喷入鼻腔内,2~3分钟后检查鼻部。注意观察中鼻道的情况,嘱患者双手分别放在两足背上,两足距离约大半步,顶部近乎垂直地面10分钟后,再检查鼻腔,尤其是中鼻道内有无积脓(患高血压者禁用此位)。

除以上检查外,可用上颌窦穿刺或鼻腔交替负压吸引法,将不透明光剂(碘油)灌入鼻窦腔内后再摄片,则窦腔显得更清晰。

**【咽部检查】**

1.口咽部检查位置采用对面坐式。如取卧位,则以平卧位置较为可靠。如侧面检查,则颈与脊柱扭向一侧,引起两侧不对称而失去正确性。压舌板以弯曲有柄者较佳,因直条压舌板易将灯光遮挡。压舌板不可超过舌前2/3与后1/3的交界线。压力宜适度,勿太重,否则会引起恶心反射,甚至呼吸停顿或猝死,特别是对有痉挛体质的小儿或患有咽后壁脓肿的乳儿。口咽部检查除视诊外,还需试验感觉,观察软腭收缩动作两侧腭弓是否对称。最后做颈部淋巴结触诊检查。

2.鼻咽部检查包括后鼻镜检查及触诊,前者已于鼻部检查中述及。

鼻咽部触诊:小儿坐位,双手由助手握住,固定头部,医生左手按住小儿下颌,拇指嵌入小儿面颊上下列牙齿之间,右手食指戴上消毒指套后向软腭后上方伸入,有规律而轻快地触摸鼻咽部各壁,时间不得多于几秒。前面可触及鼻中隔后边缘,两后鼻孔及鼻甲尾端;侧壁处探查咽鼓管咽孔的后隆突及其后上方的咽隐窝;顶部蝶骨体及枕骨基底突的骨壁,如有增殖体位于其前,触之柔软而隆起。

**【喉部检查】**

1.间接喉镜检查法位置和操作方法与成人相同。牵引舌部不可使用暴力,否则必然影响呼吸并损伤舌韧带。用直径较小的间接喉镜,置于咽后壁较低处,光线必须由上向下照射,如光线水平射去喉部常为舌根遮住。检查时间不宜过长。

2.强迫间接喉镜检查法用特种压舌板,其前端向下弯曲,并有两个印头小钩,嵌入舌会厌溪中,钩住舌根向前拉,则会厌竖起,暴露喉腔,此时用间接喉镜检查喉部,显露清晰。

3.直接喉镜或麻醉喉镜检查法用于不合作小儿的诊断、喉部手术、气管插管麻醉、下呼吸道造影及新生儿急救。小儿仰卧位,头部后仰,使枕下关节弯曲,头顶离桌面约15cm,两肩由一助手按住,医生站在小儿头端。小儿不需麻醉,按上述位置,嘱其张口呼吸,用小纱布覆于上门齿上,以保护门齿。左手持适当尺寸的直接喉镜,沿舌背放入,见到会厌后用喉镜远端挑起会厌,看到披裂,平均用力向上前方提起喉镜。同时右手中指及食指钩住腭部,拇指托住喉镜近端。这样可看到喉腔全部。直接喉镜中所见的正常声带颜色与喉黏膜同色,其边缘较厚。乳儿会厌短,柔软而左右活动,不易挑起。由于乳儿呼吸不稳定,故检查时间宜极短,如一次检查不全面,需停止片刻再进行,有时需反复3~4次才能完成,备用吸痰器和氧气。

(任轶群)

# 第三章　耳鼻咽喉科特殊检查

## 第一节　咽鼓管功能检查

咽鼓管功能障碍与许多中耳疾病的发生发展及预后有关。通过主动或被动将气流经咽鼓管压入鼓室,可以了解咽鼓管的功能。

### 一、捏鼻鼓气(Valsalva)法

嘱患者吸气后,以手指捏紧两侧鼻孔、闭嘴、用力由鼻呼气,即可使咽部空气冲入咽鼓管。

### 二、气球吹张(Politzer)法

患者口中含水,以咽鼓管吹张皮球的橄榄头塞于患者一侧鼻孔,以手指压紧另一侧前鼻孔,于咽水的同时,急压球体,空气可冲入咽鼓管内。

### 三、导管吹张法

患者取坐位,清洁鼻腔分泌物后,将咽鼓管导管弯头向下沿鼻底徐徐插入,达鼻咽后壁时,再转向外侧90°,然后略向前拉,使导管越过隆突而滑入咽鼓管口处。固定导管,用吹张球经导管注入空气,同时以耳听诊管听音,以检查咽鼓管通畅与否。

上述三种方法均应在鼻腔及鼻咽部无急性炎症时施行,否则,炎症可经咽鼓管扩散至中耳;如鼻腔有阻塞或分泌物时,应先滴入减充血剂使鼻黏膜收缩并清除分泌物后再行检查。

### 四、声导抗测试法

鼓膜完整时,在受检者做 Valsalva 吹张及吞咽动作前后,动态观察鼓室功能曲线峰压点的变化,可了解咽鼓管的功能状况。鼓膜穿孔时,用声导抗计的压力系统测试咽鼓管对正负压的平衡能力,亦可以了解咽鼓管管口的开闭功能。

(李江平)

# 第二节　听功能检查

临床听功能检查法分为两类：一类为主观测听法，包括秒表试验、音叉试验、各种纯音测听及言语测听等。另一类为客观测听法，包括非条件反射和条件反射测听、阻抗测听、电反应测听和耳声发射测试等。

## 【音叉试验】

音叉试验是鉴别耳聋性质的常用方法之一。常用 C 调倍频程音叉，其振动频率分别为 128Hz、256Hz、512Hz、1024Hz 和 2048Hz，其中以 256Hz、512Hz 的音叉最常用。常用的检查方法如下：

1. 林纳试验（RT）　又称气骨导对比试验，是比较同侧受试耳气导和骨导的检查方法。取 C256 音叉，振动后置于受试耳乳突鼓窦区测试其骨导听力，待听不到声音时记录时间，并立即将音叉移置于外耳道口外侧 1cm 外，测试其气导听力，待听不到声音时记录时间。

结果判断：气导（AC）比骨导（BC）时间长（AC＞BC），为 RT"＋"，见于正常人或感音神经性聋者。骨导比气导时间长（BC＞AC），为 RT"－"，或骨导、气导时间相等（BC＝AC），为 RT"±"，均见于传音性聋者。

2. 韦伯试验（WT）　又称骨导偏向试验，是比较两耳骨导听力强弱的方法。取 C256 或 C512 音叉，振动后置于前额或头顶正中，让受检者比较哪一侧耳听到的声音较响。记录时用"→"表示偏向侧，用"＝"表示无偏向。

结果判断：若两耳听力正常或两耳听力损害的性质和程度相同，为 WT＝；传音性聋时，患耳骨导比健耳强，为 WT→＋患耳；感音神经性聋时，健耳听到的声音较强，为 WT→健耳。

3. 施瓦巴赫试验（ST）　又称骨导对比试验，为比较正常人与受检者骨导时间的方法。将振动的 C256 音叉交替置于受检者和检查者的乳突部鼓窦区进行测试，比较两者骨导时间的长短。

结果判断：正常者两者骨导时间相等，为 ST"±"；若受检者骨导时间较正常人延长，为 ST"＋"，为传导性聋；若受检者骨导时间较正常人短，则为 ST"－"，为感音神经性聋。音叉试验结果比较见表 3-1。

表 3-1　音叉试验结果比较

| 试验方法 | 正常 | 传导性聋 | 感音神经性聋 |
| --- | --- | --- | --- |
| 林纳试验（RT） | ＋ | －或± | ＋ |
| 韦伯试验（WT） | ＝ | →患耳 | →健耳 |
| 施瓦巴赫试验（ST） | ± | ＋ | － |

4. 盖莱试验（GT）　为检查鼓膜完整者镫骨有无固定的试验方法。将振动的 C256 音叉放在鼓窦区，同时以鼓气耳镜向外耳道交替加压和减压。

结果判断：若受检者能感觉到声音的强弱波动，即加压时骨导声音减低，减压时恢复，为 GT"＋"，表明镫骨活动正常；若加压、减压时声音无变化，则为 GT"－"，表示镫骨底板固定。

## 【纯音听阈测试】

纯音听阈测试为测定耳聋性质及程度的常用方法。纯音听力计利用电声学原理，通过电子振荡装置和放大线路产生各种不同频率和强度的纯音，经过耳机传输给受检耳，分别测试各频率的听阈。检查记录到的听力曲线称纯音听力图。听力计以正常人的平均听阈为标准零级，即正常青年人的听阈在听力计上为 0dB。

1.方法　方法包括气导和骨导测试。

气导测试先从1kHz开始,病人听到声音后,每5dB一挡逐挡下降,直至听不到时为止,然后再逐挡增加声强(每挡升5dB),如此反复测试,直至确定该频率纯音的听阈为止。再以同样方法依次测试2kHz、4kHz、8kHz、500Hz、250Hz频率的听阈。骨导测试的操作方法与气导测试相同。检查时用间断音,以免发生听觉疲劳。

测试较差耳气导听阈时,如与较佳耳气导或骨导听阈相差40dB以上,应于较佳耳加噪音掩蔽,以免受检者误将从较佳耳经颅骨传来的声音当作较差耳听到的声音。测试骨导听阈时,对侧耳应加噪音掩蔽。

2.结果判断

(1)传导性聋:骨导曲线正常或接近正常,气导曲线听力损失在30～60dB,气骨导差一般不大于60dB,低频听力损失较重。

(2)感音神经性聋:听力曲线呈渐降型或陡降型,骨气导曲线一致性下降,基本无气骨导差,高频听力损失较重。

(3)混合性聋:骨导曲线下降,气导曲线又低于骨导曲线。

### 【言语测听法】

言语测听法是指用言语信号作为声刺激来检查受试者对言语的听阈和识别言语能力的测听方法。检查内容包括言语听阈和言语识别率。前者又包括言语察觉阈和言语识别阈。言语察觉阈指能察觉50%测试言语信号的言语听力级;言语识别阈指能听懂50%测试言语信号的言语听力级;言语识别率则为对测听材料中的言语信号能正确听清的百分率。把不同言语级的言语识别率绘成曲线,即成言语听力图。在蜗后(听神经)病变时,纯音听力虽较好,言语识别率却极低。

### 【声导抗-导纳测试】

声导抗-导纳测试法是客观测试中耳传音系统和脑干听觉通路功能的方法。国际上已逐渐采用声抗纳一词代替声导抗-导纳之称。基本检查项目有鼓室导抗图、静态声顺值及镫骨肌声反射。

1.鼓室导抗图　鼓室导抗图测定在外耳道压力变化影响下鼓膜及听骨链对探测音顺应性的变化。

方法:将耳塞探头塞入受试耳外耳道内,压力高速增加至+1.96kPa(+200mmH₂O),鼓膜被向内压紧,声顺变小,然后将外耳道压力逐渐减低,鼓膜渐回原位而变松弛,声顺值增大,至外耳道与鼓室内压相等时,声顺最大,此后,外耳道变成负压,鼓膜又被向外吸紧,声顺变小。声顺随外耳道压力改变而发生的变化呈峰形曲线,即为鼓室导抗图或鼓室功能曲线。

Jerger将鼓室导抗图分为五型:

A型(正常型):峰型曲线,最大声顺点在0daPa(1daPa=10Pa)附近(-100～+50daPa),见于正常中耳或感音神经性聋耳。

As型(低峰型):峰压点正常,声顺值较低,示中耳传音系统活动性降低,见于耳硬化、鼓室硬化、听骨链固定及鼓膜增厚、瘢痕等。

Ad型(超限型):峰压点正常,声顺值较高,示中耳传音系统活动性增高,见于鼓膜萎缩、愈合性鼓膜穿孔、听骨链中断及咽鼓管异常开放等。

B型(平坦型):曲线平坦无峰,常见于中耳积液、中耳粘连,也见于鼓膜穿孔、中耳通气管通畅、外耳道耵聍阻塞等情况。

C型(负压型):峰压点低于-100daPa,见于咽鼓管功能不良、中耳负压。

2.静态声顺值　静态声顺值为外耳道与鼓室压力相等时的最大声顺,即鼓室导抗图峰顶与基线的差距。正常静态声顺值分布范围在0.30～1.60,个体差异较大,受各种中耳疾患影响较多,不宜单独作为诊断指标。

3.镫骨肌声反射　一定强度(阈上70～100dB)的声刺激可引起双侧镫骨肌反射性收缩,从而增加听骨链和鼓膜的劲度而使中耳声顺发生变化。镫骨肌声反射测试可用来鉴别该反射通路上的各种病变,临床上可用于鼓室功能状态的客观检测、脑干病变的定位、听神经瘤诊断、非器质性耳聋的鉴别、面神经瘫痪的定位诊断与预后评价,以及听阈的客观估计等。Metz重振试验和声反射衰减试验用于耳蜗性聋和蜗后性聋的鉴别。在选配助听器时,声反射阈还可作为确定合理增益和饱和声压级的参考。

五种声反射类型见表3-2。

表 3-2　五种声反射类型

| 反射类型 | 说明 | 意义 | |
|---|---|---|---|
| 正常 | 交叉 | 右□□左 | 两耳正常 |
| | 非交叉 | □□ | |
| 对角型 | 交叉 | ■□ | 声音输至患耳时异常 |
| | 非交叉 | □■ | 示左耳神经性聋 |
| 水平型 | 交叉 | ■■ | 两耳交叉时异常 |
| | 非交叉 | □□ | 示脑干病变 |
| 倒 L 型 | 交叉 | ■■ | 两耳交叉和患耳非交叉异常 |
| | 非交叉 | □■ | 示左耳传导性聋 |
| 垂直型 | 交叉 | □■ | 患耳交叉及非交叉异常 |
| | 非交叉 | □■ | 示左侧面神经疾患 |

## 【电反应测听法】

1.电反应测听法　电反应测听法(ERA)是利用现代电子技术记录声刺激诱发的听觉系统电位变化的方法。适用于婴幼儿及不能配合检查的成年人的听阈测定、功能性聋与器质性聋的鉴别、耳蜗及蜗后病变的鉴别、听神经瘤及某些中枢病变的定位诊断。常用的电反应测听法有耳蜗电图描记和听性脑干反应测试。

2.耳蜗电图　耳蜗电图(ECochG)为声刺激所诱发的内耳电反应,包括耳蜗微音电位(CM),总和电位(SP)以及听神经复合动作电位(AP)。

(1)方法:刺激声信号常用10次/秒、平均叠加500次的短声,滤波范围为3～3000Hz,记录电极置于鼓膜表面或外耳道近鼓环处后下壁,或以针电极经鼓膜穿刺置于鼓岬。

(2)临床应用:测定客观听阈,适用于以下情况。

1)婴幼儿及不合作的成年人。

2)传导性聋、非器质性聋、伪聋的鉴别。

3)突发性聋的诊断、预后的估计。据报道,SP/AP比值大于0.27者,预后多较好。

4)梅尼埃病的诊断。

5)听觉径路病变的定位。CM消失示耳蜗病变;如CM正常而AP消失,则为听神经病变;如AP反应阈值明显优于主观纯音听阈,则示病变在脑干或更高中枢,多为小脑脑桥角病变。

3.听性脑干反应　听性脑干反应(ABR)为声刺激所诱发的脑干电反应,主要包括Ⅰ～Ⅴ波,分别由蜗神经(同侧)、蜗核(同侧)、上橄榄核(双侧)、外侧丘系核(双侧)和下丘核(双侧)等五个不同部位所产生。

(1)方法:刺激声常用短声,滤波范围100～3000Hz,给声频率每秒10～20次,平均叠加1000～2000

次。一般在电屏蔽和隔音室进行。记录电极置于颅顶正中、前额发际或乳突表面。

(2)临床应用:ABR测试临床可用于5种情况。

1)客观听阈的测定:ABR反应阈可间接反映2~4kHz听阈,因Ⅴ波出现最恒定,与主观听阈相差10~20dB,故可用做测定客观听阈的指标。

2)新生儿和婴幼儿听力筛选。

3)器质性聋和功能性聋的鉴别。

4)感音神经性聋的定位诊断。

5)神经系统疾病诊断。双耳波Ⅴ间期差(ILD)是一重要参数,一般认为ILD大于0.4ms者,则示潜伏期延长的一侧有脑干病变。目前强调双耳波Ⅰ~Ⅴ波间期差的重要性更大,如大于0.4ms,提示潜伏期较长的一侧有脑干病变,尤其对小脑脑桥角肿瘤的诊断有实用价值。

4.多频稳态听觉诱发反应(MASSR)　又称多频稳态听觉诱发电位,是由多个频率的持续声刺激诱发的经头皮记录到的电位反应。MASSR由调制声信号引起,反应相位与刺激相位具有稳定关系。发生源不清,可能有多处参与。MASSR检测具有快速、客观、频率特性强、最大声输出高、不受睡眠和镇静药物影响等特点。40Hz听觉相关电位(40HzMASSR)被认为是调制频率为40Hz的MASSR,常用于评估清醒状态下成人和大龄儿童的听阈,但因易受觉醒状态和麻醉的影响,不能用于婴幼儿。

(1)方法:受试者按千克体重口服水合氯醛,熟睡后平躺于床上,记录电极置于额头,眉心接地,双耳垂分别为参考电极。初始音根据ABR是否引出而定。当耳机给出80dBHL的调制音未见反应或仅有个别频率出现反应时,可分别提高各载频的刺激强度,最大可达120dBHL。

(2)临床应用:MASSR检测是听功能检查的重要方法,可以对婴幼儿、儿童及成年人进行有频率特性的客观测听。

目前主要的临床应用和研究包括:

1)由于MASSR与行为听阈有着良好的相关性,可用于预测婴幼儿和智障者的行为听阈。

2)用于验配助听器和自由声场的助听听阈测试,可以较准确地估计助听效果。

3)可在一定程度上评估阈上功能。

4)测定ABR测试无反应患者的残余听力。

(李江平)

# 第三节　前庭功能检查

前庭功能检查是根据前庭系统病变时所产生的一系列症状,或以某些方法刺激前庭系统,观察其诱发的反应,以查明病变性质、程度和部位的方法。亦可用来协助诊断颅内的病变,或用于特殊从业者的选择或锻炼前的参考。前庭功能检查主要分为平衡及协调功能检查与眼动检查两个方面。

## 一、平衡及协调功能检查

1.平衡功能检查　平衡功能检查包括静平衡功能检查与动平衡功能检查。

(1)静平衡功能检查

1)闭目直立试验:又称昂白试验。受检者直立,两脚并拢,双上肢下垂,或两手于胸前互扣,并向两侧牵拉,闭目直立,维持 30 秒。观察受检者有无站立不稳或倾倒。前庭周围性病变时,躯干倾倒方向朝向前庭破坏的一侧,与眼震慢相方向一致;中枢性病变时,躯干倾倒方向与眼震慢相不一致。

2)Mann 试验:为强化 Romberg 试验。受检者一脚在前,另一脚在后,前脚跟与后脚趾接触。观察与结果评价同 Romberg 试验。

3)静态姿势描记法:为客观而精确的静平衡功能检查法。

(2)动平衡功能检查

1)星形足迹行走试验:受检者蒙眼后向前行走 5 步,继之后退 5 步,如此反复 5 次,起点与终点的偏差角大于 90°者示两侧前庭功能有差异。

2)动态姿势描记法:为客观而精确的动平衡功能检查方法。

3)肢体试验:①过指试验,受检者与检查者相对而坐,两人上肢向前平伸,食指相互接触。受检者抬高伸直的上肢,然后再恢复水平位,以食指再接触检查者的食指,上下臂均应在肩关节矢状面上运动,避免内收和外展,连续 3 次偏斜为异常。正常人无过指现象。前庭周围性病变过指的特点是双手同时偏向前庭功能较低侧,方向与倾倒一致,与自发性眼震的方向相反。小脑病变过指的特点是患侧单手向患侧偏斜。②书写试验.受检者正坐于桌前,右手握笔,悬腕,自上而下书写一行文字或简单符号,长 15~20cm。先睁眼后闭眼各书写一次,两行并列。两行文字偏斜不超过 5°为正常,超过 10°示两侧前庭功能有差异。

2.协调功能检查　协调功能检查常用方法包括指鼻试验、轮替运动、对指运动、跟-膝-胫试验等,用于检测小脑功能。

# 二、眼动检查

眼动检查是指通过观察眼球运动(包括眼球震颤)检测前庭眼反射径路、视眼反射径路和视前庭联系功能的方法。

眼球震颤简称眼震,是眼球的一种不随意的节律性运动。前庭系周围性病变、中枢性病变和某些眼病均可引起眼震。眼震的观察方式包括裸眼检查法、Frenzel 眼镜检查法、眼震电图描记法(ENG)以及红外电视眼震电图描记法(VNG)等。ENG 是利用皮肤电极和电子技术记录眼球运动的描记方法,其大致原理是:角膜(正电位)与视网膜(负电位)之间存在的电位差在眼球周围形成电场,眼球运动时其周围的电场随之发生变化。用置于眼球周围的皮肤电极导出这种电场的变化,通过放大器传给记录装置,即可记录到眼震电图。眼震电图的主要参数是眼震的慢相角速度和持续时间。VNG 则是近年来应用于眼震检测的新方法,检查时受检者佩带特制的 Frenzel 眼镜,通过眼镜上的红外摄像头将眼动情况记录并传送到计算机及显示器,可直观观察眼震。

眼动检查方法:

1.自发性眼震检查法　自发性眼震是指在无诱发因素的情况下,眼球出现持续性不随意的节律性往返运动。前庭性眼震由慢相和快相组成,以快相作为眼震方向。

检查时受检者固定头部,两眼注视眼前 60cm 处检查者的手指,并随之向前(正中)、上、下、左、右五个方向注视,但以距中线 45°~50°为限。以眼震电图描记仪检查时,嘱受试者向前正视即可。观察眼震的类型、方向、振幅、频率和持续时间等。

根据眼震的方向可分为水平性、旋转性、水平旋转性、垂直性和斜性眼震。根据轻重程度,眼震可分为三度。Ⅰ度:仅向眼震快相方向注视时出现眼震。Ⅱ度:向眼震快相和向前注视时均出现眼震。Ⅲ度:向各个方向注视均出现眼震。

各种眼震的特点：

(1)前庭性自发性眼震：常为水平性或水平旋转性，振幅小，频率中等。常呈单同性，具有快、慢相，同时常伴有眩晕、听力减退、耳鸣及恶心呕吐等反应，其程度又与眼震一致，持续时间短，可持续数分钟、数日或数周。倾倒或错指都偏向于眼震的慢相方向。

(2)中枢性自发性眼震：方向不一，常为水平性、旋转性、垂直性或斜性，振幅或细小或粗大，持续时间较长，可持续数周、数月或更长。多无耳蜗症状，常伴有其他神经症状和体征，一般以后颅窝病变引起者居多。

(3)眼性眼震：大多为水平摆动性，无快、慢相之分，持续时间长，可为永久性。不伴眩晕，闭眼或停止凝视后眼震消失或减轻。

2.视眼动系统检查法　视眼动系统检查法是检测视眼反射径路和视前庭联系功能的方法，包括扫视试验、平稳跟踪试验、试验凝视和视动性眼震检查等。

3.前庭眼动检查法　前庭眼动检查法主要检查半规管功能。

(1)旋转试验：旋转试验的基本原理是使半规管的内淋巴液发生流动以刺激壶腹嵴而诱发前庭反应。以诱发性眼震的特点作为判断的标准。

检查时受检者坐于旋转椅上，头固定于前倾 30°使外半规管呈水平位置，以每两秒一圈的速度做向右(顺时针)或向左(逆时针)方向的旋转，10 圈后突然停止，嘱受检者两眼向前凝视，观察眼震。在顺时针方向旋转后发生向左的眼震，而逆时针旋转后则为向右的眼震，两次检查至少间隔 5 分钟。正常者眼震持续时间平均为 30 秒(15～45 秒)，两侧相差不超过 5 秒。

(2)冷热试验：又称变温试验，是通过温度刺激半规管来诱发前庭反应的检查方法。基本原理是外耳道接受冷或热刺激后，温度的改变经鼓膜、鼓室及骨壁影响到外半规管，内淋巴液因热胀冷缩而改变比重，造成内淋巴液"热升冷降"的对流现象，终顶随之发生偏斜而刺激壶腹嵴发生眼震。以慢相角速度来分析反应强弱。

1)微量冰水试验：受检者仰卧，头偏向一侧，受试耳向上。向外耳道内注冰水 0.2ml，20 秒后将冰水倾出，头恢复正中位并抬起 30°，使外半规管位于垂直位，观察眼震，出现反应后，休息 3～5 分钟，之后用同样的方法检查对侧。如无眼震则用 0.4ml 冰水试验，仍无眼震用 0.8ml 冰水试验，仍无眼震可用 2ml 冰水试验。正常人 0.2～0.4ml 冰水即可引出向对侧的水平性眼震，如果需要 0.8ml 或 2ml 才能引出眼震，则示前庭功能减退，2ml 以上无反应则为前庭功能丧失。

2)交替冷热试验：仰卧，头抬起 30°，吊桶悬挂于受检者头部上 60cm 处，先将 30℃冷水灌注外耳道后 40 秒即停止(注水量为 250～500ml)，同时嘱受检者注视正前上方，观察眼震方向和反应时间。反应时间计算为自灌注开始起到眼震停止为止。休息 5～10 分钟后再检查对侧。然后用 44℃ 热水如上法测试两耳。试验结果：①正常反应，试验两侧外半规管，每侧的眼震持续时间相等。方向相同的眼震持续时间相等。正常眼震持续时间冷水试验约 2 分钟，热水试验约 1 分钟 40 秒。②半规管轻瘫(CP)，一侧冷、热水两种试验的眼震持续时间之和低于另一侧，差值在 20% 以上(大于 40 秒)，表示该侧半规管功能低下或消失。③优势偏向(DP)，向某一方向的眼震持续时间长于另一方向，差值在 20% 以上(大于 40 秒)，即为优势偏向，表示椭圆囊病变(优势偏向多向对侧)或颞叶病变(优势偏向多向患侧)。④联合型，同时有优势偏向及半规管轻瘫，常见于膜迷路积水、第Ⅷ脑神经病变、前庭神经炎等疾病。可能为半规管与椭圆囊同时存在着病变。

4.其他诱发性眼震检查法

(1)瘘管试验：用于疑有迷路瘘管者。向外耳道加压或减压时，凡出现眼球偏斜、眼震为强阳性，示迷路瘘管存在;无眼球偏斜及眼震而仅有眩晕感者为弱阳性,可疑有瘘管;以上症状均无者为阴性。但瘘管试验阴性者并不能排除瘘管的存在。

(2)位置性眼震试验:头部处于某一种或几种特定位置时出现的眼震称为位置性眼震。如同时伴有眩晕,称位置性眩晕。发生机制不明,一般认为系耳石病变所致。检查时,先观察受检者在正坐位下有无自发性眼震,然后依次在仰卧位、右侧卧位、左侧卧位和仰卧头后垂30°等四种头位进行观察。每一种位置至少观察30秒。观察变动位置后眼震的潜伏期、类型、方向、程度及持续时间,有无眩晕。如有眼震,则再重复该头位检查两次,如眼震不减弱,属不疲劳型眼震,如眼震减弱或消失,则为疲劳型眼震。

(3)变位性眼震试验:在头位迅速改变的过程中或其后短时间内出现的眼震称为变位性眼震。使受检者按一定顺序依次变换头位,每次变位后观察20~30秒,如有眼震,则记录其特性连续1分钟,并注意有无眩晕及恶心、呕吐等,待眼震消失后再变换至下一头位,依次重复检查。

(4)Hennebert 征和 Tullio 现象:膜迷路积水、球囊与镫骨底板有粘连时,向外耳道加减压力可引起眩晕和眼震,称 Hennebert 征阳性;在外淋巴瘘患者或正常人,强声刺激可引起头晕或眩晕,称 Tullio 现象。

(马洪振)

# 第四节  鼻内镜检查

临床上常用0°、30°和70°三种视角镜,直径4.0mm,镜身长20~23cm。儿童可用直径2.7mm内镜。同时配有冷光源、光源导线及视频编辑系统。检查中常需进行一些简单的诊疗操作,故应常规准备直或弯吸引头、筛窦钳、活检钳等器械。鼻内镜检查主要用于下列情形:查找鼻出血部位,并在内镜直视下止血;查找脓性分泌物的来源;鼻腔、鼻咽肿瘤的定位和直视下活检;脑脊液鼻漏的漏口定位;鼻腔鼻窦手术术前评估;鼻腔鼻窦术后复查和术腔清理等。

检查方法:

1.病人取仰卧位、肩下垫枕,头后仰并偏向检查者,也可取坐位,铺无菌孔巾。

2.用1%丁卡因-麻黄碱纱条塞鼻2次,以收缩黏膜血管及麻醉鼻腔黏膜。也可直接向鼻腔喷雾药液。

3.用0°内镜从鼻底插入,从前向后依次观察下鼻甲前端,下鼻甲中、后端,鼻中隔和下鼻道。用30°内镜从鼻底进入直达后鼻孔,以鼻中隔后缘为标志轻轻转动镜身,观察鼻咽顶后壁及侧壁,注意咽鼓管圆枕及咽隐窝情况。将内镜轻轻退出,以下鼻甲上表面为依托,观察中鼻甲及中鼻道,注意钩突、筛泡和筛漏斗情况。然后沿中鼻甲下缘继续进入,到达中鼻甲后端时将镜面向外转30°~45°,观察蝶筛隐窝和蝶窦开口。用70°内镜从鼻底进入直达后鼻孔,观察鼻咽顶部,然后将内镜退出,以下鼻甲表面为依托,从中鼻甲下缘进入找到中鼻甲后端,将镜面向外转,从中鼻道后方向前寻找上颌窦开口;如果中鼻甲收缩好,并与鼻中隔有空隙,可以观察上鼻甲与上鼻道,或还能见到最上鼻甲与最上鼻道。

检查时注意鼻腔与鼻咽黏膜有无充血、水肿、干燥、溃疡、出血、血管扩张及新生物;注意新生物的原发部位、大小和范围,脓性分泌物的来源;遇有可疑肿物应取活检,对脓性分泌物可以取样送细菌培养及药敏试验。

(李江平)

# 第五节　鼻功能检查

## 一、鼻通气功能检查法

鼻通气功能的检查目的主要是判定鼻通气程度、鼻气道阻力大小、鼻气道狭窄部位、鼻气道有效横断面积等,通过这些指标的测定,对判定病情、确定治疗方针均有重要价值。

1.鼻测压计　用于测定呼吸时气流在鼻腔的阻力。正常成人鼻阻力是 $196\sim294Pa(2\sim3cmH_2O)/(L\cdot S)$。鼻腔有阻塞性病变时,鼻阻力升高;萎缩性鼻炎或鼻甲切除过大时,鼻阻力明显减少。

2.声反射鼻量计　主要用于定量判断鼻腔及鼻咽腔容积、最小横截面积,进而对鼻腔及鼻咽部疾病的病变程度、疗效,甚至疾病的性质作出客观评价。

## 二、鼻自洁功能检查法

主要通过对鼻黏液纤毛传输系统的检查来判定鼻的自洁功能。常用糖精实验,成人正常值为 $3.85\sim13.2mm/s$,平均为 $7.82mm/s$。近年国内外常以糖精实验结果作为鼻、鼻窦疾病治疗效果,各种鼻部药物筛选的指标之一。

## 三、嗅觉功能检查法

1.嗅瓶实验　将含有常见 5 种不同气味的溶液(如蒜、醋、香精酒精、煤油等)分别装于形状相同的 5 个褐色小瓶中,让受检者辨别各瓶的气味。能嗅出全部气味者为嗅觉存在。只辨出 2 种以下者为嗅觉减退。

2.嗅阈检查　以多数人可嗅到的最低嗅剂浓度为一个嗅觉单位,将该嗅剂按 $1\sim10$ 嗅觉单位配成 10 瓶,选出 7 种嗅剂,共配成大小相同的 70 个褐色瓶。让受检者依次嗅出各瓶气味,测出其最低辨别阈。

3.嗅觉诱发电位　嗅觉诱发电位系由气味剂或电脉冲刺激嗅黏膜,应用计算机叠加技术,在头皮特定部位记录到的特异性脑电位。由气味剂刺激诱发者亦称嗅性相关电位。

（李江平）

# 第六节　电子鼻咽镜检查

电子鼻咽镜是可弯曲的软性内镜,从鼻腔或口腔经口咽部导入,能全面观察鼻咽部和后鼻孔以及鼻腔后段的情况,如鼻咽部肿瘤、憩室、鼻咽炎、咽囊炎、后组鼻窦炎、后段鼻腔出血、鼻腔畸形、后鼻孔闭锁等。

【操作方法】

1.病人取坐位,也可仰卧位。

2.用 1% 麻黄碱液及 1% 丁卡因液鼻腔或口腔喷雾表面麻醉。

3.检查者左手握持镜的操作体,右手指持镜于末端,将鼻咽镜经一侧鼻孔插入鼻腔,经下鼻道或中鼻道至鼻咽部,仔细检查同侧鼻咽部的每一处解剖部位。同法检查另一侧。亦可在环状牙托的保护下,将鼻咽镜经口咽部使末端上翘进入鼻咽部,仔细检查鼻咽各部,包括顶后壁、左右侧壁(咽鼓管咽口、圆枕、咽隐窝)、后鼻孔、上中下鼻甲鼻道等。

(李江平)

# 第七节　喉功能检查

## 一、喉动态镜检查

喉动态镜又称为频闪喉镜,用于详细检查声带振动的多种特征。

**【操作方法】**

1.检查环境应安静、光线较暗。患者坐位,放松,平静呼吸。镜头防起雾处理。麦克风固定于甲状软骨处或直接连接在喉窥镜上。

2.将喉窥镜深入患者口咽部,并使镜头对准喉。使用 70°镜时,镜头接近咽后壁,使用 90°镜则镜头应位于硬腭、软腭交界处、平行于声带。

3.嘱患者发"衣"音,检查者通过脚踏开关启动并控制声脉冲与闪光光源间的相位角(从 0°～360°连续可调),观察声带振动过程中任何瞬间的动相(缓慢振动)及静止相。观察项目包括:声带振动的频率、声带关闭特征、声门上活动、声带振动幅度、黏膜波及两侧黏膜波间的相对位移、非振动部位以及声带振动的对称性及周期性等。

## 二、喉肌电图检查

喉肌电图(EMG)检查通过检测喉部在发音(不同音调)、呼吸、吞咽等不同生理活动时喉肌生物电活动的状况,以判断喉神经、肌肉功能状态,对神经性喉疾患、吞咽障碍、痉挛性发音困难、插管后喉关节损伤以及其他喉神经肌肉病变的诊断及治疗提供科学依据。通常分为肌电检测和神经诱发电位检测。

喉肌电图有助于对声带麻痹诊断的评估,可区别外周性神经病变或神经肌接头病变引起的声带异常,以确定声带运动障碍的性质,喉运动神经的损伤部位、程度及其预后,指导治疗、评价疗效。

**【操作方法】**

1.患者仰卧位或坐在倾斜的椅子上,颈部伸展。

2.将单极或同心圆针状电极经皮插入喉肌。喉肌电图最多研究的是甲杓肌及环甲肌。

甲杓肌的插入:用单极或同心圆针经环甲韧带插入,针状电极向上倾斜 45°,向外侧倾斜 20°,进针约2cm。环甲肌的插入:电极偏离中线外 1cm,接近甲状软骨下缘,角度偏向环状软骨。环杓后肌插入时,进针时可经环甲膜穿透环状软骨板至环杓后肌。

3.肌电图观察项目:电静息,插入电位,单个运动单位电位和多个运动单位电位如单纯相、混合电位、干扰电位等。

4.喉肌电图的分析

(1)评估静止状态下的肌肉,确定肌肉正常或异常,是否有纤维化。

（2）当肌肉收缩的力量增加时,运动单位募集相的数量及速度的变化。

（3）所发现的运动单位的波形结构。

### 三、嗓音声学特性分析

1.语图分析 语图分析是将声音信号作频率、响度和强度的声学分析,用于分析各种嗓音的特征,研究嗓音的音质,显示对喉部基音共振及构音作用的影响,客观记录语言缺陷、言语矫治及言语重建的特征。表示方式有时间-频率-强度的三维图形和在某一时间断面上频率-强度的二维图形两种。

2.声谱分析 用电声学方法分析声音的物理学特性,为声道疾病的诊断及疗效评估提供依据。主要评估:基频 $F_0$、振幅和微扰。

3.嗓音声学特性的主观评价 目前普遍应用的标准是 GRBAS:G 声音嘶哑总评分;R 粗糙声;B 气息声;A 弱音;S 紧张型音质。每个参数又分为四个等级:0,正常;1,轻度;2,中度;3,重度。最后总评记为:$G_n R_n B_n A_n S_n$。声音质量的另一判定方法为患者的满意度。

4.气流动力学测量 包括准肺功能实验、声门下压力、最长发音时间和平均气流率(气流量/发音时间)等。

5.电声门图 通过测定声带接触时间及接触面积的变化,评价声门闭合程度,可显示声门开放及关闭的速度。

（李江平）

## 第八节 电子喉镜检查

### 【操作方法】

1.病人取坐位,也可仰卧位。

2.用 1% 麻黄碱液及 1% 丁卡因液鼻腔或口腔喷雾表面麻醉。

3.检查者左手握持镜的操作体,右手指持镜干末端,轻轻送入鼻腔,沿鼻底经鼻咽部进入口咽,再伸至喉部,依次观察舌根、会厌、杓会厌襞、室带、喉室、声带、前连合、后连合和声门下区,下咽后侧壁和梨状窝。也可在有环状牙托的情况下,经口腔将镜干末端轻轻送入下咽和喉腔,依次检查各部。

（李江平）

## 第九节 直接喉镜检查

通过直接喉镜,使口腔与喉腔处于一条直线,进行喉腔内各部的检查。直接喉镜为硬质内镜,插入咽喉部检查时会引起病人不适甚至并发症,故须严格掌握适应证。成人一般可在表面麻醉下进行,不合作者或儿童常需全身麻醉。目前由于纤维喉镜和电子喉镜的日益普及和广泛应用,单纯直接喉镜检查的适用范围较以往已大大缩小。

### 【适应证】

1.咽喉手术 如下咽部及喉部病变的活检、息肉摘除、咽喉气管异物取除手术时等。

2.协助导入支气管镜　小儿支气管镜检术时用直接喉镜检查、暴露声门,以便顺利插入支气管镜。

3.气管内插管　喉阻塞病人的抢救和困难病例的麻醉插管。

4.婴幼儿喉阻塞的诊断和抢救。

**【操作方法】**

1.术前禁食水,术前半小时肌内注射阿托品和苯巴比妥(鲁米那)。

2.全身麻醉或者表面麻醉:一般以 1‰ 丁卡因液行咽喉部黏膜表丽喷雾麻醉,注意将药液喷于舌根、口咽、喉咽部,拉出舌头后再向咽喉部喷药 3 次,每次喷药间隔 3～5 分钟。

3.受检查者取仰卧位,肩下垫枕,助手配合保持头颈体位。置牙垫保护牙齿。

4.检查者持直接喉镜自舌背插入口、咽腔,挑起会厌后暴露喉腔。依次检查咽、喉各部。嘱病人发"衣"声可以观察声带运动状况。

（李江平）

# 第十节　支气管镜检查

适用于硬质支气管镜检查。

**【适应证】**

1.探取呼吸道异物。

2.吸引下呼吸道分泌物。

3.查找长期咳嗽、咯血的可能原因。

4.查找支气管阻塞的可能原因。

**【禁忌证】**

1.呼吸道急性炎症。

2.近期内有大量咯血者。

3.体质衰弱、心功能衰竭者。

**【术前准备】**

1.术前全身检查,摄胸片。

2.术前 4～6 小时内禁食。

3.注意有无松动牙齿及义齿(假牙)。

4.术前出现的问题,应取得病人配合。

5.选择合适的支气管镜或异物钳、活检钳。

6.准备输氧设备,如氧气和高频给氧设备。

**【麻醉】**

1.局部麻醉:成人黏膜表面麻醉,常用 1‰ 丁卡因液或 1‰ 利多卡因溶液喷雾口咽、喉腔和气管、支气管,视需要重复使用。

2.全身麻醉:儿童及表面麻醉不能配合的成人,或估计检查时间较长,手术难度大,或病人精神高度紧张,或全身情况较差的患者,均需全身麻醉。静脉麻醉,心电监护,备气管插管。目前全身麻醉应用有日益普遍趋势。

3.对于婴幼儿,如病情较轻,病变部位较高,估计检查时间短者,也可在无麻醉、心电监护下检查和施术。

**【检查方法】**

1.受检者取仰卧垂头位,助手固定头部,使口、咽、喉基本保持在一条直线上。

2.成人可直接插入支气管镜,儿童需经直接喉镜暴露声门,导入支气管镜。

3.支气管镜越过声门后,镜柄转向前,检查气管腔及其各壁。达气管末端,可见纵行的气管隆嵴。

4.检查两侧支气管,通常先右侧后左侧。分别检查右侧上、中、下叶支气管开口及左侧上、下叶支气管开口。

5.成人如用7mm细长支气管镜,可进入下叶支气管检查各段支气管开口。

**【术后注意事项】**

严密观察呼吸、心跳情况,观察有无喉水肿。

(李江平)

# 第十一节　食管镜检查

适用于硬质食管镜检查。

**【适应证】**

1.明确食管异物的诊断,并取除异物。

2.明确及查明食管肿瘤的病变范围并取活检。

3.检查食管狭窄的部位、范围和程度,或并行食管扩张术。

4.不明原因吞咽困难的诊断。

**【禁忌证】**

食管异物患者无绝对禁忌证,有以下情况者需经过治疗后方可考虑检查:

1.有脱水及酸中毒、身体极度衰弱者。

2.咽喉及食管有穿孔者。

3.急性食管炎及食管化学性灼伤者。

4.严重脊椎畸形。

5.一侧完全气胸,另一侧部分气胸。

6.极度气急,但并非因食管异物压迫之故。

7.动脉瘤、严重高血压或心脏病。

8.皮下或纵隔气肿。

9.呼吸困难,必要时先行气管切开术。

**【检查前准备】**

1.常规全身体检,食管X线钡剂检查。

2.对食管异物者,应详细了解异物的种类、性质和形状,以利选择合适的手术方法和器械。

3.因食管异物或合并感染而影响进食者,术前需补液及应用抗生素。

4.术前4小时禁食水,并肌内注射阿托品和镇静药。

**【麻醉】**

1.局部麻醉:成人黏膜表面麻醉,常用1％丁卡因液喷雾口咽部,重复3～4次,并嘱其咽下最后一次。

2.全身麻醉:儿童及局部麻醉不能配合的成人,或估计检查和手术时间较长,手术难度大,或异物不规则、体积大,精神高度紧张的患者,均需气管插管全身麻醉。目前全身麻醉应用有日益普遍趋势。

3.对于婴幼儿,如病情较轻,病变部位较高,估计检查时间短者,也可考虑在无麻醉、心电监护下检查。

**【检查方法】**

1.体位:病人取仰卧位,手术时需调整受检者头位,当进入食管中段后应将头位逐渐放低。检查下段时,病人头位常低于手术台 3~5cm。

2.左手持食管镜柄,右手扶住镜管之前端,沿右侧舌根进入喉咽部。看见会厌及右侧杓状软骨后,则转向右侧梨状窝,然后将食管镜之远端逐渐移向中线,此时如向上提起食管镜,可见呈放射状收缩的食管入口黏膜。吞咽或恶心时,环咽肌松弛,在食管入口张开并清晰可见时,顺势导入食管。

3.检查时应将食管镜置于食管中央,将各管壁充分暴露,仔细检查黏膜的各种病变或查找可能存留的异物。一般成人食管入口距上切牙约 16cm,主动脉搏动处距上切牙约 23cm,而放射状的贲门腔隙距上切牙约 40cm。此三处狭窄常为异物嵌顿存留的部位。

4.根据情况酌行异物探取或新生物活检术。

(李江平)

# 第十二节　多导睡眠监测

多导睡眠图(PSG)是诊断 OSAHS 的金标准,监测指标包括下述项目:

## 一、口鼻气流

监测呼吸状态,有无呼吸暂停及低通气。

## 二、血氧饱和度

监测与呼吸暂停相关的血氧饱和度($SaO_2$)变化,$SaO_2$ 是睡眠监测的重要指标。

## 三、胸腹呼吸运动

监测呼吸暂停时有无呼吸运动存在,据此判断中枢性呼吸暂停或阻塞性呼吸暂停。

## 四、脑电图、眼动电图和颏下肌群肌电图

判定患者睡眠状态、睡眠结构并计算睡眠有效率,即总睡眠时间与总监测记录时间的比值。

## 五、体位

测定患者睡眠时的体位及体位与呼吸暂停的关系。

## 六、胫前肌肌电图

用于鉴别不宁腿综合征,该综合征夜间反复规律的腿动可引起多次睡眠觉醒,导致嗜睡。

诊断标准:

1.OSAHS诊断依据PSG检查每夜7小时睡眠过程中呼吸暂停及低通气反复发作30次以上,或睡眠呼吸暂停和低通气指数≥5。

2.睡眠呼吸暂停低通气(通气不足)指数(AHI)是指平均每小时睡眠中呼吸暂停和低通气的次数。依据AHI值,可将OSAHS病情分为:

轻度:AHI值为5～20次/小时。

中度:AHI值为20～40次/小时。

重度:AHI值大于40次/小时。

3.根据最低血氧值,可将低氧血症分为:

轻度:最低 $SaO_2 \geq 85\%$ 。

中度: $85 > SaO_2 \geq 65\%$ 。

轻度:最低 $SaO_2 < 65\%$ 。

（李江平）

# 第四章　耳鼻咽喉科常用诊治技术

## 第一节　常用的病理诊断技术

应用病理检查方法可以明确肿瘤的诊断,组织来源、性质和范围为临床治疗提供重要的依据。肿瘤的病理检查方法大致有以下几种。

### 一、脱落细胞学检查

由于肿瘤细胞间的黏着力较正常细胞差,表层的肿瘤细胞容易脱落。脱落的细胞常存在于分泌物或渗出物中,因而可将这种分泌物或渗出物进行离心沉淀,制成涂片,固定及染色后观察涂片中细胞的形态特点,以寻找肿瘤细胞。可用咽分泌物涂片检查扁桃体癌,痰涂片检查肺癌,支气管镜检查支气管癌。近年来我国医务工作者研制成食管细胞采取器(食管拉网法)检查食管癌及贲门癌(阳性确诊率为 87.3%～94.2%)。还用鼻咽乳胶球细涂片,负压吸引细胞法及泡沫塑料海绵涂片法等采取鼻咽分泌物检查鼻咽癌,提高了阳性诊断率(阳性率为 88%～92%)。用胃加压冲洗法采取胃内容物检查胃癌,也使阳性诊断率有了显著的提高。用脱落细胞学方法诊断肿瘤较经济、简便、安全,不增加患者痛苦,不需要特殊设备,故适合于普查,并可在农村基层广泛应用,对早期发现肿瘤有很大帮助。但脱落细胞是分散的。不能观察到细胞的排列和组织结构的特征,对准确诊断往往有一定限制,因此,在必要时应再做病理活组织检查以进一步确诊。

### 二、活组织检查

从患者身体的病变部分取出小块组织(根据不同情况可采用钳取、切除或穿刺吸取等方法)制成病理切片,观察细胞和组织的细胞形态结构变化,以确定病变的性质,做出病理诊断,称为活检。这是诊断肿瘤常用的而且较为准确的方法。近年来由于各种内镜(如纤维镜、纤维结肠镜、纤维气管镜等)的不断改进,不但可以直接观察某些体内肿瘤的外观,还可以准确地取材,进一步提高了活检诊断的阳性率。

细针或粗针穿刺取活检是目前应用广泛的一种方式,由于其损伤小,患者易于接受,细针穿刺可以在直视下进行,而更多是在超声显像或 CT 引导下进行。特别是对于头颈部肿瘤的定性诊断,因其微创、经济而显示了巨大的临床作用,主要是应用自动活检穿刺枪及其专用穿刺引导装置和组织切割针。术前患者常规检查血常规、出凝血时间、心电图。先在彩超监测下确定包块位置、大小、边界、数量、内部回声、后方回声与周围脏器及血管的关系,然而用彩色多普勒观察包块的内部及周边的血流情况,选择最佳穿刺点。

然后常规消毒铺巾,再次确定穿刺点,调节进针角度,局麻下迅速将穿刺针刺入病变目标边缘,释放快速活检枪,退出切割针。将槽内组织条置于滤纸上,标本长度要求大于 0.5cm,通常取两条满意组织。所取组织固定送检。临床观察诊断同手术切除大标本的符合率为 95.71%。

### 三、快速冰冻病理诊断

手术中快速冰冻病理诊断是对患者在手术中进行的一种病理诊断方法,从形态学的角度在最短时间内对肿瘤的性质做出判断,从而决定进一步手术方案,开展术中冷冻切片诊断工作必须具备冷冻切片机和有丰富临床诊断经验的病理医师。术中冷冻切片诊断的主要用途如下。①决定病变的性质,确定是炎症性或肿瘤性病变,如果是肿瘤,则确定是良性还是恶性肿瘤。②确定切除肿瘤边缘是否有残留的瘤组织以明确手术范围。③确定有无淋巴结转移癌。但是,冷冻切片诊断由于制片时间有限及取材有限,临床应用有一定的局限性。

### 四、术后病理诊断

将手术切除的病变组织取材,后经脱水、透明、包埋、切片、染色等一系列处理制成组织切片,在显微镜下观察病变组织及细胞形态学特点,做出病理诊断。术后病理诊断除对病变的性质进行确诊以外,还要对病变良恶性程度、组织类型、侵袭范围、有无淋巴结转移等,做出全面评估,为临床进一步治疗提供依据。

### 五、用于辅助诊断的特殊技术

1.组织化学方法　组织化学方法多用于鉴别组织形态很相似的肿瘤,确定肿瘤的组织来源以及研究肿瘤组织代谢改变。例如用 PAS 染色鉴别骨的尤文瘤与骨髓的组织细胞型恶性淋巴瘤(前者为阳性,后者为阴性),鉴别膜泡状软组织肉瘤与化学感受器瘤(前者细胞质内有 PAS 阳性物质,后者为阴性)。利用肿瘤组织的酶改变做鉴别诊断,例如用碱性磷酸酶反应鉴别分化差的骨肉瘤及骨髓的组织细胞型恶性淋巴瘤(前者为阳性,后者为阴性)。利用苹果酸脱氢酶、乳酸脱氢酶的含量鉴别子宫内膜囊性增生症与早期子宫内膜癌(前者增加,后者降低)。

2.免疫组织化学技术　随着免疫学的迅速发展,近年来产生了免疫形态学这一边缘科学,但将此法应用于肿瘤的诊断及免疫学研究还仅仅是开始。现今多采用过氧化物酶、放射性核素(如放射性[131]I)或荧光素标记抗肿瘤抗原的抗体,用普通光学显微镜、电子显微镜或荧光显微镜观察被检查的组织切片的细胞内有无相应抗原,以协助诊断。例如用荧光素 FITC 标记抗甲胎蛋白抗体,观察甲胎蛋白在肝细胞癌的癌细胞内的分布及其与分化程度的关系。用过氧化物酶法标记抗癌胚抗原的抗体,观察结肠息肉癌变及结肠癌癌胚抗原的分布。用肌质球蛋白的免疫化学方法鉴别横纹肌肉瘤等。

3.荧光显微镜诊断　除上述以荧光标记肿瘤特异性抗体的免疫荧光法使用荧光显微镜诊断外,还可应用荧光显微镜做肿瘤脱落细胞学诊断,因恶性肿瘤细胞核内的 DNA 和浆细胞内的 RNA 都比正常细胞多,故荧光素染色后发生强烈的荧光,有助于鉴别恶性肿瘤细胞。

4.电子显微镜诊断　应用电子显微镜检亦可作为肿瘤病理诊断的一种方法,常用在光学显微镜检查不能确诊时,例如鉴别分化差的癌及肉瘤、无色素的黑色素瘤、横纹肌肉瘤及其他间叶性或神经源性肿瘤、内分泌腺瘤及组织细胞源性肿瘤等,可以见到这些肿瘤细胞所产生的特殊成分的微细结构,有助于诊断。

(宣　巍)

# 第二节  听力学检查技术

临床常用的听力学检查法可分为主观测听法和客观测听法两大类。二者适用范围不同,互为补充。主观测听法依受检者对声刺激信号的行为反应为基础,又称行为测听法。其主要内容有音叉试验、纯音听阈及阈上功能测试和言语测听。

儿童测听还用到声场测听。客观测听法指不受受试者意识影响的检查方法,临床常用的有声导抗测试、电反应测听和耳声发射。其中声导抗主要用于测试中耳功能,耳声发射反映了耳蜗外毛细胞的功能状态。为了对听力损失进行定性、定量和定位诊断,往往需要通过全面的听力学检查,结合病史和其他阳性发现,进行全面听力学评估。

## 一、音叉试验

音叉试验是门诊常用的一项简单而实用的听力初步检查方法,主要用于判断听力损失性质。由于每次敲击音叉的强弱不可能完全一致,故音叉试验不能用作定量试验。

音叉由优质钢或镁铝合金制成,通常由 5 个频率不同的音叉组成一套,即 C128、0256、C512、C1024、C2048,一般多选用 C256 和 C512 检查骨导。音叉试验应在静室内进行,检查者手持叉柄,将叉柄撞击于检查者的膝盖或肘部使音叉振动、发音。敲击点应选在音叉叉柄上、中 1/3 交界处。击力大小以能使音叉产生最大振动为度。作气导(AC)测试时,应将叉支上端与外耳道口保持在同一平面,并距外耳道口 1cm。作骨导(BC)测验时,应将音叉底端置于乳突部鼓窦区或颅骨中线部位。放置音叉的力度要适中,以免引起痛觉,影响测试结果。

### (一)任内试验(RT)

此法系将被测耳的气导和骨导听音时间进行比较。将敲响之音柄底端先压置于受试耳的鼓窦区,测其骨导听力,待听不到声音时,立即将叉臂放到同侧外耳道口,测其气导听力。此时若受试耳仍听到音叉声,说明气导大于骨导(AC>BC),为阳性(+)。若测气导时受试耳已听不见音叉声,应再敲击音叉,先查气导听力,待听不到声音时,立即将叉柄置于同侧鼓窦区测骨导听力,若骨导仍可听到,说明骨导大于气导(BC>AC),为阴性(-)。若气、骨导听力相等(AC=BC),以(±)表示。听力正常者,C256 和 C512 的气导时间均较骨导时间大 2 倍左右。若任内试验阳性(AC>BC)说明该耳传音功能正常,可为正常耳或感音神经性听力损失。若为阴性(BC>AC),说明该耳传音机构有障碍,为传音性听力损失。若气、骨导相等(AC=BC),示轻度传音性或某些混合性听力损失。当一耳全聋或重度感音神经性听力损失,另一耳正常或基本正常时,在检查患耳时要注意排除假阴性的可能。由于骨导声音从颅骨的一侧传输到对侧仅耗失 2.5~10dB(因不同频率的音叉而异),因此当检查患侧骨导时,患者往往会把传输到健耳的声音错误判断为患耳的听觉。为消除这种影响,对双耳不对称听力者行骨导检查时,都应对健耳或相对健耳施以掩蔽。最简易的掩蔽方法是用纸片轻轻地摩擦耳郭。

### (二)韦伯试验(WT)

此法系比较受检者两耳的骨导听力,又称"骨导偏向试验"。取 C256 或 C512 音叉,将敲响之音叉柄底端压于颅面中线上某一点(多为颅顶,前额或第一上切牙间),请受检者仔细辨别声音有无偏向,偏向何侧,并以手指表示声音所在方向。记录时以"→"表示偏向,"="表示声音在中间。若听力正常或两耳骨导听力相等,则声音在中间;若为传音性聋,则声音偏向患侧或耳聋较重侧;若为感音神经性聋,则偏向健侧。

### (三)施瓦巴赫试验(ST)

此法系比较受检者与正常人的骨导听力,又称"骨导对比试验"。将敲响的音叉先置于正常人的鼓窦区,试其骨导听力,待听不到声音时,立即将音叉移于受检者鼓窦区,试受检者能否听到。接着以同样的方法先试受检者,再移于正常人。若受检者骨导延长,以"+"表示;缩短以"-"表示,两者相似以"±"表示。传导性聋骨导较正常人延长(+),感音神经性聋骨导缩短(-)。

### (四)盖来试验(GT)

用于检查鼓膜完整者的镫骨是否活动。将鼓气耳镜置于外耳道,不使漏气。用橡皮球向外耳道内交替加、减压力,同时将振动的音叉置于鼓窦区。若镫骨活动正常,患者感到声音有强弱波动,为阳性,以"+"表示。若患者无声音波动感,为阴性,以"+"表示。耳硬化症或听骨链固定时,盖来试验为阴性。

## 二、纯音听阈测试

纯音听阈测试又称纯音测听。所谓听阈,即指受试者对某一给特定频率的声音,可听到50%的声强分贝数。听阈提高是听力下降的同义词。

### (一)测试条件和方法

纯音测听主要测试受试者对单一频率声信号的辨别能力,临床应用于判断听力损失的类型、确定听阈提高的程度、观察治疗效果及治疗过程中的听阈变化。关于纯音测听的测试条件和方法,GB/T$_1$ 7696—1999给出了明确规定。

纯音测听给声频率一般为125Hz、250Hz、500Hz、750kHz、1kHz、1.5kHz、2kHz、3kHz、4kHz、6kHz、8kHz。根据受试者的年龄不同,纯音测听的正常值也不一样。对于成人,各频率气导听阈≤25dBHL,气骨导差≤10dBHI。即为正常,儿童则各频率气导≤20dBHI,气骨导差≤10dBHL 为正常。

世界卫生组织(WHO)2002 年根据500Hz、1kHz、2kHz、4kHz气导平均阈值,将听力损失分为以下几级。①轻度听力损失:26～40dBHL。②中度听力损失:21～60dBHL。③重度听力损失:～60dBHL。④极重度听力损失:>91dBHL。

### (二)听力图分析

听力图上横坐标为测试频率(Hz),纵坐标示听力损失分贝数。用符号将受试耳的听阈值记录在空白听力图上,将相邻频率的气、骨导听阈值分别连成一线,此即纯音听力图。

分析听力图时,主要注意:各频率气导、骨导的听力损失及气导与骨导之间的关系,进而判断听力损失的性质和程度。

1.传音性听力损失 骨导正常或接近正常,气导下降,气、骨导之间有20～60dBHL。气导曲线一般较平坦。若病变主要影响传音机构劲度,以低频听力损失为主,呈上升型曲线,若病变主要影响传音机构的质量或比重,以高频听力损失为主,呈下降型曲线。

2.感音神经性听力损失 气、骨导曲线呈一致性下降,一般先影响高频,常呈下降型听力曲线。

3.混合性听力损失 兼有以上两种听力曲线的特点。低频以传音性听力损失为主,气、骨导有较明显的差异;高频以感音神经性听力损失为主,气、骨导均明显下降,其差减小或消失。

## 三、阈上功能测试

阈上功能测试是用听阈以上的声强来测验听功能,和纯音听阈测试联合使用,可较全面地进行听力损失的定性、定位和定量诊断。阈上听力测验包括重振测验及听觉疲劳和病理性适应测验两部分,后者主要指音衰减测验(TD)。

### (一)重振测验

1.双耳(交替)响度平衡试验(ABLB)　适用于一侧听力损失或双侧听力损失但一耳较轻者。方法:在纯音听阈测试后,选一两耳气导差值大于20dBHL的中频音进行气导比较测试。测验时,在健耳或较佳耳逐次增加声强,每次10~20dBHL,继之调节病耳或较差耳的阈上刺激声强度,直到两耳感到响度相等为止。于听力表上分别记录两耳响度感一致时表示有重振。若两耳不能在同一听力级上达到响度一致,表示无重振。

2.不适响度级测验(UCL)　此为最简易的重振测验法,亦可称为耐受阈测验。方法:测定纯音听阈后,逐渐增加纯音强度,直到患者开始感到刺耳和不能耐受,此强度即不适响度级。连续各测试频率的不适响度级即成不适响度阈曲线。听阈和不适响度阈之间称动态范围。正常听力者中频的不适响度级为85~95dBHL,有重振现象者动态范围明显缩小。

3.短增量敏感指数测验(SISI)　是测试受试耳对阈上20dB强度的连续声信号中出现的强度微弱变化(1dB)的敏感性,计算其在20次声强微增变化中的正确辨别率,即敏感指数。通常选用1kHz和4kHz测试。小于35%为阴性,表示正常、传音性或蜗后听力损失。大于70%为阳性,表示为蜗内病变,有重振。

### (二)音衰减测验

测试时选1~4kHz间的1~2个频率测试。先以听阈强度的延续声刺激受试耳1min,若始终能听到刺激声,则表示无适应现象,该频率的测验即告结束。若受试耳感到刺激声在不到1min内消失,依上法再次提高刺激声强度,直至受试耳可听满1min。计算测试结束时刺激声的强度和该频率听阈值的差值。正常耳和传音性听力损失为0~10dB,耳蜗性听力损失一般为15~25dB,30dB以上属蜗后病变。

## 四、高频测听

一些致聋因素首先会影响耳蜗基底回的功能,因此在疾病的早期通常表现为高频听阈提高,因此需要采用8~16kHz频率段纯音进行测听,称为高频测听。高频测听主要用于噪声性耳聋、老年性聋和药物中毒性耳聋的早期诊断、疗效评估,以及为耳鸣患者提供早期听力受损的证据,主要提示耳蜗可能存在以基底部受损为表现的早期损害。高频测听测试方法与纯音测听基本相同,但测试信号的频率共有7个,分别为8kHz、9kHz、10kHz、11.2kHz、12.5kHz、14kHz、16kHz,其中8kHz、10kHz、12.5kHz、16kHz为必测频率。此外,高频测听对仪器和耳机也有相应的硬件要求。

## 五、言语测听

纯音测听只能说明受试耳对各种频率纯音的听敏度和阈上反应,并不能反映听功能的全貌。有的患者纯音听力尚好,却听不懂语言,这就需要用言语测听来评估。言语测听法是指应用言语作为测听的信号,将录入磁带或唱片上的标准词汇通过听力计,测定受检者的言语听阈及其他听功能的一种测听法。言语和语言是两个不同的概念。所谓言语,是指语言的发声形式;而语言是沟通信息用的符号系统,不一定用言语表达。

言语测听的测试项目主要有言语察觉阈(SDT)、言语接受阈(SRT)和言语识别率(SDS)。

言语察觉阈为能听见50%言语信号的最小听级,以 dBHL 或 dBSPL 表示,测试对象多为儿童。其值与250Hz～4kHz之间最好的纯音听阈相一致。

言语接受阈：又称为言语识别阈（SRS）。为受试耳能听懂并复诵50％言语测试材料的听级强度，通常高于SDT8～9dB。言语识别率是指受试耳听瞳测试词汇的百分率。将不同声强级的SDS绘成曲线，即成言语听力图，可鉴别听力损失的种类。

# 六、鼓室声导抗

声导抗测试是通过测量中耳传音机构的声阻抗—导纳来客观地评判中耳和脑干听觉传导通路功能的方法，是目前广泛使用的客观测听方法之一，它可提供中耳传音功能、咽鼓管功能和鼓室压力等客观资料，对蜗前、蜗内、蜗后和脑干病变引起的听力损失进行鉴别诊断。

声波在介质内传播需克服介质分子位移所遇到的阻力称声阻抗，被介质接纳传递的声能称声导纳。声强不变，介质的声阻抗取决于它的摩擦（阻力）、质量（惰性）与劲度（弹性）。摩擦产生声阻，质量与劲度产生声抗。与此相反，克服声阻后所传导的声能称为声导。克服声抗后所传导的声能称为声呐，其中克服劲度后所传导的声能称声顺。

成人中耳传音机构的质量（鼓膜与听骨的重量）比较恒定，听骨链由韧带悬挂，摩擦阻力较小，这些对声阻抗的变异均无重要影响。然而，中耳传音机构的劲度（鼓膜、听骨链和中耳气垫的弹性）则易受各种病理因素影响，变化较大。250Hz以下声波进入耳内的阻抗主要受劲度的影响，此时质量和摩擦力可不计。故临床多用226Hz低频探测音来测成人劲度声抗，并用其倒数声顺来表示（单位为当量毫升）。

6个月以下婴幼儿及新生儿中耳质量变化较大，主要影响高频声波进入耳内的阻抗，此时，劲度和摩擦力可不计，故对此类受试者，多采用668kHz、1kHz等高频探测音声导抗进行测试。声导抗检查的基本测试项目有鼓室声导抗、声反射以及咽鼓管功能测试。

## （一）低频探测音鼓室声导抗测试

低频探测音声导抗多适用于7个月以上人群的中耳功能测试。选用226Hz探测音，将耳塞探头密封于受试者外耳道，压力由＋200mmH$_2$O逐渐向－200mmH$_2$O转变。在此过程中鼓膜先被推向内移，随着压力递减逐渐恢复到自然位置，当负压时，鼓膜被吸引向外突出。鼓膜和听骨链随外耳道内压力连续变化所引起的声顺动态变化，可由监视荧光屏幕或记录仪显示鼓室声导抗图形。根据曲线的形状、声顺峰与压力轴的对应位置、峰的高度、曲线的坡度和光滑度可客观地反映鼓室内的病变情况，提供诊断的客观资料。若将鼓室功能测量和捏鼻吞咽法结合，可客观地判断咽鼓管的功能状态。

1.鼓室声导抗分型　　可采用Merger分类标准对226Hz鼓室声导抗进行分类。

外耳道与鼓室压力相等时的最大声顺为静态声顺值，即鼓室功能曲线峰顶与基线之间差距。它代表了中耳传音机构的活动度。正常中耳静态声顺值为0.3～1.65ml，中数值0.67ml。声顺减低提示中耳劲度增大，如鼓膜增厚、耳硬化症等。声顺增高提示中耳劲度减小，如鼓膜松弛、萎缩、听骨链中断等。在鼓膜——听骨链传音机构中若有两种病变同时存在，对声顺的影响以最外侧的病变为主。

2.鼓室导抗图结果分析　　分析鼓室导抗图时，要注意以下几点。①鼓室导抗图仅反映鼓膜的功能状态，因此如果鼓膜和听骨链同时存在病变时，后者可能被前者所掩盖。②鼓室导抗图只是从一个方面反映了中耳功能，因此鼓室导抗图正常或异常不能完全等同于中耳功能的正常或异常。

分析鼓室导抗图，主要从峰压、幅度和曲线形态等方面考虑：

（1）与峰压有关的病变：①负压（C型），咽鼓管功能障碍或分泌性中耳炎。②正压，中耳炎早期。③平坦型（B型），中耳渗出、鼓膜开放、耵聍栓塞和伪迹。④峰压正常（A型），听骨链固定、粘连、中断和中耳肿瘤,注意是否合并咽鼓管功能障碍。

(2)与幅度有关的病变:①增大,鼓膜异常、听骨链中断。②减小,听骨链固定或粘连、分泌性中耳炎、胆脂瘤、息肉或肉芽肿性颈静脉球瘤。③幅度正常,咽鼓管功能障碍、中耳炎早期。

(3)与曲线形态有关的病变:主要表现为曲线不平滑,临床常见于鼓膜异常、听骨链中断、血管异常和咽鼓管异常开放等。

### (二)高频探测音鼓室声导抗测试

高频探测音声导抗多适用于 6 个月以下婴幼儿及新生儿的中耳功能测试。所选探测音频率为 668Hz 和 1kHz,测试方法同低频探测音鼓室声导抗。

1.正常图形

(1)单峰型:声导和声呐仅有 1 个极值(1BIG),类似于 226Hz 声导抗的 A 型图。

(2)双峰型:声呐有 3～5 个极值,声导有 1 个或 3 个极值(3BIG,383G,583G)。

2.高频探测音鼓室声导抗异常结果分析    注意事项同 226Hz 低频探测音声导抗。

(1)宽切迹鼓室图:如果 226Hz 探测音正常,多为小块耵聍附着或外耳道炎时小块脓痂附着于鼓膜上。如果 226Hz 探测音异常,多见于鼓室硬化或愈合性穿孔之鼓膜。

(2)平坦型鼓室图:临床常见于鼓膜凹陷、粘连性中耳炎、分泌性中耳炎、鼓膜穿孔但中耳黏膜及乳突正常。以上两类异常都属高阻抗异常的中耳疾病。

(3)多峰图形:属于低阻抗异常的中耳疾病,常见于鼓膜穿孔后愈合和听骨链中断。

### (三)多频探测音扫频鼓室声导抗测试

主要用于对鼓膜完整的中耳病变提供诊断依据。测试时应用频率为 250～2000Hz 的探测音,以 50Hz 为一档自动扫频测试。第一次扫频时外耳道压力为＋200daPa,第二次扫频在峰压时,根据共振频率和相位角进行结果判断。正常耳共振频率为 650～1400Hz,耳硬化症时,共振频率增加,为 850～1650Hz,相位角值的绝对值降低。听骨链中断时,共振频率减少,为 500～900Hz。

# 七、声反射

## (一)反射弧

外界一定强度(70～100dB)的声刺激转化为神经冲动后,可诱发中耳肌肉的反射性收缩,由声刺激引起的该反射活动称为中耳肌肉的声反射。后者习惯上在人体常仅指镫骨肌反射。

正常时,一侧声刺激可引起两耳的镫骨肌收缩,由探头内发出刺激声引出的反射称同侧声反射,由耳机发出刺激声引出的反射称对侧声反射。镫骨肌收缩后鼓膜及听骨链的劲度增加,声顺减小。测量镫骨肌声反射的有无、阈值、潜伏期、衰减和比较同侧和对侧声反射的情况,可客观地推断该反射径路上的各种病变。

## (二)测试内容及其临床意义

1.声反射阈    指能重复引起声反射的最小声音强度,正常值为 70～95dBHL,同侧比对侧低 2～16dB。声反射阈值减小,如果和纯音听阈之差＜60dB,即为重振,提示蜗性病变。如果和纯音听阈之差＜15dB,则要注意是否存在伪聋。声反射消失见于:①重度听力损失;②听神经病变;③传导性听力损失;④面神经病变;⑤镫骨肌腱缺失。面神经病变时,如果声反射存在,提示病变位于镫骨肌支以下,反之则提示病变位于镫骨肌支以上。因为声反射的重新出现早于面神经功能恢复,所以声反射测试还可用于面神经病变的预后判断。

此外,由于声反射阈接近于不舒适阈,借此可以评估助听器的增益和最大声输出。具体方法是:以普通的语声为刺激声,对侧耳为指示耳,如果出现声反射,说明助听器增益过大,大声喊话时出现声反射,说明最大输出过大。

2.声反射衰减　指较长时间的持续声刺激使声反射幅度明显减小的现象。测试时选用500Hz、1kHz纯音,声强为声反射阈上10dB,刺激时程10秒,于5秒内声反射振幅减少50%者为阳性,多提示蜗后病变。

3.声反射潜伏期　为刺激声开始至声反射出现的时间间隔。测试时选用1kHz和2kHz纯音,声强为声反射阈上10dB,以基线偏移为开始点,计算时间。潜伏期正常值为90~129ms,平均为105ms,耳间潜伏期差值为11.4ms(1kHz)、14.68ms(2kHz)。潜伏期缩短见于内耳病变伴重振,潜伏期延长见于蜗后病变及服用巴比妥类药物。

## 八、咽鼓管功能测试

咽鼓管功能测试有两种情况:鼓膜完整和鼓膜穿孔。

### (一)鼓膜完整的咽鼓管功能测试

鼓膜完整时,吞咽动作通过咽腭肌肉改变咽鼓管状态,从而改变中耳内压力。因此,结合吞咽动作,动态观察鼓室声导抗峰压变化,可以判断咽鼓管功能状态。测试时观察受试者作Valsava吹张和吞咽动作时,咽鼓管功能正常时,鼓室声导抗应该有先向正压方向移位,再逐渐复位的变化。

### (二)鼓膜穿孔的咽鼓管功能测试

此测试又称为正负压平衡测试。鼓膜穿孔时,如果将外耳道密封并改变其压力,正常咽鼓管会通过吞咽动作使其两侧压力达到平衡。测试时,先给外耳道加正压,如果咽鼓管功能正常,当压力达到一定程度(正常值为+200daPa)时,咽鼓管被动开放,中耳内压力迅速降低到一定程度,此时再嘱受试者做数次吞咽动作,中耳压力将随着吞咽呈阶梯式下降,直至与外界压力平衡(正压平衡)。再向外耳道加负压,咽鼓管塌陷,再嘱受试者做数次吞咽动作,中耳压力呈阶梯式上升,最后达到平衡(负压平衡)。

## 九、听觉诱发电位

声波经外耳和中耳到达内耳后,由毛细胞转换为电能,循听觉神经通路传达大脑皮层,使中枢神经系统产生与外界刺激相关的生物电变化,通过计算机平均技术,将这种电活动从脑电背景中提取出来,称为诱发电位(EP)。由听觉系统的刺激引起中枢神经系统的生物电反应就称为听觉诱发电位(AEP)。

虽然在人的听觉径路中,不同平面的神经结构的听觉诱发电位形式有所不同,但其记录的基本原理是一样的。测试一般应在隔声和电屏蔽室内进行。脉冲发生器发生脉冲的同时触发声刺激发生器和叠加仪,使声刺激与叠加仪的扫描同步。声刺激发生器发出宽频带短声、短音和短纯音。用耳机或扬声器将声刺激输送到受检耳。记录电极引出的微弱听觉诱发电位经放大器放大后,输入到叠加仪进行叠加处理。叠加后的信号即在显示屏上以稳定的图像显示出来,并由打印机将图像记录下来。

### (一)耳蜗电图

1.图形记录和识别　耳蜗电图(EcochG)是以针状电极经鼓膜刺到鼓岬部近圆窗处,或用微小银球电极置外耳道底部近鼓环处,用短声刺激诱发的图形。

耳蜗电图由3种生物电位组成,即耳蜗微音电位(CM)、总和电位(SP)和蜗神经的复合动作电位(AP)。CM为交流电位,无潜伏期和不应期,能可靠地重复刺激声的频率特性。此电位大部分由外毛细胞产生,小部分来自内毛细胞,是末梢感受器电位。SP 也是末梢感受器电位,亦无潜伏期和不应期。和 CM 不同的是 SP 是直流电位。正常时 SP 只是很小的负电位,当膜迷路积水使基底膜负荷增加时,可出现较大之 SP。AP 主要由一组负波(NIN2)组成,其潜伏期随刺激强度增加而缩短,振幅则随之增大。AP 是蜗神经复合动作电位,是耳蜗电位中反映末梢听系功能的最敏感电位,是耳蜗电图中的主要测试项目。由于 CM 对 AP 有严重的干扰,临床上用相位正负交替变换的声刺激将 CM 消除,使 AP 清晰,也可见 SP。同样可经技术处理消除 AP,使 CM 清晰。

测量耳蜗电图中各波的潜伏期、振幅和波宽(时程)、计算 SP/AP 振幅之比值,画出刺激强度与 AP 振幅和潜伏期的函数曲线,以此为指标可对各种听力损失进行鉴别诊断和客观听阈测定。如 CM 消失,则示耳蜗病变。如 CM 正常而无 AP,则示病变在神经。如 AP 反应阈明显小于主观纯音听阈,示病变在脑干或更高中枢。

2.临床应用

(1)梅尼埃病的诊断:SP 振幅增大,SP/AP 振幅比值>0.45,或 SP-AP 复合波增大,是梅尼埃病早期诊断的唯一电生理学依据。

(2)外淋巴瘘的诊断:正常 SP 幅值相对很小,外淋巴瘘时,体位改变对 AP 与 SP 幅值影响较大,SP/AP 比值多变。

(3)听神经瘤的早期诊断:AP 波形异常增宽,振幅减小。

(4)术中耳蜗和听神经功能监护:可用于后颅窝手术、内淋巴囊减压术等。

### (二)听性脑干反应

1.图形记录和识别　将银—氯化银圆盘电极置于前额正中发际和双侧乳突,可将短声诱发的听性脑干反应(ABR)以远场记录的方式引出。ABR 出现在声刺激后的 10ms 内,由 6~7 个波组成,依次用罗马数字命名。

Ⅰ波潜伏期 1.5~2ms,其余各波的相隔 1ms。各波潜伏期均随刺激声强减弱而延长。在高声强测试时,Ⅰ~Ⅴ波均能出现,随着声强减弱,Ⅰ~Ⅳ波逐渐消失,Ⅴ波仍清晰可见,直至阈值水平。由于Ⅱ、Ⅳ波的波形多变,故 ABR 的主要检测波是Ⅰ、Ⅲ、Ⅴ波,其中尤以Ⅴ波最为重要。评判 ABR 的主要依据是:①Ⅰ、Ⅲ、Ⅴ波的波形分化;②Ⅰ、Ⅲ、Ⅴ波潜伏期以及Ⅰ~Ⅲ、Ⅲ~Ⅴ、Ⅰ~Ⅴ波间期;③Ⅴ波反应阈;④左右耳各波潜伏期差;⑤波形的可重复性。

2.临床应用　ABR 已在临床广泛应用,可用来推断听阈、新生儿和婴幼儿听力筛选、鉴别器质性或功能性听力损失、诊断小脑脑桥角肿瘤,对多发性硬化、基底动脉供血不足影响脑干和脑干胶质瘤等也有诊断价值。此外,ABR 对评估颅脑损伤的严重性和转归、诊断脑死亡等也有重要参考价值。

(1)阈值测试。Ⅴ波反应阈和主观听阈相差 5~10dB,故可用做主观听阈的推断指标,临床多用于新生儿及婴幼儿听力筛查、功能性聋的鉴别、司法鉴定。但要注意由于 ABR 采用的是 Click 声刺激,故其反应阈与 1~4kHz 的纯音听阈相关性较好,而与低频区纯音听阈相关性较差。

(2)听觉传导通路病变的定位诊断。听神经颅外段病变时Ⅰ波分化差,潜伏期延长。如果Ⅴ波分化差或潜伏期延长,示同侧脑干病变,多为桥小脑角肿瘤(多见于听神经瘤)。Ⅰ~Ⅴ波间期表示中枢传导时间,正常为 4ms,若大于 4.6ms,示有蜗后病变之可能。此指标较单纯判读Ⅴ波潜伏期更有意义。另一指标是计算两耳Ⅴ波潜伏期差(ILD),若 ILD>0.4ms,示潜伏期较长的一侧可能有蜗后病变。

(3)昏迷患者预后判断。Ⅴ波分化好,潜伏期接近正常的昏迷患者,其预后好于没有Ⅴ波分化者。

(4)脑死亡。ABR 各波波形消失,是诊断脑死亡的电生理学指标。

### （三）中潜伏期反应

1. 图形记录和识别　中潜伏期反应（MLR）是声刺激后 8～50ms 内记录到的一组听觉诱发电位，由 N0、P0、Na、Pa、Nb、Pb、Nc、Pc 等一组反应波组成。

2. 临床应用

（1）阈值测试。由于 MLR 可以由短纯音、短音等具有频率特性的信号诱发并且能以较低频率引出，因此可用于评估纯音听阈。一般认为，MLR 的反应阈在纯音听阈的 20dB 以内。但要注意，由于受中枢神经系统发育的影响，4～5 岁以上时 MLR 才较为稳定。

（2）诊断脑干以上中枢神经系统病变。和 ABR 测试相结合，为多发性硬化、听神经瘤等病变合并脑干以上平面听觉传导通路病变提供诊断信息。

### （四）40Hz 听相关电位

Galagos 首次描述以刺激率为 40c/s 的交替声刺激，可诱发出类似 40Hz 正弦波的电位，命名为 40Hz 听相关电位。

40Hz 听相关电位主要用于客观听阈尤其是 1kHz 以下的阈值评估。此外，脑干上部病变、中脑及丘脑、颞叶皮层损坏，均能导致 40Hz 听相关电位阈值升高、潜伏期延长或波形消失。由于刺激声频率和 MLR 反应三个主峰间隔时间一致因此连续刺激使这些波相互叠加，波幅增大。

### （五）多频听觉稳态诱发电位

多频听觉稳态诱发电位（MFASSR）简称多频稳态（ASSR）。其主要原理是利用诱发电位与刺激声的"锁相"特性，将多个调幅调制（80～110Hz）声信号混合在一起，双耳同时给声。根据每一个刺激声的调制频率不同，将其反应提取出来加以叠加，由计算机自动完成结果判定。最终同时得到双耳 500Hz、1kHz、2kHz、4kHz 的听阈，结果可以用极坐标图或频谱图的形式表示。

AASR 临床主要用于。

1. 婴幼儿行为听阈预估　AASR 频率特异性较好，与行为听阈相关性好（相差为 10～20dB），高调制频率 ASSR 不受觉醒状态和年龄影响，因此可以根据 ASSR 的值预估婴幼儿的行为听阈。

2. 助听器选配　有报道用 ASSR 四个频率段的测试结果进行中重度以上听力损失患者的助听器验配，尤其对年龄较小的婴幼儿，效果较好，但还需结合其他听力学检查结果，如行为测听结果进行综合判断。

### （六）事件相关电位

事件相关电位（ERP）是一种与刺激所含意义及受试者心理状态有关的长潜伏期诱发电位，临床常用有 P300 和负失配（MMN），此外还有伴发负变异（CNV）。

采用两种不同的声刺激信号，以相同间隔随机混合成一种组合刺激，其中一种信号出现频率高（非靶刺激），另一种信号出现频率低（靶刺激），嘱受试者只对靶刺激做出反应，如进行计数，此时可在颅顶记录到长潜伏期诱发电位，为靶刺激后 300ms 左右的正波，故命名为 P300。

## 十、耳声发射

耳声发射（OAE）是在听觉正常者的外耳道记录到的耳蜗外毛细胞生理活动的音频能量。这是当代听力学中最令人鼓舞的发现之一。传统的观点一直认为耳蜗是机械-生物电换能器，被动地将声能换成生物电能，形成神经冲动向中枢传导，引起听觉。然而人耳的灵敏度、精确的频率分辨和极大的动态范围等特性则无法以耳蜗简单的"被动工作"进行解释。Gold 认为在内耳存在着一种增强基膜运动的机械性正反馈机制，并预见将来可在外耳测出耳声发射。Rhode 报告了基膜运动的非线性特点，第一次为耳蜗内存在主动活动提供了实验依据。

Kemp 发表了从人耳记录到耳声发射,证实了耳蜗内存在着主动释能活动,此过程为生物电向机械(音频)能量的转换。此发现革新了人们对耳蜗机制的认识,确立了耳蜗具有双向换能器作用的学说,在听觉生理领域里激起了再思考,并且可用于临床。近 10 年来已有较多耳声发射用于临床听力测试的报告。耳声发射有自发性和诱发性两种。

自发性耳声发射(SOAE)是在没有外来声刺激的情况下,在外耳道测量到的窄带信号。此种信号一般为 10～20dBSPL 的纯音。Kemp 报告 40%～60% 正常耳可测得 SOAE。Bonfils 测量 148 正常耳的 SOAE,其发生率和年龄有关:18 个月以下发生率为 68.8%,50 岁以下为 35%,50 岁以上低于 20%,70 岁以上未能测得 soars。在 136 耳感音神经性听力损失组中,SOAE 的发生率随短声听阈或诱发性耳声发射探察阈的增高而线性递减。SOAE 的发生率与性别有关,女性高于男性;与有无耳鸣无统计学关系。SOAE 存在表明内耳正常,主观听阈小于 20dBnHL。诱发性耳声发射(EOAE)是在有外来声刺激情况下与外耳道测得的耳声发射信号。EOAE 既不存在于仿真耳耦合,也不出现于聋耳,故可排除刺激或鼓膜一中耳所引起的伪迹。研究表明,健康人外毛细胞有产生振动的能力,它犹如一个"耳蜗放大器",对不同输入信号给予非线性增益,以增强行波的特性。在此过程中能量的泄漏即为耳声发射。目前用得较多的是瞬态诱发耳声发射(TEOAE),也称迟发性耳声发射、kemp 回声、耳蜗回声、短声诱发耳声发射(COAE)或短音诱发耳声发射(TOAE)。此种发射发生在短暂的声刺激之后,人类的潜伏期为 5～15ms。TEOAE 稳定性、重复性好。阈值和短声听阈或 1kHz、2kHz、4kHz 平均听阈一致或稍低。60 岁以下的正常耳 TEOAE 引出率为 100%,若消失,表明耳蜗外毛细胞功能异常。60 岁以上的引出为 35%。

若用两个有一定频率比关系的纯音($f_2/f_1=1.1～1.5$)同时作用于测试耳,由于耳蜗主动机制为非线性系统,此时发射的频率中除有刺激率 $f_1$ 和 $f_2$ 外,还出现声畸变产物(ADPs),也称畸变产物发射(DPOAE),如 $2f_1-f_2$、$f_2-f_1$ 等。在人类以 $2f_1-f_2$ 最为明显和稳定,为研究的观察指标。

耳声发射测试简单、快速、敏感、可靠,为一种无损伤性客观检测听力的方法,目前已用于临床,主要用于婴幼儿听力筛选。若有 EOAE 出现,说明耳蜗外毛细胞功能正常。OAE 较 ABR 快速,且反映了中频。但它只能定性判断临床听力,不能作细的分级量化诊断。又因它测量的是耳蜗声发射,所以不能反映中枢性听力损失。

# 十一、儿童听力检查法

及早发现儿童的听觉障碍,对耳康复和言语的发育有决定性作用。诊断儿童听力损失,应从病史调查、听、语发育观察和听力检查三方面着手。在病史调查中应对家族史、胎儿期、出生期、新生儿期和婴幼儿、儿童期分项详细询问。在观察听、语发育时应注意下列几点:①新生儿对突然出现的大声应有惊跳(moro 反射)或眨眼反应。②3～6 个月婴儿听到声音时会停止哭闹或运动。③9～12 个月婴儿会将头转向说话者。④2 岁儿童应会讲短句。若无以上反应,则极有可能有听觉障碍,应作进一步检查。

## (一)行为观察测听

1.粗声测听　常以 Ewing 测验为代表。在被测试儿的背侧敲碗、击鼓、吹哨或叫喊,观察儿童有无可重复的行为变化,如停止游戏、注意力最大限度地转移出来。粗声测听虽较粗糙,但在仔细观察中仍可得到近于听阈的信息。方法简单、无需特殊器械,可分别测试两耳是其优点。

2.声场测听　幼儿和家长在一扩散场规范的隔声室内,给儿童玩搭积木等简单游戏。检查者在操纵室内按动不同频率纯音和强度的键钮,声源由隔声室内的音箱发出。观察幼儿对不同频率和强度刺激音的反应,如注视家长、寻找声源、指向音箱等,由此可得出听阈曲线。因是在声场内听取音箱的声音,故所得为双耳听力图。如用啭音或窄带噪声可有助于消除驻波的影响,效果更好。两次声信号之间最少应有30秒的间隔,以便幼儿回复到自然状态。在声信号出现的同时可用光刺激协同强化。

3.条件定向反应测听(CORA)　在幼儿的前侧方各有一音箱,音箱是有一暗盒,盒内有玩具熊。随着声信号出现,暗盒照明,玩具熊活动,以增强幼儿的注意力,通过不同频率和强度测试,得出听阈曲线。

**(二)操作性条件反射测听**

1.改良标准纯音测听　由于儿童不能耐心地做完标准纯音测听得所有频率,此时可仅做500Hz、1kHz和2kHz三个频率,甚至只做1kHz一个频率。又因儿童多不愿戴耳机,应将耳机改装成电话听筒模样,或装在摩托车头盔内做成玩具形式。先由家长示范,然后测试。做完气导测试后,应尽量争取做骨导测试,即使做一耳也好。

2.游戏测听

(1)实物强化测听(TROCA):当幼儿听到声音后,按下键钮,面前的小窗内即有可口的食物出现作为奖励。也可用小玩具等代替食物作为奖励,以引起幼儿对测听的兴趣。

(2)视觉强化测听(VROCA):当幼儿听到声音按下键钮后,面前的玩具熊即开始跳舞和敲鼓。由于聋儿地高频损失常大于低频,故首选500Hz检查为宜。TROCA和VROCA可用于精神迟钝儿童的测听。

除以上方法外,还可进行儿童言语测听、心率测听、周围血管反应测听、呼吸测听、非营养性吸吮反应测听和皮肤电测听等。声导抗和电反应测听广泛用于婴幼儿,诱发性耳声发射也用于新生儿听力筛选。

(宣　巍)

# 第三节　助听器及其选配技术

广义地说,凡能有效帮助听力损失者听清楚声音的各种装置都可称为助听器。本节介绍的是可根据患者不同听力损失进行补偿的高级电声放大装置。

## 一、分类

1.根据形态分类　常见的助听器有盒式、耳背式(BTE)、耳内式(ITE)、耳道式(ITC)和全耳道式(CIC)。此外还有眼镜式、信号对传CROS,双侧信号对传(BICROS)和骨导助听器等。

2.根据信号处理技术分类

(1)模拟信号处理(ASP):使用传统的信号处理技术,音质如录音磁带。其主要结构如框图所示。

(2)数字信号处理(DSP):经模拟—信号(AD)转换后用数字技术处理信号(DSP),有更好调节,再经信号—模拟(DA)转换得到如同CD的高保真放大声。此外,该种助听器还有多程序选择、多通道处理、更精细调节和广泛的适用性等优点。

## 二、助听器新技术

1.压缩与放大技术　感音性听力损失者因有重振现象,其动态范围(听阈和不适响度级的分贝差DR)变小,助听器只有将声音压缩和放大在个体的DR之内才会给患者带来较好的聆听效果。理想的压缩与放大应尽可能模仿正常耳蜗的功能,现在多用多通道滤波技术和快速傅立叶转换(FFT)来实现。

宽动态范围压缩(WDRC)是于低阈值启动,压缩比持续均匀变化的一种算法,可使外界宽范围声音压缩到窄小的动态范围中。WDRC 适合于轻、中度听力损失者。对重度患者,联合使用 WDRC 和压缩限幅或削峰效果更好。对习惯于线性放大和削峰技术助听器的患者,改用 WDRC 助听器时会有一个适应过程。

2.降噪技术　环境噪声是影响助听器效果的一大因素,目前公认提高信噪比是在噪声中提高言语清晰度的有效办法。用高通滤波或在低频处改变压缩的传统办法,未能取得理想效果。在这方面的革新技术有。

(1)方向性技术。假设佩戴助听器者对感兴趣的言语信号总是位于其前方,若用方向性拾音系统可有选择地放大前方的声音,相应地限制侧、后方的声音,从而排除干扰,听清前方的语音。现在多用两个或三个拾音器,并有实境自适应方向系统和智能转换等功能。方向性技术主要用于在噪声中聆听患者前方的谈话,若背景声也是有用信号,如圆桌会议讨论或驾车等情况则不宜使用。听障儿童需要适应全方位的声环境,亦不宜长期使用带方向性技术的助听器。

(2)净噪系统。在信号调制基础上研制的降噪新技术。该系统将全部信号分割为 17 个频段,在每个频段内对言语信号和噪声信号进行调节,"剥离"噪声,保留言语信号和维持动态的时间常量,从而达到较好的降噪目的。

3.反馈抑制技术　反馈(啸叫)声严重影响助听器效果,甚至使患者畏惧。传统的反馈抑制技术,如削峰、降低高频增益、密封耳模和缩小或堵塞气孔等办法均有佩戴不适、声音失真和言语辨别率差等弊病。

利用相位消除技术研制的数字反馈抑制系统(DFS),在不降低增益的前提下,可较好地抑制啸叫,解除患者的烦恼,且享受到开放耳的舒适性。DFS 的基本原理是收集和分析助听器从外耳道溢出并进入拾音器的声音,自动产生除相位相反外其余均相同的信号,用"以毒攻毒"的方式来消除反馈。

4.开放耳技术　低频听阈小于 40dBHL 的患者戴上助听器后常诉听声音如在桶里,有很闷的堵塞感。将气孔开大和做短的传统办法虽有一定作用,但啸叫声也常随之而来。随看 WDRC 和 DFS 的推广,基本解决了反馈啸叫的问题,从而可使助听器的耳模或耳塞从闭合式转为开放式,使患者佩戴舒适。

5.移频技术　有研究表明当高频听力损失大于 60dB 时,放大这些频段的声音不但不改善言语识别,甚至反而有负面影响。如果采用移频技术(FST)将关键的高频言语信息进行实时动态言语重新编码(DSRC),动态辅音推动(DCB)和按比例压缩(PFC)等处理,则可将有用信息移到具有较好残余听力的区域。这是一种介于助听器和人工耳蜗之间的方法,目前已有专门产品面市。

## 三、适应证与禁忌证

1.适应证　助听器可使大多数听力损失者得益。世界卫生组织(WHO)向发展中国家推荐的适用范围如下。①儿童:0.5、1、2、4kHz 四个频率平均听阈 31～80dBHL。②成人:0.5、1、2、4kHz 四个频率平均听阈 41～80dBHL。

2.禁忌证　先天性内耳未发育或无残余听力者为助听器的禁忌证。外耳道闭锁或耳漏者不适合用气导助听器,但可用骨导助听器。

## 四、选配技术

1.选配流程　助听器是特殊商品,必须正规就医,科学选配,不可随意购买。选配流程如下。①在耳鼻咽喉科门诊就诊,作规范的耳科学和听力学检查,明确听力损失的原因、性质、程度和病程,确定是否为助听器的适应证。②咨询助听器服务中心,结合具体情况,就单耳或双耳助听、助听器种类、性能、价格等获取信息,认为合适者,可初试助听器。③初试合适,取耳印,制作耳模。④验配。⑤适应和康复训练。⑥保养、维修和随访服务。

2.验配方法

(1)比较法。根据患者听力损失的性质、类型和程度,预选几只助听器给其试听,比较不同助听器的效果,选用最优者。此法费时、粗糙,且受心理因素影响大。有实验表明,用3只同型号同参数的助听器单盲测试听损者的助听效果,大多数患者反映第二只助听器最好。由于这些缺点,现已很少使用此法。

(2)处方法。Lybarger提出"半增益定律",即感音神经性听力损失者(尤其是轻和中度)助听器的增益量为患者0.5kHz、1kHz和2kHz纯音听阈平均值的一半。如三个频率听阈的均值为60dB,则助听器需要30dB的增益。用这种"处方"可大致框定助听器的范围,使选配简化。在半增益定律的基础上又衍生出许多公式,如适用于线性放大的频率响应公式有LIBBY、LYBARGER、SKINNER、POGOII、BERGER、NAL和DSL等,适用于非线性放大的频率响应公式有NAL-NL1、FIG6、DSL(i/o)、LGOB和IHAFF等。现在绝大多数都在电脑上编程选配,我们无需强记每一公式的算法,但应熟悉每一公式的适用对象。要注意的是处方法仅提供一般规律,实践中应根据患者具体情况灵活应用。另外,处方法提供的是插入增益(IG),而助听器手册提供的是2CC耦合腔的参数,使用中要注意两者的转换。

3.电脑编程　近年来随着数字信号处理助听器的普及,验配和调试都在电脑上操作。11家著名助听器厂商联合开发了"Hi-Pro"编程器和"Noah"编程软件,使数字助听器既有共同平台,又可容纳各厂商的程序和数据,为推广数字助听器做出了重要贡献。

4.功能性增益和"香蕉图"　功能性增益为非助听听阈和助听听阈之差,反映了该助听器在不同频率的放大功能。正常人长时间平均了言语声谱(ASS)用HL表达时呈香蕉形,俗称言语香蕉图。测量助听后各频率的听阈若都在香蕉图内,说明该助听器调试得比较理想,否则应调整助听器和(或)耳模,使功能性增益在香蕉图内。

5.真耳测试　患者佩戴预选的助听器后在真耳测试仪上调试和测量外耳道深部近鼓膜处的插入增益,使其尽可能达到目标增益。这种方法使助听器选配真正做到了"因耳制宜",是较理想的技术。真耳测试仪通常还具备助听器分析功能,可分析助听器在2CC耦合腔内的电声性能。

# 五、选配的常见问题

1.单耳或双耳选配　只有双耳聆听才是自然的听觉方式。双耳听力损失者应尽可能双耳选配助听器。其优点是:双耳整合效应至少可增加3dB的增益,对重度听力损失者尤其重要。由于克服了头影效应,不但听声清晰而且恢复了立体定位能力。此外,对抑制耳鸣和避免迟发性听觉剥夺等方面也有明显好处。

如果由于种种原因只能单耳配助听器时,应做如下考虑。①一耳轻度,另耳中度听损;或一耳中度另耳重度听损或全聋,配中度听损耳或用BICROS助听器。②一耳全聋,另耳正常或轻度听损,用CROS或BICROS助听器。③两耳平均听力损失不大时,在残余听力较多、听阈曲线较平坦侧选配助听器。

2.形式选择　年迈、手运动不便者宜用盒式助听器,儿童或重度听损者宜用耳背式。

3.信号处理方式选择　传导性听力损失或听阈曲线较平坦者,可选模拟信号处理助听器,感音神经性听力损失或听阈曲线起伏较大者,宜选数字信号处理助听器。

4.儿童选配　由于听力损失影响言语和认知发育,一旦明确为永久性听力损失,应尽早选配助听器并进行康复训练。若经新生儿听力筛查并明确诊断的婴儿,应在 6 月龄内选配助听器。听障儿童不会表述或表述能力差,选配常处于被动状态。尽可能收集多种资料,综合评估患儿听阈(最小反应阈)进行科学验配和观察助听后反应非常重要。

5.老人选配　老年性听力损失属感音神经性,动态范围小,多有重振现象,应选用非线性放大的助听器。有条件时最好选用数字信号处理助听器。老年聋的言语识别率降低不仅是外周听力减退所致,同时受中枢影响。单靠助听器补偿减退的外周听力往往效果不理想,必须强调助听后的综合康复训练。

6.价格　一般而言,助听器的性能和价格是呈正比的。由于患者听力损失的性质、程度和形式不同,要求助听器的性能也不同,价格也会呈现多样性。选购助听器首先应考虑其性能是否能很好地补偿该患者的听力损失。如能,就是好的助听器。如听阈呈平坦型的传导性听力损失患者,用较便宜的模拟线性助听器就会达到较好效果。从这个意义上说,好的助听器不一定是最贵的;最贵的助听器如果调节不当,也不会是适合的。

7.适应和康复　佩戴助听器有一个逐步适应过程,切忌一曝十寒。一般第一周每天戴 2～3h,第二周每天 4～6h,第三周每天 8h 左右。开始只限于在室内较安静的环境下使用,最好是一对一的交谈,以后再逐渐过渡到人较多的场合。不要急着听懂每一句话,抓住主题,懂得主要意思就是成功。

与人交往时不但要注意听,而且要着眼看着对方,这对理解是非常有益的。应当相信经过科学选配的助听器会随着康复的进展越戴越好,但不可能一蹴而就。

（明　昊）

# 第四节　耳显微外科技术

## 一、概述

耳外科创始于 19 世纪,当时仅致力于抗感染和改善引流。即使是 20 世纪上半叶,耳外科仍以耳源性并发症的预防和生命安全为宗旨,功能重建几乎不可能。在 20 世纪中叶,Lempert 开始用放大镜为耳硬化症患者进行内耳开窗术,并在手术中用钻子代替凿子。Wullstein 和 Zollner 将能放大 10 倍的双目放大镜应用于耳科手术。数年后世界上出现了第一台手术显微镜,为耳科手术带来技术上的革命。Wullstein 和 Zollner 对鼓室成形术进行了详细地介绍,并被广大的耳科医生接受,能进行听功能重建的耳显微外科技术得以广泛开展。

耳显微外科技术已经过了近半个世纪的发展。随着听力学诊断技术的发展,双目手术显微镜的不断改进,电钻在耳外科的应用,神经监测仪器的应用,激光的发明和临床应用,影像学诊断技术的进步,人体解剖学的深入研究等相关学科的进展,提高听功能耳显微外科的手术成功率有了很大提高。

## 二、鼓室成形术分型

### (一)Wullstein 分型法

Ⅰ型:即鼓膜修补术或鼓膜成形术。适用于听骨链及圆窗、前庭窗正常,鼓膜紧张部穿孔。

Ⅱ型:适应证基本同上,但锤骨柄坏死。术中将部分修补材料贴附于砧骨上或锤骨头上。

Ⅲ型：又称鸟式听骨型。适用于锤骨、砧骨已破坏，而镫骨完整、活动者。术中将修补材料贴附于镫骨头上，形成的鼓室较浅。

Ⅳ型：适用于锤骨、砧骨和镫骨上结构已破坏，但镫骨足板尚活动，圆窗功能正常。将移植材料之上方帖附于鼓岬上部，形成一个包括圆窗和咽鼓管在内、但不包括前庭窗的小鼓室。

Ⅴ型：即外半规管开窗术，适应证基本同Ⅳ型，但镫骨足板已固定。

### (二)其他分型法

随着鼓室成形术的发展，人们又进行了改进并做出不少新的分型，但鼓室成形术这个术语仍被沿用至今。

1.美国耳鼻咽喉科学会（AAOO）分型法

(1)Ⅰ型：鼓膜成形术，同 Wullstainl 型。

(2)Ⅱ型：不伴乳突凿开的鼓室成形术。包括清理鼓室病变（肉芽、硬化灶、粘连），重建中耳传音功能，但不凿开乳突鼓窦，伴或不伴鼓膜成形术。

(3)Ⅲ型：伴乳突凿开的鼓室成形术。包括根除中耳病变和乳突病变，修复中耳传音功能，伴或不伴鼓膜成形术。

2.法国 Portmann 分型法

(1)Ⅰ型：单纯鼓室成形术，包括修补鼓膜和听骨链重建。

(2)Ⅱ型：混合型鼓室成形术。可包括 4 种类型：①乳突径路鼓室成形术：即关闭式手术。经乳突取后鼓室径路或联合径路（通过乳突和中鼓室两径路联合进入后鼓室），在清除病变的同时，保留外耳道后壁及鼓沟的完整性，并在此基础上进行鼓室成形术，故又称联合径路鼓室成形术。②乳突根治术并鼓室成形术：又称为开放式手术，是以 Bandy 的改良乳突根治术为基础的术式。③外耳道径路开放上鼓室，再重建上鼓室外侧壁。④乳突根治术后重建外耳道，并做鼓室成形术。

## 三、术前准备

### (一)病史采集和体格检查

术前必须详细询问病史，全面进行体格检查。不仅询问耳病史和进行耳鼻咽喉专科检查，做出疾病诊断，还应该特别注意有无心脏病、高血压、糖尿病、血液病、传染病等病史，有无药物过敏史等。检查体温、呼吸、脉搏、血压等生命体征，并检查心、肺、肝、肾等全身重要器官有无异常。了解有无手术禁忌证。手术前应尽可能将患者的全身性疾病控制稳定，以便能耐受全麻手术，减少麻醉意外和并发症的发生。

### (二)术前检查

1.常规检查　按照全麻手术前常规，进行各项必要的检查。

2.耳部 CT 或 MRI 检查　了解外耳、中耳、内耳的发育、病变范围、骨破坏情况，尽可能多地了解颞骨的解剖信息，以减少术中术后并发症的发生。

3.听力学检查　包括纯音测听、声导抗和 ABR，儿童可进行声场测听。有条件的可作眼震电图了解前庭功能。耳声发射检查可了解有无蜗后聋可能，对准备进行人工耳蜗植入的患者是必须检查的项目。

4.咽鼓管功能检查　咽鼓管功能与鼓室成形术的手术效果密切相关，是选择术式的重要依据。化脓性中耳炎患者的咽鼓管黏膜可能受炎症侵袭，导致功能不良。

### (三)术前处理

1.局部处理　术前 1d，耳周理发备皮，清理外耳道。对进行内耳手术的患者，应将外耳、中耳的感染控制,以减少发生迷路炎和脑膜炎的风险。

2.术前用药　对于一些涉及内耳的手术,如人工耳蜗植入术、经迷路听神经瘤手术等,为减少术后感染的发生,术前和术中可给予适量抗生素。另外,高血压患者应使用降压药,糖尿病患者应用降糖药(如胰岛素等)。但术前禁止使用阿司匹林等可能影响凝血功能的药物。

3.知情同意　术前应和患者及其家属或监护人进行交流沟通,充分告知手术的必要性和手术的风险(并发症),以获得他们的理解,签署手术同意书。

4.术前饮食　全身麻醉的患者手术前禁饮食至少 8h。局部麻醉的患者可进少量饮食或禁食,因中耳乳突手术时迷路可能受刺激,易引起眩晕和呕吐。

## 四、手术器械

### (一)双目手术显微镜

耳部解剖结构细小复杂,通常需在显微镜下放大后进行操作。手术显微镜要求光源明亮可调节,镜下图像清晰、立体感强。配有手术者镜、助手镜和示教镜,能连续变焦变倍大,半球范围内能自由变向,重力平衡。附加装置可换接摄像系统、激光反射和调节装置,导航红外发射装置等。手术显微镜有立式和悬吊式两种。显微镜应配有消毒保护套,以方便手术者术中操控显微镜。

### (二)耳用高速微型电钻

微型马达有水冷式和风冷式两种。电钻手柄有直、弯型两种,手柄应轻巧,操作方便,噪音小,无级变速。钻头配套齐,包括切割钻和金刚砂钻头,直径 1～8mm,长度 6～7cm,有些颅底手术需 9cm 长钻头。

### (三)耳显微手术器械

常用耳科器械有耳镜、乳突牵开器(二齿和三齿)、骨膜剥离器、直头和弯头杯口钳、微型咬骨剪、直弯显微剪、各种型号的尖针、弯针、微型剥离子、外耳道切皮刀、不同型号的刮匙、各种直径的吸引管(0.6～3mm)、鼓膜切开刀、眼科小剪刀等。另外,对于有些手术需备专用器械,如足弓剪、镫骨安装器等。

### (四)电凝设备

单极或双极电凝用于术中止血。单极电凝造成软组织呈扇形或半球形变性,组织损伤较大。双极电凝组织损伤轻,在接近重要组织时宜用双极电凝,尤其是人工耳蜗植入时,耳蜗电极串一旦放入耳蜗内,需要止血时只能使用双极电凝,禁止用单极电凝。

## 五、手术方法

### (一)体位与麻醉

患者仰卧位,患耳向上。全身麻醉用于小儿及不能配合的成年患者。大多数耳显微手术需在全身麻醉下完成。

局部麻醉:指用于外耳道、鼓膜、鼓室的局部浸润麻醉。常用药物为 1%～2% 利多卡因,内加少量肾上腺素减少出血。注射部位包括:①外耳道骨与软骨交界处,上、下、前、后壁。②耳轮脚前、外耳道口上方。③耳郭附着处后方 1.5cm 进针,向上、中、下方的皮下骨膜下注射,注意在外耳道底壁和耳后乳突尖处进针不可过深,麻醉药不宜过多,以免引起暂时性面瘫。

### (二)手术要点及技巧

1.手术径路　应根据病变的范围、外耳道的大小和术者的经验进行选择,包括经外耳道径路手术和经乳突径路手术。

2.手术切口

(1)耳道内切口:用于鼓膜成形术、鼓室探查术、镫骨手术等。在外耳道后壁距鼓环6～8mm处,作平行于鼓沟的弧形切口(12～6点处),切开皮肤及骨膜,上下两端作纵形切口达鼓沟处,用微型剥离子剥离外耳道皮瓣直达鼓环,将皮瓣连同纤维鼓环向前掀起,进入鼓室。注意尽量保持皮瓣的完整。

(2)耳内切口:适用于硬化型乳突、病变局限于鼓窦或中上鼓室、开放式乳突手术等。由两个切口组成:第一切口在外耳道口耳郭软骨与外耳道软骨交界,从12点至6点弧形切开皮肤皮下直达骨膜。第二切口从第一切口上端开始,经脚屏间切迹,沿耳轮脚前缘向上2cm长。切开皮肤、皮下组织直达骨膜,向后向前剥离骨膜,牵开器撑开切口,暴露乳突骨皮质,辨认出外耳道道上棘、筛状区、颧突根部及外耳道前壁。但窦脑膜角及乳突尖难以暴露。做切口时注意勿伤及耳轮脚软骨,以免引起感染。如果已伤及软骨,应立即用碘酊或碘附消毒,缝合周围软组织,将软骨包埋,避免暴露于感染的术腔中。切口向上时,不要伤及颞肌,以免增加出血。缝合切口时,为避免发生外耳道口狭窄,耳道口下端可不缝,或将耳屏处的切口皮肤稍向耳轮角处牵拉缝合,使外耳道口扩大。如果病变范围较大,则应行外耳道耳甲成形术,即切除耳甲腔部分软骨,将切缘的皮肤翻向术腔,缝合固定。

(3)耳后切口:用于大多数中耳乳突手术。手术野大,暴露充分,当需要取移植组织片(如筋膜、骨膜、软骨膜等),可在一个术野内完成。切口上起耳郭附着处上缘,下达乳突尖,切口中段距耳后沟最宽点1.5cm左右,上下端距耳郭0.5cm。由于2岁以下婴幼乳突尚未发育,面神经较表浅,做耳后切口时下端应止于乳突中部。切口直达皮下肌层骨膜。注意骨膜切口与皮肤切口不在同一平面。

3.乳突轮廓化　在耳显微手术中,乳突轮廓化是一个最基本的技术,要求使用高速耳科电钻磨除乳突内无功能的结构组织,如气房骨骼或板障型的骨结构。

在磨除乳突前,要仔细辨认乳突骨皮质的解剖标志,即颞线、外耳道道上棘、筛区。筛区是鼓窦定位的重要标志。另外一种鼓窦的定位方法,即画出外耳道道上三角区(又称Macewentriangle)。①由骨性外耳道上缘作一平行线;②外耳道后上缘作一条线;③外耳道后壁作一条线,与上两条线相交,这三条线围成三角区。从三角区开始,磨去乳突皮质以及气房,进入鼓窦,再从鼓窦向周围钻磨扩大,磨去与鼓窦相通的气房骨骼,逐渐接近周围的正常结构,但又不破坏正常结构。尽可能在这些正常结构的表面留一层薄骨片,透过这层薄骨片可以看见隐于其下的呈桃红色的硬脑膜血管、蓝紫色的乙状窦、象牙色的半规管、粉红色的面神经管。尽量将外耳道后壁磨薄,外耳道后壁保留与否,应根据病情而定,可分为保留外耳道后壁的完壁式手术和切除外耳道后壁的开放手术。轮廓化技术同样也用于颈内动脉管和颈静脉球的手术。

在进行轮廓化时,先用切割钻钻磨,当接近重要结构时,换用金刚砂钻头。钻磨时要用冷水冲洗钻头,流水吸除骨粉。

4.面隐窝开放术　常应用于联合径路鼓室成形术、人工耳蜗植入术、面神经减压术。面隐窝是紧靠面神经膝部外侧的一组气房,位于砧骨短突下方、外耳道后壁内侧、面神经垂直段与鼓索神经之间的三角区。

面神经隐窝开放面隐窝时,先用切割钻,当接近面神经时,用金刚砂钻头,尽量磨薄外耳道后壁,但不可穿透外耳道,将面神经和鼓索神经磨出轮廓,表面留有一菲薄骨片。钻磨时持续用冷水冲洗,以保证骨质内的神经能及时辨认,并且也避免钻头产热灼伤神经。通常面隐窝内外径2～3mm。面隐窝开放后,面神经水平段、砧骨长突、砧镫关节、镫骨肌、镫骨小头以及镫骨下方的圆窗龛等结构很容易看到。

5.听骨链重建　目的是恢复中耳传音结构和功能。通常与鼓膜修补或乳突切除术同时进行,常用材料有自体骨、同种异体骨和人工听骨。

(1)自体骨:砧骨或乳突骨皮质经塑形后放于镫骨与锤骨之间。注意砧骨有病变时,不能使用。

（2）同种异体骨：经70％乙醇浸泡后使用。但因病毒传染的风险，现已很少使用。

（3）人工听骨：有塑料和陶瓷材料，可分为部分赝复（PORP）和整体赝复（TORP）。PORP用于锤骨、砧骨缺损，镫骨完整可活动者。TORP用于镫骨足弓切除或仅存镫骨足板的中耳。

6.鼓膜成形术　目的在于修补鼓膜缺损（穿孔），手术常与听骨链重建同时进行。用于修补穿孔的材料有颞肌筋膜、软骨膜、骨膜和脂肪。手术方法有内植法、外植法、夹层法。

（1）内植法：适用于鼓膜残边较多的中小型穿孔。移植片放于鼓膜残边的内侧和（或）外耳道皮瓣的下方。但易与鼓室粘连。

（2）外植法：将移植片放于残留鼓膜纤维层的外侧面。移植床面积大，不易与鼓岬粘连。缺点是易发生外侧愈合，如果鼓膜上皮去除不尽，易引起鼓膜胆脂瘤珠。

（3）夹层法：适用于大穿孔，将移植片放在外耳道皮下及其相连的鼓膜上皮层与骨性鼓环及残余鼓膜纤维层之间。优点是血运好、易存活，但操作复杂，初学者不易掌握。

# 六、并发症防治

## （一）面瘫

1.发生原因　通常在手术中或手术后数日出现，原因如下。①在外耳道底壁或耳后注射局麻药时，面神经可受麻醉剂的浸润而发生一过性面瘫，通常1～2h后自行恢复。②婴幼儿面神经茎乳孔表浅，做切口过低时伤及面神经。③探查鼓窦时，钻磨过分向下，尤其是脑膜下垂、乙状窦前置时，损伤面神经的膝部及垂直部。④乳突轮廓化时或清除中上鼓室病灶时，伤及面神经水平段。⑤正常人30％面神经管有缺损，应引起重视。⑥在进行面隐窝开放时，操作不当误伤神经。

2.预防方法　术前仔细阅读CT片，了解乳突发育情况，面神经的行程走向有无异常。通常先天性外耳、中耳畸形患者，面神经行程也有异常。在外耳道底壁注射局麻时，进针方向应平行于外耳道走向，深度不超过0.5cm。术中在磨除面神经周围气房时，钻头的方向应与面神经长轴的走向方向一致，仔细辨认面神经，并且应用流水冲洗，避免热灼伤。在接近面神经时，用金刚砂钻头操作。清理面神经周围的病灶时（如胆脂瘤上皮），也应沿面神经走向的方向剥离。当面神经裸露在术腔时，填塞纱条不可直接压在神经上，应在面神经表面覆盖筋膜、吸收性明胶海绵，填塞不可过紧。

3.处理原则　术中出现或术后立即的面瘫，多因神经离断伤、鞘膜损伤或碎骨片压迫神经所致，应立即手术探查面神经。找到受损处，去除碎骨片，行面神经减压。如果神经已离断，则应立即行面神经端端吻合，或进行面神经移植。如果是迟发型面瘫，如术后数日出现，是由于面神经水肿或纱条填塞过紧所致，应立即抽出填塞物，并用神经营养剂、糖皮质激素等药物治疗，大多数可恢复，少数需行面神经探查术。

## （二）严重出血

1.发生原因　与乙状窦和颈静脉球受损有关。

2.预防方法　在磨除乙状窦周围气房时，乙状窦表面应尽量保留一薄骨片。在清理乙状窦表面肉芽时，不可撕拉。颈静脉球高位的患者，在清理下鼓室病灶时，应特别注意，有部分患者颈静脉球与鼓室之间缺乏骨板。

3.处理原则　一旦发生出血，应立即取吸收性明胶海绵压在破损处，外加纱条填塞，小的裂伤经压迫均可止血。颈静脉球轻的损伤用压迫止血法，严重的大出血需结扎静脉。

### (三)迷路炎

1.发生原因　①在进行乳突轮廓化时,误伤半规管,最易损伤的是水平半规管;②清理迷路瘘管表面的胆脂瘤上皮时,开放了迷路;③清除听骨链病灶时不慎撕脱镫骨足板。

2.预防方法　水平半规管位于鼓窦的底部,骨管密度如象牙,当在磨除乳突气房时,一旦看到如象牙的硬质骨结构,应高度警惕。迷路瘘管上覆盖的胆脂瘤上皮可保留原位。前庭窗及镫骨上的胆脂瘤上皮应仔细清除,如无把握清除彻底,则不予触动,可考虑二次手术探查或行开放式手术。

3.处理原则　如不慎开放了迷路,应立即取筋膜覆盖瘘管开口处,避免直接吸引。一旦迷路感染,可引起严重的感音神经性聋,因此术后要加强抗感染治疗。

## 七、术后处理

### (一)观察事项

1.注意术后　有无眩晕、恶心和呕吐如有可应用镇静剂和止吐剂。进食困难者加强支持疗法,注意水、电解质平衡。如系纱条填塞过紧引起,则应抽出部分纱条,缓解压力。

2.注意有无面瘫　如是迟发性面瘫,可给予抗生素、激素、神经营养剂如维生素 $B_1$、$B_{12}$ 等。

3.注意生命体征　尤其是有颅内外并发症者。

### (二)抗感染治疗

根据术中病变的严重程度,选择敏感的抗生素。如单纯鼓膜成形术,则预防性用药 3～5d;如系中耳乳突炎手术,用 7～10d;如有颅内外并发症,抗生素须应用至病情稳定后。

### (三)其他事项

1.术后进半流质或软食减少因咀嚼带来的伤口牵拉痛。

2.术后 1～2d 更换耳外敷料通常术后 7d 拆线,10～14d 取出耳内填塞纱条。有颅内外并发症者,应每日更换纱布。

3.纱条取出后,应门诊定期随访,清理术腔。

(明　昊)

# 第五节　鼻内镜技术

## 一、适用证与禁忌证

鼻腔、鼻窦解剖结构异常,导致鼻腔和鼻窦通气、引流功能障碍的任何病变,或者毗邻鼻窦和鼻腔相关区域的病变,可通过鼻内镜手术进行有效处理(表 4-1)。鼻内镜手术的禁忌证同其他外科手术。

表 4-1　鼻内镜手术的适应证

| | |
|---|---|
| 慢性鼻-鼻窦炎,经规范药物治疗无效 | 鼻腔、鼻窦异物 |
| 鼻息肉 | 鼻腔、鼻窦良性肿瘤 |
| 真菌性鼻-鼻窦炎 | 病变范围局限的部分鼻腔、鼻窦恶性肿瘤 |

续表

| | |
|---|---|
| 慢性鼻-鼻窦炎,经规范药物治疗无效 | 鼻腔、鼻窦异物 |
| 鼻中隔偏曲 | 鼻源性眶内、颅内并发症 |
| 腺样体肥大 | |
| 具有临床症状的鼻窦囊肿 | |

## 二、术前准备

### (一)鼻窦 CT 扫描

鼻窦 CT 扫描对于显示病变性质、范围、程度以及解剖变异,指导术者准确和安全地实施手术,具有非常重要的参考价值。术前鼻窦 CT 扫描的要求主要有以下几个方面。

1.扫描体位　提供给鼻外科医师最理想的鼻窦 CT 图像应包括水平位、冠状位和矢状位。若放射影像部门条件受限,宜进行冠状位鼻窦 CT 扫描,然后重建水平位和矢状位。

2.扫描范围和层厚　前方到达额窦前壁,后方到达蝶窦后壁,通常层厚 0.5cm,重要部位层厚应达1~2mm。

3.窗口技术　观察 CT 图像采取窗口技术,主要包括两个概念:窗宽和窗位。前者是 CT 图像显示组织密度的范围,窗宽越大,显示的组织结构增多,各种组织之间的灰度差别则减少,反之亦然。后者是窗口的中心位置,一般以组织自身的 CT 值(Hu)作为窗位。针对炎症或外伤疾病,通常选择层厚 2mm,层间距2~5mm,窗宽 1500~4000Hu,窗位 150~300Hu。针对肿瘤疾病,则选择层厚 5mm,层间距 5mm,窗宽400Hu,窗位 40Hu。

4.血管增强　为使正常组织和病变组织之间的密度差别增大,从静脉注入水溶性有机碘剂,如 60%~70%泛影葡胺,再进行 CT 扫描,可观察到平扫无法显示的病变,从而对病变性质做出准确判断。

### (二)药物治疗

术前药物治疗的目的是为了减轻鼻腔、鼻窦炎症反应和抑制因炎症导致的血管扩张。对于慢性鼻-鼻窦炎患者,通常推荐的处理意见为:

1.糖皮质激素　自术前 2 周起使用鼻用糖皮质激素,每天 1 次,每次 2 喷。常用的药物包括糠酸莫米松、布地奈德(雷诺考特)、丙酸氟替卡送(辅舒良)和二丙酸倍氯米松(伯克纳)。术前 1 周晨起顿服泼尼松片,每日 0.5~1.0mg/kg。

2.抗生素　推荐使用第 2 代或第 3 代头孢类抗生素。

3.止血药　为减少术中出血,术前 30min 可肌肉注射止血药,如注射用凝血酶(巴曲酶)。

### (三)医患沟通

术前手术医生应向患者及其家属全面介绍病情诊断,重点说明手术方案的合理制定、手术步骤、手术需要解决的问题、手术能够解决的问题以及可能出现的并发症,使其对手术医生既充分信任,又要对手术治疗有合理的期望值。

### (四)其他准备

1.活检　如果为单侧鼻腔新生物,必须充分考虑是否为鼻腔、鼻窦肿瘤,应该通过组织活检确定病变性质。

2.检查　进行血液系统检查及心、肺、肾等重要器官的功能检查。

3.合并证处理　对一些高危因素如高血压和糖尿病等进行必要的干预。

# 三、手术器械

1.图像显示系统　包括监视系统、图像存储系统、视频转换器、冷光源和彩色打印机等。

2.手术器械　包括硬性鼻内镜(包括 0°、30°、45°、70°等不同角度)、不同直径的直吸引管和不同弯度的吸引管、刮匙、探针、不同型号和角度的黏膜钳和黏膜切钳、咬骨钳、上颌窦反咬钳、鼻甲剪等。根据不同的病变部位,可选择一些特殊器械,如额窦长颈鹿钳等。

3.微创切割吸引器　包括主机、手柄和不同角度、直径和用途的钻头。

# 四、体位与麻醉

## (一)体位

患者取仰卧位,头部垫高 15°,略偏向术者。术者位于患者右侧,助手位于患者左侧。手术体位的正确摆放有助于减少手术风险。

## (二)麻醉

麻醉方式包括局部麻醉和全身麻醉,传统的鼻窦手术以局部麻醉为主。随着患者自身经济条件的好转,对手术舒适要求的上升,麻醉医师技术的提高和麻醉风险的降低,以及鼻内镜外科手术范围的扩大(涉及重要组织和部位),采用全身麻醉越来越普遍。麻醉效果的好坏直接关系到手术能否顺利实施。

1.局部麻醉　对患者血压影响较小,术中出血比全麻较少。当手术操作接近纸样板和筛顶等处时,患者常常有疼痛主诉,可提醒术者小心谨慎,有利于减少术中并发症。局部麻醉适合于病变表浅、范围局限的患者。局部麻醉包括表面麻醉、浸润麻醉和神经阻滞麻醉。

(1)表面麻醉:1％丁卡因 30ml 加 1‰肾上腺素 3ml 混合液,浸湿脑棉,轻轻挤压棉片,湿度以提起时无明显药液滴下为度。用枪状镊将薄层棉片放进鼻腔,放置动作要轻柔,以取出棉片时无血染为最佳。麻醉分两次进行,第一次为模糊麻醉,将棉片放入总鼻道(5min);第二次为精确麻醉,将薄棉片放入中鼻道、嗅裂等处(5min)。

(2)浸润麻醉:取 2％利多卡因 5ml,加 1‰肾上腺素溶液 3 滴,注射下列部位:①中鼻甲与鼻腔外侧壁连接处前外侧的鼻丘,阻滞筛前神经;②中鼻甲后端附着处稍外方的蝶腭孔,阻滞蝶腭神经分支;③钩突附着缘上、中、下三点。

(3)神经阻滞麻醉:在支配鼻腔感觉的神经干周围注射麻醉药物,其麻醉效果往往优于表面麻醉和局部浸润麻醉。神经阻滞麻醉的关键在于准确定位注射部位。

1)三叉神经节阻滞:三叉神经节位于颞骨岩部的尖端,分出的眼神经、上颌神经、下颌神经皆从卵圆孔出颅,故此处成为最佳注射部位。患者取仰卧位,头向健侧,取 10cm 长的 5 号或者 7 号穿刺针,2％利多卡因 3ml,从颧弓下缘 1cm 与颧骨关节节结前 1cm 处垂直进针,直至遇到骨质阻力,退针少许,再朝上、后和外的方向刺入。此时患者多感上颌牙和耳部疼痛明显,表明穿刺针已达卵圆孔附近,抽吸无血液后可注药。

2)蝶腭神经节阻滞:蝶腭神经节位于上颌骨后方的翼腭窝,取 5cm 长的穿刺针,2％利多卡因 3ml,于颧骨下缘与咬肌前缘交界处朝术侧内眦方向进针 4cm,患者多感有上颌牙疼痛.表明已达翼腭窝,回抽无血即可注药。

3）眶上神经阻滞：该神经出眶上孔，主司额部感觉，将 2％利多卡因 2ml，于眼内眦上方 1cm 处朝眼眶上壁的侧上方进针 4cm 注药。

4）眶下神经阻滞：该神经出眶下孔，主司外鼻和上唇感觉，将 2％利多卡因 2ml，在眶下缘中部 1cm 处触摸到眶下孔的凹陷处刺入眶下孔，进针 1cm 注药。

2.全身麻醉　由专业麻醉人员协助，对患者的生命体征进行全程监控.提高了手术安全性。麻醉深度与麻醉时间可主动控制，术者可专注于手术而不受患者因素的影响。如出血较多，可由麻醉医师实施控制性低血压技术。全身麻醉适合于①病变深在、范围广泛、估计出血较多的患者。②精神高度紧张，估计配合较差的患者。③患有心、脑血管系统疾病，耐受程度差的患者。

（1）静脉普鲁卡因复合全麻：系静脉持续使用普鲁卡因，同时使用镇痛药和肌松药的全身麻醉。该法操作简单，但麻醉深度控制较可能。适合于手术范围较小、手术时间较短的手术。

（2）气管吸入全麻：系静脉诱导、气管吸入维持的全身麻醉。静脉诱导方法同上。吸入维持使用氧化亚氮和异氟烷。适合于手术范围较大、手术时间较长的手术。

# 五、手术要点与技巧

术中的精心操作常常能减少和简化术后治疗处理。在鼻内镜鼻窦手术中，要实现黏膜保护的目标，最好通过精细的外科技术，直接恢复自然窦口的通畅，同时减少组织的损伤。即使面对诸如鼻内镜肿瘤切除术等特殊处理，也应提倡保护正常的黏膜，尽可能保留鼻腔、鼻窦残余的功能。鼻内镜手术的基本方式包括从前向后法和从后向前法。

## （一）从前向后法

由奥地利学者 Messerklinger 首先提出，故又常称为 Messrklinger 术式，是较为常用的术式。

1.切除钩突　以剥离子或镰状刀沿着鼻腔外侧壁上颌线的走向切开钩突，并向内侧方向分离，对头端和尾端残余的相连，可用中鼻甲剪刀剪断，取出钩突。切除钩突时，器械方向不可过度向外、向后，以免损伤纸样板。

2.开放前组筛窦　取筛窦钳咬除筛泡及其周围的气房。为防止正常黏膜（尤其是纸样板处）被撕脱，可用切钳切除病变组织，亦可先用咬钳剔除骨质，然后用切割钻处理病变黏膜。

3.开放后组筛窦　使用刮匙或咬钳从中鼻甲基板的内下方开放基板和后组筛窦，直至蝶窦前壁。开放后组筛窦时，应遵循近中线原则，即靠近中鼻甲从前向后进行，以免伤及视神经管。

4.开放蝶窦　使用刮匙或咬钳从最后筛窦气房的蝶筛隔板进入蝶窦，也可从蝶筛隐窝处蝶窦自然开口进入。蝶窦自然Ⅵ位于蝶窦前壁距后鼻孔上缘 10～12mm 近中线处，比较恒定的解剖参考标志是上鼻甲。在蝶筛隐窝狭窄、寻找窦口困难时，切除上鼻甲后下部有助于暴露开口。为有效恢复术后鼻窦引流的生理功能，应注意保护窦口下缘黏膜的完整性，可以向内、上、外方向扩大窦口。

5.开放上颌窦　正常情况下，上颌窦自然口位于筛漏斗的后下部，钩突下部的后方，一般在 45°鼻内镜下均可以较好暴露窦口，可以使用弯头探针在筛泡前下方沿着钩突缘向下方滑行。若上颌窦自然口开放良好，窦内无明显病变，则不必破坏其自然引流结构。若上颌窦自然口阻塞，可以向后囟或前囟开放窦口，直径达 1～2cm。为有效恢复术后鼻窦引流的生理功能，应注意保护窦口下缘黏膜的完整性。

6.开放额窦　额窦手术是鼻内镜手术的热点与难点。目前，额窦手术方式以经鼻内镜下切除额窦Ⅵ气房、建立宽敞的额窦引流通道，保留正常解剖结构的术式为主流。国内外许多专家根据各自的理论，建立了各具特色的手术方式：

（1）Graf分型的手术方式：根据患者病变累及的范围和严重程度，Graf建立了经鼻内镜额窦开放手术的分型方法。May提出与Graf相对应的鼻内镜下额窦开放术（NFA）的分型。

（2）WormaldPJ术式：以鼻丘气房为中心的经鼻内镜额窦开放术。理论依据为鼻丘气房的上壁为额窦的底壁，鼻丘气房的后壁构成了额隐窝的前壁，只要在术中打开鼻丘气房的顶壁和后壁，即可开放额窦底壁。其基本手术方式：在中鼻甲和鼻腔外侧壁之间"腋窝"之外侧处做一蒂部在内上方的皮瓣，向内上方翻起，暴露"腋窝"下方骨质，用咬骨钳去除鼻丘气房的前壁，进入鼻丘气房，再将鼻丘气房上壁和后壁去除，即开放额窦底壁和额隐窝前壁。以鼻丘气房为中心的经鼻内镜额窦开放术。

（3）FriedmanM术式：以钩突上部为中心的经鼻内镜额窦开放术。理论依据为钩突的上端附着主要有3种方式。①附着在颅底、中鼻甲和纸样板，钩突上端不同附着方式导致额窦不同的开口形式；②附着在纸样板（包括鼻丘气房），则额窦开口在钩突与中鼻甲之间；③附着在前颅底和中鼻甲，则额窦开口在钩突与纸样板之间，术中可根据钩突上端附着的方式寻找额窦的引流开口。其基本的手术方式：在冠状位鼻窦CT上判定钩突附着，手术中定位钩突上端的附着，在钩突上端的外侧或内侧来追溯寻找额窦开口。以钩突上部为中心的经鼻内镜额窦开放术，示钩突上端分别附着在纸样板、颅底和中鼻甲。

总之，额窦开放术成功的关键是确认并彻底清除额隐窝和额窦口的气房，重建良好的额窦引流通道，尽可能保留额窦口的黏膜。对于额窦不同的病理状态，应采用不同的手术方式，其原则是：选择由简至繁、由创伤小至创伤大、由鼻内径路至鼻外径路的方法，进行有的放矢的治疗。当然，如果以上术式能够在先进的影像导航系统下完成，将会更加微创、安全。

### （二）从后向前法

由德国学者Wigand首先提出，故又称为Wigand术式。该术式适合于既往手术造成鼻腔鼻窦结构缺失、解剖标志欠清、仅仅局限于后筛和蝶窦的患者。

1.开放蝶窦　使用中鼻甲剪刀剪除中鼻甲后、下1/3，沿着上鼻甲（或者最上鼻甲）与鼻中隔之间，在蝶筛隐窝处寻找蝶窦自然开口。蝶窦自然口距离前鼻孔一般不超过7cm，距离后鼻孔上缘1～1.5 cm，与鼻底的夹角30°。找到开口后，根据暴露病变的需要，使用环形咬切钳或者蝶窦咬骨钳，向不同方向开放扩大蝶窦开口，原则上不能环形损伤窦口黏膜，防止造成术后窦口狭窄。术者心中要明确：蝶窦外侧壁有视神经和颈内动脉走行，随时保持警惕。

2.开放其他鼻窦　自后向前逐一开放后组筛窦和前组筛窦气房、额隐窝周围气房以及上颌窦，基本方法同从前向后法。

## 六、并发症防治

### （一）并发症分类及发生率

鼻内镜外科技术操作区域邻近眼眶、颅底等重要结构，解剖毗邻关系复杂，如操作不当，容易出现并发症。按照严重程度分类，可分为轻微并发症和严重并发症；按照部位分类，可分为颅内并发症、眼部并发症、鼻部并发症和血管并发症等。关于鼻内镜手术并发症的发生率，国内外文献报道差异较大，国外为0～24%，国内为0～16%，这其中存在一个对并发症的定义和分类问题。

### （二）并发症发生的相关因素

鼻内镜手术并发症发生的相关因素主要有5个方面。

1.术者经验　研究数据表明，并发症发生率的高低在不同技术水平的术者间存在较大差异。有学者按照时间顺序，将2000例鼻内镜手术并发症的发生时间分3个阶段，结果显示前、中、后三个阶段并发症的发生率差异明显,分别为 19%、12.5%、5.9%。这种现象被称之为"学习曲线"。尽管有学者对此存有异议,但是术者经验,尤其是在各种不利情况下对解剖标志的正确判断能力,在并发症的影响因素中起着重要作用。

2.解剖结构　　先天或后天的许多因素使鼻腔鼻窦的解剖结构发生明显改变,如 Onodi 气房伴有筛窦、蝶窦骨壁变薄、前期手术使鼻窦骨质增厚、中鼻甲残缺等,可造成解剖标志消失、毗邻关系发生改变,术者易出现判断失误,导致并发症发生。

3.术中出血　　术前鼻窦黏膜炎症没有经过规范治疗,基础疾病如高血压、出血性疾病没有得到有效控制、长期服用阿司匹林、手术操作粗糙等造成术中创面剧烈出血,术野不清,解剖标志难以辨认,盲目进行操作,增大并发症的发生率。

4.麻醉方式　　许多学者认为,局部麻醉较全身麻醉发生并发症的概率要低,这是由于局麻手术往往出血较少,术野的清晰度较高。此外,局麻手术时,术中可以通过患者的疼痛反应判断手术的部位和深度,避免操作不当;而全麻手术时,必须等患者麻醉苏醒后才有机会发现并发症的可能体征。但这并不意味着全身麻醉手术风险一定更大,全身麻醉有专业麻醉医师相助,术者可以更加从容处理病变,不为患者的自身感受所纷扰。

5.右侧手术　　尽管有文献统计认为右侧鼻腔手术并发症的发生率,尤其是严重并发症,明显高于左侧,提示这可能与大部分术者左侧操作更加顺畅自然相关,但笔者的经验并不支持这一理论。

### (三)并发症的预防及处理

全面掌握鼻腔鼻窦的解剖知识、系统进行鼻内镜鼻窦手术的训练是预防并发症发生的关键环节。一旦发生手术并发症,应采取正确的处理方法与补救措施。

1.颅内并发症　　系前颅底骨质和(或)硬脑膜破损所致,常发生在筛凹、筛板和额突等处。颅内并发症包括颅内血肿、颅内感染、气脑、脑脊液鼻漏、脑膜膨出和脑实质损伤等。颅内出血和血肿的处理应根据血肿的大小、形成的速度、位置、临床症状,从简单地使用止血药物、脱水剂、激素、局部止血、术腔引流到选择介入治疗、开颅血肿清理等;若发生颅内感染、气脑等,应采取积极的抗感染治疗;发生脑脊液鼻漏、脑膜膨出等损伤,应采取脑脊液鼻漏修补及颅底缺失修补术。

2.眼部并发症　　系损伤纸样板、眶尖和视神经管、泪道等处骨壁,导致筛前和筛后动脉出血,内直肌、视神经和鼻泪管损伤。临床表现为眶周青紫(俗称"熊猫眼")、眼睑肿胀、眼球运动障碍、复视、视力障碍和溢泪等。

视神经损害的原因如下。

(1)手术直接在蝶窦和后组筛窦外侧壁进行,直接钳夹和骨质压迫损伤了视神经;手术中误将视神经隆突当成后筛,用吸引管头挤压时造成局部骨折外移,压迫视神经,造成视力急剧下降;也有将前组筛窦外侧的纸样板当成了中鼻甲基板,手术进入到眶内,将眶脂肪当成鼻息肉进行切割,损伤眶内段视神经。

(2)手术造成眶内严重出血,血肿压迫视神经,造成视力间接损害。

(3)手术造成的眶尖综合征、神经反射、术中使用的卡因和肾上腺素,造成眼部缺血性损害,由于手术刺激导致视网膜中央动脉栓塞等。

眼球运动障碍的原因如下。

(1)直接损伤,多为眼球运动障碍的最主要原因。内直肌与纸样板临近,两者之间仅隔以薄层眶筋膜、少量脂肪和眼球筋膜(Tenoni 囊)。在鼻内镜手术中,当手术钳,尤其是鼻息肉切割器进入到眶内时,非常容易引起内直肌损伤,引起眼球运动障碍,表现为眼球运动时疼痛、复视、眼球外斜、向内侧运动障碍;其他如上斜肌和下直肌受损的机会相对较少。

(2)眼外肌周围的眶内损伤导致的局限性无菌性炎症和眶内纤维化(脂肪粘连综合征)也会导致一定程度的眼球运动障碍。

(3)支配眼外肌的血管和神经的损害导致眼球活动障碍,但这种情况比较少见。

(4)眶内广泛出血导致的眶尖综合征,在眶尖部血肿直接压迫了支配眼肌的眶上裂内的神经和血管。

眼球运动障碍的处理比较困难,早期全身应用糖皮质激素可减轻损伤附近可能发生的粘连和瘢痕。肌肉的挫伤、神经和血管的损伤导致的眼肌运动障碍可观察保守治疗3个月。如果病情无好转,可以考虑眼外肌矫正术,但手术时机目前尚无定论,笔者不建议早期进行眼肌探查,因为部分眼肌功能障碍可能在积极的药物治疗后恢复,同时,早期损伤后局部出血,组织标志不清,肌肉处于肿胀状态,不适合手术,一般认为在3～6个月以后。手术方式包括内直肌后移、筋膜连接眼球和内直肌残端以修复缺损的内直肌,但恢复情况并不乐观,尽管可以减轻复视的程度,但眼球运动通常只能部分恢复。

对于眶尖综合征导致的眼球运动障碍,应尽早进行眶尖减压术来达到改善眼球运动的目的,如果早期干预,通常预后比较好,但完全恢复需3～6个月。

临床上泪道损伤的发生率为0.3％～1.7％,常见原因如下。

(1)下鼻道开窗:鼻泪管的下鼻道开口位于下鼻道顶端,距离前鼻孔25mm,下鼻道开窗时位置过于向后、上,容易损伤鼻泪管开口。

(2)扩大上颌窦口:上颌窦自然口前缘距离鼻泪管后缘的距离为5～10mm,扩大时用反咬钳过分向前、下开放,可以损伤鼻泪管。

(3)切除钩突:钩突中部附着在泪骨上,如果用咬骨钳过度咬除钩突中部附着部位骨质,尤其是泪囊内侧壁骨质菲薄时,可能损伤泪囊。但幸运的是,70％～80％的泪囊和鼻泪管损害的患者术后并不出现溢泪等临床症状,如果术中发现这一情况,可适当扩大泪囊内侧壁,术后定期进行泪道冲洗。如果出现溢泪和慢性泪囊炎,经鼻内镜泪囊鼻腔造孔术是解决这一并发症最重要的一条途径。眶纸板和轻度眶筋膜的损伤不必特殊处理,术后注意用足量的抗生素,禁止擤鼻涕,1周内不要行鼻腔冲洗,术后早期可以采用冷敷。严重眶纸样板损伤会导致眶内出血。当动脉受到损伤时,出血迅速,导致眶内血肿,称为眶内急性出血,症状出现严重、迅速,表现为眼球疼痛、眶周青紫、视力急剧下降、眼球突出、眶内压迅速增高,眼球运动障碍等。而牵拉、切割眶脂肪、眼肌和静脉系统的损伤,导致的眶内出血可能会轻微得多,称为慢性出血,一般都有自限倾向。

临床对于眶内出血普遍的处理方式包括:抽出鼻腔填塞材料、静脉应用止血药物、甘露醇和利尿药等减轻眶内压、糖皮质激素减轻眶内组织水肿。如果这些处理仍然不能减轻症状,文献认为无论是动脉性还是静脉性眶内出血,当眼压超过40mmHg,并出现视力下降时,立刻行外科紧急处理,包括外眦切开术、眶减压尤其是眶尖减压术,甚至视神经减压手术。预防或成功救治视力丧失要求迅速识别患者的临床症状,包括眼部疼痛、眼球突出、眼球坚硬度(眼压)增高、眶周水肿、视敏度下降和眼球活动障碍,一旦出现上述症状,需要急症处理。但如果术后视力下降不明显,临床判断创伤比较轻微,而且无急性进展的趋势(如局限性眶内出血、眼压轻度升高、眼球轻前凸),可在严密监控下进行药物治疗24～48h,再视疗效进行相应处理。

**3.大出血**　引起鼻窦手术大出血的原因为术中损伤较大的血管如筛前动脉、筛后动脉、蝶腭动脉,甚至颈内动脉或海绵窦。一旦出现上述血管损伤,先采用含肾上腺素或者生理盐水的棉片、纱条或明胶海绵压迫局部止血,并用双极电凝止血。若损伤颈内动脉,上述方法往往难以奏效,应立即行颈内动脉介入栓塞或颈总动脉结扎术,但有可能引起患者死亡或者偏瘫。

**4.术腔粘连和闭锁**　术中切除中鼻甲基板下缘、中鼻甲根部骨折以及中鼻甲骨质被切除等,是造成中鼻甲漂移的主要原因,导致中鼻甲与鼻腔外侧壁粘连。上颌窦、额窦或蝶窦窦口闭锁的主要原因是开放各鼻窦时,窦口黏膜环形损伤所致,保证黏膜的完整性,勿过度处理囊泡和水肿黏膜,以免妨碍黏膜创伤修复的生理过程,导致瘢痕愈合。

# 七、术后处理

鼻内镜鼻窦手术后的处理是鼻内镜外科围术期综合处理的重要组成部分。术后处理的目的是维持鼻腔、鼻窦的通气与引流。术后处理的内容主要包括局部与全身用药策略、内镜下的清理以及鼻腔冲洗等。但到目前为止,术后处理尚无任何标准与指南。

## (一)局部药物治疗

局部药物治疗在术后处理中占有重要地位,主要包括糖皮质激素和减充血剂的应用。

1.鼻用糖皮质激素　必须认识到,手术本身并不能消除鼻腔和鼻窦黏膜的炎症。手术的目的只是切除不可逆性病变黏膜,矫正解剖结构异常,重建鼻腔、鼻窦的通气与引流,为术后鼻腔规范用药、鼻腔鼻窦黏膜的良性转归创造条件。术后规范用药是慢性鼻-鼻窦炎治愈的重要条件,而糖皮质激素鼻喷雾剂是术后局部最主要的药物,目前临床使用的局部激素包括布地奈德、糠酸莫米松和丙酸氟替卡松。这些药物具有良好的抗炎作用,可消除黏膜炎症与水肿,控制变态反应的发作频度和程度,延缓与预防鼻息肉的复发,并且具有较好的药物安全性,因而在术后处理中占有重要地位。术后常规剂量(每天每侧鼻腔1～2次、每次2喷)的使用一般需要维持3个月以上,以后可根据术腔的炎症状态与症状的控制程度逐步减量,每隔1～2d一喷,直至炎症完全消退、症状完全消失,术腔完全上皮化为止。为达到更好的治疗效果,术后必须认真指导每位患者如何正确使用鼻喷雾剂,朝向中鼻道的方向喷雾和适度的呼吸支持是最重要的两个步骤。

2.鼻用减充血剂　麻黄碱、萘甲唑啉和羟甲唑啉等减充血剂对于迅速缓解鼻塞症状,促使鼻腔和鼻窦分泌物的引流、促进糖皮质激素鼻腔导入具有一定作用。但这类药物具有较为严重的毒副作用,长期使用可造成鼻黏膜纤毛倒伏与脱落、传输功能下降,导致药物性鼻炎。因此,原则上要限制长期使用减充血剂,更要杜绝滥用减充血剂。在上述鼻腔减充血剂中,盐酸羟甲唑啉因为作用时间长,副作用相对较小而被专家推荐,但一般连续使用不超过4d,一天不超过2次,停药3d后可以再使用。

## (二)全身药物治疗

全身药物治疗主要包括口服糖皮质激素、抗组胺药、抗生素和黏液促排剂等。

1.糖皮质激素　全身使用糖皮质激素与鼻腔局部使用的作用机制相似,但用药原则大不相同。由于全身长期使用糖皮质激素的副作用较大,一般推荐短期口服疗法。应用原则为:①选择生物半衰期较短的药物如泼尼松,以免在体内产生蓄积;②按照个体体重决定使用剂量,成人使用泼尼松的中等剂量为0.5～1mg/(kg·d);③晨起空腹顿服,以模拟体内激素的生理昼夜节律;④使用疗程不宜超过10～14d;⑤无需逐步减量撤药。

2.抗组胺药　对于合并变应性因素的患者,抗组胺药可控制变态反应的速发症状,减轻黏膜的水肿,抑制炎症的复发。地氯雷他定等新一代抗组胺药物安全性较好,对中枢神经系统无明显副作用,在临床中使用较为广泛。

3.抗生素　术后可选择第2或第3代头孢类广谱抗生素治疗,使用时间一般不超过2周,对于合并严重感染者,可适度延长。抗生素种类的选择,最好能基于分泌物的细菌培养与药敏实验结果。近些年,不少文献报道术后长期使用低剂量的大环内酯类抗生素具有一定的临床效果。有证据表明,该治疗方法并非依靠大环内酯的抗菌作用,而是通过下调核转录因子通路(类似于糖皮质激素的作用机制),从而达到抑制炎症的目的。

4.黏液促排剂　标准桃金娘油等黏液促排剂具有促进浆液腺分泌、加快黏膜纤毛摆动和一定的抗炎作用,在术后前期使用可加快术腔的清洁速度,在术后的中后期也可调节患者分泌物的黏稠程度。

### (三)鼻内镜下清理术腔

鼻内镜下清理是术后处理的主要内容之一,其目的就是去除术腔的结痂与分泌物,维护鼻腔、鼻窦的通畅引流,清理瘢痕粘连组织,并对指导药物的治疗做出合理判断。应当指出,对术腔水肿黏膜或囊泡的过度处理,势必会造成新的创伤,导致黏膜的再次肿胀,从而妨碍正常的生理修复。

术后早期,对于窦腔分泌物的清理,由于0°镜常常容易遗漏额窦以及上颌窦深处的分泌物,建议多使用30°、45°或70°镜进行观察。吸引时,应选择弯度和口径合适的吸引管操作。对于窦腔结痂的清理,应适当有度。在结痂形成早期,因其与深层组织紧密相连,若强行分离,势必破坏痂下愈合的生理过程,造成新的出血创面,反而形成更多结痂。因此,对于不妨碍窦腔通气引流的结痂,不妨待其与组织松脱、分离后,再进行清理。对于额窦手术,术中使用骨钻常常会在额隐窝遗留实质性的黏膜去除区域,这些区域的结痂对窦腔影响较大,如遗留未除,容易造成窦口闭锁。由于术后早期黏膜抗损伤能力极弱,器械操作要求稳定;对于一些难以窥及的部位,不要一味强求直视下操作,减少黏膜的再损伤和加速鼻窦和鼻腔的清洁是本阶段处理的关键。

术后中后期,多数患者窦腔会出现不同程度的黏膜水肿与囊泡,这种情况与炎症刺激与手术损伤直接相关,可能是局部淋巴回流障碍和黏膜纤毛功能低下的结果。对于轻度的黏膜水肿与小型囊泡,若不妨碍窦腔引流,不必急于处理,此时应加强局部和全身药物治疗,一般在4～8周后可明显消退。对于大型囊泡,可刺破放出囊液,避免对窦腔通气引流和药物导入的影响。针对肉芽组织和瘢痕粘连组织,可采取锐性分离与切除,表面覆以吸收性明胶海绵或止血纱布等。若窦口逐渐出现狭窄、甚至闭锁,则应及时予以扩大和开放,有时需要多次反复处理。否则,只好采取再次手术。

### (四)鼻腔冲洗

鼻腔冲洗对于湿润鼻黏膜、抑制结痂形成、冲刷分泌物、减少有害颗粒沉着具有一定作用,至于使用等渗还是高渗盐水可能并不十分重要。需要注意的是,使用的盐水和冲洗的装置要避免污染,冲洗时不要急于求成而不断加大力度,导致耳部疾患。

(刘武科)

# 第六节　喉内镜技术

## 一、直接喉镜检查

直接喉镜有薄片型、普通型、侧开式及前联合喉镜等类型。按其大小分成人、儿童、婴儿三种。直接喉镜检查适用于颈短、舌厚、会厌卷曲及咽反射敏感而间接喉镜检查不成功者,同时可进行咽喉部活检、喉部小手术(如声带小结、息肉、囊肿、良性肿瘤及瘢痕的切除)、喉部冷冻、电灼、激光治疗、声带注射、喉狭窄扩张及取咽喉部异物等。气管插管或支气管检查时可用直接喉镜引导。近年随纤维(电子)喉镜的普及应用,直接喉镜检查有减少趋势。

检查前4～6h禁食,术前30min使用巴比妥类镇静剂及阿托品。一般采用表面麻醉,婴幼儿可在无麻醉下进行。表面麻醉或小儿无麻醉下操作困难者,可行全身麻醉。检查时受检者仰卧位,垫肩,头后仰。检查者以纱布保护受检者上切牙,左手持镜沿舌背正中或一侧放入口咽部,至舌根时,轻向上提,将喉镜插入喉咽部,看见会厌后将镜远端稍向后倾,挑起会厌,暴露声门。依次检查舌根、会厌溪、会厌、杓会厌襞、杓状软骨、室带、声带、声门下区、两侧梨状窝、喉咽侧、后壁和环后间隙等处。

有颈椎疾病、严重心肺及全身其他病症、高龄及体质衰弱者不宜进行此项检查。喉阻塞患者检查时需密切注意呼吸。检查操作时动作要轻柔,以免损伤黏膜。不可以上切牙为支点,否则易损伤或脱落。检查时间不宜过长,以免引起喉水肿。术中如发生喉痉挛应立即停止手术,嘱受检者坐起,做深呼吸,多能恢复。声带前联合暴露不佳者可嘱助手将患者头位稍抬高或将甲状软骨向后轻压。术后禁食2h,酌情使用抗生素及激素。

## 二、硬管喉内镜检查

硬管喉内镜又称望远喉镜或放大喉镜,系为利用透镜光学原理制成的硬管装置,由近端目镜、镜管及远端物镜构成。根据镜前端观察角度分前视型(0°)、前斜视型(30°)、侧视型(70°、90°)及后视型(120°)等。镜管外径8~10mm,长150~200mm,采用光导纤维传输照明,具有图像放大作用。硬管喉内镜可与摄像系统、喉动态喉镜、电子计算机等连接应用。硬管喉内镜下所见为喉真实图像,视野明亮、图像放大、有较好色彩及分辨率,所获图像清晰不失真,可清楚观察喉部解剖结构,准确判断喉部病变。

检查前用1%丁卡因液行咽部黏膜表面麻醉。检查时受检者面向检查者端坐,上身稍前倾,头稍后仰,张口伸舌。检查者一手用纱布包裹舌前部向外轻轻牵拉,另一手持镜将镜体置入口咽部,镜体可轻轻下压舌体,避免用镜头硬碰咽后壁,嘱受检者发"i"音,使会厌上抬.喉腔暴露。检查者转动镜体,调整其角度及位置,观察舌根、会厌溪、会厌、杓会厌襞、杓状软骨、室带、声带、梨状窝、喉咽侧、后壁和环后间隙等结构。

## 三、纤维(电子)喉镜检查

纤维喉镜由导光性强、可弯曲的玻璃纤维制成,镜体柔软,长30cm,外径为3.2~6cm,镜远端可上、下弯曲,带有吸引及活检管腔。采用冷光源照明,可配用电视摄像监视系统。电子喉镜外形和纤维喉镜相似,其利用前端的CCD成像,图像更清晰,可锁定瞬间图像,储存于电脑,随时调阅打印。该检查适用于因颈短、舌厚、会厌卷曲、张口困难、咽反射敏感、颈椎疾病、全身慢性疾病、年老体弱、精神紧张等不能耐受间接、直接喉镜检查的患者,可进行鼻咽、喉咽、喉部检查、活检及小手术。检查前采用1%丁卡因液进行咽部表面麻醉。检查时患者仰卧或坐位,术者一手持镜体,拇指控制角度钮,另一手持镜远端自一侧鼻孔或经口插入,缓慢推进,经鼻腔、鼻咽、口咽达喉咽,然后将镜体越过会厌达喉前庭,即可见声门图像。依次检查鼻咽、会厌、梨状窝、喉咽侧壁、后壁、室带、声带、声门下区、杓状软骨及环后间隙等处。嘱患者发"依……"声,可观察声带与杓状软骨活动。

(宣　巍)

# 第七节　嗓音功能评价法

## 一、喉动态镜检查

喉动态镜是利用频闪光源照射来观察声带振动特征的检查仪器。Stamper 首先发明了机械式喉动态镜。Kaller 利用电子闪光管原理研制了电子喉动态镜。钟子良在国内首次应用电子喉动态镜。近年喉动态镜有很大发展,将其与支撑喉镜、手术显微镜连接,在进行喉显微外科手术时能同步观察声带振动状况,更有利于提高手术效果;将喉动态镜与摄像系统及电子计算机连接,可在检查的同时将声带振动情况摄像、显示并存储、打印。

### （一）检查原理

正常发声时声带振动非常迅速,为 100～250 次/s,而人的视觉只能辨别每秒不超过 16 次的振动,故用肉眼无法观察高速的声带振动,因此,必须借助于某种方法使声带这种快速振动相对减慢。喉动态镜即是利用快速闪烁的光源照射使声带形成一种似乎静止或缓慢活动的光学幻影,当光源闪烁频率与声带振动频率同步时,声带则好像不运动(静相);当闪光频率与声带振动频率有差别时,则可看到声带似乎缓慢振动(动相),所见到的振动频率是声带实际振动频率与闪光频率之差。

喉动态镜由频闪光源系统、接触麦克风、脚踏开关、喉内镜、摄像系统及显示器等构成。工作时声带振动频率通过接触麦克风、声频放大器传至差频产生器,由差频产生器根据声带振动频率调节频闪光源的频率(脚踏开关亦可调节频闪光源的频率),频闪光源通过硬管或软管喉镜照射在声带上,使肉眼观察到的声带振动速度相对变慢或静止。

### （二）检查方法

检查前用 1‰丁卡因液行咽部黏膜表面麻醉。检查时受试者取坐位,将接触麦克风固定于颈前喉体部,头稍后仰,张口伸舌,检查者一手用纱布包裹舌前部向外轻轻牵拉,另一手将喉镜伸入口咽,嘱受试者发"i"音,脚踏开关控制闪光频率,观察不同音调(高音、低音)、音强(强音、弱音)、声区(真声、假声)的声带振动情况(静相或动相)。

### （三）观察内容

1. 基频　声带振动固有频率可白喉动态镜仪器上显示出。基频与年龄、性别有关,声带病理情况下基频可下降或升高。

2. 声带振动对称性　观察两侧声带振动是否同步。正常情况下双侧声带应呈对称性振动,当一侧声带病变时可与对侧声带振动不同步,表现为患侧振动慢或不振动。

3. 声带振动周期性　观察声带振动是否规则。正常声带振动周期规则,声带病变时可出现非周期性振动,显示声带振动不规则,或部分振动、部分停止振动。

4. 声带振动幅度　观察声带振动幅度大小,双侧是否相同。正常声带振幅有一标准范围,左右相等。当声带张力下降时,可出现振幅增大,甚至呈帆状起伏,而声带张力上升时振幅可变小。

5. 声带黏膜波　观察黏膜波大小、有无及形态。黏膜波反映了声带表层组织结构功能状态。声带黏膜病变时黏膜波可减弱,声带黏膜与深层组织粘连、声带手术损伤深层、声带闭合不全或张力下降等均可致黏膜波减弱甚至消失。

6.声门闭合形态　观察发声时声门是完全闭合、部分闭合还是完全不闭合。正常发声时,声门可完全闭合或部分闭合;发弱声或假声时,声门闭合程度降低;声带麻痹、沟状声带、声带小结、息肉、囊肿及肿瘤等可导致声门闭合不全。

### (四)临床应用

1.初步鉴别声带病变性质　一般认为,良性声带病变多限于黏膜层,故声带振动多正常。黏膜波可表现为正常、减弱或增大。声带恶性病变可由黏膜向深层浸润,黏膜波消失,声带振动减弱或消失。声带麻痹时其张力下降,弹性减弱,声带振动不规则、振幅增大呈帆状起伏或振动消失,黏膜波减弱或消失。

2.判断声带麻痹类型和程度　完全性麻痹时,患侧声带振动及黏膜波均消失。部分麻痹时,患侧声带仍有振动,但振动不对称、不规则,振幅增大,黏膜波减弱。

3.区别器质性与功能性发声障碍　器质性声带病变可出现患侧声带振动及黏膜波异常,而功能性病变声带振动及黏膜波均正常。

4.评估声带病变预后　如黏膜波从有到无,则反映黏膜表层病变逐渐加重或向深层侵犯。如声带振动出现异常,则表明深层开始病变,振动逐渐减弱或消失提示深层病变加重。如黏膜波或振动从无到有,则表示声带病变开始恢复。

# 二、电声门图检查

电声门图(EGG)是一种通过监测声带振动时声阻抗变化,而将声门开放关闭运动描记为声门波图形的非侵入性检测技术,通过观察分析声门图形特征来间接判断声带的振动特点及变化规律。

### (一)检查原理

电声门图检查是将两个金属电极置于颈部甲状软骨两侧表面皮肤上,电极连接声频发生器、放大器及测量仪,测试时在电极之间施加一高频恒压信号(电压或电流),然后测量受声带振动调制的电极间阻抗(或导纳)的变化。这种阻抗的变化反映了声门横向接触面积,双声带接触面积越大,阻抗越小;反之,阻抗越大。声门开放时阻抗增加,描记曲线上升,声门关闭时阻抗减小,描记曲线下降,由此而记录反映声门不断开放关闭振动过程的声门图波形。因声门图输出信号在声带接触时产生,故电声门图主要反映了声门闭合情况。

电声门图观察指标包括①振幅大小;②波形特征;③速度商(SQ):SQ=开放期/闭合期;④开放期(OQ):OQ=开放相/振动周期。

### (二)正常电声门图特征

正常电声门图波形呈现随时间而变化的有规律的弧形光滑曲线,每一振动周期声门波可分为:①关闭相:显示声门自开始闭合至完全闭合的时间;②完全闭合相:表示声门完全闭合的时间,又称平台期;③开放相:为声门自开始开放到完全开放的时间。

正常声门图显示关闭与开放周期有一定规律性,开放相一般比闭合相长;关闭相上升边坡度大,开放相下降边坡度小,有一定弧度,表明声门闭合速度大于开放速度;关闭相坡峰平台期较长,表明声带接触面积大,耗气量小,发声效率高。

声门图波形能反映声带解剖结构及生理功能随年龄而变化的特征:①成年人声门波曲线光滑,闭合相上升边较开放相下降边陡峭;②老年人声门图曲线不光滑,振幅降低,上升及下降边均变缓,表明声门闭合及开放速度均下降;③儿童声门闭合速度小于开放速度,闭合相较开放相长。

声门图可反映声区的变化:①在低的吱嘎声时声带松弛,关闭相较快,开放相减慢,波形失去规则,声门波可呈双相,周期不规则,幅度大小不均,完全关闭相延长;②胸声时完全关闭相较长,波形较圆滑;③假声时完全关闭相缩短,没有一个平坦期或平坦期很短,开放相与闭合相接近,波形变尖,表明声门闭合程度降低;④气息音(耳语)时,声带不能完全接触,振动减弱,波峰低矮。

### (三)异常电声门图特征

声带器质性病变时声带张力、声门开闭速度、声带接触面积和时间、声门开放大小等变化均可在声门图上反映出来。声带充血肥厚时组织体积增大,则可表现闭合相延长,开放相缩短。当声带病变(如声带结节、息肉、水肿、肿瘤等)导致声门闭合障碍时,声门图可出现关闭相延长。声带结节时声门图 SQ 值可降低。声带带蒂息肉表现声门图开放相切迹;广基息肉主要变化为开放相陡峭;声带下缘息肉出现关闭相切迹。痉挛性发音障碍可出现声门图波形改变及周期不规则。声带麻痹时声门不能有效关闭,声门波呈锐角形,SQ 值减小,发强声时 OQ 值比弱声大。

## 三、嗓音的声学测试

嗓音声学测试技术采用物理声学检测手段收集、处理嗓音信号,获取有关声学特征并进行声学分析,为嗓音质量提供定量依据,以客观评价嗓音功能。

### (一)测试仪器

1.语图仪　由录音装置、外差式频率分析装置及显示装置三部分构成,显示的语图为时间、频率、强度的三维图形,横轴代表时间,纵轴代表频率,声强以灰度表示。

2.声谱仪　仪器组成基本同语图仪,显示的声谱图为在某一时间断面上的频率、强度二维图形。声谱仪可自动进行快速的数模(A/D)转换和快速傅里叶变换,使图形数据化并显示。

3.电子计算机声学测试系统　硬件部分包括电子计算机、声卡、音箱、话筒、前置放大器及打印系统,计算机内设有声学分析软件程序,工作时嗓音信号输入话筒,经前置放大器信号放大,A/D 转换显示声波图形,信号采样进行软件分析,获取声学数据、语图,进行嗓音质量评估。

### (二)测试方法

最常采用的方法是检测口腔输出的嗓音信号,测试在隔音条件下(环境噪声 45dB 以下)进行,受试者口距麦克风 5～10cm,发元音(a 或 i),持续 3～5s,声音信号经话筒输入声学测试仪器,再经 A/D 转换实时显示声波图形。选取中间平稳段声样进行声学分析,获取有关声学数据,并对嗓音质量作客观评价。

口腔声音信号易受喉部以上共鸣及吐字结构的影响,故可应用颈前接触麦克风拾取发声时声带振动信号,获得直接声门声学信号,减少声门上结构对声音信号的影响。测试时受试者将接触麦克风戴于颈部,同上发持续元音,声带振动信号经颈前软组织传至接触麦克风,然后输入测试仪器内处理分析。

### (三)观察指标

1.声学参数　包括:①基频(FO)。为声带振动的最低固有频率,表示声带每秒钟振动的次数,以 Hz 为单位。②基频标准偏差(sFO)。为一个基频偏差量的测定值。③基频微扰。用来描述相邻周期之间声波的微小变化,又称音调扰动。④振幅微扰。用来描述相邻周期之间声波幅度的微小变化。⑤谐噪比(H/N)。反映嗓音信号中谐音与噪音成分的比例。⑥声门噪声能量(NNE)。因声门非完全闭合、气流泄漏所产生的噪声能量。

2.语图　主要观察指标有:①基频(FO)。为声带振动的最低固有频率,既第一谐波频率,声图中可借谐波波纹宽度进行估算。②谐波。为正常声音信号中有一定规律、波形及频率的声波曲线,包括基频及与基频成整倍数频率的正弦波。③元音共振峰。特殊元音频谱中由共振而形成的一些声能较集中、幅值较大的谐波成分。一般有三个共振峰。④噪声成分。系由很多紊乱、断续、不协调的基音和它们的谐音形成的声音信号,在声图上显示为点状图形特征。

### (四)临床应用

嗓音声学参数检测技术可客观、定量反映嗓音质量,评价喉部功能状态。

1.区别正常与病态嗓音　正常嗓音各声学参数值在正常范围内,语图谐波呈正弦、均匀、规律的波纹状,图形整齐、清晰,共振峰处声能较强,峰带明显而清楚,集中于和处,噪声成分极少。嘶哑嗓音可表现各项声学参数值不同程度升高或下降,语图显示谐波不规则、断裂甚至缺失,共振峰不同程度破坏或消失,噪声成分增加等。音调异常嗓音则可出现基频异常(或高或低)。

2.判断嗓音损害程度　嗓音声学特征可客观反映嗓音嘶哑的程度。轻度嘶哑各声学参数值略高于正常 0.5～1 倍,语图中、高频区谐波及 2、3 共振峰不规则或断裂,波纹问混有噪声成分。中度嘶哑声学参数值高于正常 1～2 倍,语图表现中、高频区谐波及共振峰损害程度加重,低频区谐波及 1 共振峰亦出现不规则、断裂及噪声成分。重度嘶哑声学参数值增高 2～4 倍,语图中、高频区谐波及共振峰基本消失,代之以噪声成分,低频区仅残存少量不规则、断裂的谐波。

3.初步推测喉病性质　良性声带病变各声学参数值略高于正常 0.5～1.5 倍,语图表现轻、中度损害。声带麻痹或恶性喉疾病则各声学参数值可高于正常 2～4.5 倍,语图多为重度损害。

4.发现早期嗓音疾病　嗓音声学检测可发现早期嗓音疾病的声学参数 shimmer、SDFo 及 NNE 略高于正常,语图表现中、高频区谐波稍不规则,偶有断裂,并有少量增生的噪声成分。

5.鉴别功能性及器质性喉病　器质性喉病嗓音声学特征为声学参数值升高或下降,语图表现谐波不规则,断裂甚至消失,共振峰声能减弱或消失,噪声成分增多等。功能性发声障碍嗓音也可出现病理性嗓音的声学特征,但多数功能性发声障碍者在一次元音信号中可搜寻到正常声学特征,此时声学参数及声谱图特征均显示正常。

6.评价疗效及预后　嗓音声学检测可客观评价治疗效果,如治疗后声学参数及语图改善,表明治疗有效,病情好转。如治疗后各参数值及语图完全恢复正常,表明痊愈。治疗后声学特征无明显改善,表明治疗效果不佳;治疗后声学参数及语图损害更明显,则表明病情加重。

## 四、喉空气动力学测试

发声时呼吸活动提供声音产生及维持的气流动力,因此,测试机体发声时气流动力学改变,并进行有关参数分析,可为喉功能评价提供定量的客观依据。

### (一)原理及方法

1.气流率及口腔内压力测试　气流率指发声时单位时间内通过声门的气流量,通常用 ml/s 表示。简单的气流率测试方法是应用呼吸速度描记器或恒温热线气流计进行,测试时受试者发持续元音(a 或 i),气流信号经圆筒形接管输入上述测试仪器记录并显示。气流率也可经下列公式计算获得:平均气流率＝肺活量/最大声时。

近年国外多采用"逆滤波技术"进行发声时气流率及口腔内压力测试,这种方法可消除因声道共振作用所产生的声波高频成分,从而更精确获得声门气流信息。该测试系统由通气面罩、呼吸气流速度描记仪、声压传感器、前置放大器、逆滤波装置及计算机组成。气流率测试时受试者将面罩紧贴面部,罩住口鼻,发持续性元音,气流信号经通气面罩、呼吸气流速度描记仪传至气压传感器,再经放大、滤波处理输入计算机,经数模(A/D)转换显示为随时间而变化的气流声门图(FGG),其观察参数包括:①峰值气流率;

②变动气流率;③稳定气流率;④最小气流率等。变动气流率与稳定气流率的比值可更佳反映声带功能状态,称声门效率。口腔内压力测试是将一硅胶管置于面罩内,受试者发间断音节(pi或pa),气压信号经气压传感器放大后输入计算机,经数模转换描记为口腔气体压力图,并计算出压力数值。

2.**声门下压力测试**　声门下压力是声音产生及维持的一个重要因素,用单位 kPa(cmH₂O)表示。

声门下压力测试技术较为复杂,目前,主要有 3 种测试途径:①经颈前皮肤测试:此方法为侵入性技术,对组织有一定损伤。②经声门测试:该方法缺点是操作较困难,将硅胶管置于声门下时易发生移位,引起咳嗽反射,而且测试时影响发声活动。③经食管测试:是通过测量食管内压间接推测声门下压的方法,该方法较前两种方法操作简单,痛苦小,易于接受。测量声门下压力较困难,故而现多采用测量口腔压力的方法间接推测声门下压力。

3.**声门阻力测试**　声门阻力不能直接测量,可通过声门下压及平均气流率计算得到数值:声门阻力＝声门下压/平均气流率,常用单位为 kPa(cmH₂O)/LPS。因声门下压力测试较困难,可用口腔内压力代替声门下压进行计算:声门阻力＝口腔压力、气流率。

**(二)临床应用**

1.**气流率及气流声门图**　正常男性平均气流率为 90～175ml/s,女性为 80～160ml/s。气流率与声音强度有关,声强增大时,平均气流率亦增加。峰值气流量、变动气流量随声音强度增大而升高,而闭合相最小气流量则下降,表明发声强度增加时耗气量亦增加。气流率与声区也有关,假声时气流率较胸声明显,可能是因为假声时声门关闭程度降低,耗气量增加所致。

气流率与声门闭合程度明显相关,发声时如声门闭合程度降低则气流率明显增高,气流声门图闭合相由扁平变圆。声带麻痹造成声门关闭不全时,稳定气流率升高,变动气流率与稳定气流率比值下降。气流率与声带质量、张力也有关,声带炎症或良性增生病变时,声带体积增加,振动下降,此时变动气流率降低,变动气流率与稳定气流率比值也降低;声带张力增加时(如痉挛性发音障碍),气流率则明显下降。气流率可反映喉部疾病严重程度,急性喉炎变动气流率与稳定气流率较慢性喉炎降低;T₂、T₃ 期喉癌变动气流率与稳定气流率比值较 T₁ 峰期下降。气流率在临床疗效评价中也具一定价值,声带良性疾病显微手术后平均气流率明显降低,声门效率提高。

2.**声门下压及口腔内压**　正常发声时,当深吸气后紧闭声门用力呼气,声门下压力可达 9.8kPa(100cmH₂O)。但一般发声时,声门下压仅需 0.49～0.98kPa(5～10cmH₂O);发强音时声门下压力也不超过 2.94kPa(30cmH₂O)。声门下压力与声门强度有关,声门下压力大,声带振动幅度大,则声强大;反之声强则小。声门下压力与声音频率亦有一定关系,声门下压随发音频率的上升而增加。发声时空气力压变化与声区也有关,假声时口腔内压力较胸声高,可能与维持声带张力及振动有关。

(宣　巍)

# 第八节　硬管支气管镜检查法

## 一、适应证

1.气管、支气管异物。

2.原因不明的支气管阻塞、咳嗽、咯血、反复发生的肺炎。

3.可疑的气管、支气管结核。

4.需明确病变范围和活组织检查的气管、支气管及肺部肿物。

5.气管、支气管内用药和治疗。

6.气管、支气管狭窄扩张。

7.下呼吸道分泌物滞留须清除或须分泌物涂片和培养者。

8.气管切开术后长期不能堵管需明确病因者。

9.疑有气管食管瘘者。

## 二、操作方法及程序

1.器械准备　根据患者年龄选择不同大小的支气管镜。

2.麻醉

(1)局部麻醉:适用于成人和大龄儿童。多选用1%丁卡因行咽喉部喷雾麻醉,连续3次,每次间隔3min。最后可在间接喉镜下以弯针头挑起会厌,将麻醉药直接灌入喉和气管内。丁卡因总量成人不宜超过60mg。

(2)全身麻醉:适用于儿童和病情复杂的成人。全身麻醉后患者全身松弛,痛苦小,有利于保持呼吸道通畅和手术顺利进行,符合安全麻醉的原则。

3.体位　受检者仰卧,头部伸出台面前缘,并抬高后仰,使头部高出台面15cm左右,助手协助固定,保持口、咽、喉、气管成一直线,当气管镜进入气管后将头降低到手术台平面,进入右支气管时头向左平移,进入左支气管时头向右平移。

4.手术方法

(1)直接插入法:适用于成人。沿舌背中部导入支气管镜,经腭垂和舌根,暴露并挑起会厌,沿其喉面深入,显露声门后,于吸气相声门呈三角形扩大时,将镜体右转90°,前端斜面向左,通过声门,进入气管。

进入气管后,助手降低患者头部,继续深入达气管末端,可见气管隆嵴呈纵形嵴状,一般先进入健侧支气管检查,然后再查患侧,但取异物时相反。如病变不明,则先右后左,顺序检查。检查右支气管时,先将受检者头部左移,使其支气管纵轴与镜管一致。进入右支气管后,在其外上方,隆突稍下2cm处,可见垂直嵴,嵴的外上方即右肺上叶支气管开口,但暴露不佳。继续深入至隆突下3～5cm处,可见前壁相当于11～1点处有一水平嵴,嵴的前上和后下分别为右肺中叶和下叶支气管开口。右侧支气管检查完毕后,将镜管退至隆突处,并使受检者头部右移,检查左侧。左支气管较细,与气管所成角度也大,在隆突下方5cm处,有一斜嵴,其前上方为左肺上叶支气管开口,后方为左肺下叶支气管开口。检查中应缓慢稳定地导入镜管,同时观察气管、支气管管腔和管壁黏膜,气管各软骨环呈白色,后壁较扁平,呈红色,支气管内软骨环不如气管明显,黏膜呈淡红色,可感受到心脏及大血管的搏动。检查中应注意管腔内有无异物,黏膜有无充血、溃疡、瘢痕、水肿、肉芽或新生物。如有分泌物应吸净,并可做脱落细胞检查和细菌培养。操作中,左手持镜固定,右手操作。

(2)间接插入法:适用于儿童。先以直接喉镜暴露声门,再由喉镜内导入支气管镜,当通过声门到达第3～4气管环时,撤出直接喉镜,其余操作与上相同。

## 三、注意事项

1.术前应对手术器械、光源、吸引器、氧气和抢救物品做好充分准备,以备急用。

2.术中应严格按照体位要求,调整受检者头部,并始终在看清楚镜前管腔后,再推镜深入为原则,以免造成管壁损伤。

3.勿以上切牙为支点橇压,避免上切牙受损和脱落。

（宣　巍）

# 第九节　硬管食管镜检查法

## 一、适应证

1.诊断并取出食管异物。

2.诊断并治疗食管狭窄。

3.辅助查明原因不明的吞咽困难、咯血等症状的病因。

4.用于食管肿物的检查和活检。

5.食管静脉曲张填塞止血或硬化剂注射。

6.食管管腔内良性肿瘤的切除。

## 二、操作方法及程序

1.器械准备　包括选用合适的食管镜、食管钳、光源、吸引器等。

2.麻醉

(1)局部麻醉:多用于成人和能合作的大龄儿童。以 1‰ 丁卡因喷布口咽和喉咽,并将喷于喉咽的丁卡因咽下,以麻醉食管。

(2)全身麻醉:主要用于儿童和年老体弱者,复杂的食管异物也宜做全身麻醉。

3.手术方法

(1)体位:与气管镜检查法相同,但当食管镜进入中段食管后,应将头位逐渐放低,使食管镜与食管纵轴走向一致,进入食管下段时,患者头位常低于手术台台面 2～5cm。

(2)术者左手持食管镜远端镜管,环指固定于受检者上切牙上,保护上唇。中指分开下唇,食指和拇指捏住镜管,右手执笔状持食管镜镜柄,在左手引导下将镜管从右侧口角置入口内,并沿舌背右侧下行,以腭垂和咽后壁等为参照,看到会厌游离缘后,自其喉面下行,进入右侧梨状窝,然后将食管镜远端移向中线,向上提起,嘱受检者吞咽,即可见到呈放射状裂孔的食管入口,由此导入食管镜,此为经右侧梨状窝法,适合于男性老人受检者。

(3)也可用经中线法,自口腔正中置入食管镜,沿舌背正中,依次经正中线通过腭垂和会厌,经杓状软骨后方中线进入环后隙,向上抬起环状软骨板,进入食管入口,此法适用于年轻人或成年女性,初学者较易掌握。

(4)一般自上切牙下行 16cm 处是食管入口,环咽肌在后壁隆起呈门槛状,通过时易引起副损伤,继续下行到距上切牙 23cm 处,是食管第 2 狭窄,即主动脉弓与食管的交叉处,有时可见搏动,距上切牙 27cm 处是左主支气管横过食管处(第 3 狭窄),36cm 处为隔食管裂孔处(第 4 狭窄)。

## 三、注意事项

1.食管镜下行过程中应始终与食管管腔保持一致,避免盲目暴力通过。检查中应注意观察食管的管壁,有无黏膜充血、肿胀、溃疡、狭窄、新生物等,退出镜管时再复查1遍。

2.进入食管后,由于压迫气管后壁,可以引起呼吸困难,此种情况多发生于儿童或镜管过粗时,故应观察受检者的呼吸情况,必要时立即退出镜管,保持呼吸通畅。全身麻醉应用气管插管可以防止呼吸不畅。

（宣　巍）

# 第十节　泪器手术

泪器病,特别是泪道病是最常见的眼病,泪器手术亦以泪道手术为主。泪道阻塞而致溢泪,继发感染则有溢脓,手术主要解决溢泪及溢脓。泪囊以下的阻塞,手术效果较好,泪囊以上阻塞现在尚缺乏理想的方法,是要进一步研究的课题。

## 一、泪道探通、扩大和冲洗

### 【适应证】

泪道探通、扩大和冲洗用于检查泪道通畅状态及治疗一部分泪道阻塞,也可作为控制泪道炎症的给药途径。泪道探通及扩大,对于已有固定纤维化的阻塞,无论是在泪小管或鼻泪管均难奏效,但对新生儿泪囊炎效果良好,其常为鼻泪管下口的膜性阻塞。

### 【术前准备】

冲洗泪道及冲洗结膜囊。

### 【手术步骤】

1.表面麻醉　嘱患者眼球转向外侧,如经下泪小点扩探,用拇指牵拉下眼睑向外,暴露泪小点,将泪小点扩张器从泪小点插入泪小管垂直部,轻轻用力,捻转前进,进入1～2mm即将扩大器向外转至水平位置,继续前进扩大至所需的大小。

2.探通泪道　先用1号泪道探子插入泪小点和泪小管垂直部,向外转90°或稍多,至水平的泪小管方向,继续前进约10mm,进入泪囊可触及泪囊窝的骨壁,再回转90°至鼻泪管方向,继续向下探至下鼻道。

3.冲洗泪道　用装有生理盐水的注射器,安上钝头泪道冲洗针头,插入泪小管,注入冲洗液。如针能进入泪囊、触及骨壁,冲洗液到达鼻腔或咽部,表明泪道畅;如不能到鼻腔,水从另一泪小点反流,则表明鼻泪管阻塞。若针不能进入泪囊,水从另一泪小点反流,阻塞在泪总管;若水从进针的原泪点回流,则阻塞在原泪小管。

### 【术后处理】

局部抗生素点眼。探通2～3次无效,应改行其他手术。

## 二、泪小点切开术

**【适应证】**

适用于泪小点狭窄或闭锁。

**【术前准备】**

冲洗泪道及冲洗结膜囊。

**【手术步骤】**

注射局部麻药后,扩大泪小点,拉开眼睑,用尖蒄伸入泪小点,剪开泪小管垂直部,并剪开泪小管水平部2～3mm,剪去二刀口间的三角形黏膜片。如泪小点已完全闭塞,可用小刀从原闭塞口向下切开泪小管,再依上法施行。

**【术后处理】**

局部用含甾体激素抗生素点眼5～7天。

## 三、泪小点外翻矫正术

**【适应证】**

适用于泪小点外翻。

**【术前准备】**

冲洗泪道及冲洗结膜囊。

**【手术步骤】**

下泪小点外翻轻者,局麻下翻开下眼睑,在泪小点后3mm结膜面,用电凝器作3～4个烧灼点;或切除2～3mm梭形结膜片,缝合2针以矫正之。泪小点外翻重者,如瘢痕性睑外翻,应行整形术矫正。

**【术后处理】**

局部用含甾体激素抗生素点眼7～10天。5～7天拆线。

## 四、泪囊鼻腔造口术

泪囊鼻腔造口术是在泪囊与鼻腔之间建立一条新通道,代替阻塞的鼻泪道引流泪液,以解除泪囊积脓和溢泪两大症状。有两种方式:经皮肤的外路方式及经鼻腔的内路方式,鼻内镜下的手术逐渐成为手术的主要方式。

**【适应证】**

泪小点和泪小管正常的鼻泪管阻塞、慢性泪囊炎和泪囊黏液囊肿。

**【术前准备】**

术前全身应检查有无血液病或心血管病。鼻腔检查如有鼻中隔偏曲和鼻息肉,阻塞造口区域,或有鼻窦炎,应先行矫治。压迫泪囊如无分泌物或甚少,冲洗亦不能进入较多液体,可做泪道造影,以判断泪囊的大小。分泌物为脓性者,术前1～2日应用抗生素液冲洗泪道。1%麻黄碱液滴鼻,必要时全身用抗生素。

## 【手术步骤】

1.麻醉　小儿用全身麻醉。成人用局部麻醉。手术前用1‰丁卡因滴结膜囊三次。鼻内麻醉:用1‰丁卡因与0.1‰肾上腺素各半之混合液,浸润棉片塞于中鼻甲前上造口部位。局部麻醉:用2‰利多卡因3ml加0.1‰肾上腺素0.1ml成1/30000的浓度。从滑车下向眶深部刺入20~30mm。边退针边注药,注入麻醉液1~1.5ml,以阻滞筛前和滑车下神经;再在眶下缘内端的外面,深达骨膜,注射药液1ml,以阻滞眶下神经的分支,出针前沿切口区皮下浸润少许药液。注射后轻轻按摩5分钟,见皮肤变苍白,即可开始手术。

2.皮肤切开　从内眦上及内各3mm处起,最初5mm垂直向下,再弯向下外,作15~20mm长的切口,下端在鼻睑沟内。

3.暴露泪囊凹　钝性分离软组织,找到内眦韧带和前泪嵴。从中部切断内眦韧带,切其深部时斜向鼻侧,直达前泪嵴骨膜,避免伤及泪囊。沿前泪嵴并在其前1~2mm切开骨膜,用骨膜起子把泪囊连骨膜一并从前泪嵴和泪囊凹分离,暴露泪囊凹直至泪颌缝或后泪嵴,泪囊有骨膜覆盖,只要不损伤骨膜,就能保证泪囊完整。把前泪嵴前方之骨膜再分离2~3mm,以将骨孔区域完全暴露。

4.造骨孔方法很多　早年常用凿及锤,震动创伤大;有用环钻或球钻者,但易损伤鼻黏膜;近年有用超声波或激光者,需要复杂的器械。最简易有效的方法是:用血管钳先在泪囊凹下后菲薄骨板处,压破一小片,造成4~5mm直径小孔,再用咬骨器扩大,完成骨孔。伸入咬骨器之前,应先用骨膜起子把鼻黏膜连骨膜一齐分离,保证其完整以利于吻合。骨孔为椭圆形,垂直径10~12mm,水平径8~10mm。骨孔的位置下界平骨性鼻泪管上口;下界平内眦韧带;后界一般只能到泪颌缝,难达后泪嵴,因泪囊凹的泪骨部分常为筛泡占据,前界可至前泪嵴前2~3mm,总之骨孔所暴露的鼻黏膜和泪囊的位置不能离开太远,否则会造成吻合困难。

5.泪囊鼻腔黏膜吻合　在泪囊和鼻黏膜作垂直的"I"形切口,相当于骨孔长径,切透至泪囊腔及鼻腔。根据骨板的厚薄,筛窦的位置、泪囊与鼻黏膜的距离等,精心设计其前、后页的长短,即切口稍前或稍后,估计缝合后不过紧、过松或不足。4-0~6-0肠线或丝线,将黏膜前、后页各缝2~3针,密切对合,以覆盖新的孔道。由于在滚部操作,最好用针眼在针尖端的缝针,如血管瘤式的(左右各一),或直针,缝后页较方便;Ohm型倒钩针,缝前页容易。缝前页时一并缝合前泪嵴前的骨膜,将吻合的前页向前牵引,使新造孔道达到最大限度。只要术中不损伤骨膜和黏膜,前后页长短设计适度,吻合并不困难,缝合后亦不需要填充物。

6.外部缝合　切断的内眦韧带用丝线缝合1针,皮肤切口间断缝合3~5针。

## 【术后处理】

1.手术完毕　结膜囊内放入少许抗生素眼膏,用一薄纱垫浸75‰酒精盖在伤口上,外面加数层纱垫,微加压包扎单眼,忌用强压,以免压闭新吻合通道。鼻内继续滴抗生素及麻黄碱液,次日换药,若伤口无异常,可隔日换药,术后5日拆线。滴荧光素液于结膜囊内,观察有无黄色液到达鼻腔或咽部,以试验新泪道是否通畅。成功的手术,术后溢泪完全消退,无须任何测试。

2.术中并发症及处理

(1)出血:少量出血,影响手术野,可用棉球浸肾上腺素止血。做骨孔时,如上颌骨额突发达,髓腔大,出血多,可以使用骨蜡。切开泪囊或鼻黏膜有时出血也较多,同样用肾上腺素止血,在缝线结扎后,出血一般也会停止。在这种情况下,为防止术后继续出血,可在吻合腔内填塞明胶海绵。

(2)黏膜损伤:分离泪囊时不连同骨膜一齐剥离,或者造骨孔时不先将鼻黏膜和骨膜一起分离,没有坚韧的骨膜保护脆弱的黏膜,就容易造成黏膜撕裂。若不慎已有破损,应根据损伤的位置,设计两者的前、后叶进行吻合。如破损较多,可以设计两个较完整的前叶或后叶作单页吻合。如果破损太多,无法缝合,只有在通道内填塞油纱条,一端送入鼻腔,术后 3 日取出。

(3)筛窦异常:有时筛泡位置靠前,占据部分泪囊凹,造骨孔时,首先进入筛窦,应识别筛窦黏膜,筛窦黏膜薄而软,无骨膜,微呈紫蓝色,不似盖有骨膜的鼻黏膜那样较韧、色白而发亮。此时应除去筛泡的膜骨,其黏膜自然下陷,显露出鼻黏膜。

(4)中鼻甲异常:有时中鼻甲前端太靠前,可以切除其骨质,然后常规做鼻黏膜切口,进行吻合。

3.术后并发症

(1)继发性鼻出血:可以发生在术后 1 周内,常是由于痂膜脱落,量多时需用肾上腺素棉片或油纱条填塞,可并用止血剂。

(2)感染:由于鼻内伤口敞开,引流好,感染少见,但感染化脓则多使孔道阻塞。

(3)复发与第 2 次手术:术后孔道闭塞,可能由于骨孔过小或位置错误,或者由于吻合不良,肉芽组织增生而堵塞。如果复发溢泪和流脓,表明泪囊腔尚存.可在术后 3 个月,重做造口术。手术时先暴露骨孔缘,从骨孔缘平面分开泪囊和鼻黏膜,注意保证其完整,再切除过多瘢痕组织。如果发现骨孔过小,扩大之,再按常规做泪囊和鼻黏膜切口,进行吻合。

泪囊鼻腔造口术还可选择由鼻腔进路,称鼻内泪囊鼻腔造口术。方法是在鼻腔外侧壁,中鼻甲前上方,相对泪囊区域,切除鼻黏膜、骨壁和泪囊内侧壁,造成新的泪道。

# 五、泪囊摘除术

## 【适应证】

泪囊结核、泪囊肿瘤、严重鼻内疾病不能治愈者和身体衰弱不能耐受泪囊鼻腔造口术者。

## 【术前准备】

同泪囊鼻腔造口术

## 【手术步骤】

1.麻醉同泪囊鼻腔造口术。

2.皮肤切口与泪囊鼻腔造口术者相似而略短。有的为了避免表面瘢痕,从上泪小点经内眦皮肤黏膜交界线至下泪小点切开,但手术野暴露较差。

3.暴露泪囊钝性分离皮下组织,找到内眦韧带,无须切断,探到前泪嵴。从内眦韧带下沿前泪嵴外侧分开眼轮匝肌,暴露略呈白色的泪筋膜。用闭合的剪刀纵行分开泪筋膜,即可见到带蓝色的泪囊。分离时剪刀尖要向内对着泪囊方向,不要向后对着眶内,否则分破眶筋膜,黄色的脂肪组织脱出,初学者易误认为泪囊。

4.分离及摘除泪囊:用钝分离器先将泪囊鼻侧壁与泪囊凹骨膜分离,再分离颞侧,上至泪总管,两侧均向下分离至骨鼻泪管上口。再从内眦韧带后方分离泪囊底部。至此泪囊已充分游离。用血管钳提起泪囊向前内牵引,剪断泪总管或泪小管,以后牵引泪囊向前下,分离泪囊后面与泪囊凹的粘连。将泪囊向上提起。从泪囊最下端切断鼻泪管,全部摘除泪囊。此时泪囊凹光滑,盖有完整的骨膜。检查泪囊是否完整。最要注意的是在分离时,始终要在泪囊与骨膜之间进行,切忌撕破泪囊,遗留黏膜残片,则会导致复发。

5.刮除鼻泪管:用刮匙伸入骨鼻泪管,将管内黏膜刮除干净。

6.破坏泪小管泪:小管如有慢性炎症,应予破坏。用小刀切开泪小管,刮除或烧灼,破坏上皮,使管腔闭塞。

**【术后处理】**

手术完毕,结膜囊内放入少许抗生素眼膏。用一层浸 75% 酒精的纱布盖住伤口,上面放一橄榄形小纱布枕,再盖上纱垫,加压包扎单眼,意在闭合切除泪囊后的死腔。48 小时后换药,保留纱布枕至术后 5 日拆线。

# 六、泪小管断裂修复术

**【适应证】**

泪小管断裂。

**【术前准备】**

清洁伤口。

**【手术步骤】**

最好在手术显微镜下进行。用 10-0 尼龙线或丝线,上、下及前方各缝一针,缝合时按血管吻合方式,一侧缝针从外面穿入管腔,另一侧从管腔穿出,结扎后断唇向外翻,以保持管腔内的空间最大。

**【术后处理】**

每日换药,5～7 天拆皮肤缝线,3～6 个月拔管。

(刘武科)

# 第五章　耳鼻咽喉科非手术治疗

## 第一节　放射治疗

在伦琴发现 X 线、居里夫人发现镭之后,放射治疗经历了一个多世纪的发展历史。目前放射治疗(放疗)仍是恶性肿瘤重要的局部治疗方法。在治疗头颈部肿瘤时,既要考虑肿瘤的根治,又要兼顾对器官功能的保留、组织结构的完整性及对美容的影响,因而放疗在头颈部肿瘤的综合治疗中有着非常重要的地位和作用。

### 一、头颈部肿瘤放疗概况

头颈部恶性肿瘤中,上皮癌所占比例很高,其中绝大多数为分化不同的鳞状细胞癌,非上皮性恶性肿瘤占 10% 左右,主要来源于涎腺组织,还有少部分淋巴瘤和肉瘤等。由于头颈部血供丰富,且多数为鳞状细胞癌,故头颈部肿瘤的放疗疗效较好,和手术的综合治疗应用非常广泛。

1.口腔癌　包括上下齿龈、硬腭、口底,颊黏膜、舌前 2/3 区和臼后三角区共七部分,以鳞癌为主。早期病变放疗局部控制率可达 75%～80%,与手术治疗效果相似,而且治愈率较高,且不影响美容和功能,应作为首选。$T_3$、$T_4$ 病变需手术和放疗的综合治疗,无论采用术前或术后放疗,均能提高局控率。

2.鼻腔和上颌窦癌　早期与手术治疗效果相似,中晚期宜采用综合治疗,其中术前放疗与手术联合治疗在临床上被广泛采用。

Blanco 等报道 106 例旁鼻窦肿瘤,其中上颌窦癌为 76%,筛小房癌为 18%,多数为局部晚期患者,所有患者均行放疗,65% 患者结合手术。5 年局控率为 58%,远处转移率为 29%,元瘤生存率为 29%,总生存率为 33%。手术与放疗联合使用的患者无瘤生存率优于单纯放疗(P<0.05),体现出综合治疗的重要性。

3.鼻咽癌　鼻咽癌绝大多数为低分化鳞癌,颈部淋巴结转移率高,对放疗敏感,且鼻咽腔由于解剖位置的特殊性,手术很难彻底清除,故对鼻咽癌来讲放射治疗是十分有效的手段,需作为首选的治疗方法。行根治性放疗后,颈部淋巴结残留或鼻咽部局部复发,可酌情考虑手术。经过规范的根治性放疗后I期 5 年生存率可达 85%～91%,各期综合 5 年生存率在 50% 左右。

有研究认为,对于早期鼻咽癌,肿瘤体积并不是独立的影响预后因素。Chua 等研究了 116 例经放疗的 I～II 期鼻咽癌患者,中位随访期为 105 个月。I 期患者 5 年局控率为 95%,疾病特异性生存率(DSS)为 97%,II 期患者分别为 81% 和 79%。当肿瘤计划靶体积(PTV)>15cm³ 且淋巴结体积>4cm³ 时,生存率明显降低,DSS 为 68%;PTV≤15cm³ 且淋巴结体积≤4cm³ 时,DSS 为 92%。多因素分析表明 $T_{2b}$ 和 $N_1$ 为提示生存和局控的独立预后因素。对于进展期鼻咽癌患者,Chi 等报道单纯放疗组 5 年总生存率为

60.5％,无复发生存率为 49.5％。

4.喉癌　强调治愈的同时还要保留发音功能。喉癌 90％以上是鳞状细胞癌,早期($T_1$,$T_2$、$cN_0$)手术与放疗效果总的生存率相似,而采用放疗能有效的保留患者的发音及吞食功能的完整性。放疗后失败的病例通过挽救性手术,也能获得较高的治愈率。$T_3$,$T_4$ 病变单纯放疗或手术疗效均较差,以手术治疗为主,辅以术前或术后放射治疗。对有气道梗阻者,应首先全喉切除再行放射治疗。

Jones 等报道 488 例早期喉癌($T_{1\sim2}$,$cN_0$)患者,病理均为鳞状细胞癌,其中 419 例经放疗,剂量为 60～66Gy/30～33 次;69 例为手术治疗,手术包括垂直半喉切除、水平半喉切除或声带切除术,5 年癌特异性生存率放疗组为 87％,手术组为 77％,组间统计学差异无显著性意义。声带癌和 $T_1$ 期患者 5 年生存率较高,分别为 90％和 91％,声门上型和 $T_2$ 患者预后较差,分别为 79％和 69％。两组局部复发率无差别,区域复发率手术组高于放疗组,发音质量评价放疗组明显优于手术组($P<0.05$)。

5.口咽癌　以癌和恶性淋巴瘤为主,肿瘤浸润范围较广,分化程度较差。早期口咽癌放疗与手术疗效相似,能有效的保留生理功能。晚期口咽癌需手术和放疗的综合治疗,目前对手术和放疗的先后顺序国内、外仍有争议。

6.下咽癌　由于解剖位置的特殊性,手术会造成吞咽及发音功能的改变,而早期下咽癌放疗与手术疗效相似,应首选放疗。

7.外耳道癌　发生罕见,由于解剖位置限制,手术难以广泛切除,多为手术＋术后放疗的综合治疗,尤其对颈部转移癌者,由于对放疗不太敏感,主张手术治疗。

8.甲状腺癌　对放疗敏感性差,手术治疗为首选。手术切缘(＋)或术后残留,$^{131}$I 不摄取者,或广泛淋巴结转移,尤其包膜受侵者,手术＋术后放疗有价值。国内资料统计表明甲状腺癌术后残留,术后放疗 5 年生存率为 77％,单纯手术者 5 年生存率仅为 38％。Haigh 等的研究资料也表明,甲状腺癌术后行放疗＋化疗疗效要好于单纯手术。

综合国内外资料,目前还没有对不同分化程度的甲状腺癌外照射研究随机分组资料的报道,其照射方式和照射剂量仍有争论。Ford 等对有肉眼或镜下残留、多组淋巴结受累等 41 例甲状腺癌患者行术后放疗,剂量为 37.5～66Gy/3～6.5 周。5 年局部复发率和生存率分别如下,乳头状癌为 26％和 67％;滤泡状癌为 43％和 48％;高分化癌为 21％和 67％;分化差者为 69％和 32％;外照射剂量<50Gy 者为 63％和 42％;50～54Gy 者为 15％和 72％;>54Gy 者为 18％和 68％。此小样本研究提示 5 年局部复发率似乎有剂量效应关系。

9.涎腺肿瘤(腮腺、颌下腺、舌下腺)　手术治疗为首选。一般不做术前放疗,术后放疗减少局部复发,提高治愈率。

# 二、不同时间、剂量、分割方式

放疗的设计要遵循放射生物学原则,即每次照射剂量要低且总的治疗时间要短,这样即能保护正常组织又能增加肿瘤局部控制率。组织和肿瘤的分次反应可以通过 4 个"R"来考虑:即亚致死损伤的修复、细胞的再增殖、细胞周期的再分布、肿瘤乏氧细胞的再氧和。它们是分次照射的生物学基础。

## (一)非常规分割放疗理论基础

常规分割放疗已沿用了近半个世纪,是指每天照射 1 次,每次 1.8～2.0Gy,每周 5d,总剂量 60～70Gy,总疗程 6～7 周。然而常规分割放疗的疗效并不令人满意,放疗后常常存在局部复发的问题,且复发多发生在 2 年以内。近 30 年来,放射生物学的研究表明,头颈部肿瘤平均倍增时间为 45～60d,一个肿瘤细胞要长到临床可察觉的 1cm³ 大小的肿瘤（10⁹ 个细胞），需 30 次倍增，要 5 年的时间才能完成。从理论上分析，放疗后大多数肿瘤细胞被消灭，肿瘤复发是个别干细胞的增殖引起的，而临床上 90% 的复发多发生在 2 年以内，只有肿瘤细胞加速增殖才能解释这一现象，推测其倍增时间（Tpot）大为缩短，即在治疗后肿瘤平均倍增时间缩短到 4～6d。另外，肿瘤治疗剂量；与治疗时间有明显的相关性，表现为达到肿瘤完全消退，治疗时间每延长一天，就需要增加 0.5Gy 照射的剂量，说明肿瘤细胞加速增殖有可能是影响放疗疗效的重要原因之一。

基于上述理论，放射肿瘤科医生尝试了不同的时间-剂量-分割因素，在相对短的时间内增加肿瘤局部照射剂量，希望来克服肿瘤加速再增殖对机体的不利影响，并取得了一定的进展，有报道对部分肿瘤的放疗疗效优于常规分割放疗，且副作用能被大家接受。

### （二）非常规分割照射类型

主要有以下两种：

1.超分割放疗（HRT）　每次照射剂量降低，分割次数增加，在不增加后期反应组织损伤的基础上总剂量增加，总疗程基本不变。超分割放疗能使肿瘤受到更高生物效应剂量的照射，还可增加细胞周期再分布机会和降低细胞杀灭对氧的依赖性，从而提高了肿瘤的放射敏感性。但早期反应组织急性反应也相应有所加重。

2.加速超分割放疗（HART）　每次照射剂量降低，分割次数增加，总疗程时间缩短，总剂量做相应调整。包括连续加速超分割（CHART）、分段加速超分割放疗（SCHART）、后程加速超分割（LCHART）、同期小野加量照射（CBHART）等方式。加速超分割放疗由于缩短了总疗程时间，在一定程度上克服了治疗过程中肿瘤细胞的加速再增殖，在分次间隔时间足够长（≥6h）时，总疗程时间与后期放射损伤关系不大，急性反应由于周剂量增加而明显加重，成为这种分割方式的剂量限制性因素。

### （三）非常规分割放疗的临床效果

Horiot 等报道了 356 例口咽癌随机分组的临床Ⅲ期试验结果。5 年局控率超分割放疗组和常规组分别为 59% 和 40%（P＝0.02），主要为 T₃N₀，T₃N₁ 病变，而 T₂ 病变的疗效未有提高；生存率超分割放疗组有升高趋势，但统计学差异无显著性意义（P＝0.08）。超分割放疗急性反应较重，后期损伤与常规放疗相似。Horiot 又报道了一组包括更多病例的临床Ⅲ期试验结果，511 例患者入组，结果是超分割放疗组局控率高于常规组（P＝0.017），但生存率的提高仍无统计学差异（P＝0.06），而且超分割放疗组急性反应和损伤要高于常规放疗组。

Awad 等报道了 70 例头颈部鳞癌，包括有口腔癌、喉癌、下咽癌，在根治性手术后进行术后放疗，随机分为加速超分割放疗组（A）和常规分割放疗组（B），A 组照射 1.4Gy/次，3 次/d，间隔 6h，每周治疗 6d，总量 12d 33 次 46.2Gy，B 组照射 2.0Gy/次，1 次/d，每周治疗 5d，总量 6 周 30 次 60Gy。结果 3 年局控率 A 组（88%±4%）明显优于 B 组（57%±9%，P＝0.01）；但生存率统计学差异无显著性意义（60%±10%，46%±9%，P＝0.29）。另外，加速超分割放疗组早期黏膜炎反应较常规组程度要重，同样放疗后口干、纤维化和水肿的发生也较常规组普遍。

Fu 等报道了美国 RTOGg003 关于头颈部癌的不同分割放疗随机分组的Ⅲ期临床试验研究，共评价了 1073 例患者，结果表明，超分割放疗组和加速超分割放疗组局控率高于常规组（P＝0.045，P＝0.050）；超分割放疗组和加速超分割放疗组无瘤生存率有升高趋势，但统计学差异无显著性意义（P＝0.067，P＝0.054）；两组放疗急性反应高于常规组，但后期损伤无明显增加。

然而，也有部分Ⅲ期临床研究并未显示非常规分割放疗的优势。Teo 等的研究认为基于二维治疗计划的加速超分割放疗，不仅在 5 年局控率、总生存率、无瘤生存率、远处转移率等方面较常规放疗无优势可言,还会引起中枢神经系统(颞叶、脑神经、视神经、脑干、脊髓等)的放射损伤。同样还有 El-Weshi 等的研究也认为如此。综上,超分割放疗和加速超分割放疗是否优于常规分割放射治疗目前尚未明确,仍在临床探索阶段。虽然加速超分割放疗有可能在一定程度上克服了肿瘤细胞的加速再增殖,有部分报道局控率提高,生存趋势有所提高,但较重的放疗副作用限制了其应用,如何发挥其理论优势,结合新的照射技术、照射方法,减轻副作用,从患者中筛选出能获得最大益处临床亚群,是今后探索的主要方向。

## 三、三维立体适形放疗和调强适形放疗

放疗的目标是努力提高放疗的治疗增益比,即最大限度地将剂量集中到靶区内,杀灭肿瘤细胞,而使周围正常组织和器官少受或免受不必要的照射。三维立体适形放疗(3DCRT)和调强适形放疗(IMRT)技术的成熟和发展使肿瘤放疗进入了一个崭新的时代,其物理技术的不断完善和放射生物学理论的不断充实和更新使最大限度的提高肿瘤的局部控制概率(TCP),减少周围正常组织的并发症概率(NTCP),从而使治疗增益比提高成为可能。

### (一)三维立体适形放疗与调强适形放疗的概念

适形治疗是一种提高治疗增益比较为有效的物理措施。为达到剂量分布的三维适形,必须满足下述的必要条件:①在照射方向上,照射野的形状必须与病变(靶区)的形状一致;②要使靶区内及表面的剂量处处相等,必须要求每一个射野内诸点的输出剂量率能按要求的方式进行调整。满足上述两个条件的第一个条件称为三维立体适形治疗(3DCRT);同时满足上述两个条件称之为调强适形放疗(1MRT)。三维立体适形放疗和调强适形放疗将是 20 世纪初放疗技术的主流。

3DCRT 技术能完成较好的适形放疗,但在某些复杂情况下如需要照射的肿瘤组织周围有很多关键的正常组织或器官,肿瘤立体形态非常不规则或肿瘤包绕关键器官(如脊髓)需要照射野内凹或中空时,3DCRT 技术无法形成此类特殊的照射野形状。而 IMRT 技术能基本克服 3DCRT 的某些不足,尤其是在头颈部肿瘤照射中较多见的上述问题。调强的原理最早由瑞典的放射物理学家 Brahme 提出,IMRT 的优越性在于:①IMRT 保证了照射野形状在三维形状上与靶区的形状一致和剂量分布在三维方向上与靶区的实际形状的高度一致,使靶区的剂量分布更均匀;②IMRT 能在 PTV 边缘形成很陡的剂量梯度,进一步减少了靶区周围重要器官的照射剂量,从而能最大限度地减少正常组织的损伤;③IMRT 治疗计划对照射野方向等参数要求简单,除计算机控制的 MLC 外无须其他照射野形状修饰装置;④同时进行多野照射,或在同一个计划内同时小野同时加量照射。

### (二)三维治疗计划的评价

三维治疗计划与二维计划最大的差别就在于体积概念的引入。三维治疗计划系统利用 CT 图像重建体表轮廓,精确勾画靶区和危险器官,合理设计照射野。三维治疗计划系统剂量计算模式为三维模型,利用三维剂量分布图、剂量体积直方图(DVH)等全面评价靶体积的剂量分布、治疗的适形程度和重要脏器的体积剂量。DVH 是由 Shipley 提出的评价三维放射治疗计划优劣的有效标准,它可以描述正常组织及肿瘤组织受特定剂量或百分剂量照射的体积百分比,但 DVH 属于一种统计学的图表,缺乏空间和解剖学的特点。由 Dritshilo 从放射生物学的角度提出用正常组织并发症概率(NTCP)和肿瘤控制概率(TCP)来预测治疗疗效及副作用的生物学指标。近年来,应用 NTCP/TCP 结合 DVH 广泛应用于三维放射治疗计划优劣的评价。NTCP 计算分为两类:①并联结构组织器官,如肝、肾、肺等,并发症的发生主要由受照射体积百分比确定;②串联结构组织器官,如脊髓、视神经等,并发症的发生由受照射最高剂量确定。

## （三）临床应用

放疗已经进入了"精确放疗"的时代,由于头颈部易于固定,不自主运动少,重复摆位的误差很小,因此,IMRT 技术的优越性使其在临床治疗中越来越被倡导应用。尽管 IMRT 治疗计划对物理师和医生的要求很高,治疗设备昂贵,但人们逐渐认识到其强大的优势,在提高治疗效果的同时最大限度地减少并发症,提高患者的生存质量。

Nutting 等报道了腮腺肿瘤用常规照射、三维立体适形照射与立体调强放疗三种照射技术治疗计划的比较,结果表明,三维立体适形照射较常规照射明显减少了耳蜗、口腔、脑和其他正常组织的照射剂量。而 IMRT 技术又较 3DCRT 技术进一步减少了耳蜗、口腔的照射剂量。而 Hsiung 等的研究也表明,在鼻咽癌放射治疗加量照射中,IMRT 技术较 3DCRT 技术进一步减少了脑干的受照剂量。

当然,作为一种治疗新技术,三维立体适形放疗与调强适形放射治疗和其他任何新鲜事物一样,也面临着如放疗靶区的确定、放疗的质量控制和质量保证、器官和组织的运动、对放射生物学效应的认识、低剂量辐射诱发第二原发肿瘤等很多问题。临床经验需要时间的积累,我们有理由相信,随着计算机技术和生物学技术的飞速发展,三维立体适形放疗与调强适形放射治疗必将成为放射治疗的主流。

# 四、近距离放疗

## （一）近距离放疗

近距离放疗又称为体内照射,是头颈部肿瘤治疗中的重要组成部分,对无法手术治疗、外照射难以控制或者外照射治疗后残存或复发的病例有一定的疗效,也可与外照射结合作为局部加量的方法。近距离放疗较外照射比其特点主要是局部剂量高,达到边缘剂量后陡然下降,有利于保护正常组织,但照射范围内剂量分布欠均匀,近源处剂量高,所以治疗关键是要注重病例的选择和保证良好技术的实施,使正常组织不受到过量照射,以避免严重并发症的发生。

近距离放疗照射技术主要有腔内或管内照射、组织间照射和术中照射、敷贴等多种施治方式。根据剂量率划分可分为:①低剂量率。$<2\sim4Gy/h$。②中剂量率。$<4\sim12Gy/h$。③高剂量率。$12Gy/h$。由于高剂量率照射治疗时间短,目前应用较多。作为暂时性插植,目前放射性核素主要用$^{192}Ir$。$^{192}Ir$ 的半衰期为 74.2d,其 γ 线平均能量为 380MeV,半价层 3mm 铅。而永久性插植,目前常用的放射性核素有$^{125}I$,$^{198}Au$ 及$^{103}Pd$ 等。

Inoue 等报道了早期舌癌的高剂量率(HDR)和低剂量率(LDR)组织插植照射Ⅲ期临床试验研究,共 59 例患者入组,26 例用持续性低剂量率照射,剂量为 $4\sim9d70Gy$,25 例用超分割高剂量率照射,间隔 6h,剂量为 1 周 10 次 60Gy。结果 5 年局部控制率 LDR 组为 84%,HDR 组为 87%,每组有 6 例出现淋巴结转移,5 年淋巴结控制率 LDR 组为 77%,HDR 组为 76%。说明高剂量率超分割照射和低剂量率持续照射的局部控制率是相近的,而高剂量率照射治疗时间短,减少了施源器的移动,合并证有可能减小。

Gibbs 等评价了外照射结合$^{192}Ir$ 插植治疗 41 例舌底鳞状细胞癌患者的临床疗效,其中Ⅰ期 1 例,Ⅱ期 6 例,Ⅲ期 7 例,Ⅳ期 27 例,其中 28 例患者颈部淋巴结阳性,23 例行颈淋巴结清扫术。原发肿瘤和区域淋巴结外照射中位剂量 50Gy,结束 $2\sim4$ 周后给予$^{192}Ir$ 插植照射,中位剂量 26Gy。5 年生存率为 66%,局控率为 82%,晚期并发症软组织坏死/溃疡为 7%,放射性骨坏死为 5%,因此作者认为外照射结合$^{192}Ir$ 插植治疗舌底鳞状细胞癌疗效较好,局控率较高,放疗副作用可以接受。

## （二）放射性粒子植入治疗

1.治疗原理　放射性粒子植入治疗是近距离照射的一种,是将微型放射源植入肿瘤内或被肿瘤浸润的组织中,通过完全密封的微型放射源发出的持续低能量的 γ 射线,使肿瘤组织接受最大剂量的持续照射,达到最大限度地杀伤肿瘤细胞的作用。由于植入的放射性粒子是低活度 γ 放射源,穿透力较弱,易于防护,可使周围正常组织不受损伤或仅有微小损伤。粒子植入治疗有三种方法:①模板种植;②B 超和 CT 引导下种植;③手术中种植。

2.粒子植入治疗的优点　利用放射性核素进行粒子植入治疗具备近距离治疗的以下生物学优势:

(1)可以有效地提高射线局部与正常组织剂量分配比。

(2)肿瘤局部治疗的持续时间长,如 $^{125}$I 放射源的半衰期为 59.6d,在经过 6 个半衰期后,放射能量仅存原来的 1.6%。

(3)肿瘤的再增殖由于受到射线持续的照射而明显减少。

(4)连续低剂量率照射能够抑制肿瘤细胞的有丝分裂。

(5)持续低剂量照射可使肿瘤组织内分裂周期不同的肿瘤细胞得到均匀的照射治疗。

(6)持续低剂量照射条件下可使乏氧细胞再氧化,增加肿瘤细胞对射线的敏感性。因此,它的适应证主要有亚致死放射损伤修复能力强的肿瘤;放疗后肿瘤充氧过程差或含乏氧细胞比例高的肿瘤;分化程度高及生长缓慢的肿瘤。

(7)放射源的辐射半径仅为 1.7cm,对周围组织和病区环境无放射污染。

$^{125}$I 和 $^{103}$Pd 粒子的永久性植入临床应用日见增多,促使人们对其生物学效应提出了进一步的讨论。因为即使是生长缓慢的肿瘤,在接受全程照射的长期过程中也会发生肿瘤细胞的再增殖现象,导致照射剂量的消耗,同时在治疗过程中肿瘤体积发生变化(水肿或缩小)会影响种植粒子的空间几何变化从而导致剂量率的改变。$^{125}$I 半衰期为 59.6d,103Pd 半衰期为 16.97d,Antipas 等放射生物学家在对生物有效剂量(BED)、相对生物效应(RBE)和肿瘤控制概率(TCPs)的研究表明,对于"难治性肿瘤"而言,103Pd 粒子被认为生物学剂量的不确定因素要小一些,TCPs 要高一些;而对于放射敏感性肿瘤,$^{125}$I 粒子治疗优越性较大,否则此优势会由于邻近正常组织受到较高剂量的照射副作用而被抵消。Chen 等的研究中,应用线性平方模型的 BED 公式研究肿瘤细胞增殖和亚致死性损伤修复效应时,当 $^{125}$I 和 103Pd 粒子混合植入时,其杀伤作用优于两种粒子的单独应用,但要注意两种粒子在混合应用时,应该用半衰期较长的放射性核素的现有临床经验来给予处方剂量,若用 103Pd 来计算处方剂量,则会出现照射冷点,使得细胞存活率增加。

3.三维治疗计划系统(TPS)　TPS 在外照射放疗中的应用,同时也促进了近距离放疗发展。TPS 利用超声、CT、MRI 图像结果,精确重建肿瘤的三维形态,帮助医生准确设计粒子植入的位置、数量,并结合人体解剖,设计植入路径,保证粒子置入后在空间分布上与肿瘤形状、大小一致,实现肿瘤的适形放射治疗,并精确计算起始剂量率和等剂量曲线,提高了治疗的精确性。粒子置入装置,包括特殊的置入枪、导管和放射性核素储存装置等,通过 B 超、CT 等引导进行植入,可使计划得到较好地实现,患者所受到的损伤较小。此外,由于放射源的辐射半径不超过 1.7cm,对周围组织和病区环境几乎没有放射污染。而钛合金分装体外壳与人体组织的相容性较好,并保证放射源的无泄露,避免敏感组织(如甲状腺)受到放射泄露的危险。

粒子植入治疗要求高精度的操作技术,完美的治疗计划并不等于完美的实施,否则不仅会造成治疗区域的冷点而降低疗效,还会造成正常组织的损伤。Viola 等应用 CT 融合技术研究了脑瘤患者粒子植入治疗后治疗计划和实际操作结果的比较,拟合曲线表明,对于肿瘤组织接受处方剂量,实际情况和治疗计划有很大差异(75.8%,92.4%,P<0.0001);对于正常组织接受处方剂量也同样如此(86.8%,76%,P=0.001),而且适形指数实际情况也要低于治疗计划(0.37,0.54,P=0.0001)。因此对粒子植入治疗的质量保证和质量控制应引起高度重视。

4.放射性粒子　$^{125}$I是目前用于癌症组织间放疗较理想的放射源,可用于头颈部、胸部、腹部及软组织恶性肿瘤及前列腺癌等。$^{125}$I放射性粒子外形为圆柱状钛合金封装体,长度4.5mm,直径0.8mm,内有3.0mm×0.5mm的银柱吸收$^{125}$I,其外是壁厚0.05mm的钛壳。$^{125}$I的半衰期为59.4~59.6d,活性0.3~0.7mCi,能量为27.4~31.5keVX线及35.5kevI线,HVL为0.025mm铅,组织穿透能力1.7cm。$^{125}$I半衰期较长,便于保存和应用,能量较低易于防护,植入后不易产生过热点而损伤主要脏器,副作用小,能明显减少并发症,应用方法简便、经济。

5.粒子植入治疗的适应证　粒子植入治疗在20世纪70年代就有应用。对于外照射治疗效果不佳或失败的病例,术中为预防肿瘤局部侵犯或区域性扩散,增强根治性效果,进行预防性植入;转移性肿瘤病灶或术后孤立性肿瘤转移灶失去手术价值者等,粒子植入可使肿瘤消失或缩小,缓解肿瘤疼痛,减轻肿瘤压迫,从而提高患者生存质量,延长患者生存时间。

(1)头颈部肿瘤:鼻咽癌、腮腺癌、口腔癌、腭扁桃体癌、上颌窦癌、头皮鳞癌等。

(2)胸腹部肿瘤:肺癌、肝癌、胰腺癌、胆管癌、直肠癌。

(3)神经系统肿瘤:胶质细胞瘤等。

(4)生殖泌尿系统肿瘤:前列腺癌、膀胱癌、宫颈癌、阴道癌、卵巢癌等。

6.粒子植入在头颈部肿瘤治疗中的应用　在复发或局部进展期头颈部癌中,Ashamalla等报道了用具有放射活性的$^{198}$Au粒子治疗的疗效评价和可行性研究。其中喉声门上8例,鼻咽5例,磨牙后三角区4例,口腔2例,口底4例,上颌窦4例,上腭4例,原发灶不明颈部转移癌2例,腭扁桃体窝2例,梨状窝1例,咽后壁1例。$^{198}$Au粒子放射性活度为130~180MBq,中位种植数34个,瘤周0.5cm边距中位剂量为80Gy。局部完全控制概率为33%。19例肿瘤直径>2.5cm的患者中,仅2例肿瘤完全控制;而14例肿瘤直径<2.5cm的患者中,有9例肿瘤完全控制(P=0.002)。说明对于复发或局部进展期头颈部癌,粒子植入起到了较好的姑息治疗作用,其中50%病例有止血作用,88%疼痛减轻或控制,60%吞咽困难症状缓解。

在头颈部癌患者中,若术后切缘阳性或切缘近肿瘤组织,即使接受外照射,也会有21%~26%的局部复发率。Beitler等报道29例术后切缘阳性或切缘近肿瘤组织的患者外照射后,局部种植$^{125}$I粒子,累计终身剂量为120~160Gy,2年实际局控率为92%。因此,作者认为对于此类患者,粒子种植是能提高局控率的一种非常理想的治疗方法。

Karvat等报道了79例脉络膜恶性黑色素瘤患者用$^{198}$Au治疗的长期随访结果,$^{198}$Au取得了非常好的治疗疗效,眼球得以保留,而且副作用轻微,5年肿瘤特异性生存率和局控率分别为95%和98%。而Finger等对152例脉络膜恶性黑色素瘤患者应用103Pd治疗的长达4.6年的随访中,也同样报道了高达96%的局控率。

# 五、放疗与化疗

增敏的联合应用虽然多年来的研究致力于寻找放疗同时能增加放射线杀伤效应的高效、低毒的化学药物,但目前为止尚没有非常理想的药物应用于临床。放疗增敏剂主要有:①乏氧细胞增敏剂。MISO,SR-2508及甘氨双唑钠等。②生物还原药物。丝裂霉素C等。③其他药物。如中药单体提取成分紫杉醇等类型。近年来旨在提高晚期肿瘤的局部控制率和长期生存率的放、化疗的综合治疗研究日益受到人们的关注,但这种方式的应用一定要注意病例的高度选择性和耐受性,避免对正常组织的严重损伤,化疗加放疗可以适当减少放疗剂量,以利于降低放射并发症的发生。

### （一）放疗与化疗药物的相互作用机制

放化疗的增敏作用机制包括：①抑制放射性损伤的修复，如顺铂、多柔比星等。②使细胞周期同步化，如紫杉醇。③改变乏氧细胞代谢，如顺铂。④直接作用于乏氧细胞，如丝裂霉素等。常见有以下药物：

1.氟尿嘧啶(5-FU)　放射增敏效果与 5-FU 和放疗合用的时间有关。放射增敏效应最强的是在放疗后 5min 到 8h 以内给药。由于 5-FU 的生物半衰期仅 10min，因而不宜一次大剂量给药。目前主张 96～120h 持续滴注给药。5-FU 的放射增敏机制可能是与细胞生存曲线的斜率发生改变有关。

2.顺铂(PDD)　对缺氧细胞有再氧合作用，加重放射损伤。20 世纪 70 年代中期，动物实验和临床资料都提示，放疗前给 PDD，可使照射后的细胞生存曲线斜率变小，同时它能阻止亚致死性和致死性放射损伤的修复，使放射的效应增加。

3.多柔比星(ADM)　经临床应用发现，在放疗期间或放疗刚结束的时候使用 ADM，有增加放射效应的现象，但要注意心脏和肺组织的毒性作用也相应增加。

4.丝裂霉素(MMC)　具有烷化剂样的作用，对乏氧细胞的毒性比富氧细胞更大。MMC 在放疗前使用时有增敏作用，但在放疗后使用时仅有相加的作用。动物实验和临床研究发现，MMC 加放射提高了肿瘤的局控率，但没有增加正常组织的放射反应。

5.紫杉醇(Taxol)　具有抑制微管蛋白的作用，阻止细胞分裂，使细胞同步化，停滞在 $G_2/M$ 期，以利放射线对肿瘤细胞的杀灭。在放疗前 48h 使用紫杉醇的放射增敏效力最强。

### （二）放疗与化疗联合应用的方法

1.同期使用　指化疗当天同步应用放疗。临床研究结果表明，放、化疗同期使用杀灭肿瘤的效应最强，但对正常组织的损害也最大。常常导致疗程中断，放疗剂量或化疗剂量减低。

2.序贯使用　即先用一种治疗方法，待治疗结束后再用第二种治疗方法。这种联合方法的副作用较小，但推迟了第二种方法的治疗时间，可能导致肿瘤细胞的加速再增殖。

3.交替使用　将放疗疗程分为数段，每段期间和(或)放疗前穿插应用化疗。这种方法减少了治疗的副作用，但放疗的时间延长有可能影响疗效。

### （三）临床研究

放化疗综合治疗是多学科综合治疗的模式之一，目的是提高肿瘤局部控制率、降低远处转移率。在疗效比较中，多数资料显示放化疗综合治疗优于单一治疗，同期放化疗优于序贯治疗，但治疗的副作用也增加。在 Nguyen 等荟萃分析中，对于头颈部恶性肿瘤，放化疗综合治疗与手术＋术后放疗相比，虽然会有口干和吞咽困难等较为严重的并发症，但由于保留了器官结构和功能的完整性，患者的生存质量得到了提高。

Browman 等发表了一篇荟萃分析文章，病例资料 3192 例，结果表明，与单纯放射治疗相比，以铂类为基础的化疗与放疗同期治疗改善了局部进展期头颈部鳞癌的生存，同时也加重了急性副作用。H018charek 等发表了包括 6 个随机分组共 1528 例局部进展期鼻咽癌的荟萃分析，结果表明，以无瘤生存率为观察终点，放化疗综合治疗优于单纯放疗，2 年、3 年和 4 年无瘤生存率分别提高了 37%，40% 和 34%，4 年无瘤生存率组间统计学差异有显著性意义。

对于头颈部恶性肿瘤，如何综合手术、放疗、化疗三大治疗手段的优势，总结出最佳组合方式，从而提高局控率和生存率，提高患者的生存质量，是我们今后研究的主要方向。

（宣　巍）

# 第二节 化学治疗

## 一、抗癌药物最新进展

癌症是人类治愈率较低的疾病之一。在我国所有病因中,肿瘤的死亡率居第 2 位,占 17.9%,且发病率呈上升趋势。我国的癌症发病率依次为:胃癌、肺癌、肠癌、肝癌、乳腺癌等。近年来,在肿瘤治疗方面已经取得了很大的进步,很多过去的不治之症目前已经可以治愈,如绒毛膜上皮癌、软组织肉瘤以及白血病等。化疗药物治疗作为癌症重要的治疗手段之一,已经确立了其在恶性肿瘤治疗中的地位,越来越被广大的医务工作者、肿瘤患者及社会所认识和接受,临床应用日益普及,成为肿瘤多学科治疗中不可缺少的重要组成部分,并逐渐从姑息性治疗手段向根治性过度。

近年来进展迅速的药物治疗是癌症治疗的重要手段之一。据 Scrip 最新报道,目前美国加紧开发的有 315 种抗肿瘤新药,其中胃癌 10 个,肺癌 16 个,乳腺癌 58 个,结肠癌 35 个,皮肤癌 60 个,淋巴癌 33 个,实体瘤 33 个,卵巢癌 24 个,宫颈癌 7 个,头颈癌 18 个,肾癌 13 个,膀胱癌 9 个,多发性骨髓瘤 8 个,肉瘤 8 个,肝癌 7 个,成神经细胞瘤 5 个,与肿瘤有关的疾病 32 个和其他癌 40 个。与此同时国内抗癌药物的开发也较活跃,例如,上海原子核研究所投资开发生产的治疗癌症的放射性药物,浙江海正制药公司的生产多柔比星、丝裂霉素的流水线也已具相当规模,江苏扬子江制药厂建成了枸橼酸他莫昔芬生产线,杭州天目山制药厂在开发基因工程抗癌药,湖北黄石飞云制药有限公司开发出喜树碱、羟喜树碱等系列抗癌药。目前我国现已研究开发并应用于临床的抗癌新药有:脱氧氟苷(治疗急性早幼粒细胞白血病)、去氧氟尿苷、FT-207 脂肪乳、三甲曲沙等。

## 二、抗癌新药

### (一)植物碱类

1. 伊立替康 是近年来从植物中获得的、继紫杉烷类抗癌药紫杉醇和多西紫杉之后开发的第二大类抗癌药。由日本第一制药公司研制开发,首先在日本上市,在法国获准上市,上市剂型为注射剂,规格为 40mg/2ml,100mg/5ml。适应证:小细胞和非小细胞肺癌、卵巢癌、宫颈癌、结直肠癌等。伊立替康是一种毒性较小、水溶性、部分合成的喜树碱衍生物类,属于拓扑异构酶-Ⅰ抑制剂,为一前体药物,在体内进行脱酯化,从而形成在体外比母体化合物作用强 1000 倍的代谢物 SN-38。对实体瘤有较强的作用,与多柔比星、长春新碱、顺铂等具有相似的作用,作用于拓扑异构酶-Ⅰ,和作用于其他拓扑异构酶的抗癌新药无交叉耐药性,合用可产生协同作用。临床研究表明:伊立替康治疗耐药的卵巢癌、子宫癌和肺癌的总有效率为 20%,对胰腺癌、胃癌、结直肠癌与非小细胞肺癌的有效率分别为 19%,43%,50% 和 48%。介于伊立替康骨髓抑制严重和强烈的胃肠道不良反应,临床应用受到一定限制。

2. 多西紫杉 由罗纳普朗克罗尔公司(RPR)开发,已在墨西哥、南非被批准用于治疗乳腺癌及非小细胞肺癌。目前治疗头颈部癌的临床研究表明,临床有效率为 35%(完全缓解率为 7%,部分缓解率为 28%),较其他单药治疗效果好。联合治疗疗效更佳。对软组织瘤、胰腺癌有效,对结直肠癌无效。本品活性谱与 BMS 公司的紫杉醇相似,体外试验证明本药活性比紫杉醇强。

3.长春瑞滨　由 Pierre-Fabre 公司开发,首先在法国上市,是一种部分合成的长春花属生物碱,其 9 环变为 8 环,上市剂型为静脉注射剂,规格为 10mg/10ml。本品为广谱抗肿瘤药,它对有丝分裂微小管的作用和长春碱、长春新碱相似,但对神经轴索微小管的作用较长春新碱和长春碱弱,因而其抗肿瘤作用强,而与轴索微小管改变有关的神经毒性较低。在治疗非小细胞肺癌方面,本品的疗效与其他长春花生物碱及常用药物如异环磷酰胺、顺铂、丝裂霉素、多柔比星、足叶乙甙相似或较优。另外,本品对顽固性晚期卵巢癌、晚期乳腺癌的疗效较好。临床总评价认为,本品的抗肿瘤活性与蒽环类抗癌药相似,较其他细胞毒药物为优。本品静滴,每周 1 次,20～30mg/m²。

### (二)抗生素类

1.盐酸吡柔比星　由日本明治制果公司开发,首先在日本上市,剂型为注射剂,规格为 10mg/支,20mg/支。本品能迅速进入癌细胞,通过抑制核酸的合成,在细胞分裂的 $G_2$ 期阻断细胞周期,从而杀灭癌细胞,对耐多柔比星的肿瘤细胞也易吸收本品并保持高浓度。临床研究表明,对头颈癌、乳腺癌、卵巢癌、子宫癌、急性白血病和尿路上皮癌的有效率分别为 18.8%,21.4%,26.8%,24.2%,15.12%和 24.3%。

2.盐酸佐柔比星　由 Rhone-PoulencRarer 公司开发,上市剂型为注射剂,52.8mg/瓶。抗肿瘤作用与多柔比星相似,心脏不良反应较柔红霉素为低,其他不良反应相似。适应证:淋巴细胞白血病和急性单核细胞白血病。

3.伊达比星　由意大利 Farmitalia CarloErba 公司开发,20 世纪 90 年代在英国上市,上市剂型为注射用粉针剂,规格为 5mg/支、10mg/支。本品的亲脂性好,细胞吸收率高,细胞毒性为柔红霉素的 10 倍,对培养的人癌细胞的作用比柔红霉素和多柔比星强。本品的抗肿瘤剂量与心脏毒性之比大于柔红霉素和多柔比星。临床研究表明,本品和阿糖胞苷合用治疗急性骨髓性白血病,患者的生存率高于柔红霉素合并阿糖胞苷治疗。

4.比生群　由美国氰胺公司开发,首先在美国上市,上市剂型为注射剂,规格为 250mg/支及 500mg/支。本品为蒽环类细胞生长抑制剂,对乳腺癌、非小细胞肺癌、骨髓瘤、淋巴瘤、膀胱瘤有效,可完全缓解非淋巴细胞白血病。

### (三)抗代谢类

吉西他滨由美国礼莱公司开发,其后在瑞典、荷兰、芬兰和南非上市。为二氟核苷类抗代谢抗癌新药,为去氧胞苷的水溶性类似物,最初开发用于抗病毒。作用机制是掩盖性 DNA 链中断,阻止 DNA 合成。已批准用于治疗胰腺癌和非小细胞肺癌、乳腺癌、卵巢癌,并正在研究用于治疗膀胱癌、前列腺癌、头颈癌、白血病和淋巴瘤。吉西他滨的不良反应是中等的,常见的不良反应有暂时中性白细胞减少症、白细胞减少、血小板减少、皮肤反应、外周水肿、贫血、厌食和疲倦。

### (四)亚硝脲类

雷莫司汀由日本田边制药公司开发,为亚硝脲类抗肿瘤药物,分子结构中的氯乙基亚硝基脲基能引起烷基化及氨基甲酰化,故能与癌细胞的 DNA、蛋白质和 RNA 结合,高度抑制 DNA 的合成,且能断裂 DNA 单链。同时还可抑制核糖体 RNA 的合成,从而抑制癌细胞的增殖并杀死癌细胞。1987 年首先在日本上市,上市剂型为注射用粉针剂,规格为 50mg/支、100mg/支,每次剂量为 50～90mg/m²,6～8 周可注射 1次,剂量视血常规、年龄、症状而增减。适应证:成胶质细胞瘤、骨髓瘤、恶性淋巴瘤、慢性髓性白血病等。

### (五)激素类

1.阿那曲唑　由 ZenecaPharma 公司开发,1995 年 11 月在英国上市。上市剂型为片剂,规格为 1mg/片,使用剂量 1mg/次,1 次/d。为高选择性芳香化酶抑制剂,抑制雌激素的形成。具有口服吸收迅速、完全,2h 达血浆峰浓度,1 周内达到血浆稳态浓度的 90%～95%。体内研究表明,1mg/d 的剂量可降低芳香化酶活性的 95％～97％,抑制雌二醇的水平达 80％以上,比福美斯坦、氨鲁米特作用更强。本品具有高度特异性,因而无阻断孕激素、雌激素或雄性激素作用。不同于氨鲁米特＋不妨碍肾上腺类固醇的产生,因而对皮质醇、醛甾酮或 ACTH 的血浆浓度无明显影响。临床观察 387 例抗雌激素治疗失败的晚期乳腺癌绝经后妇女表明,本品与常规的甲地黄体酮醋酸酯的疗效相同,但无体重增加的不良反应,耐受性良好。适应证:用于治疗绝经后妇女晚期乳腺癌,对他莫昔芬治疗失效的乳腺癌患者也有效。

2.托瑞米芬　由芬兰 Farmos 公司开发,为雌激素受体抑制剂,与他莫昔芬作用相似,但在细胞核内的滞留时间明显长于他莫昔芬。首先在芬兰上市,上市剂型为片剂,规格为 20mg/片、60mg/片。临床观察对雌激素阳性的乳腺癌患者的有效率为 50％,对转移性乳腺癌有明显疗效,对子宫癌也有疗效。动物研究表明,本品在高剂量时不产生类似他莫昔芬的淋巴结增生或致瘤作用。不良反应轻微。剂量 60mg/d。

3.比卡米特　由 Zeneca 公司开发,为非甾体抗雄性激素,阻断肾上腺产生的雄性激素的作用;抑制雄性激素在细胞核受体部位上的结合或吸收。首先在英国上市,上市剂型为片剂,规格为 50mg/片。临床研究表明,本品的耐受性良好,和 LHRH 类似物配合治疗的失败的可能性低于氟他胺与 LHRH 类似物的联合治疗,腹泻发生率低于氟他胺。由于前列腺癌是一种常见的老年性疾病,在美国其发病率在男性癌症中位居第二位,并且发病率还在上升,因而此药有很好的应用前景。适应证:可联合黄体生成激素释放激素(LHRH)的类似物或手术来治疗晚期前列腺癌。

4.来普隆(Tap-44SR)　由日本武田药品工业公司开发,可阻止雄激素释放,用于治疗前列腺癌。首先在日本上市,上市剂型为注射剂,每月 1 次。用于治疗子宫内膜异位、青春期早熟、乳腺癌和子宫纤维瘤。

5.醋酸戈舍瑞林　由 ICI 公司开发,在法国获准上市,为合成的 LHRH 的类似药物,能促进性腺激素的释放,作用较人体分泌的 LHRH 强 50～100 倍。长期服用本品可使前列腺癌患者避免手术,达到类似手术的效果。本品间隔 28d 腹部皮下注射 1 次。适应证:晚期前列腺癌。

# 三、介入治疗(动脉区域性灌注)在头颈部肿瘤治疗中的应用

## (一)介入医学

介入诊疗学是近 20 年来迅速发展起来的,一门融医学影像学和临床治疗学为一体的新兴边缘学科,涉及人体消化、呼吸、神经、心脏大血管、泌尿、妇科、骨科等多系统疾病的诊断与治疗。尤其对以往不治之症或难治之症,如癌症、心脑血管等开辟了新的治疗途径。我国国家科委、卫生部、国家医药管理局联合召开了介入医学发展战略研讨会,会议确立了介入放射学在医学领域的地位,即介入放射学与内科、外科并列为三大诊疗技术。

1.概念　介入医学是指在现代医学影像设备监视引导下,采用微创技术,以达到诊断和治疗为目的的一门新兴边缘学科。以最小的创伤、最确切的诊断、最佳的疗效、最小的并发症为特点,越来越受到广大医生和患者的青睐。

2.介入医学的特点

(1)微创性。

(2)精确性。

(3)疗效高、见效快。

(4)多种技术的联合应用。

(5)简便易行、可重复性。

(6)并发症发生率极低。

3.介入医学的分类

(1)按目的分类:介入诊断学、介入治疗学。

(2)按技术分类:血管性介入学(药物灌注、栓塞技术、成形支架、滤器技术);非血管介入学(穿刺活检、引流技术、异物取除、腔道支架)。

(3)按临床范围分类:肿瘤介入学、非肿瘤介入学、心脏介入学、神经介入学。

## (二)介入治疗

介入疗法是近30年发展起来的一门新兴的边缘学科,属于介入放射学研究的内容之一。目前已在肿瘤的治疗上发挥着重要的作用。

1.概念 介入治疗是指在X线电视、CT及B超等影像技术的导向下,用特制的穿刺针将细的导管经人体的自然管道动脉、静脉插入体内病变区域,经导管进行血管栓塞,血管成形、药物灌注、支架置入或引流减压等,使肿瘤内的药物浓度明显高于周围组织的药物浓度,不仅提高抗肿瘤疗效,而且全身不良反应低于常规的全身静脉化疗。包括灌注化疗、栓塞及化疗栓塞三种方法。其中的化疗栓塞即把栓塞与灌注化疗结合起来,疗效优于单纯灌注化疗或栓塞治疗。目前介入疗法已广泛应用于头颈部、腹部、盆腔及四肢肿瘤的治疗。

2.适应证 ①不能切除的肿瘤;②可能切除的肿瘤,术前化疗栓塞;③不愿手术的患者;④其他治疗无效的肿瘤。

3.治疗范围 目前临床上应用介入治疗的肿瘤:肝癌、肺癌、头颈部肿瘤、胃癌、胆管肿瘤、胰腺肿瘤、盆腔肿瘤及四肢肿瘤等。按照部位归纳如下。

(1)头颈部:脑膜瘤术前栓塞术、胶质细胞瘤及转移瘤灌注化疗术、甲状腺肿瘤栓塞术、化学感受器瘤栓塞术、眼眶内海绵状血管瘤栓塞术。

(2)胸部:乳腺癌灌注化疗术、肺癌灌注化疗加栓塞术、食管癌灌注化疗术。

(3)腹部肿瘤介入治疗:肝癌、肝转移瘤、肝血管瘤、肝腺瘤、胰腺癌、脾脏肿瘤、肾癌术前栓塞及化疗栓塞、肾上腺肿瘤栓塞、肠道肿瘤。

(4)盆腔肿瘤的介入治疗:膀胱癌、子宫颈癌、卵巢癌、子宫肌瘤、滋养细胞肿瘤。

(5)肌肉及骨肿瘤的介入治疗。

对于手术不能切除的肿瘤可应用介入治疗,肿瘤缩小后可再行手术切除。因胰腺癌、胆管癌、肝癌等压迫胆管而造成梗阻性黄疸时,可用介入法将导管插入并把胆汁引流出来。对肾积水也同样可用介入法进行肾造瘘减压。这一类的介入治疗称为经导管减压术。该法比外科手术创伤少,适用于年老体弱及较晚期的肿瘤患者。它对解除患者痛苦、减轻症状及延长生存期都有一定作用。

## (三)各系统血管内介入治疗

1.神经系统血管性疾病的介入治疗

(1)栓塞术:颈动脉海绵窦瘘(CCF)、硬脑膜动脉静脉瘘(DAVF)、脑动静脉畸形(AVM)、颅内动脉瘤、鼻咽部血管纤维瘤、鼻出血、脊髓血管性病变。

(2)成形支架术:动脉粥样硬化性狭窄、动脉壁纤维肌发育不良或异常发育、动脉炎性狭窄、创伤性狭窄、烟雾病(MOYAMOYA)。

(3)溶栓技术:缺血性脑中风。

2.心脏与大血管的介入治疗 冠状动脉成形术、心脏瓣膜病扩张术、主动脉瘤带膜内支架置入术、先天性心脏病的介入治疗、起搏器置入术、射频消融术及其他。

3.肺部血管病的介入治疗 大咯血栓塞术、肺动静脉瘘栓塞术、肺动静脉畸形栓塞术。

　　4.腹部血管性病变的介入治疗　　上消化道大出血、肝破裂栓塞术、脾破裂栓塞术、肾破裂栓塞术、脾亢栓塞术、肾动脉成形术。

　　5.静脉内介入治疗　　下腔静脉成形术、下腔静脉滤器置入术、经颈内静脉肝内门体静脉分流术（TIP-SS）。

### （四）非血管性介入治疗

常用技术如下。

　　1.胸腹部病灶活检术。

　　2.胸腹部病变引流术。

　　3.经皮肝穿门脉造影术。

　　4.经皮肝穿胆管引流术（PTCD）。

　　5.腔道狭窄扩张术及支架术。

　　6.内镜下逆行胆管造影术（ERCP）及介入治疗（十二指肠乳头切开术、胆总管内碎石术及取石术、鼻胆管引流术）。

　　7.胃肠造瘘术。

　　8.肌肉及骨骼活检术。

　　9.经皮椎间盘切除术。

### （五）常用的介入治疗方法

　　1.动脉灌注化疗　　灌注化疗是将最有效的化疗药物经肿瘤的滋养动脉注入肿瘤组织中，化疗药使肿瘤组织很快坏死。应用剂量仅为全身用药量的10%～20%，从而避免了大剂量化疗药的副作用。有很好的应用前景。适用于外科手术不能切除的肿瘤患者的姑息治疗；作为术前化疗使肿瘤缩小，再行外科手术切除；对肿瘤切除术后患者起到预防复发的作用。常用于治疗肝癌、肺癌、头颈部肿瘤、胃癌、胆管肿瘤、胰腺癌、盆腔肿瘤及四肢恶性肿瘤。

　　（1）方法及原理：采用赛尔定格穿刺插管技术。常规经右股动脉穿刺插管，将导管有选择地插至全身大部分器官的动脉分支。此部位操作便利，并发症少。介入治疗是以局部治疗为主，同时对全身亦有一定的治疗作用。由于导管选择性地插入病变器官动脉内，病变局部药物浓度达到100%。通过病变器官代谢消耗部分药物，其余经病变器官静脉回流进入体循环，这时相当于药物通过静脉途径注入，药物流遍全身并每循环1周以一定的百分比再循环进入病变器官。

　　（2）药物选择原则及适应证：动脉灌注化疗药物具有高浓度、大剂量一次性给药的特点，一般情况下每月1次，3次为1个疗程。

　　选择药物的原则为：①细胞周期非特异性杀伤药，这类药物对细胞各个分裂周期均有效；②对特定肿瘤敏感的药物；③联合用药方案，采用细胞周期非特异性药物与对特定肿瘤敏感药物同时应用，有利于提高疗效。

　　常用药物有：表柔比星（EADM）、丝裂霉素（MMC）、氟尿嘧啶、亚叶酸钙（CF）、吡柔比星（THP）、顺铂（DDP）、卡铂（CBP）、达卡巴嗪（DTIC）等

　　适应证：原发性肝癌、肝转移瘤、支气管肺癌、胰腺癌、肾癌、盆腔恶性肿瘤（包括卵巢癌、宫颈癌、阴道癌等）。也可用于头颈部肿瘤、食管中下段癌、胃癌、结肠癌、直肠癌等不宜手术者及四肢恶性肿瘤。对病灶大、不宜手术者通过灌注化疗使肿瘤缩小后再行手术切除。

　　（3）步骤：动脉灌注常用的穿刺动脉是股动脉或腋动脉。整个插管操作是在X线电视监视下进行，将导管选择性插入动脉后应先行动脉造影，了解血管分布、肿瘤的动脉供血情况与侧支循环等。当导管到位

后,则可注入抗肿瘤药。常用抗肿瘤药物有丝裂霉素、甲氨蝶呤、氟尿嘧啶、顺铂、多柔比星、博来霉素等。动脉灌注抗肿瘤药的基本原则为尽可能使导管头接近肿瘤供血区域,这样可以提高疗效,减少不良反应和并发症。

(4)不良反应及处理原则:经动脉灌注化疗后出现的不良反应轻于全身静脉化疗。常可出现恶心、呕吐、食欲减退等消化道反应,一般可持续5~7d。腹腔动脉或肝动脉灌注时化疗药物反流入胃十二指肠动脉,可引起胃炎或胃溃疡等并发症,由于使用了有效的止吐药,例如昂丹司琼(昂丹司琼)、格雷司琼(康泉)等,消化道反应变得很轻微,部分患者不出现消化道反应;肝动脉内灌注化疗也可引起肝功能暂时性损害,但一般均能较快恢复。也可能引起轻度的肾功能损害。这在动脉化疗中都需加以预防。另外,反复多次大剂量动脉灌注还可以发生骨体抑制,应引起注意。术后处理原则:主要包括对症治疗、常规输液及使用止吐、消炎药,肝癌患者加保肝药等。

2.动脉栓塞疗法　目前栓塞疗法用于肝癌、肾癌、盆腔肿瘤及头颈部肿瘤等治疗。动脉栓塞疗法是经导管注入栓塞物将肿瘤的滋养动脉栓塞,使肿瘤组织缺血坏死,还可选择性地阻断肿瘤组织局部的动脉供给,达到姑息治愈的目的。这种疗法现已广泛地应用于临床,尤其多用于肿瘤大、不宜手术切除或晚期肿瘤的姑息治疗。还可用于术前控制出血。其中注入的物质称为栓塞剂。目前栓塞剂的品种很多,常见的有:

(1)自体凝血块和组织:这是最早应用的一种栓塞剂,在1~2d内可被吸收,使血管再通。因此是一种短效的栓塞剂,不适用于肿瘤的姑息治疗,多用于紧急止血。

(2)吸收性明胶海绵:是临床上应用最多的一种栓塞剂,优点是安全无毒,取材方便,一般。在7~21d后被吸收,吸收后血管可以再通,是一种中效栓塞剂。

(3)无水乙醇:为一种液态的栓塞剂。其栓塞机制是造成与微小血管内损伤,血液中蛋白质变性,形成凝固混合物而起栓塞作用。为一种很好的长效栓塞剂。

(4)不锈钢圈:可以制成不同大小,以适合要栓塞的血管。也属于一种长效的栓塞剂,但只能栓塞动脉近端,易建立侧支循环。

(5)聚乙烯醇:是一种无毒性、组织相容性好,在体内长期不被吸收的长效栓塞剂。

(6)碘油乳剂:可通过肝动脉注入,并滞留在肿瘤血管内产生微血管栓塞,还可以混合抗癌药物或标记上放射性核素,进行化疗或内放射治疗。

(7)微囊或微球:微囊可包裹抗癌药物,如丝裂霉素微囊、顺铂微囊、甲氨蝶呤微囊等进行化疗性栓塞。也可包裹放射性核素,做内放射治疗。另外,还有一些栓塞剂如组织黏合剂、硅酮、可脱离球囊等也已用于临床。

在治疗过程中,几乎所有患者在栓塞治疗后都会出现"栓塞后综合征",即有恶心、呕吐、局部疼痛和发热等症状,这些症状出现的严重程度因人而异,一般症状维持3~7d,对症处理后均可缓解。由插管引起的并发症有局部血肿、动脉内膜损伤、动脉夹层、动脉狭窄、阻塞及假性动脉瘤形成。非靶器官被栓塞,是栓塞疗法的一种严重并发症,如脾梗死、胰腺梗死、肾梗死、胆囊坏死、肠坏死等。做肝动脉栓塞时,常可导致胃炎、胃溃疡。栓塞疗法还有可能导致肝、肾衰竭的并发症。以上种种不良反应或并发症应在实行栓塞疗法的同时密切观察,以便及时处理。

3.经导管减压术　主要是用于缓解肿瘤对胆管或泌尿道的压迫所造成梗阻症状。由于这种方法比外科手术创伤小,尤其适于年老体弱的患者,因而受到较广泛的应用。如:

(1)经皮穿刺和肝胆管减压引流术:用于治疗胰腺癌、胆管癌、胆囊癌、肝癌及肝门转移性肿瘤引起的梗阻性黄疸,也可作为术前胆管减压,为外科手术做准备。

（2）经皮穿刺肾造瘘减压术：常用于肾盂输尿管交界处肿瘤所致的压迫、严重肾盂积水或积脓、腹膜后肿瘤压迫、肿瘤放疗后或术后所致输尿管狭窄等。绝大多数患者在充分引流后可取得症状明显缓解和一般情况改善，配合其他抗癌治疗则效果更好。

经导管减压术是一种高度侵入性的治疗方法，所以可能发生一定的并发症。如菌血症、胆血症、血管胆管瘘、动静脉瘘、输尿管或肾盂穿孔、肾周感染、各种内出血及某些胸腔并发症如气胸、血胸、胆汁胸等。另外导管脱落也是术中常见的一种并发症。肿瘤的介入疗法近年来发展较快，随着影像技术的不断提高以及介入疗法在临床使用经验的不断积累，它将日趋完善，成为不可缺少的肿瘤治疗新方法。

# 四、化疗在头颈部肿瘤治疗中的研究进展

## （一）化学治疗概念

化疗，即用化学药物进行肿瘤的治疗。药物治疗肿瘤已有悠久历史，但使用化学方法合成或从其他物质中提取出来的化学药物治疗肿瘤，则始于 20 世纪 40 年代。这些药物能作用在细胞生长繁殖的不同环节上，抑制或杀灭肿瘤细胞，从而达到治疗的目的。在肿瘤治疗中发展最快的是化学药物治疗，它已成为当今临床治疗肿瘤的重要手段之一，属于肿瘤的全身治疗方法。随着化学药物种类的逐渐增多，用药方法的不断改进以及临床经验的不断积累，疗效日益提高，化疗也已从以前的姑息性治疗向根治性治疗阶段过渡。过去的化疗均以全身治疗为主，现在可用化学药物进行局部治疗，如介入疗法等，这样可以充分发挥药物的治疗作用，避免全身不良反应。化疗适应证：用于治疗晚期患者、手术或放疗的辅助化疗、新辅助化疗。

## （二）头颈部肿瘤学

1.概述　　由于头颈部是人体重要器官集中的部位，器官、部位不同，类型各异，生物特性也各具特点。因此头颈肿瘤学为集中多学科理论和技术于一体，包罗多种类型肿瘤防治研究的专科领域在肿瘤医学中独具特点，占有一定的重要地位。解剖学上，头颈部肿瘤包括自颅底到锁骨上、颈椎以前这样一个解剖范围的肿瘤，以恶性肿瘤为主。包括头面部软组织、耳鼻咽喉、口腔、涎腺、颈部软组织、甲状腺等部位的肿瘤。通常不包括颅内、颈椎肿瘤及眼内肿瘤。

2.发病率　　目前在美国、英国等国家，对恶性肿瘤患者的统计是采用全国联网登记注册的办法，将全国范围所有中肿瘤患者统计在内。在我国及世界上多数国家，恶性肿瘤发病统计都是采用省、市检测点的办法进行的。我国的肿瘤统计资料包括北京市、天津市、上海市、武汉市、哈尔滨市等大城市市区及河北、河南、江苏、浙江、广西及福建等省的肿瘤检测点。

头颈部恶性肿瘤不同国家，不同地区，不同民族，不同人种以及不同时期，发病率不尽相同。在美国华人中，男性头颈部恶性肿瘤占全身的 11％以上，女性则不足 10％。男性发病率较高的是鼻咽癌，其次是甲状腺癌、口腔癌和喉癌；女性高发是甲状腺癌，其次是鼻咽癌、涎腺肿瘤。在日本，男性发病率较高的是喉癌，其次是口腔癌；女性高发为甲状腺癌，其次是口腔癌。在我国，头颈部肿瘤发病率较一般疾病低，占全身癌瘤的 16.4％～39.5％。根据北京市的统计资料为 8/10 万，男性喉癌占首位，其次为鼻咽癌、口腔癌；女性以甲状腺癌占首位，其次为口腔癌。据上海统计，在 12/10 万人口左右；男性发病率首位是鼻咽癌，其次为喉癌。女性首发甲状腺癌，其次是鼻咽癌。在肿瘤专科医院，由于收治的患者集中为肿瘤患者，因此，发病部位的构成有所不同。例如上海市肿瘤医院及广州市肿瘤医院统计，头颈部恶性肿瘤占全身恶性肿瘤的 32％及 40％。

3.病理学及分期　　头颈部解剖复杂，三个胚叶组织均存在，其组织病理类型很多，造成临床过程各有其

特点常需要临床医师根据不同组织不同病理分型,在不同器官上给予相应处理。一般常见鳞状上皮细胞癌,其次为各类腺癌、肉瘤少见。TNM 分类及分期,恶性肿瘤的 TNM 分类分期方法是国际抗癌联盟根据实际应用情况不断修订,已是第 5 版。但目前采用的方法只着重于肿瘤侵犯范围的解剖学划分,对于宿主与肿瘤之间的有机反应尚不能表达。近年来提出肿瘤的生物学分期,以探讨区分机体对肿瘤的不同反应,寻找适合于调整机体反应有利于根治肿瘤的治疗方案。

4.诊断　肿瘤患者的诊断需要明确肿瘤的性质及肿瘤的范围,前者依靠病理诊断,后者依靠医师综合分析患者主诉并进行的各项临床检查。肿瘤患者在治疗前要确定原发灶侵犯的范围有无区域淋巴结转移及可能存在的远处转移。首先是耳鼻咽喉部、口腔颌面部及颈部的体检。其次是实验室化验及各种影像学检查,如常规 X 线、B 超、CT 及核素检查及磁共振成像、正电子发射断层扫描(PET)等。

## (三)头颈部肿瘤的化学治疗

在我国,头颈部肿瘤具有血管丰富、神经密集、功能重要、相互影响较大、手术切除难度较高、易损伤临近器官、面部可造成畸形等特点。放疗、化疗可造成骨髓抑制,危及生命。所以对头颈部肿瘤治疗应多方考虑,慎重选择。祖国医学对此病均有详细的记载,在辨证施治的基础上采用中西医结合保守疗法治疗方面积累了丰富的经验,取得了显著疗效。

1.单药化疗

(1)单药甲氨蝶呤方案:40～60mg/m² ,静脉注射,第 1 日;每 7 日 1 次。

(2)单药紫杉醇方案:G-CSF 支持,紫杉醇 250mg/m² 静脉注射,第 1 日;每隔 21d 重复。也可应用单药顺铂、卡铂、5-FU 及博来霉素、异环磷酰胺等。

2.联合化疗方案

(1)1DF 方案(顺铂＋氟尿嘧啶):顺铂 30mg/m²(亦可 100mg/m² 一次性应用),静脉滴注第 1～3 日;氟尿嘧啶 1000mg/m² ,第 1～3 日(应持续 24h 静脉滴注);每隔 21d 重复。DF 方案(卡铂＋氟尿嘧啶):卡铂 300mg/m² ,静脉滴注,第 1 日;氟尿嘧啶 1000mg/m² ,第 1～3 日(应持续 24h 静脉滴注);每隔 21d 重复。

(2)紫杉醇＋卡铂方案:紫杉醇 175mg/m² ,3h 静脉输注,第 1 日;卡铂 1～2h 连续输注,第 1 日;21 重复。

(3)CBM 方案:顺铂 20mg/m² ,2h 静脉输注,第 1～5 日;博来霉素 10mg/m² ,连续输注,第 3～7 日;甲氨蝶呤 200mg/m² ,2h 静脉输注,第 15,21 日;亚叶酸钙(CF)20mg,每 6h1 次,在每次甲氨蝶呤投药后 1h 后开始服药;每 4 周重复,2 个疗程。

(4)CABO 方案:顺铂 20mg/m² ,2h 静脉输注,第 1～5 日;甲氨蝶呤 40mg/m² ,静脉滴注,第 1＋15 日;博来霉素 10mg/m² 静脉注射,第 1,8,15 日(总剂量为 40mg);硫酸长春新碱 2mg,静脉注射,第 1,8,15 日(总共 6 次)。

(5)Ip 方案:异环磷酰胺 1500mg/m² ,30min 静脉输注,第 1～5 日;(需要美司钠解救);顺铂10mg/m² ,30min 静脉输注,第 1～5 日;每 4 周重复。

(6)TIP 方案:紫杉醇 175mg/m² ,3h 静脉输注,第 1 日;异环磷酰胺 1000mg/m² ,2h 静脉输注,第 1～3日(需要美司钠解救);每 3～4 周重复。

(7)PIC 方案:紫杉醇 175mg/m² ,静脉滴注,第 1 日;异环磷酰胺 1g/m² ,静脉滴注,第 1～3 日;美司钠400mg/m² ,静脉注射第 1～3 日;顺铂 60mg/m² 静脉滴注,第 1 日;每 4 周重复。

3.复发的鳞癌　DF 失效后二线方案一抢救治疗。NMB 方案:去甲长春碱(诺维本)20mg/m² ,静脉注射第 1,8 日;甲氨蝶呤 50mg/m² ,静脉注射,第 1,8 日,博来霉素 15mg/m² ,静脉注射,第 1 日。

4.晚期头颈部癌(不能手术者)　DIF 方案:顺铂 60mg/m² ,静脉滴注,第 1 日;氟尿嘧啶 350mg/m² ,静脉滴注,第1～4日;亚叶酸钙50mg/m²静脉注射,第1～4日;每3周1周期,共3周期,放疗同步进行。

5.Ⅳ期头颈部癌(不能手术者)　改良的DLF方案:顺铂25mg/m²,静脉滴注,第1～5日;氟尿嘧啶800mg/m²,静脉滴注,第2～6日;亚叶酸钙500mg/m²,静脉滴注,第1～6日;每隔28d重复。

6.不能手术,Ⅱ,Ⅳ期头颈部肿瘤　博来霉素10mg/次,静脉注射,每周2次,共3周,总量60mg。放疗2.5Gy/2周,总量50Gy。

7.口腔或皮肤癌　PBF方案:顺铂100mg/m²,静脉注射,第1日;博来霉素15mg/m²,静脉滴注,第1～5日;氟尿嘧啶650mg/m²,静脉滴注,第1～5日;每4周重复。

## 五、常见的几种头颈部肿瘤的化疗

### (一)鼻咽癌

鼻咽部可发生多种类型的恶性肿瘤,但癌占绝大多数(99%以上),且大多为低分化或未分化癌。据估计世界上80%的鼻咽癌患者发生在我国南方各省,广州及其邻近区域尤为常见。鼻咽癌发病年龄由30岁开始迅速上升,50～59岁组达最高峰。男女性之比为2.5:1～4:1。由于癌瘤原发部位较隐蔽,恶性程度较高,自然生存时间平均仅为18.7个月。

鼻咽癌的病理学决定其易于发生淋巴道转移、血道转移,特别是Ⅲ、Ⅳ期患者发生远处转移的机会多达35%。对化疗敏感,目前鼻咽癌的治疗中常结合化疗。关于鼻咽癌的放疗与化疗的综合治疗,荷兰Langendi业分析了10个随机研究结果(共2450例患者),认为化疗使患者5年生存率提高4%(P=0.01);而以同期放、化疗效果最好,5年生存率提高达20%。诱导和同期放化疗可以提高局部控制率,降低远处转移。

治疗上因为大多数鼻咽癌对放射线较敏感,且其邻近结构对放射线亦有较高的耐受性,因此,放射治疗往往是首选的方法。但是对于部分较晚期的患者以及放疗后复发的病例,化疗和手术仍是治疗中不可缺少的手段。全身化疗的方案可选用PFB(PDD,5-FU,BLM)、CO(CTX,VCR)、CF(CTX,5-FU)、CBF(CTX,BLM,5-FU)、PF(PDD,5-FU)方案。对于颈淋巴结较大的病例,治疗可应用半身化疗[应用氮芥(HN₂)10～20mg,腹部压力维持10～15min。本疗法可每周1次,4～6次为1个疗程]。还可采用颞浅动脉逆行插管化疗,药物可单用5-FU 250～500mg,PDD 20mg或BLM 10mg,每日灌注也可采用联合方案烟酰胺300mg,周1～5,BLM 7mg/m²,周1和4,5-FU 500mg/m²,周1～5。PDD 20mg/m²,周1～5,每周为1个疗程,间隔3周再行第2个疗程。如病灶偏于一侧,则患侧应灌注2/3的药量。灌注时最好采用输液泵方式输入,也可采用高挂输液瓶方式注入。临床常用方案为:

1.化疗联合放疗　DF方案+放疗:放疗1.8～2Gy/d,每周5次,共70Gy;顺铂100mg/m²,静脉滴注,放疗的第1,22,43日。

放疗后+DF方案:顺铂80mg/m²,静脉滴注,第1日;氟尿嘧啶1000mg/m²,静脉滴注,第1～4日;每4周重复。

2.晚期鼻咽癌

(1)MFC方案:米托蒽醌10mg/m²,静脉注射,第1日;氟尿嘧啶375mg/m²,静脉注射,第1～4日;卡铂,AUC5～6,静脉注射,第1日;每3周重复。

(2)FTC方案:吡柔比星40mg/m²,静脉注射,第1日;亚叶酸钙200mg/m²,静脉注射,第1～5日;氟尿嘧啶375mg/m²,静脉滴注,第1～5日(CF滴至一半时开始);每3周重复。

(3)PBF方案:顺铂100mg/m²,静脉注射,第1日;博来霉素15mg/m²,静脉注射,第1日间接着给予

$16mg/m^2$,静脉连续输人第 $1 \sim 5$ 日;氟尿嘧啶 $650mg/m^2$,静脉注射第 $1 \sim 5$ 日;每 4 周重复,2 个疗程。

(4)CEB 方案:顺铂 $100mg/m^2$,静脉注射,第 1 日;博来霉素 $15mg/m^2$,静脉推注,随后给予 $12mg/m^2$,静脉注射,第 $1 \sim 5$ 日;每 4 周重复(化疗 $2 \sim 3$ 个疗程)。

(5)紫杉醇+Cb 方案:紫杉醇 $135mg/m^2$,3h 静脉输注第 1 日;卡铂,AUC=6,$1 \sim 2h$ 连续输注,第 1 日紫杉醇之后每 3 周重复,6 个疗程。

### (二)鼻腔及旁鼻窦癌

鼻腔及旁鼻窦癌除早期外,临床表现相似,甚难辨别其原发部位,故一般常将二者视为一个整体。本病在头颈部癌中并不少见。国外以南非的班图发病率最高,发病率为 4.3/10 万,占全部恶性肿瘤的 6%。日本亦较多见,其发病率与喉癌相似。美国较少见,占头颈部癌的 3%,年均发病率为 0.7/10 万,年新患 2000 人,80% 为上颌窦癌,男与女之比为 2:1,大多数患者在 40 岁以上,$60 \sim 70$ 岁发病率最高。而国内的统计资料中显示,据天津市肿瘤发病率统计资料,鼻腔及旁鼻窦癌的年发病率为 0.8/10 万,男性较多,为 0.9/10万,女性为 0.6/10 万,占全部恶性肿瘤的 o.5%。在鼻腔及旁鼻窦癌中,以鼻腔及上颌窦患病最多。鼻腔及旁鼻窦癌的治疗主要以手术和放疗为主。但对于难治性肿瘤采用综合治疗已逐渐被广泛的采用。根据不同的组合,综合治疗大致可分为手术、放疗综合;动脉化疗、放疗综合;动脉化疗、放疗及刮除术综合三类。常用的化疗药物为 5-FU,MTX,BLM,DDP。

### (三)口腔肿瘤

口腔的解剖概念有广义和狭义之分,狭义的口腔系专指固有口腔而言,即包括牙、牙龈、唇内侧黏膜、前庭沟、颊黏膜、舌体(舌前 2/3)以及口底诸解剖结构在内。广义的口腔则还包括唇红黏膜。以及舌根(舌后 1/3)、腭扁桃体、咽侧壁、咽后壁和软腭等口咽部诸结构在内。

口腔肿瘤的治疗包括外科手术、放疗、化疗、中医中药治疗以及其他特殊治疗。目前认为,除早期及未分化癌外,均应以手术治疗为主,或采用以外科为主的综合疗法。化疗常用的方案可为:

1.PB 方案　每 4 周重复,顺铂 $120mg/m^2$,静脉滴注,第 1 日。

2.TPF 方案　动脉注射化疗,吡柔比星 $20mg/m^2$,动脉注射,第 1 日;顺铂 $50mg/m^2$,静脉滴注,第 2 日;氟尿嘧啶 250mg,动脉注射,后随 250mg,动脉注射第 $3 \sim 7$ 日;每 4,周重复。

唇癌:唇癌在西方国家很常见,其构成比可为舌癌的 4 倍;口腔癌的 3 倍,与此相比,在我国唇癌并不多见。唇癌好发于男性,男女为 4:1。40 岁以上患者几乎占全部病例的 90%,此中又一半在 60 岁以上。唇癌治疗以手术为主,预后较好。

舌癌:舌癌在口腔癌中最常见。近年来的资料表明,女性舌癌发病率有明显上升的趋势,而且患病年龄亦趋向年轻化。舌癌85%以上发生在舌体,舌根癌中还有一部分属涎腺或淋巴组织来源。舌体癌最好发于舌中 1/3 侧缘部,占 70% 以上,其他可发生于舌腹(20%)、舌背(7%)。最少见于舌前 1/3 近舌尖部。早期高分化的舌癌可考虑放疗、单纯手术切除或冷冻治疗,晚期应采用综合治疗(手术、放疗、化疗、中医中药、免疫治疗)。晚期病例可术前诱导化疗。舌癌对化疗敏感,可望提高患者的生存率。

口底癌:口底癌是指发生于口底黏膜的癌,应与舌下腺起源的涎腺癌相区别。后者应称为三下腺癌。在西方国家,口底癌发病率仅次于舌癌。在我国,舌癌虽居口腔癌首位,但口底癌并不多见,仅占 5.02%,居口腔癌末位。好发年龄 $40 \sim 60$ 岁。

牙龈癌:牙龈癌在口底癌中仅次于舌癌居第二位。多见于 $40 \sim 60$ 岁,男多于女。临床同期多发性牙龈癌的患者可见,其发生原因尚不完全清楚。治疗上由于牙龈癌早期侵犯骨质,故其治疗方法主要是手术,其他均为综合治疗的辅助措施,或仅用作姑息治疗。牙龈癌的 5 年的生存率较好,其中下牙龈癌的预后较上牙龈癌好。

腭癌:腭癌系指硬腭癌而言,软腭癌将归属口咽癌;从病理类型上主要指鳞状上皮癌而言。腭癌在我国并不多见。腭癌在唇癌、口腔癌的比例中呈逐年下降趋势,已从17.77%降至9.24%。腭癌多见于男性,男女比例为3:2,多发年龄50岁以上。腭癌的发生与烟、酒有较密切的关系,尤多见于嗜烟者。此外亦可见于咀嚼烟叶及其他刺激晶的患者。治疗上以手术为主,放疗效果不佳。对早期、全身情况不能耐受手术者,原发灶可考虑冷冻治疗。腭癌的5年生存率为66%。晚期及有淋巴结转移者5年生存率仅为25%。

颊癌:颊癌是一种常见的口腔癌,颊癌的发生率在不同的国家和地区,其在口腔各部位癌瘤的构成比有显著的差异。在美国,颊癌占口腔癌的2%~10%,居口腔各部位癌中的第6~8位。在口腔癌发病率高发的东南亚、中亚,尤其是南印度地区,口腔癌占全身癌瘤的15%~23%,而颊癌可高达50%。在我国不同地区,颊癌在口腔各部位癌的构成比中亦有显著差异。统计学研究发现不同人种对颊癌的发生无显著影响,但性别上有明显的差异。男女之比目前为2∶1~3∶1,与舌癌及口腔癌一样,女性患者有明显的上升趋势。治疗上由于颊癌呈浸润性生长。局部复发率高,除局限、范围小、浸润表浅的颊黏膜癌($T_1$),可考虑采用单纯的冷冻及放疗外,对中、晚期患者,目前多应用以手术为主的综合治疗。常用的综合治疗方案包括术前化疗配合手术治疗,术前加热化疗配合手术治疗或者术前放疗配合手术治疗。术后放疗仅用于切除边界可疑,或有残留者。其中术前化疗又称诱导化疗,是目前颊癌综合治疗方案中最常用而效果肯定的重要措施。由于术前化疗的应用,使颊癌的5年生存率有了明显的提高。术前用药可单一用药,也可联合用药,给药途径可采用静脉注射全身用药,也可经颈外动脉分支灌注区域浓集性给药。药物可选择平阳霉素、顺铂、氟尿嘧啶以及甲氨蝶呤,对颊癌及其他头颈部鳞癌与腺癌均有较好的疗效,已成为目前最常用的术前化疗药物。临床上对于鳞状细胞癌可应用CDDP+PYM联合化疗,其中CDDP 20~30mg或者80~100mg/$m^2$经插管动脉滴注,第1日(必须在化疗前后进行水化及用甘露醇利尿,以降低毒性,提高疗效。),PYM 10~15mg动脉滴注,第2~8日1次/d。(疗程中每日经动脉滴入DMZ 10mg或氢化可的松250mg,以减轻局部药物反应);也可应用PYM+5-FU联合方案,PYM 10~15mg,1次/d,第1~7日;5-FU 250mg经插管动脉滴注,1次/d,第1~7日。临床上对于腺源性上皮癌还可应用VCR+5-FU联合方案(VCR 1mg稀释后动脉注入,1次/d,第1日;5-FU 250rug经插管动脉滴注,1次/d,第1~7日)化疗结束后,必须进行疗效评估,一般在术后2~3周,局部药物反应消退后,即行肿瘤切除术。

### (四)口咽癌

口咽癌原发肿瘤较少见,以恶性为主。据美国报道,口咽癌年发病率为1.6/10万,占全身恶性肿瘤的0.5%。至今发病的确切病因不明。据流行病学研究,饮酒造成口腔咽喉肿瘤的相对危险性为3.7~9,如果大量长期吸烟加烈性酒,危险性可成倍增加。国内资料表明,病理类型以上皮癌占多数,在58%~84%。多位于腭扁桃体区,占55.6%;腭扁桃体区肿瘤中鳞癌占37.1%,腺癌多位于舌根,其中63%病例为囊性腺样上皮癌。口咽部好发淋巴瘤,北京及上海两组资料中淋巴瘤各占27%及31%。口咽部恶性肉芽肿常和鼻面部肉芽肿同时发生,也可先出现在咽部,病变广泛。近年来,临床病理研究倾向于诊断为中线恶性网织细胞增生病,或为外因性T细胞淋巴瘤。口咽部肿瘤的治疗由于口咽部肿瘤分化差、淋巴瘤较多,或口咽部组织大面积切除后修复困难,造成功能损害。故而以往常用放射线,较少采用手术治疗。近年来由于手术整复技术的进展,各类带血管供应的组织办的应用,对于病期较晚,放疗难以控制的病例,可行根治性手术,已获得较好的疗效。化疗可配合放疗或手术综合治疗。化疗可应用氟尿嘧啶、顺铂、卡铂单药或联合化疗。淋巴瘤者,按照淋巴瘤的标准治疗方案治疗。

### (五)喉咽及颈段食管癌

喉咽部或称下咽部的恶性肿瘤较少。在我国食管癌多见,但位于颈段的也少。据美国资料,喉咽癌年发病率为0.8/10万,颈段食管癌为0.35/10万。喉咽及食管恶性肿瘤中95%左右为鳞状上皮癌,其他少见。喉咽癌及颈段食管癌在Ⅰ、Ⅱ期时可单独采用放射线或手术,生存率大致相同。但晚期患者宜以多手段综合治疗。近年来诱导化疗开展,即先用化学药物治疗,以期缩小或消灭肿瘤,然后再行放疗或手术。更有主张以保存器官为目的,先用化疗,达到临床完全有效后,再用根治性放疗,以期控制一部分病例,避免手术,只对化疗放疗反应不佳者再手术治疗。早在20世纪80年代以来,提出应用生物反应调节剂来调节机体防御功能,提高机体抗癌能力,可用做辅助治疗。常用的药物有卡介苗、OK-432(链球菌制剂)、多糖类制剂、胸腺素、干扰素、转移因子、白细胞介素等。喉咽及颈段食管癌的预后较差。

### (六)喉癌

不同国家、地区、性别及年龄,喉癌的发病率也有较大差异。世界各地以法、意、巴西及西班牙等国的一些地区喉癌发病率最高,为15/10万~17.6/10万。男性高于女性的发病率。临床病理上可见喉癌前病变(喉角化症、喉乳头状瘤、慢性增生性喉炎)、鳞状细胞癌(原位癌、浸润性癌、疣状癌)其他恶性肿瘤(类癌、纤维肉瘤)。目前治疗喉癌主要采用外科手术;放射治疗也是根治手段之一,须结合病变部位及扩展程度而作适当选择。原则上早期癌宜首先考虑放疗,其疗效并不亚于手术,而且可以保留较满意的语言功能;晚期癌则多倾向于放疗与手术综合治疗;颈淋巴结转移癌则以手术治疗为主。Eisbruch认为喉癌的治疗不仅要达到控制肿瘤,还要保护喉功能。在晚期喉癌的治疗中,标准放疗加化疗的疗效优于标准放疗,非常规分割放疗的疗效优于标准放疗,非常规分割放疗加同期化疗疗效优于非常规分割放疗。常用的化疗药物为DDP和5-FU。

### (七)耳部肿瘤

1.中耳乳突癌　中耳乳突癌占耳部癌的1.5%,占全身癌的0.06%。据国内外统计,其发病率为1∶1324~1∶4000。常好发生于外耳道后壁深部的鳞状上皮。若鼓膜已经穿孔,癌瘤容易侵入中耳。中耳乳突癌可由乳突气房黏膜经感染后转变而来,受感染后,由于鼓室内空气所含$O_2$和$CO_2$化碳比例发生变化,或因血循环和营养障碍,鼓室黏膜上皮可演变成复层扁平上皮。男女发病率为34∶1,发病年龄多为40~60岁。病理上多见鳞状细胞癌,基底细胞癌、腺癌少见。治疗上首选手术和放疗。化疗应用于晚期不能手术、放疗者。常用的化疗药物以顺铂、氟尿嘧啶、平阳霉素为主,联合化疗的疗效优于单药。

2.颈静脉球体瘤　颈静脉球体瘤是发源于化学感受器的血管性肿瘤,属于非嗜铬性副神经节瘤。目前认为,球体细胞不仅是化学感受器还具有神经内分泌功能。本病在组织学上虽属良性,但常表现为局部破坏或向邻近组织及骨壁侵蚀,肿瘤生长主要按解剖通道扩展,很少恶变。少数有远处转移,可见于肺、颈淋巴结、肝、脾、脊柱、肋骨等处。本病生长缓慢,多见于中年女性。Hurst把其分为三类:鼓室体球瘤、颈静脉球体瘤和迷走神经内球体瘤。治疗上以手术切除或先手术后放疗为主。

### (八)涎腺肿瘤

涎腺肿瘤的发病率为1/10万~2/10万,仅占头颈部肿瘤的3%~4%。涎腺分为大、小两组,大涎腺成对,称腮腺、颌下腺及舌下腺。小涎腺为数众多,弥散分布于口腔及上呼吸道黏膜下层。涎腺肿瘤80%发生于腮腺,其中良性肿瘤占2/3。舌下腺95%以上系恶性。其他腺体良恶性肿瘤各占1/2。涎腺肿瘤中女性患者多于男性,高峰年龄在30~50岁。涎腺肿瘤治疗以外科治疗为主,治愈的关键在于首次手术是否彻底。良性肿瘤采取正确术式,可获得根治性效果。即使是恶性,术后辅助放疗也能获得甚佳的疗效。手术切除不完整,包膜破损都是导致治疗失败的主要原因。而涎腺癌的化学药物治疗疗效尚处于研究阶段。Kaplan等在Suen等工作的基础上,报道了涎腺癌的化疗以及他们自己的病例共116例的治疗效果,表明CDDP,ADR和5-FU单用和联合化疗的效果较好。116例中,腺样囊性癌65例采用上述单一药物治疗者有效率在40%。但有效维持时间较短,很少超过8个月,局部反应效果如肿块缩小及疼痛减轻等优于远部位转移灶。

### （九）颌骨恶性肿瘤

颌骨恶性肿瘤的组织来源是多方面的,有牙源性和非牙源性,同时尚可来自身体其他部位癌肿的转移,如肝癌、肾癌、肺癌、甲状腺癌等的颌骨转移性癌。

1.中央性颌骨癌 主要是颌骨内的牙胚成釉上皮的剩余细胞、面突融合时的残余胚胎上皮以及牙源性囊肿衬里和造釉细胞瘤恶变所发生而来的鳞状上皮细胞癌,比较少见。治疗上以彻底根治手术为原则。

2.颌骨骨肉瘤 为高度恶性的骨源性肿瘤。由成骨性纤维组织发生肿瘤,以直接形成骨和骨样组织为特征。损伤及放射线可能为诱发因素。好发于青年人,男性较女性多见。有5％发生于颌骨,下颌骨较上颌骨多见。治疗上应首选根治性手术切除。术后并采用化学药物等的综合治疗,能提高其生存率。

3.颌骨软骨肉瘤 在颌骨部位比较少见,原发性软骨肉瘤多见于20岁以内的青年,肿瘤发展快,预后差。周围型软骨肉瘤,由软骨瘤逐渐转化恶变而来。年龄越大,发展较慢,预后稍好。治疗上应做根治性手术。对放化疗不敏感。

### （十）甲状腺肿瘤

不同国家、地区的甲状腺癌的发病率不同。在一些沿海城市较多见,且有上升趋势。甲状腺癌的病理分类主要分为乳头状癌、滤泡癌、髓样癌及未分化癌四类。其各类的治疗方法分别叙述如下:

1.乳头状癌 乳头状癌是甲状腺癌中最多见的一型,占甲状腺癌的59.9％～89％。其中甲状腺隐性微小癌可较长时间保持隐性状态。而不发展成临床癌。其治疗方案如下。①首选手术治疗。②可以放疗,但由于甲状腺乳头状癌对放射线敏感性较差,且甲状腺的邻近组织,如甲状软骨、气管软骨、食管以及脊髓等,均对放射线耐受性较低,导致大剂量照射常造成严重合并证,一般不宜采用。③对于甲状腺癌的远处转移及其某些的辅助治疗者,在手术后可应用$^{131}$I治疗。④内分泌治疗。甲状腺素可抑制脑腺垂体促甲状腺激素的分泌,从而对甲状腺组织的增生及癌组织的生长起到抑制作用。内服甲状腺素后,可阻断TSH对TRH的反应。因此,患者术后口服甲状腺素对预防复发和治疗晚期甲状腺癌有一定的作用。一般认为,对生长缓慢的甲状腺分化型癌疗效较好。⑤化疗。主要用于不可手术或远处转移的晚期癌。单药化疗:应用多柔比星、顺铂或者博来霉素。联合化疗:多柔比星＋顺铂(多柔比星60mg/m²,静脉注射,第1日;顺铂40mg/m²,静脉注射,第1日;每3周重复)。

2.滤泡癌 滤泡癌较乳头状癌极少见,仅占甲状腺癌的11.6％～15％。美国年平均9000例甲状腺癌新患中,本型为1350例。治疗上同乳头状癌,但较前者颈淋巴结的转移少见,因而一般不做选择性颈清术。

3.甲状腺髓样癌 甲状腺体样癌发生自甲状腺滤泡旁细胞,也称C细胞的恶性肿瘤。C细胞为神经内分泌细胞,也属APUD系的细胞,即氨前身物摄取和脱羟细胞。因而本病为APUD瘤之一。本病较少见,占甲状腺癌的3％～10％。治疗上采用外科治疗。化疗可选用:单药化疗,应用多柔比星联合化疗;CVD方案(环磷酰胺750mg/m²,静脉滴注,第1日;硫酸长春新碱1.4mg/m²,静脉滴注,第1日;达卡巴嗪600mg/m²,静脉注射,第1～2日,每3～4周重复)。

4.未分化癌 未分化癌较少见,属高度恶性。主要包括大细胞癌。小细胞癌和其他类型癌(鳞状细胞癌、巨细胞癌、腺样囊性癌以及分化不良的乳头状癌及滤泡癌等)。此类癌占甲状腺癌的5％～14％。其中大细胞癌最为多见。治疗上多由于发现时已属晚期,难以彻底切除,故而采用综合治疗,可收到姑息的疗效。本病预后极差,一般多在治疗后数月内死亡。

### （十一）甲状旁腺肿瘤

在欧美国家较常见甲状旁腺肿瘤,据美国文献报道,原发性甲状旁腺功能亢进症发病率高达人口的50/10万～100/10万,其中甲状旁腺肿瘤占80％～85％,但东方国家包括日本发病率均较低,在我国仍属少见病。病理可分为两类,良性为腺瘤,多数为甲状旁腺主细胞腺瘤;恶性为腺癌,常局部侵犯转移至区域淋巴结,常转移到肺、肝和骨骼。治疗上均应采用外科手术治疗,良性行单纯摘除,恶性肿瘤需行根治性手术。注意术后16～24h出现低血钙表现。应给予补钙治疗。

### (十二)颈部肿瘤

临床上多见颈部肿块,包括多种疾病,以发生自甲状腺和淋巴结者居多,还多见于颈淋巴结转移癌,可见于:

1.原发于头颈部癌的转移 占75％,大多为鳞状细胞癌,尤其多见高分化及中分化类型,主要来源于口腔、旁鼻窦。喉、咽及头部皮肤等处。低分化癌主要来自鼻咽,少数也可来自舌根及梨状窝。腺癌则以原发于甲状腺者较多,常呈典型的甲状腺乳头状癌结构,少数来自涎腺或鼻腔等处。恶性淋巴瘤较少,原发多为咽扁桃体。腭扁桃体、舌根等咽淋巴环区,也可为全身性恶性淋巴瘤的颈部表现。恶性黑色素瘤多来自头颈部皮肤,尤其发际头皮,少数来自口腔、鼻腔黏膜或眼部。转移癌多分布于颈内静脉区淋巴结。

2.原发于胸、腹以及盆腔等处肿瘤的转移 以腺癌居多,多来自乳腺、胃、结肠、直肠,少数来自前列腺、肝、胰、子宫、卵巢及肾脏等。鳞状细胞癌较少,大多来自食管、肺。小细胞癌则主要来自肺。

3.原发部位不明的转移癌 占2.6％～9％,多数为鳞状细胞癌,少数为低分化癌、恶性黑色素瘤及其他类型癌。治疗原则上应首先控制原发灶,可考虑放化疗。

(宣 巍)

# 第三节 生物治疗

主要通过宿主天然防御机制或天然哺乳动物材料作药物而发挥抗肿瘤效应。随着生物技术的发展,生物治疗日趋重要。已成为继手术、放疗、化疗之后的第四种治疗手段。

## 一、肿瘤的免疫治疗

近30多年来,肿瘤的综合治疗已经取代了单一治疗。免疫治疗是肿瘤综合治疗的重要组成部分。肿瘤细胞具有抗原性并能引起机体免疫应答,是肿瘤免疫治疗的基础。

### (一)非特异性主动免疫治疗

许多物质可以刺激网状内皮系统活性,并同时能够非特异性地增强免疫功能。如微生物及其制剂,目前使用最多的是减毒的卡介苗、短棒菌苗等,还有微小病毒、云芝多糖和香菇多糖等。卡介苗(BCG)首先激活巨噬细胞,再破坏肿瘤细胞,并通过处理癌细胞抗原使淋巴细胞产生特异性免疫。短棒菌苗(CP)是巨噬细胞的佐剂,由于使用的是死的菌苗,没有潜在感染的危险。这类制剂可口服、皮下、皮内、瘤内注射使用,亦可腹腔内给药。左旋咪唑等药物可调节受抑制的免疫功能。许多中草药如人参、黄芪、灵芝、党参等可提高机体的免疫功能。

### (二)特异性主动免疫治疗

用自体肿瘤或异体同一组织学类型的肿瘤提取物,作为瘤苗免疫癌症患者构成肿瘤的特异性免疫治疗,称为特异性主动免疫治疗。

1.细胞疫苗 20世纪初已开始应用灭活的肿瘤细胞,如自体或同种异体瘤苗,细胞滤液或粗提物进行主动免疫治疗,但效果不佳。其后应用经物理、化学或生物学方法,如加热、冷冻、放射线照射、加入神经氨酸酶或病毒等方法,处理肿瘤细胞,制成瘤苗后进行主动免疫治疗。亦可将作为佐剂的 BCG 或 BCG-多糖类物质与瘤苗联合注射。多数情况下这种疗法的效果不肯定,但用于治疗肾脏肿瘤和黑色素瘤有一定疗效。

2.用肿瘤相关抗原(TAA)或肿瘤特异性抗原作为疫苗　通过修饰肿瘤细胞、分离提纯膜组分及 TAA,用独特型抗体替代 TAA,人工合成多肽 TAA 以及构建表达 TAA 的重组病毒等方法,在不同水平上制备瘤苗,以增强 TAA 的免疫原性,有可能诱导出相对特异性的抗肿瘤免疫应答。人类肿瘤特异性抗原的研究也获得进展,如 MAGEI 是一种在肿瘤细胞中重新活化的胚胎基因编码产物,该蛋白分子具有供 T 细胞识别的多种肿瘤特异性抗原表位,可有效地诱导肿瘤免疫应答。

3.瘤细胞在基因水平上的修饰　某些化学剂,尤其是诱变剂或基因激活剂,如三氮衍生物、5-甲基胞嘧啶等,有可能在基因水平上增强肿瘤细胞的免疫原性。如将同系 MHC-Ⅰ类基因导入低水平表达 MH-Ⅰ类分子的肿瘤细胞,可增强 CTL 对瘤细胞抗原的识别和对肿瘤的排斥反应。最近有人将编码 HLA-Ⅰ类抗原的基因包裹入脂质体中,并将此脂质体直接注入人体黑色素瘤内,可诱导患者免疫系统产生较强的抗肿瘤效应,从而使肿瘤消退。将某些能促进 MHC-Ⅰ类分子表达的细胞因子(如 IFN-γ,TNF)的 cDNA 转导入肿瘤细胞,也可增强受者对该肿瘤的特异性排斥。$B_7$ 分子是最近发现的一种能增强肿瘤抗原免疫原性的细胞表面分子,它在抗原提呈细胞如 B 细胞、巨噬细胞和树突状细胞上均有表达。

$B_7$ 分子是 T 细胞表面受体 CD28 和 CTLA4 的配体。CD28 表达于所有 $CD4^+$ T 细胞和大多数 $CD8^+$ T 细胞表面,是参与 T 细胞活化的一种关键性受体。CD28 分子的交联可使 $CD4^+$ 细胞分泌的细胞因子增加。$CD28^+$ T 细胞 CD28 分子的交联同样是该细胞分化为 CTL 所必需的活化信号。因此,将 $B_7$ 基因导入肿瘤细胞可增强其免疫原性,诱导宿主有效的抗肿瘤免疫效应。目前以黑色素瘤、乳腺癌、肾细胞癌等肿瘤中分离出某些癌基因产物,都是特异性较强的肿瘤相关抗原。将编码特定产物的癌基因导入肿瘤细胞,也可以增强肿瘤抗原的免疫原性。"疫苗"基因疗法,就是借助基因工程技术制备此类多肽产物,并用于肿瘤的主动免疫治疗。

### (三)免疫导向疗法

将某些肿瘤的单克隆抗体注入血管内,这种特异性的抗体就可以在体内搜索或跟踪它的目标,即相应的抗原,并与之特异性的结合引起一系列免疫反应。将化学药物、放射性核素或毒素与针对肿瘤抗原的 McAb 耦联,制成所谓"生物导弹",后者在体内可定向地集中于肿瘤灶,发挥杀瘤效应,称为免疫导向疗法。

### (四)过继性免疫治疗

过继性免疫疗法(AIT)是通过给荷瘤机体输注抗肿瘤免疫效应细胞,如致敏或激活的淋巴细胞及其产物或武装的巨噬细胞的方法治疗肿瘤。

1.IL-2/LAK 疗法　LAK 细胞是一类在淋巴因子(主要是 IL-2)刺激下能非特异性地杀伤自身或异体肿瘤细胞的免疫效应细胞。自从 20 世纪 80 年代初 Rosenberg 等报道应用 IL-2/LAK 治疗晚期恶性肿瘤获得疗效以来,肿瘤过继免疫治疗的研究受到全世界的极大重视,并认为是一种具有很大潜力的肿瘤生物疗法。

2.其他肿瘤杀伤细胞　包括肿瘤衍生的激活细胞(TDAC)、肿瘤浸润淋巴细胞(TIL)细胞毒性 T 淋巴细胞(CTL)、$CD4^+$ 细胞毒性 T 细胞($CD4^+$ CTL)、抗 CD3 抗体激活的杀伤细胞(CD3AK)及 NK 细胞等。这些细胞杀瘤效应均明显优于 LAK 细胞,在抗瘤治疗中具有广阔的应用前景。

3.导入细胞因子基因的免疫细胞过继疗法　利用基因工程技术将细胞因子导入免疫效应细胞(如 TIL),使有关的细胞因子(例如 TNF)基因随回输的 TIL 导向细胞灶,细胞因子以自分泌或旁分泌方式在局部达到较高浓度,从而协同免疫效应细胞发挥抗肿瘤作用。

### （五）细胞因子疗法

细胞因子（CK）是指由活化的免疫细胞和某些基质细胞分泌的、介导和调节免疫、炎症反应的小分子多肽。它包括由淋巴细胞产生的淋巴因子和有单核细胞产生的单核因子等。许多细胞因子具有直接或间接的杀瘤效应，细胞因子疗法在肿瘤的免疫治疗中具有重要意义。

1.外源性细胞因子治疗　将具有抗肿瘤活性的细胞因子通过一定的途径直接注入荷瘤机体，可取得一定的抗瘤效果。目前临床应用疗效较好的有 IL-2、CSF、IPN、TNF-α 等。

2.细胞因子导向治疗　细胞因子与毒素、放射性核素、化学药物耦联以后制成的"生物导弹"，可以定向作用于表达有相应受体的肿瘤细胞，从而杀伤或抑制肿瘤细胞。利用基因工程技术将细胞因子基因与假单胞菌外毒素 PE40 基因在体外重组，制备成细胞因子-PE40 融合蛋白，如 IL-2-PE40、IL-4-PE40、IL-6-PE40 等。上述融合蛋白可以杀伤表达相应细胞因子受体的肿瘤细胞。

3.细胞因子基因治疗　将细胞因子基因直接导入肿瘤细胞之中，使肿瘤细胞自行分泌细胞因子，以发挥杀瘤效应。目前有多种细胞因子基因可以借助反转录病毒载体转移入肿瘤细胞之中，其中包括 IL-2、IL-4、IL-6、IL-7、TNF-α、TNF-α、GM-CSF、G-CSF 等。经细胞因子基因修饰了的肿瘤细胞可增强其免疫原性，细胞表面的某些黏附分子（如纤维连接素等）和 MHC 抗原的表达也增强，可诱发机体产生较强的免疫应答，因而明显增强了机体对肿瘤细胞的杀伤能力。

### （六）基因治疗

基因治疗是通过人工方法改变靶细胞的基因结构从而获得疗效。除了上述几种免疫基因治疗外，还有其他的肿瘤基因疗法如：反义寡核苷酸基因治疗；抑癌基因疗法；针对化疗的肿瘤基因治疗。

## 二、BRM 与肿瘤生物治疗

1.BRM 的概念　指能够直接或间接地修饰宿主—肿瘤的相互关系从而改变宿主对肿瘤细胞的生物学应答，使有利于宿主，不利于肿瘤而产生治疗效应的物质或措施。

2.BRM 的分类及临床应用（见表 5-1）。

表 5-1　BRM 的种类及临床应用

| BRM 类别 | 临床应用 |
| --- | --- |
| 免疫调节剂 | 免疫调节疗法（用以促进、增强、调整机体免疫功能） |
| 细胞因子 | 细胞因子疗法（如干扰素、白介素、集落刺激因子、肿瘤坏死因子等的应用） |
| 抗原肿瘤 | 特异性主动免疫治疗（如肿瘤疫苗） |
| 效应细胞 | 继承性免疫治疗（如转输 LAK 细胞、TIL 细胞等） |
| 抗体 | 被动免疫治疗（如单克隆抗体及其耦联的导向疗法——"生物导弹"） |
| 肿瘤化抑制因子 | 癌变抑制及分化诱导治疗（如维 A 酸类、分化因子、成熟因子等） |
| 其他 | 骨髓移植、血浆置换、免疫抑制解除、转移抑制、新生血管抑制等 |

## 三、免疫调节剂在抗肿瘤中的临床应用

免疫调节剂是当今世界上最主要的、实际应用最广泛的一类 BRM。鉴于其具有免疫刺激、免疫调节等效应，在临床上多用于免疫缺陷病、慢性细菌或病毒感染、自身免疫病及恶性肿瘤的治疗。常用的免疫调

节剂有以下几种。

1.微生物及其有关成分

(1)卡介苗(BCG)及其有关成分。

(2)短棒菌苗(CP)。

(3)溶血性链球菌制剂(OK-432)。

(4)链真菌制剂。

(5)其他,如 N-CWS 是一种 Zocardiarubra 分枝放线菌的细胞骨架,其免疫调节和佐剂作用较 BCC-CWS 更强。在实验及(或)临床显示抗癌活性的细菌制剂还有双歧杆菌和乳酸杆菌,其中 LC9018(乳酸杆菌 YIT9018 株)已进入临床试验。此外,葡萄球菌及其有关成分(葡萄球菌蛋白 A 及肠毒素-SPA 及 SE)的抗癌作用也受到了注意。

2.糖类　　主要是通过启动、恢复、完善和提高宿主免疫机制而发挥抗癌作用。疗效肯定,已上市的有以下几种:

(1)香菇多糖。

(2)西佐喃(SPG)。

(3)云芝多糖(PSK)。

3.胸腺素

4.合成的免疫调节剂

(1)合成的高分子化合物:①聚肌苷酸-聚胞苷酸;②聚肌苷酸-聚尿苷酸;③Pyran-MVE。

(2)合成的低分子化合物:①左旋咪唑(LMS);②西咪替丁(西咪替丁);③阿齐美克;④替洛隆;⑤吲哚美辛。

### 四、细胞因子及其在肿瘤治疗

细胞因子:是由免疫系统的单个核细胞(通常是淋巴细胞和单核细胞)分泌的可溶性蛋白质。在免疫反应过程中这些蛋白质对免疫系统的其他细胞或靶细胞起调节作用。细胞因子实质上是一些激素,在距分泌细胞的一定范围内作用于其他细胞。

1.干扰素(IFN)　　是一种糖蛋白,主要作用有:直接抗病毒作用;增强主要组织相溶性抗原(MHC)和肿瘤相关抗原(TAA)的表达;增强自然杀伤细胞(NK)的细胞毒作用;增强抗体依赖性细胞的细胞毒(ADCC)作用;直接抗细胞增殖的作用和抗血管生成作用等。IFN 有三种,即 IFN-α、IFN-β、IFN-γ、IFN-α 和 IFN-β 具有相同的受体-Ⅰ型受体,IFN-γ 连接在Ⅱ型受体上。

IFN-α 是第一个用于临床的重组基因细胞因子,可皮下或肌内给药,血浆半衰期为 4～6h,生物活性持续 2～3d。

IFN-β 是以治疗多发性硬化症而被批准临床使用的。目前,它的抗肿瘤作用还有待于临床积累更多资料来进一步验证。IFN-γ 从理论上和实验研究资料中看均优于 IFN-α,但大量的临床研究表明,它的抗肿瘤作用不尽令人满意。

2.白介素　　指由白细胞产生的可以调节其他白细胞反应的任何可溶性蛋白或糖蛋白物质。目前以白介素为命名的细胞因子已达 20 多种。其中,以白介素-2(1L-2)研究的最深入。

IL-2 是一种含 133 个氨基酸的糖蛋白,分子量 15000。IL-2 的主要靶细胞是 T 淋巴细胞,同时也具有一些其他生物学活性:①促进 T 细胞生长及克隆性扩增。②诱导或增强细胞毒产细胞(如 NK、CTL、

LAK、TIL)的杀伤活性。③协同刺激 B 细胞增殖及分泌。④增强活化的 T 细胞产生 IFN,IL-4~6 和 CSF。⑤诱导淋巴细胞表达 IL-2R。

1L-2 在抗肿瘤治疗中的应用;IL-2 单独或与 LAK(TIL)并用及(或)与其他细胞因子或药物联合治疗肿瘤,均应用于临床,就其应用方法来说,可分全身和局部两种。

(1)全身应用:可稀释后静脉注射或静脉点滴。临床试验结果表明,若给每 8h 静脉注射 IL-21 次,连续 1 周,一般患者可耐受 $10^5$ U/kg IL-2,有的患者可耐受 $3×10^5$ U/kg IL-2,若持续性静脉输注 IL-2,连续 3 周,一般患者的耐受剂量为 $10^5$ U/

(kg・h)。若超过上述剂量,即出现明显的副作用。现在一般认为,采用一次性静脉注射时,IL-2 的毒性剂量为 $1×10^6$ U/kg;采用持续性静脉输注时,IL-2 的毒性剂量为 $3×10^3$ U/(kg・h)。当注射的 IL-2 的累积剂量超过 $10^5$ U/kg 时,一般都出现水钠潴留。目前,较少单独静脉应用高剂量 IL-2,多与 LAK 细胞联合应用。即使单用 IL-2 也多采用低剂量局部应用的方法。

(2)局部应用:包括瘤体内注射(对皮肤淋巴瘤、黑色素瘤、膀胱癌、脑部肿瘤等)、淋巴结和淋巴管内或周围注射(对转移性淋巴结、头颈部鳞癌等)、胸腔或腹腔内注射(对恶性胸、腹水等)膀胱内注射(对膀胱癌等)以及局部动脉内注射(对原发或继发性肝部肿瘤等)均有获 CR,PR,MR 等病例的报道。IL-2 的不良反应见表。

3.造血生长因子　造血生长因子是一组直接作用于骨髓内造血前体细胞,促进其增殖、分化形成定向成熟细胞克隆的因子。现将常用的几种根据它们作用于不同的造血细胞谱系分类如。

# 五、单克隆抗体在抗肿瘤中的应用

FAD 分别通过了 2 个单克隆抗体——rituximsb(rituxan)和 trastuzumab(herceptin)。

rituximab 是用重组 DNA 技术将鼠的免疫球蛋白可变区和人 LgGl 的恒定区组合在一起的嵌合抗体。它能够识别 CD20 分子,而这种分子只在正常 B 淋巴细胞和恶性 B 细胞上表达,不在 B 细胞的祖细胞、浆细胞、T 细胞、单核细胞、树突状细胞、干细胞和其他非血液系统组织上表达。在补体和效应细胞存在的情况下对于 CD20 阳性细胞具有细胞毒作用。此外,有证据表明 CD20 是钙离子通道受体,对于预防细胞凋亡有重要意义。抗体与 CD20 结合后可以促进凋亡。

rituximab 的使用方法:推荐剂量为 $375mg/m^2$。静脉给药,每周 1 次,共 4 次。滴注前 30~60min 可给予止痛药。

astuzumab(herceptin)是 FDA 通过的第一个用于实体瘤的单抗。它的适应条件是肿瘤必须过度表达 HER2/neu 受体,而转移性乳腺癌的患者具有这种表达的只占 25%~30%。

HER2/neu 是一个的垮膜受体,是表皮生长因子(EGF)酪氨酸激酶;受体家族的一员。erbB-2 原癌基因的过度表达导致在细胞膜表面过度表达 HER2/neu 受体而容易促进细胞增殖。herceptin 连接到该受体上后就形成了受体的内吞从而抑制了 EGF 或 Neo 分化因子的连接,干扰了磷酸化和细胞信号转导旁路,进而阻碍细胞的增殖。此外该抗体还有诱导抗体依赖性细胞介导的细胞毒作用(ADCC)。

herceptin 主要应用于乳腺癌的治疗中,第 1 周首次静脉给予 250mg,以后每周给予 100mg,连续 9 周为 1 个疗程。临床研究发现,转移性乳腺癌中 herceptin 加 AC(ADM+CTX)或紫杉醇较单用 herceptin,其有效率和生存期都明显提高,而且与 HERZ 的阳性水平有一定的关系。herceptin 的毒性反应与其他的单抗相似,但是要注意在心肌的损伤修复中 HER2 的表达增加,herceptin 与多柔比星之间的松散结合可能增加了对心脏的多柔比星输出量,因而其长期的毒性反应涉及心脏功能的影响,故临床上与紫杉类药物联合应用比较安全。

## 六、恶性肿瘤的造血干细胞移植治疗

异基因骨髓移植早期作为一种实验性的生物治疗手段,主要用于晚期急性白血病及重型再生障碍性贫血的治疗,它可使10％的晚期白血病患者获得治愈。后来将这一治疗用于急性白血病初次完全缓解期,结果使许多白血病患者获得长生存。目前,这一治疗方法现已扩展到其他恶性血液病,挽救了成千上万人的生命。与此同时,自体造血干细胞移植作为多数缺乏供髓者的一种替代治疗发展也很快,除用于白血病外主要用于恶性淋巴瘤及某些实体瘤,近年逐渐增多并超过异基因造血干细胞移植。

在造血干细胞移植过程中,首先给予患者大剂量的放化疗进行预处理,以破坏患者的免疫系统,使之无力排斥移植物并清除体内残留的瘤细胞或骨髓内的异常细胞,然后回输造血干细胞,以重建造血、免疫系统。

目前所用的预处理方案按对骨髓的清除作用强弱可分为清体性和非清体性两类。清髓性预处理方案是最常用的方案,按是否含全身照射(TBI)又可分为两类:含TBI的预处理方案中,Cy-TBI迄今仍被认为是标准的预处理方案,对急慢性白血病有很好的治疗作用。不含TBI的预处理方案,以Bu-Cy[Bu 4mg/(kg·d),4d,Cy 50mg/(kg·d),4d,或60mg/(kg·d),2d]研究最多。非清髓性预处理方案与上述传统的清髓性预处理方案相比,所用放化疗的剂量较小,且加入一些免疫抑制作用强的药物,其目的只是抑制受者的免疫功能使移植物不被排斥,而不是要完全清除受者骨髓造血细胞和恶性瘤细胞。在移植后一定时间内再回输供者淋巴细胞,使混合嵌合体逐渐变成完全嵌合体,从而发挥移植物抗白血病作用,藉GVL效应清除体内残存的白血病细胞。由于此类预处理所用放化疗的剂量较小,相关毒副作用较少,死亡率低,使Allo-BMT变得较安全,故日益受到人们的重视。非清除性预处理方案的最佳组成目前尚在探索中。多数学者用fludarabine 25～30mg/m$^2$,4～6d,在此基础上加(Cy 60mg/(kg·d),2d)±ATG[10～30mg/(kg·d),3～4d]。一般认为,年龄较大或内脏功能欠佳不能耐受清髓性预处理的患者可用非清髓性方案。此外在病种方面,应选择GVL作用明显者,在白血病中CML的GVL作用最显著,AML次之,而ALL的GVL作用最弱,多发性骨髓瘤也有一定的GVL作用。由于发挥GVL有一个过程,故进展很快的疾病及没有完全缓解的急性白血病大概不宜用此类预处理。欧洲BMT协作组目前主张,急性白血病、骨髓增生异常综合征等患者除年龄太大或身体基本状态较差者外,还应采用常规的清髓性预处理方案。在预处理结束后,间隔一定时间就可以从静脉输入移植的骨髓。间隔时间的长短视所用药物的代谢特点而异,清髓性预处理已将患者的骨髓造血细胞破坏殆尽,而植入的造血干细胞重建造血又需一定的时间,故移植后有一段时期外周血中全血细胞减少,尤以白细胞和血小板为甚。在移植后中数6(4～9)d白细胞计数降至零,网织红细胞消失,血小板计数直线下降。随着输入的造血干细胞归巢于骨髓增殖分化,血象逐渐恢复。在造血功能重建的同时,免疫功能也逐渐恢复。

Allo-BMT可通过检测性染色体、红细胞抗原、红细胞和白细胞同工酶等以确定移植是否成功。GVHD可看作是移植成功的间接证据。Syn-BMT和ABMT则缺乏移植成功的直接证据,如所用的预处理是清髓性的,则造血的恢复可看成是移植成功。

骨髓移植根据其来源,司以分为同基因骨髓移植、同种异基因骨髓移植和目体骨髓移植。同基因骨髓移植的病例很少。主要用于治疗SAA以及完全缓解期的急性白血病、慢性期的CML,但由于复发率较Allo-BMT高,无病生存率略低于Allo-BMT。

同种异基因骨髓移植主要用于治疗造血系统恶性肿瘤性疾病,包括各种急、慢性白血病及骨髓增生异常综合征等。异基因造血干细胞移植是目前唯一能治愈慢性粒细胞性白血病的方法,已在临床上广泛使用。Allo-BMT 已成为 CML 的常规治疗,凡 50 岁以下有供髓者的患者只要没有 BMT 的禁忌证都应进行 Allo-BMT 治疗。在慢性期移植的疗效显著优于其他病期。慢性期 CML 在确诊 1 年以内移植者的疗效最好。移植后应对患者定期监测,复发早期,尤其是分子生物学水平复发时,输注原供者白细胞或停用预防 GVHD 所用的免疫抑制剂往往可逆转复发,使患者获长生存。对于慢性淋巴细胞白血病,虽然 Allo-BMT 能治愈该病,但由于该病发病年龄大,很少有患者适于这一治疗。较年轻的 CLL 患者如在疾病早期进行 Allo-BMT 可望得到根治。Allo-BMT 可使 23%～63% 的骨髓增生异常综合征患者获得长生存。疗效与移植时病情、细胞核型和年龄等因素相关。复发难治的淋巴瘤病例,可以选择异基因造血干细胞医治,虽然 Allo-BMT 后的复发率比较低,但移植相关死亡率较高,故恶性淋巴瘤多用 ABMT。此外,尚有用 Allo-BMT 治疗多毛细胞白血病、髓样化生、原发性骨髓纤维化、恶性组织细胞病、真性红细胞增多症、特发性高嗜酸粒细胞综合征等恶性增殖性疾病成功的病例报告。

自体骨髓移植:自体骨体移植(ABMT)主要用于造血系统恶性疾病及某些实体瘤,近年来也试用于治疗严重的自身免疫性疾病。由于外周血干细胞动员和采集技术的不断完善,目前 ABMT 已逐渐被外周血造血干细胞移植所替代。部分资料表明 ABMT 能改善 ALL 和 AML 的 LFS,但也有报道说 ABMT 的疗效并不优于化疗。

自体造血干细胞移植其骨髓来源不受限制,移植相关死亡率低,移植并发症少,但较高的复发率使其应用受到一定限制,为减少 ABMT 后的复发率,可以对骨体进行体外净化。造血系统恶性肿瘤完全缓解后,骨髓中仍可能含有少量克隆源性瘤细胞,这些瘤细胞回输体内后可成为复发的根源,在药物净化中环磷酰胺衍生物 4-HC 和 MFD 的研究较广泛,且用于临床的病例相对较多。4-HC 选择性消除白血病细胞的原理是 4-HC 进入细胞内水解为 4-羟环磷酰竺后发挥细胞毒作用。醛脱氢酶可将 4-羟环磷酰胺氧化成戊碳氧磷酰胺而使其失活。多能竺主子细胞中醛脱氢酶水平较高,对 4-HC 的敏感性低,而定向造血干细胞及白血病细胞内该酶活性低,故对 4-HC 的敏感性较高。MFD 的净化原理与 4-HC 相同。4-HC 和 MFD 对急人淋巴细胞白血病(ALL)的净化作用不明显,有人报道 MFD 对慢性中幼粒细胞白血病(CML)、4-HC,对转移到骨体的乳腺癌细胞也有一定的净化作用。将这两种药物分别与其他净化方法联合使用,有可能进一步增强其净化作用。免疫学净化方法中目前还是用单克隆抗体(单抗)主子。单抗净化方法又可分为阴性选择法(从移植物中清除肿瘤细胞)和阳性选择法两大类。为提高单抗的净化作用,往往同心用数种单抗。单抗与瘤细胞结合后还要经过补体介导才能溶解靶细胞,或将抗体与毒素(如 ricm)连接,借毒素杀死靶细胞,或用免疫磁珠使与靶细胞结合的单抗带有磁性再借助磁场清除之。

自体骨髓移植对高危及复发的恶性淋巴瘤有良好疗效,已被广泛用于临床。对于少数霍奇金病患者一线治疗不能 CR 或 CR 后又复发,ABMT 治疗可改善其预后。目前 ABMT 的相关死亡率已降至 10% 以下,ABMT 对复发的 HD 的疗效又显著优于普通化疗,故 HD 一旦复发,有作者主张不论 CR1 期长短,均应及时采用 ABMT 治疗。对于一线治疗反应不良或 CR 后又复发的中、高恶度 NHL 患者,用普通救治方案 2 年生存率<5%,而 ABMT 可明显提高此类患者的生存率,疗效也与移植时病情相关。由于耐药患者的长生存率低,故常规治疗只取得 PR 或复发的 NHL 应及时做 ABMT,不要延误到发生耐药后再做移植。对有预后不良因素的 NHL 也应考虑在 CR1 期进行 ABMT 治疗。现在有不少学者认为,应把 ABMT 作为高危、复发的 NHL 的 CR 后的巩固治疗。CR1 期的患者一般状况好,其移植相关死亡率明显低于晚期患者,且瘤细胞尚未耐药,移植后的复发率较低。低恶度 NHL 病情进展缓慢,少有做 ABMT 治疗者。多发性骨髓瘤用一般化疗治疗,有效率为 50% 左右,但 CR 率不足 10%。有人用 VAMP(VCR、ADM、MP)数疗程,使骨髓中瘤细胞降至 30% 以下采髓保存。用 Mel200mg/m² 预处理,ABMT 后 CR 率达 84%。在

第 1 次 ABMT 后再做第 2 次 ABMT 可进一步提高疗效。由于用自体外周血干细胞移植不仅血象恢复快，而且移植物中污染的瘤细胞也较骨髓少，故近年来 MM 多用自体外周血干细胞移植。随着对各种并发症的有效防治，造血干细胞移植相关死亡率已明显下降。目前在 CR 期进行 ABMT 的相关死亡率已下降到 5% 以下，Allo-BMT 也降至 10% 左右，但无关供者及 HLA 不全相合者的 Allo-BMT 的相关死亡率仍达 20%～40%。根据 BMT 时原发病种及疾病状态的不同，Allo-BMT 后白血病的复发率自 10%～70% 不等。Syn-BMT 和 ABMT 后的复发率更高。在 Allo-BMT 中，虽然复发也可来自供者细胞的恶变，但绝大多数复发来自患者体内经过预处理的少量残存的瘤细胞。复发直接影响 BMT 的远期疗效，故如何减少复发及复发后的治疗一直是人们关注的问题。移植后急性白血病一旦复发，可用化疗再次诱导缓解，但即使达到 CR，也很难持久。慢性期的 CML 复发后可用干扰素治疗，有效率 45%，但也达不到根治目的。这些治疗只为进一步治疗打下基础。ABMT 后复发率较高，故有人主张，在移植后对高危复发的患者不待复发就再给一些必要的放化疗，如恶性淋巴瘤加局部放疗，急性白血病给一些小剂量化疗等。早在 20 世纪 70 年代就发现 GVHD 患者的白血病复发率较低。由此提出移植物有抗白血病作用。目前，利 GVL 防治移植后复发已成为治疗某些恶性病的重要手段。

### （一）停用预防 GVHD 的药诱发 GVHD

在用免疫抑制剂药物预防 GVHD 过程中，如出现白血病复发及时停用此类药物，在诱发 GVHD 的同时可见到复发的白血病得到控制。该治疗方法对复发的慢性期 CML 疗效最好，但对晚期病例疗效欠佳，患者多伴有 Ⅱ 度急性 GVHD。

### （二）输供者淋巴细胞（DLI）

Allo-BMT 后复发的 CML 患者，在输注原供者白细胞，应用这一过继免疫治疗方法后获血液学及染色体水平上的完全缓解。现一致认为，DLI 对慢性期 CML 的疗效最好，尤其在分子水平及染色体水平复发的 CML，DLI 的疗效可达 100%。急性白血病 DLI 的疗效较差，且少数患者即使近期有效，远期疗效也很差。DLI 对 MM 的疗效介于 CML 和急性白血病之间，其怨气疗效尚不清楚。

（宣　巍）

# 第六章　耳鼻喉常见疾病护理

## 一、耳鼻咽喉头颈外科术前一般护理常规

1.心理护理　向患者介绍手术名称及简单过程、麻醉方式、术前准备的目的及内容、术前用药的作用，并讲解术后可能出现的不适及需要的医疗处置，使患者有充分的心理准备，解除顾虑，促进患者术后的康复。

2.术前常规检查项目　血、尿、粪便常规、心电图、X线胸片。

3.呼吸道准备　保暖，预防感冒，必要时应用抗生素预防感染。

4.胃肠道准备　全身麻醉手术需禁食、禁水6～8h，防止全身麻醉所导致的吸入性肺炎、窒息等。

5.其他护理措施

(1)保持口腔清洁，术前1d给予漱口液漱口。

(2)沐浴，剪指甲，保持全身清洁，男性患者剃胡须。

(3)必要时，遵医嘱于术前晚给予口服镇静药，以保证充足的睡眠，确保手术顺利进行。

(4)注意患者有无发热、感冒，女患者月经来潮等情况，必要时通知医生。

6.术日晨护理

(1)监测生命体征，若有异常，应及时通知医师给予处理。

(2)嘱患者取下活动性义齿、眼镜、角膜接触镜，将首饰及贵重物品交其家属保管，入手术室前应排空大小便。

(3)手术前应遵医嘱给予注射术前针，并将病历、术中用药等带入手术室。

准备全身麻醉床、输液架、血压计、听诊器、氧气、护理记录单、冰袋、污物袋等。

## 二、耳鼻咽喉头颈外科术后一般护理常规

1.全身麻醉术后护理常规：全身麻醉患者清醒后，去枕平卧2～4h，保持呼吸道通畅，头偏向一侧，以免呕吐物误吸入呼吸道发生窒息。

2.密切观察患者病情变化，如生命体征、出血、渗血及其他并发症等情况，若有异常应及时通知医生进行处理。

3.术后患者应保持口腔清洁，护士应及时督促者漱口或为患者行口腔护理。

4.嘱患者避免剧烈活动、情绪激动。

5.遵医嘱给予抗感染、抗水肿、止血输液治疗。

6.并发症的观察

(1)感染:监测患者生命体征,若体温升至 38.5℃,或患者主诉伤口突然异常疼痛,且切口周围皮肤红肿,应及时通知医师给予处理。

(2)出血:观察伤口敷料是否干净,口腔及鼻腔内分泌物的性状、量及颜色,若发现渗血不止,应及时通知医生给予处理。

(3)呼吸困难:观察患者呼吸的频率、节律、深浅度,呼吸道内分泌物的颜色、量和性状。若发现异常,应及时清除呼吸道内分泌物,同时通知医生给予处理。

# 三、先天性耳聋

**【病因及发病机制】**

先天性聋为内耳及听中枢器质性改变引起的听力减退。

1.遗传性聋　继发于基因、染色体异常所致听觉器官发育缺陷,出生时已存在听力障碍,多数伴有其他部位或系统畸形的遗传异常综合征。

2.非遗传性先天性聋　妊娠期母体因素或分娩因素引起的听力障碍,如母体病毒感染、传染病、耳毒性药物、产伤或胆红素脑病症多为先天双侧重度以上聋。

**【适应证】**

1.双耳全聋或听阈在 95db 以上的感音性聋。

2.年龄>1 岁,语前聋 2.5～12 岁,语后聋成年患者。

3.助听器及其他助听装置无法改善听力。

4.耳蜗微音电位消失,内耳无先天性畸形。

5.具有改善听力的强烈愿望及对人工耳蜗的正确认识和适当的期望值。

6.全身健康状况良好。

**【禁忌证】**

1.耳蜗后病变引起的神经性聋,如听神经病术后。

2.电刺激试验阴性的耳聋。

3.有精神病史。

4.中耳有感染性病变。

5.内耳结构畸形、硬化、骨化。

**【治疗原则】**

全身麻醉下,做耳后弧形切口,切开皮肤、皮下,显露乳突骨质。按照移植物的大小在乳突后部骨质上用电钻磨出一个相应大小的骨床。骨床周围用小的切割钻头磨出若干个小孔,以备穿线固定移植物。行乳突开放术,开放鼓窦。开放后鼓室,显露砧镫关节及鼓岬,用直径为 1.2mm 的金刚钻头在鼓岬上开窗,插入试验电极。然后把待移植的人工耳蜗放入准备好的骨床内,将刺激电极从鼓岬开窗处插入耳蜗。

**【护理评估】**

1.听力学评估　耳聋的程度、详细的病史,耳聋的原因。

2.医学评估

(1)耳科常规检查:对中耳情况进行评估,鼓膜完整,咽鼓管功能正常,无急、慢性感染或分泌性中耳炎。若存在上述疾病需先治疗这些疾病。

（2）影像学检查：CT 扫描可较满意地显示耳蜗骨化情况，并可排除先天性耳蜗发育缺陷。MRI 可帮助了解耳蜗淋巴间隙纤维化阻塞的程度，有助于选择相应的电子耳蜗装置及其电极的类型。CT 和 MRI 对了解听神经的完整性可提供有用的信息。

（3）听力学检查：纯音测听、ABR、耳声发射及言语测听等。

（4）佩戴助听器评估：判断对听力的帮助程度。

（5）会谈：对患者病因、病情进行了解。

1）对患者及其家属的心理进行了解。

2）向患者和其家属介绍人工耳蜗知识。

3）帮助正确认识人工耳蜗，并结合具体情况树立正确期望值。

## 【护理要点及措施】

1.术前准备要点

（1）做好家属的心理护理，对术后期望值不可太高，后期语言训练时间较长，且个体差异大，家属要有耐心，要坚持。

（2）备皮范围：剃光头，刮半个头。

（3）全身麻醉术前准备

1）患者洗澡、剪指（趾）甲、剃须，做好个人卫生。

2）手术前一晚，遵医嘱给予镇静催眠药，保证患者休息。

3）保暖，预防感冒，禁烟、禁酒 2 周以上。

4）禁食、禁水 6～8h，防止全身麻醉后误吸，导致吸入性肺炎。

5）术日晨遵医嘱给予术前针。

6）将病历、术中用药带入手术室。

2.术后护理要点

（1）全身麻醉术后常规护理。去枕平卧 6h，术后 24h 内每 1h 测血压、脉搏、呼吸 1 次，每 4h 测体温 1 次。如有呕吐，头偏向一侧，吐出口中之物。

（2）观察伤口情况，注意有无血肿。

（3）卧床休息 3d，避免剧烈运动，防止电极脱落。

（4）观察有无面瘫、头晕、耳鸣、面部肌肉无力或抽搐等并发症。

3.术前护理措施

（1）按耳鼻咽喉科疾病术前护理常规。

（2）术前指导：向其家属交代麻醉方式，指出术前禁食、禁水的重要性，避免有的家长因怕患儿饥饿，偷给患儿进食，以免麻醉插管时造成误吸的危险。对年龄大一些的聋儿及成年患者，应采用他们的交流方式（唇语或书写）进行术前宣传教育。

（3）物品准备：术前要患者进行各项检查，包括 X 线、CT、磁共振等，以便更好地了解内耳有无畸形情况。

（4）患者准备：术前备皮。

4.术后护理措施

（1）按耳鼻咽喉科一般护理常规护理。

（2）注意观察患者的意识情况，在患儿下床活动时，尤其应注意保护患儿的安全，并防止留置针脱落、抓挠伤口、坠床等。

（3）术后由于伤口疼痛、局部包扎等带来的不适，应避免哭闹，头部左右剧烈摆动等情况，必须专人护理，应让其家属学会如何配合护理。看护好患儿，保证其安全，避免头部置入体电极脱落或移位。必要时遵医嘱给予镇静药。

（4）预防伤口感染。

1）每日观察伤口敷料情况，检查有无渗血、渗液，包扎是否松动、脱落、避免伤口敷料脱落，细菌侵入伤口，及时报告医生，给予伤口换药。

2）保持床单位清洁，被服随时更换、限制其家属探视。

3）术后当日起遵医嘱给予抗感染治疗 3～5d。留置小儿静脉套管针，可以减少患儿因反复穿刺而造成的静脉操作和痛苦。

（5）预防呼吸道感染：由于全身麻醉气管内插管，部分患儿术后有咽痛、咳嗽、痰多等现象。应鼓励患儿多喝白开水，病房定时开窗通风，保持空气清新。患儿哭闹时，不要强迫进食，防止误吸。

（6）观察有无面瘫的发生：术后仔细观察患儿是否有面部抽搐，眼睑闭合是否有隙，能否双眼同时闭合，进食时味觉是否减退或消失；有无嘴角喝斜。

（7）观察术后有无脑脊液漏：术后应适当限制患儿活动，防止电极脱位及磁铁移位，应指导聋儿家属限制聋儿做跑跳等剧烈活动，术后预防上呼吸道感染，避免打喷嚏以免增高颅内压力、防止耳漏发生。

**【健康教育】**

进行置入术后 1 个月，进行开机调试，术后康复被认为是人工耳蜗使用者能否成功的关键性因素，语后聋患者置入人工耳蜗恢复言语交流，而语前聋的患儿在开机听到声音后，其听力年龄只有零岁，需要从察觉声音开始，逐渐学会区别确认声音、理解言语，发展到说话等。康复训练由专业人员与家长共同配合进行。

人工耳蜗是精密的电子设备，要精心护理，注意避免噪声和耳聋性药物的使用、避免头部置入部位的抓挠和碰撞，不能接近强磁场、高电压等。如避免 MRI 检查，少做 CT 检查等，对人工耳蜗体外部件应避免潮湿和淋雨，告知家长语言训练的重要性和方法。介绍电子耳蜗公司及医生的联系方法，以便出现相关情况及时联系和咨询。

# 四、听神经瘤

**【病因与发病机制】**

听神经瘤原发于第Ⅷ对脑神经鞘膜上的肿瘤，为神经膜瘤，或称血旺细胞瘤。表现为一侧进行性感音神经性聋，少数表现为突聋。伴有面神经麻痹，耳鸣和前庭功能减退。其他有面部麻木、味觉障碍、角膜反射减退等。

**【适应证】**

内听道及桥小脑角处的听神经鞘膜瘤。

**【治疗原则】**

手术治疗。

1.颅中窝入路　耳前上纵切口，颞鳞部做 $3cm \times 4cm$ 骨窗，分离脑膜，显露颅中窝底，定位后，磨开内听道骨壁，分别行听神经瘤切除、前庭神经切断、面神经梳理、血管减压术等。

2.迷路进路　耳后切口，乳突根治，磨除迷路，显露内听道，行听神经瘤切除。

3.乙状窦后及枕下入路　S 形或厂形切口，开骨窗，剪开脑膜，分离或部分切除小脑，显露桥小脑角及周围组织,行听神经瘤切除,神经、血管减压术。

**【护理评估】**

1.部分生活自理能力缺陷　与卧床有关。

2.便秘　与术后卧床活动量减少有关。

3.睡眠形态紊乱　与患者昼间睡眠过多有关。

4.活动无耐力　与术后卧床有关。

5.潜在并发症　与感染有关。

6.知识缺乏　与患者不了解手术过程,担心预后有关。

**【护理要点及措施】**

1.术前准备要点　听力学、前庭功能、X线、CT、MRI检查。

2.术后护理要点

(1)观察生命体征,防止脑出血及脑水肿。

(2)预防并发症。

3.术前护理措施

(1)按耳鼻咽喉科术前护理常规。

(2)全面评估患者:包括健康史及相关因素、身体状况、生命体征,以及神志、精神状态、行动能力等。

(3)心理护理:对患者给予同情、理解、关怀、帮助,告诉患者不良的心理状态会降低机体的抵抗力,不利于疾病的恢复,解除患者的紧张情绪,更好地配合治疗和护理。

(4)饮食护理:指导患者多进食富有营养、易消化、口味清淡的食物,以加强营养,增进机体抵抗力。

(5)术前指导:包括介绍耳科中耳疾病的相关知识,使患者对疾病有正确的认识。说明手术治疗的必要性。介绍手术医师的临床经验及技术水平。介绍手术的大致过程及配合方法。由于术后需要长期卧床,应协助患者进行床上使用便器排便训练。

(6)术前准备

物品准备:准备术中用物,如病历、X线胸片、CT、MRI等各种检查结果等。

患者准备

1)全面评估患者的一般情况,包括体温、脉搏、呼吸、血压、神志、行动能力、健康史、精神状态及身心状况等。

2)遵医嘱给予术区备皮、应用抗生素等。

3)肠道准备:夜间 20:00 行开塞露清洁灌肠,24:00 后禁食、禁水。

4)睡前遵医嘱给予地西泮口服,保证患者良好睡眠。

5)手术当日晨禁食、禁水,遵医嘱注射术前针。

4.术后护理措施

(1)按耳鼻咽喉科涉颅手术及全身麻醉手术后护理常规护理。

(2)病情观察:监测生命体征变化,重点观察患者神志及伤口引流、渗血情况,如发现患者不能恢复意识,或意识恢复后,再突然或逐渐昏迷,呼吸困难,高热、血压升高、肢体强直等均应疑为颅内出血,应立即报告医生处理。

(3)引流管的护理:术后患者留置尿管及输液管,活动、翻身时要避免管道打折、受压、扭曲、脱出等,引流期间保持引流通畅。

（4）基础护理

1）患者手术清醒后，可将床头抬高 15cm，以利于呼吸，降低颅压，减少出血，利于分泌物引流。

2）患者卧床期间，应保持床单位整洁和卧位舒适，定时翻身、按摩骨突处，防止皮肤发生压疮。

3）满足患者生活上的合理需求。

4）做好晨间、晚间护理。

5）加强口腔护理，保持口腔清洁，遵医嘱给予雾化吸入，协助叩背排痰，适当的床上活动，防止肺部感染的发生。

（5）输液的护理：及时观察输液处皮肤及血管情况，如有红肿、疼痛及外渗等情况，应及时拔除针头，更换输液部位。应用脱水、降颅压药物时，要观察尿量，并做好记录，动态监测患者电解质情况，遵医嘱，及时补充钾、钠、钙、氯等电解质，及时纠正或防止发生电解质紊乱。

（6）饮食护理：做好饮食指导，鼓励进食清淡、易消化、高蛋白质饮食，食物不宜过硬，以免牵拉伤口引起不适和疼痛，影响伤口愈合。对面瘫、进食呛咳的患者，应指导进食方法，如仍不能改善情况，不能正常进食，应报告医生，给予留置胃管，或加强静脉营养的补充。

（7）心理护理：进行术后康复指导，了解患者有哪些不适症状，并给予对症处理，协助患者减轻不适感，鼓励患者增强战胜疾病的信心。同时做好其家属的心理辅导工作，给予鼓励和支持。

（8）专科护理：术后 3d 应卧床休息，告知患者术后如果出现头晕、恶心、呕吐等不适症状应及时报告护士，对面瘫造成眼睑闭合不全的患者，可局部涂以金霉素眼膏，再用湿纱布覆盖，指导患者减少头部独立运动，应卧床休息，勿用力排便，可以下床活动时勿做低头、弯腰捡东西等使颅压增高的动作，避免加重头晕，必要时遵医嘱给予对症药物治疗，下床活动时要缓慢，如厕要有人搀扶，防止摔伤。

（9）用药护理：讲解药效及用药目的，指导患者正确的用药方法。

**【健康教育】**

1.休养环境应安静舒适，注意通风换气，保持室内空气新鲜。

2.预防呼吸道感染，避免去人多的公共场所。

3.避免重体力劳动，进行适当的体育锻炼，以利于增强体质。

4.避免紧张、激动的情绪，有利于疾病康复。

5.饮食上应选择含丰富维生素、蛋白质高的食物，以增强体质。

6.保持外耳道的干燥，如游泳、洗澡时，污水进入耳内应拭净，及时清除或取出外耳道耵聍和异物。

7.如出院后出现耳流水、眩晕、面瘫者，及出现脑脊液漏、听力减退，应尽早就医。

8.遵医嘱按时服药，定期门诊换药复查。


# 五、先天性小耳畸形

**【病因及发病机制】**

先天性小耳畸形，也称先天性小耳畸形综合征，是由于耳郭先天发育不良所造成的一种小耳畸形，常伴有外耳道闭锁、中耳畸形和颌面部畸形，其发生率因地域、种族各异。根据畸形程度将小耳畸形分为三度：Ⅰ度耳郭各部分尚可辨认，只是耳郭较小。Ⅱ度耳郭多数结构无法辨认，残耳不规则，呈花生状、舟状等，外耳道闭锁。Ⅲ度残耳仅为小的皮赘或呈小丘状。也可为耳郭完全没有发育，局部没有任何痕迹的称为无耳症。

**【适应证】**

全耳再造最佳手术时间是在 7 岁左右的学龄期。这是由于儿童对身体的意识通常在 4~5 岁时形成,为避免遭到同伴的嘲笑而引起心理发育障碍,应在孩子入学之前进行耳再造手术。从生理角度来讲,3 岁幼儿的耳郭已达成年人的 85%,10 岁以后,耳郭宽度几乎不再生长,5~10 岁儿童耳郭的长度仅比成年人小数毫米,在此期间进行耳郭再造,成年后再造耳与患耳的大小及形态可做到尽可能相似。

**【禁忌证】**

1.有精神病史。

2.中耳有感染性病变。

3.内耳结构畸形、硬化、骨化。

4.年龄太小或太大。

**【治疗原则】**

第一期为扩张器置入手术,即通过手术将 100ml 扩张器置入耳后乳突区。可在局部麻醉下,也可全身麻醉下进行,术后 1 周开始注水,每周 2 次或 3 次,1~2 个月完成注水。注水完成后,最好能持续扩张 3~6 个月,这样第二期手术时,皮瓣较薄,回缩较小,再造术后效果较好。也可在注水完成后即行第二期手术。

第二期为耳郭再造,即在术中取肋软骨进行雕刻而成支架,再利用耳部扩张的皮肤作为耳郭皮肤以完成耳郭再造。此期手术需住院,在全身麻醉下进行,此期术后休息约半年,待再造耳郭基本稳定,瘢痕软化后,再行第三期手术。

第三期是在已完成耳郭再造的基础上,进行耳垂转位、耳甲腔及耳屏再造,使再造的耳郭更加完美逼真。在已完成耳郭再造的基础上,进行外耳道成形,鼓室探查,鼓室成形术提高听力。先天性小耳畸形的患者在接受第三期的治疗后,耳朵从外形到功能基本恢复;这个手术持续的时间长,周期大,需要患者长时间的精心治疗。

**【护理评估】**

评估病史资料。

1.病因　了解患者的实际年龄,如为婴幼儿,则计算月龄。了解患儿的生活习惯,性格状况(此病患者常有性格孤僻、内向),健康状况,药物过敏史,手术史,家族遗传史等。

2.主要临床表现　患者耳郭畸形分型、有无听力减退、有无眩晕、有无耳鸣等。

3.查体　影像学检查、内耳功能检查、全身状况检查,包括患者的心、肺、肝、肾功能检查和术前常规化验检查。

**【护理要点及措施】**

1.术前准备要点　术前指导、术侧皮肤清洁、术前抗感染治疗。

2.术后护理要点　全身麻醉术后护理常规、术侧敷料观察、术后防止并发症。

3.术前护理措施

(1)按耳鼻咽喉科术前护理常规。

(2)全面评估患者:包括健康史及相关因素、身体状况、生命体征,以及神志、精神状态、行动能力等。

(3)心理护理:给予患者同情、理解、关怀、帮助,告诉患者不良的心理状态会降低机体的抵抗力,不利于疾病的恢复,解除患者的紧张情绪,以便更好地配合治疗和护理。

(4)饮食护理:指导患者多进食富有营养、易消化、口味清淡的食物,以加强营养,增进机体抵抗力。

(5)术前指导:说明手术治疗的必要性。介绍手术医师的临床经验及技术水平。介绍手术的大致过程及配合方法。

（6）术前准备

物品准备：准备术中用物，如病历、X线胸片、CT、MRI等各种检查结果。

患者准备

1）全面评估患者的一般情况，包括体温、脉搏、呼吸、血压、神志、行动能力、健康史、精神状态及身心状况等。

2）遵医嘱给予术区备皮、应用抗生素等。

3）肠道准备：夜间20:00行开塞露清洁灌肠，24:00后禁食、禁水。

4）睡前遵医嘱给予地西泮口服，保证患者良好睡眠。

5）手术当日晨禁食、禁水，遵医嘱注射术前针。

4.术后护理措施

（1）按耳鼻咽喉科术后护理常规和全身麻醉术后护理常规护理。

（2）严密观察并记录生命体征的变化，包括体温、脉搏、呼吸、血压，每4h1次。

（3）专科护理

1）术后体位叮嘱患者及其家属：绝不能侧卧位，尤其是患者熟睡后，一定要加强巡视，避免患耳受压。

2）将引流管接至负压引流瓶，一般持续7d，每日更换1次；更换时，先关闭输液器，防止液体反流，注意无菌操作。观察引流液的颜色、性状及量，及时记录；量多时，随时更换，并及时通知医生。

3）注意观察负压引流是否持续负压引流状态：引流如果未达到负压状态，应及时更换。

4）防止引流管脱落：负压引流术后，患者在床上活动受限，不可突然大幅度活动，如需下床活动，注意固定好引流管，防止引流管脱出。

5）Ⅰ期一般3d后拔管，Ⅱ期一般5d后拔管（换药时消毒，注意无菌操作）。

6）皮瓣血供的观察，一般术后3d打开术区敷料，观察颞浅筋膜的血供、颜色。

7）Ⅰ期术后可用止血药，Ⅱ期术后为了正常血供，不可用止血药，给予术侧颈部冰敷，防止出血。

8）观察头皮剥离区，伤口有无渗血及血肿情况，如有异常及时报告医生。

9）胸部护理：因Ⅱ期胸部取肋软骨。

①防止伤口出血：胸带加压包扎；咳嗽、排便时，用手护住胸部伤口处，以减少振动带给伤口的压力，注意胸部张力。

②观察伤口处敷料有无渗血。

③防止肺部感染：鼓励患儿咳嗽、咳痰，定时雾化吸入，尽早下地活动。

④观察呼吸，有无气胸或原有气胸加重。

（4）心理护理：住院期间给予患儿更多的关心及照顾，主动交流沟通使其有社会归属感。不要对其患耳有过多的评论，鼓励同病室的患者与其主动交流，消除自卑感。

【健康教育】

1.常规耳部手术注意事项。

2.心理护理：此类患者多为先天所致，少数因外伤所致，通常表现为性格内向，自卑感强，不善于与他人交流。护理人员应主动与患者沟通，让患者了解术后耳郭质感硬，弹性差的缺点，避免患者对术后效果期盼过高。

3.告知患者，出院后术侧耳部避免撞击及睡觉时受压，同时注意保暖，防止冻伤。

（李朝菊）

# 第七章　儿科常见耳鼻喉症状

## 一、听力减退

听力减退较轻者称重听或难听或听觉障碍,听力减退较重,以致语言对话困难者称耳聋。临床上习惯使用耳聋一词概括所有的听力减退。

**【诊断要点】**

按国际标准化组织(ISO)规定,将听力减退的程度分为以下 6 级

1.**基本正常**　听力减退小于 26dB,听普通谈话无明显困难。

2.**轻度聋**　听力减退在 27~40dB,对小声谈话听不清。

3.**中度聋**　听力减退在 41~55dB,听普通谈话有困难。

4.**中重度聋**　听力减退在 56~70dB,听提高嗓音的大声谈话也有困难。

5.**重度聋**　听力减退达 71~90dB,仅能听懂喊叫、放大的声音。

6.**极度聋**　听力减退超过 90dB,对大声喊叫也不能听懂。

全聋在临床上指两种情况,一种是全无残余听力的绝对全聋,另一种是相对全聋。全聋小儿多属后者,前者较少见。

**【病因诊断】**

1.**传导性聋**

(1)外耳道病变:如先天畸形、闭锁、外耳道异物、肉芽、瘢痕狭窄、肿瘤等。

(2)鼓膜病变:如鼓膜的炎症、穿孔、内陷粘连等。

(3)中耳病变:如急、慢性化脓性中耳炎,咽鼓管功能障碍,中耳积液、积血,听骨链中断、固定,中耳先天畸形,咽扁桃体肥大,鼻咽肿瘤,中耳肿瘤等。

2.**神经感音性聋**

(1)感染性聋:婴幼儿化脓性脑膜炎所致之脑膜源性迷路炎以及中耳化脓所致之化脓性迷路炎;麻疹、腮腺炎、流感、EB 病毒及带状疱疹等病毒感染均可累及听神经及其末梢感受器导致耳聋。肺炎、白喉、细菌性痢疾等所致耳聋,则可能源于弥散性血管内凝血。孕妇妊娠期病毒感染、毒血症、糖尿病、肾炎均可累及胎儿导致耳聋。

(2)遗传性聋:先天性聋除部分由于药物中毒、妊娠期感染、产伤等因素外,多属遗传性聋。患儿出生即有双耳重度神经性耳聋,也有不少是在出生后或生后许多年才逐渐显现的。

(3)耳毒性聋:氨基糖苷类抗生素、利尿药、抗疟药等均可导致内耳中毒,形成耳聋。其中氨基糖苷类抗生素中毒的发病率占近年耳聋的首位,症状的显现迟早不一,大多在开始用药后 3 个月左右才出现耳鸣、耳聋。

（4）其他：除梗阻性黄疸、产伤、围生期病损外，先天梅毒、耳硬化症等致聋病因，在我国婴幼儿及儿童期均甚少见。

3.混合性聋　多继发于麻疹的病毒性迷路炎和化脓性中耳炎，形成混合性聋。使用氨基苷类抗生素治疗中耳炎，在传音性聋的基础上又因药物毒害内耳导致混合性聋。

【检查项目】

1.新生儿听力筛查　对每个新生儿建立听力登记卡，详细登记可能危害婴儿听力的一切因素。凡有遗传性听力障碍的有关历史，如家族史、父母系近亲婚配等；有风疹或其他非细菌性宫内胎儿感染史，如疱疹、巨细胞病毒感染等；耳鼻喉缺陷如畸形、低位耳或耳郭缺失、唇裂或腭裂、耳鼻喉器官任何遗迹性异常；出生体重少于1500g或有难产、产伤等；新生儿黄疸有可能神经中毒者；新生儿脑膜炎。有以上情况之一者，应考虑婴儿有耳聋的高度危害。应密切观察，进行听性反射反应和听性行为反应的筛选测听。

2.耳科检查　凡对以上筛选测听定为听力减退，疑为无反应以及检测失败的婴幼儿均应及时进行耳科检查，包括耳部检查和客观测听［声阻抗测听或（和）电反应测听］，尽可能在生后8～12月内确诊以便及早进行处理。

如有条件应对出生6个月的婴儿常规进行普查，做听力测试，必要时9个月再重复测试，以后1岁、3岁、5岁各复测1次。

3.儿童期出现的耳聋　4岁前以玩具测听和熊猫听力计测听为宜，四岁以后可试用纯音听力计测听，声阻抗测听则可用于各种年龄，能迅速查明鼓室情况，并借镫骨肌声反射阈预估耳聋程度。

【临床思维】

1.传导性聋

（1）外耳疾病：单纯耳郭病变对听力影响极微，先、后天性外耳道闭锁均可引起传导性聋。单纯外耳道狭窄，不会引起明显的听力减退，如狭窄处为耵聍栓塞时，则同外耳道闭锁一样，可引起传导性聋。此外，异物、肉芽、瘢痕狭窄、肿瘤如只累及外耳道，又还有缝隙存留，也不会引起明显的听力改变。

（2）鼓膜疾病：单纯鼓膜改变除穿孔外，对听力影响也很小，鼓膜穿孔对听力的影响取决于穿孔的部位和大小，穿孔接近锤骨柄者较其他部位穿孔影响大，穿孔占鼓膜面积20％者，听力减退约20dB，占40％者减退约30dB，全穿者减退约45dB。

（3）中耳疾病：化脓性中耳炎发病率较高，急性期有耳痛、耳溢脓等耳部症状，以及发热、全身不适等全身症状外，尚可出现呕吐、腹泻以及虚性脑膜炎等临床表现。慢性期以耳溢脓为主，其听觉障碍取决于鼓膜及中耳病损程度，为儿童传导性聋主要病因之一。如用声阻抗测听常能查见典型的C型或B型曲线有助于诊断，且操作简便迅速，宜普遍使用，其他少见的中耳疾病根据鼓膜改变，咽鼓管功能及乳突X线片检查，常可做出诊断。

2.神经感音性聋　儿童感觉神经性聋的鉴别诊断较为困难，不少聋儿无法确定诊断，通常可以根据以下五点联系听力特征，查明一部分耳聋的临床类别：

（1）起病缓急：链霉素中毒引起的耳聋者，多在用药后数周或数月缓慢发生。奎宁、新霉素中毒则可于数日内显现，突发性耳聋是骤然出现，几小时到24小时可达到重度以上的耳聋。

（2）累及范围：腮腺炎病毒所致者多为一耳全聋，药毒性损害常累及双耳，且双侧程度相近。传染病所致耳聋因系神经源性迷路炎或内生性毒素造成的面部微循环障碍，故可累及一耳或双耳，但双耳损害程度很少相同。

（3）是否合并耳鸣：药物中毒，如链霉素中毒，耳聋后耳鸣常不消失，有减轻者，也有不减轻者。传染病所致听神经源性迷路炎，炎症消退后耳鸣亦常停止，先天性内耳畸形致聋，通常不合并耳鸣。

（4）前庭功能情况：传染病累及迷路所致耳聋，听力与前庭损害常一致；而先天性聋者前庭功能多属正常。

（5）是否合并其他器官或系统的症状体征：如合并有先天性视网膜病变的先天性聋均有视力障碍；先天性梅毒性聋通常有角膜或牙齿损害；重金属中毒，大脑发育不全等所致耳聋常有中枢神经系统症状。

3.其他　聋儿的语言障碍与耳聋程度大体平行，如听力减退不多，而语言障碍明显，应注意是否有大脑发育障碍或智力缺陷。

**【处置原则】**

耳聋程度和发病时间不同，对语言发育的影响迥异。耳聋发生越早，程度越重，影响也就越大。耳聋性质不同，处置原则和效果完全不同。

1.传导性聋　致聋疾病基本上都是可以治愈的，其中多数可以进行手术，重建传音机构以恢复听力。由于学龄前儿童患难以发现的分泌性中耳炎日益增多，致聋者也多，宜早期发现、早期诊治，以完全恢复听力。

根据外耳道或中耳病变分别用外耳道、中耳、镫骨的手术疗法。双耳传音性聋影响语言发育者，宜早手术，以4岁时做为宜。如仅单耳罹患，对侧听力基本正常，则应推迟至青年期进行手术。

2.神经感音性聋　现有治疗除人工耳蜗植入术外，可经听觉语言训练充分利用病儿的残余听力和其他感觉来发展语言会话能力。及时辅助听力，进行听觉语言训练是主要措施。

（1）佩戴助听器：助听器是一种小型的扩音设备，用以补偿耳聋的听力损失，佩戴助听器能使中重度聋、重度聋、极度聋听到语言和各种有用的声音信息，主要用于残余听力尚可者，通常要求听阈在90dB左右，以不超过110dB为限。

（2）听觉语言训练：用听觉语言训练器，可用语言、姿势语言等手段进行训练。训练宜早期进行，如在1岁开始训练的中度聋儿学会一定数量的单词所需的时间和听觉正常儿童大体相近。延误至5岁才进行训练即难于奏效。所以聋儿听觉语言训练成功的关键是早期（1岁）采用综合训练措施。首先训练听觉，让聋儿熟悉声音，教以发声方法，然后使之学的词汇及其正确应用。通常每周进行1～2次个别训练，即由训练师1人，聋儿1人的训练，家长在远处旁观学习，以便在家中坚持训练，先用各种方法重复聋儿对其有反应的声响或语声，并使之感到有趣，从而熟悉这些声音获得听觉辨别能力。继而使聋儿理解训练师的发声和语言，模仿发出同样的发音，同时辅以唇读、可见语言、姿势语言，如看口形，训练师在每个发音上对聋儿示以他本人的唇、舌的正确位置。达到要求后，掩盖口形、一一除去有关的辅助方法。仅通过听力（使用助听器）这个单一的感觉途径使聋儿学同样的语言和语声，模仿他所听到的声音来学习，反复练习并逐步要求回答问题，同时对其发音、口语进行辅导，如此渐次变换训练的方法和增加训练内容。

对于残余听力极差的聋儿，由于他们通常还有废用性发声功能减退，如舌活动不灵、肺活量低、呼吸短促等问题，则应加强声刺激，学拟声语（动物听声），加强唇读训练、触觉训练（触摸发声时的喉头、腹壁等），以学习发声和学习控制、调节发声，从而取得部分理解语言和说话的能力。有些聋儿对声音的初次反应的发展是非常缓慢的，常需坚持训练6个月才能识别声音的意义，2年以后才能获得语言能力。

（3）人工耳蜗植入术：又称电子耳蜗，即用微型电极通过圆窗植入耳蜗，人工耳蜗是模拟耳蜗毛细胞功能设计的声电换能装置，用以代替耳蜗接受声刺激，并将声能转换成电能，刺激残存的听神经，传向中枢以产生听觉。

# 二、鼻出血

鼻出血又称鼻衄，是人体出血的最常见部位，鼻出血可由局部原因引起，也可由全身原因引起，或二者同时存在。一般出血是自发性的,出血量可多可少,大多数患者需急症止血,少数患者不经处理出血自然停止。

**【诊断要点】**

1.注意询问出血前有无急性发热性传染病、紫癜、肝肾疾病、鼻外伤、鼻腔异物和有无家族易出血病史。

2.鼻出血的次数及出血性质反复双侧鼻前孔小量渗血,经久不止,很可能是鼻中隔前分黏膜糜烂、贫血及血液疾病引起;一时性口、鼻大量出血,常见于外伤感染、血管瘤等;反复少量鼻出血伴有颈部包块、剧烈头痛、鼻塞、听力减退者,应考虑鼻腔、鼻窦及鼻咽部恶性肿瘤。

**【检查项目】**

1.体格检查

(1)应注意皮肤有无紫癜,肝脾及淋巴结大小和有无毛细血管扩张等。

(2)鼻部检查:正在出血时,如有鲜血从病儿鼻前孔溢出或从鼻后孔经咽部溢出,检查的重点是寻找活动性出血的部位,性质,并同时进行止血。如病儿鼻出血较重,一时难以查清出血部位或病儿全身情况较差,已出现虚脱或休克时,宜先止血后再查出血部位及病因。

2.实验室检查 据病情可做血常规、凝血图、肝肾功能检查等,以查出全身疾病所致鼻出血的病因。

3.器械检查 宜在少量鼻出血及大量鼻出血相对静止期应用。

(1)前鼻孔镜常规检查:用窥鼻镜检查或用蘸有1%麻黄碱棉片收缩鼻腔黏膜后检查,了解鼻腔黏膜病损情况、中隔有无偏曲、鼻道有无血痕及膨出。鼻腔有无占位性病变。鼻腔前部的出血点多在鼻中隔李氏区,鼻腔后部的出血点多在下鼻道后外方鼻,鼻咽静脉丛。非医源性或药源性广泛鼻腔黏膜糜烂性出血,多为血液病所引起。

(2)后鼻孔镜及鼻咽镜常规检查:常可以发现鼻咽部及鼻腔后分病变所致之鼻出血。

(3)鼻窦 X 线摄片:疑为鼻窦病变引起的鼻出血,可做此项检查。

**【临床思维】**

1.外伤性鼻出血 机械性外伤,轻微外伤如外鼻挫伤、用力擤鼻、挖鼻、强烈的咳嗽或喷嚏、鼻腔异物等;较重的外伤如颅骨基底骨折、筛窦骨折及上颌骨骨折等。医源性外伤如治疗鼻窦炎采用正负压置换疗法时引起的鼻出血。

2.肿瘤引起鼻出血 良性肿瘤如鼻腔血管瘤、鼻中隔毛细血管瘤、血管性鼻息肉等;恶性肿瘤如鼻腔或鼻窦癌症、肉瘤、鼻部恶性肉芽肿、鼻咽癌等,早期多为涕血或吸涕带血,量一般不多,晚期如损伤大血管,可产生致死性大出血。

3.炎症 非特异性鼻腔黏膜病变及鼻窦炎如急性鼻炎、干燥性鼻炎、萎缩性鼻炎等,常为鼻出血的原因;特殊感染如鼻结核、鼻梅毒及鼻白喉等;其他如变态反应性鼻炎或过敏性鼻炎、鼻中隔偏曲、咽扁桃体炎等。

4.急性发热性传染病 如上感、流感、麻疹、疟疾、猩红热、斑疹伤寒及腮腺炎等,在发热期均可鼻出血,出血部位多在鼻腔前份,出血量较少。

5.心脏及循环系统疾病 动脉压过高如高血压、动脉硬化、伴有高血压子痫等;静脉压增高如二尖瓣狭窄、纵隔和颈部大肿块、肺气肿、肺水肿及支气管肺炎等;血液疾病如各种出血性疾病、再生障碍性贫血、白血病等;其他如风湿热,尿毒症、肝脏和脾脏疾病,维生素缺乏,化学品及药物中毒,内分泌腺失调女子发育期卵巢功能发育不全、月经来潮期间的先兆性鼻出血等。

**【处置原则】**

1.紧急处理

(1)一般处理:患儿取坐位或半坐位,头略前倾,避免血流入咽部,引起咳嗽,加重出血。如双侧鼻前孔出血,止先出血侧。有虚脱或休克的病儿以侧卧于鼻出血侧为宜。如需输液或输血时可先于或同时进行鼻止血。

(2)止血方法

①指压法:用手指将鼻翼压向鼻中隔,数分钟后,即可将鼻中隔前分少量出血止住。

②皱缩法:用1‰麻黄碱液棉片填塞鼻腔,使鼻腔黏膜及血管收缩,达到止血作用。

③局部注射止血法:用2‰普鲁卡因注射于出血点黏膜之下,注射后酌情采用烧灼法、填塞法等更为有效。

④烧灼法:用1‰丁卡因麻醉鼻腔黏膜后,再用小棉签尖端蘸30%~50%三氯醋酸或硝酸银烧灼出血点或小出血区,烧灼后必须用湿棉片拭去余液。

⑤鼻腔填塞法:鼻腔经1‰丁卡因麻醉后,用凡士林长纱条做袋形填塞,或用短纱条沿出血区分层填塞。填塞后应检查咽部,如有出血,应重新填塞鼻腔。

⑥后鼻孔填塞法:用凡士林细纱布做成1.5~2cm大小之球形或柱形纱球,用粗丝线结牢,一端留丝线二根,一端留丝线一根,每根长约25cm。鼻腔及口咽部经1‰的卡因黏膜表面麻醉后,用消毒细导尿管放入出血侧之鼻腔,经鼻腔底部、后鼻孔和鼻咽部到达口咽部时,用蚊氏止血镊将导尿管尖端夹出至口外。将备好的后鼻孔纱球上的两根丝线的一端、用活结系在导尿管尖端。此时从前鼻孔退出导尿管引出丝线,并将止血纱球顺软腭背面经鼻咽部而到达到后鼻孔外固定。再进行鼻腔填塞,将丝线固定于前鼻孔。纱球另一端的丝线即松松地固定于口外。填塞24小时后,据情自口腔取出纱球。

⑦动脉结扎:特别是鼻内上分出血,以结扎筛前、筛后动脉为宜。鼻腔中、下分出血,以结扎颈外动脉为宜。由于鼻出血大部分可用填塞法将血止住,特别是儿童,不宜用动脉结扎。

2.鼻出血静止期处理

(1)鼻中隔划痕术:于鼻中隔前下、鼻阈略内处,做一切口,分离鼻中隔黏膜软骨膜后,在分离之黏膜、骨膜上做平行切口二条,长约2cm,切开黏膜、软骨膜,然后将黏膜软骨膜复原,填塞凡士林油纱条。

(2)冷冻治疗:用制冷剂,常用液氮,直接喷雾30秒,复温后再喷1次,间周可再进行冷冻治疗,3次为1疗程。对鼻中隔易出血区的黏膜糜烂、毛细血管扩张所致的出血治疗较为有效。

(3)病因治疗:针对病因,进行治疗。

3.中医辨证施治

(1)肺热合并外感:主症:头痛恶风,口干鼻燥,鼻中时有出血,咳呛痰少,脉浮数。治法:清热解表,凉血止衄。方药:自拟清凉止衄汤。药用薄荷、桑叶、连翘、金银花、白茅根、栀子、知母、木通、粳米、甘草。服法:煎汤分服,一般连服3~5剂。方中薄荷辛凉,芳香辛散,宣散风热,与金银花、连翘相伍,解表清热,通络利咽;合白茅根、知母,尤治风热引起的衄血;木通,苦寒清热,长于引邪热从小便排除;粳米甘平,合甘草健脾益气,扶正祛邪。诸药合用,祛风清热,引血归经。

(2)脾胃蕴热:主症:鼻中时有流血,鼻干口臭,烦渴引饮,大便秘结,舌苔黄,脉滑数。治法:清胃降火。方药:自拟清热凉血饮。药用生石膏、白茅根、知母、生地黄、川牛膝、白芍、牡丹皮、焦栀子、粳米、甘草梢。服法:凉水煎汤,分少量多次服。方中生石膏辛甘寒,既能解内热外出,又可生津止渴,重于清肺胃之热,上能清泻肺火,下能润肾滋阴,有金水相生之意;知母,苦寒质润,助石膏清胃热;生地黄,滋肾水以制虚火,凉血养阴;川牛膝,引血下行,降上炎之火,制上溢之血;白芍,调和气血,以助生地黄凉血而和营泄热;牡丹皮,泄血中伏热兼凉血,合芍药,既能活血散瘀,又可防寒凉药致瘀血停滞之弊;焦栀子,清泻三焦之火,合生甘草梢,使邪热从小便出,并可除烦;甘草合粳米,和胃护津,缓石膏、知母之苦寒重降之性,尚可使药气留连于胃,使诸药发挥更好的有效作用。众药合用,有降火养阴、凉血止衄之功。

## 三、鼻阻塞及鼻溢液

鼻阻塞及鼻溢液是鼻腔及鼻窦病变所引起的最常见的症状,也可以由鼻咽部的病变所致。鼻阻塞可以是交替性、持续性、单侧或双侧,部分阻塞或完全性阻塞,或仅有阻塞感。鼻溢液的分泌物可能是水样性,黏液性,黏液脓性、纯脓性、黏液或脓样带血性及干酪性等。

【诊断要点】

1.详细询问病史　鼻阻塞及鼻溢液是鼻腔及鼻窦疾病的常见症状。收集病史时应注意以下情况。

(1)是否出生时即有:出生时即有鼻阻塞,应考虑先天性后鼻孔闭锁。

(2)患病时或病前有无受凉发热、疹热病、急性传染病等接触史及其临床表现。

(3)鼻阻塞的程度及性质。

(4)鼻溢液的性质及量。

(5)其他:如外伤、异物、游泳史等。

2.病因诊断

(1)鼻部原因:鼻前庭炎、前鼻孔狭窄和闭锁;鼻黏膜病变如急、慢性鼻黏膜炎、变态反应性鼻黏膜炎及萎缩性鼻黏膜炎等;鼻中隔偏曲、穿孔、血肿及脓肿;先天性后鼻孔狭窄或闭锁;鼻腔异物;鼻腔占位性病变如鼻息肉、鼻腔良性肿瘤及鼻腔恶性肿瘤等;鼻窦病变如急、慢性鼻窦炎、婴幼儿上颌骨骨髓炎和鼻窦黏液囊肿等。

(2)鼻咽部原因:畸胎瘤、鼻咽癌、鼻咽部狭窄或闭锁和增殖腺肥大等。

(3)鼻阻塞与年龄的关系

①新生儿期:新生儿急、慢性鼻炎、畸胎瘤、先天性后鼻孔闭锁、鼻梅毒、鼻白喉等。

②婴幼儿期:上颌骨骨髓炎、急慢性鼻炎、急慢性筛窦炎及上颌窦炎。

③儿童期:增殖腺肥大、儿童期急性传染病、鼻腔异物、后鼻孔息肉、鼻窦炎。

3.症状分析

(1)鼻阻塞:正常人虽然两侧鼻腔呼吸量常不相等,有周期的交换性,但常是闭口呼吸而不感鼻呼吸困难。如鼻呼吸感到困难常产生张口呼吸。交换性鼻阻塞常见为慢性鼻黏膜炎;单侧鼻阻塞常见为鼻中隔偏曲、慢性增生性鼻炎、鼻腔异物等;进行性鼻阻塞常见为良性肿瘤、鼻腔及鼻窦恶性肿瘤、鼻息肉、鼻咽部纤维血管瘤;持续性或固定性鼻阻塞常为慢性增生性鼻炎、萎缩性鼻炎、鼻中隔偏曲、鼻咽部闭锁;暂时鼻阻塞常见于急性鼻炎、急性鼻窦炎、变态反应性鼻炎、鼻中隔血肿及脓肿等;鼻腔壅塞感常见与严重萎缩性鼻炎、鼻中隔穿孔等。

(2)鼻溢液:水样性分泌物见于急性鼻炎早期、变态反应性鼻炎发作期;黏性分泌物见于物理性刺激、慢性黏膜炎症、感情冲动时等;黏液脓性分泌物见于急性鼻炎恢复期、慢性增生性鼻炎、慢性鼻窦炎;脓性分泌物见于婴幼儿急性上颌骨骨髓炎、大儿童齿源性上颌窦炎;血性分泌物,轻者有黏膜溃疡,重者有组织坏死,可见于黏膜表面糜烂,如急性鼻炎、急性发热病、传染病、血液病、鼻中隔糜烂、萎缩性鼻炎、鼻腔异物、鼻腔或鼻咽部纤维血管瘤、鼻咽癌、恶性肿瘤。间断性少量涕血应疑为鼻腔或鼻窦恶性肿瘤早期表现,需追踪检查;胶胨样黏稠样黏液多见于鼻后孔、鼻咽部完全性闭锁;一过性稻草色鼻溢液可能为鼻窦黏膜潴留囊肿破裂;带浅绿色鼻溢液可能为萎缩性鼻液;褐色鼻溢液为陈旧性血液;黄色鼻溢液为感染之脓液、干酪性分泌物为干酪性鼻炎或鼻窦炎;恶臭味之血脓性液可能鼻腔异物、骨髓炎、恶性肿瘤、感染性鼻腔占位病变;无色透明液体可能为脑脊液鼻漏;鼻溢液结痂,可能为血痂及脓痂;位于鼻前庭部者,可能为鼻前庭炎、鼻窦炎,鼻内特殊性感染如麻风、鼻硬结症等;位于鼻腔者常为萎缩性鼻炎、鼻中隔穿孔。

**【检查项目】**

1.体格检查

(1)局部检查:有无张口呼吸、婴儿有无因鼻阻塞所致吮乳困难;前鼻孔检查前鼻孔有无鼻溢液、痂壳阻塞及孔径狭窄等;

(2)鼻腔检查:多用1‰麻黄碱液收缩鼻腔后进行。检查鼻腔解剖结构;黏膜色泽是否正常;溢液性质、量、味、位置;有无占位性病变。

2.器械检查

(1)后鼻孔镜检查:了解后鼻孔及鼻咽部有无异常及病变。

(2)鼻腔或鼻咽部活体组织检查:用于鼻腔、鼻咽部、鼻窦性质不明的新生物。

(3)鼻部X线片或断层摄片检查、鼻腔或鼻咽部碘油X线造影。

3.实验室检查　常规进行并选做有关化验检查,特别注意排除急性传染病、血液病等。

**【临床思维】**

1.先天性后鼻孔闭锁

(1)多为一侧,如系双侧性,婴儿常死于缺氧或因不能哺乳饥饿死亡。

(2)婴儿出生后即张口呼吸,滴麻黄碱液鼻阻塞无任何缓解,口对鼻吹气完全不通气。用一号尿管从前鼻插入,不能进入咽部,鼻腔充满黏液。

(3)碘油鼻腔X线造影常能确诊。

2.急性鼻黏膜炎

(1)有受凉史,除有鼻阻塞及鼻溢液外,尚有喷嚏、流泪、发热等。

(2)检查可见鼻腔黏膜,咽部黏膜呈弥散性充血水肿。学龄前期及幼儿发热性传染病,早期也有急性鼻炎的症状,同时或以后出现有关疾病之局部及全身临床表现。

3.新生儿鼻炎

(1)属急性鼻炎,局部及全身症状比儿童及成人重。

(2)临床上常一开始以慢性症状表现,病儿鼻部分阻塞,无发热,吮乳困难,明显的饥饿表现,但不能吮乳或吮乳时哭闹。

(3)检查可见鼻腔黏膜慢性充血,有少许黏液存留于鼻腔,滴用麻黄碱后鼻阻塞明显暂时缓解。

4.婴幼儿上颌骨骨髓炎

(1)常见于出生12周内的婴儿。

(2)起病较快。先有高热、腹泻、抽搐等全身症状。24小时内出现鼻阻,黏脓涕、下眼睑肿胀,结膜水肿或有眼球突出、移位等。以后一侧面颊部、硬腭或齿龈处红肿,最后穿破形成脓瘘、溢脓涕。

(3)根据发病年龄、临床表现及X线上颌骨照片可见上颌骨骨质疏松,破坏或死骨形成即可确诊。

5.急性鼻窦炎

(1)发病年龄与鼻窦的发育有关,上颌窦及筛窦在婴幼儿即可发病,6岁以后才可能发生额窦及蝶窦炎。

(2)发病前先有急性鼻炎的局部及全身的临床表现,年龄越小,全身症状越明显。较大儿童可能诉头痛或一侧面颊痛。亦可出现内眦或面颊肿胀或窦区压痛。

(3)鼻腔黏膜红肿,尤以鼻道明显,如系变态反应性鼻窦炎,其黏膜呈灰红色或在顶部可见鼻息肉。鼻腔内有较多脓液。

（4）鼻X线摄片可以作为临床诊断的主要依据,但在5岁以前意义不大。

6.慢性鼻炎及鼻窦炎

（1）主要症状为鼻阻塞及黏脓性鼻涕。

（2）全身症状常不明显,鼻窦炎患儿可有低热、精神萎靡、纳差、发育障碍、体重下降、记忆力差等。

（3）局部可见鼻黏膜慢性充血,鼻腔有黏脓液,鼻窦炎之脓涕多位于鼻窦天然开口即中鼻道附近或麻黄碱收缩鼻黏膜。

（4）鼻窦X线摄片对确诊鼻窦炎有重要意义。上颌窦诊断性穿刺多用于14岁以上中鼻道有脓涕之儿童。

7.鼻腔异物

（1）多发生于3岁左右儿童。

（2）可见单侧鼻腔黏膜红肿,血脓涕,恶臭味,异物多位于总鼻道前分。

（3）经前鼻孔镜检查,可确诊。

8.鼻腔及鼻咽部良性肿瘤

（1）畸胎瘤:多发生于2岁以内的女婴。

（2）鼻咽部纤维血管瘤:多在12岁以后发病。

（3）发病年龄、触诊、鼻腔及鼻咽部摄片,多能决定其为良性占位包块,手术后活体组织学检查,可确诊。

9.鼻咽癌

（1）鼻分泌物常带血性。早期有颈淋巴结转移,并伴有耳部症状如听力下降等。

（2）多发生于30～40岁以上成人,幼儿及儿童亦有发生者,根据临床表现、鼻咽镜检查鼻咽部及鼻咽部组织学检查,可确定诊断。

10.脑脊液性鼻漏

（1）患儿多有头部损伤史。

（2）鼻溢液为清亮液体,每分钟溢出液量基本恒定、日夜不停、静脉注入一定量美蓝,常可于鼻顶部查出着色液体。

## 【处置原则】

1.一般治疗

（1）增强儿童体质,加强喂养、锻炼身体。

（2）减少上呼吸道感染,及时治疗容易导致鼻部病变之急性传染性疾病。

2.急性化脓性炎症

（1）全身用药:控制化脓性感染。

（2）局部用药:鼻部滴用麻黄碱液,收缩鼻黏膜,以利鼻腔引流。

3.慢性黏膜病变（包括鼻窦炎）

（1）清除病灶:如摘除慢性感染之腭扁桃体及肥大之增殖腺。

（2）局部治疗:鼻部滴用1%麻黄碱液,佛可麻滴鼻液,5%弱蛋白银等,有收缩鼻黏膜、消毒等作用;下鼻甲注射1%普鲁卡因封闭疗法或注射5%氯化钙硬化剂治疗。

（3）保守性手术治疗:如鼻息肉摘除术,下鼻甲或中鼻甲部分切除术、矫正偏曲之鼻中隔等。

4.对鼻腔、鼻咽部占位性病变　如异物、鼻息肉、肿瘤等,以及前后鼻孔的闭锁、狭窄等,适时手术治疗。

5.脱敏疗法　对变态反应所引起的鼻炎及鼻窦炎,进一步查清致过敏原因,采用脱敏治疗。

## 四、吞咽困难

当口腔、喉咽及食管任何部位的疾病,使食物不能顺利地经过吞咽通道时,称为吞咽困难。

【诊断要点】

1.详细询问病史　凡有误服腐蚀剂史者,多为良性食管狭窄,常见于男性学龄前儿童;发热病后出现吞咽障碍,多系延髓型脊髓灰质炎、白喉等所致神经肌肉麻痹性吞咽困难;由情绪激动而诱发者,多为食管贲门失弛缓症或弥散性食管痉挛。

2.与年龄的关系

(1)新生儿生后频吐泡沫状唾液,咽部作响。初次喂乳时,咽部数日即开始呕吐,并引起呛咳及发绀,应考虑有先天性食管闭锁。新生儿吮乳困难,伴开放性鼻音者,多为先天性腭裂;伴闭塞性鼻音及张口呼吸多为鼻炎;如仅伴张口呼吸,吮乳时发绀者,多为先天性后鼻孔闭锁。

(2)儿童突然出现吞咽困难多系异物阻塞。

3.与声嘶及变音的关系

(1)伴有声嘶及喉痛者,吞咽时出现呛咳等,多为喉部炎症或喉返神经麻痹。

(2)伴有变音者,常为咽后壁脓肿及扁桃体周围脓肿,儿童较为常见,也见于肿瘤。

4.与吞咽疼痛的关系

(1)无痛性吞咽困难多见于非感染性咽及食管的良性瘢痕狭窄及肿瘤。

(2)伴有疼痛者,多见于口腔、咽及食管的急性炎症、溃疡、机械性损伤、化学药物腐蚀性损伤及过热过冷饮食的刺激等。

(3)疼痛的轻重

①神经性麻痹及瘢痕狭窄所致之吞咽困难,多无疼痛。

②各种病因引起之黏膜溃疡性损害、尖锐异物损伤,在吞咽时,特别是进食带酸性饮食时疼痛加重。

③急性粟粒型肺结核伴咽结核者,疼痛最为明显。

④疼痛的部位:年龄较大的幼儿及儿童常能叙述疼痛的部位,如口腔、咽部和食管。对临床的定位诊断有一定的价值。食管炎的疼痛多位于胸骨柄之后,较重的炎症及食管周围脓肿,可反射到背心疼痛。

5.与病程的发展

(1)进行性吞咽困难,数月即达到完全不能进食,多见于食管癌。

(2)腐蚀性酸碱损害亦可产生进行性吞咽困难,其进展较缓慢。一般在 2 个月,瘢痕收缩基本稳定,狭窄程度多不再增加。

(3)慢性吞咽困难,时重时轻,反复出现,多为食管贲门失弛缓症或食管痉挛。

6.病因诊断

(1)鼻阻塞及急性喉阻塞引起的吞咽困难:如新生儿急、慢性鼻炎,先天性鼻后孔闭锁、新生儿急性喉炎和婴幼儿喉及气管异物等。

(2)吞咽通道疼痛性疾病所致的吞咽困难:口腔疾病如各种口腔炎性溃疡、口腔机械性裂伤、腐蚀性化学药物损伤、急性舌炎、牙龈炎、牙髓炎和颌下区及颏下区急性化脓性炎症、脓肿等;咽部疾病如急性咽炎、急性扁桃体炎及其周围脓肿、咽后壁脓肿、咽旁间隙感染、机械性裂伤、腐蚀性化学药物损伤和咽结核等;喉部疾病如急性会厌炎、急性杓状软骨膜炎和喉结核等;食管疾病如急性食管炎及溃疡(非特异性、反流性、化学药物腐蚀性、机械损伤性等)、食管黏膜下脓肿和食管周围脓肿等。

(3)吞咽通道机械性梗阻所致的吞咽困难:如先天性食管畸形(食管狭窄、食管闭锁和食管蹼等),食管异物,喉咽部及食管良性狭窄,喉咽部及食管恶性肿瘤,食管外压迫,纵隔疾病,心血管疾病,甲状腺肿大,食管憩室和食管裂孔疝等。

(4)神经、肌肉疾病或功能失常所致的吞咽困难:神经、肌肉器质性疾病如重症肌无力、面神经、舌下神经、舌咽神经和迷走神经麻痹,结缔组织疾病如皮肌炎、硬皮病,全身感染如破伤风、狂犬病、白喉等;神经、肌肉功能失常如贲门失弛缓症、缺铁性吞咽困难、弥漫性食管痉挛、胃食管括约肌过敏等。

(5)进食误咽产生的吞咽困难:喉返神经麻痹,急性喉炎所致声门闭合不良,先天性、疾病性或医源性产生的气管食管瘘。

(6)食物进入鼻腔产生的吞咽困难:白喉、炎症、瘢痕、外伤所致的软腭麻痹或活动不良、先天性腭裂。

(7)不能湿润食物引起的吞咽困难:干性咽炎,唾涎腺病变使涎液减少。

**【检查项目】**

1.体格检查

(1)一般检查:首先应注意病儿的全身情况,失水及消瘦程度。一般吞咽困难越重,持续时间越长,失水及消瘦程度越严重。如有恶病质出现,多见于扁桃体肉瘤、严重的食管狭窄及咽、喉结核,而食管癌很少发生于儿童。注意有无颈淋巴结长大,其位置、硬度、活动性、压痛等。甲状腺有无肿大。颈静脉有无怒张,全身淋巴结及皮肤有无阳性体征等。这些都有助于寻找病因。

(2)常规口腔、口咽部、喉咽部及喉的检查:有无黏膜病变、脓肿、先天性病变、瘢痕狭窄及肿瘤等。

(3)食管听诊:在吞咽液体 10 秒钟后,用听诊器在剑突与肋弓之间听到蠕动喷射音。如食管有梗阻,上述杂音可以不出现或延迟出现。

(4)神经系统检查:应特别注意检查第Ⅶ、Ⅸ、Ⅹ及Ⅻ脑神经有无麻痹。

2.器械检查

(1)颈部、肺部及食管 X 线检查:了解咽后壁、肺部、纵隔、食管、颈椎、胸椎有无异常。食管 X 线片吞钡检查对能合作的幼儿及儿童才能进行。

(2)食管镜检查:食管镜检查对确诊喉咽部及食管腔内、外病变有很大的临床意义。

**【临床思维】**

1.假性吞咽困难 患者常诉有梗阻感,但进食正常。不进食时梗死感重,进食时反而减轻或消失,经检查吞咽通道各部位无阳性体征发现,动态观察亦无异常。

2.第Ⅶ、Ⅸ、Ⅹ及Ⅻ脑神经麻痹所致的吞咽困难

(1)面神经麻痹:常为耳源性,有中耳炎或中耳手术病史,贝尔面神经麻痹较为少见。临床表现主要是病损侧口唇不能闭紧,颊部麻痹,吞咽液体食物时口唇溢出食物,吞咽固体时,食物停留于病损侧的口颊部,从而影响口腔之吞咽功能。

(2)舌下神经麻痹:引起舌的运动减弱或消失,食物难于推向咽部。

(3)舌咽神经及迷走神经麻痹:多见于多发性神经根神经炎,球麻痹延髓灰白质炎、重症肌无力、白喉、脑炎等病。临床表现可有开放性鼻音、食物反流入鼻腔、入喉内(误咽)。

3.食管神经肌肉失常

(1)食管贲门失弛缓症:大多发生于少年。表现为间隙吞咽困难,情绪紧张则加重,晚期常在夜间发作。可呈持续性反复发作。X 线食管钡剂检查可见贲门部钡盐受阻,呈边缘光滑均匀的狭窄,狭窄上方之食管可有扩张。食管镜检查,食管贲门部上方可有扩张,黏膜色泽正常,贲门处食管探条或儿童用管镜通过较紧。

(2)弥散性食管痉挛:多继发于反流性食管炎,腐蚀性食管炎或肿瘤等。吞咽困难呈短暂的间隙性发作,但体重无变化。吞咽困难时可伴有胸骨后疼痛,用硝酸甘油可获缓解。X线食管钡剂检查可见食管蠕动波到达食管下段时,有不协调的,无推动性的食管收缩波,钡盐停留于食管的膈上部分。

4.食管异物与食管瘢痕狭窄

(1)食管异物:有明显的异物进入史,异物进入后立即出现梗死。异物较小或光滑者,梗死较轻且不伴有疼痛。如尖锐性异物,常损伤食管产生食管炎或食管周围炎及脓肿,喉咽部异物可产生咽后壁脓肿。X线食管检查及食管镜检查,有助于诊断。

(2)食管瘢痕狭窄:多见于儿童常有误服酸碱病史,有进行性吞咽困难,病程缓慢,食物反流多见。X线检查可见管腔狭窄,但边缘整齐,无钡影残缺,近段食管扩张比食管癌明显。食管镜检查有助于诊断治疗。

**【处置原则】**

1.一般治疗　能进食流软体饮食的患儿,可给予高营养半流或流质饮食;完全性吞咽困难,如食管瘢痕狭窄,食管腔内、外占位性病变,宜作胃造口术;有脱水及营养不良的病儿宜先静脉补液,纠正脱水、电解质紊乱及酸中毒,据情静脉输入人体白蛋白等;神经障碍或某些口腔、咽部及食管疾病引起的吞咽困难,采用鼻饲管喂养。

2.炎性变　吞咽通道由炎症、异物等可产生疼痛抑制性吞咽困难,宜用抗生素控制感染。咽结核、喉结核患儿,也可局部喷雾的卡因或用普鲁卡因做喉上神经注射,使咽喉部疼痛暂时缓解而进食。

3.梗阻性吞咽困难　如喉咽部及食管异物常采用食管镜取异物,咽部及扁桃体周围脓肿采用切开引流治疗。食管壁内、外之占位性病变或脓肿一般由胸科手术治疗。

4.鼻阻塞引起之吞咽困难　新生儿急、慢性鼻炎,可于喂养前鼻内滴用麻黄素,使鼻腔黏膜收缩后再喂养。先天性后鼻孔闭锁如系双侧性,应立即采用手术治疗。

5.急性喉阻塞引起的吞咽困难　婴幼儿由急性喉阻塞引起的吞咽困难,应立即寻找急性喉阻塞的病因,给以有效的治疗。

6.食管良性瘢痕狭窄　一般在食管镜下采取顺利食管扩探术。如已做胃造口术的病儿可采用食管逆行扩探术。

7.贲门失弛缓症　如解痉挛药物治疗效果欠佳,常需贲门扩张术或贲门肌层切开术。

# 五、喉喘鸣和声嘶

喘鸣为婴幼儿及儿童呼吸道疾病的重要表现之一。如病变累及喉发音功能,则可出现声嘶。婴幼儿喘鸣多由先天性疾病引起,感染性疾病次之,但后者常导致重危情况,应注意鉴别。小儿声嘶应特别注意有无呼吸道异物或喉乳头瘤等。

**【诊断要点】**

1.详细询问病史　详细询问发病的时间、诱因、起病快慢、有无进行性加重,了解喘鸣或声嘶的特点以及相关情况,常可提供诊断的线索及依据。

2.病因诊断

(1)喘鸣的病因:先天性疾病常见的有先天性喉软骨软化(先天性喉喘鸣)、会厌畸形、声门下狭窄、先天性声带麻痹、气管软骨软化、气管前壁受压(以肥大的胸腺、迷走的无名动脉压迫为主)、支气管狭窄或软化;感染性疾病如急性喉炎、急性会厌炎、喉气管支气管炎、扁桃体肿大、咽后壁脓肿、咽白喉等;喉、气管、支气管异物;喘鸣性喉痉挛;气道外伤;遗传性血管神经性水肿、反射性喉痉挛。

（2）声嘶的原因:慢性喉炎表现为声带炎性水肿、肥厚、息肉样变、小结、闭合不良等,急性喉炎（包括细菌性及病毒性,如麻疹性喉炎及病毒性呼吸道炎等）、喉气管支气管炎、咽白喉、喉结核及喉梅毒等;喉新生物以儿童期喉乳头状瘤为主;喉异物;先天性喉蹼、喉水肿、喉血管瘤、喉发育不全等;遗传性血管神经性水肿;喉外伤等。

**【检查项目】**

1.体格检查　在全面检查的基础上着重对头、颈、胸的检查,以及鼻、咽、喉的专科检查;并酌情试行间接喉镜检查或直接喉镜检查,常可得到喉部的阳性体征。

2.X线检查　应按病情需要进行颈部、胸部、气管、支气管X线片。伴吞咽困难者吞钡X线片,了解颈部、胸部、气道、食管情况以协助诊断。

3.内镜检查　应系统的进行鼻咽、喉、气管、支气管的内镜检查,是确诊的主要手段。宜先在无麻醉下行直接喉镜或纤维喉镜检查,了解声带功能,然后在全麻下仔细观察喉、气管和支气管有无病变,如先天畸形、炎性病变、异物等。由于气道的先天畸形中近半数同时存在两种以上,故强调系统的内镜检查。

4.特殊检查　如CT或放射性核素扫描。

**【临床思维】**

1.先天性疾病　先天畸形病儿大多在出生后不久发生喘鸣,无明显诱因（或仅有消化不良、营养欠佳）,无感染表现,喘鸣发展到一定程度后相对稳定,而且多无声嘶。如为吸气性喘鸣,则以喉软骨软化最常见。如为高调震耳的吸气性喘鸣,多为声带外展麻痹。如为呼气性喘鸣,可能为气管支气管的软骨软化。双相喘鸣则以声门下病变可能性大。如吸气性喘鸣合并声嘶,则以声门间喉蹼、喉囊肿可能性大。但常需结合系统的内镜检查方可诊断。

2.感染性疾病　常有感染病史及感染症状,如发热、咳嗽、咽喉疼痛等。儿童急性喉炎常常夜间突然发作,有吸气性喘鸣及声嘶,哮吼样咳嗽。急性会厌炎患儿经用压舌板压迫舌根,常可查见呈球形红肿的会厌,X线检查也可显示舌根处圆形软组织阴影。喉气管支气管炎为双相喘鸣,且全身症状重,常有高热、脱水、衰竭、咳嗽无力等。喉多有严重的中毒现象如面色苍白,脉细弱等。常需结合胸部听诊、喉镜检查及细菌学检查方可鉴别。

3.新生物　儿童气道新生物主要是喉乳头状瘤。多在1～7岁发病,表现为进行性声嘶,其后逐渐出现持续性吸气性喘鸣。可因长期呼吸困难出现漏斗胸和红细胞增多。喉镜检查可见声带、室带、声门下的多发性肿瘤,色淡红,表面凹凸不平,呈桑椹状或菜花状。

4.异物　常有异物吸入史,突发呛咳、呼吸困难等症状,活动性异物听诊可有拍击声。X线检查,金属异物可立即确诊,非金属异物因阻塞气道而出现肺部继发性改变,如肺不张等有助于诊断。无典型病史及体征者,必要时应行内镜检查以明确诊断。

5.喘鸣性喉痉挛　发病与患儿血钙过低有关。同时有痉挛性素质和佝偻病表现。常于夜间突发吸气性喘鸣、发绀,似将窒息。但每于呼吸最困难时做一深呼吸症状骤然消失。

6.儿童慢性喉炎　继发于急性喉炎后,滥用声音如哭闹及狂叫等所致。喉镜查见声带前分充血、肿胀、呈圆锥形;或双声带呈弧形闭合不良,或呈水肿息肉样变等。

**【处置原则】**

婴幼儿及儿童的喘鸣或（和）声嘶,病因复杂,病情多变,可危及生命。有"良性喘鸣"骤然死亡者。应密切观察病情,按轻重缓急,分别处理。

1.对症治疗　病情重者,针对呼吸道狭窄,保持呼吸通畅为首要目标。将患儿置于合适体位,必要时给氧,注意保暖、增湿(空气)、吸除痰液(此项操作可能引起喉痉挛,加重呼吸困难,应正确掌握,仔细进行),慎重使用镇静药。

喉源性呼吸困难分3度,应随时准备气管切开术。如3度呼吸困难患儿兼体质弱、年龄小、呼吸困难时间长、或已入院用药、观察6～8小时无缓解,或呼吸道病变严重,或有呼吸、循环衰竭征象者,应立即行气管切开术或经鼻气管插管术。必要时还可适当提前(在2～3度)进行。

2.病因治疗

(1)感染性疾病

①急性感染:应及时适当的使用抗生素和氢化可的松(已成轻喉头水肿)。

②急性会厌炎:会厌肿胀明显,经以上治疗不消退者,宜在会厌舌面做切开引流。咽后壁脓肿确诊后应及时切开引流。

③咽白喉:白喉一经诊断,应早期使用足量的白喉抗毒素。

(2)呼吸道异物:支气管镜检术是唯一可靠的诊断和治疗方法。但如疑为急性喉炎或喉气管支气管炎,则应慎做。操作时应注意镜检可能加重喉、气管、支气管黏膜的充血肿胀,导致窒息的危险。必要时,镜检前先做气管切开术。

(3)喘鸣性喉痉挛:发作时应松解衣服,加强护理。酌情补给葡萄糖酸钙,维生素A、D,甲状旁腺素等。

(4)喉乳头状瘤:宜在手术显微镜下采用二氧化碳激光治疗,可试用干扰素或干扰素诱导剂治疗。

(5)喉软骨软化:导致喘鸣的先天性疾病中,以喉软骨软化最多见。通常在2～2.5岁时症状可自行消失。故不需积极治疗。但应防止受凉,避免突然受惊。

(6)声门下狭窄:儿童声门下狭窄,软性者可经喉镜用二氧化碳激光治疗,硬性狭窄(纤维型或软骨型)应行喉气管成形术。目前认为,手术不会妨碍喉部的生长发育,可促使喉部骨架的发育。故宜及早施行手术。

(7)慢性喉炎:对于儿童慢性喉炎所致声嘶,需要手术处理声带小结、息肉样变者极少,一般使用祛痰剂、碱性药液(含硼砂、碳酸氢钠等)、安息香酊、抗生素雾化吸入外,应积极治疗腭扁桃体、腺样体、鼻窦等处的病灶。教育儿童正确发声,防止滥用声音,保护嗓子。

3.支持疗法　加强全身支持疗法,注意营养及水电解质平衡。全身情况差,中毒症状明显者,可小量输血。还应注意保护心肌,避免急性心力衰竭。

(任轶群)

# 第二篇　耳科学

# 第八章　耳科学基础

## 第一节　耳的应用解剖

### 一、颞骨

颞骨位于颅骨两侧,镶嵌在顶骨、蝶骨、颧骨和枕骨之间,参与构成颅中窝和颅后窝的侧壁和底部。颞骨是一个复合骨块,由鳞部、鼓部、乳突部、岩部和茎突组成,上方与顶骨、前方与蝶骨及颧骨、后方与枕骨相连接。耳由外耳、中耳、内耳组成。外耳包括耳郭及外耳道;中耳包括鼓室、咽鼓管、鼓窦及乳突;内耳包括骨迷路及膜迷路,膜迷路藏于骨迷路内,分为耳蜗、前庭及半规管。外耳道骨部、中耳、内耳和内耳道均包含在颞骨之中。

#### (一)鳞部

鳞部形似鱼鳞,前接蝶骨大翼,上接顶骨,后连乳突,内连颞骨岩部。有内、外两面及后上、前下二缘。外面光滑略外凸,有颞肌附着,表面有浅细的颞中动脉沟,内面呈凹面,为大脑颞叶所在区。有大脑沟回的压迹及脑膜中动脉沟。鳞部下方是颧突及其前后根,颧突向前伸出与颧骨颞突相连形成颧弓。颧突后根接颧突上缘,向后延伸为颞线,颞肌下缘止于此,颞线常作为估计颅中窝硬脑膜平面的标志。颧突后根与外耳道后壁之间有外耳道上三角,内含有许多小孔,故称此区为筛区。外耳道后上方有高1mm、长5mm条状或三角形突起,称外耳道后上棘。外耳道后上棘和筛区是乳突手术时指示鼓窦位置的重要解剖标志。鳞部内面与岩部相连,形成岩鳞缝或称为岩鳞裂,成人仅可见痕迹,幼儿比较明显,是中耳感染向颅内侵犯的途径之一。

#### (二)鼓部

鼓部位于岩部之外,鳞部之下,乳突部之前,为一"U"形骨板,构成骨性外耳道前壁、下壁和部分后壁。其前上方以鳞鼓裂和鳞部相连;后部以鼓乳裂和乳突部相邻,成人此裂多已闭合,儿童多留有痕迹;内侧以岩鼓裂和岩部相连,岩鼓裂位于下颌窝中,在鼓室前壁,有鼓索神经穿出,并有上颌动脉鼓室支经此进入鼓室。鼓部内侧端为鼓沟,鼓膜边缘的纤维软骨环嵌入沟内,鼓膜附着于此,其上部有缺口,称作鼓切迹,此处无鼓沟和纤维软骨环,鼓膜直接附着于颞骨鳞部,形成鼓膜松弛部。在鼓鳞裂后的鼓部外侧骨质形成外耳道后上棘。

#### (三)乳突部

乳突部位于颞骨鳞部后下方,呈一锥形突起。乳突外侧面粗糙,有枕肌及耳后肌附着,外下方有胸锁乳突肌、头夹肌、头长肌附着。外面有一不恒定的孔,名乳突孔,有乳突导血管穿过,使耳后静脉或枕静脉与乙状窦相通。乳突尖内侧有深沟名为乳突切迹或二腹肌沟,二腹肌后腹起于此处;与二腹肌沟相对应的弧形凸起的骨嵴,称作二腹肌嵴。乳突内侧面有一弯曲的深沟名乙状沟,乙状窦位于其内。颞骨发育过程中,鳞部过分地向乳突方向伸展,形成一骨隔称为克氏隔(Korner隔),将乳突气房分为内、外两部分。乳突气房发育可分为4型:气化型、板障型、硬化型和混合型(任何2型或3型混合存在)。乳突在新生儿时并未发育,以后才逐渐气化,2岁以前婴幼儿茎乳孔处无乳突作为屏障,面神经位置表浅,行耳后切

### (四)岩部

岩部为一横卧的三棱锥体,位于颅底,嵌在枕骨与蝶骨之间,内含听觉与平衡器官。它有一底、一尖、三面和三缘。岩部的底与颞骨鳞部和乳突部融合,尖端向内前方微向上,嵌于蝶骨大翼后缘和枕骨基底部之间,并与其共同围成破裂孔。岩尖前下方有颈动脉管内口穿过,并组成破裂孔的后外界。岩部前面组成颅中窝的一部分,中部有上半规管形成的弓状隆起,其外侧稍凹,为鼓室盖。弓状隆起的内侧有两个小沟与锥体长轴平行,外侧是岩浅小神经沟,内侧是岩浅大神经沟。两沟的前内近岩尖处有三叉神经压迹,为三叉神经半月神经节所在处。

岩骨后面组成颅后窝前壁,岩部后面的中部有内耳门通内耳道。内耳道的外下方,有一个被骨板遮盖的裂隙称为内淋巴囊裂,其深面有前庭导水管外口。内耳道长约1cm,外端以垂直并有筛状小孔的骨板封闭,称作内耳道底。内耳道底由一横嵴分为大小不等的上、下两部分,上区又被一垂直的骨嵴分为前、后两部分。前上部凹陷为面神经管区,为面神经管入口处,面神经进入此骨管即为面神经迷路段;后上部凹陷为前庭上区,前庭上神经终末支经此穿过。下区前方为蜗区,蜗神经纤维经此通过;后方为前庭下区,为前庭下神经终末支的球囊神经通过,前庭下区的后下方有一个单独小孔,称作单孔,有前庭下神经终末支的后壶腹神经通过。内耳道内含有面神经、位听神经和迷路动、静脉。岩骨下面凹凸不平。在下面近尖处为腭帆提肌和咽鼓管软骨附着处。下面有前内、后外两个相邻的深窝,前内侧的深窝为颈内动脉管的外口。颈内动脉管外口后方有颈静脉凹。颈静脉凹与颈内动脉外口之间是一薄骨嵴。嵴上有舌咽神经的鼓室支所通过的鼓室小管下口。颈静脉凹内有迷走神经耳支穿过的乳突小管口。颈静脉凹内侧,有一三角形小窝,内有蜗水管外口,通到骨迷路耳蜗基底近蜗窗处,称作蜗水管,是蛛网膜下隙与耳蜗骨阶间的通路,外淋巴液通过小管向蛛网膜下隙引流。

### (五)茎突

茎突起于颞骨鼓部的下面,伸向前下方,长短不一,平均长度2.5cm(0.2～5.2cm)。近端被颞骨鼓部的鞘突包绕,远端有茎突咽肌、茎突舌肌、茎突舌骨肌、茎突舌骨韧带、茎突下颌韧带附着。茎突后方与乳突之间有茎乳孔,面神经由此出颞骨。婴儿时期乳突尚未发育完全,茎乳孔位置表浅,乳突手术耳后切口不宜向下延伸,避免引起面神经损伤。

# 二、外耳

外耳包括耳郭和外耳道。

### (一)耳郭

耳郭借韧带、肌肉、软骨和皮肤附着于头颅侧面。与头颅约成30°夹角,分前外面和后内面,前外面凹凸不平,有一突出翻卷的边缘称耳轮和耳轮脚。耳轮后上部有小结节称耳郭结节。耳轮前方有一与其约相平行的弧形隆起称对耳轮,其上端分叉成为上、下两个嵴状突起,称对耳轮脚,二脚间的凹陷称三角窝。耳轮和对耳轮之间的凹沟称舟状窝。对耳轮的前方有一深凹称耳甲,它被耳轮脚分为上部的耳甲艇和下部的耳甲腔两部分。外耳道口前方突起称耳屏,耳屏的对侧对耳轮的前下端突起称对耳屏,二者之间为屏

间切迹。对耳屏的下部为耳垂。耳屏与耳轮脚之间的凹陷称作耳前切迹。耳郭后内面稍膨隆,与颅骨侧面形成耳后沟。

### (二)外耳道

外耳道起自外耳门,内至鼓膜,成人全长 2.5～3.5cm,略呈"S"形弯曲,外段向内、向前而微向上,中段向内、向后,内段向内、向前而微向下。故检查外耳道深部或鼓膜时,将耳郭向后上提起,使外耳道呈一直线。外 1/3 为软骨部,内 2/3 为骨部,两部交界处最狭窄称为峡部。外耳道顶部则无软骨,后上方形成一个缺口,为结缔组织充填,称外耳道软骨切迹,它可增加耳郭的可动性,行耳内切口时经此不伤及软骨,外耳道炎症可经此侵及腮腺和颞下颌关节。外耳道皮肤较薄,与软骨膜和骨膜附着紧密,故外耳道皮肤有炎症时疼痛剧烈。软骨部的皮下组织含有耵聍腺,分泌耵聍。软骨部皮肤富有毛囊和皮脂腺,外耳道疖肿只发生在软骨部;骨部皮肤菲薄,既无毛囊也无腺体,皮下仅有颞骨骨膜。

### (三)外耳的血管及神经

外耳的血供由颈外动脉的颞浅动脉、耳后动脉和上颌动脉所供给,静脉流回流入颈外静脉、上颌静脉和翼丛,耳后静脉可经乳突导血管与乙状窦相通。外耳的神经由三叉神经下颌支的耳颞神经,分布于外耳道前半部;来自颈丛的耳大神经和枕小神经、面神经的耳后支、舌咽神经的分支,分布于耳郭和外耳道皮肤;迷走神经的耳支分布于耳郭后面、耳甲艇、耳甲腔、耳轮脚、三角窝、外耳道后半部和鼓膜外面的后部。

# 三、中耳

中耳包括鼓室、咽鼓管、鼓窦和乳突四部分。

### (一)鼓室

鼓室在鼓膜和内耳外侧壁之间。向前经咽鼓管与鼻咽部相通,向后借鼓窦口与鼓窦及乳突气房相通,外侧借鼓膜与外耳道相邻,内侧借鼓岬、前庭窗、蜗窗与内耳相邻。鼓室内含有听骨链、肌肉、韧带、神经。鼓室分为 3 部分:位于鼓膜紧张部上缘平面以上的部分为上鼓室;鼓膜紧张部上、下缘平面之间的部分为中鼓室;鼓膜紧张部下缘平面以下的为下鼓室。鼓室的上下径约 15mm,前后径约 13mm,内外径在上鼓室约为 6mm,在下鼓室约为 4mm,在中鼓室鼓膜脐部与鼓岬之间距离最短,约为 2mm,鼓室容积为 1～2mL。鼓室在鼓膜紧张部后缘以后的部分称为后鼓室。

1.鼓室六壁　　鼓室有顶、底、内、外、前、后 6 个壁。

(1)外侧壁:大部分为鼓膜所占,鼓膜以上的骨部是上鼓室的外侧壁。鼓膜为一椭圆形半透明薄膜,前后径约 8mm,上下径约 9mm,厚约 0.1mm。鼓膜与外耳道底约成 45°角。鼓膜边缘大部分借助纤维软骨环附着于鼓沟内,称为紧张部。附着于鼓沟上部鼓切迹的鼓膜薄而松弛称松弛部。鼓膜前上部有灰白色小突起,称锤骨短突;自锤骨短突向下、微向后到鼓膜中央,呈白色条纹状,称锤骨柄;鼓膜的结构外为上皮质,内为黏膜层,中为纤维组织层,锤骨柄附着在纤维层中间,(松弛部无此层)向内牵引鼓膜,使其外观呈漏斗状。其中央最凹的部分称鼓膜脐。自锤骨柄末端向下向前达鼓膜边缘有一三角形反光区称光锥;锤骨短突向前至鼓切迹前端有一条黏膜皱襞,称作锤骨前襞,向后至鼓切迹后端有一条黏膜皱襞,称作锤骨后襞。前后襞以上的鼓膜为松弛部,其下为鼓膜紧张部。临床上经锤骨柄作一延长线,另作一线经鼓膜脐与之垂直,将鼓膜分为前上、前下、后上、后下四个象限。

(2)内壁:即内耳的外侧壁,中部隆起为鼓岬,是耳蜗底周起始部向外隆起所形成。鼓岬表面有鼓室丛。在鼓岬的后上方为前庭窗,又称卵圆窗,镫骨底板借环韧带嵌于前庭窗上。在前庭窗的上方为面神经水平段。在面神经管上后方有水平半规管凸。在前庭窗的前上方有匙突,鼓膜张肌腱经过匙突向外附着于锤骨颈部之内侧。在鼓岬的后下有蜗窗,又称圆窗,呈圆形,上有圆窗膜封闭,也称第二鼓膜,向内通向耳蜗鼓阶起始部。

(3)顶壁:亦称鼓室盖或鼓室天盖,将鼓室和颅中窝大脑颞叶分隔,向后和鼓窦盖相接,向前和鼓膜张肌管的顶相连续。鼓室顶有岩鳞裂,硬脑膜的细小血管经此与鼓室相通,婴幼儿时,岩鳞裂尚未闭合,中耳感染可经此途径进入颅内。

(4)底壁:为一层薄骨板,将鼓室与颈静脉球分隔,向前和颈动脉管的后壁相连。

(5)前壁:上部有两个开口:上方是鼓膜张肌半管的开口,下方是咽鼓管半管的鼓室口,下部以薄骨板隔开鼓室与颈内动脉管后壁。

(6)后壁:又名乳突壁,鼓室后壁上部相当于上鼓室后壁的部位有一个小孔,为鼓窦入口,上鼓室借此孔与鼓窦相通。鼓窦入口底部为砧骨窝,容纳砧骨短脚。鼓窦入口内侧为外半规管凸,适在面神经水平段的后上方。鼓窦入口下方,相当于前庭窗的高度有一锥状突起,称为锥隆起,镫骨肌腱由此进入鼓室附着于镫骨颈后面。在锥隆起的外侧,鼓沟后上端的内侧有鼓索神经穿出,进入鼓室。

2.鼓室内容物　包括听骨链、韧带、肌肉、神经和血管等。

(1)听骨:由锤骨、砧骨和镫骨构成听骨链。①锤骨:位于鼓室中部和最外侧,长 8~9mm,上端膨大部为锤骨头,位于上鼓室前段,其后内侧有凹面,与砧骨体前面的鞍状关节面形成锤砧关节,锤骨头下方稍细,称作锤骨颈,锤骨柄向下延伸,位于鼓膜黏膜层与纤维层之间。锤骨柄上部有向外侧的突起名锤骨短突。②砧骨:由体、长脚和短脚组成。砧骨体位于上鼓室后部,前有关节面和锤骨头相接形成锤砧关节。砧骨短脚位于鼓窦入口底部的砧骨窝内,长脚向后下伸出,末端向内侧稍膨大,形成豆状突,与镫骨头相接形成砧镫关节。③镫骨:呈马镫状,有头、颈、前脚、后脚和足板,镫骨头与砧骨长脚豆状突相关节,镫骨有镫骨肌腱附着,镫骨前脚较短而直,后脚稍长且弯,镫骨足板为薄骨片,呈椭圆形,借环状韧带封闭前庭窗。

(2)鼓室肌:①鼓膜张肌:在鼓膜张肌半管中,起自咽鼓管软骨部及蝶骨大翼,鼓膜张肌腱绕经匙突,附着于锤骨柄与颈部交界处的内侧面。由三叉神经下颌支的鼓膜张肌神经支配,主要作用为牵引锤骨柄向内,增加鼓膜张力。②镫骨肌:起于锥隆起内,止于镫骨颈后侧的镫骨肌突上。由面神经分支的镫骨肌神经支配,主要作用为牵引镫骨小头向后,使镫骨底板的前端斜向后外,以减轻对内耳的压力。

(3)听骨韧带:听骨借韧带固定于鼓室内。①锤骨上韧带:连接锤骨头与鼓室盖。②锤骨前韧带:起自锤骨长突至鼓室前壁,经岩鼓裂止于蝶骨角棘或蝶骨下颌韧带。③锤骨外侧韧带:连接锤骨颈与鼓切迹。砧骨上韧带:连接砧骨体上部与鼓室盖。④砧骨后韧带:连接砧骨短脚与砧骨窝。⑤镫骨环韧带:连接镫骨底边缘与前庭窗缘。

(4)鼓室的神经:①鼓索神经:面神经垂乳突段距茎乳孔约 6mm 处分出,在鼓索小管内向上向前,于锥隆起的外侧穿出骨管,进入鼓室。经过锤骨柄和砧骨长脚之间穿过鼓室,向前经岩鼓裂出鼓室,与舌神经吻合。②鼓室丛:由舌咽神经的鼓室支和颈内动脉交感丛的上、下颈鼓支,以及起自膝状神经节的面神经鼓室神经交通支等向吻合所组成,位于鼓岬的表面,司鼓室、咽鼓管及乳突气房黏膜的感觉。③镫骨肌神经:自面神经垂直段分出,支配镫骨肌的运动。④面神经:在颞骨内分四段,包括迷路段、鼓室段、锥曲段和乳突段。

(5)鼓室的血管:鼓室内有丰富的血管。动脉的血供主要来自颈外动脉。上颌动脉的鼓前动脉供应鼓膜及鼓室前部。耳后动脉的茎乳支供应鼓室后方及乳突气房。脑膜中动脉的鼓室上动脉及岩浅动脉供应鼓室盖及内侧壁,咽升动脉的鼓室下动脉供应鼓室下部及鼓室肌肉,颈内动脉的颈鼓支供应鼓室前壁。静脉血回流汇入岩上窦和翼丛。

(6)鼓室隔与鼓室隐窝:①鼓室隔:在中、上鼓室之间,除了通过两个小孔,几乎全被听骨和黏膜皱襞分隔。这个间隔称为鼓室隔,两个小孔分别称为鼓前峡和鼓后峡。鼓前峡位于鼓膜张肌腱之后,镫骨和砧骨长脚之间,内侧为骨迷路,外侧为砧骨体。鼓后峡后界为鼓室后壁及锥隆起,前界为砧骨内侧皱襞,外侧为砧骨短脚及砧骨后韧带。内侧为镫骨及镫骨肌腱。②鼓室隐窝:包括鼓膜上隐窝、锤骨前隐窝、砧骨上隐窝、砧骨下隐窝、鼓膜前隐窝、鼓膜后隐窝。鼓膜上隐窝:位于黏膜松弛部与锤骨颈之间,上界为锤骨外侧韧带,下界为锤骨短突。锤骨前隐窝:位于锤骨头、鼓室前壁和前、上锤骨韧带之间。砧骨上、下隐窝:位于砧骨短脚上、下方。鼓膜前、后隐窝分别位于鼓膜与锤骨皱襞之间;前者较浅小;后者居于中鼓室后上部,较深大。

### (二)咽鼓管

咽鼓管是沟通鼻咽部与鼓室之间的管道,成人咽鼓管全长约 35mm,外侧端为骨部,占全长的 1/3,位于颞骨鼓部与岩部交界处,上方仅有薄骨板与鼓膜张肌相隔;内侧端为软骨部,占全长的 2/3,鼓室端开口在鼓室前壁上部,鼻咽部开口在下鼻甲后端的后下部约 1cm 处的鼻咽部外侧壁。开口的后上部有一隆起,内含软骨,名咽鼓管隆起,成为鼻咽开口的后壁,即咽隐窝的前壁。骨部与软骨部交界处最狭窄,名咽鼓管峡。咽鼓管与水平面成 40°角,与矢状面约成 45°角。骨部咽鼓管经常开放;软骨部咽鼓管仅在腭帆张肌和腭帆提肌、咽鼓管咽肌收缩时才暂时开放,静止状态时闭合呈裂隙状。当张口、吞咽、打呵欠、歌唱时借助于以上肌的收缩使咽鼓管咽口开放,调节鼓室内压力,保持鼓室内、外压力的平衡。咽鼓管是中耳感染的重要途径。婴儿和儿童的咽鼓管接近水平位,且咽鼓管较短,管腔宽大,故儿童的中耳较成人更容易受炎症感染。

### (三)鼓窦

鼓窦是鼓室和乳突之间的含气腔,其向前借鼓窦入口与上鼓室相通,鼓窦入口下方有砧骨窝,容纳砧骨短脚,鼓窦向后下与乳突气房相通,顶部为鼓窦盖,与鼓室盖相连续,其上为颅中窝,内侧壁为外半规管凸,适在面神经凸的后上方,外壁为乳突皮质,相当于外耳道上三角区(Macewen 三角),其表面有许多小孔供血管通过,又称筛区。鼓窦内为纤毛黏膜上皮所覆盖,向前与鼓室和咽鼓管的黏膜相连续,向后与乳突气房黏膜延续。

### (四)乳突

乳突内含有许多大小不等的气房,各气房彼此相通,向上向前与鼓窦、鼓室和咽鼓管的黏膜相连续。乳突的上界为与颞叶硬脑膜相隔的骨板,后界为乙状窦骨板,前界为外耳道骨部的后壁,内侧界为迷路和岩部底。出生时乳突尚未发育,2 岁后有鼓窦部向乳突部逐渐发展,6 岁左右乳突气房已有广泛的延伸。根据乳突发育的程度可分为四种不同的类型:气化型、板障型、硬化型和混合型。①气化型:乳突全部气化,气房较大而间隔的骨壁较薄,此型约占 80%。②板障型:乳突气化不良,气房小而多,如头颅的板障。③硬化型:乳突未气化,骨质致密,多由于婴儿时期鼓室受羊水刺激,感染或局部营养不良所致。④混合型:上述 3 型中任何 2 型同时存在或 3 型均存在。

## 四、内耳

内耳又称迷路,内含听觉和位置觉感受装置。外有骨壳,称骨迷路,位于颞骨岩部内。骨迷路内包含膜迷路,膜迷路借纤维束固定于骨迷路内。膜迷路内含内淋巴液,膜迷路与骨迷路之间的空隙,称淋巴隙,含外淋巴液。内、外淋巴系统互不相通。

### (一)骨迷路

骨迷路由致密骨质构成,长约 20mm,厚 2~3mm,包括前庭、半规管和耳蜗三部分。

1.前庭　略呈椭圆形,位于骨迷路的中部,耳蜗之后,半规管之前,容纳椭圆囊及球囊。外壁是鼓室内侧壁的一部分,有前庭窗,由镫骨底板和环韧带所封闭。内壁即内耳道的底,前庭腔内面有从前上向后下的弯曲斜形骨嵴,称前庭嵴,在前庭嵴的后面有椭圆囊隐窝,内含椭圆囊,在前庭嵴的前面有球囊隐窝,内含球囊,在椭圆囊隐窝的后下有前庭导水管内口,与位于岩骨后面的前庭导水管外口相通,膜迷路的内淋巴管经导水管通过内淋巴囊。前庭前壁有一椭圆孔通入耳蜗前庭阶,前庭后上部稍宽,有 3 个半规管的 5 个开口通入。

2.骨半规管　有外半规管、上半规管和后半规管,相互垂直,每个半规管的一端有膨大部分,称壶腹。由于上半规管和后半规管一端合并后组成总脚,外半规管内端为单脚,所以 3 个半规管只有五个孔通入前庭。外半规管在头位前倾约 30°时与地面平行,又名水平半规管。同侧每个半规管与其他两半规管互相垂直。两侧的外半规管在同一平面上,而一侧的上半规管与对侧的后半规管相平行。

3.耳蜗　在前庭的前面,形似蜗牛壳。骨蜗管旋绕蜗轴 $2\frac{1}{2}\sim2\frac{3}{4}$ 周,全长 $30\sim32$mm,蜗底至蜗顶高约 5mm。蜗底突出于鼓室内壁,相当于鼓岬。蜗底向后内方构成内耳道底。耳蜗神经穿过蜗底上的许多小孔进入耳蜗。耳蜗尖指向前外方,靠近咽鼓管鼓室口。蜗轴在耳蜗的中央,呈圆锥形。围绕蜗轴有螺旋板伸入骨蜗管内,达管径的一半,有基底膜连续骨螺旋板达骨蜗管的外侧壁,这样骨蜗管被分为上、下两部,上部又由前庭膜分成两腔,即骨蜗管内有 3 个管腔,上方为前庭阶,中间为膜蜗管,又称中阶,下方者为鼓阶。前庭阶和鼓阶在蜗顶处借蜗孔彼此相通。前庭阶起端于前庭前壁的前庭窗,是前庭阶与前庭的沟通处。鼓阶起自蜗窗,为蜗窗膜及第二鼓膜所封闭。在耳蜗底周的最下部有蜗小管的开口,外淋巴液经此与蛛网膜下隙相通。

## (二)膜迷路

膜迷路与骨迷路形状相似,借纤维束固定在骨迷路内,由椭圆囊、球囊、膜半规管和膜蜗管组成。膜迷路内含内淋巴液,膜迷路和骨迷路之间有外淋巴液。每个膜半规管的一端膨大为壶腹,壶腹腔内有一横位的镰状隆起,名壶腹嵴。膜半规管借五孔通入椭圆囊。椭圆囊和球囊各伸出一小管合并为椭圆球囊管后在前庭导水管内移行为内淋巴管至内淋巴囊,球囊借连合管通蜗管。

1.椭圆囊　位于前庭后上部的椭圆囊隐窝,借结缔组织纤维,微血管和前庭神经椭圆囊支紧密连于骨壁。底部前外侧有椭圆形感觉上皮区,即椭圆囊斑,分布有前庭神经椭圆囊支纤维,感受位置觉。前壁内侧有椭圆球囊管,连接球囊与内淋巴管,内淋巴管经前庭导水管止于岩部后面的内淋巴囊。

2.球囊　位于前庭下方的球囊隐窝中,其前壁有球囊斑,有前庭神经球囊支纤维分布。后下部借内淋巴管及椭圆球囊管,球囊下端经连合管与蜗管相通。

3.膜半规管　附着于骨半规管外侧壁,借 5 孔与椭圆囊相通,膜壶腹内有一横位的镰状隆起称作壶腹嵴,壶腹嵴上有高度分化的感觉上皮,分布前庭神经壶腹支纤维,是重要的平衡觉感受器。此感觉上皮由支持细胞和毛细胞组成。毛细胞纤毛较长,插入圆顶形的胶体层,后者称嵴帽或终顶。

4.膜蜗管　又称中阶,位于蜗螺旋管内的骨螺旋板与外侧壁之间,前庭阶与鼓阶之间,内含内淋巴液。膜蜗管是一条螺旋形的膜性盲管,顶端终于螺旋板沟,参与围成蜗孔;前庭部称前庭盲端,近前庭盲端有小孔接连合孔,与球囊相通。膜蜗管的横切面呈三角形,有上、下、外 3 壁。上壁为前庭膜。外壁为螺旋韧带,上覆盖单层立方上皮,内含丰富血管,称血管纹。血管纹有边缘细胞、中间细胞、和基底细胞等 3 种细胞组成。下壁由骨螺旋板上面的骨膜增厚形成的螺旋缘和基底膜组成。螺旋器位于基底膜上。螺旋器(Corti 器)位于基底膜上,由各种感觉毛细胞、支持细胞及盖膜构成,是听觉感受器。

5.内淋巴管和内淋巴囊　一半位于前庭导水管内,囊的另一半位于两层硬脑膜之间。内淋巴囊区的界限是:前方为面后区域,后方偏外侧是乙状窦,上方为后半规管,下方为颈静脉球。内淋巴囊是内淋巴液的主要吸收部位。

### (三)听神经及内耳血管

位听神经为感觉神经,在内耳道内分为耳蜗神经和前庭神经。耳蜗神经穿入蜗轴,连接螺旋神经节,经骨螺旋板止于螺旋器。前庭神经在内耳道内形成前庭神经节,节内的双极细胞的远侧突,形成前庭上神经终末支,前庭下神经终末支(包括球囊神经、后壶腹神经),终止于3个半规管的壶腹嵴、椭圆囊和球状囊斑。

内耳的动脉主要由迷路动脉供给,间或由耳后动脉的茎乳支供给,迷路动脉可来自椎动脉、小脑后下动脉、基底动脉或小脑前下动脉,随面神经、听神经进入内耳道后分出耳蜗总动脉和前庭前动脉。分别分布于耳蜗、椭圆囊、球囊、膜半规管和壶腹嵴。此动脉为终末支,无侧支循环,发生阻塞时,不能由其他动脉血供加以补偿。耳蜗静脉引流主要依靠前、后螺旋静脉,两者汇合形成蜗轴总静脉。前庭静脉主要有前庭前静脉和前庭后静脉,两者汇合与蜗窗静脉共同形成前庭耳蜗静脉。蜗轴总静脉和前庭耳蜗静脉汇合,共同形成耳蜗水管静脉。半规管引流依靠前庭导水管静脉,以上各静脉经岩上窦、岩下窦、侧窦或横窦,均回流至颈内静脉。

（马佐鹏）

# 第二节　面神经的应用解剖

## 一、面神经的组成

面神经为第Ⅶ脑神经,出颅后弯曲行走于颞骨内,是人体中在骨管内行程最长的神经,从其中枢到末梢之间的任何部位受损,均可导致部分性或完全性面瘫。面神经是以运动神经为主的混合神经,由运动、感觉和副交感神经纤维组成,主要支配面部表情肌、传导舌前2/3的味觉及支配舌下腺、下颌下腺和泪腺的分泌。面神经核位于脑桥,分为上下两部分,上部分受双侧大脑皮质运动区的支配,并发出运动纤维支配同侧颜面上半部的肌肉,核的下半部分仅受对侧大脑皮质的支配,并发出运动纤维支配同侧颜面下半部的肌肉。

### (一)面神经的成分

面神经含有4种纤维成分。

1.特殊内脏运动纤维　起于脑桥被盖部的面神经核,主要支配面肌的运动。

2.一般内脏运动纤维　起于脑桥的上涎核,属副交感神经节前纤维,在有关副交感神经节换元后的节后纤维分布于泪腺、下颌下腺、舌下腺及鼻、腭的黏膜腺,司上述腺体的分泌。因出脑桥后走行于运动神经和前庭蜗神经之间,又称中间神经。

3.特殊内脏感觉纤维　即味觉纤维,其胞体位于颞骨岩部内,面神经管弯曲处的膝神经节,周围突分布于舌前2/3黏膜的味蕾和腭部的味蕾,中枢突终止于脑干内的孤束核。

4.一般躯体感觉纤维　传导耳郭及小范围外耳道皮肤的躯体感觉和表情肌的本体感觉。

### (二)面神经的行程及分支

1.面神经的行程　面神经由两个根组成,较大的运动根从面神经丘发出,自脑桥小脑角区,脑桥延髓沟外侧部出脑；较小的混合根（也称中间神经）自运动根的外侧出脑，和位听神经进入内耳道，两根进入内耳门合成一干，穿内耳道底，进入与中耳鼓室相邻的面神经管，在面神经管内，先向前外，继而向后外，转折处称为面神经膝部，干上有感觉性的膝状神经节，先水平走行，于外半规管后下方下行于鼓室后壁后上方，后垂直下行经茎乳孔出颅，到达面部后发出耳后神经、二腹肌支和茎突舌骨肌支，支配二腹肌后腹和茎突舌骨肌，向前进入腮腺，在其内分成5个终末支即颞支、颧支、颊支、下颌支和颈支，支配面部表情肌。

**2.面神经管内的分支**

（1）岩浅大神经：也称岩大神经，含副交感分泌纤维，由膝状神经节的前方分出，经翼管神经至蝶腭神经节，支配泪腺、司上腭及鼻黏膜的腺体分泌。

（2）镫骨肌神经：起自锥隆起后方，经由锥隆起内的小管支配鼓室内的镫骨肌。

（3）鼓索神经：可从镫骨肌神经以下至茎乳孔之间的面神经任一部位发出，经单独骨管进入并在锤骨柄和砧骨之间穿过鼓室，后并入舌神经中，传导味觉冲动及支配下颌下腺和舌下腺的分泌。

**3.面神经颅外分支**　面神经出茎乳孔后即发出3小支，支配枕肌、耳周围肌、二腹肌后腹和茎突舌骨肌。面神经主干前行进入腮腺实质，在腺内分支组成腮腺内丛，发出上、下分支，至腮腺前缘，再分出5支，分布于面部诸表情肌。

（1）颞支：支配额肌、耳前肌、耳上肌、眼轮匝肌及皱眉肌。

（2）颧支：支配上唇方肌及颧肌。

（3）颊支：支配颊肌，口轮匝肌及其他口周围肌。

（4）下颌缘支：支配下唇方肌、降口角肌与颏肌。

（5）颈支：支配颈阔肌。

# 二、面神经的分段

面神经的全长可分为8段。

**1.运动神经核上段**　起自额叶中央前回下端的面神经皮质中枢，下达脑桥下部的面神经运动核。

**2.运动神经核段**　面神经根在脑桥中离开面神经核后，绕过外展神经核至脑桥下缘穿出。

**3.桥小脑角段**　亦称小脑脑桥角段，面神经离开脑桥后，跨过桥小脑角，会同听神经抵达内耳门。此段长13～14mm，虽不长，但可被迫扩展到5cm而不出现面瘫。

上述三段统称为面神经颅内段。

**4.内耳道段**　面神经由内耳门进入内耳道，偕同前庭神经和听神经到达内耳道底，此段面神经长约10mm。

**5.迷路段**　面神经由内耳道底的前上方区进入面神经管，向外行于前庭与耳蜗之间到达膝神经节。此段最短，长2.25～3mm。

**6.鼓室段**　又称水平段，自膝神经节起向后并微向下行，经鼓室内壁的骨管，至前庭窗上方、外半规管下方，到达鼓室后壁的锥隆起平面。此处骨管最薄，易遭病变侵蚀或手术损伤，亦可因先天性发育异常致骨管缺失。可将此段面神经，长约11mm，分为鼓室段（自膝神经节到外半规管下方）和锥段（自外半规管下方到锥隆起平面），传统上常将锥段划入鼓室段。

**7.乳突段**　又称垂直段，起自鼓室后壁锥隆起高度，向下达茎乳孔。此段部位较深，在成人，距乳突表面多超过2cm。

面神经在颞骨内的长度约为30mm，其中膝状神经节至锥隆起长约11mm，锥隆起至茎乳孔长约

16mm。面神经由内耳门进入经茎乳孔出颞骨,这一段统称为面神经颞骨内段。

8.颞骨外段　指面神经出茎乳孔后的部分,出茎乳孔后发出耳后神经、二腹肌支、茎突舌骨肌支等小分支。面神经的终末支在茎突的外侧向外、前走行进入腮腺。主干在腮腺内分为上支与下支,二者弧形绕过腮腺岬部后又分为5支;各分支间的纤维相互吻合,最后分布于面部表情肌群。

### 三、面神经的解剖变异

面神经的解剖变异主要包括面神经骨管裂隙或缺损,面神经走行异常、分支异常和发育不全等方面。

### 四、面神经的血液供给

面神经的血液供应主要来自两个方面,发自颈外动脉的耳后动脉分支——茎乳动脉和脑膜中动脉的岩浅支供给面神经的乳突段、鼓室段、膝状神经节段;发自椎动脉的小脑前下动脉和小脑前下动脉的分支(迷路动脉的分支)分别供应面神经的桥小脑脑段和内耳道段及迷路段。输出静脉主要经茎乳孔及面神经骨管裂孔到达管外,汇入翼静脉丛及岩上窦。

（马佐鹏）

# 第三节　听觉生理学

听觉是人体获取外界信息的重要感觉。听觉系统是一个机械声学-神经生物学系统。听觉过程包括声→电→化学→电→神经冲动→中枢信号处理等环节。从外耳集声、中耳传声至耳蜗基底膜振动及毛细胞纤毛弯曲为物理过程或称声学过程。毛细胞受刺激后引起细胞生物电变化、化学递质释放,神经冲动传至各级听觉中枢,经过多层次的信息处理,最后在大脑皮质引起听觉,可统称为听觉生理过程。

### 一、声音传入内耳的途径

声音可通过两种途径传入内耳,一种是通过空气传导,另一种是通过颅骨传导,在正常情况下,以空气传导为主。

#### （一）空气传导

声波的振动被耳郭收集,通过外耳道达鼓膜,引起鼓膜-听骨链机械振动,后者的镫骨足板的振动通过前庭窗而传入内耳外淋巴。此途径称空气传导,简称气导。声波传入内耳外淋巴后转变成液波振动,后者引起基底膜振动,位于基底膜上的 Corti 器毛细胞静纤毛弯曲,引起毛细胞电活动,毛细胞释放神经递质激动螺旋神经节细胞树突末梢,产生动作电位。神经冲动沿脑干听觉传导径路达大脑颞叶听觉皮质中枢而产生听觉。

#### （二）骨传导

骨传导简称骨导,指声波通过颅骨传导到内耳使内耳淋巴液发生相应的振动而引起基底膜振动,耳蜗毛细胞之后的听觉传导过程与上述气导传导过程相同。骨导的方式有三种,包括移动式骨导、压缩性骨导和骨鼓径路骨导。前两种骨导的声波是经颅骨直接传导到内耳的,为骨导的主要途径;后一种骨导的声波先经颅骨、再经鼓室才进入内耳,乃骨导的次要途径。

1.移动式骨导　又称惯性骨导。声波作用于颅骨时,颅骨包括耳蜗作为一个整体反复振动,即作移动式振动。由于内耳淋巴液的惯性,淋巴液的位移稍落后于耳蜗骨壁,在振动周期中,两窗相间地外凸,引起基底膜发生往返的位移而产生振动。另外,在移动式骨导时,除淋巴液的惯性引起基底膜振动外,听骨链的惯性也参与了类似的作用。声波频率低于800Hz时,移动式骨导起主要作用。

2.压缩式骨导　声波的振动通过颅骨达耳蜗骨壁时,颅骨包括耳蜗骨壁随声波的疏密相呈周期性地膨大和压缩,即作压缩式振动。由于圆窗的活动度大于前庭窗5倍,前庭阶与鼓阶的容量之比为5∶3,故在声波密相时,被压缩的骨壁促使半规管内的外淋巴被挤入容量较大的前庭阶,再流入容量较小的鼓阶,而圆窗膜活动度又大于镫骨足板,故基底膜向鼓阶(向下)位移。在声波疏相时,迷路骨壁弹回,淋巴液恢复原位,基底膜向上位移复原。声波疏、密相的反复交替作用导致基底膜振动,形成对耳蜗毛细胞的有效刺激。800Hz以上的声波骨导主要采取此种方式。

3.骨鼓径路骨导　颅骨在声波作用下振动时,可通过下颌骨小头或外耳骨壁,将其传至外耳道、鼓室及四周空气中,再引起鼓膜振动。后者再按正常气导方式将声波振动传入内耳。这种传导途径称骨鼓径路骨导,它可能在人听取自身的说话声方面居于特殊地位。

## 二、外耳的生理

在声音传导过程中,外耳使传导到鼓膜的声音与外界的声音在功率谱和相位上产生的差异,对某些频率的声音产生不同的共振效应,起集声、声源定位、传声和增益的作用。

### (一)对声波的增压作用

头颅犹如声场中的一个障碍物,通过对声波的反射作用而产生声压增益效应,反射波在头的声源侧集聚而产生更强的声场,该现象称障碍效应。声压增益的大小既与头围和波长的比值有关,也与声波入射方位角有关。

耳郭收集声波到外耳道,还对声压有增益效应。对声音放大的主要结构是耳甲腔,该处对5300Hz声音的放大作用最强,可达到9dB。一般情况下声源在头颅前方与头颅正中矢状面成45°时耳郭的集声作用最大,而在成135°角时,对声音的放大最小,集声的作用最小。

外耳道一端为鼓膜所封闭的管道。根据物理学原理,一端封闭的圆柱形管腔对波长为其管长4倍的声波起最佳共振作用。人的外耳道长约2.5cm,其共振频率的波长为10cm,耳道共振频率峰值在2.5kHz,增益效应可达11~12dB,耳郭和外耳道对声音的增益之和可达15dB左右。

### (二)对声源的定位作用

人类声源定位最重要的线索是声波到达两耳时的强度差(IID)和时间差(ITD)。由于头颅对于不在中线的声源的障碍效应和阴影效应而产生耳间强度差和相位差,以及耳郭对耳后声源的阻挡和耳前声源的集音对声源定位。

## 三、中耳的生理

中耳的作用是将外界的声音传递到内耳,声音在跨越两种不同介质的界面时,因介质声阻抗的不同而部分被反射,空气与内耳淋巴液的声阻抗相差约3800倍,当声音从低阻抗的空气传到高阻抗的内耳液体时,有99.9%的声能(约30dB)被反射而损失。中耳通过阻抗变换和匹配作用,将空气中的声波振动能量高效地传入内耳淋巴液体中。目前认为中耳的阻抗匹配功能主要通过 3 种机制来完成：①面积比机制；②杠杆机制；③弧形鼓膜变形机制。

1.面积比机制　在压力传递过程中，声波作用于鼓膜，然后通过听骨链作用于前庭窗。作用于鼓膜上的总压力应与作用于前庭窗上的总压力相等。鼓膜面积约为 $85mm^2$，有效振动面积约为 $55mm^2$，而镫骨足板面积约为 $3.2mm^2$，即作用于鼓膜的声压传至前庭窗膜时，单位面积压强增加了 17 倍。通过水力学原理，传至前庭窗的声压提高 17 倍，约 25dB 的声压增益。

2.杠杆机制　听骨链是一个杠杆装置，听骨链的运动轴相当于向前通过锤骨颈部前韧带、向后通过砧骨短突之间的连线上。以听骨链的运动轴心为支点，锤骨柄与砧骨长突为杠杆的两臂，在运动轴心的两侧，听小骨的质量大致相等，但该杠杆两臂的长度不相等，锤骨柄与砧骨长突之比为 1.3∶1。因此，当声波传至前庭窗时，借助听骨链杠杆作用可增加 1.3 倍，相当于 2.3dB 的增益。

3.弧形鼓膜杠杆机制　鼓膜的自然形状为漏斗形，并在锤骨柄两侧形成两个弧形，其中心处的鼓膜的振动幅度大于锤骨柄，根据杠杆原理，锤骨柄上所受的力应比整个鼓膜表面所受的力更大，小鼓膜的振动幅度大于锤骨柄的振动幅度，可使声压增大 2 倍即相当于 6dB。

由上述可知，中耳结构通过阻抗匹配作用，在三个阶段产生增压效率为 $17 \times 1.3 \times 2 = 44.2$ 倍，相当于 33dB，基本上补偿了因两种介质之间阻抗不同所造成的 30dB 的能量衰减。通过中耳、外耳道及耳郭对声波的共振作用以及中耳的转换功能，使中耳及外耳的传音结构正好对语言频率的声波有最大的增益和传导效能。

## （一）中耳肌的生理

中耳肌有鼓膜张肌和镫骨肌。鼓膜张肌收缩时向前向内，使鼓膜向内运动；而镫骨肌收缩时向后向外，使镫骨足板以后缘为支点，前部向外跷起而离开前庭窗。受外界声刺激诱发中耳肌的反射性收缩称为中耳肌的声反射。中耳肌的收缩从不同方向牵拉听骨链，使其运动受限，对鼓膜的间接牵扯拉也使其紧张度增加。中耳肌收缩的总的效果是声阻抗的提高，导致中耳声传输效率的降低而保护内耳结构免受损伤。

## （二）咽鼓管的生理

咽鼓管为连接鼓室和咽部的唯一通道，它有四个主要功能：①保持中耳内外压力平衡；②引流中耳分泌物；③防止逆行性感染；④阻声和消声。

## 四、耳蜗的听觉生理

当声音作用于鼓膜上时，声波的机械振动通过听小骨传递到前庭窗，引起耳蜗外淋巴液及耳蜗隔部（是指耳蜗中将前庭阶与鼓阶分开的结构，由前庭膜和基底膜构成其边界，其间有 Corti 器及黏性液体）的振动，使耳蜗液体向圆窗位移，它导致在基底膜产生一个位移波，这种位移波由耳蜗底部向顶部运行。

1.行波学说　Bekesy 提出行波学说：①声音刺激镫骨引起基底膜位移产生行波；②行波自耳蜗底端向耳蜗顶端传播；③声波振动随行波自耳蜗底部向耳蜗顶部传播时，基底膜振动的幅度逐渐增大，当在相应频率区到达最大振幅点后，振幅随即迅速衰减；④高频声在耳蜗内传播的距离较短，仅引起耳蜗底部基底膜的振动；而低频声沿基底膜向耳蜗顶部传播，其最大振幅峰值接近耳蜗顶端。

2.毛细胞的换能和感受器电位　当由声音刺激而产生耳蜗隔部上下振动时，盖膜和基底膜分别以骨螺旋板前庭唇和鼓唇为轴上下位移。这样，盖膜和网状层之间产生一种相对的辐射状位移，亦即剪切运动。盖膜与网状层之间的剪切运动可引起外毛细胞静纤毛弯曲，而内毛细胞的静纤毛则可随着盖膜与网状层之间的淋巴液的液流而弯曲。正的蜗内电位和负的毛细胞胞内静息电位共同构成跨过毛细胞顶部膜的电压梯度,毛细胞静纤毛弯曲牵引静纤毛之间的横向连接而使静纤毛离子通道开放,离子(主要是 $K^+$)顺着电压梯度进入毛细胞,引起毛细胞去极化,后者引起毛细胞释放化学递质而兴奋听神经纤维。单离毛细胞膜离子通道的研究揭示 $Ca^{2+}$ 参与毛细胞部分 $K^+$ 通道的调控,以及毛细胞神经递质的释放过程。

3.耳声发射　凡起源于耳蜗并可在外耳道记录到的声能皆称耳声发射(OAEs)。根据刺激声的有无将耳声发射分为自发性耳声发射(SOAEs)和诱发性耳声发射(EOAE),诱发性耳声发射按刺激声种类进一步分为瞬态诱发性耳声发射(TEOAE)、刺激频率性耳声发射(SFOAE)以及畸变产物耳声发射(DPOAEs)。耳声发射的产生机制尚未阐明。

## 五、听神经的生理

连接耳蜗与脑干之间的听神经包括听觉传入和传出神经,主要功能是将耳蜗毛细胞机械-电转换的信息向听觉系统各级中枢传递。由于耳蜗基底膜的特定的频率位置关系,听觉传入纤维也随之按特定的频率位置关系排列,低频纤维位于听神经中央,而高频纤维位于周边。听神经对声音信息的传递是以单个纤维的放电率随时间的变化,以及一群神经纤维放电的空间分布的形式来实现的。所有听神经纤维的频率编码及强度编码的有序组合与神经纤维放电的时间空间分布相结合,完成将声音的频率、强度、时程、相位等信息如实地向听觉中枢的传递。

## 六、听觉中枢的生理

与其有关的结构包括蜗神经核、上橄榄核、斜方体核、外侧丘系核、下丘、内侧膝状体和听觉皮质等。

(马佐鹏)

# 第四节　平衡生理学

## 一、维持人体平衡的三个信息系统

人体维持平衡主要依靠前庭、视觉和本体感觉三个系统的相互协调来完成。这三个系统的外周感受器通过感受头部和身体位置、运动以及外界的刺激等,向中枢传送神经冲动,经平衡中枢进行信息整合、处理、传递,通过各种反射性运动,实现身体在空间适宜的位置。

前庭感受器感受来自头的运动及头位相对于重力方向的信号,半规管壶腹嵴感受头的旋转运动,即感受头部角加速度运动刺激,耳石器感受头部直线加速度运动刺激;当头倾斜时,耳石器可感受头部相对于重力方向的改变。视觉感受器主要感受头部相对于环境物体位置的变化以及头部相对于周围物体运动的信息。本体感觉系统通过位于肌腱、关节和内脏的本体感受器,感受身体的位置和运动,以及身体各部位的相对位置和运动。

在一般的日常生活中,若上述这三个系统中有任何一个系统发生功能障碍,在代偿功能出现后,依靠另外两个系统的正常功能尚可使人体维持身体平衡。如果这三个系统中有两个系统发生功能障碍,则在日常生活中难以维持身体平衡。就维持平衡功能而言,上述三个系统中以前庭系统最为重要,因为它可以通过与其他系统的联系产生各种反射,如前庭眼反射、前庭脊髓反射等。

## 二、前庭中枢的生理

人体位置及平衡感觉的主要途径是依靠来自前庭外周器官(半规管和耳石器)接收刺激后将电信号传至前庭神经核,再由前庭神经核将信号向上传至大脑皮质平衡中枢来完成的。其中,前庭神经核除了作为一个传入平衡冲动信号的中继站外,还是一个进行综合整合、分析和处理由身体各处传入平衡冲动信息的场所。通常情况下,前庭神经核仅有部分神经元直接接受前庭神经的投射,而大部分神经元接受来自颈部、脊髓、小脑、网状结构,以及对侧前庭神经核的传入投射。因此,前庭神经核与中枢其他神经核团和神经元相存在联系并产生多种形式的前庭反射。

1.前庭与眼外肌运动核的联系　刺激半规管和耳石器都可通过前庭眼束引起眼球运动,称前庭眼反射(VOR)。它的功能意义是在头部运动时,调整眼球的运动,使头部快速转动时保持适宜的视角以维持清晰视力。前庭眼反射已被广泛应用于临床评估前庭功能,如旋转试验、冷热试验等。

2.前庭与脊髓前角运动神经元的联系　前庭脊髓束的主要功能是控制颈肌、躯干和四肢肌肉的运动,刺激前庭可引起前庭脊髓反射(VSR),前庭脊髓反射受小脑和高级神经中枢的控制。其功能意义是通过调节颈部、躯干及四肢抗重力肌肉的肌张力和运动来稳定头部和身体。由于前庭脊髓反射的肌反应的复杂性,且影响前庭脊髓反射的因素很多,故利用前庭脊髓反射来检查评估前庭功能的准确性往往不如前庭眼反射的检查。

3.前庭与小脑间的关系　前庭小脑束可将体位变动刺激前庭外周器官所产生的冲动传至小脑。同时,小脑脊髓束还发出下行纤维与前庭神经核联系,对眼外肌、颈部、躯干和四肢肌肉的反射性运动和肌张力状态进行反射性调节,以纠正偏差、维持身体平衡。

4.前庭与自主神经系统的联系　通过脑干网状结构,前庭与自主神经系统有密切关系,刺激前庭可出现自主神经反射。

5.前庭与大脑皮质的联系　近年来研究发现,前庭皮质通路至少有三级突触:①前庭神经核;②丘脑;③大脑皮质。电刺激人体上雪氏回以及下顶内沟可引起旋转感或者身体不平稳感。

## 三、前庭感受器的生理

前庭感受器包括 3 个半规管、椭圆囊和球囊。

### (一)前庭毛细胞生理和兴奋的机制

每个前庭毛细胞一般有 60~105 根静纤毛和一根动纤毛。以动纤毛为排头,长短不一的静纤毛按长短梯度排列分布于毛细胞顶部表面,距离动纤毛越远则静纤毛越短。同一前庭末梢器官内,毛细胞的排列亦呈一定的极性。毛细胞的这种极性排列对毛细胞检测外力作用的方向敏感性有重要意义。

毛细胞胞膜对不同离子的通透选择性,通过膜离子通道的开放与关闭来实现。在生理性刺激时,毛细胞顶部表皮板电阻的变化与静纤毛的弯曲角度有关。兴奋性刺激引起毛细胞膜电位的电压变化称发生器电位,后者引起毛细胞释放神经递质,神经递质作用于传入神经末梢,调节传入神经的放电率,前庭传入神经纤维形成神经电活动传入各级前庭中枢。因此,毛细胞参与机械-电转导过程。

### (二)半规管的生理功能

膜半规管内充满内淋巴,在膜壶腹处被壶腹嵴帽和终顶阻断。壶腹嵴帽为一弹性结构膜,它从壶腹嵴表面延伸至壶腹的顶壁而将内淋巴阻断。前庭毛细胞的纤毛埋于嵴帽内。当头位处于静止状态时,嵴帽两侧的液压相等,壶腹嵴帽处于中间位置。在正或负加速度的作用下,膜性半规管内的内淋巴因惰性或者惯性作用产生逆旋转方向或者顺旋转方向的流动。故壶腹嵴帽可随内淋巴的流动而倾斜位移,继之使埋于嵴帽内的毛细胞纤毛倾斜位移而刺激毛细胞,实现机械-电转换功能。

1.半规管的排列特征　人体 6 个半规管各自的横截面约为 0.4mm,皆形成直径为 6.5mm 的 2/3 周弧形管。这 6 个半规管环的排列有如下特性:①每侧的三个半规管所围成的平面基本上互相垂直;②两侧外半规管在同一平面上,一侧前半规管与对侧后半规管互相平行;③半规管可感受三维空间中任何方向或平面(水平、前后、左右)的角加(减)速度旋转刺激所产生的效应。当头部在空间任何一个平面上做旋转运动时,都将引起两侧与运动平面平行的半规管的综合反应。其中每一对半规管对其所在的平面上的角加速度旋转最敏感,引起的刺激效应最大。若角加速度平面与各半规管平面都不平行,则所引起的反应将随作用于各半规管的分力而定。

2.半规管力学反应机制及 Ewald 定律　当半规管随角加速度运动开始旋转时,此时管中的内淋巴液由于惰性作用,其运动落后于旋转的管壁,即在角加速度刚刚开始的短暂时间内,内淋巴相对于半规管来说,是处于逆旋转方向的流动状态,随后由于管壁摩擦力的带动,内淋巴才逐渐顺旋转方向流动。当半规管从角加速或角恒速运动变为角减速运动时,内淋巴又因惯性作用,在一段时间内仍以较大速度顺原旋转方向流动。在上述情况下,由于壶腹嵴始终都是随着半规管进行旋转角加(减)速度的方向运动的,故必将受到从一侧或另一侧内淋巴的冲击.使壶腹嵴帽发生偏斜、壶腹嵴切线式位移。壶腹嵴帽的偏斜和位移所产生的剪切力作用于顶端埋于嵴帽的毛细胞纤毛,导致毛细胞纤毛偏斜弯曲,从而启动毛细胞放电率发生改变。当内淋巴流动停止或变为恒速运动时,壶腹顶可依靠其自身的弹性而逐渐回复到正常位置。壶腹嵴帽完全回复到正常位置后,刺激亦告终止,此时头部或身体即使仍处于恒速运动状态中,壶腹嵴顶并不发生偏斜或位移。换言之,壶腹嵴帽不能感受恒速运动。

Flourens 报道,给鸽的半规管造孔并刺激膜迷路时,可诱发出特征性的头部运动,头部运动的平面与受刺激的半规管平面相同。Ewald 明确阐述了半规管平面和内淋巴流动方向与诱发性眼震和头部运动方向之间的关系,这些发现被后人称之为 Ewald 定律:

(1)诱发性眼震和头部运动所在的平面一致,总是发生在受刺激半规管的平面和内淋巴流动的方向上。

(2)在外半规管,内淋巴向壶腹流动时引起较强的反应(眼震或头部运动),而内淋巴离壶腹流动时引起较弱的反应,反应的强弱之比为 2:1。

(3)在垂直半规管,内淋巴离壶腹流动时引起较强的反应,向壶腹流动时引起较弱的反应。因此,内淋巴的流动方向与垂直半规管的反应强弱关系,恰与其在外半规管的情况相反。

前庭终器的超微结构研究发现,前庭毛细胞的纤毛分布以及毛细胞排列都有一定规律,即前庭毛细胞呈极性的排列方式。水平半规管壶腹嵴毛细胞的动纤毛都位于靠近椭圆囊的一侧,而前,后半规管壶腹嵴的毛细胞的动纤毛都位于远离椭圆囊的一侧。前庭毛细胞感受外力作用时有方向敏感性:当内淋巴流动等外力作用使静纤毛束向动纤毛方向弯曲时,毛细胞去极化而兴奋;当静纤毛束在外力作用下呈离开动纤毛方向弯曲时,毛细胞超极化而处于抑制状态。因此,壶腹嵴毛细胞的极性排列类型以及毛细胞感受外力的方向敏感性,可能是 Ewald 定律的功能解剖基础。

### (三)椭圆囊和球囊的生理功能

椭圆囊和球囊的构造基本相同,都有耳石膜,故两者又合称耳石器。其主要功能是感受直线加速度运动的刺激,由此引起位置感觉、反射性地产生眼球运动以及体位调节运动等,维持人体静平衡。

椭圆囊斑略与外半规管平行,球囊斑略与同侧前半规管平行,两者之间形成 70°～110° 的夹角。椭圆囊斑和球囊斑的顶部覆盖着一层胶状膜,称耳石膜,内有耳石。同时毛细胞的纤毛也伸入耳石膜中。椭圆囊斑和球囊斑的毛细胞是沿着囊斑表面的微纹呈多向性极性排列的,在椭圆囊斑,毛细胞动纤毛都沿着靠近微纹侧排列,而在球囊斑,毛细胞动纤毛都沿着离开微纹侧排列。椭圆囊和球囊的这种空间排列形式,以及毛细胞沿着弧形微纹极性排列的特性,使耳石器可感受包括重力方向在内的各个方向的直线加速度运动的刺激(适宜刺激)。当人体直立时,椭圆囊斑感受左、右方向直线加速度运动的刺激,以及前后方向直线加速度运动的刺激,主要影响四肢伸肌和屈肌的张力。球囊斑在这种体位时则感受头—足轴向直线加速度运动的刺激,以及前后方向直线加速度运动的刺激,主要影响四肢内收肌和外展肌的张力。这在调整身体的姿势和体位,维持身体平衡方面有重要作用。此外,直线加速度运动刺激耳石器还可反射性地产生眼球运动,使头部运动时眼球向相反方向移动,这在保持视觉清晰方面有重要意义。

耳石器毛细胞机械-电换能转导过程与半规管大致相同:即在直线加速度运动(包括重力)作用下,耳石膜中耳石的比重远重于其周围的内淋巴的比重,其惰性引起耳石膜发生逆作用力方向的位移,通过在耳石膜与囊斑毛细胞表皮板之间产生的剪切力牵引毛细胞纤毛,引起毛细胞纤毛弯曲,从而启动毛细胞转导过程。最后通过调节传入神经纤维的电活动而向各级前庭中枢传导。

**（马佐鹏）**

# 第九章　耳的检查法

## 第一节　耳科的一般检查方法

### 一、视诊

1.观察耳郭的外形、大小、位置等,注意有无先天性耳畸形,如副耳、招风耳、小耳郭等,有无耳郭缺损。

2.观察有无先天性耳前瘘管,常位于耳轮脚前,可见瘘口;第一鳃裂瘘管,常与耳前瘘管相似,但多能发现另一瘘口,可位于耳郭、耳后、耳道内、颈部等。

3.观察耳郭有无炎性表现:如耳郭红肿多为炎性表现或冻伤;有无局限性增厚、簇状疱疹、糜烂等。

4.观察耳郭有无瘢痕,如瘢痕瘤;有无移位,如耳后脓肿可将耳郭推向前方。

5.观察耳郭有无增生的赘生物、色素溃疡等,如基底细胞癌等。

6.观察耳后沟的变化,有无消失等,如耳后骨膜下脓肿。

7.耳道口的变化:有无闭锁、狭窄;有无新生物、耵聍、胆脂瘤皮屑;有无红肿、水疱、糜烂等;有无毛囊疖肿;有无分泌物,并根据分泌物的性质大致推断耳道中耳的疾病,如外耳道癌、中耳癌等可有血性分泌物,清水样分泌物考虑脑脊液耳漏。

### 二、触诊

可用单手拇指和示指触摸单侧耳郭,有无增厚、波动感、硬化等,局限性增厚波动感而无红肿可为浆液性软骨膜炎表现,又称耳郭假性囊肿;红肿伴随波动感和触痛可为脓肿表现;单手或双手拇指揿压触摸双侧乳突表面,观察有无压痛、皮下肿块等,有压痛可能有孔突炎的表现,耳道炎、中耳炎可能有乳突皮下淋巴结的肿大;耳后骨膜下脓肿可有隆起、触痛和波动感的表现;耳郭后下至前下皮下肿块要考虑腮腺肿瘤的可能;耳屏前揿压后张口疼痛可为颞颌关节炎的可能。

(刘志奇)

# 第二节　耳科内镜检查法

## 一、电耳镜

电耳镜是自带光源的放大耳镜,开启光源,置入耳道,能清晰观察鼓膜的细微病变。置入耳道的耳镜头部分可随耳道的大小调换,有一次性使用和反复使用的两种,反复使用者再次使用时须消毒,防止细菌或病毒传播。电耳镜携带方便,无需其他光源,尤其适用卧床病人、儿童等,使用前需清理耳道耵聍。配备鼓气球的电耳镜还可观察鼓膜的运动状态。

## 二、耳内镜

耳内镜有硬管耳内镜和纤维耳内镜两种,由镜头、镜体、光源接口三部分组成,硬管耳内镜头有 0°、30°、70°三种视角;可配备摄像系统和显像系统,既可观察耳道、鼓膜的细微形态变化,又可摄像留存资料,便于进行耳道、鼓膜、鼓室病变的手术操作。纤维耳内镜对观察鼓室隐匿部位以及耳蜗内部细微结构有较大的优势。

## 三、咽鼓管镜

可用30°角的硬质耳内镜或纤维耳内镜从鼓膜穿孔部位进入鼓室观察咽鼓管鼓口区及周围的情况。咽鼓管软骨段观察则比较困难,也可从鼻咽部观察咽鼓管咽口情况,纤维耳内镜可经咽口进入咽鼓管内观察,配合咽鼓管内鼓气,可观察到软骨段黏膜变化情况。

（刘志奇）

# 第三节　耳科影像检查法

耳部影像学检查方法主要包括普通 X 线摄影检查法、高分辨率 CT（HRCT）检查法、磁共振成像（MRI）检查法及数字减影血管造影（DSA）。

## 一、耳部 X 线检查法

颞骨的 X 线摄片是耳科疾病检查的传统方法之一,由于颞骨 CT 的广泛应用,传统的 X 线检查法已基本被 CT 所替代。颞骨解剖的结构细微复杂,X 线摄影上重叠较多的结构容易显示不清,需要头部和 X 线球管转动一定的角度,采用小焦点、加遮光筒,以清晰地显示重叠较少的结构,常用的摄影体位包括以下几种。

1.许氏位（Schuller 位）　又称乳突 25°～30°侧位,患者取俯卧位,头部矢状面与胶片平行,X 线中心线向足侧倾斜 25°～30°摄入胶片。该体位可显示乳突气房、乙状窦壁、鼓室盖、乳突导血管、面神经管的乳突段及颞下颌关节。

2.劳氏位(Law 位) 又称乳突双 15°侧位,受检者取俯卧位,患侧乳突靠近胶片,头颅矢状面与胶片盒平行,向前折叠耳郭使外耳道口紧贴胶片,X 线经对侧外耳道孔后上方 5cm 垂直到达胶片。可显示乳突气房、鼓窦、鼓室盖及乙状窦。

3.梅氏位(Mayer 位) 又称颞骨岩部轴位或颞骨岩部横断面,受检者取仰卧位,头颅矢状面向被检测旋转 45°,X 线中心线向足侧倾斜 45°,由对侧上方额部进入,经患侧外耳道孔到达胶片中心。该体位可显示乳突气房、鼓窦、乙状窦、外耳道、迷路、内耳道、颈动脉管及颞下颌关节等。

4.斯氏位(Stenvers 位) 又称颞骨斜位或颞骨岩部后前位,受检者取俯卧位,头颅矢状面向患侧倾斜 45°,被检测颧额部靠向台面,使外耳孔与对侧外眦连线与台面平行,外耳道孔和眶下缘连线垂直于胶片。X 线中心线向头侧倾斜 12°,该体位可显示颞骨岩骨尖及上下缘、乳突尖部气房、鼓窦、迷路等。

除上述体位外,还有其他的特殊 X 线摄影检查方法,包括耳体断层摄影、咽鼓管造影、正负压灌注乳突造影和内耳道脑池造影等。

# 二、耳部 CT 检查法

颞骨主要由骨性结构和气体组成,仅含少量软组织,对比度高且结构细微,X 线平片检查重叠多,不能显示较小病变。目前临床上 CT 已成为耳部最常用的影像学检查方法,包括常规 CT 扫描和 HRCT 扫描检查。常规 CT 扫描采用软组织算法成像,HRCT 采用骨结构算法重建图像,显示窗宽用 3000～4000Hu,窗位用 600～700Hu,扫描层厚用 1～2mm。

1.常规 CT 平扫

(1)横断面扫描:受检者仰卧位,头后仰,以听眦线为基线,由外耳孔上缘 10mm 开始向下扫描。主要包括 6 个重要的层面,由上至下分别是上半规管层面、外半规管层面、前庭窗层面、耳蜗层面、圆窗层面和颈动脉管层面。

1)上半规管层面:该层面可见上半规管的前脚和后脚。后半规管上角和上半规管后脚汇合为总角。上半规管层面稍低层面可见上半规管前脚,后半规管弓部和总角同时显影,该层面还可见弓形下窝。

2)外半规管层面:该层面可见外半规管、前庭池、前庭导水管、后半规管及内耳道。

3)前庭窗层面:在该层面上下可见上鼓室内锤砧关节呈冰激凌样结构,上鼓室后方的狭窄气道为鼓窦入口,鼓窦入口后方为鼓窦。耳蜗外侧为面神经管鼓室段。内耳道后外方可见位于前庭外侧的前庭窗及镫骨底板。

4)耳蜗层面:该层面可见耳蜗上中下两周半螺旋。耳蜗外缘可见匙突、鼓膜张肌、锤骨颈、砧骨长脚。鼓室后壁可见锥隆起,锥隆起外侧为面隐窝,内侧为鼓室窦。面神经管位于锥隆起的后外方。

5)圆窗层面:圆窗和圆窗龛位于耳蜗底旋后方,耳蜗内侧水平走向的管道为耳蜗导水管,面神经管乳突段位于外耳道后壁内侧。此层面还可见鼓膜张肌管。

6)颈动脉管层面:颈动脉管由岩尖部向后外方走行,其后外为颈静脉球,前外为咽鼓管。

(2)冠状面扫描:受检者仰卧位,肩背部稍垫高,头后仰,基线与听眦线垂直。由外耳孔前缘开始向后扫描。从前向后主要包含岩尖层面、耳蜗层面、前庭窗层面、窝窗层面、总角层面和后半规管层面。,

1)岩尖层面:可见颈动脉管及部分耳蜗。

2)耳蜗层面:耳蜗前缘结构清晰,耳蜗下方为颈动脉管,耳蜗外上方可见面神经迷路段和面神经鼓室段。鼓室内可见锤骨头,锤骨颈,上鼓室外侧壁尖形向下的骨性突出为鼓室盾板,锤骨与鼓室盾板之间为蒲氏间隙。

3)前庭窗层面:该层面可见前庭,前庭内侧为内耳道,上方是上半规管,外侧连水平半规管,下方是耳蜗的底旋。在水平半规管与耳蜗底旋之间可见前庭窗。外半规管下方可见面神经骨管。

4)圆窗层面:该层可见圆窗位于前庭下方,其外上方的骨嵴为圆窗龛。该层仍可见部分上半规管和水平半规管管腔。

5)总角层面:上半规管和后半规管的非壶腹端形成总角,其外侧可见水平半规管,水平半规管下方可见面神经外膝部。在鼓室的内下方可见颈静脉球的血管部位和神经部,以及舌下神经管。

6)后半规管层面:后半规管呈"C"字形,该层面可见前庭导水管,面神经乳突段。

(3)矢状面扫描:受检者仰卧位,头旋向一侧,是头部矢状面与床面平行,两侧分别扫描。矢状面使用较少。主要解剖层面包括上鼓室层面、面神经管及前庭层面、总角层面。

1)上鼓室层面:可见上鼓室内的锤骨和砧骨,该层还可见岩鼓裂、鼓前棘和鼓后棘。

2)面神经及前庭层面:可见面神经鼓室段、外膝部、乳突段及茎乳孔。

3)总角层面:该层面可显示总角及前庭导水管。

(4)斜矢状面扫描:斜矢状面扫描平面与正中矢状位面的夹角为15°,受检者头部向患侧旋转,扫描范围起自外耳道,向内达内耳道层面。该体位可清楚显示上鼓室、鼓窦、听小骨、骨迷路、前庭导水管及面神经骨管等结构。

2.气脑池造影 CT　受检者先侧卧位行腰椎穿刺,先放出少许脑脊液,向蛛网膜腔内注入 3～6mL 空气后,受检者变为仰卧位,头部转向健侧,保持患侧内耳道在最高点。然后受检者变为侧卧位,患侧头部仍在上,待注入蛛网膜腔的空气进入内耳道,受检者感耳深部疼痛,从外耳道上缘上 1cm 开始逐层扫描,用于判断内耳道及桥小脑角区的占位性病变。

3.螺旋 CT　为快速容积扫描,可在患者仰卧位下短时间内一次扫描完成,在不增加患者检查时间和辐射计量的条件下获得多方位、高质量的图像信息。采集的图像信息在计算机工作站上进行后处理,获得立体的三维重建图像。颞骨常用的后处理技术主要包括:多层面重组技术(MPR)和曲面重组技术(CPR)、表面遮盖显像(SSD)、容积再现(VR)、最大密度投影(MIP)、CT 仿真内镜(CTVE)成像等。

# 三、耳部 MRI 检查法

MRI 对骨皮质和气体均无信号,但对软组织分辨率高,能够较好地显示内耳膜迷路、内耳道内的神经、血管、软组织病变及其关系。常用的成像序列包括二维自旋回波、三维梯度回波(3DGRE)、三维快速自旋回波(3DFSE)、脂肪抑制技术、水成像等。常规 MRI 检查中,$T_1$ 加权像中内耳道内脑脊液和膜迷路呈低信号,内耳道内神经呈中等信号。增强 $T_1$ 加权像可用于诊断内耳道内小听神经瘤。$T_2$ 加权像中内耳道内脑脊液和膜迷路呈高信号,内耳道内神经呈中等信号。MRI 水成像还可以立体地显示耳蜗、前庭、半规管结构,并可进行图像的三维重建。

# 四、耳部 DSA 检查法

DSA 是通过电子计算机进行辅助成像的血管造影方法,消除骨和软组织影像,经高压快速注入造影剂达到仅显示血管影像的目的。在耳部影像学检查中常用选择性经皮颈外动脉造影、选择性颈内动脉造影及选择性椎动脉造影等。通过 DSA 检查不仅可显示血管结构（畸形、走行异常），评估病变部位的血供。还可以通过血管栓塞技术对肿瘤供血及畸形血管进行栓塞治疗。

（刘志奇）

# 第四节　耳科听力检查法

## 一、音叉检查

音叉检查是门诊基本常用的听力检查法，可初步判断耳聋的程度和性质，但需要患者的主动配合，是一种主观听力检查。每套音叉有五个频率的音叉组成，根据病情的需要检查几个频率的音叉。

1.检查方法　气导检查方法：检查者手持叉柄，将叉臂敲击后置于耳道口 1cm 处，音叉的双臂与耳道呈一条直线，让患者感受音叉震动声音的强度和衰减的情况，直至声音停止。骨导检查方法：将震动的叉柄基部置于乳突表面或颅面骨表面，感受音叉发出的震动声音。

2.林纳试验　又称气骨导对比试验，当气导时间大于骨导时间，可判断为阳性，提示检查耳为正常耳或感音神经性听力下降；当骨导时间大于气导时间，可判断为阴性，提示检查耳为传导性听力下降；当气骨导时间大致相等，可判断为中度传导性聋或混合性聋。

3.韦伯试验　又称骨导偏向试验，检测受试者双耳骨导的对比情况。将音叉柄放置在头颅正中的任何一点，让受试者感受声音的方向。双侧骨导时间基本对称，表现为头颅正中响声，考虑为双侧耳正常或听力损害的性质程度相等；偏向聋的一侧，提示聋侧为传导性聋；偏向健侧，提示患侧为感音神经性聋。

4.施瓦巴赫试验　又称骨导比较试验，用于患者与正常人骨导的对比，比正常人的骨导延长，为阳性，提示患耳为传导性听力下降；较正常人骨导时间缩短为阴性，提示感音神经性听力下降；骨导对比基本相等提示为正常耳。

5.盖莱试验　用于检测镫骨的活动情况，用鼓气耳镜给耳道交替加压减压后，观察同期骨导声音有无强弱变化，有变化为阳性，提示镫骨活动良好，变化不明显提示镫骨活动差。

## 二、纯音听阈测试

给予受试耳不同频率的一定声强的纯音，检测能感受到的最低声音强度，即听阈。将各频率的听阈在听力图上连成曲线，即听力曲线，分气导听力曲线和骨导听力曲线两种，可在听力图上一并表现出来。

测试纯音听阈的仪器称纯音听力计，普通纯音听力计的测试频率范围为 125～10000Hz。250Hz 以下为低频区，500～2000Hz 为中频区，4000Hz 以上为高频区。声音的强度以分贝（dB）为单位，采用声强标准（dBHL）。听阈是指足以引起听觉的最小声强，听阈提高表明听力下降。

1.检测所需条件　准确而符合标准的纯音听力计，符合标准的隔音室，经过严格训练的测试人员，主动配合的受试人员。

2.检测的目的　测定听力损害的类型，如传导性、感音神经性、混合性；检测听力损害的程度；观察治疗过程中或治疗结果的听力变化情况。

3.测试方法　先测试气导，从 1kHz 纯音开始，再测低频和高频听阈。每一纯音先给一定的阈上声强测试,听到后再以每5dB的声强递减,直至刚好听到为止,此时的声强为该频率纯音的阈值。依次检查,描画出一个频率的气导听力曲线。测试骨导时,将骨导耳机置于同侧乳突区或前额正中,对侧加噪声掩蔽,按同样方法测试出每个纯音频率的骨导听阈,描绘成曲线。当测试耳听力较对侧明显为差时,对侧应加40dB左右的噪声进行掩蔽,防止听力好的一侧"偷听"到患侧耳的测试音,出现"影子听力曲线"。掩蔽声音用测试耳纯音频率为中心的窄频带噪声或无频率特性的白噪声。

4.测试结果　听力图上以每个检测的纯音频率为横坐标,单位为赫兹(Hz),以听力级的声强为纵坐标,单位为分贝(dB),将不同频率的气骨导阈值按符号连成曲线,也即纯音听力图。气导听阈一般等于或高于骨导听阈,老年人乳突骨化明显,震动差,有时可出现低频骨导听阈大于气导听阈的情况,其次要考虑仪器校准不准确、测试方法不准确、耳机位置不当等情况。

(1)正常听力:各频率的气骨导阈值一般在0~25dB,气骨导差在0~10dB。

(2)传导性耳聋:气导阈值升高,骨导阈值正常,气骨导的差值>10~15dB。气骨导差值越大,传导性的听力下降也越大。鼓膜穿孔时气骨导差值>45dB,要考虑检测的准确性;鼓膜完整而气骨导差近60dB时,为听骨链完全固定或中断或听骨畸形。

(3)感音神经性聋:气骨导曲线基本呈一致性地下降,气骨导差值在0~10dB;曲线下降越明显,提示听力损害得越重,可分渐降型、高频陡降型、低频下降型、平坦型等多种类型。

(4)混合性聋:气导骨导的听力阈值皆提高,但有不等程度的气骨导差,差值>10~15dB以上。耳硬化症听骨链固定,在2000Hz的区域因听骨链共振的缘故出现骨导听阈提高15dB左右,称Carhart切迹,此时的气骨导差缩小不是混合性聋,仍是传导性聋。

# 三、耳声导抗检查

耳声导抗检查又称声阻抗测试,是临床常用的客观性的听觉功能测试方法,可以测试鼓室压力的变化、听骨链的活动情况、面神经及听神经的功能情况等。

耳声导抗是声导纳和声阻抗的总称,声导纳是声能被传递介质接纳传递的声能,声阻抗是声能在传递介质的表面所遇到的阻力,两者呈负相关;鼓膜的劲度与鼓膜的弹性、听骨链、中耳的压力有关,劲度大,鼓膜反射进入耳道的声能就越大,反之,劲度小,则反射的声能就小。

1.声导抗测试仪的组成　①探头,可封闭耳道或连接到耳道,包括扬声器发出探测声能,传声器监测外耳道声能的变化,气泵的出气口。②气压系统,改变耳道的气压。③声导抗测量系统,可检测传入扬声器、传出器(微音器、放大器)之间的电压值变化即导抗值的变化。④声反射激活系统,传递纯音、噪声等信号至同侧及对侧耳道。⑤记录装置等。

2.检测条件　仪器的调整校对,耳道耵聍清理,让不配合儿童进入睡眠状态,并告知受检者在检测过程中保持安静,不讲话,不做吞咽动作,探头的消毒及佩戴。

3.检测目的　利用耳道压力的变化可以改变鼓膜的张力,进而引起鼓膜对声能传导的改变,通过测试声能传导和返回的变化来分析中耳的传音功能和脑干听觉通路的功能。

4.测试方法　简介耳机给声,耳塞的气压管道给予耳道压力,耳塞的声能检测系统测试接受到的反馈声能。一般情况下用226Hz的探测音,婴幼儿用660Hz或1000Hz的探测音。

5.检测结果　鼓室导抗图,镫骨肌反射。

(1)鼓室导抗图:又称声顺图,鼓膜劲度改变,通过鼓膜传递进入鼓室的声能会发生改变,从鼓膜反射的声能也相应发生变化。根据这一原理连续给耳道一定的正压到负压,鼓膜的劲度随之发生由大到小再到大的过程,也即声顺值出现由小到大再到小的变化,以耳道的压力为横坐标,以声顺值为纵坐标,描绘成的曲线即声顺图也即鼓室导抗图。

A 型:也即正常型,在鼓膜内外压力基本相当,耳道基本没有压力的情况下也即鼓膜劲度最小的情况下声顺值最大,波峰在横轴的零压附近。A 型又分 Ad 型和 As 型。

Ad 型即声顺增高型,振幅高于正常,峰压点正常,多见于鼓膜松弛或萎缩而鼓室压力正常,也见于听骨链中断。

As 型即声顺减低型,振幅低于正常,峰压点正常,可见于听骨链固定、鼓室硬化症等。

B 型:即平坦型,改变耳道压力,声顺值不发生变化,曲线为平坦型,无峰,常见于鼓室积液、鼓室粘连、鼓室肿物等,也见耳道耵聍完全堵塞、鼓膜穿孔等情况。

C 型:即负压型,鼓室内负压,只有给予耳道一定的负压,使鼓膜内外的压力相等,鼓膜劲度才最小,声顺值最大,表现在鼓室导抗图上即峰压点处于负压,有一定的峰值。临床常见于咽鼓管功能不良。

(2)镫骨肌反射,又称声反射,当声刺激进入内耳转变成听神经冲动后,经耳蜗神经传递到脑干耳蜗腹侧核,经同侧或对侧上橄榄核传向两侧的面神经核,经面神经传出至镫骨肌支,引起镫骨肌的收缩,改变鼓膜的劲度,出现声顺值的变化,此过程称为镫骨肌反射。根据镫骨肌的反射情况可判断听敏度、耳聋的性质、周围性面瘫的定位等。

1)不能引出镫骨肌反射的因素:声刺激信号的强度或时程不足以引起镫骨肌收缩;上述反射弧的任一部位有病变;镫骨肌的收缩引起的声导抗值的变化未能被仪器所检测出来,或镫骨肌虽收缩但未引起声导抗值的变化。

2)声反射阈:能引出重复的声导抗变化的最小信号的声强即为声反射阈,可分同侧声反射阈和对侧声反射阈(监测耳相同,给声耳不同),交叉声反射阈与非交叉声反射阈(给声耳相同,监测耳不同)。声反射阈对鉴别耳蜗性聋或蜗后性聋有一定的帮助,声反射阈的正常值很重要,纯音测试听力正常的耳声反射阈在 70～100dBHL。若声反射阈＞正常值 15dB 以上,而鼓室声导抗图正常出现,则基本可排除耳蜗后性聋,当纯音听阈在 65dB 以下而声反射却不能引出者要考虑耳蜗后病变的可能。

3)镫骨肌反射临床意义:可判断病变特点。

传导性聋的特点:声反射阈值提高或消失;一侧传导性聋听阈超过 30dB,双侧交叉声反射均消失;患耳给声刺激健耳可能存在声反射,健耳给声患耳可能不出现声反射。

耳蜗性病变的特点:耳蜗性病变多有响度异常升高现象,声反射阈不一定提高;引出声反射的声强＜60dBSL。

蜗后病变的特点:蜗后病变如听神经瘤等即使纯音听阈正常,声反射也有 30% 左右的不能引出,听阈增高,声反射引出率迅速降低,纯音听阈＞30dBHL 以上,70% 以上的患耳不能引出声反射。概括为纯音听阈正常或轻度下降,声反射阈即提高或消失,是蜗后病变的主要特点;声反射振幅异常增长;声反射衰减阳性。

脑干病变:利用交叉非交叉声反射的关系可初步判断病变损害的部位。

①一侧交叉反射异常,其余正常,考虑病变在给声耳的同侧上橄榄复合体。

②传入病变:一侧的交叉和非交叉反射异常,对侧的交叉非交叉正常,病变在同侧的听神经、蜗核或严重的耳蜗损害。

③双侧交叉异常,非交叉正常,病变位于斜方体平面的脑干中线。

④一侧交叉反射异常,非交叉反射正常,对侧的非交叉异常,对侧的交叉反射正常,病变在对侧的中耳或面神经。

⑤两侧的交叉反射异常,一侧的非交叉异常,对侧的非交叉正常,则病变位于该侧的面神经及听神经,或同侧严重的中耳病变,或中枢性病变。

⑥所有交叉非交叉声反射均消失,提示双侧严重的感音性听力损失、广泛的脑干尾部病变、双侧的中耳疾病。

面神经疾病位置的判断:声反射有重要的帮助,可帮助鉴别病变部位在镫骨肌支的近端或远端,声反射正常,病变则位于镫骨肌支的远端,声反射异常,病变则位于近端,前提是排除中耳病变。

鉴别非器质性听力损失:即鉴别真假听力损失,声反射阈正常,一般听力损失≤20dBHL;若纯音听阈大于听反射阈,或反射阈仅高于听阈15dB,则听力损失为假性听力损失。

# 四、畸变产物耳声发射

耳声发射(OAE),指耳蜗接受到声能后由外毛毛细胞主动收缩引起基底膜运动而产生的振动,经镫骨等听骨链传到鼓膜,引起鼓膜的震动,从而在外耳道记录到一种声信号,称耳声发射。

1.测试条件 检测时被测试对象在隔声房间内,保持安静和觉醒,成人背对检测人员,取坐位,婴幼儿可安睡。

(1)自发性耳声发射(SOAE),无任何声刺激的情况下在外耳道记录到的稳态的声信号。正常听力的成人检出率约35%,但婴儿可达70%,与年龄有关,临床应用较少。

(2)诱发性耳声发射(EOAE)又分3种。

1)瞬态诱发性耳声发射(TEOAE),声刺激信号为单个瞬态声刺激信号,临床常用。

2)刺激频率耳声发射(SFOAE),刺激信号为稳态纯音声信号,由于引出的信号强度和概率较TEOAE为低,临床应用较少。

3)畸变产物耳声发射(DPOAE),由两个频率的信号同时刺激而产生的一个新的频率的耳声发射信号,临床实用、应用广泛。

2.检测目的 用于新生儿的听力筛查;用于鉴别感音性聋和蜗后病变;鉴别伪聋。

3.OAE的测试和记录方法 测试在噪声声压级(SPL)<40dB的隔音室内进行,测试时成人患者保持清醒、安静、勿吞咽,婴幼儿可安睡,导线用小夹固定,不接触身体,探头内有给声的部分和有微音器功能的声信号接受探测部分,探头和外耳道需密封。根据给出的信号不同可检测TEOAE或DPOAE。获得的耳声发射信号应用叠加技术消除本底噪声信号,提高检出的敏感性。

4.检测结果

(1)瞬态诱发性耳声发射(TEOAE)临床应用:TEOAE的正常值多在-5～20dBSPL,很少超过20dBSPL。在正常人60岁以下检出率近100%,>60岁则出现率下降,可降至35%左右。TEOAE消失说明听觉通路有病变,TEOAE的阈值与1～4kHz的纯音听阈相近,当纯音听阈超过30dBHL,不能检出TEOAE。检出TEOAE,表明听力基本正常;检测不出TEOAE,表明中耳或内耳有病变;蜗后病变对检出TEOAE影响不大。TEOAE在儿童和婴幼儿的听力筛选中简便、客观、无创伤性,较其他的听力筛选方法更准确可靠。

(2)畸变产物耳声发射(DPOAE)临床应用:耳蜗基底膜受到两个不同频率的信号刺激后会产生基底膜新的振动而在耳道内被探测到,即畸变产物耳声发射。原理与基底膜的波形理论有关,一个频率的刺激信号会在基底膜的相应位置表现出最大的振幅,当两个频率的信号同时作用于基底膜时,会在基底膜新的位置(不同于前两个位置的最大振幅处)产生最大的振幅,此新的位置的最大振幅即新的频率信号就是前两者频率的畸变产物。

临床检测中探头内给予耳道的两个频率的刺激信号分别记录为 f1 和 f2,f1<f2。以高于本底噪声 3dB 为反应出现的鉴别标准,扫描 500 次,得出 0.5kHz、1.0kHz、2.0kHz、4.0kHz、6.0kHz、8.0kHz 各频率的幅值。以 f0 为横坐标,2f1~f2 处的幅值为纵坐标,绘出 DPOAE 听力图。

DPOAE 具有灵敏、无创、客观的特点,具有准确的频率选择性,与 TEOAE 比较,DPOAE 反映的频区偏窄,但更准确。在高频区(4kHz 以上)DPOAE 检出率高。在 500Hz 区,仅半数正常人有 DPOAE,即 DPOAE 在低频区不敏感。

在感音神经性聋患者,DPOAE 的检出率随听力损失加重而下降。但蜗性聋与蜗后性聋又有所不同,耳蜗病变者 DPOAE 的改变随听力损失变化大,蜗后性病变者 DPOAE 的改变随听力损失变化小。蜗后性病变纯音听力下降,而 DPOAE 正常。

DPOAE 可用于临床伪聋的筛查。对耳外伤纯音听觉功能极差的患者,若 DPOAE 正常,要考虑伪聋的可能,当然也需排除蜗后性病变的可能。

# 五、听性脑干反应

听性脑干反应(ABR)已被用作客观检查听神经和脑干功能障碍的方法。近年来这项技术已在耳科及神经科临床得到广泛应用。听性脑干反应为在 1~10ms 潜伏期内出现的一系列反应波,依次用罗马数字来表示,即波 Ⅰ、Ⅱ、Ⅲ、Ⅳ、Ⅴ、Ⅵ及Ⅶ,其中以波 Ⅰ、Ⅲ、Ⅴ波最明显。Ⅰ波来源于听神经,Ⅱ波来源于耳蜗神经核,Ⅲ波来源于双侧橄榄核,Ⅳ波来源于脑桥上部或中脑-双侧叠体,Ⅴ波来源于中脑-对侧下叠体,Ⅵ波和Ⅶ波来源于丘脑。Ⅴ波用于估计听阈,Ⅰ波的潜伏期和Ⅰ~Ⅲ、Ⅲ~Ⅴ波间期用于评价听神经的传导速度。

1.ABR 电位测试条件

(1)受试者仰卧于床上,放松,安静不动。儿童可服 10% 水和氯醛。睡眠状态有助于提高测试准确率。

(2)测听室在标准的屏蔽隔声室内,背景噪声<30dB(A)并要有地线。

(3)电极放置部位必须脱脂彻底,不然会出现伪迹。

2.ABR 的测试目的　Ⅴ波用于估计听阈,Ⅰ波的潜伏期和Ⅰ~Ⅲ、Ⅲ~Ⅴ波间期用于评价听神经的传导速度。

3.ABR 测试方法　记录电极位于额部正中,参考电极位于测试耳乳突部,接地电极位于对侧乳突部。

4.测试结果和临床应用

(1)利用Ⅴ波反应阈了解婴幼儿和幼小儿童听力损失程度。

(2)利用Ⅰ波的潜伏期和Ⅰ~Ⅲ、Ⅲ~Ⅴ波间期诊断听觉通路中枢病变,如听神经瘤Ⅰ波的潜伏期和Ⅰ~Ⅲ波间期延长。

(3)可以协助诊断听神经病,听神经病的特点:上升型感音神经性聋曲线、DPOAE 正常、ABR 的 Ⅴ 波反应阈提高。

(4)鉴别伪聋。

(5)Ⅰ波的潜伏期和Ⅰ~Ⅲ、Ⅲ~Ⅴ波间期是多组脑神经病变的检测指标之一,如用于检测多发性硬化的听神经病变。

## 六、听觉稳态诱发电位

1. 听觉稳态诱发反应(ASSR)　又称多频稳态诱发电位(MASSR),是一种受到持续的调制声刺激时,诱发听神经、脑干和听皮质的神经活动的生物电反应,又称为听觉稳态诱发反应。稳态电位的发生源尚不十分清楚,可能与听神经元、耳蜗核、下丘脑及听皮质的神经元有关。具有客观、无创、有频率特异性、声能量输出高等特点。

2. 测试信号的反应特性　①频率特性好,刺激强度大;②采用的是纯音信号;③经调制的测试信号诱发产生大脑反应,可提供频繁为250～8000Hz频率。

3. 测试条件　测听室在标准的屏蔽隔声室内,背景噪声<30dB(A),要有地线。受试者仰平卧于床上,放松,安静不动,儿童口服10％水和氯醛。

4. 测试目的　主要应用于婴幼儿临床听力学诊断,儿童助听器选配的依据。

5. 测试方法　电极位置:颅顶记录电极放置在前额正中,刺激电极放置在刺激侧乳突,接地电极位于对侧乳突。测试频率0.25～8.0kHz。耳机给声最大刺激122dBHL。

6. 测试结果与临床应用

7. ASSR与行为测听的相关性　在听力正常和轻度听力损失者,纯音测听和ASSR听阈阈值差在5～12dBHL,重度到极度听力损失者,两者所测的阈值差<5dBHL。ASSR阈值与行为测听阈值,听力损失越重听阈差越小。新生儿的ASSR阈值较成人高,可能跟听觉通路中突出连接发育尚未成熟有关。

(1)0～6岁重度耳聋、低频、智障、弱智及不能配合做行为测听和纯音测听者,ASSR可用于评估纯音听阈。

(2)为听觉障碍儿童选配助听器提供依据。

(3)根据残余听力情况,为人工耳蜗置入的选择提供依据。

(刘志奇)

# 第五节　前庭功能检查法

前庭功能检查法是通过一些特殊的测试手段以评估前庭功能状况的检查方法。由于前庭神经系统和小脑、脊髓、眼、自主神经等具有广泛的联系,每一个对应的联系均具有特征性表现,如前庭眼反射通路异常可诱发眼震、前庭脊髓反射通路异常可导致平衡功能障碍、前庭小脑反射通路异常可导致精细动作协调障碍、前庭网状系统反射通路异常可出现自主神经系统症状等。因此,前庭功能检查有助于确定前庭系统本身以及与前庭平衡功能有关的其他系统的病变和功能障碍,并为定位诊断提供依据。临床上前庭功能检查主要可分为平衡及协调功能检查和前庭眼反射检查两大类。

## 一、平衡及协调功能检查

平衡及协调功能检查主要通过检查平衡及协调能力以评估前庭脊髓反射、本体感觉激小脑平衡和协调功能。同时还可利用姿势描记法记录姿势摇摆参数以获得更量化和客观的实验结果。

### （一）常用的平衡功能检查方法

1.闭目直立试验　受试者直立,两脚并拢,两手手指互扣于胸前并向两侧拉紧,分别观察受试者睁眼及闭目时躯干有无倾倒。

2.Mann 试验　又称强化 Romberg 试验。被检者一脚在前,另一脚在后,前脚跟与后脚趾相触,其他同 Romberg 试验。

3.过指试验　检查者与受试者相对端坐,检查者双手置于前下方,伸出双食指。请受试者抬高双手,然后以检查者之两食指为目标,用两手食指同时分别碰触之,测试时睁眼、闭目各作数次,再判断结果。

4.星形步态行走试验　受试者蒙眼,向正前方行走 5 步,继之后退 5 步,依法如此行走 5 次。观察其步态,并计算起点与终点之间的偏差角。

5.动态姿势描记法　受检者在动态姿势检测仪上分别作开眼和闭眼的 Romberg 试验,或跨步运动试验,或改变受检者视野罩内容或角度,以及改变受检者站立平台或改变其角度进行检测。并通过压力传感器可将受试者姿势摇摆所产生的重心偏移信息,传输到计算机进行数据分析,得到相关参数。

### （二）临床意义

1.闭目直立试验和 Mann 试验　平衡功能正常者无倾倒,判为阴性。迷路病变患者向前庭功能较低侧,小脑病变者多数向病变侧或向后偏倒。

2.过指试验　正常人双手均能准确接触目标。迷路病变时双臂偏向眼震慢相侧,小脑病变仅有一侧上臂偏移(过指现象)。

3.行走试验　偏差角大于 90°者,示两侧前庭功能有显著差异,偏斜侧为前庭功能减弱侧。而中枢病变患者常有特殊的蹒跚步、慌张步态等。此方法对评价平衡功能障碍及恢复情况有较大的临床意义。

### （三）协调功能检查

小脑功能障碍主要表现为协调障碍及辨距不良,故协调功能检查用于检测小脑功能。常用方法包括指鼻试验、指-鼻-指试验、跟-膝-胫试验、轮替运动及对指运动等。

### （四）注意事项

1.任何可影响前庭功能状态的药物,以及含酒精类饮料等,在检查前 2～3d 应停止使用。

2.检查室应根据需要避免光、噪声影响。被检者应避免在疲劳、饥饿、过度紧张和不安状态下进行检查。检查前应向被检者详细说明检查要求。

3.眩晕急性发作期不宜作诱发性试验。有癫痫病史、血压异常、颅内压增高、心脑血管意外、严重中枢神经系病变、精神病、高热及急性传染病患者,均不应进行检查。

4.高龄及身体衰弱者慎做检查。

5.上述平衡功能检查操作较简单,临床上常作为初步判断平衡功能的检查方法,但若涉及中枢前庭、小脑、视觉及本体感觉等方面出现异常,还应作相关检查进行综合判断。

## 二、眼球震颤检查

眼动检查是通过观察眼球运动借以检测前庭眼反射(VOR)径路、视眼反射径路和视前庭联系功能状态的检查方法,为前庭功能检查中的主要部分。前庭和眼球运动的联系主要有两种,一是前庭眼反射,即前庭受刺激后诱发的眼球运动,表现为眼球不随意的节律性运动——眼球震颤,简称眼震。主要检查有自发性眼震、位置性眼震、变位性眼震、变温试验、旋转试验和瘘管试验等。二是视眼动反射,通过视觉刺激引起的眼球运动。主要的检查有视动性眼震、扫视试验、平稳跟踪试验是注视试验等。

前庭系的周围性和中枢性病变均可引起前庭性眼震。前庭性眼震由交替出现的慢相和快相运动组成。慢相为眼球转向某一方向的缓慢运动,由前庭刺激所引起;快相则为眼球的快速回位运动,为中枢矫正性运动。在外周性前庭病变,眼球运动的慢相朝向前庭兴奋性较低的一侧,快相朝向前庭兴奋性较高的一侧。因快相便于观察,故通常将快相所指方向作为眼震方向。眼震的表现是临床前庭功能检查中最重要的观察指标。

### （一）眼震观察和检测方式

1.裸眼检查法　检查者用肉眼观察受试者的裸眼,注意有无眼震及眼震的形式、方向、强度、频率、振幅及持续时间等。

2.Frenzel眼镜检查法　Frenzel眼镜为一屈光度为＋15D＋20D的凸透镜,镜旁装有小灯泡。受试者戴此镜检查时,可避免裸眼检查时因受到固视的影响而使眼震减弱或消失的缺点。此外,由于凸透镜的放大作用及灯泡的照明,还可使眼震更容易被察觉。

3.眼震电图描记法　眼震电图描记仪（ENG）是一种记录眶周电极间电位差的仪器。是目前可以在暗室中观察记录患者在睁眼、闭眼、遮眼条件下眼动和眼震的一种方法,可对眼震的振幅、频率及慢相角速度等各种参数定量分析。其原理是将眼球视为一带电的偶极子,角膜具正电荷,视网膜具负电荷。当眼球运动时,由角膜和视网膜间电位差形成的电场在空间的相位发生改变,眶周电极区的电位亦发生变化。眼震电图描记仪将此电位变化放大,并描记形成眼震电图。用眼震电图描记仪记录眼震比肉眼观察时更为精确,可检出肉眼下不能察觉的微弱眼震,并提供振幅、频率及慢相角速度等各种参数。通过计算机分析,尚可对旋转后眼震及视动后眼震等难以用肉眼观察的参数进行分析处理,更可提高其在诊断中的价值。但ENG有时亦可出现伪迹,不能记录旋转性眼震,应予注意。

4.红外线视频眼震电图描记法　红外线视频眼震电图（VNG）记录仪是近年来应用于临床检测眼震的仪器,受检者佩戴红外线眼罩,摄像系统可将眼动情况记录并传送至显示器及计算机,可直观地观察眼震并详细地分析各参数。

### （二）眼动检测方法

1.自发性眼震检查法　自发性眼震是一种无须通过任何刺激下出现的眼震。裸眼检查时,检查者立于距受试者40～60cm的正前方。让受试者按检查者手指所示方向,向左、右、上、下及正前方5个基本方向注视,观察其眼球运动。注意,检查者手指向两侧移动时,偏离中线的角度不得超过20°～30°,以免引起生理性终极性眼震。若用眼震电图描记仪记录,受试者仅向前正视即可。观察的内容包括:眼震的形式、方向、强度、频率、振幅及持续时间等。按眼震方向的不同,可分为水平性、垂直性、旋转性以及对角性,还可以联合形式出现,如水平-旋转性,垂直-旋转性等。外周性眼震的强度可分为3度:Ⅰ°,眼震仅出现于向快相侧注视时;Ⅱ°,向快相侧及向前正视时均有眼震;Ⅲ°,向前及向快、慢相侧方向注视时皆出现眼震。

临床上,出现自发性眼震表明前庭眼动系统和视眼动系统发生双侧不对称改变。按自发性眼震的不同可区分为周围性、中枢性和眼性眼震。其中周围性病变的眼震在重复检查时,眼震可减弱或不再出现,称为疲劳现象。另外,引起自发性眼震除了前庭系统原因外,先天性因素、药物等都可能引发,询问病史时应注意了解。

2.视眼动系统检查法　是检测视眼动反射、视前庭联系以及中枢性前庭通路功能状态的方法。

(1)扫视试验:又称视辨距不良试验或称定标试验。受试者头部保持直立正中位,视距为60cm,先注视一个视标,然后将视线迅速转移到另外一个视标。眼震电图或者视频眼震图记录眼球运动的潜伏期、速度和精确度。

(2)平滑跟踪试验:又称平滑跟随试验。受试者头部固定于正中位,注视距眼前50～100cm处的视标,该视标通常作水平向匀速的正弦波摆动。视线跟随视标运动而移动,并以眼震电图或视频眼震图记录眼动曲线。

(3)视动性眼震检查法:视动性眼震(OKN)是当注视眼前不断向同一方向移动而过的物体时出现的一种眼震。检查时让受试者注视眼前作等速运动或等加、减速度运动的、黑白条纹相间的转鼓或光条屏幕,记录当转鼓正转和逆转时出现的眼震。

(4)凝视试验:当眼球向一侧偏移时方出现的眼震称注视性眼震(又称凝视性眼震)。注视性眼震的快相与眼球偏转的方向一致,强度随偏转角度增大而加强。

临床意义:①扫视试验:正常的扫描试验结果为快速的上升及下降的方波。当脑干或小脑病变时,眼球运动超过或落后于注视点,表现为过冲或欠冲。②平稳跟踪试验:临床上眼动曲线分四型,正常曲线光滑(Ⅰ型、Ⅱ型),曲线异常(Ⅲ型、Ⅳ型)主要见于脑干或小脑病变。③视动性眼震:所诱发眼震不对称、眼震减弱或消失,或方向逆反,主要提示中枢病变。自发性眼震或某些眼病可影响结果。④凝视试验:当眼球向前直视时眼震消失,多示中枢性病变。

注意事项:①进行视眼动反射检查,需要相应的设备及眼震电图仪,同时要注意保持头部在固定的位置,以免由于头部移动影响结果。②检查时,部分受试者可能出现自主神经反应,应予注意。

**3.冷热试验** 是通过将冷、温水或空气交替注入双侧外耳道内诱发眼震。在暗室内,让受试者佩戴Frenzel眼镜并用眼震电图仪或者视频眼震仪进行描记,通过比较双侧耳受冷热刺激后所诱发的眼震强度来判断相对的定位诊断。

(1)双耳变温冷热试验:受试者仰卧,头抬高30°,使外半规管呈垂直位。先后向外耳道内分别注入44℃和30℃的水(或50℃和24℃的空气),每次注水(空气)持续40s,记录眼震。一般先注温水(空气),后注冷水(空气),先检测右耳,后检测左耳,每次检测间隔5min。有自发性眼震者先刺激眼震慢相侧的耳。

一般以慢相角速度作为参数来评价一侧半规管轻瘫(CP)和优势偏向(DP),Jongkees计算公式为:

CP={[(RW+RC)−(LW+LC)]/(RW+RC+LW+LC)}×100(±25%以内为正常,不同机器可能会有不同)

DP={[(RW+LC)−(LW+RC)]/(RW+RC+LW+LC)}×100(>±30%为异常,不同机器可能会有不同)

RW=右侧44℃,RC=右侧30℃,LW=左侧44℃,LC=左侧30℃

半规管轻瘫:双侧水平半规管VOR反应若不对称,提示病变位于半规管。

优势偏向:在正常人冷热试验时,向右眼震的总时程应与向左眼震的总时程基本相等,如差别大于40s,表示有向总时程值较大的一侧发生优势偏向,提示可能在对侧耳石器或同侧颞叶有病变。

此外,用冷热刺激尚可研究前庭重振与减振、固视抑制失败等,以区别周围性和中枢性前庭系病变。

(2)微量冰水试验:受试者体位同双耳变温冷热试验,或正坐、头后仰60°,使外半规管呈垂直位。从外耳道向鼓膜处注入0℃冰水混合物0.2mL,保留10s后偏头,使水外流,记录眼震。若无眼震,则每次递增0.2mL4℃水试之,当水量增至2mL亦不出现反应时,示该侧前庭无反应,休息5min再试对侧耳。前庭功能正常者0.4mL可引出水平性眼震,方向向对侧。冰水试验无反应提示无前庭功能,如同时听力为全聋,可考虑被检耳功能可能已完全丧失。

注意事项:①检查前应避免使用镇静药等,以免影响检测结果。②检查前应观察外耳道及鼓膜,同时保持外耳道干洁。若有鼓膜穿孔,应使用冷、热空气代替冷、热水进行检查,但此时应谨慎解读结果。

**4.前庭诱发肌源性电位(VEMP)** 1992年,Colebatch等研究证实由强声刺激在同侧紧张的骨骼肌(胸锁乳突肌)所诱发出的中潜伏期肌源性电位可能起源于前庭器官,称之为VEMP。根据引出肌电位的部位不同,分为颈肌前庭诱发肌源性电位(cVEMP)、眼肌前庭诱发肌源性电位(oVEMP)等。VEMP 是目前临床上评估球囊、椭圆囊功能的一种较新的、无创的、便捷的前庭功能检测方法。cVEMP 主要反映同侧球囊及前庭下神经功能状态,而 oVEMP 主要用于评估椭圆囊及前庭上神经功能。

目前较为公认的 VEMP 传导通路为:球囊斑→前庭下神经→前庭神经核(脑干)→同侧前庭脊髓束→颈部运动神经元→同侧胸锁乳突肌。oVEMP 传导通路为:椭圆囊斑→前庭上神经→前庭神经核(脑干)→交叉前庭眼束(内侧纵束)→对侧动眼神经核→对侧眼下斜肌。临床上 cVEMP/oVEMP 检测可以对外周前庭机能损害患者的前庭功能进行客观和深入的评价,主要用于梅尼埃病、前庭上下神经炎、上半规管裂综合征等疾病的诊断和鉴别诊断。

5.其他诱发性眼震检查法

(1)位置性眼震检查法:位置性眼震是在头位迅速改变过程中或其后短时间内出现的眼震,是临床上评估半规管功能重要的检查方法。主要有:①Dix-Hallpike 试验:受试者先坐于检查台上,头平直。检查者立于受试者一侧,双手扶其头,按以下步骤进行:头位向一侧转 45°,其后身体后仰至平卧位,同时头部继续向后仰 15°~30°,保持头部扭转位置,患者恢复至端坐位并观察眼震变化;一侧检查结束后可以同法检查另外一侧。每次变位后观察、记录,注意潜伏期、眼震性质、方向及持续时间等,记录有无眩晕感、恶心、呕吐等。眼震消失后方可变换至下一体位;若在重复的检查中,原有的眼震不再出现或强度减弱,称疲劳性眼震。②翻滚试验:患者平卧并仰卧位头抬高 30°,检查者手持患者头部分次快速向左或者右侧旋转 90°。每次变位后观察眼震的潜伏期、性质、方向及持续时间等,并记录有无眩晕感、恶心、呕吐等。待眼震消失后方进行下一个检查体位。

(2)瘘管征:将鼓气耳镜置于外耳道内,不留缝隙。向外耳道内交替加、减压力,同时观察受试者的眼球运动及自主神经系统症状,询问有无眩晕感。当骨迷路由于各种病变而形成瘘管时,则会出现眼球偏斜或眼震,伴眩晕感,为瘘管征阳性;仅感眩晕而无眼球偏斜或眼震者为弱阳性,示有可疑瘘管;无任何反应为阴性。由于瘘管可被肉芽、胆脂瘤等病变组织堵塞而不与外淋巴隙相通,或在死迷路时,瘘管虽然存在却不激发阳性反应,故瘘管试验阴性者不能排除瘘管存在的可能,应结合病史及临床检查结果判断。

(3)Hennebert 征和 Tullio 现象:①向外耳道加减压力引起眩晕者,称安纳贝尔征阳性,可见于膜迷路积水,球囊与镫骨足板有粘连时、迷路瘘管及上半规管裂。②强声刺激可引起头晕或眩晕,称图利奥现象。上述两个体征见于膜迷路积水,球囊与镫骨足板有粘连时、迷路瘘管及上半规管裂等。

(4)甩头试验:也称为脉冲式摆头试验,主要用于评估受试者两侧高频前庭眼反射是否对称,进一步判断是否有单侧前庭功能下降。该试验能够较为直接地反映外周前庭眼反射通路的完整性,是了解患者前庭功能的操作简便的方法之一,也是临床上评估前庭功能的必要检查。方法:测试者面向受试者,双手固定其头部并使头前倾 30°,嘱受试者双眼固视测试者鼻尖(视靶)。检查者以突然的、尽快的速度将受试者头部分别向两侧甩动,甩动角度为 20°~30°,尽可能使受试者无法预测头部甩动方向和试验开始时间。前庭神经功能正常或双侧前庭眼反射功能对称时,无论头部如何甩动,受试者始终能注视视靶。当前庭眼动反射弧的任何一个环节出现病变时,向患侧(前庭功能减退侧)甩头时,会出现补偿性扫视。

临床意义及注意事项:①甩头试验对不完全性前庭功能低下的敏感度较低,故检查结果正常不代表前庭功能一定正常。②累及前庭神经核的脑干梗死也可出现阳性,另外,部分受试者不理解检查,亦可能出现主观性再扫视,临床上应处以甄别。③甩头试验除了评估单侧前庭功能状况外,还有助于确定双侧前庭功能的病损。同时,也为前庭功能损失的严重程度和恢复情况提供评估价值。

(刘志奇)

# 第十章　耳部疾病

## 第一节　耳畸形

### 一、先天性外耳畸形

#### （一）先天性耳前瘘管

先天性耳前瘘管为第一、二鳃弓的耳郭原基在发育过程中融合不全的遗迹，为常染色体显性遗传。可一侧或双侧发病，较少合并其他耳部畸形。瘘管的开口很小，多位于耳轮脚前，其次为耳轮脚基部、耳前部，少数可在耳郭的三角窝或耳甲腔部。另一端为盲管。瘘管深浅长短不一，通常在 1～1.5cm，可见分支，瘘管扩大呈囊袋状，可穿过耳轮脚或耳郭部软骨，深展入外耳道深部，到达骨-软骨交界处或乳突表面。

【病理】

管壁被覆复层鳞状上皮，具有毛囊、汗腺、皮脂腺等组织，管腔内常有脱落上皮、细菌的混合物构成的豆渣样物。伴有感染时，局部膨大呈囊状，形成脓肿和肉芽组织。

【临床表现】

一般无症状。按压时可有少许稀薄黏液或乳白色皮脂样物自瘘口溢出，伴有微臭味，局部感痒不适。如发生感染，局部及周围组织红肿、疼痛，肿胀，形成脓肿，脓肿穿破后局部溢脓，反复发作后局部皮肤、软组织溃烂、肉芽增生、瘢痕形成。瘘管较长、伸展较远者，如深部发生感染，可在远离瘘口处发生脓肿。

【诊断】

根据病史、症状及局部检查，可确诊。部分患者根据其瘘口位置及走向需要与第一鳃裂瘘管相鉴别。急性感染与溃疡不愈时需要与皮肤疖肿或颈部淋巴结炎和淋巴结结核性溃疡等相鉴别。

【治疗】

无症状或无感染者可不作处理。急性炎症期，伴有脓肿形成时，需要切开引流排脓，并积极抗感染治疗，感染控制后行手术切除。术前可用钝头针向瘘管内注入亚甲蓝或甲紫液作为标志。建议显微镜下手术和术中采取双极电凝止血，能够较清楚地辨别瘘管与周围组织。手术时可在瘘口处作梭形切口，顺耳轮脚方向延长，沿瘘管走行方向分离，直至显露各分支的末端。若有炎症肉芽组织，则可一并切除，病变组织切除完全后彻底止血，切口分层缝合，消除死腔，关闭术腔。感染严重、分泌物多者可置入胶片引流 2d。

#### （二）第一鳃裂瘘管

第一鳃裂瘘管是第一鳃裂发育异常导致，与外耳道关系密切，亦称先天性外耳道瘘。胚胎第 24 周第一腮沟腹侧消失不全，即可形成与外耳道关系密切的外胚层组织残留。可表现为囊肿、瘘管、窦道等多种形式,可单独存在,亦可伴有耳郭及外耳道畸形。

**【病理】**

病理特征与先天性耳前瘘管基本相同,但瘘口位置与瘘管走向不同。外瘘口多位于患侧下颌角附近、耳郭后下或乳突尖下方;内口或者盲端多位于或指向同侧外耳道的后壁和下壁。可表现为囊肿、瘘管或窦道等形式。

**【临床表现】**

瘘管开口较小,多位于患侧下颌角附近、耳郭后下方或乳突尖前下方。位于外耳道壁的瘘口难以察觉,多数出现症状后始被发现。按表现形式不同,可分为下列几种类型。

1.囊肿型　表现为耳垂下方进行性增大的囊性包块,常位于腮腺深面或部分包埋在腮腺内,与皮肤无明显粘连,与面神经颞骨外主干相邻。伴有炎症时,肿块明显增大并伴有疼痛,炎症消退后包块缩小,但不能消失。炎症加重时,局部脓肿形成,耳后或耳下区皮肤破溃,脓液排出形成耳后瘘管。

2.窦道型　表现为耳后或耳垂下方包块与囊肿型相同,区别在于有窦道与外耳道相连,在外耳道软骨段与骨段之间在瘘口残存,形成外耳道峡部伸向耳郭后方或下方的窦道。窦道狭小,远端膨大,代谢产物聚集于囊袋内而膨大,若感染排脓,则在耳后或耳下区皮肤破溃,形成瘘管。

3.瘘管型　该型病变,有内、外两个开口。外口在耳垂下方或胸锁乳突肌前上 1/3 某一部位,内口开口位置不同:

(1)单纯瘘管型:由第一鳃裂发育异常形成,内口位于外耳道峡部(骨部与软骨补交界处)。

(2)复合瘘管型:发育障碍出现在闭锁膜形成之前,第一咽囊与第一鳃裂之间沟通,此型由外胚层组成的瘘管内口可追溯至由咽囊发育形成的鼓室腔或咽鼓管。

**【诊断】**

瘘口位置,囊性包块的性质,是临床上诊断和鉴别诊断的依据。注入显影剂后 X 线检查可了解瘘管的位置,大小,走向,是否存在内口。表现为耳后包块,或者因继发感染破溃成瘘时,应注意与化脓性中耳炎之耳后脓肿、腮腺囊肿,皮脂腺囊肿、耳后淋巴结炎、淋巴结结核等相鉴别。

**【治疗】**

择期手术切除病变。若伴有感染,先行抗感染治疗;脓肿形成时,需切开引流换药,待炎症控制后在择期手术。因鳃裂瘘较耳前瘘管复杂,手术方式因病变类型不同或因反复感染和多次手术后瘢痕而不同,既要考虑到完整切除病变又要较好显示和辨别面神经及其分支。手术应当在染色剂指示或探针引导下进行。此瘘管或囊肿可在面神经周围,若伴有反复感染,常与面神经粘连,手术时注意保护面神经主干及其各个分支,有条件者建议术中使用神经监护仪定位面神经或其分支。术中,应将上皮组织全部清除,一期缝合手术切口,伴有感染者留置橡皮条引流,24h 后予以拔出。

**(三)先天性外耳畸形**

耳郭起源于胚胎第一鳃弓和第二鳃弓。在胚胎前三个月,胚胎受到遗传或外界因素影响,容易出现耳郭多种发育畸形。可表现在耳郭的大小、位置和形状三方面的异常。单侧畸形较多见,为双侧的 3～6 倍,男性比女性多发。

**【分类】**

1.移位耳　耳郭的位置向下颌角方向移位,外耳道口同时下移,常伴有形态和大小的变化。

2.隐耳　耳郭部分或全部隐藏在颞侧皮下,而不是正常的 45°角展开,表面皮肤及软骨支架的大小、形态基本正常。

3.招风耳　耳郭大小、形态基本正常或稍大,其特点为过分前倾,至颅耳角时接近甚至超过 150°角。

4.猿耳　人胚胎第 5 个月时,耳郭上缘与后部交界处有一向后外侧尖形突起,相当于猿耳的耳尖部,一般至第 6 个月时消失。若未消失,属于返祖现象,称为猿耳、若仅有部分遗留称为达尔文结节。

5.杯状耳　因耳轮及三角窝深陷,耳郭明显卷成圆形,类似于酒杯形状,其耳郭一般较正常为小。

6.巨耳　耳郭或耳垂过大,多为耳郭部分增大,整体成比例增大者较少,可为单侧病变,亦可双侧病变。

7.副耳　除正常耳郭外,在耳屏前方或颊部、颈部有皮赘样突起,大小、数目、形状多样,内可触及软骨,部分形状像小耳郭,属于第一、二腮弓发育异常所致,常伴有其他颌面部畸形。

8.小耳　表现为重度耳郭发育不全,耳郭的大小、形态、位置均有不同程度的畸形。常伴有外耳道闭锁或狭窄、中耳畸形。根据畸形的严重程度分为三度。

(1)Ⅰ度:耳郭形体较小,位置正常,各部分尚可辨别,耳道正常或伴有狭窄,少数患者伴有外耳道完全闭锁。

(2)Ⅱ度:耳郭正常形态消失,呈条索样隆起,可触及软骨,无结构特征,附着于颞颌关节后方或略偏下,常伴有外耳道闭锁及中耳畸形。

(3)Ⅲ度:在耳郭部位只有零星的不规则突起,部分可触及小块软骨,位置多前移或下移,无耳道,常伴有小颌畸形、中耳及面神经畸形,少数患者还有内耳畸形。

此外,有文献将无耳列为Ⅳ度,颞侧平滑,耳郭位置无任何结构,罕见。

【诊断】

查体可发现耳郭的大小、位置及形态改变,可确诊。同时应当全面检查,明确是否伴有中耳、面神经、内耳及全身其他部位畸形。耳部辅助检查:①纯音测听:可明确患者是否伴有中耳、内耳畸形。内耳畸形患者呈感音神经性听力下降;内耳功能正常,伴有中耳畸形的患者呈传导性听力下降。听力测试正常者,常提示无明显中耳、内耳结构畸形。②影像学检查:颞骨高分辨率 CT 及 MRI,可明确骨性耳道、乳突、鼓室、鼓听骨链及内耳结构是否存在,形态是否正常。

【治疗】

对于招风耳、杯状耳、大耳等畸形,宜在 5～6 岁时行整形手术,此时耳郭的大小接近成人,手术干扰对耳郭未来的发育影响不大。小耳畸形常伴有外耳道闭锁,耳郭成形术常与外耳道及中耳成形术同期或分期进行。如外耳道及中耳成形术无手术适应证,则可以给予人工听觉装置植入,如振动声桥、骨桥或骨锚式助听器;耳郭成形术可单独实施。

### (四)先天性外耳道狭窄与闭锁

外耳道的先天畸形系因胚胎期第 1 和第 2 鳃弓之间的第 1 鳃沟发育障碍所致。外耳道的先天畸形可分为外耳道狭窄和外耳道闭锁。外耳道闭锁常合并小耳畸形,仅在少数情况下,耳郭发育正常;而小耳畸形不合并外耳道闭锁者,却很罕见。此外,外耳道发育不全还常常合并中耳畸形。重度外耳道闭锁,鼓室狭小或严重发育不全,听骨缺如或严重畸形。

【诊断】

通过临床症状,局部检查,听力学及影像学检查,可了解骨性外耳道是否存在,明确诊断。由于先天性外耳道狭窄及闭锁常合并有中耳畸形、面神经畸形甚至内耳畸形,通过上述检查还可以明确鼓室、鼓窦的大小,乳突气化程度,听骨链是否畸形,面神经及内耳结构及畸形程度。

【治疗】

以手术治疗为主,单纯外耳道狭窄及闭锁患者,需行外耳道及鼓膜成形术;伴有中耳畸形的患者,需行鼓室探查,根据畸形情况适当处理,尽可能建立正常的气房系统和中耳传音结构,同时避免损伤面神经;不适合外耳道成形和听骨链重建可以给予人工听觉装置植入,如振动声桥、骨桥或骨锚式助听器;伴有内耳畸形的患者,根据病情可尝试行人工耳蜗植入,以期提高听力。

## 二、先天性中耳、内耳畸形

### (一)先天性中耳畸形

先天性中耳畸形,可能单独存在,也可合并外耳畸形或合并内耳畸形。先天性中耳畸形包括鼓室畸形、听小骨畸形、咽鼓管畸形、面神经畸形及其他畸形。

【分类】

1.鼓室畸形 伴有外耳道闭锁的患者,大部分合并鼓膜缺失,外耳道狭窄患者常合并有小鼓膜。除了鼓膜畸形,鼓室其他各壁常见的畸形表现为先天性骨质缺损:鼓室天盖骨质缺损可合并硬脑膜及脑组织下垂,疝入鼓室内;鼓室底壁骨质缺失,颈静脉球可向鼓室内突出;鼓室内壁可出现前庭窗及蜗窗的狭窄、闭锁或窗裂;颞骨发育不全时,鼓室发育也会出现改变,鼓室变小较多见,完全缺失少见,鼓室被横行或纵行的骨性/膜性隔板分隔,形成上、下或内、外两室。

2.听小骨畸形 在听小骨畸形中,单个听骨或两个听骨畸形较多见,三个听骨均未发育罕见。合并外耳道闭锁者,以锤砧骨骨性融合,听骨链固定最为常见,其次是砧骨长脚、豆状突畸形,砧镫关节断裂或被纤维带替代,锤骨柄缺失或弯曲,锤砧关节中断,锤骨头及其周围韧带硬化固定,锤骨柄与鼓沟之间形成骨桥,砧骨体与相邻的骨壁硬化固定等。镫骨畸形包括镫骨头部断裂或缺失,镫骨足弓增粗或融合,镫骨足板固定、断裂或穿孔,镫骨环韧带缺失等。在单纯中耳畸形中,镫骨和前庭窗畸形较常见。

3.咽鼓管畸形 包括全程闭锁、狭窄,咽鼓管软骨段畸形,圆枕低平,咽鼓管咽口或鼓室口闭锁,以及先天性憩室、息肉、水平移位等。

4.面神经畸形 中耳畸形时常合并面神经畸形,但中耳畸形的严重程度与面神经畸形严重程度并不相关。常见的面神经畸形包括骨管部分或全部缺失,多发生于面神经鼓室段,裸露的面神经表面仅有薄层黏膜覆盖;面神经骨管增厚狭窄,情况严重时可发生完全性或不完全性面瘫。面神经行程可发生异常,出现鼓室段向下移位、锥曲段向后上或前下移位、垂直段向前移位。面神经可形成异常分支,如鼓室段、乳突段可分为两支或数支,位置异常等。

5.其他 鼓室内肌肉出现畸形,如镫骨肌腱缺失、镫骨肌过长、过短或走行方向异常及附着点异常等。鼓膜张肌缺失少见,鼓室或面神经管内出现多余肌肉等。

【临床表现】

患者常表现为患耳听力下降,外观畸形。患儿双耳听力下降者,常伴有言语功能障碍。外、中耳畸形常合并有其他部位、特别是颌面部畸形。

【辅助检查】

1.听力学检查 尚有残存听力,能够配合的患者可行音叉试验或纯音听力检查。对于婴幼儿或不能配合的患者可行客观听力检查,包括声导抗测试、耳声发射及听觉诱发电位检查如耳蜗电图、听性脑干反应、听觉稳态反应、中潜伏期反应、听觉皮质反应、听觉事件相关电位等。

2.颞骨高分辨率薄层CT及MRI检查 了解外耳、中耳发育情况,鼓室、乳突气化情况及面神经有无畸形等。还应注意内耳、内耳道有无畸形。

【诊断及治疗】

依据患者病史、症状、体征及辅助检查,可确诊先天性外、中耳畸形。治疗主要依靠手术治疗。通过重建外耳道及中耳,提高听力。对于有残余听力不愿手术或因各种原因不能手术的患者,可佩戴助听器。也可以行耳郭、外耳道成形术,改善外观后佩戴助听器。如果患者合并有胆脂瘤,无论是否能矫正畸形,均应手术清除胆脂瘤病变。

### (二)先天性内耳畸形

先天性内耳畸形可能的原因包括遗传因素,母孕早期感染性疾病,或受 X 射线、微波、电磁辐射、药物中毒的伤害,至内耳发育异常。

**【分类】**

目前的分类方法并不全面,有待于进一步完善。

1.米歇尔畸形　内耳完全未发育,部分患者颞骨岩部也未发育,常染色体显性遗传,常伴有其他器官畸形和智力发育障碍。

2.蒙底尼畸形　耳蜗底周已发育,第 2 周及顶周发育不全;耳蜗水管、内淋巴管、前庭池可合并畸形;半规管可缺如或两侧半规管大小不一;两窗可伴有畸形。CT 显示耳蜗扁平,除底周外,其余部分仅表现为骨瘘样结构。常染色体显性遗传,单耳或双耳受累,可伴发短颈畸形综合征、甲状腺耳聋综合征、额部白化、鼻根增宽、耳聋综合征以及颌面部发育不全等。

3.宾-亚历山大畸形　骨迷路发育正常,蜗管分化不全,主要病变位于耳蜗底周螺旋器及螺旋神经节。常染色体显性遗传,患者高频听力损失严重,低频残存听力尚可利用。

4.赛贝畸形　骨迷路及膜迷路上部结构包括椭圆囊、半规管发育正常,畸形局限于蜗管和球囊,又称为耳蜗球囊畸形。常染色体隐性遗传。

5.共同腔　耳蜗和前庭形成一个共同的大腔,内部结构不全,又称囊状耳蜗。半规管正常或发育不全。

6.前庭-外半规管发育不全　前庭扩大,外半规管短而宽,其余半规管正常。

7.大前庭导水管　前庭导水管扩大,合并正常的半规管,前庭正常或扩大。

**【临床表现】**

1.听力障碍　先天性内耳畸形患儿大多数患有严重的听力下降,出生后即为重度聋或极重度聋。Mondini 畸形耳蜗底周已发育,可能保留部分高频听力,单纯前庭导水管扩大患者出生时听力可以较差,也可以正常。听力正常者幼年或青年时出现突聋或波动性耳聋。

2.耳鸣　临床上较少见。

3.眩晕　伴有前庭器畸形时,可出现眩晕和平衡失调。大前庭导水管综合征患者受到强声刺激时,可出现眩晕和眼震(Tullio 现象)。

4.脑脊液耳漏或鼻漏　某些先天性内耳畸形患者,蛛网膜下隙与内耳、中耳之间存在先天性瘘管,在人工耳蜗植入手术时可出现脑脊液耳漏或鼻漏。

**【辅助检查】**

1.听力学检查　包括主观听力检查和客观听力检查。

2.颞骨高分辨率薄层 CT 及三维重建　可显示内耳骨迷路、耳蜗、前庭、前庭导水管的多种畸形。

3.膜迷路 MR 三维重建及水成像　可显示内耳膜迷路及立体形态,判断其发言情况及畸形。

4.家系调查　对患者家系行全面调查,特别是行听力学检查,尽可能行耳聋基因筛查,画出家系图。

**【诊断及治疗】**

依据病史、症状、体征及辅助检查可确诊,根据患者病情及意愿行佩戴助听器,人工听觉装置植入(振动声桥、骨桥或骨锚式助听器)和人工耳蜗植入。

(刘志奇)

# 第二节　耳郭外伤

耳郭显露于头部,容易遭受各种损伤。多为机械性损伤,如挫伤、切割伤、撕裂伤。

## 一、耳郭挫伤

1.临床表现　轻者仅表现为局部皮肤擦伤、肿胀、皮下有淤斑。重者皮下及软骨膜下小血管破裂,血液聚集形成血肿,局部呈紫红色丘状隆起或圆形肿胀,但无急性炎症现象,触之柔软有波动感。小的血肿可有自行吸收,血肿机化有时可使耳郭局部增厚变形。血肿较大则因耳郭皮下组织少,血液循环差,难自行吸收。此外,耳郭软骨无内在营养血管,其营养主要来自软骨膜,如血肿导致大面积软骨膜与骨剥离,可引起软骨坏死,易继续感染造成耳郭畸形。

2.治疗　血肿早期(24h内)可先用冰敷耳郭,减少血液继续渗出。如渗出较多,应在严格消毒下用粗针头抽出积血,予加压包扎。同时给予抗生素防止感染。

## 二、耳郭撕裂伤

1.临床表现　常由利刃锐器切割或交通、工伤事故所造成。可伤及耳郭部分或全部。轻者仅为一裂口,重者可造成耳郭撕裂缺损,甚至全部断离,此种创伤还常伴有颌面、颅脑及其他部位的损伤。

2.治疗　注意身体其他部位合并伤,特别是颅脑、胸、腹等,以免耽误重要器官损伤的诊治。在全身情况允许的条件下,争取尽早清创缝合。创面应彻底冲洗,严格消毒,注意清除异物。切割伤一般伤口整齐,可直接用小针细线缝合,缝合针距不要过密,缝线不可穿透软骨。撕裂、挤压伤伤口形状复杂,常伴有组织缺损,清创时应尽可能保留原有组织,确无活力的组织及破碎软骨,应修整去除。缺损较少时,可将两侧拉拢缝合;缺损较大者应尽可能对位缝合,将畸形留待以后处理。伤口缝合后,以消毒敷料轻松包扎,避免压迫,同时应用足量抗生素预防感染,24h后换药观察伤口,如术后感染,应提前拆线引流。耳郭创伤一般可不放引流。

## 三、化脓性耳郭软骨膜炎

1.病因　化脓性耳郭软骨膜炎多因耳外伤,手术伤或邻近组织感染扩散所致,绿脓杆菌为最多见的致病菌。感染化脓后,脓液积聚于软骨膜与软骨之间,软骨因血供障碍而逐渐坏死,终影响外貌及耳郭生理功能。本病如发生于中耳乳突手术,行耳内切口的多见,而却少见于耳后切口而主动切除部分耳甲腔软骨者,估计与术后选用抗生素有关。

2.临床表现　先有耳郭灼热感及肿痛感,继而红肿加重,范围增大,疼痛剧烈,坐立不安。整个耳郭除耳垂外均可迅速波及,触痛明显。若有脓肿形成,触之有波动感。

3.治疗　早期脓肿未形成时,应用大量对致病菌敏感的抗生素,以控制感染,用4％～5％醋酸铝液或鱼石脂软膏外涂促进局部炎症消退。脓肿形成后,宜在全身麻醉下沿耳轮内侧的舟状窝作弧形切开,充分暴露脓腔,清除脓液,刮除肉芽组织,切除坏死软骨。如能保存耳轮部位的软骨,可避免日后耳郭畸形,术中用敏感的抗生素溶液彻底冲洗术腔,将皮肤创面对位缝合,置放多层纱布,适当加压包扎。若坏死软骨已剔净,创口将无脓液流出,逐渐愈合。仍有脓肿者,多因病灶清除不充分,需再次手术。

(刘志奇)

# 第三节　鼓膜外伤

## 一、病因

1.直接外伤　如外耳道异物或取异物时的外伤、挖耳、冲洗外耳道盯聍时用力过猛,使用抽吸法取外耳道脏物时负压过低,矿渣溅入外耳道或误滴腐蚀剂等。颞骨骨折累及鼓膜者,也可引起鼓膜外伤穿孔。

2.间接外伤　多发生于空气压力急剧改变之时,如炮震、爆炸、掌击耳部均可使鼓膜破裂。Casler 进行实验研究发现,当鼓膜受到 $2.25kg/cm^2$ 的压力时,可使其破裂,在 $6.75kg/cm^2$ 的压力下,将使 $50\%$ 成人的鼓膜发生穿孔。咽鼓管吹张或擤鼻时用力过猛、分娩时用力屏气、跳水时耳部先着水面也能使鼓膜受伤破裂。

## 二、临床表现

### (一)症状

1.出血　单纯鼓膜创伤一般出血不多,片刻即止,外耳道有或无鲜血流出。如并有外耳道皮肤裂伤或颞骨骨折、颅底骨折脑脊液漏,则血样液量较多。血液也可经咽鼓管流入鼻咽部而从口中吐出。

2.耳聋　耳聋程度与鼓膜破裂大小,有无并发听骨链损伤、有无并发内耳损伤等有关。直接外伤引起的单纯鼓膜破裂,听力损失较轻;间接外伤(如爆炸)常招致内耳受损而呈混合性聋,多因爆炸时的巨响使听觉分析器产生超限抑制所致,如迷路同时受震荡,则可发生严重耳聋。

3.耳鸣　程度不一,持续时间不一,偶伴短暂眩晕。

4.耳痛　各种原因引起的鼓膜破裂,伤时或伤后常感耳痛,但一般不剧烈。如并有外耳道皮肤损伤或感染,疼痛会较明显。

### (二)检查

1.外耳道　耳镜检查发现外耳道或鼓膜上有血痂或淤斑。有部分鼓膜外伤后的出血是直接流入中耳腔较多,而在外耳道未见血迹,因而需仔细检查,必要时可应用耳内镜检查。

2.鼓膜　穿孔大小、形态、有无并发污染等与造成损伤的原因很有关系。一般说来,鼓膜穿孔后短期内就诊,可见穿孔多呈裂孔状、三角形、类圆形和不规则形等。可见创伤特征性体征,即穿孔边缘锐利、卷曲、周边附有血痂或穿孔边缘鼓膜有表层下出血等。

### (三)治疗

应用抗生素预防感染,外耳道酒精擦拭消毒,耳道口放置消毒棉球,保持耳道内清洁干燥。预防上呼吸道感染,嘱患者勿用力擤鼻涕。如无继发感染,局部禁止滴入任何滴耳液。小的穿孔如无感染一般可自行愈合;较大穿孔可在显微镜下无菌操作将翻入鼓室内的鼓膜残缘复位,表面贴无菌纸片可促进鼓膜愈合。穿孔不愈合者可择期行鼓膜修补术。

(刘志奇)

# 第四节　耳聋

听觉通路任何部位出现功能障碍时即可发生不同程度的听力下降,称之为耳聋。双耳听力严重下降,不能用语言进行正常交流者称为聋哑。耳聋根据分为传导性聋、感音神经性聋和混合性聋。全世界听力障碍者估计占世界总人口的 7%～10%。语前聋即在言语形成之前丧失听力,如未治疗、训练,终将发展为聋哑。先天性聋是指出生时或出生不久发现的耳聋,可分为遗传性和非遗传性聋。遗传性聋是来自亲代的致聋基因或新发生突变的耳聋基因,导致耳部发育异常或代谢障碍,引起听功能异常。随着分子生物学和遗传学的迅速发展,发现人类基因组中有 200 多个基因与耳聋的关系密切。非遗传性先天性聋是患儿在胚胎时期、围生期或分娩期,母体受到感染、中毒、缺氧、损伤等因素引起的耳聋。耳聋不仅影响言语接受和表达,给患者带来生活、学习、社交和工作等多方面的困难,还会影响人的精神心理和思维方式,已引起社会高度重视。我国全面开展了新生儿听力筛查,以及基因检测技术的临床应用和耳部高分辨率螺旋CT 的使用,使先天性遗传性和非遗传性聋的早期发现、早期干预成为可能。目前对感音神经性聋药物治疗效果仍不理想,患者应及时佩戴助听器或植入人工中耳,全聋者可行人工耳蜗植入。

耳聋分级:临床上以纯音测听检测的言语频率听阈的平均值为耳聋标准,我国法定的言语频率听阈是以 500Hz、1000Hz、2000Hz 这三个频率为准。

WHO 1997 年(日内瓦)推荐的听力减退分级以 500Hz、1000Hz、2000Hz、4000Hz 的平均值为依据。以单耳的听力损失为基准,耳聋可分为四级。

0.正常听力　基本没有听力问题,语频平均听阈≤25dBHL。

1.轻度　听低声谈话有困难,语频平均听阈 26～40dBHL。

2.中度　听一般谈话有困难,语频平均听阈 41～60dBHL。

3.重度　听大声谈话有困难,语频平均听阈 61～80dBHL。

4.极重度　耳旁大声呼唤听不清,语频平均听阈≥81dBHL。

## 一、传导性聋

### 【定义】

声波经空气径路传导时受到外耳道、中耳病变的影响,使到达内耳的声能减弱,导致不同程度听力减弱称传导性聋。

### 【分类】

1.先天性　见于外耳、中耳发育畸形,如外耳道闭锁或狭窄,鼓膜、听小骨、蜗窗、前庭窗、鼓室和咽鼓管的发育异常。

2.后天性　多见于外耳道异物、耵聍栓塞、炎性肿胀、肿瘤阻塞、瘢痕闭锁、鼓膜炎、鼓膜穿孔等。急慢性分泌性中耳炎、化脓性中耳炎及其后遗症、耳硬化、中耳肿瘤等也可以引起传导性聋。

## 二、感音神经性聋

### 【定义】

由于螺旋器毛细胞、听神经、听传导径路或各级神经元受损害,导致声音的感受与神经冲动传递障碍者,称为感音性聋、神经性聋或感音神经性聋。

## 【分类】

1.先天性聋

(1)遗传性聋:多数是通过基因遗传获得,通常以常染色体隐性遗传方式遗传。可分为非综合征型聋和综合征型聋。非综合征型聋是耳聋为发病个体唯一的遗传性疾病,其他器官无遗传性疾病,占遗传性感音神经性聋的70%。综合征型聋是患者除遗传性聋外,身体其他器官也伴有遗传性疾病,如伴有下颌骨发育不全、颅面部发育不全、先天性视网膜色素变性、性功能低下及共济失调等,占遗传性感音神经性聋的30%。我国常见的耳聋基因有 GJB2、GJB3、PDS 基因和线粒体 DNA 12SrRNA 等。常见的遗传性聋有大前庭导水管综合征、米歇尔畸形(内耳完全未发育)、蒙底尼畸形(耳蜗第二周和顶周发育不全)、共同腔(耳蜗和前庭形成共同大腔,又称囊状耳蜗)、Klippel-Feil 综合征(先天性短颈综合征)、Pendred 综合征(耳聋合并碘代谢障碍)、Usher 综合征(耳聋、视网膜色素变性综合征)等。

大前庭导水管综合征(LVA):亦称前庭导水管扩大,系常染色体隐性遗传,目前认为与 PDS(SLC26A4 基因密切相关。该病从出生到青春期均可能发病,诱发因素有头部轻微外伤、感冒或耳内压力急剧变化(如乘飞机、屏气、用力擤鼻等)。表现为双耳听力突然下降或听力突然再次下降,听力下降呈波动性或进行性,部分患者伴有眩晕。听力曲线多为高频下降型,亦有混合型。随着病情发展可呈平坦型。最后导致重度听力丧失。高分辨螺旋 CT 可明确诊断,即半规管总脚到前庭导水管外口 1/2 处的直径>1.5mm。该病确诊后要告知患者避免头部外伤和剧烈运动,尽可能预防患者听力进一步下降。

(2)非遗传性聋:妊娠期母亲患风疹、巨细胞病毒、梅毒、弓形体病、疱疹病毒、腮腺炎、流感等多种病毒感染性疾病引起的耳聋。也可因妊娠期母亲服用耳毒性药物,如氨基糖苷类抗生素、致聋重金属(铅、铬、砷和汞等)、铊化物制剂、反应停等均可使胎儿耳聋。母子血液 Rh 因子相忌,母体受到大量放射性照射,分娩时产程过长、难产、产伤致胎儿缺氧窒息也可致聋。

2.后天性聋　后天性聋系多种因素引起的感音神经性聋。

(1)感染性聋:指机体受到病原微生物的影响而导致的单耳或双耳听力障碍,以病毒和细菌最常见。各种急、慢性传染病是儿童后天性聋的主要原因。引起感染性聋的常见疾病有病毒性或细菌性脑炎、猩红热、腮腺炎、麻疹、带状疱疹、水痘等。感染途径:病毒、细菌或其他毒素通过血液循环、内耳周围的血管神经间隙等进入内耳,破坏听力,导致单侧或双侧感音神经性聋。由于常被所患疾病的主要症状掩盖而延误治疗。

(2)耳毒性聋:指某些药物或长期接触某些化学制品所致的耳聋。已知有耳毒性的药物近百种,如:氨基糖苷类抗生素、多肽类抗生素、抗肿瘤类药物、利尿药、水杨酸盐类药物以及磷、苯、砷、铅、一氧化碳中毒等。发生耳毒性聋的原因除与长时间、大剂量使用耳毒性药物或化学制剂有关外,也与个体对这些药物或化学制剂的敏感性相关,且敏感性有一定家族遗传性。已研究发现:线粒体基因 mtRNA 中 12SrRNA 基因中第 1555 位 A→G 突变与氨基糖苷类抗生素的耳毒性密切相关。临床表现:耳聋、耳鸣、眩晕和平衡失调。耳聋为双侧对称性感音神经性聋,由高频向中、低频发展。立刻停止使用耳毒性药物,给予营养神经治疗,多数患者眩晕消失,平衡恢复正常。但常遗留耳鸣、耳聋后遗症。

(3)突发性聋:是指突然发生的、在数分钟至 72h 内出现的原因不明的感音神经性听力损失,至少要在相连的 2 个频率听力下降 20db HL 以上。也称为特发性聋。目前认为本病的发生与内耳供血障碍、病毒感染或膜迷路积水有关。以单侧发病多见,临床表现为耳鸣、耳闷、听力下降,约半数患者有眩晕或头晕、恶心、呕吐及耳周沉重、麻木感。纯音听力曲线主要有平坦型、全聋型、低频型、高频陡降型。其中低频型突发性聋治疗效果最好,多能恢复正常。全聋型与高频陡降型预后不好。伴有眩晕的突发性聋治疗效果较差,发病时间越短治疗效果越好。

(4)老年性聋:是人体老化过程在听觉器官中的表现,通常发生在 60 岁以上,系听觉系统发生了退行性变引起的耳聋。临床表现:由高频向中低频语频缓慢进行的双侧对称性聋,多伴高调持续性耳鸣。言语识别率与纯音测听结果不成比例。

(5)全身性疾病引起的耳聋:常见病首推高血压、动脉粥样硬化、糖尿病、肾病、高脂血症、甲状腺功能减退症、克汀病、贫血、白血病和多发性硬化等,系全身疾病在耳部的特殊表现形式。全身疾病可导致内耳供血障碍、血液黏滞性升高、内耳脂质代谢紊乱等。主要表现为双侧对称性感音神经性聋,多伴高调耳鸣。

(6)创伤性聋:头颅外伤、爆炸引起的耳气压伤等导致的重度感音神经性聋或混合性聋,常伴高调耳鸣、眩晕和平衡功能失调,少数伴有面瘫和脑脊液耳漏。多因主要治疗头颅即全身损伤,而忽略了耳聋的治疗。

(7)自身免疫性聋:好发于青壮年,多为女性,患者常合并有其他自身免疫性疾病。为双侧同时或先后出现的非对称性进行性感音神经性聋。耳聋多在数周或数月达到严重程度。糖皮质激素和甲氨蝶呤等免疫抑制剂疗效较好,但易反复发作。

(8)噪声性聋:系耳部长期受到噪声刺激引起的进行性感音神经性听力损伤。噪声性聋多见于高度噪声环境工作、长期戴耳机或长时间听音乐者。噪声不仅能引起耳鸣、耳聋,还会出现头痛、头晕、情绪失控、失眠、健忘、血压波动和心悸等症状。早期纯音听阈曲线在 4kHz 处呈“V”形下降,随着病情进展,纯音听阈曲线在 3~6kHz 或在 2~8kHz 下降,呈“U”形曲线,晚期听力在各频率均可受影响。加强在噪声环境工作人员的个人防护,提高人们对噪声危害的认识,治理改善噪声环境,减少噪声危害是最有效的预防措施。

(9)外淋巴瘘:头部外伤、手术和“自发性”因素等导致的外淋巴和中耳腔之间的骨质破损或膜性组织和韧带破裂,引起外淋巴与中耳腔交通。常见有卵圆窗和圆窗膜破裂、镫骨足板发育畸形等。患者表现为重度或极重度感音神经性聋。

(10)听神经病:以低频听力下降为主的神经性聋,病因目前不明,可能与听神经脱髓鞘病变、遗传等因素有关。病变部位认为在螺旋神经节细胞、内毛细胞与听神经纤维之间的突触、耳蜗神经、脑干听觉径路、大脑听觉皮质等。临床表现:听力减退、可伴有耳鸣、多累及双耳,部分伴有周围神经病和视神经病。听力学检查:纯音听阈曲线多为低频下降的上升型,亦有平坦型曲线。言语识别率低,且与纯音听阈下降程度不成比例。听觉脑干诱发电位在强声刺激下引不出或仅能引出部分反应波,诱发性耳声发射均正常。这是该病最重要的听力学特征。

## 三、混合性聋

中耳、内耳相继发生或同时发生病变,导致耳的传音和感音部位均发生功能障碍,引起的耳聋称混合性聋。最常见的有:急性中耳炎并发迷路炎;慢性中耳炎反复发作,导致细菌或毒素侵及内耳;爆震引起鼓膜穿孔,并发内耳毛细胞和听神经受损等。听力学表现为既有传导性聋又有感音神经性聋的特点;耳硬化早期是传导性聋,中期出现混合聋,晚期表现为混合聋或感音神经性聋。当患者出现混合性聋时要分清何为主要病因,何为新发疾病。如老年聋伴发分泌性中耳炎,应首先治疗中耳炎而不是老年性感音神经性聋。创伤性鼓膜穿孔出现混合聋时,在治疗鼓膜穿孔的同时要尽早治疗内耳损伤。

## 四、功能性聋

功能性聋是功能性疾病在听觉系统的表现,多因巨大精神刺激,思想压力过重或遇到灾祸后突然发生的听力障碍,又称癔症性聋或精神聋。

**【临床特点】**

1.双耳听力突然下降,多为全聋。一般无耳鸣或眩晕症状。

2.发病前多有心理创伤或精神受打击史。

3.伴有耳周麻木,手足麻木,皮肤感觉丧失。

4.说话声音不因耳聋而变大。

5.有癔症的其他症状。

6.暗示治疗效果显著。

**【诊断及治疗】**

需排除器质性病变。通常外耳、中耳无明显病变,听力学检查显示听觉脑干诱发电位、耳声发射、镫骨肌反射基本正常,与纯音测听检查结果不相符。详细询问病史后可发现心理因素诱因,心理辅导和暗示性治疗有助于患者恢复听力。

# 五、突发性聋与特发性突聋

突发性聋(SHL)指突发快速的或 72h 内原因不明的主观感受到的单耳或双耳感音神经性听力损失。对于听力损失的界定,美国的标准是三个相邻的频率听力下降 30dB,我国目前的标准是至少在相连的频率听力下降 20dB。特发性突发性感音神经性聋(ISSNHL)是指尽管进行了适当检查,但仍无法明确其确切病因的感音神经性突聋。其临床表现与 SHL 类似,我国目前将其统一命名为突发性聋。本病在国外的发病率为 5～20/10(万·年),任何年龄都可能患病,但患病高峰年龄为 50～60 岁,男女比例基本一致,儿童罕见。我国尚无突聋发病率的统计。随着现代生活和工作节奏日渐加快,近年发病率有上升的趋势,且发病年龄趋于年轻化。本病双耳患病少见。

**【病因】**

SHL 的病因很多,包括内耳微循环障碍、病毒感染,自身免疫性内耳病等上百种。但仍有近 90％的突聋患者找不到确切的病因,临床上查找突聋的病因首先必须排除可能危及生命的疾病,如听神经瘤、脑卒中、恶性肿瘤等。

1.内耳供血障碍　内耳的血液供应几乎靠唯一的迷路动脉,加之椎-基底动脉-迷路动脉系统常出现解剖变异,更增加了内耳供血系统的脆弱性。内耳微循环障碍可由内耳血管功能紊乱、痉挛、出血、血栓形成或血管栓塞等引起,如中老年人,特别是合并动脉硬化、高血压者,可因迷路动脉的某一终末支出现血栓或栓塞形成而导致突聋。

2.病毒感染学说　临床上,部分患者在发病前曾有上呼吸道感染史,同时不少有关病毒的血清学检查报告和病毒分离结果也支持这一学说。与本病可能有关的病毒很多,如腮腺炎病毒、巨细胞病毒、水痘-带状疱疹病毒、流感病毒、鼻病毒、腺病毒、EB 病毒、柯萨奇病毒等。而引起突聋的原因可能是出现了急性病毒性前庭迷路炎或耳蜗炎。

3.自身免疫反应　许多患自身免疫病如 Cogan 综合征、系统性红斑狼疮、颞动脉炎及多发性结节动脉炎的患者伴有感音神经性聋。提示自身免疫反应因素可能参与 SHL。

4.听神经瘤　约 10.2％的听神经瘤患者以 SHL 为首发症状。

5.并发症　大前庭导水管综合征、部分梅尼埃病、多发性硬化以及结节病患者可表现有 SHL。

6.其他　颅脑外伤及窗膜破裂、梅毒、药物中毒、精神心理因素等。

**【发病机制】**

绝大部分突发性聋的病因尚不明确,目前研究表明各种病因导致内耳毛细胞功能障碍及内耳生理结构损伤是本病发生的重要机制。有组织病理学研究证实,突发性聋的患者存在毛细胞缺失、螺旋神经节细胞缺失或明显退行性变化,螺旋韧带及血管纹细胞缺失等。在动物实验中,接种病毒后的动物出现急性听力下降时,经病理学检查发现动物存在 Corti 器损害、盖膜松弛及神经结构的改变。而耳蜗毛细胞损伤去极化状态导致神经元异常放电,可使中枢反馈式增益使大脑皮质错误地感知耳鸣。

**【临床表现】**

1.听力下降　可为首发症状。听力一般在发病数分钟或数小时内下降至最低点,少数患者听力下降较缓可在数天以内方达到最低点。听力损失为感音神经性。轻者在相邻的 2～3 个频率内听力下降达 20dB 以上。而多数则为中度或重度耳聋。如眩晕为首发症状,患者由于严重的眩晕而忽视耳聋,待眩晕减轻后,才发现患耳听力减退。

2.耳鸣　可为始发症状。患者突然发生一侧耳鸣,高音调,同时或相继出现听力迅速下降。经治疗后,多数患者听力虽可提高,但通常遗留长期的耳鸣。

3.眩晕　约 50% 患者在听力下降的或听力下降发生后出现眩晕。大多伴有恶心、呕吐、出冷汗等。与梅尼埃病不同,本病的眩晕一般无反复发作。

4.其他　部分患者有患耳耳内堵塞、压迫感,以及耳周麻木。

**【辅助检查】**

纯音听力、声导抗及前庭功能检查是本病必要的常规检查。CT、MRI 主要是排除内耳及颅脑有无肿瘤等病变,尤其是听神经瘤。听神经瘤的病例,CT 可见听神经瘤导致的内耳道扩大,MRI 则可观察到桥小脑角和(或)内耳道的肿瘤占位,MRI 在诊断听神经瘤上较 CT 有更高的价值。

**【诊断】**

根据 SHL 的定义,对 SHL 作出诊断并不困难。我国指南的诊断标准(2015)至少应该满足:①72h 内原因不明的突然发病,主要表现为非波动性感音神经性听力损失,可伴耳鸣、眩晕、恶心、呕吐。②患耳至少在相连的频率听力下降 20db HL 或以上。③除第Ⅷ脑神经外,无其他脑神经受损症状。同时还应仔细收集患者病史和发病情况,并进行全面的耳科学、神经耳科学、听力学、前庭功能、影像和实验室检查评估,以期找到可能的病因。

**【治疗】**

由于病因不明和机制复杂,本病至今国内外尚未有统一的治疗模式和标准,多偏向于根据分型进行相应的治疗模式,本章结合国外的一些指导性文件以及我国的实际特点,提供一个治疗的参考依据。

1.治疗要点　①尽管 SHL 只有 10%～15% 可明确病因,首诊时仍需注意排除危及生命的因素,特别是双侧 SHL 以及并发症。某些病因需要长期随访方能明确。②患者新出现的耳胀满感和阻塞感可能是潜在严重疾病的症状,需重新检查评估。③注意疾病给患者造成的心理影响,如极度焦虑和抑郁。④熟悉一些听力辅助技术、设备(助听器)和耳鸣康复训练。

2.糖皮质激素　目前被列为首选。泼尼松 1mg/(kg·d)晨起顿服(常用最大剂量为 60mg)疗程为 10～14d。注意激素治疗的禁忌证。静脉给药可以用地塞米松或甲泼尼龙。对全身不能使用激素或初始治疗无效者,选用鼓室内注射。

3.改善血液流变学、扩管以及溶栓治疗

(1)钙离子通道拮抗剂:如尼莫地平 30mg,2～3 次/d;氟桂利嗪 5mg,1 次/d。

(2)组胺衍生物:倍他司汀 6～12mg,3 次/d。

（3）抗血栓形成剂和促血栓降解剂：可选用巴曲酶等治疗，但应住院用药，并动态监测患者凝血功能状态。

4.抗病毒治疗　在有直接病毒感染证据时可采用。

5.低钠饮食　有利于减轻可能的膜迷路积水。

6.混合氧或高压氧舱治疗　临床观察到有一定疗效，但尚有争议。

7.神经营养药物　维生素 $B_{12}$ 及其衍生物（甲钴胺）。

8.其他　银杏制剂及改善内耳能量代谢的药物等。

**【疗效评估及预后】**

我国对疗效评估主要有：听力、耳鸣和眩晕的判定。其中听力疗效判定为：

无效：受损频率平均听阈改善＜15dB；

有效：受损频率平均听阈改善≥15dB；

显效：受损频率平均听阈改善≥30dB；

痊愈：受损频率听阈完全恢复正常，或达到健耳水平。

国外对本病预后的观点主要有：①单独发生在低频或中频的突发性聋，无论是否伴有耳鸣或眩晕，预后较好。②听力损失越重，预后越差。③初始发病为全聋型者预后很差。④复发常见于低频和中高频型突发性聋。

# 六、其他耳聋疾病

## （一）药物中毒性聋

药物中毒性聋是指使用某些药物治病或人体接触某些化学制剂所引起的前庭神经系统中毒性损害而产生的听力下降、眩晕甚至全聋。多在使用耳毒性药物后出现高音调耳鸣，逐渐或突然出现两耳不同程度的听力减退，可遗留永久性聋。急性中毒期有眩晕，可伴有恶心、呕吐；链霉素慢性中毒者，表现为平衡障碍、走路不稳、步态蹒跚、身体摇晃、闭眼时更甚；或伴有多梦、头痛、头昏、情绪急躁、健忘、失眠、恐惧、多疑、反应迟钝等。病程长者则以耳聋、耳鸣为主要症状，目前已发现耳毒性药物已达百余种，主要包括氨基糖苷类抗生素、部分非氨基糖苷类抗生素、水杨酸盐类药、抗疟疾药、镇痛药、利尿药、麻醉剂、抗惊厥药、抗肿瘤药物、抗结核药物、心血管药物、避孕药及砷、汞等制品。

## （二）感染性耳聋

感染性耳聋是指因罹患不同的发热性、传染性疾病后所出现的耳聋。这些疾病包括细菌性脑膜炎、流行性脑脊髓膜炎、流行性乙型脑炎、麻疹、猩红热、腮腺炎、流行性感冒、耳部带状疱疹、病毒性肺炎等。常在感染病程中、后期或愈后出现严重的感音神经性聋，甚至为全聋。多见于儿童，尤其是 2 岁以下小儿多见。

## （三）自身免疫性内耳病

自身免疫性内耳病又称为"免疫介导的感音神经性听力损失"，指内耳组织对特异性抗原起反应或自身免疫性疾病并发内耳功能的改变，为局限性自身免疫损害。特点是双侧的、进展很快的、不能解释的感音神经性听力损失，一般持续数周至数年，有波动性，单侧或双侧感音神经性聋。检查提示耳蜗性、蜗后性或两者兼有的听力障碍，可伴有耳鸣、眩晕。部分患者伴有关节炎、血管炎、肾小球肾炎等其他免疫性疾病。治疗采用糖皮质激素和环磷酰胺。

### (四)老年性聋

伴随着年龄的增加,人体各部位组织器官会出现不同程度的老化过程。听觉器官受累而逐渐出现听力减退者,称之为老年性聋。老年性耳聋出现的年龄与发展速度因人而异,其发病机制尚不清楚,可能与遗传因素、及整个生命过程中所遭受到的各种有害因素(包括疾病、精神创伤等)影响有关。老化性退行性改变可涉及听觉系统的各个部分,以内耳最为明显。听力变化的共同特点是由高频向语频缓慢进行的双侧对称性聋,伴高调持续耳鸣,多数有响度重振、言语识别率下降与纯音测听结果不成比例等。目前发病率有增高趋势,其发病特点是城市人口高于农村人口、工业人口高于农业人口、心血管疾病患者高于一般居民、男性较女性为显著,年龄越大发病率越高,听力减退越明显。

### (五)爆震性聋和噪声性聋

爆震性聋指由于枪炮射击、炸弹及其他爆炸物爆炸时所骤然产生的强烈爆震或脉冲噪声压力波引起有不同程度的中耳、内耳损伤。耳聋程度常与震源的距离、震浪压力的大小、受震时间长短、头的位置、有无障碍物等因素有关,与个体感敏感性也有一定关系。

噪声性聋系由于听觉器官长期遭受噪声影响而发生缓慢的进行性的感音性耳聋,早期表现为听觉疲劳,离开噪声环境后可以逐渐恢复,久之则难以恢复,终致感音神经性聋。噪声性聋常见于高度噪声环境中工作的人员,如舰艇轮机兵,坦克驾驶员,飞机场地勤人员,常戴耳机的电话员及无线工作者、铆工、锻工、纺织工等。

### (六)伪聋

伪聋又称诈聋,是指听觉系统无病而自称失去听觉,对声音不作应答的表现。或者是听力仅有轻微损害,有意夸大其听力损失程度者。装聋的动机较为复杂,表现多样。客观听力检查法如声导抗、听性诱发电位及耳声发射等能准确识别,但确诊前有必要与功能性聋鉴别。

### (七)功能性聋

功能性聋又称精神性聋或癔症性聋,属非器质性聋。患者常有精神心理创伤史,表现为单侧或双侧听力突然严重丧失,无耳鸣或眩晕,可突然治愈或经暗示治疗而快速恢复。

## 七、耳聋的治疗

21世纪以来,科学技术发展日新月异,耳显微外科技术、数码技术、微电子技术、听力学及分子生物学研究得到快速发展。在耳科临床医师和科研人员共同努力下,耳聋的治疗有了长足的进步,大多数传导性聋患者可以通过手术提高听力。突发性聋及发病在3个月内的急性感音神经性聋患者通过药物及时治疗,听力可部分或全部恢复。但是发病时间超过3个月以上的慢性感音神经性聋患者的药物治疗效果仍不理想,依然是耳科医生的治疗难题。目前主张经药物治疗无效的中、重度感音神经性聋患者佩戴助听器,提高生活质量;双耳极重度感音神经性聋患者可通过人工耳蜗植入术使患者聋而不哑,经过一段时间的言语培训后,患者基本可以与正常人一样生活、工作。耳科医生在日常工作中要加强防聋科普宣传,减少环境噪声,控制耳机和手机使用时间,尽量避免使用耳毒性药物等措施对预防耳聋至关重要。

### (一)耳聋的内科治疗

1.传导性耳聋

(1)外耳道堵塞:外耳道耵聍栓塞可引起传导性聋,应尽快取出,若不易取出或耳道疼痛明显者,可耳内滴入2%苯酚氢钠滴耳液浸泡,3～5d再取或使用负压吸引管吸出;外耳道胆脂瘤和外耳道异物不易取出者,需局麻或全麻下经耳内镜或显微镜下取出。

(2)炎性肿胀:外耳道的疖肿及急、慢性化脓性中耳炎导致的传导性聋,需局部和全身使用抗生素治疗。鼓室有较多脓性分泌物时,使用3%过氧化氢溶液清洗脓液后再滴入抗生素滴耳液。分泌性中耳炎若鼓室有积液,在抗炎促排治疗的基础上,可行鼓室穿刺抽液。反复发作者可行鼓膜置管术,顽固不愈者可行咽鼓管球囊扩张术。

(3)中耳炎性鼓膜穿孔:急性化脓性中耳炎性鼓膜穿孔经抗感染治疗后,多数穿孔能愈合。慢性化脓性中耳炎若反复流脓,可取耳内分泌物细菌培养或行真菌涂片,根据药敏结果使用抗生素。鼓膜穿孔长期不愈合者需手术治疗。

(4)创伤性鼓膜穿孔:外伤或气压伤导致的鼓膜穿孔,排除听骨链损伤或脱位,在预防感染的同时,积极治疗穿孔。通常创伤性小穿孔(穿孔<3mm)自然愈合率高,可观察1~2个月等待穿孔自然愈合;创伤性鼓膜中穿孔(穿孔3~5mm)和大穿孔(穿孔>smm)自愈率低,可行药物贴补治疗(沙棘油棉片),通常每周换药一次,多数穿孔1~2个月愈合。药物治疗1个月,穿孔无明显生长者可在耳内镜下行鼓膜修补术。伴有听骨链脱位或破坏的穿孔则需行鼓室成形和人工听骨链重建术。

(5)外耳、中耳肿瘤:常见有外耳道息肉、肉芽、骨瘤、胆脂瘤、外耳及中耳的良、恶性肿瘤等,需取材活检,行颞骨CT检查以明确诊断。多数需手术治疗。

(6)耳硬化:通过听力学及听骨链三维重建CT检查,排除听骨链发育畸形,发现耳硬化灶区,则可明确诊断,药物治疗:口服氟化钠,20~60mg/d,饭后服用,疗程需数年,但疗效尚不明确;手术治疗可明显改善听力,不愿手术者可以佩戴助听器。

(7)双耳传导性聋:不愿手术或手术效果不好者可以佩戴助听器、植入人工中耳或骨桥。

2.感音神经性聋　早期发病应积极治疗,尽快恢复已丧失的听力,延缓或阻止耳聋进一步发展和加重。尽量保存并利用残余的听力,以提高患者的生活质量。

(1)药物治疗:目前尚无治疗耳聋的特效药物,对发病初期的急性感音神经性聋(发病时间<3个月)可使用以下药物治疗。

1)舒张血管药物:静脉滴注银杏叶制剂、丁咯地尔、法舒地尔、前列地尔、丹参酮、长春西丁等。口服银杏叶片、盐酸氟桂利嗪、倍他司汀等。

2)溶血栓及降低血黏度药物:尿激酶、东菱克栓酶、血栓通、阿司匹林及银杏叶制剂等。

3)营养神经类药物:胞磷胆碱、能量合剂、各种神经生长因子、脑肽、神经节苷脂、甲钴胺、腺苷钴胺等。

4)糖皮质激素:早期静脉滴注地塞米松5~10mg/d,或口服泼尼松龙(1mg/kg),早餐后服用,每日1次,逐渐减量,共服用5~10d,目前主张鼓室内或耳后注射甲基泼尼龙或地塞米松,3~5d注射1次,共注射3~5次。

5)促进静脉回流,消除膜迷路积水的药物:七叶皂苷钠、威利坦、高渗糖静脉推注和利尿药等。

6)伴发眩晕的耳聋:发病3d以内可服用镇静剂,如:苯海拉明、地面泮、异丙嗪、茶苯海明等;应尽早进行平衡功能训练,促进前庭功能代偿。

7)感染性聋:在抗病毒、抗菌治疗的同时使用舒张血管、营养神经以及糖皮质激素等药物。

8)耳毒性聋:立即停止耳毒性药物的使用,促进药物排泄,同时积极使用舒张血管、营养神经和糖皮质激素等药物治疗。

(2)针灸、中成药或高压氧舱:辅助治疗耳聋、耳鸣等。

(3)心理治疗:耳聋常伴有耳鸣、耳闷、头晕或眩晕等症状,导致患者出现抑郁和焦虑状态,治疗同时应给予患者心理疏导,促进患者早日康复。功能性耳聋是精神刺激诱发引起,更需要在治疗中进行心理辅导和暗示治疗。

(4)基因和干细胞治疗:目前仍处于起步和探索阶段,通过基因转染技术将外源性治疗基因引入内耳或将干细胞移植入内耳,以替代受损伤或已坏死的毛细胞,但尚未应用于临床。我国已通过胚胎植入前遗传学诊断,成功阻断遗传性耳聋试管婴儿诞生,使一对均携带 GJB2 突变基因的夫妻拥有了听力健康的孩子。随着精准医学的发展,基因和干细胞研究将给耳聋患者带来更多的福音。

### (二)助听器验配

1.概念　助听器是一种帮助听力障碍者聆听声音的装置,通过它可以将声信号进行不同程度的放大并传入耳内,进而补偿损失的听力,是目前使用最为广泛的人工助听技术。

2.助听器的组成　主要由六部分组成:传声器(麦克风)、放大器、接收器(耳机)、电源、音量控制开关及助听器附件(附加电路及耳模)。

3.助听器的种类　助听器的种类较多,临床助听器验配主要是携带式助听器,根据外形和佩戴位置可分为盒式、耳背式(含开放耳式)、定制式(耳内式、耳道式、深耳道式)、眼镜式、骨导助听器等。

4.助听器适用范围及原则

(1)儿童听力障碍者:婴幼儿的听力障碍一经明确,应尽早佩戴助听器,及时地听力补偿,可保证正常的言语发展。推荐助听器验配的听力损失程度为相对较好耳 0.5Hz、1kHz、2kHz、4kHz 4 个频率平均阈值 31～80dBHL。

(2)成人听力障碍者,特别是语后聋患者:推荐助听器验配的听力损失程度为相对较好耳 0.5Hz、1kHz、2kHz、4kHz 4 个频率平均阈值 41～80dBHL。

(3)重度以上的听力障碍者,尤其是婴幼儿:助听器验配效果欠佳或无效时应考虑人工耳蜗植入,但如手术条件暂时不具备,仍应及时选配特大功率的助听器,以保证适当的声音刺激,防止听觉退化。

(4)双耳听力障碍者:应当双耳助听,如条件受限,亦可单耳验配。

(5)单耳佩戴助听器的原则:通常双耳听力下降<60dBHL,选择听力较差耳佩戴;双耳听力下降>60dBHL,选择听力较好耳佩戴;双耳听力损失等同,选择听力曲线相对平坦一侧佩戴,日常惯用优势耳也是选配的参考条件之一。

具备下列情况之一者,不推荐使用助听器:

①有效的医疗手段可以治愈或改善的听力损失。

②使用助听器会加重病情或干扰治疗。

③使用助听器对改善听力障碍患者的沟通能力无效者。

### (三)人工中耳

随着临床听力学、耳显微外科技术、生物电子技术和生物医学工程技术等多个学科的飞速发展,多种植入式人工听觉装置不断面世,已经广泛应用于临床,用于治疗不同种类、不同程度的听力损失患者。人工中耳的代表产品为振动声桥(VSB)、骨锚式助听器(BAHA)和骨桥。

1.振动声桥　VSB 是一种根据电磁感应原理研制的半植入式的人工中耳助听装置。目前在国内多家医院开展了 VSB 的植入手术,其最大优点是不破坏中耳正常的解剖结构,保留了听骨链的完整性。VSB 由两部分组成:佩戴于体外的振动听骨链重建假体(VORP)和植入体的漂浮质量传感器(FMT),可经手术固定于听骨链、圆窗膜。

(1)VSB 植入的适应证:中度到重度感音神经性聋成年患者,气导阈值在阴影范围内,传统助听器效果不满意、不愿或无法佩戴助听器者,全频听力下降,高频比低频重者;轻度、中度或重度传导性聋或混合性聋成年患者,病因包括耳硬化、慢性化脓性中耳炎(含中耳胆脂瘤)、先天性外耳道闭锁、先天性中耳畸形等骨导阈值在阴影范围内;气骨导差≤10dB～15dB;言语识别率在 50％以上;既往 2 年听力波动≤15dB;中耳存在适当结构以安放 FMT;植入部位皮肤无异常;发育正常,大脑功能正常,有正确的期望值。

(2)VSB 植入的禁忌证:蜗后聋或中枢性聋、中耳感染活动期、中耳慢性积液、伴有中耳感染反复发作的鼓膜穿孔及有过高期望值者。

(3)VSB 植入的手术方法:手术入路多采用耳后"S"或"C"形切口,行乳突轮廓化,经面神经隐窝打开后鼓室,在耳后颅骨表面做植入床固定接收线圈和调制解调器,经面神经隐窝导入导线和传感器于中耳腔,通过 FMT 上的小钛夹将 FMT 固定于砧骨长脚,或者直接将包裹筋膜的 FMT 垂直放置于圆窗膜外,体外听觉处理器置于耳后和接收线圈对应的位置。也可采用耳后切口经外耳道入路行 VSB 植入。

(4)VSB 植入的手术并发症:可能会发生头皮下血肿、伤口愈合困难、面神经、鼓索神经、听骨链(砧骨长脚坏死)或内耳损伤,导致面神经麻痹、味觉改变、听力下降无明显改善或加重、耳鸣、眩晕、迷路炎等,极少数因装置故障行再次手术。目前不推荐 VSB 植入患者做 MRI 检查。

2.骨锚式助听器 骨锚式助听器(BAHA)是一种需要手术植入的骨导助听装置,主要由 3 部分组成,分别为金属钛螺钉植入体、外部连接桥基部分及声音处理器。声音处理器采集声音信号,将声音振动传导给予其连接的桥基部分,由连接桥基传导至植入在颅骨内的钛螺钉振动颅骨和耳蜗,刺激内耳听神经产生听觉。BAHA 问世已有近 40 年的历史,适用于各种原因导致的传导性或混合性听力损失,无法或者不愿意使用传统助听装置者。新的研究发现,单侧聋患者也可以通过该技术进行听力康复。和人工中耳的作用原理不同,但 BAHA 亦无堵塞外耳道、耳异物感或感染过敏情况,显著降低了声反馈啸叫的发生,与传统的骨导式助听器相比,BAHA 的声音传送效率更高,音质更好。

(1)BAHA 植入手术方法:手术在耳后乳突部、皮肤相对较薄的隐蔽处,后颅骨上用专用电钻打一个骨孔,安装 3～4mm 长的钛螺钉并固定,尽量削薄周围的皮肤,将钛质桥基旋入钛螺钉内螺纹内。钛螺钉植入术后需要 2～6 个月时间,与头骨乳突骨质完全融合,再行开机调试。

(2)BAHA 的适应证

1)多种原因所致传导性听力损失,气骨导差＞30dB,骨导阈值≤40db HL,言语识别率大于 60%。

2)轻度到中度感音神经性听力损失。

3)多种原因所致单侧感音神经性聋。

4)其他包括:助听器导致的外耳道炎、外耳道狭窄不能佩戴助听器者、复杂的耳硬化。

(3)BAHA 手术并发症:多见于颅面畸形的儿童患者因乙状窦前移、脑膜位置偏低等而发生出血、脑膜损伤等上述并发症。常见远期并发症为局部皮肤感染、钛质植入体脱落。手术后的局部护理非常重要,注意保持局部皮肤清洁卫生、避免植入部位的外伤,保护好体外言语处理器。

3.骨桥 骨桥是最新应用于临床的跨皮瓣主动式骨传导听觉植入设备,包括植入体和头戴式听觉处理器,植入体部分有接收线圈、调制解调器、骨传导—漂浮传感器组成。该植入体具有 MRI 兼容性,可进行1.5特斯拉 MRI 检查。相比 BAHA,无植入体暴露,大大减少了伤口感染的概率,无后续的皮肤护理。大有取代 BAHA 的趋势。骨桥在国外已应用于临床多年,国内的临床应用刚刚起步。

骨桥植入的适应证:适用于多种原因所致的成人和 5 岁(含 5 岁)儿童的传导性聋、混合性聋、单侧重度感音性聋不具备人工耳蜗植入、且对侧耳听力正常。包括外耳道闭锁、鼓室—听骨链成形术后效果不佳(气骨导差＞30db HL,骨导不超过 45db HL)、耳硬化、鼓室硬化等。

植入方法:根据患者情况和术前 CT 扫描结果,将植入体放置于乳突腔或乙状窦后,制备适合的骨床放入植入体,用 2 个骨皮质螺钉固定植入体,植入体接收线圈放置于颅骨上,待术区伤口愈合、皮瓣肿胀消退,即可开机调试。

骨桥手术并发症:国外手术后的并发症仅为骨皮质螺钉松动。国内刚开展此项手术,尚未见此方面报告。

### (四)人工耳蜗

人工耳蜗(CI)是一种用于帮助重度一极重度感音性聋听力障碍患者恢复听力和言语交流能力的生物医学工程装置,自1972年开始应用于临床,至今已有40余年的历史,随着相关科技的发展,产品不断更新换代,电极数目从最初的单导到目前的24导,电极种类有直电极、弯电极、软电极和超软电极,言语处理技术不断升级,国产人工耳蜗也已问世,并应用于临床。目前全世界已有数十万人接受CI植入,并从中获益。我国于2003年首次制定了《人工耳蜗植入工作指南》,先后于2006年和2013年全面修订了该指南,为从事此项工作的临床医师、听力和言语康复等相关领域的工作者提供指导性意见,进一步规范中国的人工耳蜗植入工作,提高整体治疗康复效果。

1.适应证的选择

(1)患者的选择标准:人工耳蜗植入主要用于治疗双耳重度或极重度感音神经性聋。

1)语前聋患者的选择标准:①植入年龄通常为12个月~6岁。植入年龄越小效果越佳。②双耳重度或极重度感音神经性聋。重度聋患儿佩戴助听器3~6个月无效或者效果不理想者;极重度聋患儿可考虑直接行人工耳蜗植入。③无手术禁忌证。④监护人和(或)植入者本人对人工耳蜗植入有正确的认识和适当的期望值。⑤具备听觉言语康复教育的条件。

2)语后聋患者的选择标准:①各年龄段的语后聋患者。②双耳重度或极重度感音神经性聋,依靠助听器不能进行正常听觉言语交流。③无手术禁忌证。④植入者本人和(或)监护人对人工耳蜗植入有正确的认识和适当的期望值。

(2)手术禁忌证

1)绝对禁忌证:内耳严重畸形,如Michel畸形、无耳蜗畸形;听神经缺如或中断;中耳乳突急性化脓性炎症。

2)相对禁忌证:癫痫频繁发作不能控制;严重精神、智力、行为及心理障碍,无法配合听觉言语训练。

(3)特殊情况人工耳蜗植入临床实践的指导性建议

1)脑白质病变:如果MRI发现有脑白质病变,需进行智力、神经系统体征及MRI复查。如果智力、运动发育无倒退,除听力、言语外其他系统功能基本正常,神经系统检查无阳性锥体束征或者体征无变化,MRI脑白质病变区无高信号(DWI像);动态观察(间隔大于6个月)病变无扩大,可考虑人工耳蜗植入。

2)听神经病(听神经病谱系障碍):是一种特殊的神经性聋,为内毛细胞、听神经突触和(或)听神经本身功能不良所导致的听力障碍。听力学检测有其典型特征,表现为耳声发射和(或)耳蜗微音电位正常而听性脑干反应缺失或严重异常。目前,人工耳蜗植入对多数听神经病患者改善听觉有效,但对部分患者可能无效或者效果较差,术前必须告知患者和(或)监护人相关风险。

3)双侧人工耳蜗植入:双侧植入可以改善声源定位功能、安静和背景噪声下的言语理解能力,有助于获得更自然的声音感受,促进听觉言语和音乐欣赏能力的发展。可以选择双侧同时植入或顺序植入,顺序植入两次手术间隔越短,越有利于术后言语康复。

4)具有残余听力者的人工耳蜗植入:具有残余听力者,尤其是高频陡降型听力损失者适合采取保留残余听力的电极植入方式,术后可以选择声电联合刺激模式,但术前须告知患者和(或)监护人术后残余听力有下降或丧失的风险。

5)内耳结构异常者的人工耳蜗植入:与人工耳蜗植入相关的内耳结构异常包括共同腔畸形、耳蜗发育不良、耳蜗骨化、内耳道狭窄等,多数患者可施行人工耳蜗植入,术前应组织病例讨论,术中谨慎处理,推荐使用面神经监测。术后效果个体差异较大。

6)慢性中耳炎伴有鼓膜穿孔者的人工耳蜗植入:慢性中耳炎伴有鼓膜穿孔者如果炎性反应得到控制,可选择一期或分期手术。一期手术是指在根治中耳乳突病灶(或乳突腔自体组织填塞和外耳道封闭)、鼓膜修补的同时行人工耳蜗植入;分期手术是指先行病灶清除、修复鼓膜穿孔或封闭外耳道,3～6个月后再行人工耳蜗植入。

2.术前评估

(1)病史采集:通过询问病史了解可能的发病原因。重点放在听力损失的病因和发病过程,应了解患者的听力史、耳鸣与眩晕史、耳毒性药物接触史、噪声暴露史、全身急慢性感染史、耳科既往史、听力损失家族史、助听器佩戴史、发育因素(全身或局部的发育畸形、智力发育等)和其他病因(如癫痫和精神状况等)。听力损失患儿还应包括母亲妊娠史、生产史、小儿生长史、言语发育史等。还应了解患者的语言能力(如发音清晰度、理解能力、表达能力等)以及改善交流的愿望。

(2)全身及耳部专科检查:包括对全身、耳郭、外耳道和鼓膜等。

(3)听力学及前庭功能检查

1)检查项目:

①纯音测听:包括气导和骨导阈值;6岁及以下dJL可采用小儿行为测听法,包括行为观察、视觉强化测听和游戏测听。

②声导抗:包括鼓室图和镫骨肌反射。

③听觉诱发电位:包括听性脑干反应、40Hz听觉事件相关电位或听性稳态反应,以及耳蜗微音电位检查。

④耳声发射:畸变产物耳声发射或瞬态诱发耳声发射。

⑤言语测听:可分为言语识别率和言语识别阈测试,根据患者的年龄和言语认知水平选用适宜的开放式和,或闭合式言语测试材料。

⑥助听效果评估:助听器优化选配后的助听听阈测试和/或言语识别测试。

⑦前庭功能检查(有眩晕病史且能配合检查者)。

⑧鼓岬电刺激试验(必要时)。

2)听力学人选标准:

①语前聋患者:需进行主观和客观综合听力学评估。客观听力学评估:短声听性脑干反应的反应阈值>90dB NHL,40Hz听觉事件相关电位1kHz以下反应阈值>100dB NHL,听性稳态反应2kHz及以上频率阈值>90dB NHL;耳声发射双耳均未通过(听神经病患者除外)。主观听力学评估:行为测听裸耳平均阈值>80db HL;助听听阈2kHz以上频率>50db HL;助听后言语识别率(闭合式双音节词)得分≤70%,对于不能配合言语测听者,经行为观察确认其不能从助听器中获益。

②语后聋患者:双耳纯音气导平均听阈>80db HL的极重度听力损失;助听后听力较佳耳的开放短句识别率<70%的重度听力损失。

③残余听力:低频听力较好,但2kHz及以上频率听阈>80db HL,佩戴助听器不能满足交流需要者,可行人工耳蜗植入;对于检测不到任何残余听力的患者,应向本人或监护人说明术后听觉康复效果欠佳的风险。

3.影像学评估    常规行颞骨薄层CT扫描、内耳及颅脑MRI,必要时行耳蜗三维重建。

4.人工耳蜗植入手术相关要求

(1)对手术医师的要求:手术医师应该具备较丰富的中耳乳突显微手术经验,并参加过系统的人工耳蜗手术专业培训,且在有经验的医师指导下独立完成20例以上人工耳蜗植入手术。

(2)对手术室及基本设备的要求:手术室应具备良好的无菌手术条件,具备手术显微镜、耳科电钻等相关设备。

(3)术前准备:术前谈话由手术医师和听力师进行,需使患者和(或)监护人充分了解手术中可能发生的危险和并发症,了解人工耳蜗植入带来的收益和风险,并在手术知情同意书上签字。人工耳蜗植入手术属Ⅱ类切口,围手术期应常规使用抗生素,手术准备、全身麻醉准备和术前用药同其他手术。

(4)手术操作步骤和方法:常规采用耳后切口、经乳突面隐窝入路、耳蜗开窗或圆窗进路,具体操作可参照各类型人工耳蜗装置的相关要求执行。

(5)术中监测:根据所使用的人工耳蜗装置进行电极阻抗测试和电诱发神经反应测试,了解电极完整性和听神经对电刺激反应。

(6)手术后的处理:手术后行影像学(头颅 X 线片)检查判断电极位置,余同一般耳科手术。

(7)手术并发症:常见并发症有鼓膜穿孔、外耳道损伤、味觉异常、眩晕、耳鸣、面肌抽搐或疼痛、感染、头皮血肿、脑脊液漏、面神经麻痹、脑膜炎、颅内血肿、植入体移位或暴露、电极脱出、皮瓣裂开或坏死等,应根据相应情况积极处理。

(8)开机和调试:通常术后 1～4 周开机,一般开机后的第 1 个月内调机 1～2 次,之后根据患者情况安排时间,待听力稳定后适当延长调试间隔,最终 1 年调机 1 次。开机和调试方法及步骤可按照各产品的技术要求执行。如果对侧耳可从助听器获益,建议尽早验配助听器。

(刘志奇)

# 第五节　耳部湿疹

湿疹是由多种内外因素引起的一种具有明显渗出倾向的皮肤炎症,皮疹呈多样性,瘙痒剧烈,容易复发。湿疹是以形态学描述来命名的一种皮肤病,包括了各种"皮炎"和"湿疹",比较笼统,随着一些疾病病因的逐渐清楚,这些疾病就从以往笼统称之的"湿疹"中分离出来,例如特应性皮炎、接触性皮炎等。耳部湿疹属于局限性湿疹的一种,指发生于耳部的由物理或化学刺激、微生物感染、药物、金属等诱因引发的以湿疹为皮损表现的耳部皮肤炎症反应。

## 一、病因及发病机制

### (一)病因:内在和外在因素

湿疹的病因复杂,既有内在的因素,又有外在的因素。内因即是所谓的"湿疹素质"(非特应性个体),同时还有某些系统性疾病(如慢性消化道疾病等)、感染、精神紧张、情绪变化等因素。外因包括生活和工作环境的各种刺激因素,例如紫外线、冷、干燥、搔抓、摩擦、各种化学物品及人造纤维、动物皮毛、某些植物和气候条件等。

### (二)发病机制:迟发型超敏反应

湿疹是由上述内外因素共同引起的一种迟发型超敏反应,其具体发病机制仍未完全阐明。

1.发病的基本免疫反应过程

(1)抗原呈递:朗格汉斯细胞(LC)及炎症性树突状表皮细胞(IDEC)在湿疹发生时 FceRⅠ表达增加,俘获通过受损皮肤屏障侵入的变应原,经过加工处理后,一方面递呈给皮肤 T 细胞,另一方面迁移到淋巴结,激活初始 T 细胞。

(2)T 细胞活化:①Th1 细胞活化:炎症性树突状表皮细胞游走到炎症局部表皮,将变应原递呈给 T 细胞,分泌 Th1 型细胞因子 IFN-γ 和 IL-2 等,诱导 Th0 向 Th1 分化,在 Th0 向 Th1 分化的过程中,Th1 特异性核转录因子 T-bet 起着决定性的作用。研究发现,IL-12R 信号通过信号转导转录激活因子 4(STAT4)途径促进 T-bet 表达。②Th2 细胞活化:被活化的初始 T 细胞,在 IL-4 的作用下诱导 Th0 向 Th2 分化,并表达 Th2 型细胞因子 IL-4、IL-5 和 IL-13 等,在 Th0 向 Th2 分化过程中,Th2 特异性核转录因子 GATA-3 起着决定性的作用。GATA 是基因启动子中的一段保守序列,其核心碱基序列为 GATA,因而得名。GATA-3 可识别 GATA 序列的转录调节蛋白,受 IL-4R 信号调控,并被 NF-κB 信号放大。

(3)IgE 的产生:变应原特异性 $CD4^+$ T 细胞与 B 细胞相互作用,在 IL-4 和 CD40L 的作用下,B 细胞经历了体细胞高度突变和抗体类别转换,转变为产生变应原特异性 IgE 的浆细胞。

2.参与发病的其他机制　近年来研究发现,辅助性 T 细胞、皮肤屏障缺陷、病原微生物定植、基因多态性或变异、某些新发现的炎症介质也参与皮肤湿疹的免疫学发病机制。

(1)$CD4^+$ $CD25^+$ 交头蛋白 $3^+$ 调节性 T 细胞($CD4^+$ $CD25^+$ $FoxP3^+$ Treg 细胞):该细胞是指表达 FoxP3 的 $CD4^+$ $CD25^+$ 抑制性 Treg 细胞。研究发现,在超抗原葡萄球菌肠毒素 B(SEB)的刺激下,表达 FoxP3 的 $CD4^+$ $CD25^+$ 抑制性 Treg 细胞失去其正常的免疫抑制作用,功能性 T 淋巴细胞被异常激活,提示 Treg 细胞参与金黄色葡萄球菌感染/定植引起的皮肤湿疹免疫反应机制。研究发现妇女穿耳洞、戴耳环因镍过敏引起的耳垂皮炎部位皮损,镍斑贴部位皮肤中 Treg 细胞缺如、Treg1 细胞(Ⅰ型调节性 T 细胞)及其抑制性细胞因子 IL-10 表达增加。此外,研究还发现湿疹患者外周血中 Treg 细胞数量增多。这些研究说明湿疹患者 $CD4^+$ $CD25^+$ $FoxP3^+$ Treg 细胞归巢能力丧失,无法正常到达靶皮肤发挥抑制作用,导致功能性 T 淋巴细胞异常激活和皮肤炎症反应。

(2)皮肤屏障缺陷:皮肤屏障缺陷在湿疹发病中的作用及机制是近年来湿疹研究的热点之一。摩擦、搔抓、掏耳等物理刺激,治疗耳部疾病的药物中所含的新霉素、苯佐卡因、防腐剂等化学刺激以及细菌或真菌感染等因素,均可破坏耳部皮肤屏障,引发耳部湿疹。皮肤屏障缺陷程度的主要评估指标是经皮失水值(TEWL),TEWL 值的高低与皮肤屏障缺损严重程度及特应性皮炎评分指数(SCORAD 指数)评估出的婴儿湿疹(特应性皮炎)严重性相关。因此使用各种方法如保湿剂、保护膜、免疫调节剂等提高角质层水合度和降低 TEWL 值,以修复湿疹患者的皮肤屏障,可以减轻湿疹病情严重程度及降低复发率。

丝聚合蛋白(FLG)是皮肤屏障的重要组成成分,是由角质形成细胞分泌的一种蛋白分子。FLG 在角质形成细胞向角质层分化过程中,由颗粒层被释放至细胞间隙,其逐渐降解形成的各种氨基酸和降解产物,是天然保湿因子(NMF)中的重要组成部分,对维持正常皮肤屏障功能有重要作用。湿疹患者皮肤的 FLG 表达减少,NMF 含量降低,表皮保水能力、皮肤弹性及机械性能降低,屏障功能减退,为各种微生物及抗原进入体内提供了人口及途径。Oyoshi 等在 FLG 缺失的小鼠模型中观察到皮肤出现湿疹样改变的同时,可检测到表皮 IL-17 表达增加、血清 IgE 升高,说明皮肤屏障缺损和 IL-17 表达异常参与了湿疹免疫反应过程。

(3)病原微生物定植:耳部湿疹与中耳炎关系密切,感染病原体产生的抗原或代谢产物可导致皮肤屏障缺陷、表皮免疫反应异常,进而引发耳部湿疹。反之,湿疹体质的患者由于固有免疫异常、抗原肽水平低下、Toll 样受体表达缺陷等原因,容易被病原微生物定植,导致外耳道感染和中耳炎的发病概率也会大大增加。目前比较公认的与湿疹发病关系密切的病原微生物是金黄色葡萄球菌(S.aureus)。耳部湿疹患者的皮损区及其邻近外观尚正常的皮肤表面 pH 升高,环境由弱酸性转变为碱性,该 pH 环境既有利于 S.aureus 的定植及生长,又会抑制皮肤抗微生物肽(AMPs)表达,降低皮肤对外界微生物的抵抗能力,增加

S.aureus感染概率。定植于皮肤表面的 S.aureus 通过产生超抗原,诱导 T 淋巴细胞表皮浸润、IgE 产生及嗜碱性粒细胞释放组胺,引起持续的皮肤免疫炎症及湿疹样变。新近的研究发现,除了超抗原,S.aureus 产生的胞壁酸(LTA)也与湿疹发病有关。Travers 等在体外试验发现,湿疹皮损中的 LTA 含量足以诱导包括表皮细胞在内的多种细胞表达细胞因子,引起免疫炎症反应。

(4)IL-31 及 IL-17 释放:IL-31 是一种近年新发现的与湿疹发病机制密切相关的炎症介质。Dillon 等在过表达 IL-31 的转基因小鼠中,检测到高表达的血清 IgE,并观察到小鼠皮肤出现瘙痒性炎症改变。Bilsborought 等用湿疹患者皮损处的皮肤活检标本检测发现,上调的 IL-31 由表皮淋巴细胞抗原阳性的皮肤归巢 T 细胞产生。

IL-17 是另一种新发现的与湿疹发病机制密切相关的炎症介质。活体研究发现 IL-17 在湿疹皮损中表达升高,急性期皮损较慢性期皮损更为明显。以葡萄球菌肠毒素 B 为抗原,在湿疹患者皮肤进行斑贴试验,发现 SEB 可增强 IL-17 的分泌。IL-17 表达改变不仅表现在湿疹皮肤中,在湿疹小鼠模型的呼吸道中也检测到升高的 IL-17。体外研究发现,在分离培养的角质细胞中诱导 IL-17 合成,可上调抗微生物肽 HBD-2、IL-4 及 IL-13 的表达。因而可以推测 IL-17 在湿疹发病机制中的免疫反应作用是:在湿疹急性期,皮损区分泌 IL-17 的 T 淋巴细胞浸润,受葡萄球菌抗原刺激后分泌 IL-17,继而诱导抗微生物肽 HBD-2 产生,发挥抵抗微生物感染作用。同时作为负反馈调节,Th2 细胞因子 IL-4 可抑制 IL-17 的生物学作用。除了 HBD-2 可刺激上调 IL-17 外,前面提到的丝聚合蛋白缺失也会引起表皮 IL-17 表达增加、血清 IgE 升高和皮肤出现湿疹样改变。

(5)基因多态性或变异:近年成为研究热点的是丝聚合蛋白基因突变。前面已经提及,FLG 是皮肤屏障的重要组成成分,然而 FLG 参与湿疹发病的另一个重要机制是基因突变。研究发现约 20% 的特应性皮炎(即所谓的遗传过敏性湿疹)患者存在位于染色体 1q21FLG 基因的无义突变,已发现 20 余种突变形式。存在 FLG 基因突变的人群,患特应性皮炎的概率是非突变人群的 3 倍。在轻、中度湿疹的儿童中,23.2% 带有 FLG 基因的无义突变,高于对照组的 11.8%,且该现象与隐性遗传有关。近年来 Howell 等在体外试验发现,IL-4 和 IL-13 可抑制角质形成细胞 FLG 基因表达,提示部分特应性皮炎的 FLG 表达可被炎症介质调控。

另外,研究发现一些炎症介质基因多态性与包括湿疹在内的炎症性皮肤病的发病密切相关。Sonkoly 等在炎症性皮肤病患者(包括湿疹)的正常皮肤及皮损中均检测到 4 倍升高的 IL-31mRNA,说明 IL-31 基因转录增高。进一步以非特应性湿疹(NAE)患者为对象的研究发现,IL-31 基因的共有亚型——A 单体型与该类湿疹患者的发病紧密相关。研究还证实,IL-18 单核基因多态性与湿疹病情的严重程度有关,寡聚核苷结合域包含蛋白1(NOD1)多态性及表型与湿疹发病也有关系。

(6)其他环境因素:食物不耐受诱发和加重湿疹的现象最近几年被许多学者所关注。2011 年的一项研究发现,敏感食物诱发的血清 IgE 升高与湿疹(尤其是婴儿湿疹)的发病密切相关。

## 二、临床表现、鉴别诊断及治疗

皮肤湿疹根据病程和临床特点可分为急性、亚急性和慢性。根据病变范围分为局限性和泛发性两大类。局限性是指仅发生在特定部位的湿疹,以发病部位命名。耳部是湿疹常见的发病部位,它可以是仅局限于耳部的湿疹,也可以是泛发性湿疹的其中一个发病部位。耳部湿疹的病因多以摩擦、搔抓、掏耳等物理刺激引发的皮损或感染为主,后者可由外耳道的真菌感染或定植刺激引起,也可继发于中耳炎的感染性湿疹。此外,治疗耳部疾病的药物中所含的新霉素、苯佐卡因、防腐剂可引起接触性湿疹,穿耳洞、戴耳环所引起的耳垂皮炎常因镍过敏所致。

### （一）临床表现

耳部湿疹发生于外耳道、耳轮及耳后皱襞处，以外耳道最常见，皮疹呈多形性，通常为双侧对称分布。急性期表现为红斑基础上出现针头到粟粒大小丘疹、丘疱疹，严重时可出现小水疱，境界不清楚。常因搔抓形成点状糜烂面，有明显浆液性渗出。急性期湿疹炎症减轻后，皮疹呈暗红色，轻度浸润，出现少量鳞屑，此时湿疹则进入亚急性期。若急性、亚急性湿疹经久不愈，或一开始致病因素的刺激轻微但反复持续，湿疹可呈慢性化表现。具体表现为耳部皮肤有暗红斑、浸润较明显，上有丘疹、抓痕和鳞屑，以及局部皮肤肥厚、表面粗糙、有不同程度的苔藓样变、色素沉着或色素减退。由于耳部为脂溢部位，有时病灶可呈脂溢性。发生于外耳道者可能最终引起外耳道狭窄。因剧烈瘙痒而搔抓或热水烫洗可加重皮损。如继发感染则形成脓疱、脓液、脓痂，伴局部淋巴结肿大，甚至出现发热等全身症状。如合并单纯疱疹病毒感染，可形成疱疹性湿疹。

组织病理学：急性湿疹表现为表皮内海绵形成，真皮浅层毛细血管扩张，管周淋巴细胞浸润，可有少数中性粒细胞及嗜酸性粒细胞。亚急性和慢性湿疹表现为角化过度和角化不全，棘层肥厚明显，真皮浅层毛细血管壁增厚，胶原纤维变粗。

### （二）诊断和鉴别诊断

1.诊断　耳部湿疹的诊断并不困难。主要根据病史、临床表现，必要时辅以实验室检查结果。剧烈瘙痒、皮疹呈多形性、对称分布。急性期以红斑、丘疹、丘疱疹为主，有渗出倾向。慢性期浸润肥厚、呈苔藓样变特征。病程不规则，常迁延和反复发作。组织病理学检查有一定的参考价值。

2.应与下列疾病鉴别

（1）接触性皮炎：急性耳部湿疹应与耳部接触性皮炎鉴别。接触性皮炎是皮肤或黏膜接触刺激物或致敏原后接触部位发生急性或慢性炎症。患者通常有明确的接触史，常见的致病接触物有毛虫、生漆、杀虫剂、铬酸盐、镍、可卡因、对苯二胺、松脂精、香料、环氧树脂、苯佐卡因、磺胺等，耳部接触物须注意眼镜架（常为金属镍过敏）、耳环，近年来还有手机、耳机等接触过敏的报道。病变局限于接触部位，皮疹形态单一，多为红斑，其上有丘疹、丘疱疹，境界清楚，严重时可出现大疱。接触性皮炎病程短，去除病因后多易治愈。

（2）感染性湿疹样皮炎：感染性湿疹样皮炎属于自身敏感性皮炎的特殊类型，与湿疹较难鉴别。常见于有较多分泌物的慢性化脓性中耳炎、耳部溃疡、窦道开口的周围皮肤，发病与分泌物及其中的细菌毒素的刺激或不适当的外用治疗、过度搔抓等混合因素有关。初始是在原发病灶的周围皮肤出现潮红，继之出现丘疹、水疱、糜烂。瘙痒剧烈。局部淋巴结可肿大、压痛。清洁创面，排除化学刺激及控制感染，病情较快好转。

（3）慢性单纯性苔藓：耳部慢性湿疹须与慢性单纯性苔藓鉴别。慢性单纯性苔藓多好发于颈项、肘膝关节伸侧、腰骶部，耳部偶有累及。病因主要为神经精神因素，病变部位多先有痒感，搔抓后出现皮损。典型皮疹为多角形扁平丘疹，密集成片，呈苔藓样变，边缘见扁平发亮丘疹，无局部渗出病史及倾向。病程慢性，可反复发作。

### （三）治疗

1.首先为避免各种可能的致病因素，如局部接触的变应原。发病期间避免食用辛辣食物及饮酒，避免过度洗烫及搔抓。

2.内服药物治疗目的在于抗炎、止痒。可予抗组胺药、镇静安定剂等；急性期可用非特异性抗过敏药物如静脉注射钙剂、维生素C、硫代硫酸钠。有严重的继发感染时可加用敏感的抗生素。一般不宜系统使用糖皮质激素,因湿疹有反复发作倾向,长期使用激素可致不良反应增加,停用后很快复发,部分患者激素使用不当如滥用、突然停用可导致湿疹病情迅速加重,引起泛发性湿疹或继发性红皮病。

3.外用药物应遵循皮肤科外用药物使用原则。急性期无渗液或渗出不多可予氧化锌油,渗出多者可给予 3%硼酸溶剂冷湿敷,或用起干燥作用的 domoboro 滴耳液;渗出减少后可给予含糖皮质激素的滴耳液、霜剂或油剂;亚急性期可给予含糖皮质激素的滴耳液或乳剂;慢性期可选用糖皮质激素软膏、硬膏、涂膜剂。顽固性病灶可用糖皮质激素皮损内注射。局部感染或由有感染倾向可加用抗生素或含有抗菌成分上述制剂。

(李江平)

# 第六节　分泌性中耳炎

在耳科最常见的与免疫学相关的疾病就是渗出性中耳炎(OME),又称分泌性中耳炎,是儿童常见的致聋原因之一。OME 的临床特征是鼓室积液,然而没有急性感染的体征和症状,治疗不当或长期得不到有效的治疗可导致胶耳,甚至鼓室硬化症。本病至今尚无良好的早期诊断方法。英国学龄儿童每学期进行 1 次声导抗检测,在 2 次声导抗不正常(约占 1%)的学童中,进一步的耳部和听力检查发现 1%已发展为胶耳。

OME 按病程长短分为急性和慢性 2 种临床类型,慢性 OME 是因急性 OME 未得到及时及恰当的治疗,或反复发作、迁延转化而来。但急性 OME 经过多久才能转化为慢性 OME 尚不清楚,目前一般规定,发病 8 周以内为急性 OME,超过 8 周则为慢性 OME。有观点认为,应该在急性和慢性之间分出亚急性型,即发病 3 周以内为急性、3 周至 3 个月之内为亚急性,超过 3 个月则为慢性。无论临床上如何分型,急性和慢性的临床表现是相似的,治疗上更是有连续性。

目前,距 OME 病因学的深入了解还相距甚远,理想的诊断和治疗方法也在继续探索之中。

## 一、流行病学

在美国,每年大约有 1000 万儿童接受 OME 治疗,因此促进了美国最常见的鼓膜切开术和鼓室置管术的开展。OME 可能造成 20dB 或以上的听阈提高,因此是导致儿童听力减退的一种重要疾病。国外统计显示 1 岁以前的儿童 50%发生过 OME,到 2 岁时增加到 60%,多数能够在 3 个月内自愈,但仍有 30%~40%的患儿出现复发。20 世纪 90 年代有较多的 OME 流行病学研究,由于各国的研究方法不同,或研究人群的年龄不同,儿童 OME 的患病率在不同国家或地区有一定差异。英国的一项资料对 5~8 岁学龄儿童的检测显示,OME 在 5 岁儿童组中更常见,每年发病率为 17%,而 8 岁组是 6%。同时对患儿进行检查发现双侧发病的极多见,在 6~12 个月的患儿中双侧发病约为 76%,21~24 个月的患儿中为 30%。来自新西兰的研究表明 1004 名 5~8 岁新西兰儿童的患病率为 9.5%。沙特阿拉伯 4124 名 1~8 岁儿童的调查资料显示患病率为 13.8%。希腊的研究结果是 5121 名 6~12 岁儿童的患病率是 6.5%。近年一份来自土耳其的研究显示 912 名 6~8 岁儿童的患病率为 10.4%;新近意大利的研究显示 310 名 5~6 岁儿童的患病率为 12.9%,2132 名 5~14 岁儿童的患病率为 6.8%,研究发现 2 岁和 5 岁是儿童期的两个发病高峰期,6 岁以后发病率逐渐下降,研究者认为可能与咽鼓管结构功能逐渐发育完善、自身免疫力不断提高有关。目前我国尚缺乏 OME 详细、准确的流行病学调查研究。

下列情况可能成为儿童患 OME 的危险因素，包括：①人工喂养的婴幼儿；②被动吸烟暴露和接触（父母有吸烟习惯）；③呼吸道变态反应性疾病，特别是变应性鼻部疾病；④社会经济地位低下的儿童；⑤小儿进入日间托儿护理中心；⑥冬季发病高于夏季；⑦遗传因素：如同胞中有人患 OME，则患病危险性升高；⑧若在 1 岁以内患有 OME，则以后该病复发的危险性增高；⑨原发性免疫缺陷病和原发或继发性纤毛运动障碍的儿童；⑩Down 综合征或颅面骨发育异常。

此外，OME 多见于男童，腭裂患儿可导致慢性 OME 的发病，种族因素也可能增加 OME 患病概率，美国土著民族和因纽特人的患病率最高。

## 二、OME 发病与变态反应

对复发性或者慢性 OME 患者进行评估时，多种因素均与免疫学相关，且参与 OME 的发病，最令人关注的是变态反应。然而，目前对于变应性疾病是否是 OME 发病机制之一尚有争议，许多研究者认为在 OME 发病过程中，变应性疾病起着重要作用，至少是原因之一，也可能是促发因素之一。相反的观点是认为尚未发现令人信服的证据可以证明变态反应导致了 OME 的发生。

### （一）OME 与 I 型变态反应

早在 20 世纪 50 年代，Shambaugh 即提出本病与变应性鼻炎（AR）相关，AR 合并 OME 占 20%～90%，明显高于对照组。其实此前，国内张庆松教授也曾指出 AR 患者 OME 患病率高于对照组，且 OME 患者中 AR 患病率也高于健康对照组。1992 年 Mogi 重申 Shambaugh 和张庆松的观点，指出他的一组 222 例 OME 中合并 AR 占 42%，259 例 AR 中合并 OME 者占 35%。此后，Bernsteln 等对 200 例随机的 OME 患儿进行了回顾性分析，这些患儿至少接受过一次鼓膜切开及鼓室置管术，通过病史询问和体格检查，发现 23% 患儿属于特应性。

一些研究采用组胺和变应原进行双盲、安慰剂对照的鼻激发试验，以及对变应性患儿的研究和对 OME 的随机研究，均支持变应性疾病作为诱发因素参与了 OME 的发病。例如 Kraemer 等对接受鼓膜切开术治疗的患儿进行了发生 OME 危险因素的研究，与不同年龄组对照比较，显示特应性是发病的危险因素之一。他们应用声导抗测试在儿科变态反应门诊 488 例初诊患儿中，证实 49% 存在中耳功能障碍。Berman 等的一项前瞻性研究证实患变应性疾病的儿童中，出现 OME 并传导性听力障碍的发生率非常高，在随后的 6 个月的随访过程中，有半数患儿发展为 OME 或急性中耳炎。日本的一份资料显示，一项对 605 例患有 AR 患儿的评估性研究表明 21% 的 AR 合并 OME，另一项是 259 例诊断为 OME 的患儿中有 50% 合并 AR。

新近，Martine 等对 300 例 5～6 岁学童进行皮肤点刺试验，分为两组，特应性组（G1）和非特应性组（G2），结果是 OME 流行率为 12.9%，Gl 组为 42.85%，G2 组为 6.3%，双侧发病为 70%，B 型鼓室图 48 耳（70.59%），G1 组明显高于 G2 组，鼓室图峰压值和咽鼓室容积 2 组均有明显差异，但 2 组纯音测听无差异。

然而，Yamashita 等应用卵清蛋白致敏豚鼠进行了鼻黏膜激发试验，中耳部位并未能发现有组织学改变，不支持 I 型速发型超敏反应与中耳渗出液相关的学说。

### （二）OME 中耳积液 IgE 中的意义

许多对中耳积液的免疫球蛋白检测研究显示，积液中检出的最重要的免疫球蛋白是分泌性 IgA，虽然也在一些患者中耳积液中检出 IgE 水平升高，但大多数积液中并未能证实中耳积液中 IgE 水平比血清中者升高。虽然可以在积液中检出变应原特异性 IgE，但这些特异性 IgE 水平与血清中者相同。其实要从这些数据上获得确切的解释是不太可能的，从大体上看，似乎对大多数患者而言，不支持大多数病例中耳是休克组织的观点。但也有例外,有报道发现在个别病例的积液中存在针对豚草、交链孢霉和尘螨的 IgE 抗体,但不存在于血清中。Khan 等将 16 例儿童 OME 和 32 例健康儿童进行比较,研究检测了 IgE、IgM、IgA 的水平,发现 10 例 OME 患者中 7 例出现常见吸入物特异性 IgE 水平升高,32 例对照病例中仅 4 例出现类似情况,该研究关于特异性 IgE 水平升高的结论可能只能算作是"无辜旁观者",然而从另一方面讲,也可能是变态反应素质在 OME 中的重要性提供了部分支持。近年 Chantzi 等的研究指出,IgE 致敏和变应性呼吸道症状是发展为 OME 的独立危险因素。

### (三)OME 与中耳黏膜的免疫应答

1996 年 Hurst 等提出了有关变态反应与 OME 相关的最具体的证据,对 89 例需要进行鼓膜切开术和鼓室置管术的 OME 患者,采用了 RAST、血清 IgE 水平检测以及变应原皮肤试验进行研究,皮肤试验结果证明 97% 的 OME 患者存在特应性疾病,并发现渗出液中嗜酸性粒细胞阳离子蛋白(ECP)和嗜酸性粒细胞水平明显升高,提示中耳发生了变应性疾病。Monaka 等和 SacreHazouri 研究着眼于 OME 与变应性疾病如变应性鼻炎、哮喘、鼻窦炎、鼻咽部淋巴组织增生、睡眠呼吸暂停低通气综合征和鼻息肉等的相关性,并在部分患者中耳渗液和血清中查到 IL-5 和嗜酸性粒细胞亲和素,他们还发现中耳渗出液并非漏出液,因此渗出液中的 IgE 是分泌出来的,同时也可以在大多数伴有慢性渗出液的特应性患者的耳部检测到类胰蛋白酶-肥大细胞活化标志物。上述研究支持如下的假说:中耳黏膜能够发生免疫应答,且发生在大多数 OME 患者中耳内的炎症本质上是变应性炎症反应。

变态反应看起来在中耳积液的发生过程中起到了更加重要的促发作用。一个可能的机制是:变应性鼻炎患者肥大细胞和嗜酸性粒细胞释放化学介质,从而造成咽鼓管炎症并发生咽鼓管阻塞。随着儿童年龄的增长,咽鼓管形状发生改变,腭帆张肌的活动能力也逐渐改善,中耳渗出液发生率明显逐渐减少,而变应性鼻炎的发生率则是随着年龄的增长而逐渐增多。因此提示,腭帆张肌和年龄因素至少在中耳积液的发生发展中可能比变态反应因素更为重要。

### (四)OME 与食物变态反应

食物变态反应是否在 OME 的发病中具有重要作用是另一个有争论的问题。早在 1982 年,Bernstein 应用 ELISA 法对 2 岁以内具有中耳炎倾向的儿童血清和中耳内进行了 IgG 和 IgE 抗体检测,并与年龄相应的对照组进行比较,发现具有中耳炎倾向的儿童的血清和中耳内,牛奶、小麦和蛋清的 IgG 抗体明显升高,但 IgE 水平在两组中并无显著性差异。继后,Nsouli 通过对 104 例儿童的研究评估食物变态反应在复发性 OME 中可能产生一定的作用,这些儿童并没有食物过敏的既往史,以皮肤点刺试验、RAST 和开放性食物激发试验评估是否存在食物过敏反应,通过体格检查、鼓室测量和听力测试评估中耳渗出情况,结果是 78% 儿童食物变应原皮肤试验呈阳性反应,通过 16 周对可疑致敏食物逐一排除,再进行开放性激发试验,当将确定为诱因食物在饮食中排除后,86% 患儿的中耳渗液情况得到了改善。进行开放性食物激发试验后,94% 患儿再次出现中耳渗出液。遗憾的是,这项研究未采用对照和双盲法,其结果受到一定的质疑。因此目前尚未有令人信服的证据表明针对食物发生的高敏感性在 OME 病因学中起着某些肯定的作用。

### (五)OME 与 IgG 免疫复合物

因为中耳具有独立的免疫防御系统,提示慢性 OME 可能是一种由抗体介导的免疫复合物疾病,即Ⅲ型变态反应,抗原可能存在于腺样体或鼻咽部淋巴组织内。应用抗 C3 固相 ELISA 法可以在中耳渗出液中检出免疫复合物。1997 年 Ueyama 等发现肺炎链球菌性中耳炎后出现的持续性中耳渗出液,并认为在鼓室腔内形成的免疫复合物对中耳渗出液的形成和持续具有重要的作用。但一些研究对免疫复合物在患耳渗出液的发生过程中是否具有重要作用仍然存在争议。因此目前尚未有令人信服的证据表明形成的 IgG 免疫复合物在 OME 病因学中起着某些肯定的作用。

### （六）OME 中耳积液的炎性介质和细胞因子

通过对中耳积液检测炎性介质和细胞因子的角度探讨 OME 与免疫反应关系的研究显示，Ⅲ、Ⅳ型变态反应也参与 OME 的发病。以免疫组化法检测出主要的细胞因子是 IL-1、IL-2、IL-6、GM-CSF、TNF、IFN-γ 等，但不同作者所检出的结果不同，甚至相互矛盾。Takeuchi 等以反转录 PCR 技术在儿童和成人两组 OME 患者中，检出 IL-8mRNA 表达率为 75%，并无差异，可能是中耳积液中主要的细胞因子，并发现 IL-8 水平与 TNF-α 等相关。

### （七）OME 与原发性或继发性免疫缺陷病

急性和慢性化脓性中耳炎通常情况下是原发性或继发性免疫缺陷病的组成部分，对于免疫缺陷症患者，中耳是容易天发生感染的部位之一。在各种原发性免疫缺陷性疾病中，中耳炎更常见于体液免疫缺陷或者 B 细胞免疫性疾病的患者，例如 X 染色体相关性低丙种球蛋白血症、共同变异的免疫缺陷以及选择性 IgA 缺乏。倘若无法产生抗肺炎链球菌多糖抗原的抗体，或者相关的 IgG2 亚型抗体缺乏，则通常会与童年期复发性中耳炎相关联。OME 与细菌抗原免疫反应

过去一直认为 OME 是一种无菌性炎症。自 1958 年 Senturia 等在 40% 的中耳渗出液标本中检出致病菌以来，各家对致病菌的检出率为 22～6～52%。常见的致病菌为流感嗜血杆菌（H.influenzae）和肺炎链球菌（S.pneumoniae），其次是 β-溶血性链球菌（GU）、金黄色葡萄球菌（S.aureus）和卡他布蓝汉球菌（Branhamella）等。值得注意的是，这些检出菌种和急性化脓性中耳炎的致病菌种是基本相同的。细菌的内毒素在发病机制中，特别是在病变迁延为慢性的过程中可能具有一定的作用。此外，急性化脓性中耳炎治疗不彻底、滥用抗生素和细菌耐药性等也可能与 OME 发生发展有关。

最近应用 PCR 等现代检测技术发现，慢性 OME 的中耳渗出液中还可检出如流感病毒、呼吸道合胞病毒、腺病毒等。此外尚有沙眼衣原体检出的个别报告。因此，病毒也可能是 OME 的主要致病微生物。

应该引起注意的是，Hiroyuki 等在慢性 OME 患儿的中耳渗液中检测到抗 H.influenzae、抗 S.pneumoniae、抗 S.pyogenes、抗 S.sanguis、抗 S.mitis、抗 S.salivarius、抗 S.sanguis 等的细菌特异性抗体。Stenfors 等应用免疫技术发现，OME 患儿中耳渗出液中和慢性化脓性中耳炎患儿中耳分泌物中，细菌受调理素的作用存在显著差别，前者的细菌很少由 IgG 和 $C_3$ 包被，清除致病菌应采用依赖于 IgG 和补体以外的其他因素，可能为溶菌酶和备解素等。这些研究说明，致病性细菌或细菌成分的局部免疫功能与 OME 的发病也有相关性，上述研究结果似乎可以提出这样一个假说：细菌感染及其随之引起的免疫反应致使儿童 OME 病程延长。

### （八）OME 与腺样体免疫

OME 患者的腺样体功能异常引起的咽鼓管功能障碍也被认为是 OME 发病的重要因素。vanNieuwkerk 等从腺样体中纯化出树突状细胞，发现 OME 患儿与正常儿童和成人相比，OKT6 和 $RFD^+$ 树突状细胞水平相对较高，认为儿童腺样体内树突状细胞的存在可能与 OME 的发病有部分相关。但也有学者持不同观点，对患腺样体肥大和 OME 的 17 例患儿和仅患腺样体肥大的 18 例儿童的免疫微环境进行对比，2组并无不同，认为 OME 的发病与腺样体肥大无关。对 OME 和中耳正常儿童切除的肥大的腺样体标本中的肥大细胞进行计数，发现 OME 患儿腺样体中肥大细胞数目明显多于中耳正常儿童，认为肥大细胞释放的炎性介质和细胞因子导致咽鼓管病理学改变，从而产生中耳积液，而非肥大的腺样体阻塞咽鼓管而发病。因此腺样体的免疫功能是否参与了 OME 的发病，以及如何参与还是一个尚未解决的问题。另一个更需要研究的问题是，腺样体是否真的具有抵御入侵的微生物和抗原的免疫功能还不得而知。

## 三、常规和相关免疫学诊断

### （一）常规诊断依据

OME具有典型的临床症状和鼓膜特征。临床症状主要是听力下降、耳闷堵感,甚至耳痛和耳鸣。但儿童多不能表达这些症状,主要依靠家长细心观察,婴幼儿由于耳痛、耳闷可能表现为哭闹、抓耳朵、不让碰耳朵等,另外家长可能会发现患儿对声音反应差。OME的鼓膜是完整的,急性期鼓膜松弛部充血,紧张部呈现由鼓膜边缘向中心放射状的血管充盈,锤骨柄处明显。也可表现为全鼓膜轻度充血,鼓膜紧张部或全鼓膜呈现出不同程度的内陷,表现为光锥缩短、变形或消失,锤骨柄及锤骨短突向鼓膜外凸出,并向后上方移位。鼓室积液时,鼓膜颜色变暗,呈淡黄色或橘黄色,慢性或反复发作可呈乳白色或淡灰色,透明度下降。当积液未完全充满整个鼓室腔时,透过鼓膜可见"气-液平面"或气泡,当积液较多时,鼓膜向外膨隆。

声导抗检查通常是诊断OME的依据,纯音测听检查可明确传导性听力障碍及程度。对于成人,声导抗测试常采用226Hz探测音,但是对于婴儿,由于其听觉解剖系统发育尚未完善,226Hz探测音测试得出的鼓室图常常表现为有切迹的不规则图形,同时声发射减弱或消失,使得无法判断中耳功能。目前对于6～12个月以下的患儿,临床上常采用高频探测音进行声导抗测试,如660Hz、678Hz、1kHz。OME鼓室图多呈现"B"型,即"平坦型",或"C"型,即"负压型",平坦型鼓室图反映了鼓室积液使中耳传声系统劲度增加,负压型鼓室图反映了咽鼓管功能不良。Martines的研究显示呈现"B"型鼓室图的患儿占70.59%。OME患耳声发射的表现是同侧消失,对侧减弱或消失,健耳则同侧声发射正常,对侧声反射消失。纯音测听骨导听阈基本正常,气导听阈提高,以低频听力下降为主,平均为23dB,但有的患者听阈可无明显下降,有的却听力下降较重,有的患者表现为混合性聋,可能是由于中耳积液中的微生物或毒素通过窗膜进入内耳损伤毛细胞。对于幼儿或较小儿童通常不进行纯音测听检查。

### （二）相关免疫学诊断

当慢性OME伴有变应性疾病的相关症状和体征时,需要进行标准的变应性评估,如鼻分泌物涂片检查嗜酸性粒细胞、末梢血嗜酸性粒细胞计数,以及特异性吸入物和食入物变应原的皮肤点刺试验均具有诊断参考价值。

## 四、常规和相关免疫学治疗

OME是免疫性和非免疫性交织在一起以及感染和感染免疫交织在一起的复杂疾病,迄今尚缺乏大宗双盲安慰剂对照的治疗效果荟萃分析。但有一点是肯定的,即早期治疗和正确的治疗预后一般是良好的。随着儿童的成长,OME患病率也趋于降低,直到这些患儿长大而不再患此病。后遗症如胶耳、鼓室硬化症、中耳乳突胆脂瘤等并不多见。

### （一）常规治疗

原则是清除中耳积液、控制感染、改善中耳通气、引流,以及治疗相关疾病。

1.药物治疗

(1)抗生素:急性OME可选用青霉素类、红霉素和头孢类药物等口服。

(2)鼻内用减充血剂:以保持鼻腔通畅,也有助于改善咽鼓管功能。咽鼓管吹张(可采用捏鼻鼓气法、波氏球法或导管法)。成人可经导管向咽鼓管咽口吹入泼尼松龙1ml,隔日1次,共3～6次。

2.手术治疗

(1)鼓膜穿刺:抽出积液。必要时可重复穿刺,亦可于抽液后注入糖皮质激素或 α-糜蛋白酶等药物。

(2)鼓膜切开:液体较黏稠、鼓膜穿刺不能将其抽出或抽尽者,或虽经反复穿刺,积液又迅速生成和积聚者,宜作鼓膜切开。小儿与其在全麻下作鼓膜穿刺,不如进行鼓膜切开。

(3)鼓膜切开+置管:病情迁延长期不愈,或反复发作者,可于鼓膜切开并将积液充分吸尽后,在切口处放置一通气管,以利中耳积液引流和改善中耳通气,同时促进咽鼓管功能修复。通气管的留置时间因病情而异,通常为 6～8 周,长者可 1～2 年,一般不超过 3 年。咽鼓管功能恢复后,通气管大多可自行脱出。有用激光在鼓膜前下方造孔替代留置通气管,但此孔短期内多会自行愈合。

### (二)与免疫学相关的治疗

1.针对 OME 的治疗

(1)口服糖皮质激素:是针对 OME 的主要免疫学治疗,但其治疗作用还不十分清楚。Berman 等进行了一项治疗比较研究,将患者分为三组,即单独应用糖皮质激素、糖皮质激素联合抗生素以及安慰剂,结果显示,在有效清除积液方面,联合用药优于单独用药,安慰剂效果最差。此项研究提出的治疗方案是,口服泼尼松每天每公斤体重 1mg,分为两次服用,连续 7 天,同时给予抗生素。另一项对年幼 OME 的治疗研究却显示,单独应用糖皮质激素治疗无效,联合抗生素治疗者有效。然而另有一些文献则显示,部分患者短期单独口服糖皮质激素治疗,或联合抗生素治疗都是有利的。

(2)鼻内糖皮质激素:目前不支持鼻内糖皮质激素治疗 OME,Shapiro 等报道仅 30% 有效,认为其作用主要是促进咽鼓管功能障碍的快速改善,而非主要作用于 OME 的免疫学因素。

(3)腺样体和扁桃体切除:由于腺样体和扁桃体的免疫对 OME 的作用目前还没有统一的认识,因此切除效果也没有一致的结论。但 Stewart 等和 Maw 的研究结果很值得回味,他们认为对于患有扁桃体炎和腺样体肥大的 OME 患儿,采取腺样体和扁桃体切除术并不比单独切除腺样体有更大的收益。

2.针对变应性疾病的治疗　对于明确伴有变应性疾病的 OME,例如变应性鼻炎,针对变应性鼻炎的免疫治疗十分重要,治疗作用和疗效也是明确的。变应性疾病的控制必有助于 OME 的治愈。

(张　翠)

# 第七节　中耳乳突胆脂瘤

中耳乳突胆脂瘤是临床上常见的耳部疾病之一。具有慢性进行性、破坏性和难治性等特点。由于病变具有侵袭性,常常破坏听小骨,引起不同程度的听力障碍,而且还可引起各种颅内、外并发症,如眩晕、面神经瘫痪、脑脓肿等。严重者可能导致死亡。"胆脂瘤"的概念于 1838 年由德国生理学家 Johannes Mfieller 首次提出,此后关于中耳乳突胆脂瘤的报道越来越多。

中耳乳突胆脂瘤的组织病理学特征是中耳乳突内存在高度增殖的角化鳞状上皮和邻近骨质的吸收、破坏。显微光镜下的胆脂瘤呈一种复层鳞状上皮,由基底层、棘层、颗粒层和角质层组成,后者占 95%,从基底层到角质层是角质细胞增殖、分化、移动和脱落的过程,并处于过度增殖状态,这与正常皮肤表皮增殖完全不同。

非常遗憾的是,尽管历经百余年的研究,但迄今为止,中耳乳突胆脂瘤的发病机制仍存在诸多不明确的问题。仅关于胆脂瘤形成这一问题,目前就有多种假说,例如先天性胚胎上皮残留学说、袋装内陷学说、上皮移行学说和基质细胞增殖学说等。随着 20 世纪末各种免疫学技术的不断发展并应用于中耳乳突胆脂瘤病因机制的研究,免疫学因素在中耳胆脂瘤发生、发展中的作用越来越受到各国学者的重视。目前已有较多的证据支持中耳乳突胆脂瘤的发生和发展是机体防御慢性炎症反应所引起的一系列免疫应答反应的结果,表现为中耳腔内存在高度增殖的角化鳞状上皮、程序性角质细胞凋亡、腔内角化碎屑堆积和继之的周围骨质破坏。

最近,Welkoborsky HJ 从免疫学角度对中耳乳突胆脂瘤的发病机制作了如下表述:首先是咽鼓管功能障碍引起局部内陷袋形成,继之局部感染导致黏膜自洁功能障碍,使细胞碎片和角化细胞在内陷袋中逐渐积聚,后者进而引起多种免疫细胞(包含朗格汉斯细胞、T 淋巴细胞和巨噬细胞)迁徙,导致上皮细胞的增殖、角化和成熟循环失衡,以及细胞凋亡延长,上述病理改变均导致自洁功能进一步紊乱。此外,炎症刺激在引起上皮增殖的同时,还引起组织溶解酶和细胞因子的分泌增加,加之,内陷袋中的细菌产生的一些抗原,也继而活化各种不同的组织溶解酶和细胞因子,如 ICAM、RANKL、IL-1、IL-2、IL-6、MMP-2 和 MMP-9 等,这些酶及细胞因子刺激和活化破骨细胞,引起细胞外骨基质退化和增殖,使疾病侵袭进展。

本文从胆脂瘤上皮细胞过度增殖、骨质破坏吸收机制、细胞凋亡基因和信号转导的调控,以及胆脂瘤与中耳和全身炎症反应的关系等方面阐述中耳乳突胆脂瘤的免疫学机制。

# 一、胆脂瘤上皮细胞过度增殖的免疫学机制

细胞增殖在中耳胆脂瘤形成的过程中起着重要作用。近 20 年来,通过对细胞增殖标志物及细胞生长因子等在中耳胆脂瘤上皮的研究从免疫学的角度进一步证实其具有过度增殖的特性。然而需要指出,中耳胆脂瘤上皮细胞的过度增殖与恶性肿瘤不同。中耳胆脂瘤的增殖并不是无限制的,其细胞仍具有正常凋亡的能力,这与肿瘤细胞的增殖有着本质的区别。在某些基因、蛋白或细胞因子等调控下,胆脂瘤上皮细胞的凋亡能力会显著增强,并导致了上皮细胞的异常增殖被增强的细胞凋亡所抑制。国内有学者应用免疫组化染色、链球菌抗生物素蛋白—生物素复合物(SABC)技术及 DNA 末端转移酶介导的 dUTP 缺口末端标记法(TUNEL),对 20 例胆脂瘤上皮组织及 10 例正常外耳道皮肤组织样本进行研究发现,尽管胆脂瘤上皮和正常外耳道上皮中凋亡细胞均出现于颗粒层和棘细胞层,但前者的凋亡率明显高于后者,说明胆脂瘤上皮具有很强的增生能力,也同样具有很强的凋亡能力。另外,从染色体水平来看,胆脂瘤也无明显的染色体变异,无恶变倾向。

## (一)细胞增殖标志物的研究

反映细胞增殖状态的度量指标如细胞角蛋白、细胞增生核抗原 67 和增殖细胞核抗原等,在胆脂瘤上皮中的表达均显著增加。

1.细胞角蛋白　　细胞角蛋白(CK)是一类由细胞角蛋白基因编码的水溶性聚合多肽,分布于大多数上皮和间皮细胞源性的细胞中,是上皮分化、增殖的重要标志物。CK 的表达与上皮细胞的紊乱、上皮增殖性疾病和肿瘤相关。在胆脂瘤上皮活跃增殖中,CK5、CK6 是基底细胞增殖的标志,CK13 是上皮分化的标志,CK16 是上皮增殖的标志。早有研究发现胆脂瘤上皮有 CK16 和 CK13 的表达,而外耳道上皮仅有 CK13 表达。CK16 的表达主要位于邻近外耳道的胆脂瘤复层上皮、外耳道复层上皮和鼓膜,而 CK13 的表达则位于胆脂瘤的基底层。利用凝胶电泳技术也证实 CK13,CK16 存在于中耳胆脂瘤上皮。免疫组化方法亦证明 CK16 表达于胆脂瘤上皮的基底上层细胞,且在胆脂瘤上皮厚的区域明显强于上皮薄的区域,而 CK13 只出现在没有 CK16 表达区域的基底细胞层。利用三种中耳胆脂瘤动物模型(外耳道结扎组、袋状内陷组、炎症组)研究 CK 在胆脂瘤形成中的作用,发现 CK1、CK5、CK6、CK10 在外耳道结扎组表达增强,而作为细胞增殖标志的 CK13、CK16 则在袋状内陷组表达增强,同时还显示 CK5、CK6、CK13、CK16 的表

达增强与胆脂瘤的进程相关。上述研究结果说明 CK 的表达与胆脂瘤上皮的增殖、迁移有密切的关系。

**2. 细胞增生核抗原 67** 细胞增生核抗原 67 是一种与细胞密切相关的核抗原。用免疫组化方法观察 K167 的抗原表达已经证实其存在于细胞周期的 $G_1$ 后期、S 期、$G_2$ 期、M 期,而不存在于静止期的 $G_0$ 细胞,其功能与染色质和细胞有丝分裂有关。

Kuczkowski 等通过 51 例胆脂瘤及 6 例正常皮肤进行免疫组化及聚合酶链反应(PCR)等方法,发现 Ki67 在中耳胆脂瘤中有高表达。

针对 K167 抗原决定簇的单克隆抗体 MIB1 是目前最好的细胞增殖标记。有研究采用单克隆抗体 MIB1 免疫染色,对比观察了胆脂瘤和正常外耳道皮肤上皮细胞,结果发现正常外耳道皮肤标本的 MIB1 阳性增殖细胞主要见于基底层,图像分析表明其平均 MIB1 积分(MIB1 阳性细胞数与总细胞数的比值)是 7.6%±2.2%;而在中耳胆脂瘤标本则均在上皮基底细胞层角朊细胞中显示细胞增殖标志物的阳性免疫活性,其 MIB1 积分是 17.4%±8.9%,且在增殖上皮区表现出不均匀性,是正常外耳道上皮的 2.3 倍。MIB1 阳性细胞不仅出现于中耳胆脂瘤上皮的基底层,在基底层以上的细胞层也存在,证实中耳胆脂瘤是一种过度增殖性疾病。

**3. 增殖细胞核抗原** 增殖细胞核抗原(PCNA)是出现于细胞周期 $G_1$～S 期的细胞核中的蛋白质,参与细胞核 DNA 合成与细胞增殖,可用于评价细胞的增殖能力。研究发现,胆脂瘤组织中 PCNA 阳性细胞数显著高于正常皮肤。应用抗 PCNA 抗体的免疫组化方法观察外耳道骨部皮肤和胆脂瘤表皮 PCNA 染色差异性,以及胆脂瘤表皮下炎性细胞浸润对 PCNA 染色的影响,结果显示在胆脂瘤上皮中,不但在基底细胞层和基底上细胞层,而且更靠近表面的细胞层,均发现高水平的 PCNA 染色,炎症越重,阳性细胞的位置也越靠上,且纤维细胞增殖越活跃,PCNA 阳性率越高。

表明上皮下炎性细胞浸润严重的区域,细胞增殖能力越高。这种微环境差异可能明显影响胆脂瘤上皮的增殖能力。

## (二)细胞生长因子的研究

通过对胆脂瘤的组织病理学研究发现,胆脂瘤的增殖是血管生成依赖性的,与微血管供养作用的内皮细胞分泌的多种促生长因子有关。其中肝细胞生长因子、血管内皮生长因子和角质细胞生长因子在诱导血管形成中有很重要的作用。

**1. 肝细胞生长因子(HGF)** HGF 阳性产物定位于细胞的胞质,胞核无着色。健康人外耳道皮肤上皮层中,HGF 阳性表达主要位于基底层的棘细胞、颗粒细胞层中,密度低,淡棕色。而在胆脂瘤上皮中 HGF 表达位于上皮全层,胆脂瘤上皮下的淋巴细胞、间质中的纤维细胞和血管内皮细胞亦有阳性表达,表达密度高,呈棕色强阳性。近年国内有研究采用免疫组化 SP 法检测 34 例中耳胆脂瘤标本的 HGF 表达,结果显示 HGF 主要表达于胆脂瘤上皮层和上皮下基质细胞。在正常外耳道皮肤中仅表达于上皮基底层。胆脂瘤基质周围微血管计数均数高于正常外耳道皮肤,提示 HGF 诱导的新生血管形成可能是中耳胆脂瘤侵蚀性行为的主要原因之一。

**2. 血管内皮生长因子(VEGF)** VEGF 阳性产物也定位于细胞的胞质,胞核无着色。健康人外耳道皮肤上皮下和血管基底膜可见 VEGF 弱阳性表达,而在胆脂瘤上皮基底部和超过基底部胆脂瘤角质细胞中,VEGF 表达呈强阳性。在内皮细胞和邻近的炎性上皮下结缔组织基质细胞中 VEGF 染色强度增加。大量免疫浸润细胞、假单核细胞、巨噬细胞和肥大细胞的胞质内可见抗 VEGF 抗体的弱阳性表达。

**3. 角质细胞生长因子(KGF)** KGF 为中胚层细胞衍生的旁分泌生长因子,其可特异性地刺激上皮细胞增生。KGF 在胆脂瘤上皮中呈强阳性表达,且从基底层向角质层染色有逐渐增强的趋势,间质中可见散在的阳性细胞。在正常外耳道皮肤标本,KGF 主要表现为间质中稀疏不均的弱阳性表达,在上皮细胞则不表达。胆脂瘤上皮和正常外耳道皮肤的 KGF 阳性表达率之间差异有显著性意义,且在胆脂瘤上皮中 KGF 与 K167 表达呈正相关。

4.表皮生长因子　早年已通过对表皮生长因子受体(EGFR)的研究发现,表皮生长因子受体在胆脂瘤中亦有异常表达,表明了胆脂瘤上皮的高度增殖性。

5.炎症调节因子及细胞间通信分子　近年来对炎症调节因子及细胞间通信分子的研究也提供了一些有关胆脂瘤生长的免疫因素的资料。细胞分裂素及细胞黏附分子在白细胞通过末梢血管及组织的游走过程中起中心作用,并可导致淋巴细胞和角质细胞的增殖。有研究表明细胞间黏附分子-1(ICAM-1)和内皮细胞起源的白细胞黏附分子-1(ELAM-1)在胆脂瘤周边基质的内皮细胞呈明显表达,ICAM-1 在胆脂瘤基质底层的表达提示在胆脂瘤的上皮-基质连接处可能是免疫反应源,干扰素-γ 受体(IFN-γR)在胆脂瘤基质的底层表达,表皮生长因子受体(EGFR)在胆脂瘤基质的所有层表达,胆脂瘤周边基质中可测到 T 细胞和 B 细胞,这些均提示胆脂瘤上皮细胞处于激活状态,它们的增殖受细胞分裂素及细胞黏附分子调节。有研究表明多种细胞分裂素(如 IIL-1α、TGF-α、KGF)参与了这些物质的积聚性表达,和正常外耳道皮肤相比,中耳胆脂瘤上皮中 cdk2 和 cdk4 的表达明显增加,而且在有严重炎症的上皮下,这种趋势更加明显,推测该处的炎症刺激可导致炎症细胞加速表达 IL-1α、KGF,而这些细胞分裂素又提高上皮细胞对 cdk2 和 cdk4 的表达,细胞易通过 $G_1$-S 的限制,导致细胞增殖加速。

## 二、骨质破坏的免疫学机制

目前认为,中耳乳突胆脂瘤引起骨质破坏除了主要与局部压迫、破骨细胞浸润密切相关外,炎性细胞因子和多种酶引起的免疫学反应在骨质破坏机制中亦发挥重要的作用。

胆脂瘤上皮的堆积一方面对周围骨质产生压迫,同时胆脂瘤基质及基质下方的炎性肉芽组织还可产生多种酶如溶酶体酶、胶原酶等,以及前列腺素和细胞因子等,可引起周围骨质脱钙和骨壁破坏,同时,胆脂瘤也在不断地向周围扩大。胆脂瘤基质是胆脂瘤外周部分,由肉芽组织、炎症侵犯的上皮下结缔组织组成,含有淋巴细胞、组织细胞、血浆细胞和少数的中性粒细胞,有时在胆脂瘤基质和邻近的骨质之间可以见到破骨细胞。有学者通过电镜观察胆脂瘤周围的破坏骨片,发现在破坏的听小骨骨小梁的表面有活性破骨细胞存在,并见大量波纹状蓝染的骨质黏合线,提示破骨细胞参与了骨质破坏。

上述骨质破坏的免疫学机制并非相互独立,而是彼此联系、相互影响。如细胞因子不但能激活破骨细胞活性,还能激活炎性细胞和上皮细胞释放一系列生物酶,引起骨组织脱钙,骨基质、骨蛋白的溶解,最终导致骨吸收。

### (一)组织酶学

已经证实胆脂瘤组织中含有诸多酶类,例如碳酸酐酶、胶原酶、溶酶体酶类、非溶酶体酶类、基质金属蛋白酶(MMPs)和纤溶酶等多种酶类。这些酶类在中耳乳突胆脂瘤组织过度增殖、凋亡和骨质破坏的机制中可能发挥着重要作用。

按照它们在发病机制中的作用,这些酶分为参与脱矿物质的酶和参与基质降解的酶两类。参与脱矿物质的酶有碳酸酐酶和透明质酸酶等,它们在中耳乳突胆脂瘤致骨质吸收破坏的脱矿物质阶段发挥作用,碳酸酐酶参与了氢离子的形成,大量氢离子的产生改变了胆脂瘤组织的 pH,不仅直接参与骨质矿物质的溶解过程,而且为溶酶体酶破坏胶原作用提供了合适的酸性环境。参与基质降解的酶比较多,其中胶原酶是有机基质降解的主要因素,它主要是由成纤维细胞产生,巨噬细胞和成骨细胞也能产生胶原酶。胶原酶的产生可受多种细胞因子和其他一些因素的影响。

基质金属蛋白酶（MMPs）是一类能有效降解细胞外基质的锌离子依赖型蛋白质家族，在正常的生命过程中，它们参与结缔组织包括骨组织的重建。其基因表达和活性的异常在牙周病、肿瘤浸润及转移、骨代谢和器官硬化性疾病的发生发展中起重要作用。20 世纪 90 年代即有对人类胆脂瘤组织中 MMPs 家族表达的研究，发现 MMP-2、MMP-9、MMP-3 在胆脂瘤上皮的基底和基底上细胞层有表达，MMP-8 在上皮和肉芽组织中也有稀疏分布。21 世纪初的研究显示 MMP-1 在胆脂瘤上皮的角质层到基底层均有较高的表达，且明显高于外耳道上皮。之后在胆脂瘤周围骨组织结构变化的研究中发现，胆脂瘤上皮附近的乳突骨组织的骨膜连续性中断、骨小梁紊乱，以及骨组织内存在 MMP-2、MMP-9 的表达，并与胆脂瘤组织中 MMP-2、MMP-9 表达密切相关。由此可见，MMPs 家族平衡紊乱导致的蛋白水解在中耳乳突胆脂瘤致骨吸收及细胞增殖的发病机制中起重要作用。MMPs 的活性可受到许多因素的调控，如酶基因表达水平、酶原激活水平以及酶活性抑制和炎性介质等。进一步研究其调控机制，有助于了解胆脂瘤发病的免疫学机制，并进而为胆脂瘤的防治寻找新的途径。目前，一些 MMPs 抑制剂类药物已经处于临床药物试验阶段。另外，MMPs/TIMPs 作为预测胆脂瘤骨浸润能力的指标及其在 DNA、mRNA、表达蛋白等各水平检测的意义、敏感性、应用价值，以及 TIMPs 作为基因治疗武器等，能否在胆脂瘤组织中发挥作用，均具有巨大的研究前景。

除上述酶类之外，目前已有一些研究表明胆脂瘤组织中溶酶体水解酶、组织蛋白酶 B、酸性磷酸酶、亮氨酰氨基肽酶和溶菌酶等的水平均较正常皮肤明显增高。酸性磷酸酶是破骨细胞的一种特异性酶。组织蛋白酶 B 在酸性介质中降解胶原，通过胞饮作用被摄入细胞内，在胆脂瘤病理条件下，胶原迅速降解。亮氨酰氨基肽酶在胆脂瘤周围的结缔组织中有很强的水解活性。而溶菌酶作为吞噬酶的一种，是与某些细菌细胞壁黏多糖成分聚合作用相关的溶酶体酶，主要存在于单核细胞和粒细胞的特殊颗粒中。

### （二）细胞因子

目前已经报道证实与中耳乳突胆脂瘤相关的细胞因子主要有 IL-1、IL-2、IL-6、IL-8、IL-9、TNF-α 和 TGF-β 等。其中 IL-1、IL-6 和 TNF-α 目前已有较深的了解。

1.IL-1　主要存在于正常及变性的上皮细胞内，作为上皮细胞的自分泌生长因子刺激上皮细胞增生，促使骨质降解，是已知的引起骨质降解最有效的诱导因素之一。它有两种分子类型，IL-1α 能诱导未分化的成骨细胞，IL-1β 具有破骨细胞激活因子的活性，主要协同破骨细胞对骨质的吸收及胶原的降解。

IL-1 定位于胆脂瘤上皮及基质，同时胆脂瘤邻近的单核细胞、骨细胞、角化的上皮细胞亦表达明显，虽然正常的外耳道皮肤亦有表达，但胆脂瘤上皮的表达明显高于正常皮肤。另外，胆脂瘤上皮细胞还能产生和分泌 IL-1，在胆脂瘤组织内形成自分泌环路，作用于未成熟的上皮细胞，使其增生、角化。Massuda 和 Oliveira 研究表明，中耳乳突胆脂瘤基底细胞层均出现 IL-1 mRNA 的强表达，而胆脂瘤组织提取物中 IL-2 和 IL-6 也均高于正常外耳道皮肤，呈强表达。

2.肿瘤坏死因子 α（TNF-α）　是一类能直接造成肿瘤细胞死亡的细胞因子。炎症刺激上皮细胞分泌 TNF-α，进而刺激肉芽组织形成，随之局部浸润增多的多种炎性细胞（如巨噬细胞、单核细胞等），也进一步致 TNF-α 水平再提高，如此正反馈形成恶性循环。20 世纪 90 年代初首次证实 TNF-α 存在于中耳乳突胆脂瘤上皮中，主要分布在胆脂瘤上皮基底层及基底层以上的各层细胞中。之后的研究显示 TNF-α 定位于胆脂瘤上皮及上皮下肉芽组织，中耳的上皮细胞因炎症活化也具有产生 TNF-α 的能力。

且结合临床的研究表明，TNF-α 在广泛的胆脂瘤中含量比局限的胆脂瘤显著增高。事实上，中耳乳突胆脂瘤组织中的 TNF-α 和酸性磷酸酶、溶酶体酶等的含量均明显高于正常外耳道皮肤。

3.IL-6　是一种重要的免疫细胞因子和炎性细胞因子，同 IL-1 和 TNF-α 密切相关，可刺激骨髓粒细胞、巨噬细胞集落形成，继续刺激它们进一步形成破骨细胞的前体细胞，通过刺激破骨细胞的前体细胞的形成和分化,激发破骨细胞的活性,促进骨质吸收,导致骨质破坏。在中耳乳突胆脂瘤,IL-6 主要位于胆脂瘤的上皮和上皮下基质,其在胆脂瘤上皮、基质及外耳道皮肤的阳性率分别为 100%、100% 和 25%,表明 IL-6 在中耳乳突胆脂瘤中的表达明显高于外耳道皮肤。而且发现,IL-6 在中耳乳突胆脂瘤的表达与听骨链的破坏关系极为显著。

IL-1、IL-6 等和 TNF-α 相互影响、相互作用,共同介导中耳乳突胆脂瘤的骨质破坏。然而,由于细胞因子网络免疫调节的复杂性,很难确切说明具体每一种细胞因子在胆脂瘤发病机制中的作用,因此需要更为深入的研究。

## 三、细胞凋亡和信号转导的调控

高度增殖的胆脂瘤上皮中,已有越来越多的证据表明其基质中同时存在细胞凋亡现象。如 Ergun 等利用 TUNEL 技术和免疫组化技术检测了凋亡细胞在正常外耳道皮肤、中耳乳突胆脂瘤和中耳鳞状细胞癌中的表达,发现凋亡细胞主要存在于中耳乳突胆脂瘤和中耳鳞状细胞癌中,且中耳乳突胆脂瘤上皮细胞的凋亡现象比中耳鳞状细胞癌更为显著。胆脂瘤细胞的凋亡指数最高,中耳鳞状细胞癌居次,正常外耳道皮肤最低。现在已经证明多种凋亡相关基因以及信号转导径路和调控因子参与了胆脂瘤细胞的凋亡机制。

### (一)凋亡相关基因

细胞凋亡受基因控制,但癌基因是否参与中耳乳突胆脂瘤的形成尚无定论。目前已经检测到可能与中耳乳突胆脂瘤有关的癌基因主要有 C-myc、C-jun、RAS 蛋白等,有关的抑癌基因有 p53、p15、p16、p27,凋亡抑制蛋白有 survlvln 和 bcl-2 等。

1.癌基因

(1)C-myc:在细胞增殖和凋亡调控中是一个重要的相关基因,具有诱导增殖和凋亡双重作用的基因。它的产物为转录因子,是细胞生长的正性调控物,促进细胞周期进展,尤其驱动细胞从 $G_1$ 期进入 S 期。研究表明 C-myc 在胆脂瘤上皮的基底层和其他层细胞的胞核均有表达,且表达强度高于正常外耳道上皮,说明 C-myc 在中耳乳突胆脂瘤上皮细胞增殖和凋亡调控中有重要作用。

(2)C-jun 基因:为编码转录活化因子,参与基因表达的调控。胆脂瘤上皮细胞的基底细胞层和棘细胞层有 jun 的表达,而正常上皮只有基底细胞层有表达,提示 C-jun 参与胆脂瘤上皮的增殖与分化。

(3)RAS 蛋白:由原癌基因 RAS 基因编码,是细胞生长分化信号传递通路上的分子开关蛋白,采用免疫组化方法发现胆脂瘤上皮各层角质细胞均有 RAS 蛋白的表达,正常外耳道皮肤则无表达,提示 RAS 基因参与胆脂瘤上皮的增殖与分化。

2.抑癌基因

(1)p53:是一种抑制细胞生长和促进细胞凋亡的基因,在细胞凋亡、细胞周期控制分化、角化细胞增殖和新生物形成过程中起基础作用。有研究证实 p53 在胆脂瘤上皮中有高表达,然而也有研究结果显示在胆脂瘤和外耳道皮肤中 p53 的表达极微量甚至无表达。还有研究表明,在中耳乳突胆脂瘤组织中 C-jun 和 p53 均高表达,并认为 p53 抑制转录因子如 C-jun、C-fos 基因的细胞增殖功能可发挥细胞增殖负调节功能从而介导凋亡。Huisman 等的研究很有意思,该研究显示在胆脂瘤上皮中,细胞增殖的标志物 Ki-67 有表达,同时 p53 的表达亦增强,但两者之间无相关性。提示在胆脂瘤上皮形成中,既有 Ki-67 标志的细胞增殖,又有 p53 诱导上皮细胞增殖停滞在 $G_1$ 期或程序细胞死亡导致的细胞凋亡。

(2)p27:是一种新的抑癌蛋白,是一种广谱的细胞周期蛋白依赖性激酶(CDK)的抑制因子(CDKI)。

有研究采用免疫组化方法证明 p27 在胆脂瘤上皮中高表达,且主要表达在上皮细胞的胞核,在棘层、颗粒层及基底旁层中有散在表达。研究还证实胆脂瘤上皮细胞的凋亡明显高于耳后皮肤,而且都在基底层以上,基底层中没有发现,这和 p27 在胆脂瘤上皮中的表达部位相一致。因此认为 p27 在胆脂瘤上皮中的高表达,诱导上皮细胞凋亡,促使细胞碎屑堆积,导致胆脂瘤形成。但相反的研究结果是发现 p27 在胆脂瘤上皮中的表达明显低于外耳道皮肤,该研究认为 p27 在胆脂瘤上皮中的表达降低,使胆脂瘤上皮细胞顺利地从 $G_1$ 期进入 S 期,导致的是上皮细胞过度增生,而非细胞凋亡。因此目前对 p27 在胆脂瘤的发病机制中的具体作用尚无定论。

3.凋亡抑制蛋白

(1)survivin 蛋白:是凋亡抑制蛋白家族(IAP)的一个新成员,具有抗细胞凋亡作用,是迄今发现最强的凋亡抑制蛋白,它是经效应细胞蛋白酶受体 cDNA 在人类基因组库的杂交筛选中分离出来的。survlvin 位于染色体的 17q25,长度范围为 75～130kb,由 1.9kb 的 mRNA 转录和编码,是含 142 个氨基酸的蛋白。survlvin 蛋白属于一类防止细胞自我破坏(即凋亡)的蛋白质,主要通过抑制凋亡酶的作用来阻碍其把细胞送上自杀的道路。

(2)bcl-2 和 bax 基因:也是受到高度关注的细胞凋亡调控基因。bcl-2 抑制细胞凋亡,bax 促进细胞凋亡。bcl-2/bax 两蛋白的比值是决定细胞接受刺激信号后凋亡抑制作用强弱的关键因素。

不同患者的胆脂瘤标本中 survlvin 及 bcl-2 的表达范围基本一致,即在基底层的表达范围较基底上层为广,从基底层至基底上层表达都呈现减低趋势,而且两者在胆脂瘤标本的表达水平都明显高于皮肤对照,同一胆脂瘤标本中,survlvin 表达指数与 bcl-2 表达指数之间有显著的相关性。凋亡抑制蛋白 survlvin 和 bcl-2 在中耳乳突胆脂瘤的异常表达,说明在胆脂瘤上皮增殖的同时,伴有 survlvin 和 bcl-2 的产生,且细胞增生程度加重,提示 survlvin 和 bcl-2 可能参与了胆脂瘤上皮的凋亡调控过程。减少 survlvin 和 bcl-2 的产生可能会有效减少中耳乳突胆脂瘤的增殖。

## (二)细胞信号转导径路和调控因子

1.caspase　caspase 家族属于半胱氨酸基天冬氨酸基—特异性蛋白水解酶,目前认为 caspase 是一切凋亡信号转导的共同通路,各种 caspase 被层层激活,最终引发细胞凋亡。

(1)caspase-3:是 Fas 介导细胞凋亡蛋白酶级联反应中的核心蛋白酶,抑制 caspase-3 酶活性或拮抗 caspase-3 功能可抑制 Fas 介导的细胞凋亡,说明 caspase-3 对 Fas 介导的细胞凋亡是必需的。近年国内有研究表明 caspase-3 在胆脂瘤中的表达显著高于正常上皮,并与凋亡呈正相关,该研究还发现胆脂瘤上皮中 XIAP 表达与 caspase-3 表达及凋亡均呈负相关。

(2)caspase-8:在胆脂瘤上皮各层细胞中也均有强表达.而正常外耳道皮肤表达较弱,提示其可能参与了中耳胆脂瘤上皮细胞的过度凋亡及增殖的调控。

2.Fas　又称 APO-1 或 CD95,是分子质量为 44000 的凋亡受体,属于神经生长因子(NGF)/肿瘤坏死因子(TNF)受体超家族成员,广泛存在于多种组织细胞。Fas 通过两种方式与 JNK/SAPK 通路相互作用,启动细胞凋亡发生。一是通过一个新的结合器 Daxx 与 Fas 的死亡结构域 DD 结合,并通过一个应激 JNK 的上游激酶 SEK-1 活化 JNK;二是通过 caspase-8 分裂出来的 P21 活化激酶-2(PAK-2)来活化 JNK/SAPK 通路。Fas 启动的细胞凋亡与线粒体通透性改变有关,Fas 介导的细胞凋亡通常是由 Fas 受体和 Fas 配体来调节的。

对 10 例中耳手术中取得的胆脂瘤和耳后皮肤进行研究,采用 TUNEL 染色技术和基因组 DNA 琼脂糖凝胶电泳检测细胞凋亡,用免疫组化方法检测 Fas/APO-1 蛋白的表达,结果发现 TUNEL 染色在 9 例胆脂瘤上皮的基底层以上有较多的阳性细胞核,而在耳后皮肤仅有少数阳性细胞出现在颗粒层,免疫印迹分析和免疫组化发现 Fas/APO-1 蛋白在 8 例胆脂瘤上皮表达阳性。Fas/APO-l 蛋白表达部位与 TUNEL 阳性细胞分布基本一致。

3.蛋白激酶 C(PKC)　是一族组织相近、磷脂依赖、甘油二酯活化的同工酶,在多种细胞传导通路中发挥关键作用。PKC 广泛参与细胞信号转导、癌基因活化、蛋白质磷酸化和细胞对生长因子应答等多种生理、生化及病理过程。PKC 作为基因转录调节剂,调节许多转录因子的活性。

PKC 持续活化或超表达可导致细胞增殖和形态学方面的改变。

蛋白激酶 C-δ(PKCδ)和蛋白激酶 C-η(PKCη)被认为在分化信号转导过程中起关键作用;细胞角蛋白 1(CK1)和细胞角蛋白 10(CK10)是构成细胞支架的基本蛋白。1999 年 Miyazaki 等用免疫组化染色技术,比较胆脂瘤上皮和正常外耳道皮肤中的 PKCδ、PKCTη、CK1、CK10 和 involucrin 的表达情况,发现胆脂瘤上皮和正常外耳道皮肤的 PKCδ、PKCη 表达模式未见明显差异,主要表达于棘层和粒层,CK1、CK10 和 involucrin 的表达模式也几乎与此完全相同。由此结论,胆脂瘤表皮角朊细胞的最终分化与正常外耳道皮肤组织相同,机制是几种细胞因子水平升高致角朊细胞过度分化导致胆脂瘤上皮的生长,受控于最终分化和凋亡。

4.其他调控因子　Toll 样受体 2(TLR-2)是一种跨膜受体,在病原体感染机体中可发挥天然免疫作用,并通过其胞内信号转导而连接获得性免疫。基质金属蛋白酶 9(MMP-9)是一种可降解细胞外基质的内肽酶,其作用底物为 I、III、IV、V 型胶原以及明胶等。近年来研究发现,相对于正常外耳道上皮,中耳的胆脂瘤上皮中 TLR-2 和 MMP-9 均为高表达。其他如 NF-KBp65 蛋白在中耳胆脂瘤上皮组织中阳性表达率为 63.3%,明显高于正常外耳道皮肤组的 20.0%。

### (三)DNA 和染色体异常

新近有研究报道胆脂瘤细胞中的 humanmicroRNA-21(hsa-m1R-21)比正常外耳道上皮细胞长 4.4folder,且 hsa-miR-21 的下游目标 PTEN 和程序性死亡因子 4 在大部分胆脂瘤组织中显著减少。其实之前的体外培养研究已经发现,增殖活动活跃的胆脂瘤存在染色体的不稳定性,特别是 7 号染色体三倍体的出现,研究采用 PC10 单克隆抗体免疫组化检查增殖期细胞核抗原(PCNA)以及以特异性-α 卫星 DNA 为探针进行染色体荧光原位杂交观察 7 号染色体,结果证实 7 号染色体三倍体与高 PCNA 指数有显著相关性。

### (四)其他关于细胞凋亡的研究

1.端粒和端粒酶　端粒是真核细胞线性染色体末端富含 G 的简单重复结构。正常情况下,细胞每分裂一次,将损失端粒 DNA 30～150bp,使端粒逐渐缩短。当端粒缩短至一定长度时,细胞即生长停滞、衰老,直至死亡。端粒酶是一种特殊的逆转录酶,能合成端粒 DNA 添加到染色体末端,防止 DNA 复制造成端粒缩短,以维持染色体长度稳定性。端粒酶与细胞衰老、永生及肿瘤的发生密切关系。近年有研究用 TUNEL 技术检测胆脂瘤和鳞癌组织的端粒酶活性及端粒的长度,发现鳞癌组织中,端粒酶的活性为 66%,而在胆脂瘤组织中仅为 3.4%,但是尽管端粒酶活性在两者之间有很大差异,端粒的长度相似。实验发现胆脂瘤上皮的细胞凋亡率为 30%,而鳞癌组织细胞凋亡率仅为 3%,两者存在显著性差异。胆脂瘤上皮中低端粒酶活性与高细胞凋亡相对应,说明端粒酶的激活在胆脂瘤形成中不起重要作用,相反,端粒酶活性的缺失可诱导细胞凋亡,限制胆脂瘤上皮的增殖能力。

2.半乳糖凝集素　即 β-半乳糖苷结合蛋白,有 16 种亚型,在细胞凋亡和对各个组织内的细胞黏附水平起显著的调节作用。应用免疫组化法对 70 例胆脂瘤标本检测均发现 galectin-1 表达显著。

3.热激蛋白(HSP)　免疫组化研究发现 HSP60 和 HSP70 出现在胆脂瘤各层角质细胞的胞质中,HSP70 在角质细胞的胞核中也有表达。而在正常的外耳道皮肤中一般检测不到 HSPs。HSP70 可以稳定

p53 蛋白从而延长 p53 的作用。用 TUNEL 方法检测胆脂瘤上皮(CE)、正常的外耳道皮肤(NAMS)和胆脂瘤患者的外耳道皮肤(CAMS)的细胞凋亡时发现,NAMS 和 CAMS 中凋亡细胞位于上皮最外层,数量较少,而 CE 中,凋亡细胞分布在颗粒层、棘层,数量较多,进一步说明 CE 中棘层细胞已开始凋亡,且细胞凋亡增强。

## 四、胆脂瘤与中耳及全身免疫反应

胆脂瘤的免疫反应可以认为是针对隐匿在胆脂瘤囊中的细菌和其他病原体的蛋白质的。在对胆脂瘤组织的培养中,已经证实同时有需氧菌和厌氧菌存在。机体首先启动天然免疫机制,通过补体系统和巨噬细胞等来清除这些微生物和抗原物质。但当不能完全清除病变时,则会进一步启动特异性免疫系统。此时细胞介导的免疫系统被激活,胆脂瘤的基质中有以 T 淋巴细胞为主的多个免疫细胞浸润,后者可分泌 sIgA 及多种生物因子如 II-1、IL-6、IL-8 及 TNF-α,从而引起结缔组织破坏和骨质吸收等破坏性病变。目前已报道与局部和全身免疫反应密切相关的因素有人 β 防御素和朗格汉斯细胞(LC)。

### (一)中耳乳突胆脂瘤与人 β 防御素

人 β 防御素 2(HDB-2)是细菌和前炎性因子刺激下合成表达的抗菌肽,主要分布在感染后的皮肤和黏膜组织中,构成机体抵御微生物的第一道化学屏障,近年来的研究表明其在中耳乳突胆脂瘤的形成和发展的免疫学机制中起一定作用。

已经有通过免疫组织化学技术和 RT-PCR 法检测证实了人类中耳胆脂瘤中 HDB-2 表达高于外耳道皮肤的报道,而 HDB-1 在胆脂瘤与外耳道皮肤中的表达基本相同,指出 β 防御素在中耳乳突胆脂瘤的慢性炎症状态中有重要作用。另一个用 RT-PCR 和 Western blot 法检测胆脂瘤组织中 HDB-2 和 HDB-3 的 RNAs 和蛋白的研究得出了相似的结果,即胆脂瘤上皮的上颗粒层和棘细胞层均表达 HDB-2 和 HDB-3,而正常的外耳道上皮各层均未见表达。HDB-2 和 HDB-3 的增强表达提示胆脂瘤作为中耳角化细胞的慢性炎症状态,可引起机体的免疫应答。

胆脂瘤上皮和皮肤表皮具有相似的结构和功能,HDB-2 在胆脂瘤上皮中的表达及作用值得重视。

近年国内有研究采用免疫组织化学观察 21 例中耳乳突胆脂瘤上皮和 10 例外耳道正常皮肤表皮中 HDB-2 的表达及 H 朗格汉斯细胞(LC)的密度,结果表明胆脂瘤上皮中的 HDB-2 的表达水平及 LC 密度较外耳道皮肤表皮增高,且胆脂瘤上皮中 HDB-2 表达与上皮内 LC 的密度存在正相关。胆脂瘤上皮中 HDB-2 可能是 LC 重要的趋化因子,在连接特异与非特异性免疫中扮演一定角色。胆脂瘤上皮中 HDB-2 表达的明显上调,可能与胆脂瘤组织中细胞因子、隐匿在胆脂瘤中细菌、内毒素等的持续刺激有关。由于 HDB-2 具有天然的抗菌功能,在与病菌感染关系密切的胆脂瘤病变中表达增高,对维持局部抗菌环境具有重要意义。

### (二)中耳乳突胆脂瘤中的 Langerhans 细胞

Langerhans 细胞(LC)为抗原提呈细胞(APC),是免疫活性细胞之一。LC 胞质中有特殊的 Birbeck 颗粒,呈棒状或网球拍状,功能尚不明确。LC 外膜有突起,细胞表面有多种免疫标志,对 LC 的鉴定和免疫功能有一定的意义。LC 表面有 MHC Ⅱ级分子表达,实验证明小鼠中只有 Ⅰa 阳性细胞才有辅助 T 淋巴细胞的分化、增殖功能,如以 Ⅰa 抗体处理则使此功能消失。LC 上有 CD4,CD8 等抗原表达,它们在抗原提呈过程中也起到一些作用。

LC 表面有镁依赖性三磷酸腺苷酶(Mg-ATPase),细胞内存在 S-100 角蛋白,功能尚未知晓。在中耳乳突胆脂瘤以及与其相邻的含有炎性细胞浸润的黏膜中可检出 Mg-ATPase 阳性并带有树突状突起的典型的 LC 体,而健康的鼓膜中几乎看不到 LC,外耳道和耳后皮肤也与身体其他部位的皮肤一样可见 LC。中耳乳突胆脂瘤上皮中 LC 数目较正常外耳道皮肤明显增多。CD1 阳性细胞在有上皮组织的胆脂瘤标本中,可见 CD1 阳性树突状 LC 细胞,按两种方式分布,聚集成团的 CD1 阳性细胞充满整个上皮,从基底层直达顶层,各个细胞借它们的丝状树枝状突起彼此相连。在这些聚集的细胞之外,还可见到散在的 CD1 阳性 DC,位于上皮的基底层以上,这些细胞的树突状突起明显较聚集的细胞团中者少。在炎症严重的情况下,胆脂瘤的基质中也可见 CD1 阳性 DC 位于近上皮处,这些细胞多数集中在上皮组织的 CD1 阳性细胞团边缘。胆脂瘤中见不到脱落的 CD1 阳性细胞。T 淋巴细胞在胆脂瘤的上皮中,CD5 阳性细胞仅见于基底层,连续切片显示它们主要集结于 CD1 阳性 DC 聚集成团的区域。孤立的 CD8 阳性细胞也主要见于上皮中 CD1 阳性细胞聚集成团的区域,其下的基质中可见沿鳞状上皮分布的 CD8 和 CD4 阳性淋巴细胞形成的混合集落,其中 2 种淋巴细胞的数量大致相等。在距离上皮稍远处,CD8 较 CD4 阳性细胞数量为多。胆脂瘤中 CD3 和 CD68 表达明显高于外耳道皮肤。

### (三)中耳乳突胆脂瘤与嗜酸性胶体和黏膜免疫共享

嗜酸性胶体是皮肤苔藓样组织反应(LTR)的特征表现,LTR 是移植物抗宿主反应和红斑狼疮常见的组织学表现。嗜酸性胶体的出现是由上皮细胞的细胞毒性免疫应答产生的,说明上皮基底细胞的损害。有研究已经证实在部分胆脂瘤标本的上皮中存在嗜酸性胶体,且电镜下胆脂瘤基底层角化细胞、细胞器退行性变和胞桥小体消失等超微结构改变也见于 LTR,由此表明细胞介导的免疫应答也参与了胆脂瘤的发病机制。

中耳黏膜是全身黏膜防御系统的一部分,它不仅具有强大的天然免疫系统,还可通过特异抗原刺激诱导产生细胞免疫和体液免疫。一个部位黏膜如鼻腔黏膜被抗原刺激激活鼻相关淋巴滤泡的淋巴细胞,激活的淋巴细胞可通过淋巴循环或血液循环进入其他部位的黏膜产生免疫反应,这就是所谓的黏膜免疫共享(CMIS)的概念。在动物实验中,用不可分型流感嗜血杆菌(NTHi)分离的外膜蛋白(OMP)接种鼻黏膜后,鼻咽黏膜 OMP 特定 IgA 及其形成细胞明显增多,NTHi 清除率也提高。近年,用 NTHi 外膜蛋白中的 P6 蛋白结合霍乱毒素鼻内接种,在动物实验中证明是一种比较有效的预防中耳炎的免疫接种手段。HBD2 和 BPI 是存在于人体的天然抗菌蛋白(肽),其对中耳炎的潜在治疗作用正在引起人们的兴趣。

(马洪振)

# 第八节　耳鸣

耳鸣是一种常见的临床症状,而不是一种独立的疾病。据不完全统计,10%～15% 的成人罹患耳鸣。耳鸣可对患者造成程度不一的影响,如注意力不集中、失眠、焦虑、抑郁甚至自杀等。然而,大多数耳鸣的发病机制至今仍然不明。

### 【分类】

耳鸣可分为主观性耳鸣和客观性耳鸣。主观性耳鸣是指在没有外界声音刺激以及振动的情况下产生的一种虚拟的声音感知;客观性耳鸣的病因包括血管源性、肌源性、呼吸源性及颞下颌关节功能紊乱等。本章节主要阐述主观性耳鸣。

耳鸣还可分为急性耳鸣和慢性耳鸣。急性耳鸣可能在无干预或者治疗后消失,慢性耳鸣一旦形成则很难消失。

## 【病理生理机制】

主观性耳鸣的具体发病机制仍在研究中,可能有以下机制。

1.听力损失引起的听觉系统的自发活动增加　听力下降后外周声音输入减少,导致耳蜗神经活动减少,听觉中枢因此以自发活动增加来达到听力下降之前的平衡。然而,也有不少耳鸣患者的听力完全正常,故该理论无法解释正常听力的耳鸣患者。

2.不一致性损伤理论　不一致性损伤是指内外毛细胞系统之间功能不一致的区域的损伤。外毛细胞具有抑制内毛细胞传出的功能。当内外毛细胞不一致损伤时,内毛细胞继续将兴奋信号上传。但由于外毛细胞损伤不能提供抑制的信号,这种不平衡引起了背侧蜗核不典型的爆发性活动,被听觉系统放大并被感知为耳鸣。这种损伤也可能成为永久性耳鸣。

3.Jastreboff 的耳鸣神经生理模型　20 世纪 90 年代,Jastreboff 提出了耳鸣的神经生理模型,为理解耳鸣和情绪的关系提供了很好的理论基础。其基本理论如下:耳鸣信号在外周听觉系统产生后,可能是从耳蜗背侧核,沿着听觉传导通路上传到了听觉的潜意识层面。耳鸣信号经过加工,一方面,从潜意识层面通过内侧膝状体在一定程度上激活了边缘系统的调节中心——杏仁核;另一方面,从潜意识层面上传到听觉意识层面——听觉皮质,接受进一步评估。一般而言,当耳鸣信号被归类为不良甚至危险的刺激时,听觉皮质和潜意识会进一步激活边缘系统和自主神经系统的交感部分,引起注意力集中障碍、焦虑等不良反应。如果耳鸣信号被听觉皮质归类为无意义的神经刺激,就不会直接激活边缘系统和自主神经系统,并在潜意识层面被阻断,不再上传到听觉皮质,不会激活边缘系统和自主神经系统。不仅如此,边缘系统和自主神经系统的反馈还使潜意识和听觉皮质对耳鸣信号敏感化,从而形成了听觉系统、边缘系统、自主神经系统三者之间的恶性循环。

## 【诊断及评估】

1.详细的问诊　包括持续时间,耳鸣性质,侧别,是否同脉搏一致等,注意排除客观性耳鸣。

2.全身查体及耳科检查　需要仔细检查鼓膜情况,以排除明确的引起耳鸣的原发疾患。例如,外耳道耵聍,慢性中耳炎,透过鼓膜可以看到红色的鼓室球瘤。

3.听觉功能检查　需要进行包括纯音听阈、声导抗等听觉功能检查进一步寻找是否存在原发病因,例如各种感音神经耳聋,耳硬化等。

4.耳鸣的测试　包括耳鸣音调的频率或频谱匹配、耳鸣响度匹配、耳鸣可掩蔽性测定(最小掩蔽级,MML)、以及耳鸣的残留抑制测定等。

5.影像学检查　对于单侧的感音神经性聋患者,需要行内耳道及桥小脑角的 MRI 检查以排除听神经瘤。

## 【治疗】

临床上治疗急、慢性耳鸣的方法众多,例如认知行为疗法、耳鸣习服疗法、经颅磁刺激、药物治疗等。2014 年美国耳鼻咽喉-头颈外科协会发布耳鸣指南,推荐的治疗方案包括:教育和咨询、助听器、认知行为疗法,声治疗作为可选择的方案,不推荐药物治疗、经颅磁刺激。

1.耳鸣习服疗法(TRT)　耳鸣习服疗法于 1990 年由 Jastreboff 提出,在全世界引起了极大的关注。其治疗方法的基本原理为:以神经生理模型为基础,致力于打破听觉系统、边缘系统和自主神经系统之间的恶性循环,从而达到反应习服和感知习服。

神经生理模型是耳鸣习服疗法的主要理论基础。耳鸣习服疗法的主要内容便是根据神经生理模型设计的,首先达到耳鸣的反应性习服,最后逐渐达到感知性习服。TRT 主要包括两个部分:教育咨询和声治疗。

教育咨询并不同于一般意义上的心理咨询。其目的在于通过对耳鸣患者的教育,使其对耳鸣的产生、引起不适的原理、治疗方法等有正确的理解,从而达到在认知上将耳鸣定义为一种全新的、无意义的良性信号,最终达到部分打断听觉系统、边缘系统、自主神经系统形成的恶性循环。教育咨询所包含的内容有大脑功能、耳鸣及耳鸣导致困扰的机制、达到耳鸣习服的基础等。

声治疗的目的在于降低耳鸣相关神经活动的相对强度,从而减弱到达听觉系统潜意识层面的神经信号,进而削弱信号对边缘系统、自主神经系统、听觉皮质在意识层面的激活,加速和巩固耳鸣的反应性习服。声治疗主要作用于潜意识,旨于在根源上降低听觉系统与边缘系统、自主神经系统之间的相互影响。从而舒缓耳鸣带来的焦虑、转移或分散注意力等。广义的声治疗包括丰富环境背景声,佩戴助听器及佩戴发声器。

2.认知行为疗法(CBT)　理论基础是贝克提出的情绪障碍理论,即认知决定行为和基础。治疗目的在于改变患者原有的认知模式中的信念和思维方式,从而矫正情绪和行为。认知模式包括核心信念、中间信念、自动思维三部分,其中核心信念是根深蒂固的,中间信念包括态度、规则和假设,在核心信念和中间信念的引导下会自动产生一些快速的评估思维,即自动思维。循证医学资料证明,认知行为疗法治疗耳鸣可取得较好疗效。

3.经颅磁刺激　主要是指通过直流电或者交流电流经线圈产生磁场,从而使脑组织表面的突触去极化来激活皮质的神经网络。经颅磁刺激治疗耳鸣主要是通过调节听觉皮质活动,抑制指定局部皮质的过度自发活动来达到治疗目的。研究提示低频(1kHz)经颅磁刺激治疗耳鸣较安慰剂组更有效,但治疗效果的长期性仍有待进一步的研究,目前在临床上尚不推荐。

(刘志奇)

# 第九节　周围性面神经疾病

## 一、概述

面神经是第Ⅶ对脑神经,也是人体在骨管里走行最长的颅神经。面神经因为各种疾病引起改变,可出现面神经麻痹。损伤在面神经核以上者称为中枢性面瘫,受损部位在面神经核或面神经核以下者称为周围性面瘫。

### 【病因】

1.先天性　较少见。如面神经发育畸形、肌强直性营养不良、侧颅底先天性胆脂瘤等。

2.原发性　贝尔面瘫多见,约占周围性面瘫80%。

3.感染性　常见。急慢性中耳炎(包括结核性)、恶性外耳道炎、病毒感染(水痘、麻疹、带状疱疹及柯萨奇病毒等)、脑炎、脑膜炎(包括结核性),传染性单核细胞增多症、麻风疟疾等。

4.外伤性　产道损伤、颞骨骨折、中耳腔及面部开放性损伤等。

5.肿瘤性　多见。如听神经肿瘤、脑膜瘤、胶原细胞瘤、三叉神经或面神经的施万细胞瘤,中耳恶性肿瘤、颞骨肿瘤、转移性癌、颈静脉球瘤,颈上深部及腮腺的良恶性肿瘤以及淋巴瘤等。

6.医源性　主要为外科手术所致,包括手术误伤以及病情需要需行面神经切断术。

7.其他　包括糖尿病、甲状腺功能亢进症、甲状腺功能减退症及破伤风、白喉等。

## 【病理生理】

面神经中大约有 7000 根是有髓神经纤维,支配面部肌肉的运动。面神经的外面包裹着神经外膜,神经干内有粗细不等的平行排列的神经束,每条神经纤维的中央有轴索,外面包裹着施万细胞形成的髓鞘,神经纤维每隔一定距离形成郎飞结,此处髓鞘中断,施万细胞膜直接与轴突相贴。

根据面神经损伤的严重程度不同,可分为以下几类病理生理改变:

1.神经外膜损伤　损伤神经外膜,神经干无损伤,神经传导正常,无面瘫。

2.神经失用　损伤轻微,仅累及髓鞘,轴索结构正常,神经纤维无中断,表现为暂时性神经传导阻滞,面瘫。去除病因后短期内可以完全恢复。

3.轴索断伤　轴索断裂后受损神经纤维远端的轴索及髓鞘崩解,但神经鞘膜完整。再生的神经轴索可沿中空的鞘膜板由近及远直到运动终板。神经功能可以部分或全部恢复。

4.神经断伤　神经干完全断离,远端神经变性,神经功能不能恢复。

## 【临床表现】

1.静止状态　周围性面瘫后患者面部肌肉随意运动消失,不能表情。患侧额纹消失,鼻唇沟变浅,口角下垂并向健侧歪斜。

2.运动状态

(1)蹙额及皱眉:患侧额头额纹消失,不能蹙额,双眼向上看时,患侧眉毛不能上抬。

(2)闭眼:患侧眼睑不能完全闭合,使劲闭眼时,患侧眼球转向上外方,使角膜下巩膜外露,俗称"眼球露白"。

(3)鼓腮:患者做鼓腮动作时,患侧脸颊无法鼓气,口角漏气。

(4)笑或露齿动作时:口角明显向健侧倾斜。

(5)进食:可出现口角漏液,食物易存留患侧颊齿间。

3.继发损伤　患侧面部部分表情肌主动运动时,另一部分表情肌会出现被动运动现象,称为连带运动。最常见是闭眼时出现口角运动。

因病变部位不同,患者可出现味觉异常、听觉过敏及泪腺、涎腺分泌减少等症状。

## 【面神经功能的评价】

1.定位诊断

(1)泪液试验:用 0.5mm 宽,5cm 长的滤纸 2 条,将一端距离顶端 5mm 处折叠,置于受试者两侧下睑穹窿中,5min 后取出,测量滤纸被泪液浸湿的长度。两侧差别超过 30% 为阳性。泪液试验提示面神经受损部位位于运动神经核以下至膝状神经节之间。

(2)镫骨肌声反射:声导抗测试可检测反射情况,反射消失表明受损部位在面神经镫骨肌支或以上平面。一般认为当镫骨肌声反射存在说明面瘫程度为不完全性,预后相对较好。

(3)味觉试验:以卷棉子分别蘸糖水、盐水、奎宁(或硫酸镁)及醋,测试一侧舌前 2/3 的甜、咸、苦、酸的味觉,方法简单。目前可以用电味觉仪检测,可测出味觉阈值,正常是 $50\sim100\mu A$,高出正常 50% 者为异常。此方法结果精确,可重复测试,动态观察。味觉试验检查膝状神经节至鼓索神经间的面神经病变。面瘫患者味觉功能恢复较面肌运动恢复要早数周,检测到味觉功能恢复,提示面神经功能好转。

(4)唾液腺分泌试验:局麻后将细管插入下颌下腺导管,同时用柠檬汁滴入口内,刺激唾液分泌,1min后开始计算每分钟内唾液滴数,比较两侧结果,一侧唾液分泌量减少 25% 以上时有诊断价值。该试验也是检测鼓索神经分支及以上面神经病变的方法。

以上的定位试验结果应结合神经定性诊断进行综合判断,因为仅在神经完全麻痹时,定位试验才有意义。

（5）影像学检查：螺旋 CT 一般采用薄层扫描（≤1mm），常用的体位有冠状位、轴位（又称横断位或水平位）和斜矢状位，必要时可进行三维重建，对面神经骨管显示好，对颞骨骨折及肿瘤导致的面瘫基本能定位。MRI 对软组织显示好，对颅内病变诊断意义较大。

2.定性诊断　采用神经电生理检查有助于判断神经是否变性或者将要变性，并评估其变性程度，对指导治疗有一定意义。

（1）神经电兴奋试验：兴奋阈的大小取决于正常与失用纤维和变性纤维的比例。测试时，将刺激电极放置于茎乳孔附近相当于面神经主干位置表面的皮肤上，逐渐增加刺激强度，直到面部肌肉出现肉眼可见的轻微收缩时的电流量，即面神经的兴奋阈。由于神经纤维变性需要 1～3d，本试验应在病变开始 3d 后检查。通常用患侧与健侧面神经电兴奋阈的差值来判断神经的功能。起病 3 周内，差值≥3.5mA，提示面神经纤维大量变性，面瘫恢复多不完全；≤3.5mA，提示面神经纤维多为失用，预后良好。

（2）最大刺激试验：本试验的生理学基础在于神经受损后，残留的正常神经纤维仍可以继续支配效应器运动。刺激电极放于面神经各分支区域，将刺激加到受试者最高可耐受限度，分别测试颈、口角、下唇、鼻、眼、额部的肌肉运动，以正常侧为对照，比较双侧的反应程度，检查结果分为双侧相等、减低和消失。患病 10d 内最大刺激试验双侧相等，88％的患者能完全恢复；如患侧反应减弱，73％能恢复正常；如反应消失，预后不良，功能恢复不完全。本试验对双侧面瘫、复发性面瘫和起病 4d 之内的患者无应用价值。

（3）神经电图（ENoG）：本试验方法与最大刺激反应类似，但是更精确，能够提供神经变性程度的客观指标。变性＜90％，提示神经病变是可逆性；变性＞90％，预后较差。

（4）肌电图（EMC）：肌电图记录骨骼肌纤维的电活动。面瘫发生后 10～20d，如能记录到每秒 30 次左右的运动单元电位，可排除神经完全断裂。神经变性后失去神经支配的肌肉，在起病后 14～21d 出现纤维颤动电位。当神经再生后，纤维颤动电位消失，代以多相电位。该电位提示神经已再生，恢复有望，但为不完全性，常有后遗症。

（5）F 波：该试验的原理是神经纤维兴奋冲动可同时向远端及近端双向传导，向远端传导可使支配肌肉产生 cAMP，即 M 波；而向近端传导的兴奋沿神经轴索逆行传导到面神经核中 α-运动神经元后，使一小部分神经元兴奋，再沿神经轴索顺行传至靶肌肉，引起收缩。因此在 M 波后可记录到一个较小的逆行传导的肌肉反应，F 波。F 波能早期评估近端面神经的运动传导功能，还可以用于听神经瘤手术术中监测面神经功能，F 波正常患者预后好。

（6）瞬目反射（BR）：是由于面部叩打、声、光、角膜触觉等刺激而诱发的防御反射，起着保护眼球的重要作用。该反射的传入神经是三叉神经眶上神经，传出神经是面神经运动分支，中枢经过脑桥和延髓等一系列神经元之间的传递。临床常用电刺激一侧三叉神经眶上支，诱发眼轮匝肌收缩产生瞬目反射，记录眼轮匝肌的电位变化，在同侧眼轮匝肌引出 R1 波，在双侧引出 R2（同侧）和 R2'波。瞬目反射对面神经、三叉神经以及脑干病变的早期诊断具有临床意义。面神经麻痹发病后 10d 内，如能出现 R1，表明预后良好，2～3 周以上 R1R2 还没恢复，提示预后不良，第 3、4 周 R2 再出现的病例中，完全恢复者较多。

以上各种电生理检查方法各有优缺点，为了尽早正确评估面瘫的预后，在选择检查时应该注意：①目前尚无一种检查方法能单独对预后做出绝对精确的估计，因此，应该尽可能同时采用多项检查方法，并对结果进行全面综合分析。②各种电生理检查均有其适宜的检查时机，临床应根据不同的疾病和病程，选用适当的检查方法。③为了监测急性面瘫的病情发展状况，正确把握手术时机，面瘫出现后应尽快进行系统的电生理检查。

## 【面瘫程度的评估】

目前无简单、客观而精确的评估方法,临床常用的是 House-Brackmann 分级法(表 10-1)。

表 10-1　House-Brackmann **面神经评级系统**(1985)

| 损伤 | 程度级别 | 定义 |
|---|---|---|
| 正常 | Ⅰ | 各区面部功能正常 |
| 轻度功能异常 | Ⅱ | 总体:仔细检查才可看到的轻度面肌无力,可能有非常轻度的联动 |
| | | 静态:双侧基本对称 |
| | | 运动: |
| | | 抬眉:中等度至正常功能 |
| | | 闭眼:轻微用力即可完全闭合 |
| | | 口角:轻度不对称 |
| 中度功能异常 | Ⅲ | 总体:明显面瘫但不影响两侧对称,可见到不严重的联动、挛缩和(或)半面痉挛 |
| | | 静态:双侧基本对称 |
| | | 运动: |
| | | 抬眉:有轻至中度的运动 |
| | | 闭眼:需要用力才能完全闭合 |
| | | 口角:用力后患侧轻度无力 |
| 中等重度功能异常 | Ⅳ | 总体:明显的面肌无力和(或)不对称的面部变形 |
| | | 静态:两侧基本对称 |
| | | 运动: |
| | | 抬眉:不能抬眉 |
| | | 闭眼:眼睑闭合不全 |
| | | 口角:用力仍患侧忱力,两侧明显不对称 |
| 重度功能异常 | Ⅴ | 总体:仅存轻度的眼和口角运动 |
| | | 静态:明显不对称 |
| | | 运动: |
| | | 抬眉:不能抬眉 |
| | | 闭眼:眼睑闭合不全 |
| | | 口角:仅存轻度的口角运动 |
| 完全麻痹 | Ⅵ | 患侧面肌无运动 |

## 【鉴别诊断】

周围性面瘫和中枢性面瘫相鉴别:中枢性面瘫额纹不消失,蹙额,皱眉如常,只有对侧鼻唇沟变浅,口角偏斜,难以鼓腮、吹口哨,镫骨肌反射、味觉与泪液和唾液分泌无异常。

## 二、贝尔面瘫

贝尔面瘫又称贝尔麻痹,特发性面瘫等,是指原因不明的,不伴其他体征和症状、单侧的周围神经性面瘫,是周围性面瘫最常见的病因,发病率为 20～30/100000 人,任何年龄都可发病,但 20～40 岁最多见,男女发病率相同,但妇女在妊娠后期及产褥期发病率较高,糖尿病患者多发。该病起病急,常于数小时或 1～3d 达到高峰。

**【病因】**

病因不清,目前认为微循环障碍和病毒感染、免疫反应与该病有关。

1.微循环障碍　当疲劳和面部、耳后受冷风刺激后,面神经的营养血管痉挛,导致面神经缺血、缺氧、水肿甚至变性改变。

2.病毒感染学说　有研究认为贝尔面瘫可能与单纯疱疹病毒感染有关。从患者神经活检标本中分离出单纯疱疹病毒,从鼓索神经中可检测出免疫复合物,且血清中某些免疫球蛋白水平升高,以及钆增强 MRI 显示与其他病毒性疾病相同等,故有病毒感染引起的自身免疫性疾病之说。

**【诊断及治疗】**

突然发生的一侧面肌无力;可能与病毒的前驱症状有关;无中枢神经系统和桥小脑角病变的证据,无耳病史;患者可伴发耳痛、耳后痛、听力减退、听觉过敏、味觉倒错及面部感觉迟钝等多发性神经炎症状。

贝尔面瘫常为不完全性面瘫,70%～80% 可以自愈,临床首选非手术治疗。但是部分患者可以出现完全性面瘫,预后不良。因此,对贝尔面瘫的患者应尽早行多个神经电生理检查,并在治疗过程中动态观察神经电生理的变化,如无恢复的可能,可行面神经减压术。

1.非手术治疗

(1)药物治疗:贝尔面瘫首选糖皮质激素类药物治疗,对有糖尿病的患者可以改用前列腺素 E;抗病毒药物,血管扩张剂、B 族维生素以及 ATP 等也可选用。

(2)高压氧治疗:可以提高缺氧组织周围氧气弥散梯度,有助于减轻水肿和促进缺氧组织再生。

(3)物理治疗:电刺激、生物反馈、针灸等治疗,可以增强肌肉运动,防止肌肉萎缩,改善面部对称性。

(4)护眼:因眼睑不能完全闭合,为防止干眼症和角膜溃疡等,可以局部使用人工泪液、眼膏、湿化罩等。

2.面神经减压术　对于完全性面瘫,药物治疗无效,神经电生理检查提示神经不可逆病变者,应尽早行面神经减压术。

# 三、Hunt 综合征

Hunt 综合征又称耳带状疱疹,是由水痘—带状疱疹病毒感染所致的疾病。本病 1907 年由 Ramsay-Hunt 首先描述,又称 Ramsay-Hunt 综合征或 Hunt 综合征。是一种常见的周围性面瘫,发病率约为周围性面瘫的 12%,仅次于贝尔面瘫。该病表现为一侧的耳部疱疹,耳部剧痛,可出现同侧周围性面瘫,听力及平衡障碍。

**【病因】**

由水痘-带状疱疹病毒感染所致。主要诱因是受凉,疲劳以及机体抵抗力下降等。

**【临床表现】**

1.疱疹　患者常首先在耳甲腔、耳道口、耳道及耳后皮肤出现疱疹,周围皮肤充血、肿胀、糜烂甚至水疱,水疱破溃后流出少许黄色液体,逐渐结痂脱落。

2.剧烈疼痛　耳郭、耳周及耳后可以出现剧烈疼痛,甚至烧灼样疼痛,疼痛持续时间可达数月。

3.面瘫　大多数患者面瘫出现在疱疹之后,开始为不完全性面瘫,数日或 2～3 周发展为完全性面瘫。

4.其他神经受累症状　多数患者伴有听神经受累,感音神经性聋及耳鸣症状,部分伴有眩晕,平衡失调,少数患者伴有Ⅴ、Ⅶ、Ⅸ、Ⅹ、Ⅺ、Ⅻ对脑神经症状。

**【诊断及鉴别诊断】**

根据临床表现及局部检查,如有疱疹及疱疹遗留痂皮,诊断一般不难。该病主要与贝尔面瘫鉴别,后者无疱疹,无耳痛,不伴前庭及耳蜗症状。

Hunt综合征患者血清学检查多示单纯疱疹病毒感染。

**【治疗】**

同贝尔面瘫。局部皮肤可用抗生素软膏涂抹。该病预后较贝尔面瘫差,需要行面神经减压患者比贝尔面瘫多,而且面神经减压后面神经功能恢复的程度低于贝尔面瘫,术后恢复期面肌联动的发生率高。

(李江平)

# 第十节　耳硬化

耳硬化又名耳海绵化症,是一种以原发性迷路包囊骨海绵样变性为病理特征的内耳疾病。其颞骨病理特征为骨迷路包囊灶性骨质吸收,髓腔扩大,血管增多,呈海绵样变,破骨、成骨现象可同时存在。病变累及镫骨时,导致镫骨固定,听力减退,尤其以语言频率区听力下降明显。临床耳硬化发病率随种族和地区不同而不同,白种人发病率最高,为0.3%～0.5%,组织学耳硬化的发病率达8%～10%,黄种人和黑种人的发病率最低。本病好发年龄为20～40岁,男女发病之比约为1:2.5。

**【病因】**

耳硬化的病因迄今尚未完全明确,目前认为有多种学说,包括遗传学说、内分泌代谢障碍学说、骨迷路成骨不全症、病毒感染、酶学说等,可能有以下几方面因素。

1.遗传因素　在临床上耳硬化患者的家族聚集现象较多,可能为常染色体显性或隐性遗传,基因学研究发现患者家族有异常基因,目前已发现数个与耳硬化相关的遗传基因位点,包括OTSC1、OTSC2、OTSC3、OTSC4、OTSC5、OTSC6和OTSC7。

2.内分泌学因素　本病女性多见,且多见于青春发育期,部分患者在妊娠、分娩期加重,故认为内分泌因素与耳硬化有关。有研究表明,甲状旁腺功能异常导致的钙磷代谢异常也可导致耳硬化。

3.病毒感染因素　免疫组化方法在耳硬化患者病灶中发现病毒抗原,故认为耳硬化可能为病毒感染所启动的骨迷路包囊的炎性血管反应或慢性炎症。在耳硬化患侧的耳蜗内镫骨足板组织中发现麻疹病毒感染痕迹,外淋巴液中发现麻疹病毒特异性抗体,因此认为麻疹病毒感染可能在耳硬化发生机制中起到重要作用,但具体机制仍不清楚。

4.免疫因素　免疫学的病因病理机制研究发现耳硬化患者存在某些免疫调控的改变,对耳硬化病灶通过组织化学染色法进行病理学研究,发现其与类风湿关节炎病灶病理改变相似。有部分学者在耳硬化患者耳蜗外淋巴液中测到Ⅰ、Ⅱ、Ⅲ、Ⅵ、Ⅸ型胶原抗体水平升高,病灶中发现软骨细胞特异性抗原,免疫因素与耳硬化之间的关系有待更进一步研究。

5.酶学说　耳硬化的病理特点是局部骨质改变,其发生局部骨质改变的过程中有许多酶参与成骨与破骨形成,研究表明蛋白水解酶在耳硬化骨重建过程中发挥重要的作用,是镫骨固定形成的原因。但酶类是否为耳硬化的始动因素仍有待进一步研究。

**【病理生理】**

耳蜗骨迷路由外骨膜层、内生软骨层和内骨膜层构成,耳硬化病灶大部分发生于耳蜗骨迷路的内生软骨层,通过侵犯环状韧带及镫骨足板使镫骨活动受限甚至完全固定导致传导性聋,称为镫骨性耳硬化1,好发部位在前庭窗前区和蜗窗边缘。小部分耳硬化病灶发生于耳蜗内骨膜层,病灶可发生在蜗窗、蜗管甚至内耳道骨壁,一方面通过向外淋巴液释放毒素,损伤基底膜及血管纹结构,另一方面直接影响基底膜活动及耳蜗微循环,导致感音神经性听力下降及眩晕等症状,称为耳蜗性耳硬化。此外,很多病例为多发病灶,可出现混合性听力下降,称为混合性耳硬化。

耳硬化病灶形成主要是破骨及成骨过程反复进行的结果,活动期时,中层骨质在溶酶素性水解酶的作用下发生分解、吸收,局部充血、水肿、血管增生,黏多糖骨质沉积产生嗜碱性海绵状疏松骨,病变逐渐由中间向四周扩展,累及耳蜗全层,在成骨细胞作用下,病灶中血管腔隙变小,纤维组织钙化,形成嗜酸性网状骨,进而形成板状新骨。

**【临床表现】**

常见的症状为缓慢进行性单耳或双耳听力下降,可伴有耳鸣及眩晕,一般不伴有耳闷等症状。女性较多见,在妊娠、分娩期病程可加快。由于病变侵犯的部位和范围不同,临床特征可表现为隐匿型、传导性聋、感音神经性聋及混合性聋。

1.听力减退　耳硬化的听力减退为无任何诱因的双耳同时或先后出现缓慢进行性听力下降,表现为传导性或混合性听力下降,起病缓慢,单耳发病者占10%～15%,部分患者自觉在喧闹嘈杂的环境中较在安静环境中听力较好。临床上将此现象称为威利斯听觉倒错或威利斯误听。患者说话声音变小,但言语表达清晰,此为自听增强现象。

2.耳鸣　是耳硬化的常见症状,国内外统计发生率在25%～97%,可为间歇性或持续性,多数患者耳鸣与听力减退同时出现,少数早于听力减退,以低音调耳鸣为常见,高音调耳鸣提示耳蜗受累,低音调耳鸣尤其是搏动性耳鸣被认为是病灶内血管增生的表现。

3.眩晕　耳硬化患者的眩晕多为真性良性阵发性位置性眩晕,部分患者在头部活动后可伴有轻度短时的眩晕,此可能与半规管受累或迷路水肿有关。

**【辅助检查】**

1.耳镜检查　可见外耳道宽敞清洁、皮肤薄而毛稀,鼓膜完整,活动度好,部分病例可见鼓膜菲薄,可出现 Schwartze 征,即鼓膜后上象限出现透红区,为耳硬化鼓岬区骨膜显著充血病变处于活动期的表现,是临床耳硬化的特征之一。

2.听功能检查

(1)音叉检查:临床上常用256Hz和(或)512Hz的音叉进行检查。Rinne 试验(一),Weber 试验偏向患侧或听力较差侧,Schwabach 试验骨导延长,Gelle 试验(一)。典型表现:Bezold 三征,即气导缩短、骨导延长、Rinne 试验阴性。

(2)纯音测听检查:纯音测听的结果与镫骨固定的程度及耳蜗是否受累有关。

早期:为传导性聋,骨导正常,气导为上升型曲线,气骨导差30～45dB;

中期:为混合性聋,骨导出现卡哈切迹,即0.5kHz至2kHz骨导听阈呈"V"形下降,2kHz处下降最多,气、骨导差大于45dB。

晚期:为混合性聋或感音性聋,气骨导均出现下降,骨导听力损失以高频为主,气、骨导差小于30dB。

(3)声导抗测试:鼓室导抗图在早期多为 A 型曲线,伴随着镫骨固定加重,鼓膜活动受限,患者表现为 As 型曲线,鼓膜萎缩者表现为 Ad 型曲线。声顺值正常,镫骨肌反射早期升高,或双相曲线,后期常消失。

鼓室压曲线正常,峰值在－100＋100。

(4)耳声发射检查:畸变产物耳声发射幅值降低或引不出发射。

(5)听性脑干反应测听:Ⅰ波、Ⅴ潜伏期延长,波间期正常,阈值可提高。

3.影像学检查

(1)颞骨螺旋CT:可清晰显示骨迷路包囊,镫骨底板是否增厚,两窗区、内耳道骨壁的局灶性改变,如有病灶可表现为迷路骨影欠规则;并观察乳突气房发育情况,听骨链、内耳道有无畸形及病变。

(2)MRI:对活动期病变评估有意义,$T_1WI$表现为耳蜗和迷路周围环状等信号影,注射含钆造影剂后轻～中等强化,$T_2WI$可显示信号影增高。

**【诊断及鉴别诊断】**

诊断依据:无诱因出现双耳不对称性进行性听力下降,有家族史,鼓膜外观基本正常,或出现Schwartze征,音叉检查发现Bezold三征,Gelle试验阴性,纯音测听可见骨气导差、卡哈切迹、鼓室图正常、咽鼓管功能良好者可考虑本病。颞骨薄层CT检查如发现骨迷路或内耳道骨壁不均匀增厚病变可进一步确诊此病。

耳硬化需要与听骨链中断、先天性听骨链畸形或固定、先天性卵圆窗闭锁、粘连性中耳炎、分泌性中耳炎、无鼓膜穿孔的鼓室硬化等中耳疾病及听神经瘤、梅尼埃病或其他因素导致的感音神经性聋鉴别。

**【治疗】**

目前仍缺乏针对病因的有效治疗,以手术治疗提高听力为主,可尝试药物治疗和佩戴助听器治疗。

1.手术治疗　手术目的是治疗因镫骨固定导致的传音障碍,恢复或提高听力。

(1)镫骨底板开窗人工听小骨植入术:是目前常用式式,创伤小,听力提高程度大且效果持久,但应注意镫骨底板开窗直径比听小骨活塞棒端直径略大即可,如开窗过大可用脂肪或肌肉组织填塞;目前,随着$CO_2$激光和半导体激光的广泛应用,手术时间大幅缩短,并发症也明显减少。

(2)镫骨撼动术:分为直接撼动法和间接撼动法,应用历史较长,但因获得听力改善持续时间较短,目前应用较少。

(3)镫骨切除术:自19世纪末首次完成镫骨切除术后,本式式不断得到改进,可分为镫骨全切术和部分切除术,因镫骨全切除后并发症相对较多,患者术后反应大,目前应用较少。

(4)内耳开窗术:此术式创伤相对较大,虽可长期提高听力,但提高幅度小,目前应用较少,只有在镫骨术式失败或内耳畸形不能进行镫骨手术时方考虑。

(5)人工耳蜗植入:重度听力损失的晚期耳硬化患者往往为混合性聋,手术效果差,其中部分患者可佩戴助听器,但仍有很多患者佩戴助听器无效或不耐受,此时可考虑行人工耳蜗植入来提高听力,研究表明人工耳蜗植入患者在主观感觉上和客观检查的结果都很满意,故对晚期耳硬化患者或手术不满意的患者,可选择人工耳蜗植入术。

(6)目前,最新的跨皮瓣主动式骨传导植入系统-骨桥已开始在临床应用,国产的骨导助听系统(植入式)已面世,可用于本病成人和5岁(含5岁)以上的儿童患者。

2.药物治疗　有多项研究表明,氟化钠可以有效地抑制耳硬化发病过程中代谢相关的酶类,从而达到治疗的效果。因此对早期耳硬化或迷路型耳硬化患者可试用氟化钠口服治疗,但疗程较长且效果不确定,因此不作为首选。此外,二磷酸盐类药物也能用于该病的治疗,它能作用于破骨细胞,并降低破骨细胞的活性,达到治疗目的。

3.助听器治疗　对有手术禁忌证或拒绝手术的患者,可依据其听力损失程度给予佩戴气导或骨导助听器治疗。

(张俊军)

# 第十一节　鼓膜硬化

鼓室硬化亦称鼓室玻璃变性,是指中耳经历了长期慢性炎症后,在愈合过程中所遗留的中耳结缔组织退行性变。von Troltsch 在 1869 年首次描述这种病变为中耳黏膜最深层纤维组织的硬化,在鼓膜和鼓室黏膜的上皮下形成斑块状胶原组织沉积。发生在鼓膜者为钙化斑,发生在鼓室黏膜者,黏膜变成乳皮样物质,被覆在听骨表面和卵圆窗及圆窗周围,与骨质黏着,好像覆盖了一层包膜。累及上鼓室者较重,累及下鼓室者较轻。听骨及肌腱最易受累。

1955 年,Zollner 详细描述了其临床症状,提议将这种病变作为一种单独的疾病,并命名为 tympano-sclerosis。随着鼓室成形术、镫骨手术的广泛开展和手术显微镜的普遍应用,鼓室硬化已经被耳科医师广泛认识。尽管鼓室硬化是一种单独的疾病,但由于是和慢性中耳炎同时存在或成为其结果,因此 2002 年被归入中耳炎后遗症范畴。

鼓室硬化的发病率各家报道差异较大,国外在 9%～38%之间,国内在 3.7%～11.7%之间。儿童和成人均可发病,但 10～30 岁发病率较高,女性多于男性。是引起传导性聋的重要原因之一。

## 一、鼓室硬化的病因

鼓室硬化的病因虽然比较复杂,但主要病因是急性坏死性中耳炎和慢性中耳炎,尤其是慢性中耳炎。其次的病因是鼓膜切开置管术。

1.慢性中耳炎　在慢性中耳炎中,鼓室硬化的发生率为 20%～43%。1993 年,Bhaya 等总结 196 例(319 耳)中耳炎,发现鼓室硬化发生率为 14.1%(45/319),大部分为 40 岁以上患者(86.7%),男女比例为 1.6∶1。1999 年,Asiri 等报道鼓室硬化在慢性化脓性中耳炎的发生率为 11.6%(90/775),其中 85.6%(77/90)为干耳。2010 年,Ho 等报道在慢性中耳疾病中存在鼓室硬化的概率为 5.5%,其中慢性中耳炎是最为常见的病因,占 94.1%。

2.鼓膜切开置管术　鼓室硬化又是鼓膜切开置管术后常见的并发症,Kaleioglu 等对 366 鼓膜切开置管术耳的分析发现,74 耳(20.2%)具有鼓室硬化病变。Friedman 等对 81 例双耳鼓膜切开置管术儿童和 131 例未行耳科手术者进行随访对比观察,发现双耳鼓膜切开置管术儿童的鼓室硬化发生率为 35%(21/81),而对照者仅 11.4%(15/131),且在再次行鼓膜切开置管术的儿童中,鼓室硬化发生率更高。2010 年,Browning 等综合分析既往 10 个临床研究共 1728 例分泌性中耳炎儿童,结果显示鼓膜置管后鼓室硬化的发生率为 1/3。鼓膜切开置管术引发致鼓室硬化可能与下列因素有关:①机械性损伤和鼓膜固有层的血管化作用可能在鼓室硬化的形成中起重要作用,鼓膜通气管置入前的吸引器抽吸作用更易导致鼓室硬化的发生;②虽然随着年龄的增长,分泌性中耳炎的发病率逐渐降低,但是鼓膜切开置管术的后遗症(鼓室硬化、严重的鼓膜萎缩内陷、听力下降、继发性胆脂瘤、永久性鼓膜穿孔)却逐渐增加;③鼓膜切开置管术后,鼓室硬化的男女发病率之比为 2.29∶1;④鼓膜通气管留置的时间是最主要因素,时间越长,发病率越高,而鼓膜通气管的大小对发病率影响则不大。

## 二、鼓室硬化的病理学特征

鼓室硬化多发生在中耳黏膜及鼓膜,位于鼓室内的韧带、肌腱亦可硬化、骨化。听骨链可被硬化病灶包绕,甚至包埋。硬化病变一般多见于上鼓室,前庭窗区和听骨周围。较少侵及下鼓室、蜗窗及咽鼓管鼓口,或仅当病变甚为广泛时方始受累。新近的研究发现在中耳腔内,鼓室硬化多见于槌骨(79.8%),但多处出现硬化组织的病例超过半数(51.2%)。

1.光镜下特征 表现为黏膜上皮下结缔组织内和鼓膜固有层包括黏膜下结缔组织层、上皮下结缔组织层、外放射状胶原纤维层和内环状胶原纤维层中,结缔组织透明变性,或称玻璃样变性,多数伴有钙质沉着,少数可发生新骨形成。

胶原组织退变、增生可能是因炎症大量破坏黏膜纤毛和腺体,渗出物质不能排出。增厚的胶原纤维融合、机化、玻璃变性,细胞成分和毛细血管消失,最终形成均匀一致的葱头皮样白色斑块——硬化斑块。

2.手术显微镜下特征 硬化斑块组织表现为2种特征:①软乳酪样壳片,与骨质粘着不重,像洋葱皮样可以剥下;②坚实白色硬块,与骨粘着紧密,很难剥除,去除后不久再产生。组织显微镜下,斑块为玻璃样变胶原组织,无细胞及血管,覆盖以很薄的扁平上皮。电镜超微结构显示细胞外间隙胶原纤维增生、退行性变和钙质沉着。

对硬化斑块进行生化分析发现其主要成分为磷酸钙盐。

3.临床病理类型 临床上鼓室硬化一般被分为2种类型:①病变只限于黏膜或黏骨膜内,黏膜的上皮层、骨膜和骨组织未遭破坏,称硬化性黏膜炎或硬化性黏骨膜炎。这种硬化组织容易被剥除,可遗留完整的骨膜或骨面。此型较多见。②病变进一步侵犯骨质表层,称为破骨性黏骨膜炎。此种硬化组织较难剥除,易损伤周围组织,故手术须特别细致。此型少见。

# 三、鼓室硬化形成机制中的免疫学因素

迄今确切机制还不十分明了。鼓膜、鼓室外伤(包括医源性损伤)引起的自身免疫性损伤是很早就提出的观点,但一直缺乏直接确切的证据。进入21世纪以来,已经有许多证据证明鼓室硬化形成过程中存在炎症反应和免疫反应。

1.炎症细胞、细胞因子与介质参与 研究发现,中耳炎时,巨噬细胞首先浸润中耳,然后是B细胞、T细胞,以及IL-6mRNA,它们在感染后1小时后即出现,显示了鼓室硬化形成的炎症反应。进一步研究表明,除了IL-6外,还有其他炎症细胞因子、炎症介质和酶类参与鼓室硬化形成的炎症反应,例如碱性成纤维细胞生长因子(bFGF),IL-1、6、8,肿瘤坏死因子(TNF)、转化生长因子-β(TGF-β)以及诱生型一氧化氮合酶(iNOS)、基质金属蛋白酶(MMPs)和组织基质金属蛋白酶抑制剂(TIMPs)系统等。在病理状态下,在各种细胞因子、炎症介质和酶的刺激作用下,首先表现中耳黏膜极度的增生,其次巨噬细胞分化成为破骨细胞,进而参与骨的重塑。巨噬细胞和细胞因子及介质出现在巨噬细胞分化为破骨细胞过程中的不同阶段。

2.遗传因素 早在20世纪末,就有学者提出某些人类白细胞抗原(HLA)作为介质可能在鼓室硬化的发病机制中起作用,因为在检测鼓室硬化患者血浆中的抗原时,发现HLA-B35和DR3明显高于正常对照组。这一发现提示鼓室硬化形成可能与遗传因素有关,这可以解释为什么鼓室硬化仅发生于一部分的长期慢性中耳炎患者,即使合并鼓膜穿孔或鼓膜切开置管。新近对Toll样受体4(TLR4)基因多态性的研究提示,TLR4反应途径可能在鼓室硬化形成中发挥作用,然这仅是一个初步评估。基因遗传差异性等分子机制是否真正参与鼓室硬化发病,尚待深入研究和更多的证据来证明。

3.动脉粥样硬化 一些鼓室硬化和动脉粥样硬化的临床研究发现两者具有相关性,且两者亦表现相同的病理学特征,因此推测鼓室硬化的钙化过程与动脉粥样硬化类似,在这些过程中有T细胞、纤维细胞、巨噬细胞及IL-2受体的增加,其中的机制还未明了。

4.骨形成蛋白 骨形成蛋白(BMP)是骨生长的促进因子,是近年国内研究关注的热点。薛涛等对中耳炎患者中耳黏膜组织 BMP 的表达进行观察,并对 BMP 在不同区域中耳黏膜的表达进行半定量分析,发现 BMP 在中耳炎患者中耳黏膜的表达明显增强,在中耳肉芽中,其阳性细胞呈层状排列,在肉芽组织表面如果存在较高水平的 BMP,局部的成骨作用就明显增强,这可能与临床中所见的中耳肉芽组织周围多有骨质破坏、从而诱导新骨形成有关。刘翔等发现在鼓室硬化患者中,BMP2 在黏膜层和黏膜下层的表达均为阳性,且在鼓室硬化灶周围有巨噬细胞以及 BMP2 阳性细胞和 CD68 阳性细胞。因此,巨噬细胞分泌的 BMP 作为骨生长的促进因子,与上述所述及的细胞因子如碱性成纤维细胞生长因子,IL-1、6、8 和 TNF 等一起,并在大量浆细胞、肥大细胞浸润的局部免疫反应参与下,在中耳黏膜的极度增生,特别是局部钙化、骨化的过程中发挥作用。

5.骨桥 有学者提出,巨噬细胞分泌的另一种介质——骨桥作为介导因子,在鼓室硬化的发生发展过程中可能发挥作用,他们在炎症的中耳黏膜中发现其表达增强。

6.一氧化氮(NO)、氧自由基和过氧化氢酶 鼓室硬化的炎症反应中还涉及 NO、氧自由基和过氧化氢酶等因素。Karlidag 等对 65 例行鼓膜修补术或鼓膜修补术并乳突探查术的患者术前取静脉血样,检测 NO 和丙二醛的水平。手术过程中取中耳黏膜和鼓膜少量组织,据此将患者分为 2 组,鼓膜或中耳黏膜或听骨链附近或乳突部位有硬化斑块者为 1 组,其余者为 2 组。结果表明 1 组血清 NO 和丙二醛活动水平高于 2 组,同时,1 组红细胞过氧化氢酶活性水平显著高于 2 组,因此他们认为,鼓室硬化的发生与 NO、氧自由基、过氧化氢酶密切相关,在慢性化脓性中耳炎发展为鼓室硬化的过程中有一定作用。

7.血清纤维连接蛋白 有研究表明血清纤维连接蛋白可能可以作为鼓室硬化发展及恶化的标志物,但其在鼓室硬化的炎症反应中的作用尚不清楚。

## 四、表现和诊断

1.症状及检查 大多数鼓室硬化患者有慢性中耳炎或反复发作的急性中耳炎病史,多表现为进行性的听力减退,病程大多较长,达数年、十余年或数十年不等,可伴有耳鸣等症状,有些患者也可无明显症状,仅在手术中发现。

检查应全面仔细。包括:①鼓膜:鼓膜大多有中央性穿孔,大小不等;鼓室内一般均干燥。少数有边缘性穿孔,有脓、肉芽或胆脂瘤。有些鼓膜则完整无缺。在完整的或残留的鼓膜上,可见程度不等的混浊,增厚,或有萎缩性瘢痕,并有大小不等、形状不一的钙斑。②听力检查:纯音听力曲线呈传导性或混合性耳聋,语频区气导损失为 35~65dB,气、骨导差距较大,多在 35~55dB 之间。影响听力的骨膜钙斑可使鼓膜或听骨链同时也变得僵硬,故低频听力首先下降,另一方面,硬化组织又可使中耳质量增加,致使高频听力亦受损,故气导听力曲线多呈平坦型。鼓膜上的萎缩性瘢痕虽可降低质量,缩小鼓膜的有效振动面积,但其影响范围极小,不损害对蜗窗的保护功能。鼓膜穿孔贴补试验示听力无提高。③声导抗测试:鼓膜完整者可做声导抗测试,声导抗图为 B 型或 As 型;声反射消失。④咽鼓管功能试验:咽鼓管通气功能大多良好。⑤颞骨 CT 扫描:乳突多为板障型或硬化型。鼓室及听骨周围可见斑块状阴影,硬化组织可延及鼓窦入口和鼓窦,骨质无破坏。

2.诊断及鉴别诊断 遇有下列情况者,应疑为本病:①缓慢进行性传导性或混合性聋;②过去有耳内慢性流脓史,或反复发作的急性中耳炎病史;③有慢性分泌性中耳炎病史,曾接受或未曾接受过置管术;④鼓膜完整或有干性穿孔;⑤鼓膜混浊,增厚,有钙斑或萎缩性瘢痕;⑥气导听力损失程度与穿孔大小不一致;⑦穿孔贴补试验阴性。

颞骨 CT 扫描有助诊断。

然而,本病的最终诊断仍待手术探查和病理学检查的结果。

本病需与耳硬化症和粘连性中耳炎鉴别:①耳硬化症:分为镫骨性耳硬化症和耳蜗性耳硬化症。前者的临床表现和颞骨 CT 特点与鼓室硬化有相似之处。鉴别要点是前者多有家族史、一般无中耳炎病史、鼓膜正常或有 Schwartz 征,以及鼓室内一般无硬化斑块,且乳突气化良好。②粘连性中耳炎:和鼓室硬化均是中耳炎迁延过久导致的不可逆性后遗症,两者的病史及临床表现极为相似。鉴别要点是以中耳乳突内纤维组织增生或瘢痕形成为主者为粘连性中耳炎,而以透明样变性、钙化为主甚至出现骨化者则为鼓室硬化。然而由于鼓室硬化斑块在出现钙化或骨化后,在高分辨率 CT 上才可明确诊断,在未钙化或骨化之前,则高分辨率 CT 很难区分。因此,与粘连性中耳炎的鉴别主要还是要在手术探查中和病理学检查后才能区分。

## 五、治疗

确切地说,对于鼓室硬化目前还没有明确有效的治疗方法。手术治疗是首选,其他如在鼓膜通气管上涂抹抗氧化剂治疗(维生素 E)、通过增强局部抗体激活补体系统治疗中耳炎症反应和使用钙通道阻断剂防止硬化,以及选择佩戴助听器等多尚缺乏明确的疗效或者是无奈的选择。

1.鼓室探查术与听骨链重建　是鼓室硬化目前主要的治疗措施。手术的目的是清除影响听力的硬化组织,恢复或重建传音结构,以增进听力。但应注意,病变常在术后复发,从而导致听力下降。此外,手术治疗有引起医源性感音神经性听力下降的风险。因此,为达到提高听力的目的,鼓室硬化的镫骨手术必须遵循以下原则:显微镜下用细针完整清除病灶,避免医源性疾病发生,重建含气鼓室和传音结构。其中清除病灶是基础,避免医源性疾病发生是条件,重建含气鼓室和传音结构是目的,三者缺一不可。

(1)鼓室内硬化组织的处理:手术显微镜下,硬化灶为隆起的致密斑块,灰白色,表面光滑,有光泽,触之如软骨。斑块有如葱头,用直角针或微型剥离器可一层一层地将其剥离,不易出血。硬化组织剥去后,大多可露出光滑的骨面。有时深层可见骨化组织或钙化斑。在剥离硬化组织时注意:①剥离时动作宜轻巧,忌施暴力,特别是在清理听骨链周围的病变时,须避免由于手术操作而引起的内耳损伤;②对传音结构无明显影响的硬化组织可加以保留,以免创面过大,导致粘连。

(2)听骨链重建:硬化组织清除后,可根据听骨链的存留情况及其活动度,按鼓室成形术的基本原则进行处理。听骨链完整,且活动度基本正常者,可在关节松动后,于锤砧骨间放置硅橡胶薄膜隔离之。关节虽已松动,而锤骨前韧带硬化或骨化、锤骨头仍固定者,可在游离并取出砧骨后,剪断锤骨颈,取出锤骨头,用自体或异体砧骨或人工陶瓷赝复物桥接镫骨头和锤骨柄。砧镫关节断离,而锤骨正常者,亦可作锤骨桥接。听骨链重建中的关键步骤是对镫骨的处理。对引起镫骨固定的足板周围硬化组织,须特别小心谨慎地加以剔除。硬化组织清除后,镫骨活动恢复正常者,做 I 型鼓室成形术。听骨链不连续,但镫骨底板活动者,视具体情况行 Ⅱ 型或 Ⅲ 型鼓室成形术。镫骨仍固定者,倘若鼓膜同时存在穿孔,须先做鼓膜成形术,待二期作镫骨手术。二期手术一般于 3～6 个月以后施行,对固定的镫骨行足板切除或开窗术,足板太厚者,行足板钻孔术。并根据砧骨和锤骨的情况,以自体或异体材料重建听骨链。如若镫骨周围存在广泛的硬化组织,清理十分困难,或足板过厚,勉强钻孔可能损伤内耳,或全鼓室受硬化组织广泛侵犯,暴露听骨链困难时,宜做半规管开窗术。

(3)鼓膜硬化灶处理:无论鼓膜完整与否,鼓膜上的硬化斑一般可不予处理。位于鼓环或锤骨柄周围影响鼓膜活动的硬化斑,可切除相应部位的骨膜表皮层,然后取出硬化斑。

2.其他治疗

(1)佩戴助听器:因各种原因而不能手术者。

(2)抗氧化剂治疗:由于鼓室硬化是鼓膜切开置管术后最常见的并发症,对此有观点(Uneri 等)认为可能与鼓膜切开后活性氧簇增多有关。维生素 E 作为一种抗氧化剂能够清除各种活性氧簇,学者们已经证实经维生素 E 涂抹的鼓膜通气管能够减少鼓膜切开置管术后活性氧簇的数目,从而减少鼓室硬化的发生。

(3)有建议通过增强局部抗体激活补体系统的免疫方法,治疗中耳炎症反应。另外,有学者(Selcuk 等)提出,钙通道阻断剂在预防鼓室硬化过程中有一定的作用。

(李江平)

# 第十二节　耳源性眩晕疾病

## 一、概述

人体的平衡主要靠前庭系统、视觉和本体感觉这三个系统的共同协调作用,以及周围与中枢神经系统之间的复杂联系和整合来维持的。其中,前庭系统在维持机体平衡中起主导作用。在静止状态下,两侧前庭感受器不断地向同侧的前庭神经核对称地发送等值的神经冲动,并通过一连串复杂的姿势反射,维持人体的平衡。前庭系统及平衡相关系统(包括本体感觉系统和视觉系统)在其与中枢联系通路过程中的任何部位受到生理性刺激或病理性因素的影响,都会在客观上表现为平衡障碍。临床上前庭系统疾病、眼部疾病、全身性疾病等均可导致眩晕。因此,眩晕疾病常涉及耳鼻咽喉科、内科、神经科、眼科及精神病科等诸多学科。

### (一)定义

眩晕是因机体对空间定位障碍而产生的一种运动性或位置性错觉。最常表现为自身或者周围事物的旋转感,或者摇晃浮沉感。眩晕是一种临床症状而非一种疾病,0.5%～1%的人群曾患眩晕相关疾病。

头晕是指自身不稳感,可为一种飘浮感,站立不稳,眼前发黑,头重脚轻,要摔倒的感觉。可伴有失衡感、心悸、出冷汗,非特异性头重脚轻等表现。头晕除了含有眩晕症状外,还包括许多非特异性的症状,例如头重脚轻感、头脑昏沉感、不稳定感等,其范畴比眩晕更广,故头晕包含眩晕。

### (二)分类

眩晕的分类至今尚不统一。传统的分类包括耳源性与非耳源性眩晕;真性(旋转性)与假性(非旋转性)眩晕;外周性眩晕与中枢性眩晕等。下面介绍临床上较常用按病变部位及发作频率的眩晕分类法。

按照发病部位来区分为:外周性眩晕和中枢性眩晕,前者指内耳疾病导致的眩晕,最常见的有良性阵发性位置性眩晕、梅尼埃病、前庭神经炎等。后者为前庭中枢疾病导致的眩晕,包括小脑脑干的梗死或者出血性疾病、多发性硬化、前庭性偏头痛等。

按照发作频率可以分为:阵发性和持续性,前者包括良性阵发性位置性眩晕、梅尼埃病、前庭性偏头痛等,后者包括前庭神经炎和小脑脑干梗死或者出血性疾病等。

### (三)眩晕的病史采集和辅助检查

1.病史的采集与分析　主要了解眩晕的发作诱因、发作频次、持续时间以及伴随症状等(表 10-2)。

表 10-2　眩晕病史采集

| 眩晕 | 内容 |
| --- | --- |
| 性质 | 1.眩晕,2.头晕,3.平衡失调 |
| 诱发因素 | 1.无明显诱因,2.头位改变,3.感染、应激,4.屏气动作如咳嗽、擤鼻、搬重物等 |
| 发作频次 | 1.首次,2.反复或持续发作,3.间隔时间 |
| 持续时间 | 1.数秒,2.数分钟,3.数十分钟到数小时,4.数天到数周 |
| 伴随症状 | 1.耳鸣、耳聋,2.恶心、呕吐,3.共济失调、肌力减退,4.焦虑,5.心悸等 |
| 服用药物 | 1.激素,2.避孕药等 |
| 神经系统 | 1.手足麻木,2.震颤,3.失语,4.吞咽困难等 |
| 既往史 | 1.耳病史,2.高血压,3.糖尿病,4.偏头痛史,5.感染史,6.家族史等 |
| 精神和心理 | 近段的心理状况及影响因素 |

2.体格检查和辅助检查　除全身一般检查外,有针对性地进行下列各项检查,以便明确眩晕的病因及病变部位。

(1)耳鼻咽喉专科检查:应注意耳、鼻窦及鼻咽部有无病变。检查外耳道及鼓膜时应注意外耳道有无感觉减退。了解有无咽反射消失、软腭运动异常、声带麻痹、伸舌偏斜等异常征象。

(2)神经系统检查:包括:①脑神经功能检查;②感觉系统检查;③运动系统检查;④过度换气试验。

(3)精神心理状态评估:应包括精神状态及心理应激状态的评估。

(4)听力学检查:纯音测听、脑干诱发电位等,可协助对眩晕进行定位诊断。

(5)前庭功能检查:包括冷热试验、前庭肌源性诱发电位、平衡试验、眼震检查、甩头试验等。

(6)眼科检查:有助于判断是否为眼性眩晕。

(7)影像学检查:有助于了解中耳、内耳道及颅内情况,如 CT、MRI 等检查。

(8)脑电图检查:必要时检查,以排除前庭性癫痫。

(9)实验室检查。

(10)眩晕激发试验:是眩晕诊断中的重要部分,通过一些实验激发患者眩晕发作而获得更多有用的信息:①体位诱发试验,用来诊断良性阵发性位置性眩晕;②用力屏气试验,用来诊断迷路瘘管或者上半规管裂;③过度换气试验,可诊断精神性因素导致的眩晕。


# 二、梅尼埃病

梅尼埃病(MD)是一种原因不明、以膜迷路积水为主要病理基础的内耳疾病。临床表现主要为发作性眩晕、单侧或双侧波动性听力减退、耳鸣和耳内胀满感。法国医师 Prosper Meniere 于 1861 年首次报告一例白血病患者出现伴有听力学改变的眩晕,其后证明该例患者为内耳出血。为了纪念他首次提出内耳疾病同眩晕相关联,后来将原发性内耳膜迷路积水疾病称为梅尼埃病。

**【流行病学】**

本病为常见的前庭外周性眩晕疾病之一。但患病率的研究报道差异较大,为 7.5～190/10 万。发病年龄 4～90 岁,好发年龄为 40～60 岁的中青年人,其次为青年人,儿童罕见。女性发病率略高于男性,大致比例为 1.3∶1。一般单耳发病,随着病程延长,可出现双耳受累。

【病因】

迄今不明。其主要病理基础是膜迷路积水。一般认为,内淋巴由耳蜗血管纹及前庭暗细胞产生后,通过辐流及纵流方式(主要为后者)达内淋巴囊而被吸收,以维持其容量和成分的恒定。梅尼埃病发生机制主要是内淋巴产生和吸收失衡,主要学说如下:

1.内淋巴管机械阻塞与内淋巴吸收障碍 关于内淋巴的循环有两种学说:①纵流学说:认为内淋巴是耳蜗的血管纹和椭圆囊的暗细胞产生,经内淋巴囊进行吸收。②辐流学说(水离子通道的表达):认为内淋巴是透过前庭膜的外淋巴所构成。血管纹起选择性吸收的作用,维持内、外淋巴的离子交换,保持内淋巴的高钾水平、高电压(80~100mV)。

内淋巴纵流中任何部位的狭窄或梗阻,如先天性狭窄、内淋巴囊发育不良、炎性纤维变性增厚等,都可能引起内淋巴管机械性阻塞或内淋巴吸收障碍,是膜迷路积水的主要原因。

2.免疫反应与自身免疫异常 大量研究证实内耳确能接受抗原刺激并产生免疫应答。发生抗原抗体反应后导致内耳毛细血管扩张,通透性增加,体液渗入膜迷路,加上血管纹等结构分泌亢进,特别是内淋巴囊因抗原抗体复合物沉积,影响吸收功能障碍,造成膜迷路积水。

3.精神因素导致的内耳循环障碍 部分患者在发病前有情绪波动、精神紧张、过度疲劳史。本学说认为,由于自主神经功能紊乱,交感神经应激性增高、副交感神经处于抑制状态,内耳小血管痉挛可导致内耳及内淋巴囊微循环障碍,膜迷路组织缺氧,代谢紊乱,导致膜迷路积水。

4.其他病因

(1)内淋巴囊功能紊乱学说:内淋巴囊功能紊乱可引起糖蛋白分泌或产生异常,导致内淋巴稳定之内环境异常。

(2)病毒感染学说:认为病毒感染可能破坏内淋巴管和内淋巴囊。

(3)遗传因素:部分患者有家族史,但基因表型多样化,遗传方式存在多变性。

(4)多因素学说:由于多种因素如自身免疫病、病毒感染,缺血或供血不足等皆可能与之有关。有可能MD为多种病因诱发的表现相同的内耳病。

(5)球囊耳石脱落:有学者应用3DCT对MD患耳及正常耳进行研究对比,发现由于某些原因致使球囊耳石脱落移位,堵塞内淋巴的狭窄管腔,参与了MD发病。

【病理】

主要的病理表现为膜迷路积水膨大,主要发生在耳蜗蜗管和球囊,椭圆囊和壶腹相对不明显,半规管与内淋巴囊一般不膨大。蜗管的肿胀使前庭膜凸向前庭阶,重者可贴近骨壁而阻断外淋巴流动。而球囊的增大可以使椭圆囊和半规管扭曲,如果增大的球囊直接接触或者通过纤维粘连至镫骨底板的内侧面,在某些条件下(如中耳压力改变等)可引发内淋巴液的流动,使壶腹嵴受到刺激引起眩晕,此为安纳贝尔征。

另外,内、外淋巴交换混乱而导致离子平衡破坏、内环境紊乱亦是MD临床发病的病理生理基础之一。

【临床表现】

1.典型症状 包括发作性眩晕,波动性耳聋、耳鸣以及耳胀满感。

(1)眩晕:多呈无征兆的突发旋转性眩晕,少数患者发作前可有轻微耳胀满感、耳痒、耳鸣等。患者感自身或周围物体沿一定的方向与平面旋转,或为摇晃感、漂浮感,同时常伴有恶心、呕吐、面色苍白、出冷汗、脉搏迟缓、血压下降等自主神经反射症状。患者神志清醒,无头痛,但睁眼、转头时眩晕加剧,而闭目静卧时减轻。眩晕通常持续数十分钟至数小时,2~3h后转入缓解期。发作间歇期可长可短。

(2)耳聋:初次发作即可伴有单侧或双侧耳聋,发作间歇期听力常能部分或完全自然恢复,反复发作时可呈波动性听力下降,是本病的一个重要特征,随发作次数增多,听力损失逐渐加重,并可转化为不可逆的永久性感音神经性聋。由于患耳有重振现象,以致患耳和健耳对同一纯音听成音调与音色截然不同的两个声音,临床称为复听。

(3)耳鸣:间歇性或持续性,初为低音调的吹风声或流水声,后可转为高音调蝉鸣声、哨声或气笛声。多与眩晕同时出现,但眩晕发作前后可有变化。发作过后,耳鸣逐渐减轻或消失,多次发作可使耳鸣转为永久性,并在眩晕发作时加重。

(4)耳胀满感:发作期患耳内或头部有胀满、沉重或压迫感。

2.梅尼埃病的特殊临床表现

(1)Tumarkin 耳石危象:指患者突然倾倒而神志清楚,偶伴眩晕,又称发作性倾倒。发生率为2%～6%。

(2)Lermoyez 发作:表现为患者先出现耳鸣及听力下降,而在一次眩晕发作之后,耳鸣和眩晕自行缓解消失,又称 Lermoyez 综合征,发生率极低。

## 【检查】

1.耳镜检查　鼓膜结构、色泽正常。

2.听力学检查　初次发作后的纯音测听听阈曲线可基本正常或有轻度感音神经性聋,以低频听力损失为主。多次发作后,听力曲线为轻度至重度感音神经性聋,低频、高频听力均可累及,全聋罕见。纯音听力图早期为上升型或峰型(低、高频两端下降型,峰值常位于 2kHz 处),晚期可呈平坦型或下降型。声导抗测试鼓室图正常。阈上功能检查有重振现象,音衰试验正常。耳声发射检查 DPOAE 幅值降低或引不出反射。耳蜗电图的-SP 增大、-SP-AP 复合波增宽,-SP/AP 异常增加($\geqslant 0.4$)。听性脑干反应测听 I 波、V 波潜伏期延长或阈值提高。

3.前庭功能检查

(1)发作期可观察到水平或者水平略带旋转自发性眼震,初始发作快相朝向患侧,但急性发作期可朝向健侧。发作间歇期一般不出现自发性眼震,但若前庭功能减退,甩头试验可为阳性。

(2)眼震电图检查初次发作间歇期各种自发及诱发试验结果可能正常,多次发作者可能提示前庭功能减退或丧失,或有向健侧的优势偏向。晚期出现半规管轻瘫或功能丧失。

(3)增减外耳道气压可能诱发眩晕与眼球震颤,称安纳贝尔征,提示膨胀的球囊已达镫骨足板下或与足板发生纤维粘连。若以强声刺激诱发眩晕与眼震,则称为图利奥现象。

4.甘油试验　目的是通过减少异常增加的内淋巴并检测听觉功能的变化来协助诊断。临床先测试纯音听阈,后按 $1.2\sim1.5g/kg$ 的甘油加等量生理盐水或果汁空腹饮下,服药后 1h、2h、3h 后再分别复查纯音听阈,比较 4 次所测听力曲线。若患耳在服甘油后平均听阈提高$\geqslant15dB$,或言语识别率提高 16% 以上者为阳性。本病患者常为阳性,但在间歇期、脱水等药物治疗期为阴性。而听力损害轻微或重度无波动者,结果也可能为阴性。故甘油试验阳性者可诊断膜迷路积水,但阴性者不能否定诊断。

5.前庭肌源性诱发电位(VEMP)　通常表现为阈值升高、两耳幅值比增大、潜伏期延长乃至波形消失等。

6.膜迷路 MRI 钆剂造影成像　国内外较新的研究发现,经鼓室、经静脉、经咽鼓管给予钆剂内耳造影技术是检测膜迷路积水可靠、有效的检查手段,解决了以往由于前庭膜和基底膜菲薄所致的内耳 MR 水成像无法区分内、外淋巴间隙边界的难题。相比较传统经典检查方法如 VEMP、耳蜗电图、CT、MR 水成像等,准确度和阳性率更高,尤其是对于临床症状不典型和经典实验诊断方法不明确者。其对梅尼埃病具有非常重要的诊断价值和临床意义。

## 【诊断】

梅尼埃病的诊断主要依靠详实的病史、全面的检查和仔细的鉴别诊断,在排除其他可引起眩晕的疾病后,可作出临床诊断。若有条件,可行膜迷路 MRI 钆剂造影成像,对诊断有很大帮助。

2015 年国际 Barany 学会(CCBS)、美国 AAO-HNS、欧洲耳科及神经耳科学会(EAONO)、日本平衡研究会和韩国平衡学会共同制定颁布了 2015 新版梅尼埃病诊断标准。

1.明确性梅尼埃病

(1)前庭症状:2 次以上自发性、发作性眩晕,每次发作的持续时间 20min～12h。

(2)听力损失特点符合低频、中频感音神经性听力损失,具有反复波动性。

(3)患侧耳伴有波动性听觉症状,包括听力损失、耳鸣和耳闷胀感。

(4)排除其他前庭疾病。

2.可能性梅尼埃病

(1)前庭症状:2 次以上自发性、发作性眩晕或头昏,每次发作的持续时间 20min～24h。

(2)患侧耳伴有波动性听觉症状,包括听力损失、耳鸣和耳闷胀感。

(3)排除其他前庭疾病。

## 【治疗】

本病的治疗有内科和外科手段。内科治疗的目的是:减少眩晕的发作次数和减轻发作的严重性,终止或减轻发作时伴有耳聋和耳鸣,并防止疾病进一步发展,特别是耳聋和平衡障碍。内科治疗包括发作期和间歇期的治疗。

1.急性发作期的治疗　目的在于控制眩晕发作及相关症状。包括苯二氮革类、抗组胺类、抗胆碱能、抗多巴胺药物等。其中,苯二氮革类(如地西泮)可能会影响前庭代偿,故仅用于眩晕急性发作。抗组胺药(苯海拉明)可有效抑制眩晕和呕吐症状,但青光眼和前列腺疾病者慎用。抗多巴胺药物(甲氧氯普胺)在急性期镇吐效果较好,但大剂量和长期使用可引起锥体外系症状和内分泌障碍。

2.间歇期的治疗

(1)饮食和生活方式调整:低盐饮食,避免咖啡因类饮料、巧克力、乙醇等,可选用高蛋白质、高维生素食物。同时避免诱发因素,对久病、频繁发作、伴神经衰弱者要多作耐心解释,舒缓心理压力,消除心理忧虑。

(2)药物治疗:利尿药、倍他司汀等。

(3)外耳道低压脉冲治疗:鼓膜置管后,经外耳道给予脉冲性正压治疗。其原理是外耳道加压后,通过圆窗膜引起内淋巴压力的改变,经过内淋巴到内淋巴囊,使其进入脑脊液,从而减少内淋巴的压力。

(4)鼓室内注射糖皮质激素:作为全身用药禁忌证(高血压、糖尿病)、不能耐受全身治疗(失眠症、胃肠道疾病)、全身治疗失败者的补救治疗。优点是内耳药物浓度明显高于全身用药、简便。

(5)鼓室内注射庆大霉素:是目前针对单侧梅尼埃病顽固性眩晕患者药物治疗无效的一线治疗方法。该技术简单、经济,对控制眩晕有效,且疗效和手术治疗相当。其作用机制是庆大霉素可以选择性的破坏前庭感觉上皮和产生内淋巴的暗细胞。该方法控制眩晕的同时,对听力具有一定影响。给药方案从过去的大剂量,连续注射转变为现在的小剂量,长间歇期给药,可在获得很好的眩晕控制率的同时,对听力的影响减少到最小。

3.手术治疗　凡眩晕发作频繁、剧烈,长期保守治疗无效,耳鸣且耳聋严重者可考虑手术治疗。手术方法较多,宜先选用破坏性较小又能保存听力的术式。

(1)听力保存手术:可按是否保存前庭功能而分两种亚类。

1)前庭功能保存类:其原理是将内淋巴液引向乳突腔或者脑脊液从而减少内淋巴的压力。主要包括内淋巴囊减压术和分流术等。近年来,针对顽固性梅尼埃病,国内外采用半规管堵塞术,远期疗效确切,是一个较为安全有效的方法,其原理可能是通过完全阻塞半规管来阻断内淋巴的流动,以达到消除壶腹嵴偏位移动所致的旋转性眩晕。

2)前庭功能破坏类:目的是消除内淋巴水肿刺激前庭感觉上皮后的错误信号向上传导到中枢所产生的眩晕。包括迷路后、乙状窦后或者中颅窝进路的前庭神经切除、切断术等。前庭神经切断术对年轻、症状较重患者的听觉功能保护较好,实施该手术需要对侧前庭功能良好,一般适用于60岁以下患者。前庭神经切断术大多需要开颅手术,存在一定风险,若术中前庭神经切除不完全,则症状可能持续存在。

(2)非听力保存手术:即迷路切除术和经迷路入路的前庭神经切除术。

梅尼埃病治疗中,部分治疗具有破坏性,考虑到部分患者会出现双侧发病,并且破坏性治疗可能会损伤听力。故建议采用阶梯疗法,即首先采用非破坏性治疗,如饮食控制,药物治疗,以及鼓室加压治疗,如果控制不好,可以考虑采用内淋巴囊手术或半规管阻断术。如果仍然无法控制,则需要考虑鼓室注射庆大霉素或行迷路切除术、前庭神经切断术。

4.前庭康复治疗　主要用于经过内科或外科治疗后仍有持续的平衡功能障碍者和间歇期有平衡障碍者,以利于前庭中枢代偿的建立,提高患者平衡功能。不用于急性发作期。

国内外对本病治疗效果评价的客观标准存在偏差,争论颇多,我国的评价标准可参考贵阳(2006)标准。因此,有关治疗效果的评判要慎重。

# 三、前庭神经炎

前庭神经炎是常见的外周性眩晕疾病,是由于前庭感受器以及前庭神经周围突受损后引起突发持续严重的旋转性眩晕,常伴有自发性眼震、恶心、呕吐、平衡障碍等,但通常无耳蜗及其他神经受损的症状。目前认为本病的发病与病毒感染相关,部分患者发病前有上呼吸道感染病史,故又称为流行性眩晕。Rattin和Nylen最早描述该病症,继后有学者称之为前庭神经元炎,但病理发现该病主要表现为前庭神经周围突及前庭终末感受器病变,故应称之为前庭神经炎。国外研究的发病率显示为3.5/10(万•年),本病多为单侧发病,双侧发病罕见。

**【病因及病理】**

该病的病因尚未完全阐明,多年来,有两种主要学说:

1.病毒感染学说　国外学者通过对患者颞骨病理研究发现该疾病的主要病理改变为前庭神经退变。Schuknecht和Kitamura提出本病为病毒感染所致。目前病毒感染学说为多数学者所接受,病毒损伤有两种模式:首先原发于呼吸道的致病菌可引起前庭神经炎,依据是本病有季节性、聚集性,甚至在一个家庭内聚集发作。临床上有部分患者发病前有上呼吸道感染病史,部分患者血清中疱疹病毒抗体滴度增加。另一模式认为,前庭神经炎与休眠的Ⅱ型单纯疱疹病毒(HSV)激活有关。该理论是根据Bell麻痹推论得出的:即在贝尔麻痹患者发作期的神经内液中发现有HSV。而在人类的前庭神经节的活检标本中检测到Ⅱ型单纯疱疹病毒也支持该理论。尸检研究发现前庭神经炎患者的内耳前庭上皮和前庭神经发生萎缩退化,与已知的其他病毒感染性疾病非常相符。

2.前庭血供障碍学说　有学者曾提出,前庭迷路缺血或感染引起的迷路微循环障碍可能为本病的病因。

**【临床表现及检查】**

1.症状　突然发生的旋转性眩晕、平衡障碍,伴恶心、呕吐等自主神经症状。一般无主观听觉障碍或中枢神经病变表现。眩晕常持续数天,一般3~5d后逐渐减轻。

2.体征和检查　主要体征为自发性眼震,呈水平或水平略带旋转性,快相向健侧(前庭相对兴奋侧)。闭目直立不稳,向患侧倾倒。检查包括全身物理检查、耳科学检查、神经系统检查、听力学检查、前庭功能检查及必要的影像学和实验室检查(主要阳性体征见诊断依据)。甩头试验是床边前庭功能评估的必要检查,若出现补偿性扫视,提示该侧前庭功能减退。冷热(变温)试验若提示单侧半规管轻瘫>25%,结合病史,可判断患侧前庭功能减退。

**【诊断及鉴别诊断】**

前庭神经炎尚无特异性的诊断标准或方法,结合鉴别诊断,如下内容可作为诊断依据。

1.突然发作性并持续存在的眩晕,可伴恶心、呕吐。不伴有耳蜗及中枢神经系统功能障碍表现。眩晕和平衡不稳一般超过24h。

2.自发性眼震,呈水平或水平略带旋转性,快相向健侧。

3.平衡障碍,Romberg试验向患侧倾倒。

4.冷热试验患侧前庭功能明显减退或丧失。

5.甩头试验阳性。

6.中枢影像学检查阴性。

本病应与梅尼埃病、听神经瘤、前庭性偏头痛、小脑梗死等相鉴别。

**【治疗】**

1.对症支持疗法　早期、短程使用前庭功能抑制药物,如抗组胺药或抗胆碱药,以减轻患者的眩晕症状。若患者持续眩晕出现恶心、呕吐症状严重者,可适当输液,纠正酸碱平衡失调。

2.糖皮质激素治疗　循证医学证明,早期使用肾上腺糖皮质激素治疗可以促进外周前庭功能恢复。

3.促进中枢代偿　如倍他司汀等。

4.前庭康复训练　部分患者在经药物治疗后数月仍可遗留不同程度的头晕和不稳感。前庭康复训练是一种治疗前庭系统疾病的物理疗法,目的是促进多种感觉系统的整合来代偿前庭功能缺损,对单侧或双侧前庭功能损害患者均适用。且早期进行前庭康复干预能够有效改善患者的预后。

# 四、良性阵发性位置性眩晕

良性阵发性位置性眩晕(BPPV)俗称"耳石症",是因特定的头位变化(运动至某一位置)伴随出现短暂性眩晕发作的前庭疾病。该病于1921年由Barany首次报道,之后Hall和Schuknecht分别提出的半规管管结石学说和嵴顶结石学说是本病主要的发病机制。实践证实BPPV是目前临床上最常见的外周性眩晕疾病。

**【流行病学】**

BPPV占全部眩晕性疾病的20%~40%。粗略估计其发病率在日本为(10.7~17.3)/10万,在美国约为64/10万。较新的国外研究显示最高发病率是8000/10万,终生患病率为2.4%。

**【病因】**

50%以上患者的病因仍不明确,部分患者的病因与下列因素有关,或继发于下列疾病。

1.年龄　年龄越大,发生率越高,可能与退行性改变有关。

2.头部外伤　多发于头颅外伤后数日及数星期,耳石脱落错位进入半规管内,形成BPPV。

3.耳部其他疾病　如偏头痛、内耳畸形、突发性聋、前庭神经炎、梅尼埃病,耳部手术后口腔颌面手术、骨科手术亦可引起。

### 【发病机制及分类】

1.嵴顶结石病学说　该学说由 Schuknecht 提出,认为耳石从椭圆囊斑处脱落,沉积并黏附于壶腹嵴顶上,引起内淋巴与壶腹嵴顶密度不同,从而使这两处的比重发生差异(正常情况下,两处的重力作用相同),引发壶腹嵴对重力作用出现异常感知,导致眩晕。

2.半规管结石病学说　由 Hall、Ruby 和 Muclure 提出,由于各种原因致椭圆囊上的耳石脱落、移位并自由漂浮在半规管的内淋巴液中,或者脱落的耳石聚集于半规管靠近壶腹处,当头位沿半规管平面转动直至激发位置(悬头位)的过程中,耳石由于受到重力作用开始背离壶腹方向移动,并形成离壶腹内淋巴流,使嵴顶产生移位而引起眩晕及眼震。

脱落的耳石最容易进入后半规管形成后半规管 BPPV,所占临床上 BPPV 的比例最高,其次是水平半规管 BPPV,而上半规管 BPPV 极少见。

### 【临床表现】

1.症状　发病突然,患者通常在头位变化(如起床,躺下,仰卧位翻身,以及抬头、低头等动作)时出现强烈的眩晕,可伴有恶心、呕吐等自主神经症状。轻者可感天旋地转,严重者甚至无法起床。诱发的眩晕时间一般不超过 1min,但是水平半规管嵴帽结石症可以达到数分钟。眩晕发作后可有较长时间的头重脚轻,漂浮感及不稳定感。

2.体征　眼震是本病最重要的体征,后半规管 BPPV 表现为含旋转和上跳成分,且眼球上极扭转方向指向患侧的眼震。水平半规管 BPPV 表现为水平性或者水平略带旋转性眼震(包括向地性或背地性眼震)。上半规管 BPPV 常表现为下跳性眼震,或者下跳略带旋转性眼震。

### 【检查】

1.为后半规管 BPPV 和上半规管 BPPV 的常规检查方法　①患者坐于检查床上,头向一侧扭转 45°,检查者位于患者侧方,双手持头,让患者迅速向后躺下,同时头部继续向后仰 15°～30°;②观察患者的眼震方向至眼震停止后,保持头部向该侧 45°扭转位置恢复患者至端坐位并观察有无眼震变化;③一侧进行后同法进行对侧的侧旋头位检查。

后半规管 BPPV 患侧的判别:后半规管 BPPV 一般仅在患侧 Dix-Hallpike 变位试验时才会诱发眩晕和眼震,眼震含旋转和上跳性成分,其眼球的上极扭转方向朝向患侧。健侧的 Dix-Hallpike 一般不会诱发眩晕和眼震,可以根据以上特点来判断患侧。

上半规管 BPPV 的患者往往在双侧 Dix-Hallpike 试验中均可诱发眼震,一般情况下,以诱发出眼震和眩晕相对更加弱的一侧为患侧,如果能够观察到扭转成分,其扭转方向为患侧。但临床判断患侧仍然比较困难。

2.Roll 体位诱发试验　为水平半规管 BPPV 最常用的诱发试验:患者仰卧位头抬高 30°,检查者手持患者头部分别向左侧及右侧旋转 90°。若引出的眼震为水平性或者水平略带旋转性眼震,且快相的方向朝向地面,则称之为向地性眼震;若眼震的快相朝向向上一侧的耳(背离地面),则称为背地性眼震。

患侧的判别:水平半规管管结石症行 Roll 试验均可诱发双侧水平向地性眼震,以诱发试验时眼震较强烈一侧为患侧。而壶腹嵴帽结石症行 Roll 试验均可诱发双侧水平背地性眼震,以眼震相对较弱一侧为患侧。

3.听力学检查　一般无听力学异常改变。如继发于某种耳病,则可出现患耳听力学改变。

4.其他　前庭功能检查、神经系统检查及 CT 或 MRI 检查主要用于鉴别诊断或病因诊断。

### 【诊断及鉴别诊断】

本病的典型病史和特征性眼震极为重要,结合病史和变位性眼震试验确诊不难。本病应与中枢性位置性眼震、前庭神经炎、梅尼埃病、前庭性偏头痛所致眩晕等相鉴别。

**【治疗】**

虽然 BPPV 有一定自愈倾向,但其自愈的时间有时可长达数月,发作期可因眩晕跌倒致头颅、四肢外伤等严重并发症,故应尽可能地进行治疗。

1.手法复位　本病最主要和有效的方法,可反复进行。目的是让耳石顺着解剖通道回复椭圆囊内。

(1)后半规管 BPPV:常用的手法复位为 Epley 复位法。

(2)水平半规管 BPPV:①水平半规管管结石症:常用的复位方式包括 Barbecue 复位法,或者采用强迫侧卧法(FPP),即向健侧连续侧卧 12h,以及 Gufoni 法。②壶腹嵴顶结石症:先用 Gufoni 法或左右侧头训练将背地性眼震转换为向地性眼震,再按照管结石症进行复位。

(3)上半规管 BPPV:目前治疗该类型的 BPPV 尚无很有效的方法。可以参考的方法有 Yacovino 法:患者取坐位,头保持正位,身体迅速后仰处于平卧位,头继续尽可能后仰,至少超过 30°,2~3min 后头位抬高,向前屈曲,尽可能贴近胸骨,呈贴胸姿态,2~3min 后坐起,向前平视。

2.药物治疗　改善微循环药物,主要是增加内耳的血供,有利恢复。前庭抑制剂对控制症状有一定的作用,但不宜长期使用。

3.前庭康复训练　对合并有前庭功能障碍者的一种重要方法。

4.手术治疗　BPPV 是良性疾病,仅当患者经过正规序列的手法复位治疗及必要的药物治疗后症状仍然反复发作,且影响生活工作质量时才考虑手术。手术有后壶腹神经切断术或半规管阻塞术。

# 五、眩晕的诊断及鉴别诊断

## (一)眩晕的诊断

眩晕的表现多种多样,引起眩晕的疾病涉及许多临床学科。同一种疾病发生于同一系统的不同部位,可引起不同形式的眩晕;而同一部位的病变可由不同的疾病所引起,疾病的不同阶段可出现不同形式的眩晕及伴随症状。故眩晕的诊断应做到准确定性、定位,方可有利于指导治疗。

1.病史的采集与分析　眩晕的病史采集非常重要,需要评估眩晕的发作诱因、发作形式、持续时间、发作频次、伴随症状以及精神心理学评价等。

眩晕的问诊需要包含以下要点。

(1)是否存在体位诱发因素:如起床、躺下、翻身、低头等体位变化是否诱发眩晕,最常见的为良性阵发性位置性眩晕。前庭性偏头痛也可因体位变化诱发眩晕,但是较多变,并非固定的头位变化伴随眩晕。

(2)单次发作还是反复多次发作:BPPV、梅尼埃病、前庭性偏头痛均为多次发作,而前庭神经炎、后循环梗死则为单次。

(3)发作持续时间:BPPV 发作时间一般<1min,梅尼埃病则为 20min 到数小时;前庭神经炎和后循环梗死一般可超过 24h。

(4)伴发症状:梅尼埃病常伴耳聋、耳鸣和耳胀满感;前庭性偏头痛发作眩晕时可伴有典型的偏头痛发作或者偏头痛先兆发作;小脑或者脑干梗死可伴有共济失调,脑干梗死还可伴有饮水呛咳、声音嘶哑、Horner 征等中枢定位体征。

(5)其他诱发或者易患因素:迷路瘘管和上半规管裂用力屏气或强声刺激可诱发眩晕发作;女性月经、某些食物可诱发前庭性偏头痛发作;高脂血症、高血压、糖尿病患者易发生小脑、脑干梗死。

2.体格检查和辅助检查　根据病史询问,可大致进行初步诊断,然后有针对性地进行各项检查,以便明确眩晕的病因及病变部位。怀疑 BPPV,可行体位诱发试验;怀疑梅尼埃病,可行纯音测听、甘油试验、钆增强的内耳 MRI 检查等;怀疑前庭神经炎,可行甩头试验、冷热试验;怀疑小脑脑干梗死,可行头颅 MRI 及弥散加权成像。

### (二)眩晕的鉴别诊断

眩晕的鉴别诊断见表 10-3、表 10-4、表 10-5。

**表 10-3　根据发作持续时间的鉴别诊断**

| 发作持续时间 | 常见的眩晕疾病 |
| --- | --- |
| <1min | BPPV,迷路瘘管、上半规管裂 |
| 20min~数小时 | 梅尼埃病 |
| 5min~72h | 前庭性偏头痛 |
| >24h,数天到数周 | 前庭神经炎、后循环梗死 |

**表 10-4　根据眩晕发作诱因的鉴别诊断**

| 发作诱因 | 眩晕疾病 |
| --- | --- |
| 头位、体位改变 | 良性阵发性位置性眩晕 |
| 咳嗽、压力或声音变化 | 外淋巴瘘、上半规管裂隙综合征 |
| 特定场合、应激 | 精神源性疾病 |
| 睡眠、食物、乙醇 | 前庭性偏头痛 |

**表 10-5　根据发作为单发或者反复发作的鉴别诊断**

| 单发或反复发作 | 眩晕疾病 |
| --- | --- |
| 单发 | 前庭神经炎、后循环缺血、突发性聋伴眩晕 |
| 反复发作 | BPPV、梅尼埃病、前庭性偏头痛 |

（陈　静）

# 第十一章　助听器

助听器是一种能提高声音强度的电声学装置。它能提高声音强度,使听力障碍患者有效地利用残余听力,改善交流能力。

第一台电子助听器问世已经百余年了。它由麦克风、放大器、电池和扬声器构成。追溯助听器的历史,其经历了非电性、电放大、真空管和晶体管四个时代。现代助听器采用了数字信号处理技术,包括:可编程、多通道压缩、多通道频带调整、多麦克风、反馈抑制功能、降噪处理、多记忆程序系统、频谱提升功能,和原位听阈测试、原位响度测试、评估手段等项技术,可滤去部分环境噪声,提高声音质量。从而,使病人在使用助听器的时候,声音更加舒适,对各种环境的适应性也有一定的提高。

助听器也有其自身固有的不足。由于使用助听器会使外耳道部分或全部封闭,因而改变了耳道的共振峰,使声音不自然,定位能力变差,以及外耳的不舒适感。助听器还常有声反馈问题、配戴者的形象问题。再者,助听器的可靠性也不十分理想,它常常会受到潮湿、震动和耳耵聍的侵蚀等影响。这些问题都尚待改进。

## 一、简史

随着科学技术的进步,助听器正向着小型化、宽频带化、高保真化、抗噪声化、灵活的调整化发展。助听器的发展可分为五个阶段:

1847 年 BELL 发明电话以前,由于没有外部电源和放大元器件,人们只有利用集音和共鸣声学原理,制出了耳喇叭、听椅及通话管等非电子助听装置,集音效果为 10～20dB。

1847 年 BELL 发明了炭粒传声器,才有了原始的助听器模型。大约在 1900 年奥地利人制造了第一代助听器,是具有一个峰的窄频带炭粒助听器。功率较小。

1920 年由于电子管的发明,制造出电子管助听器。因为电源的问题,助听器体积大,其频响不可变,但增益较炭粒助听器有了提高。

1950 年后半导体逐渐代替了电子管。为助听器小型化打下了基础。1954 年生产出眼镜式助听器,1956 年又推出了耳背式助听器。

大约在 20 世纪 60 年代,出现了耳内式助听器,从此助听器更加小型化,由耳外式助听器走入了耳内式时代。1975 年更有耳道式助听器的推出。

1990 年,推出了和入耳道融合一体的完全耳道式(深耳道式)助听器。这极大地满足了耳聋患者的外观需求。2000 年,美国一家公司又推出了一次性助听器。

在电路方面,助听器也由早期的线性走入了 90 年代盛行的非线性(压缩)时期,由早期的模拟助听器到 80 年代末期的半数字(电脑编程)助听器,以及 1996 年出现的全数字助听器。

## 二、助听器的基本组成与作用

1.传声器(话筒,麦克风)把接收到的声音信号转为电信号。

2.放大器放大电信号。

3.控制器调整助听器的输出特性。

4.耳机再把电信号转变为声信号。

5.电池为放大器提供能量。

## 三、助听器的分类与特点

助听器有许多分类方法,也就有不同的名称。目前常见的助听器有如下归类。

### (一)根据助听器输出耳机分类

1.气导助听器是常用的输出形式。

2.骨导助听器,分为可植入式和非植入式。非植入式由于重量较大、压迫皮肤等原因已不常用。可植入的骨传导听力系统(目前主要是BAHA),适用于传导性或混合型听力障碍以及单侧耳聋。随着研究的深入,适应证不断拓宽。目前已成功地应用于传导性耳聋、混合性耳聋患者,涉及小耳畸形外耳道闭锁、中耳炎无法行听力重建。骨导阈值优于55/45dB的患者,均可获得良好增益。单侧耳聋的患者也可用该技术获得聋侧的声音。

### (二)根据助听器配戴的部位和外观分类

1.盒式助听器功率可以由小到特大,适合各种耳聋患者。其优点是:功率大、价格便宜、容易操作、不易反馈、维修方便。其缺点是:当身体运动时产生摩擦噪声、躯体的板障作用提高低频,发生向上掩蔽效应、人体活动受限、外露、无先进电路,现已不常用。

2.眼镜式助听器优点是较为隐蔽,尤其是骨导式助听器。不易产生反馈,可设交叉听力;缺点是:重量较大,配置眼镜腿较困难,眼耳互相干扰,维修困难,较昂贵,无先进电路。不常用。

3.耳背助听器较为隐蔽,功能齐全,具备各类先进电路,人体活动不受限。适用轻度至深度耳聋患者。较不容易产生反馈。需订制耳模。由于声导管较长,因而改变了放大的声音的共振频率,容易被汗水腐蚀。

4.耳内式助听器较为美观,具备各类先进电路,可用于轻度至深度耳聋患者,可以利用耳廓集音功能,适用于老年人。助听器耳机传声孔易被耵聍堵塞。

5.耳道式助听器更为美观,更加小型化,具备各类先进电路,适用于轻度至深度耳聋患者,可使耳廓的集音功能得到良好地发挥。助听器耳机传声孔易被耵聍堵塞。

6.完全耳道式助听器完美地与耳道融为一体,更加隐蔽、美观。产生较小的堵耳效应。具备各类先进电路,有良好的高频特性。使用助听器打电话特别方便、清晰。

### (三)按助听器的输出特性分类

1.线性助听器常规标准电路,适用于动态范围较宽的耳聋患者,尤其是传导性耳聋。

2.非线性助听器适用于动态范围较窄的耳聋患者。

### (四)按助听器的电路特点分类

1.模拟助听器控制部分和放大部分均为模拟电路,频响及压缩参数调整较困难,失真相对较大。

2.半数字助听器(电脑编程助听器)控制部分为数字电路,放大器为模拟电路,频响及压缩参数调整较灵活,失真相对较小。

3.全数字助听器控制部分和放大部分均为数字电路,频响及压缩参数调整灵活,几乎无失真。

### (五)根据助听器选配调整方式上分类

1.电脑编程助听器选配时需用计算机编程,调节范围较宽。

2.非电脑编程助听器选配时需用小螺丝刀调整电位器,调节范围较窄。

### (六)根据助听器麦克风的方向性分类

1.指向型麦克风助听器具有良好的抗噪音能力,听觉范围受到有效地控制。如:心形、双极形。

2.非指向型麦克风助听器具有较宽的听觉范围。

### (七)根据助听器有无音量调节器分类

1.自动助听器无音量调节器,特别适用于手指不灵活的耳聋患者,如:老年人。

2.非自动助听器有音量调节器。

### (八)根据助听器的功率分类

1.小功率助听器适用于轻度耳聋。

2.中功率助听器适用于中度耳聋。

3.大功率助听器适用于重度耳聋。

### (九)根据助听器所具有的通道分类

1.单通道助听器只具有一个声音通道的压缩处理器。

2.多通道助听器具有多个均衡器或压缩处理器。

### (十)根据助听器所具有的程序数分类

1.单程序助听器只有单一程序,适用于简单环境。

2.多程序助听器具有两个以上的程序,适用于各种复杂环境,例如,餐馆、音乐会、PARTY 等等。

### (十一)根据助听器是否能通过软件升级分类

这里特指数字信号处理助听器。

1.封闭式助听器硬件和软件相匹配,即助听器的滤波通道和压缩通道数等参数不可通过软件更改;助听器的灵活性受到限制。

2.开放式助听器类似于普通的计算机,各种软件可在同一硬件上运转,即助听器的滤波通道和压缩通道数等参数可通过软件更改;助听器的性能可随耳聋的具体情况要求通过软件进行调整。另外还有遥控助听器、调频助听器和红外线助听器等等。

当今科技可以使一个助听器具有多项性能。如:将数字、可编程、定向、线性、压缩、多通道多程序和开放式等功能集中到一台助听器上,当然其价格是相当昂贵的。

## 四、助听器的主要电声学特性

1.**频率响应曲线**　表示助听器在各频率上输出能力的图形。助听器说明书上常用基本频率响应曲线,这是助听器输入为 60dB SPL 在参考测试增益控制位置所取得的频率响应曲线。早期助听器的频率响应曲线的峰值为 1600Hz,现代助听器主峰往往在 3000Hz 左右,全动态压缩助听器往往用曲线族表示频响特性,即,以 40-50-60-70-80-90dB SPL 的扫频纯音信号测试所得的曲线族。

2.最大声输出(饱和声压级)OSPL90    表示助听器的最大输出能力。它是给助听器输入 90dB SPL 时测得的最大值,这意味着助听器对超过 90dB SPL 的输入值,输出将不再变化。这个指标的选择依据聋人对强声的耐受能力。

3.最大(满挡)声增益    表示助听器对声音放大能力。它是在助听器音量电位放至最大,输入为 60dBSPL 时测得的放大值。对于压缩助听器输入强度应选 50dBSPL。增益=输出-输入。

4.等效输入噪声级    表示助听器内部的噪声特性,指助听器在不接受信号时它在参考测试增益位置的内部噪声与最大声增益的差值;该指标越小越好;一般应小于 30dB SPL。

5.失真    助听器的失真包括谐波失真和互调失真,当输出信号产生原有输入信号频率的整数倍数时,叫做谐波失真,谐波失真反映了助听器对单一信号的保真度,当出现两个输入信号的和与差,叫做互调失真,互调失真反映了助听器对复杂信号的保真度。由于技术的原因,一般只测量谐波失真。该指标越小越好。

## 五、助听器选配适应证

当听力损失影响日常言语交谈和理解,不能经药物治疗或手术改善听力,并有可利用的残余听力时,均可选配助听器。

选配的一般原则是根据纯音测听(0.5~4kHz)平均损失程度而定,听力损失愈重时,所需的增益亦越大。一般来讲,中度听力损失者使用助听器后获益最大,而轻度和极重度耳聋者获益相对较小。

1.配助听器无严格年龄限制。应尽早给有听力障碍的儿童选配,以利言语发音和言语的学习。

2.尽管理论上听力损失程度为 35~110dB HL 者,可选配助听器。但是听力损失超过 80dBHL 时效果差。由于耳模的开发与研究,通气管的应用和助听器电路的研制,对于那些高频区听力陡降的大多数患者,也能相当成功地配好助听器。

3.听力下降已稳定 3 个月以上的感应神经性聋,如突发性聋、外伤性聋、声损伤聋、中毒性聋、慢性化脓性中耳炎等患者,方可考虑选配助听器。

4.听力损失在 40~60dB HL 之间的传导聋或混合性聋者,选配助听器效果好。

5.双耳听力均有损失时,可同时选配两个助听器。双耳听力有利于声源定位,消除以及可有双耳噪声抑制等优点。因而双耳配戴助听器可提高言语清晰度,提高音质、声定位能力等优点。

6.有眩晕者不宜选配。

## 六、助听器选配及相关问题

### (一)选配步骤

首先,耳聋要经过耳科医生详细的病史采集、专科检查和诊断,排除药物和手术治疗的可能性,如有中耳炎、眩晕等应控制病情,耳聋稳定 3 个月后,可找听力学专家和助听器选配师进行选配。具体步骤:

1.听力学检查    进行耳镜和听力学检查,确定耳聋的性质、程度和听觉的动态范围。

2.选择助听器类型    根据个人的需求爱好、年龄、职业及经济能力等初选助听器。

3.调整和评估    这是最重要的步骤。通过使用自由声场测听和真耳分析仪完成。主要调试助听器增益、频响、最大输出及修改耳模大小、形状、声音泄孔。需要病人的配合。

4.试戴及再调整    戴上选配好的助听器后,耳聋患者建立了一种全新的声音感受方式,但需要一段适应及体验时间。刚开始在安静的环境使用,听简单的声音,进行一对一的谈话。经过一段时间的适应后再听复杂的声音,到较为吵闹的环境中去适应。通过多种体验2～3周后复诊,如有问题,应该再做调整。一般应做2～3次的调整。

### （二）耳模制作

因为每个人的耳朵形状不可能与助听器上配的耳塞一致,这样往往出现戴不牢,并且可能发生啸叫声。因此需要根据每个人的外耳道情况订制耳模。耳模有三个作用:①固定助听器:使助听器牢固地戴在病人耳上,配戴者可以自由活动;②密封作用:重度耳聋的助听器增益加大,耳塞密封不好,常常产生反馈啸叫声,影响助听器的使用效果。耳模可以防止这种反馈,消除啸叫声;③改善助听器的声学效果:耳模通过打泄孔可以调节低中频声,通过改造传声孔成喇叭形,还可以调整高音,尤其低档助听器耳模的这些作用相当有效。

### （三）影响助听器效果的因素

1.助听器的效果与耳聋的性质、听力损失程度、耳聋患者的年龄、耳聋时程的长短、选配是单耳还是双耳助听器、助听器的类别、选配师的选配水平以及病人的使用方法密切相关。

2.一般助听器在安静环境下,效果总体上是好的。但在噪音环境下,效果就明显减弱。全数字、多程序及具有定向麦克风的助听器,对噪声有一定的处理作用。

3.老年聋配助听器要注意到:有的老年性耳聋不但耳蜗感觉神经退化,而且大脑皮层也有退化。效果有时不太理想。可能的话应尽量选双耳助听器,经过精细的调整,在安静的环境中使用。和老年人说话应慢些,吐字清楚。老年聋患者宜早配助听器。

## 七、配戴助听器应注意的问题

戴上选配好的助听器后。患者感受的是一种全新的声音感受方式,尚需一段适应期。老年性耳聋和耳聋时间长者适应期长些。年轻患者或耳聋时间较短者,适应期较短。

1.要适应助听器与耳朵皮肤接触的感觉:过去耳朵没有负担,现在负担几克重量,而且要堵上耳道,总会有许多不适。要少量、多次的适应。如若感觉有疼痛或磨耳朵,应修理助听器的外形。

2.要学习听声音:先简单,后复杂;先安静,后嘈杂。先听自己说话、脚步声、流水声、一对一对话声。然后听多个人谈话,在噪音环境中使用。要细心体验各种声音和各种场合助听器的效果,为第二次调整提供依据。效果不好者,往往是耳聋较重,耳聋时间长的病人出现,应该告诉患者树立信心,坚持使用。通过调整,经过一段时间练习会达到一定效果。

3.还要学会使用、安装助听器:要学会操作助听器的开关、音量电位器和换电池。

要知道助听器在噪声环境下效果差,故尽量离讲话人近些,离噪声源远些。要用配戴助听器一侧的耳朵靠近讲话者,请求谈话者讲慢一点等等。在初戴时,最好在床上、沙发、地毯上学习安装、摘取助听器,以免摔坏助听器。切记音量不要调的过大。以能听清对方讲话为宜,太大会使听力下降。

4.日常维护,不要摔碰助听器,不防水的助听器要注意防潮。在不用助听器时,应把助听器放入装有干燥剂的容器内吸潮。这样可以延长助听器的寿命。要定期用清水清洗耳模,晾干后再用。定期清理耳内式、耳道式的通气孔和导声孔内的耵聍以免堵塞。定期到医院找耳科医生清洗耳道的耵聍,以免其影响助听器的功能。长期不用助听器要取出电池,以免电池流出液体损坏助听器。

（马荣峰）

# 第十二章　人工耳蜗植入术

人工耳蜗是一种能够使全聋患者恢复听觉的生物医学工程装置。此项技术开始于20世纪50年代,经过几十年的发展,已经成为临床上治疗全聋的常规方法。人工耳蜗由体内和体外两部分装置组成,体内植入装置包括接受刺激器和电极系统。体外携带装置包括言语处理器,外部线圈和麦克风。其工作原理是,外界声音由言语处理器的麦克风采集并转换成电信号,再经过特殊的编码处理,生成一种能保留语言特点和规律的电脉冲,再由发送装置变为无线电波通过戴在耳后的电磁感应线圈发射到体内。植入体内的接收线圈收到信号后,按照指令通过植入耳蜗内电极刺激听觉神经使聋人产生听觉。由于人工耳蜗是利用电刺激产生的听觉,因此,对于语前聋儿童患者手术后需要接受听觉言语训练。

## 一、手术适应证

1.年龄:语前聋为1~17岁,最好在5岁以前,语后聋患者任何年龄都可以接受手术。

2.耳聋的程度:双耳为重度聋至极度聋,即在纯音测听的语言频率区,平均气导听力损失大于80dB。对于语后聋患者,如果其有助开放短句识别达不到50%,而听力损失大于75dB也可以使用人工耳蜗(美国FDA的补充标准)。对于婴幼儿需要进行多项客观测听检查和行为测听后进行综合评估。

3.助听器和其他助听装置无效:改善听力婴幼儿及语前聋儿童在接受人工耳蜗前须试用大功率助听器3~6个月。助听器要由有经验的听力师来选配,并借助声场等听力设备进行听力评估。

4.对人工耳蜗有正确认识和适当的期望值。

5.有完整的听力语言康复教育计划。对语前聋儿童,家长需要准备听力语言康复的条件和教学计划。

## 二、手术禁忌证

1.绝对禁忌证　包括内耳严重畸形病例,例如Michel畸形、无耳蜗畸形等;听神经缺如;严重智力障碍;无法配合语言训练者;严重的精神疾病;中耳乳突有急、慢性炎症尚未清除者。

2.相对禁忌证　包括全身一般情况差;不能控制的癫痫;没有可靠的康复训练条件。分泌性中耳炎和胶耳并非手术禁忌证。慢性中耳炎伴有鼓膜穿孔者,如果炎症得到控制,可选择一期或分期手术。一期手术是指根治中耳乳突病灶,鼓膜修补(或乳突腔颞肌填塞和封闭外耳道)的同时行人工耳蜗植入术。分期手术指先行病灶清除,修复鼓膜穿孔或封闭外耳道,3~6个月后行人工耳蜗植入术。

## 三、术前检查

1.全身体格检查。

2.耳科学检查。

3.听力学检查:成人包括主观检查:纯音测听、言语测听、助听器测试、声导抗等。婴幼儿童除需要做客观听力学检查,包括听性脑干诱发电位、40Hz相关电位、多频稳态诱发电位和耳声发射测听外,还应做行为测听检查,包括裸耳和有助的视觉增强测听或游戏测听等。

4.助听器验配。

5.影像学检查:包括颞骨薄层CT扫描、头颅磁共振及磁共振耳蜗三维重建。

6.言语评估。

7.智力和心理评估。

# 四、手术方法

人工耳蜗手术有多种方法,基于多年的人工耳蜗手术经验,北京协和医院人工耳蜗植入技术要点如下:手术须采用全身麻醉,常规使用面神经监测仪,在先天性颞骨发育畸形和再次手术以及其他有可能损伤面神经时更为必要。手术前半小时应静脉滴注广谱抗生素预防感染。

1.手术准备和植入装置定位,术耳周6cm区域内剃发备皮。患者取仰卧位,术耳向上。将耳蜗植入体模板放在耳后区皮肤上,模板前下缘距耳廓边缘后至少10mm,下缘在内眦与外耳道连线上方,与连线呈45°至70°角,并位于颅骨平坦部位。通过模板上的孔插入一18号针头并穿过皮肤至骨面。将亚甲蓝一滴注入骨面,标记出植入体预计的骨床中心点。

2.切口多采用耳后弧形切口,距耳后沟5mm。儿童的切口与耳后沟等长,成人或使用陶瓷人工耳蜗植入体的切口需再向后上方延长1至5cm。切口分为两层,表层为皮肤皮下,深层为颞筋膜骨膜,于表层切口后方1cm处,平行表层切口做深层切口。整个皮瓣向后翻开,暴露乳突区骨皮质。

3.乳突切开和植入体骨床用切割钻开放乳突腔,同时使骨性外耳道后壁保存完整。植入体骨床的中心点已被亚甲蓝标记在骨面上,在模板定位下用电钻于颞骨鳞部和乳突部磨出一与植入体形状、大小相同的骨槽,深达2～3mm。将接收装置放入槽内。植入物在乳突的位置要选择好,使之与耳后沟有一定距离而且要在切口缘内侧2cm,以免开机后影响配戴耳后麦克风或因切口局部感染导致电极脱出。在乳突腔和骨床间磨出一电极通道。

4.打开面隐窝充分暴露水平半规管和砧骨短脚,用金刚石钻开放面隐窝。操作时应辨认出面神经但不要暴露。要保护好鼓索神经,除非面隐窝极度狭窄影响电极正常植入。在中鼓室后部,可以清晰看到镫骨肌腱、鼓岬和圆窗龛。

5.耳蜗开窗术:先找到镫骨以便确定圆窗的位置,一般在卵圆窗稍后下2mm处。多数情况下圆窗被圆窗龛缘遮挡,应去除圆窗龛缘悬突的骨质。在圆窗的前下方用1mm金刚钻低速向鼓阶行耳蜗开窗术。要防止骨屑和血液进入鼓阶。不要用吸引器直接从鼓阶抽吸淋巴液。开窗口的直径为1.2～1.4mm。

6.植入电极:用电极叉或细的吸引器头引导电极尖端进入开窗口内,然后慢慢将电极植入鼓阶内。用小块软组织块封闭耳蜗开窗口。

7.固定植入体:将植入体置于骨床内,电极导线放在通道内。某些型号装置用涤纶网线或可吸收线固定植入体。将参考电极置于颞部骨膜和颅骨之间。

8.缝合切口:用可吸收海绵填充面隐窝。对位缝合骨膜封闭乳突腔。可吸收线分层缝合皮下和皮肤。

9.手术后的处理:保持压力包扎1～2天后检查伤口。2～3天换药一次。大约7～10天后拆除包扎。手术后3天应静脉应用广谱抗生素预防感染。

## 五、手术并发症

人工耳蜗植入术是一种相对安全的手术,发生严重并发症的机会较少。常见的并发症有:

1.一般并发症

(1)皮下血肿;

(2)鼓膜或外耳道穿孔;

(3)鼓索神经损伤;

(4)术后原有残余听力减退或丧失;

(5)皮厚而影响信号传输。

2.严重并发症

(1)电极脱出或植入体移位;

(2)切口严重感染;

(3)皮瓣坏死;

(4)乳突导血管或乙状窦损伤导致大出血;

(5)脑脊液漏;

(6)面神经损伤;

(7)脑膜炎等。

中耳的感染一般不会影响植入装置,用常规方法可以得到控制。少数耳蜗内埋植电极者手术后有轻度眩晕感,数日内多自行消失。极少数病人可因电刺激引起邻近神经的反应,如面肌抽搐和疼痛。

## 六、开机与调试

手术后 3～4 周可以开机,开机指为患者配戴并开启外部装置——言语处理器的过程。开机需要在医院听力师的帮助下完成。

1.将言语处理器通过专用计算机接口与计算机连接。开启计算机并启动专用软件程序。

2.体外处理器的麦克风和外部线圈配戴于患者术耳侧。告诉患者或患儿家长将要测试的内容,取得患者的配合。

3.电极阻抗测试了解植入体内装置的完好性及每个电极都是否工作。

4.阈值(T 值)测试获得患者刚刚听到声音时的电量值。一般用相对单位(CL)表示。

5.最大舒适阈值(C 值)测试获得患者听到的声音很大又很舒服时的电量值。一般用相对单位(CL)表示。

6.试听每一通道的电极都要设定一个 T 值和 C 值。如果是 22 通道的人工耳蜗就要设定 22 个 T 值和 22 个 C 值。当全部 22 个 T 和 C 值都设定好后,就完成一份映射图(MAP)。将这份映射图(MAP)储存在计算机中。通过计算机给患者试听。可以边听边调整映射图(MAP)。

7.储存映射图(MAP),患者试听满意后,将电听力图通过计算机和接口下载在患者的言语处理器内。每位人工耳蜗使用者都有适合自己的听力图。

调机在使用过程中,患者的听力会随时间的延长及经验的积累有一些变化,听力师每隔一段时间需要对患者进行一次程序调试,以使患者听到的声音更清楚更舒适。一般开机后的第一个月内每周调机一次,之后每半个月或一个月调机一次,待听力稳定后调试时间的间隔会延长,最终一年调机一次。

(张俊军)

# 第十三章　语言及听功能训练

正常儿童的语言学习是从小就开始的,其学习语言的过程是非常复杂的。学会和掌握正常的语言及会话,必须具备:

1.听清声信号的听敏度。

2.听定向定位的能力。

3.选择性专注的能力。

4.辨别声音信号在强度、频率、时长等方面变化的能力。

5.短期记忆和整理声信息次序的能力。

6.能够将声信息分割、组合和综合概括的能力。

7.在听的过程中能够集中注意力。

神经科学的发展,证实了学习语言的关键时期是在 3 岁以前。一般情况下,正常儿童在 3 岁时已经能够应用简单的语言,语言意识的建立也是从小开始的。

由外周听觉系统问题所致的听力损失或中枢神经系统发育不全、功能受损,使声信息不能到达中枢听觉系统,或使听到的信息失真或不完整,均可表现为听不见或听不懂,导致听力、言语、语言功能障碍。听力损失越早,听力障碍越严重,学会语言的难度也就越大。根据听力损失的程度,将听觉障碍分为:

1.“失聪”听力损失轻、中度,可通过听觉和视觉学习口语;

2.“聋”主要依靠视觉学习、掌握交流技能,包括手语和唇读。因此,对各种程度的听力障碍儿童,必须进行早期干预,帮助他们建立语言意识,促进听力语言康复。

“听力康复”是对有听觉障碍的患儿,通过特殊的学习和训练,恢复正常的语言交流能力(不仅局限于聋人间的交流,还能够参加正常人群的交流),使聋儿的言语、语言功能的发育不受或少受听觉障碍带来的影响。高科技的应用,使耳聋病人的听力康复成为可能。根据听力障碍的程度和类型,应尽早选择配戴助听器或施行人工耳蜗植入术。随着人工耳蜗装置的不断改进和更新换代,人工耳蜗植入后的效果得到充分的肯定。目前认为,双耳重度或极重度感音神经性聋,配戴合适的助听器听觉语言能力无明显改善,在最好助听聆听环境下开放短句识别率≤30％或双字词识别率≤70％者均应考虑植入人工耳蜗。通过有效地使用助听设备,使患有听觉障碍的儿童尽早开始有效的听力训练和语言学习。

## 一、训练原则及方法

根据患儿父母、教师的观察和听力学检查的结果,了解患儿听觉语言障碍表现在哪些方面,有针对性地制定语言康复方案。听力康复的主要目的:①通过听觉或视觉使患儿能够最大限度地感知口说的言语;②减少听觉障碍对社会心理状态的影响,包括了解、评价和处理因听觉障碍对患儿的心理影响;③向患儿家长说明患儿听力损失的程度,提供有意义的建议,包括助听器的使用,借助辅助设备进行语训及相关的交流方法。

**【训练原则】**

1.可能在 3 岁前发现听觉障碍。

2.用助听设备帮助聋儿利用残存听力。

3.早期进行适当的唇语、听力、言语语言训练。

4.有残余听力的儿童,交替用言语和符号方式训练。

5.避免用双语技能交流。

**【训练方法】**

1.单侧耳塞,当用耳塞堵住一耳时,可以使干扰正常感知过程的异常输入减少。

2.双侧耳塞应用于一些难于在噪声环境降低声音中集中精力阅读或工作的病人。

3.降低声音改善教室建筑学条件,降低对言语听处理的影响。

4.听训练

1)对音素(解码)障碍的训练一些专门的训练材料,如音素合成、组词等,用于训练解码功能障碍者。

2)减速言语训练把从一个音素转换到另一个音素的转换时间延长至 60～80ms,改善言语滞后儿童的言语识别能力。

3)在噪声中听觉有困难者的脱敏训练让病人放松,在安静环境中听由扬声器发出的言语材料,然后由另一扬声器加入言语噪声,每 10 个检查项加大几个 dB 的噪声,至噪声大到开始听错或小儿出现活动过度时。用于改善患儿对噪声的耐受力和在噪声中的识别能力。

4)记忆和次序训练帮助有短期健忘或次序处理功能差的儿童。

# 二、早期干预和语言学习

早期干预是指早期发现、早期诊断、早期听力补偿和听力重建以及早期康复。早期干预可使有听力障碍的儿童,尽可能在最佳学习语言的时期开始语言训练和学习,帮助他们建立语言意识。早期干预也应包括语后聋的听力障碍者。他们在发现听力障碍后,应及早诊断听力损失的类型和程度,应积极治疗,根据情况选配合适的助听器或人工耳蜗,让他们不失时机地监听、调控自己的语声,巩固和发展已有的语言。

**【早期干预原则】**

1.开展新生儿听力筛查是做好早期干预的重要环节。对新生儿出生后一周进行听力筛查,对听力损害高危新生儿进行重点监测。对第一次筛查未通过者,及时复查。

2.婴幼儿听力普查:对 0～7 岁儿童在保健体检和入园入托体检时应常规进行听力检查,对听力损害可疑者须进一步检查明确诊断。

3.选用助听设备根据患者听力损失类型和程度选配有效的助听器,改善听力。对于严重听力损失、全聋或使用助听器效果不佳者则宜选用人工耳蜗,改进患者的听觉能力。

4.家长参与聋儿的康复是聋儿早期干预工作最有效的一个途径,其作用是任何康复机构都无法比拟和代替的。因此,应积极鼓励家长参与聋儿的语言康复工作,使他们能够积极有效地辅导儿童学习和运用语言。

**【语言训练原则】**

1.**声音的感知**　声音的感知包括自然环境声响和语音。助听器的配戴者和人工耳蜗使用者在训练感知声音方面有所不同。助听器配戴者一般能感知声音的有无,听力补偿效果有限,一些患儿对一定频率的声音可能感觉不到。人工耳蜗使用者能够感知频率和强度变化范围很大的声音，一般能听到各种自然声响，并能辨听语音。

2.声音的辨别 辨别不同的声音，是对声音频率、强度和时长等特性辨别能力的体现，是听辨语言的基础。训练患儿辨别自然声响和语音的能力，在辨别语音时应从容易到困难，如先辨别音素差异大的词，逐步到辨别音节数量不同的词，音节相同但区别较大的词，比较相近的词，进一步分辨两个句子是否相同。

3.封闭项列指认练习 在训练初期不要用开放项列的训练，而应采用封闭项列的指认练习（如从四个备选答案中选出一个正确答案，则称封闭项列，机会水平为 0.25），顺序也是由易到难。

4.开放项列复述 不预先提供一个备选答案，让他复述所听到词语。开始时可以给予提示，提示分为直接提示和间接提示两种。

5.开放性对话交流 患儿在初步听懂的和初步表达的基础上进行语言交流。开始时，可以提供会话场景，有上下文信息提示，逐渐增加难度，最后直接进行自由会话。但会话训练内容应该是在儿童的认识范围之内。

（陈 静）

# 第十四章　非器质性聋

## 一、功能性聋

### 【临床表现】

1.为双侧不伴耳鸣及眩晕的突发重度聋或全聋。

2.发声的音调、强弱与正常人相同。

3.多有缄默,四肢麻木、震颤、过度凝视等癔症的症状。可有外耳道麻木感。

4.主观测听结果多为双侧重度聋或全聋。反复测试结果变异大。

### 【诊断要点】

1.突发的双侧重度聋或全聋。病前有明显精神刺激史,可有缄默、四肢麻木、震颤、过度凝视等癔症的症状。

2.主观测听结果为重度聋或全聋,而客观测听结果和前庭功能检查正常。

3.耳部和神经系统无器质性病变。

4.与中枢性聋鉴别:中枢性聋听性脑干诱发电位和(或)听性中潜伏期反应异常。

### 【治疗方案及原则】

1.暗示疗法对病程短的病人较为有效。查明并去除精神诱因是暗示疗法成功的关键。

2.对病程长的病人可予静脉注射生理盐水等方法行暗示治疗。

3.助听器常对此类病人有疗效。

## 二、伪聋

指听力正常或仅有轻微损害时,因各种原因对测听的声音不做应答或有意识夸大其听力损害者,实为"装聋"。表现为部分聋或全聋。

### 【临床表现】

1.主诉被动损伤:多积极要求做听力检查以便达到某种目的。

2.多为单侧聋。

3.主观测听显示多为严重听力损害,且多次听力检查结果可有很大差异。与耳镜检查及医生观察有明显差距。

4.客观测听结果常无明显异常,与主观测听结果不符。

### 【诊断要点】

1.主诉被动损伤,与个人利益相关。

2.多数主诉单侧聋。

3.主观测听结果与查体、临床表现不符。

4.主观测听结果与客观测听结果不符。

5.确诊前需与功能性聋相鉴别。

6.认真排除器质性病变引起的耳聋。

（李江平）

# 第十五章　听力言语障碍

语言是人类进行思想交流、传递信息的手段。人的母语是在出生后至 6 岁期间,从周围环境中模仿学习而获得的。当听觉系统在婴幼儿时期或胎儿时期由于各种原因即已发生病变,听功能严重障碍,因而无法进行言语学习;或虽然已开始牙牙学语,但语言学习未能全部完成,原已学会的语言亦被逐渐遗忘,丧失了言语能力。所有这些患者既聋又不会说话,称为听力言语障碍,过去称为聋哑。

一般情况下,听力言语障碍病人的智力和构语器官功能均正常,听力言语障碍的原因是极重度感音神经性耳聋。按耳聋出现的时间可分为先天性聋和后天性聋。如果耳聋发生在语言习得完成以前,失去了学习说话的机会,称为语前聋;耳聋发生于言语发育完成以后,则称为语后聋。语后聋者,即使是言语能力已非常完善的成年人,由于长期不能听到并监控自己的发声,言语也会变得含糊不清,言语功能逐渐退化。

**【临床表现】**

1.小儿 1 岁内对声音过期无反应,周岁后不会说单字或词。

2.不被身后的响声所惊吓。

3.许多聋儿尚具有一定的残余听力。对较大的声音可做出一定的反应,但常不能找到正确的声源方向,不能辨别不同的声音。

**【诊断要点】**

1.详细询问病史病程长短、既往史、药物史、妊娠史、出生史及家族史。了解其智力发育状况,全身营养及发育状况,以及对周围事物的反应能力。

2.尽可能调查出致聋的原因,做出病因学诊断。

3.全身检查特别注意其一般反应,营养状况,智力发育,是否合并其他器官的发育畸形。

4.听力学检查:根据患者配合程度,选择下列方法检查。

(1)行为测听:包括行为观察测听,评估<6M 婴幼儿听力;视觉强化测听,适用于 7M～2Y5M 的儿童;游戏测听,用于评估 2Y6M～5Y 儿童听力;>5Y 的儿童可作纯音测听。

(2)声导抗测试。

(3)纯音测听。

(4)耳声发射测试:可作为婴幼儿的听力筛选法。

(5)听性脑干反应(ABR):短声诱发的 ABR 主要反映高频区的听敏度,必要时需作频率特异性 ABR 测试了解聋儿低、中频区的残余听力。

(6)40Hz 听性相关电位和听觉中潜伏期反应测试:有利于了解聋儿低、中频区的残余听力。

(7)听觉多频稳态诱发 ASSR:结果有计算机判断,比较客观。

(8)前庭功能检查:有助于全面了解听力言语障碍病人的内耳功能。

5.影像学检查:颞骨 CT 扫描、水成像膜迷路 MRI 观察内耳有无畸形及畸形的种类。

## 【治疗方案及原则】

对听力言语障碍儿童的治疗原则是早期发现,早期干预。

1.早期发现:现在要求对所有新生儿作听力筛查,对有听力障碍高危因素的婴幼儿应定期作听力学监测。新生儿听力障碍高危因素包括:

(1)新生儿重症监护病房(NICU)住院超过5天。

(2)儿童期永久性听力障碍家族史。

(3)巨细胞病毒、风疹病毒、疱疹病毒、梅毒或毒浆体原虫(弓形体)病等引起的宫内感染。

(4)颅面形态畸形,包括耳廓和耳道畸形等。

(5)出生体重低于1500克。

(6)高胆红素血症达到换血要求。

(7)病毒性或细菌性脑膜炎。

(8)新生儿窒息(Apgar评分1分钟0~4分或5分钟0~6分)。

(9)早产儿呼吸窘迫综合征。

(10)体外膜氧。

(11)机械通气超过48小时。

(12)母亲孕期曾使用过耳毒性药物或袢利尿剂或滥用药物和酒精。

(13)临床上存在或怀疑有与听力障碍有关的综合征或遗传病。

2.助听器适用于有残余听力的耳聋患者。

3.人工耳蜗植入适用于深度耳聋(听力损失≥95dBHL)和全聋病人。

4.听觉言语训练3岁以内是发展听觉和语言的最佳时期。在早期诊断、适时配戴助听器或耳蜗植入的基础上,辅以听觉和语言训练。

5.无可用残余听力者,唇读和手语学习。

（明　昊）

# 第三篇　鼻科学

# 第十六章　鼻科学基础

## 第一节　鼻的应用解剖学

鼻位于面部中央,上方与前颅窝和中颅窝相毗邻,两侧为眼眶,下方是口腔和鼻咽。鼻由外鼻、鼻腔和鼻窦三部分构成。

### 一、外鼻

#### (一)外鼻的形态

外鼻位于颜面部的中央,为一基底向下的三棱锥体状隆起。其上端狭窄,位于两眶之间,与额部相连,为鼻根;向下延伸形成隆嵴,为鼻梁及两侧的鼻背;下端隆起凸向前方,为鼻尖;鼻尖的两侧呈半圆形隆起,为鼻翼,鼻翼下缘游离,围成前鼻孔;两侧前鼻孔之间的间隔为鼻小柱;锥体的底部呈三角形,称鼻底;鼻翼外侧向外下至口角外侧有一弧形浅沟为鼻唇沟。

#### (二)外鼻的结构

1.外鼻的软组织结构　外鼻的软组织由皮肤、浅筋膜、肌肉、鼻背筋膜和骨膜构成。外鼻由上而下皮肤和皮下组织由薄变厚,汗腺和皮脂腺由少变多,至鼻尖和鼻翼处皮肤最厚,皮脂腺最丰富,是粉刺、痤疮、疖肿及酒渣鼻的好发部位。

2.外鼻的骨支架　直接支持外鼻的骨骼包括鼻骨、额骨鼻部、上颌骨额突和腭突。间接支持外鼻的骨骼为筛骨垂直板。

鼻骨为左右成对的不规则四边形骨片,位于鼻梁的最高部位。其上缘、外侧缘和下缘分别与额骨、上颌骨额突及鼻外侧软骨上缘相连。鼻骨后面内半部有骨嵴,靠上方处较突出,与对侧的骨嵴合成一个粗嵴,名鼻骨嵴。该嵴由上而下与额棘、筛骨垂直板及鼻中隔软骨相接。鼻骨下端较上端宽而薄,当有外力作用于鼻根部时,容易于鼻骨下 2/3 处发生骨折,若鼻骨下端发生内陷,则可造成鞍鼻。

鼻骨下缘、上颌骨额突内缘和上颌骨腭突游离缘围成梨状孔。

3.外鼻的软骨支架　外鼻的软骨支架大部分由鼻外侧软骨和大翼软骨组成,另外有籽状软骨和小翼软骨等参与。

(1)鼻外侧软骨:为外鼻最大的软骨,左右成对,三角形,位于鼻梁与鼻背的侧面。其上缘连接鼻骨下缘及上颌骨额突内侧缘;两侧鼻外侧软骨的内侧缘,在鼻中线会合,并与鼻中隔软骨的前上缘相接。

(2)大翼软骨:左右成对,呈马蹄形。其外侧脚位于前鼻孔的外侧,为构成鼻翼的支架。内侧脚位于前鼻孔的内侧,左右内侧脚会合于鼻中隔软骨下缘,构成鼻小柱支架。

### （三）外鼻的血管及淋巴回流

1.动脉　外鼻的血供包括两部分,分别为来源于颈内动脉供血系统的鼻背动脉和筛前动脉以及来源于颈外动脉供血系统的内眦动脉、鼻外侧动脉、上唇动脉和眶下动脉的分支。

2.静脉　与动脉伴行,分别通过内眦静脉和面前静脉汇入颈内静脉。内眦静脉通过眼上、下静脉与海绵窦相通。面部静脉无瓣膜,当鼻部或面部发生化脓性疖肿时,若处理不当,化脓菌可逆行侵入海绵窦,导致海绵窦血栓性静脉炎或其他颅内并发症,故由两侧口角至鼻根连线所围成的三角区称为"危险三角区"。

3.淋巴管回流　外鼻淋巴主要汇入腮腺淋巴结和下颌下淋巴结。

### （四）外鼻的神经

1.感觉神经　来源于三叉神经眼支的滑车上神经、滑车下神经和筛前神经,以及三叉神经上颌支的眶下神经。

2.运动神经　外鼻的肌肉运动由面神经的颊支支配。

## 二、鼻腔

鼻腔左右各一,间隔以鼻中隔,每侧鼻腔为一前后开放的狭长腔隙,前起前鼻孔,后止于后鼻孔。冠状切面呈三角形,顶部狭窄,底部较宽。鼻腔分为位于最前段的鼻前庭和位于其后占鼻腔绝大部分的固有鼻腔。

### （一）鼻前庭

鼻前庭位于鼻腔最前端,相当于鼻翼内面的小空腔,其前界为鼻缘,后界为鼻内孔(又称鼻阈为鼻翼内侧的弧形隆起),外侧为鼻翼,内侧为鼻小柱。鼻前庭皮肤生有鼻毛,并富含皮脂腺和汗腺,较易发生疖肿,且疼痛明显。

### （二）固有鼻腔

固有鼻腔简称鼻腔,前界为鼻内孔,后界为后鼻孔,并与鼻咽相通,由内、外、顶、底四壁组成。

1.鼻腔内侧壁　为鼻中隔,分为骨部和软骨部。鼻中隔骨部位于鼻中隔后部,主要由筛骨垂直板和犁骨构成。鼻中隔软骨部位于鼻中隔前部,主要由鼻中隔软骨及大翼软骨内侧脚构成。在骨膜与软骨膜表面覆盖有黏膜。

2.鼻腔外侧壁　为解剖结构最复杂和极为重要的部位。由上颌骨、泪骨、筛骨、下鼻甲骨、腭骨垂直板和蝶骨翼突等组成。外侧壁从下而上有三个呈阶梯排列的长条骨片,外附黏膜,分别称之为下、中、上鼻甲,部分人可有最上鼻甲存在,其大小依次缩小约1/3,其前端依次后移约1/3。其上缘均附着于鼻腔外侧壁,游离缘均向内下悬垂于鼻腔,位于鼻甲与鼻腔外侧壁之间的间隙,称之为鼻道,分别为下、中、上鼻道,各鼻甲与鼻中隔之间形成的窄腔称总鼻道。

(1)下鼻甲及下鼻道:下鼻甲为一独立呈水平卷曲状的薄骨片,附着于上颌骨内侧壁和腭骨垂直板,是三个鼻甲中最大者。其上有两个突起,分别为泪突和筛突。泪突位于前1/3处,与泪骨相接,并和上颌骨额突后方的骨槽共同构成骨性鼻泪管。筛突位于泪突之后,与钩突的尾端相接,共同构成上颌窦自然口和鼻囟门。其外侧面与鼻腔外侧壁及下鼻甲附着部共同形成下鼻道。下鼻甲前端接近鼻前庭,后端距咽鼓管口1.0～1.5cm。故下鼻甲肿胀或肥厚时可影响咽鼓管通气和引流,出现耳鸣和听力减退等耳部症状。下鼻道外侧壁前段近下鼻甲附着处,骨质较薄易刺透,是上颌窦穿刺冲洗的最佳进针位置。

(2)中鼻甲及中鼻道:中鼻甲属于筛骨的一部分。其最前方附着于上颌骨筛嵴,最后部附着于腭骨垂直板的筛嵴。中鼻甲可分为前、后两部分:前部呈矢状位,向上附着在筛顶与筛板交接处的颅底,中鼻甲后部向后延伸,其附着处由前部的前后位转向外侧附着在鼻腔外侧壁的后部,使中鼻甲的后附着部呈从前上向后下倾斜的冠状位,形成中鼻甲基板。中鼻甲基板将筛窦分为前组筛窦和后组筛窦。中鼻甲的变异如中鼻甲气化和中鼻甲反向弯曲等可引起中鼻道引流障碍,成为鼻窦炎的重要原因之一。

中鼻道位于中鼻甲下外侧,是前组鼻窦开口所在,为鼻内镜手术进路中最重要的区域。其外侧壁上位于前下方的隆起为钩突,其后上方的隆起为筛泡,二者之间的半月状裂隙为半月裂孔,半月裂孔向前下及后上扩大呈漏斗状,称筛漏斗,其内界为钩突,外界为眶纸板,向内经半月裂与中鼻道相通,筛漏斗前上端为额隐窝,额窦引流开口于此,后方为前组筛窦开口,最后为上颌窦开口。

窦口鼻道复合体(OMC)是以筛漏斗为中心的解剖结构,包括中鼻甲、钩突、筛泡、半月裂孔,以及额窦、前组筛窦和上颌窦自然开口等区域。这一区域的解剖异常如钩突肥大等,会影响前组鼻窦的通气引流,导致鼻窦炎的发生。

(3)上鼻甲及上鼻道:上鼻甲属筛骨结构,附着于筛骨后部,是三个鼻甲中最小的一个,有时仅为一黏膜皱襞。后组筛窦则开口于上鼻道。上鼻甲后端的后上方有蝶筛隐窝,为蝶窦开口所在。

以中鼻甲游离缘水平为界,其上方鼻甲与鼻中隔之间的间隙成为嗅沟或嗅裂,有嗅区黏膜覆盖;在该水平以下,鼻甲与鼻中隔之间的不规则腔隙则称总鼻道。

3.鼻腔底壁　即硬腭的鼻腔面,与口腔分隔。前3/4为上颌骨腭突;后1/4由腭骨水平部构成。

4.鼻腔顶壁　较狭窄,呈穹窿状。分为三段:前段倾斜上升,由鼻骨与额骨鼻部构成;后段倾斜向下,即蝶窦前壁;中段水平即为分隔鼻与前颅窝的筛骨水平板,板上有筛孔,又称筛板。筛板菲薄而脆,外伤或手术均易损伤筛板,出现嗅觉障碍,严重时出现脑脊液鼻漏。

5.后鼻孔　是鼻腔与鼻咽的通道,由中隔分为左右两侧,上由蝶骨体下部,下由腭骨水平部后缘,内由犁骨后缘,外由蝶骨翼突内侧板构成,双侧后鼻孔经鼻咽部相通。

### (三)鼻腔的黏膜

鼻腔的黏膜包括两部分:嗅区黏膜及呼吸区黏膜。

1.嗅区黏膜　分布于鼻腔顶中部,向下延续至鼻中隔上部和鼻腔外侧壁上部等嗅裂区。为假复层柱状上皮,由支持细胞、基底细胞和嗅细胞组成。嗅细胞为具有嗅毛的双极神经细胞,顶部的树突呈棒状伸向细胞表面,末端膨大呈球状(嗅泡),并发出10～30根纤毛,感受嗅觉。基部伸出细长轴突,形成无髓鞘神经纤维,通过筛骨水平板进入颅内,止于嗅球。

2.呼吸区黏膜　鼻腔前1/3自前向后的黏膜上皮为鳞状上皮、移行上皮、假复层柱状上皮,鼻腔后2/3为假复层纤毛柱状上皮,由纤毛细胞、柱状细胞、杯状细胞和基底细胞组成。

鼻黏膜呼吸区上皮的纤毛细胞分布以鼻底最为密集,越向鼻腔上部分布越稀少。每个纤毛细胞表面有200根左右纤毛。鼻腔黏膜的纤毛向鼻咽部摆动,鼻窦内的纤毛向鼻窦自然开口摆动。这种方向一致的整体运动可以将进入鼻腔、鼻窦的细菌、病毒、灰尘、污染颗粒等有害物质以及鼻腔鼻窦的分泌物运送到咽部咽下或吐出,是鼻腔非特异性保护功能的重要功能单位。

鼻腔黏膜下层具有丰富的杯状细胞、黏液腺和浆液腺,为鼻分泌物的主要来源之一,鼻分泌物在鼻黏膜表面形成随纤毛运动而向后移动的黏液毯,黏液毯由外层的黏蛋白和内层供纤毛运动的水样层构成,对鼻黏膜形成保护。

### (四)鼻腔的血管及淋巴

1.动脉　鼻腔的动脉主要来自颈内动脉的眼动脉和颈外动脉的上颌动脉。

(1)眼动脉:源自颈内动脉,在眶内分成筛前动脉和筛后动脉。两者穿过相应的筛前孔和筛后孔进入筛窦,均紧贴筛顶横行于骨嵴形成的凹沟或骨管中,然后离开筛窦进入前颅窝,并在鸡冠旁骨缝中进入鼻腔。筛前动脉供应前组筛窦和额窦以及鼻腔外侧壁和鼻中隔的前上部。筛后动脉则供应后组筛窦、鼻腔外侧壁及鼻中隔的后上部。如手术损伤筛前或筛后动脉的眼眶处，其可回缩至眼眶内，造成眶内血肿等严重并发症。

(2)上颌动脉：在翼腭窝内分出蝶腭动脉、眶下动脉、腭大动脉供应鼻腔，其中蝶腭动脉是鼻腔血供的主要动脉。蝶腭动脉经蝶腭孔进入鼻腔，分为内侧支和外侧支。外侧支分成鼻后外侧动脉供应鼻腔外侧壁后部、下部和鼻腔底。内侧支又叫鼻腭动脉，分出鼻后中隔动脉，供应鼻中隔后部及下部。在鼻中隔前下部(易出血区)的黏膜下层，鼻腭动脉，筛前、后动脉，上唇动脉和腭大动脉吻合，构成丰富的动脉丛，即Little动脉丛，是鼻出血最常见的部位。

2.静脉　鼻腔前部、后部和下部的静脉最后汇入颈内、外静脉，鼻腔上部静脉则经眼静脉汇入海绵窦，亦可经筛静脉汇入颅内的静脉和硬脑膜窦(如上矢状窦)。鼻中隔前下部的静脉亦构成丛，称克氏静脉丛，也是鼻部常见的出血部位。老年人下鼻道外侧壁后部近鼻咽处有表浅扩张的鼻后侧静脉丛，称为吴氏鼻-鼻咽静脉丛，常是后部鼻出血的主要来源。

3.淋巴　鼻腔前1/3的淋巴与外鼻淋巴管相连，汇入耳前淋巴结、腮腺淋巴结及颌下淋巴结。鼻腔后2/3的淋巴汇入咽后淋巴结及颈深淋巴结上群。鼻部恶性肿瘤可循上述途径发生转移。

### (五)鼻腔的神经

包括嗅神经、感觉神经和自主神经。

1.嗅神经　分布于嗅区黏膜，嗅细胞中枢突汇集成嗅丝穿经筛板上之筛孔抵达嗅球。嗅神经鞘膜即由硬脑膜延续构成，嗅神经周围的空隙与蛛网膜下隙直接相通。手术如损伤嗅区黏膜或继发感染，不仅导致嗅觉减退或丧失，感染也可循嗅神经进入颅内引起鼻源性颅内并发症。

2.感觉神经　主要来自三叉神经第一支(眼神经)和第二支(上颌神经)的分支。

眼神经的分支鼻睫神经分出筛前神经和筛后神经，进入鼻腔分布于鼻中隔和鼻腔外侧壁上部的一小部分和前部。

上颌神经穿过或绕过蝶腭神经节后分出蝶腭神经，然后穿经蝶腭孔进入鼻腔分为鼻后上外侧支和鼻后上内侧支，主要分布于鼻腔外侧壁后部、鼻腔顶和鼻中隔。鼻后上内侧支又有一较大分支称鼻腭神经，斜行分布于鼻中隔后上部。从蝶腭神经又分出腭神经，其分支腭前神经(即腭大神经)入翼腭管内进而分出鼻后下神经进入鼻腔，分布于中鼻道、下鼻甲和下鼻道。从上颌神经又分出眶下神经，分支分布于鼻前庭、上颌窦、鼻腔底和下鼻道前段。

3.自主神经　交感神经来自颈内动脉交感神经丛组成的岩深神经，副交感神经来自面神经分出的岩浅大神经。两者在翼管内组成翼管神经，经蝶腭神经节后入鼻腔。交感神经主司鼻黏膜血管收缩，副交感神经则主司鼻黏膜血管扩张和腺体分泌。在正常情况下，两者之作用互相制约，保持平衡。

## 三、鼻窦

鼻窦是鼻腔周围颅面骨内的含气腔，共4对，依其所在的颅骨分别名为上颌窦、筛窦、额窦和蝶窦。依鼻窦及其窦口引流位置，又将鼻窦分为前组鼻窦和后组鼻窦。前组鼻窦包括上颌窦、前组筛窦、额窦，引流至中鼻道；后组鼻窦包括后组筛窦和蝶窦，分别引流至上鼻道和蝶筛隐窝。

### (一)上颌窦

上颌窦位于上颌骨体内，近似锥体，成人平均容积约为13mL。由5个壁构成，左右对称。

1.前壁　为上颌骨体的前面，中央最薄，略凹陷称为尖牙窝。尖牙窝的上方，眶下缘之下有一孔，称眶下孔,有眶下神经和血管通过。

2.后外侧壁　与颞下窝和翼腭窝毗邻。上颌窦恶性肿瘤破坏此壁,可侵犯翼内肌,导致张口困难。

3.内侧壁　为鼻腔外侧壁的下部。其上部骨质较薄,下部骨质较厚,在下鼻甲附着处最薄,是上颌窦穿刺的最佳部位。上颌窦内侧壁有一骨性裂孔,称为上颌窦裂孔,其下界为下鼻甲附着处,上界是与筛窦相连的上颌窦顶壁,前界为下鼻甲的泪突和泪骨下端,后界是腭骨垂直板。此骨性窦口被钩突和下鼻甲筛突呈十字形的连接分成四个象限。前上象限是上颌窦真正的自然开口,其余三个象限被双层黏膜和致密结缔组织封闭,称为鼻囟门。上颌窦自然开口直径大小不一,平均约为2.8mm。在经鼻内镜手术扩大上颌窦自然口时,可通过寻找钩突尾端或下鼻甲上缘上方的后囟门来定位。

4.上壁　为眼眶的底壁,眶下神经和血管穿过此壁内的眶下管,出眶下孔至尖牙窝。

5.底壁　相当于牙槽突,常低于鼻腔底。与上颌第二前磨牙的根部有密切关系。窦腔大者甚至尖牙根也位于窦腔底部。

### (二)额窦

额窦位于额骨内外两层骨板之间,前壁较坚厚,为额骨外骨板,内含骨髓,后壁为额骨内骨板,亦为前颅窝前壁,为薄的骨密质。后壁上部呈垂直状,下部向后倾斜,有导血管穿过此壁,通入硬脑膜下腔,故额窦感染可侵入颅内及颅底部。额窦底壁外侧3/4为眼眶顶部,其余部则为前组筛窦顶部。额窦底部为各壁的最薄者,急性炎症时该处有明显压痛。额窦的内壁即额窦中隔,多向一侧偏斜,两侧额窦形状,大小极不规则,可一大一小或都过度发育或不发育。出生时,额窦尚未形成,2岁开始向额骨中气化,20岁时发育至成年人形态。额窦通过额窦口与额隐窝相通。额隐窝的前界为鼻丘气房的后壁,后界为筛泡和筛泡上气房的前界。钩突向上的附着方式决定了额隐窝的引流,如钩突附着在纸样板,则额隐窝的外侧界即为钩突上端和纸样板,此时额隐窝将直接向内引流到中鼻道上部;如钩突附着在颅底或与中鼻甲融合,则钩突上端与中鼻甲上端组成额隐窝的内侧界,此时额隐窝将引流至筛漏斗的前上部。

### (三)筛窦

筛窦是位居眼眶之间,蝶窦前方,鼻腔外侧壁上部之间,前颅窝之下的蜂窝状气房结构。为四对鼻窦中解剖关系最复杂,变异最多,与邻近器官关系最密切的解剖结构。成人筛窦每侧含4～30个气房不等,筛小房的大小、多少不规律。筛窦被中鼻甲基板分为前组和后组筛窦,前组筛窦开口于中鼻道,后组筛窦开口于上鼻道。筛窦有6个壁。

1.外侧壁　眶板(纸样板)和泪骨构成筛窦外侧壁。纸样板以矢状位方向,由内眦向后走行过程中,邻近眶尖部时可向外侧弯曲,故术中要注意勿损伤纸样板进入眶内,引起眶内并发症。此外,眶板与额骨连接处为眶筛缝,此缝相当于筛板水平,有筛前动脉、筛后动脉经此进入筛窦。

2.顶壁　内侧与筛骨水平板相连,外侧与眶顶相延续,很薄,筛顶的上方即前颅窝。在筛窦顶壁,筛前动脉横行于筛顶凹沟中,筛前动脉是确定筛顶的重要标志。此外,筛顶向内侧与筛板的连接方式常有变异,水平式(平台式)连接中,筛顶的内外两侧与筛板几乎在同一水平。高台式:筛板位置较低,与筛顶内侧向形成一陡直的高度差,在手术时,如伤及此处可引起脑脊液鼻漏。

3.下壁　下壁为筛泡、钩突等中鼻道上方结构。

4.前壁　筛窦的前壁由额骨筛切迹、鼻骨嵴和上颌骨额突构成。

5.后壁　即蝶窦前壁,但由于后组筛窦气化程度的不同而有变异,如果后组筛窦气化到蝶窦上方,称为蝶上筛房。如视神经管隆突在最后组筛窦的外侧壁形成突向窦内的隆起,称视神经隆突,具有该结节的最后筛房,称为Onodi气房。

6.内侧壁　筛窦的内侧壁为鼻腔外侧壁上部,附有中鼻甲、上鼻甲。

### （四）蝶窦

蝶窦位于蝶骨体内,气化程度差异很大,两侧蝶窦常不对称,中隔偏于一侧,蝶窦开口位于其前壁上1/3处,引流于蝶筛隐窝中。可分为6个壁。

1.顶壁　蝶窦顶壁是颅中窝底的一部分,上有蝶鞍,承托垂体。

2.外侧壁　蝶窦外侧壁构成颅中窝的一部分,与海绵窦、颈内动脉及视神经管毗邻。气化良好的蝶窦,此壁菲薄或骨质缺如,视神经管和颈内动脉在外壁上形成隆起,手术不慎损伤将引起失明或致命的大出血。

(1)外侧壁与海绵窦的关系:海绵窦位于蝶鞍两侧,为两层硬脑膜间的不规则腔隙,窦内有第Ⅲ、Ⅳ、Ⅴ和Ⅵ脑神经通过。海绵窦前端借眼静脉与眼部、面部、头部的静脉有广泛的联系。向下借卵圆孔静脉丛经翼丛与面部静脉交通。以上各部的感染,都可能蔓延到海绵窦,引起海绵窦炎或血栓形成。

(2)外侧壁与视神经管的关系:视神经管位于蝶骨小翼上、下两个根基与蝶骨体相接处,内侧紧邻蝶窦,使其外上方骨壁呈丘状或半管状隆起,形成蝶窦外侧壁的上部视神经隆起,该处骨壁较薄,在视神经管内,包围视神经的三层脑膜在上方互相融合,并与上方骨膜紧密相连,故视神经管内部固定于骨管内,无活动余地,当头颅部受伤时,使该处视神经易于受伤。蝶窦外侧壁与视神经管的关系取决于后组筛窦、蝶窦的气化和发育程度;当出现Onodi气房时,手术时应注意勿伤及。

(3)外侧壁与颈内动脉的关系:颈内动脉分为颈部、岩部、海绵窦部和大脑部四个部分,颈部起自颈总动脉分叉处,至岩骨下面的颈动脉管外口;岩部在颈动脉管中,出破裂孔向上延续为海绵窦部。颈内动脉在颞骨岩尖出颈动脉管,在蝶鞍的后下角,相当于后床突的外侧,向前进入海绵窦,颈内动脉在海绵窦内形以"S"形双弯曲,紧贴蝶窦外侧壁的下部,并形成向窦内凸起的压迹,即颈内动脉管突起。

3.后壁　蝶窦的后壁较厚,毗邻枕骨斜坡,脑桥及基底动脉位于其后的斜坡部位。

4.前壁　蝶窦前壁参与构成鼻腔顶后段和筛窦的后壁。前壁上方有蝶窦开口到蝶筛隐窝。

5.下壁　蝶窦的下壁为鼻咽顶部,骨壁较厚,翼管神经位于下壁外侧的翼突根部。

6.内侧壁　蝶窦内常有隔分隔蝶窦腔,隔的大小、形态、厚薄、所在部位、完整与否以及与鞍底的关系有很多变异。

（王丽萍）

# 第二节　鼻的生理学

## 一、外鼻的生理

外鼻的形态和轮廓及其与面部其他结构的关系对人的容貌有重要影响。鼻翼的活动有助于面部表情和鼻阻力的调整。

## 二、鼻腔的生理

鼻腔的主要功能有呼吸、嗅觉功能,以及共鸣、反射、吸收和排泄泪液等功能。

1.呼吸功能　吸入鼻腔的空气充分与鼻黏膜接触,使鼻腔充分发挥对空气的加温、加湿及引流作用。

鼻阻力是维持正常鼻通气的重要前提,由鼻瓣区的结构形成,且与下鼻甲大小相关。鼻瓣区包括鼻中隔软骨前下端,鼻外侧软骨前端和梨状孔的前下部。鼻阻力的存在,使进入鼻腔的气流被分为层流和湍流。层流是指气流从前鼻孔朝后上方向弧形流向后鼻孔再散开,为鼻腔气流的大部分,也是肺部气体交换的主要部分。湍流是气流在鼻阈后方形成不规则的旋涡,是吸入空气的小部分,有利于气体充分汇合。鼻阻力有助于吸气时形成胸腔负压,使肺泡扩张以增加气体交换面积,同时也使呼气时气体在肺泡内停留时间延长,保证足够的气体交换时间。若鼻阻力降低,可出现肺功能下降;鼻阻力过大则可造成鼻腔通气不足,影响呼吸和循环功能。

正常人两侧下鼻甲黏膜内的容量血管呈交替性和规律性的收缩和扩张,表现为两侧下鼻甲大小和鼻阻力呈现昼夜及左右交替性改变,但两侧总鼻阻力仍保持相对恒定,2～7h出现一个周期,称生理性鼻甲周期或鼻周期。其意义在于促使睡眠时反复翻身,有助解除睡眠疲劳。

鼻腔依赖大面积迂曲的黏膜及丰富的血供,可以将吸入的空气调到近似正常体温,以保护下呼吸道黏膜不受损害。鼻腔黏膜内含有大量腺体,可以提高空气的湿度。鼻前庭的鼻毛对空气中的较粗大粉尘颗粒及细菌有阻挡和过滤作用。

人类鼻腔的鼻黏膜大部分为假复层纤毛柱状上皮,每个柱状上皮细胞有 250～300 根纤毛,长 5～7μm,平均直径 0.3μm,每根纤毛朝鼻咽方向摆动频率约 1000 次/min。纤毛表面覆有由水、无机盐、黏多糖、黏蛋白、溶菌酶等组成的黏液毯,黏液毯以每分钟 5mm 的速度形成由前向后的黏液波,以维持鼻腔正常的清洁功能。先天性纤毛摆动功能障碍影响纤毛系统的清除功能,并可能是反复上呼吸道感染的原因之一。

2.嗅觉功能　嗅觉是空气中的不同种类的嗅分子刺激鼻腔黏膜上的嗅觉感受器所产生的反应。嗅觉功能通过鼻腔嗅区黏膜和嗅细胞实现,起到识别,警报,增加食欲和影响情绪等作用。

3.发音共鸣功能　鼻腔在发声时起到共鸣作用,使声音悦耳动听,鼻腔阻塞可出现阻塞性鼻音,腭裂则出现开放性鼻音。

4.反射功能　鼻腔内有丰富的神经分布,当鼻黏膜受到不同程度的刺激时,可出现广泛的呼吸、循环反应,强度从打喷嚏到呼吸心搏停止。鼻腔最重要的反射有鼻肺反射和喷嚏反射。鼻肺反射传入支为鼻黏膜三叉神经,传出支为广泛分布于支气管平滑肌的迷走神经,以三叉神经核和迷走神经核为中枢,形成反射弧。鼻肺反射是鼻部疾病引起支气管病变的原因之一。喷嚏反射表现为当鼻黏膜三叉神经末梢受刺激时,发生一系列反射动作,如深吸气、腭垂下降、舌根上抬、腹肌和膈肌猛烈收缩,声门突然开放,气体从鼻腔急速喷出,借以清除鼻腔中的异物和刺激物。

5.免疫功能　鼻黏膜是局部黏膜免疫系统的重要组成部分。来源于鼻黏膜的免疫防御物质分为两大类:一为溶菌酶,乳铁蛋白等非特异性免疫物质;二为抗原刺激下产生的如 IgA 和 IgG 等特异性免疫物质。二者共同构成鼻黏膜的免疫屏障。

另外,鼻腔呼吸区黏膜表层上皮细胞有许多微绒毛,增加了吸收的面积,黏膜上皮下层有丰富的毛细血管网等,能使吸收的药物迅速进入血液循环。鼻腔还是泪液排泄的终点,泪液经泪小点、泪小管、泪总管、泪囊和鼻泪管至下鼻道的前上方。

## 三、鼻窦的生理

鼻窦的生理功能有:增加呼吸区黏膜面积,促进对吸入空气的加温、加湿作用;共鸣作用;减轻头颅重量,维持平衡;缓冲撞击力,保护重要器官等。

(王丽萍)

# 第十七章 鼻的检查法

## 第一节 一般检查法

### 一、视诊

**1.外鼻检查**

(1)观察外鼻的形态有无异常,有无畸形,如鼻裂、外鼻缺损等。

(2)观察外鼻有无肿胀或异常隆起,鼻骨骨折可以导致鼻梁歪斜、鼻背塌陷或者鞍鼻。

(3)观察鼻部皮肤有无充血、红肿、糜烂、慢性皮肤损害。鼻部及其周围弥漫性潮红伴发丘疹、脓疮及毛细血管扩张,常见于酒渣鼻。

(4)观察双侧鼻唇沟是否对称,有无鼻唇沟变浅,如面神经损伤、鼻前庭囊肿。

**2.鼻前庭检查**

(1)检查者左手持鼻镜,以拇指和示指捏住前鼻镜的关节,一柄置于掌心,另三指握于另一柄上,将两叶合拢的前鼻镜与鼻底平行伸入鼻前庭并轻轻打开。检查鼻前庭皮肤有无弥漫性红肿、糜烂,如鼻前庭炎。

(2)观察鼻前庭毛囊腺有无隆起、肿胀及脓性分泌物,如鼻疖、鼻前庭囊肿。

(3)注意观察鼻前庭皮肤有无明显增厚、浸润或皲裂,表面有无糠秕样改变,如鼻前庭湿疹。

**3.鼻腔检查法**

(1)前鼻镜检查法:检查者将前鼻镜放入鼻前庭内,张开上下两叶,扩大前鼻孔,右手扶持受检者头部,随检查需要变动头位,依次检查鼻腔各部。先让受检者头位稍低(第一位置),由下至上顺序观察鼻底、下鼻道、下鼻甲、鼻中隔前下部,再让受检者头后仰30°(第二位置),检查中鼻道、中鼻甲及嗅裂和鼻中隔中部,再让受检者头后仰至60°(第三位置),观察鼻中隔上部、鼻丘、中鼻甲前上。检查时应注意:黏膜颜色、肿胀、肥厚、萎缩、表面湿润、干燥;总鼻道增宽、狭窄;鼻道分泌物位置、颜色、性质、量;鼻中隔偏曲、嵴、距状突;有无新生物。正常鼻黏膜为淡红色,表面光滑湿润而有光泽。急性炎症时黏膜呈鲜红色,有黏性分泌物。慢性炎症时黏膜呈暗红色,下鼻甲前端有时呈桑椹状,分泌物为黏脓性,变应性鼻炎的黏膜苍白水肿或呈淡紫色,分泌物水样清稀。萎缩性鼻炎黏膜萎缩、干燥,失去正常光泽,被覆脓痂,中、下鼻甲缩小。中鼻道、嗅裂有脓性分泌物是鼻窦病变所致。

(2)后鼻镜检查法:检查者左手持压舌板、压下舌的前2/3,将后鼻镜送入软腭与咽后壁之间,检查后鼻孔、各鼻甲及鼻道的后缘、咽鼓管咽口,咽隐窝及鼻咽顶部。

## 二、触诊

检查者用单手拇指和示指感觉鼻翼有无触痛及变硬,鼻疖患者鼻翼会变硬;鼻尖触痛或压痛可见于鼻中隔血肿或脓肿,鼻骨外伤骨折后会有鼻梁触痛、鼻骨移位。急性鼻窦炎时往往伴有相应部位的触痛,急性上颌窦炎可有面颊部的触痛或压痛;急性额窦炎在眶上偏内侧常有压痛。

(丁景菊)

# 第二节    内镜检查法

鼻内镜技术的发展使得鼻科领域产生了巨大的变革。鼻腔、鼻窦和鼻咽部疾病为常见病和多发病,鼻内镜在上述疾病的诊断及治疗上发挥了重要作用。鼻内镜包括 0°、30°、45°、60°、70°、90°、120°等多种视角镜,镜直径有用于成人 4mm 和用于儿童的 2.7mm 的内镜。

## 一、操作步骤

1.病人正坐或平卧位,头部固定。
2.检查者站立于被检查者右前方,正对监视器。

## 二、持镜方法

一般左手持镜,右手可同时进行活检等其他操作,持镜手法可根据各人的习惯采用不同方式,但以适于鼻内镜手术操作时的持镜方式为宜,因为进行鼻内镜手术一般要有鼻内镜检查的基础。

## 三、检查步骤

内镜先从总鼻道沿鼻底平行向后缓缓推进,同时注意经过部位有无异常,穿过后鼻孔,进入鼻咽部,分别观察鼻咽顶后壁、侧壁、咽隐窝、隆突、咽鼓管咽口等;然后将内镜慢慢向外退出,镜头稍稍向上,观察蝶筛隐窝、中鼻道、鼻顶、嗅裂,最后退出时观察鼻中隔前端及鼻前庭。也可进镜后先观察鼻前庭、中隔前端、中鼻甲、钩突、中鼻道、嗅裂、蝶筛隐窝,最后检查鼻咽部。观察的同时对需要的部位进行采拍图像存储。

(丁景菊)

# 第三节    影像学检查法

## 一、X 线检查

鼻腔鼻窦华特位或柯德威尔位 X 线检查可见窦腔形态变化及窦内黏膜不同程度地增厚、窦腔密度增高,如窦内积聚脓性分泌物,则可见液平面,该方法临床价值不高,临床上已很少用。目前X线检查主要用来诊断鼻部外伤,观察鼻骨有无骨折,鼻骨侧位片可以显示鼻骨骨折的部位,有无错位等,该方法方便、费用低。

## 二、CT检查

CT检查是诊断鼻窦炎最直接和准确的方法,较X线检查能更好地反映鼻腔鼻窦的病变情况,鼻腔鼻窦冠状位和轴位CT检查可以显示病变鼻窦的位置、范围、解剖学致病因素、鼻腔鼻窦黏膜病变程度,观察有无骨质吸收,还可根据某些CT特征对鼻窦炎性质进行确定,例如在密度增高的窦腔内出现钙化斑就是真菌性鼻窦炎的特征。CT检查是诊断鼻腔、鼻窦疾病首选的影像学检查方法。常用冠状位和轴位两种方法。冠状位可以清晰显示窦口鼻道复合体的解剖结构、解剖变异等;轴位可以显示前后组筛窦的关系、筛窦与蝶窦的解剖关系,并可以观察其与视神经和颈内动脉的关系。

## 三、MRI检查

鼻腔鼻窦MRI检查主要用来辅助诊断鼻部软组织疾病,如鼻腔鼻窦肿瘤对周围软组织的侵犯情况,能清楚地显示软组织的病变情况,观察鼻窦内软组织占位性病变的范围、程度及与周围肌肉、血管等组织的解剖关系;MRI检查不能较好地显示解剖学骨性标志和变异。该检查方法对鼻腔鼻窦肿瘤以及涉及颅脑的病变有较高的临床诊断价值。

(丁景菊)

# 第四节　嗅觉检查法

## 一、简单测试法

利用日常能产生气味的嗅素如乙醇、醋、樟脑、酱油等作为测嗅素,通常以水为对照物,通过检查受检者对各种测试物的鉴别,简单测试嗅觉功能。

## 二、嗅阈检查

通过大样本统计得到多数人可嗅到的最低嗅素浓度,依据一定划分梯度将嗅素分为不同的浓度,通过受检者对每种嗅素的辨别能力测出其最低辨别阈,也可以$7 \times 10$小方格绘出嗅谱图,使结果更为直观。

## 三、嗅觉诱发电位测定

记录嗅素刺激嗅上皮时所引起的电位,通过检查诱发电位可以客观地检查嗅觉功能,嗅觉诱发电位是检测嗅觉的一项客观而灵敏的电生理指标,对嗅觉相关疾病的诊断具有重要的临床应用价值。可用于嗅觉减退、嗅觉倒错和婴幼儿、脑损伤患者的嗅觉水平的检查；术中用于监测嗅觉的变化，前颅窝和某些涉及筛顶很容易伤及嗅觉系统、引起嗅觉功能障碍的鼻部手术，可以降低手术并发症的发生率。术后应用嗅觉诱发性电位检查嗅觉水平，可以客观评价手术效果。嗅觉水平的下降可以是某些疾病发生的前兆，如帕金森病、阿尔茨海默病、多发性硬化、颞叶癫痫等疾病早期往往伴有嗅觉水平的下降，嗅觉诱发电位可用于该些疾病早期诊断的参考。

（丁景菊）

# 第十八章　鼻部疾病

## 第一节　鼻的先天性疾病和畸形

### 一、面部及外鼻畸形

面部及外鼻畸形,大多为先天性发育异常所致,如唇裂、斜面裂、鼻裂、额外鼻孔及双鼻畸形等;少数亦可为后天性病因引起,如外伤性歪鼻及由后天性原因所致的外鼻缺损等。

#### (一)唇裂

唇裂为一种常见的出生缺陷,常伴其他畸形,如唇裂区牙齿发育缺陷、牙槽裂、硬腭裂,及患侧鼻翼、鼻底、鼻小柱、鼻中隔等鼻下 1/3 畸形。其发生率较高,流行病学调查有年代及地区差异,但较被公认的发生率在 1‰ 左右。

唇裂的病因尚不明了,一般认为系遗传和环境因素相互作用的多基因疾病,发病因素复杂多样,包括孕期患病、用药等。唇裂包括唇侧裂和正中裂两大类。

唇正常融合于胎龄 35 天前后,此时若上颌突与内侧鼻突的球突融合,则不仅可致不同程度的唇裂,还可影响随后发育的腭盖闭合而终致腭裂,且可继发言语不清及中耳炎。

修复唇裂的手术时机应以患儿出生后 2～6 个月为宜。唇裂修复术后,随着患儿生长发育,还会出现新的不同程度的畸形,主要为唇畸形和鼻畸形,应对其分期进行矫正。

#### (二)斜面裂

斜面裂,又称口面沟,鼻上颌裂或口鼻眼裂。系鼻泪沟未闭全所致,临床上较少见。

#### (三)鼻裂

鼻裂,又称二裂鼻。Sedano 等称其为额鼻发育异常序列征。而 DeMyer 则把这类畸形称为面正中裂综合征。本症少见,常与唇和(或)腭正中裂同时存在。

#### (四)额外鼻孔及双鼻畸形

额外鼻孔,又称副鼻,指在两侧前鼻孔的上方即鼻尖外出现一额外鼻孔,呈品字形排列,该鼻孔可与鼻咽腔相通。

双鼻畸形为两个外鼻,4 个鼻孔,呈上下排列或左右排列。

在正常情况下,鼻中部是由成对的鼻额突在双重诱导刺激的精细配合之下融合发育而成。若因某种原因使之不能配合一致,分成两个或更多互不协调的刺激,则可形成多余器官畸形。上述 2 种畸形均为胚胎发育的第 4 周在鼻额突下缘额外地出现 1～2 个鼻窝发育而成之故。

这类畸形极少见。其虽不影响鼻部的呼吸及其他功能,但面容不佳,故应予以手术整复。

### (五)纽形鼻

纽形鼻即因外鼻呈纽扣状发育不全而得名。无前鼻孔发生,在相当于前鼻孔处仅有小凹。此畸形是因为鼻窝未下陷,也未与咽腔及口腔相通所致。

### (六)管形鼻

管形鼻目前世界各地文献仅有 34 例报道,是一种根部位于内眦部的肉质棒状结构,结构的中心为小管道,内衬黏膜,当患者感冒或天冷时还会流出少许鼻涕样黏液。患侧鼻常有半侧缺损或发育不全,有的还合并唇腭裂,有些患者眼睛及泪器也会受累而出现畸形。严重者甚至并发独眼,管形鼻突悬于独眼上方,而具有此独眼畸形的胎儿一般不能存活。

该畸形可能是当鼻额突发育时,在其下缘两侧未出现正常的两个鼻窝,而是在其下缘中央部位出现一异位鼻窝,经异常发育而为管形鼻。

### (七)缺鼻

缺鼻又名外鼻缺损。在胚胎期,鼻额突和嗅囊若不发育或仅发育某一侧,则可发生全缺鼻畸形或半缺鼻畸形;此外,尚有报告先天性鼻侧裂缺畸形者,患者表现为一侧鼻翼缺失,露出鼻中隔前区。此类畸形在临床上较少见。对全缺鼻畸形者进行手术治疗时应先行上颌骨穿通达咽部,并植皮成腔,第 2 步行皮瓣造鼻术。

若因外伤、感染或鼻面部肿瘤切除术后等原因所致外鼻缺损,则为后天性外鼻缺损。可根据不同的缺损程度及范围设计皮瓣予以整复重建。

### (八)驼鼻

驼鼻曾名为驼峰鼻,为一种常见的外鼻畸形。多为先天发育逐渐形成的鼻部形态变异;鼻部的外伤也可导致此畸形。其特征为外鼻的骨锥与软骨锥交接区鼻梁呈驼峰状或矩状隆起。驼鼻常可伴发鼻尖下垂畸形。

Roe(1889)最早报告驼鼻整形术。目前驼鼻的整复手术常采用双侧鼻内切口或蝶形切口进路,截除隆起过高的驼背,并将上颌骨额突根部凿断、松动,并向中线位挤压,使两侧鼻骨截骨的断端重新合拢,这样既保证了削低驼背,又不致使鼻梁在术后显得过宽过平。

### (九)先天性鼻赘

鼻赘或"鼻赘疣"一词一般指由后天形成的外鼻赘生物,即发生于通常所称的酒渣鼻的第三期。若出生时外鼻即已出现某种形状的赘生物,则为先天性鼻赘。曾有文献记载一患儿于出生时即见其鼻尖有一球形赘生物随年龄增长而增大,上覆皮肤且表面长出细毛。经病理切片证实,其与鼻前庭为同一种组织。

### (十)先天性鼻尖畸形

先天性鼻尖畸形多为鼻面部其他先天性畸形的伴发症或后遗症,如较常见的鼻尖部塌陷畸形多由唇腭裂或唇裂所致。另外,尚有鼻尖先天性缺损、鼻尖部先天性赘生物(如上所述之先天性鼻赘)、先天性鼻裂等均可形成鼻尖畸形。

### (十一)鼻小柱过宽畸形

鼻小柱过宽是因为大翼软骨发育异常,其内侧脚后端肥厚或过度张开所致之畸形。患者多诉持续性双侧鼻塞。检查可见鼻小柱明显增宽,以致前鼻孔窄如裂隙,吸气时鼻翼扇动。挟持鼻小柱使其暂时变窄时,鼻塞可明显改善。

【治疗】

可行鼻小柱整形术,以缩窄过宽的鼻小柱,恢复前鼻孔的正常形态及其功能。

1.麻醉　①表面麻醉:以1％丁卡因加少许肾上腺素纱条填入双侧鼻腔前部;②局部浸润麻醉:以1％利多卡因加少许1‰肾上腺素(或用2％普鲁卡因肾上腺素注射液),注入鼻尖及鼻小柱两侧软组织内;③必要时,可加用面部的神经阻滞麻醉:用上述局麻液注射于筛前神经鼻外支,眶下、滑车下及腭前神经的分布区,整个外鼻即可麻醉。

2.切口　在鼻小柱两侧,距离前鼻孔边缘约2mm处,各作一垂直切口,但互不相通。

3.整形　沿切口分离皮下软组织,以小拉钩将鼻小柱向一侧牵开,即可清晰见到左右大翼软骨内侧脚,以小剪刀剪除左、右内侧脚之间多余的结缔组织。如为大翼软骨内侧脚过于向外张开或肥大,则可先将其过于张开或肥大的部分剪除,再以丝线将切口处鼻中隔作全层褥式缝合或间断缝合。两侧鼻前庭用凡士林纱条填塞,以固定两内侧脚,并避免形成皮下血肿。术后第3天更换鼻前庭的凡士林纱条,术后1周拆线,须用抗生素以预防感染。

（十二）歪鼻

歪鼻,虽然表现为外鼻尤其是鼻尖及鼻梁的偏斜,但常常与鼻中隔偏曲或鼻中隔软骨前脱位同时存在。

根据解剖学特点,可将外鼻支架分为上、中、下3段:上段为具有一定预应力的鼻骨;中段为易在暴力下造成骨折或移位的鼻侧软骨;下段为极富弹性的鼻翼软骨。以始于中段的歪斜为多见,下段往往受中段的影响而出现歪斜。有学者将歪鼻分为三类:偏斜型,扭曲型和斜线型,并提出了偏斜程度的量化数值,以鼻根中心点于人中上端中点为面轴中线,鼻尖或鼻梁偏离中线的距离为偏斜程度的数值,偏斜程度在0.2cm以内为正常范围,0.3～0.5cm为轻度,0.6～0.8cm为中度,0.9～1.2cm为重度。歪鼻可为先天性畸形,然而由外伤引起者居多,较严重者尚可伴有鼻骨或上颌骨额突等梨状孔周围的面颅骨骨折,患者多诉一侧鼻塞。

【手术治疗】

外伤性歪鼻的急诊处理原则同鼻骨骨折,即在外伤后的短期内,鼻面部尚未出现肿胀之前或待其肿胀消退之后,于施行鼻骨和鼻中隔复位的同时,以鼻骨复位钳复正歪鼻。

因各种缘故在外伤早期不宜或未能行闭合式手法复正者,则成为陈旧性外伤性歪鼻,其整形与先天性歪鼻相似。由于多伴有鼻中隔偏曲,应与鼻中隔整形同时完成,称为鼻-鼻中隔整形术。外鼻的美容整形几乎都需要矫正鼻中隔,否则鼻梁不可能整直。

1.切口　可取鼻外进路,采用前鼻孔前缘蝶形切口。也可取鼻内进路,采用鼻中隔切口联合双侧的上侧鼻软骨与鼻翼软骨间切口。软骨段歪鼻,单纯鼻中隔切口即可完成,而骨性歪鼻及合并驼鼻、蛙鼻的矫正,则需采用蝶形切口或鼻中隔切口联合双侧的上侧鼻软骨与鼻翼软骨间切口。

2.鼻中隔的整形　应尽量采用鼻中隔黏膜下矫正术,而非黏膜下切除术,主张只切除偏曲部分而尽可能地减少正常结构的损伤,保证鼻中隔内有支撑物,防止术后的鼻中隔摆动和软骨段的坍陷。

3.软骨段歪鼻合并鼻中隔偏斜或鼻中隔软骨前脱位者的整形　可行转门法手术。

4.骨性外鼻支架歪鼻的整形　其鼻背正面外观必为一侧较宽(简称宽侧)一侧较窄(简称窄侧)。作前鼻孔前缘蝶形切口,或双侧的上侧鼻软骨与鼻翼软骨间切口。循着切口向上,从鼻背板前面作皮下分离达梨状孔上缘,将鼻骨及上颌骨额突从骨膜下分离。在鼻背宽侧以骨凿、骨剪或骨锯去除一块连同宽侧鼻黏膜在内的三角形骨片:此三角形的底在下,位于宽侧梨状孔边缘;尖朝上位于鼻根处。再以骨凿向上凿断窄侧上颌骨额突根部达鼻根。双侧截骨完成后,骨性外鼻支架即可松动,此时以手法内外结合复正鼻梁至中线。

5.术毕行鼻腔及外鼻内外固定　内固定应以凡士林纱条衬于鼻腔黏膜表面,再以碘仿纱条行松紧适度的均匀填塞,一般填塞 7 天左右;外固定以用牙科打样胶或特制夹板为宜,其时间不应少于 2 周。须重视换药及使用抗生素,防止并发感染。

近年来鼻内镜技术在鼻及鼻中隔整形术中的辅助作用日益得到重视。与传统的手术方式相比,鼻内镜技术并未改变手术基本步骤,却使之变为可视化的过程。在监视器放大显示下,术者可精确地切除畸形的骨和软骨,达到疗效最大化和并发症最小化的效果。

### (十三)鼻翼萎陷症

鼻翼萎陷症系指当患者吸气时鼻翼向内侧移动,使鼻前孔有不同程度的关闭而出现呼吸困难。

**【病因】**

有先天性及后天性两种。

1.先天性鼻翼萎陷症　为大翼软骨发育异常所致,有两种观点:一种认为系大翼软骨外侧脚发育不良或异常弯曲,鼻翼柔软或无力支持所致;另一种则认为系因大翼软骨内侧脚增生,鼻小柱增宽,使鼻前孔变小所致。

2.后天性鼻翼萎陷症　常见于鼻翼肌麻痹时鼻翼松弛。

**【症状】**

主要表现为吸气时前鼻孔向内侧贴合而变小,或于呼吸时发出吹哨声;鼻翼与鼻背之间出现深沟。吸气困难于劳动、睡眠或深吸气时加重,以器械张开前鼻孔时吸气即感通畅。

**【治疗】**

可取自体耳廓软骨行鼻翼整形术。方法为先取耳廓软骨一小块,保留一侧软骨膜并将软骨削至所需厚度备用。再于鼻缘作切口,在鼻前庭侧将大翼软骨外侧脚处的皮肤连同软骨膜一并加以分离使成袋状,若嫌其袋过小,可向上分离少许鼻腔黏膜。将备用软骨移植于“袋”内,并将移植软骨片上缘夹于大翼软骨外侧脚上缘与隔背软骨鼻背板下缘之间,保留软骨膜的一面应朝内,以利术后软骨片收缩成瓦状时顺应鼻翼外形。术毕鼻前庭填以凡士林纱条,轻轻加压包扎外鼻。

若仅仅为大翼软骨外侧脚异常弯曲,可将其取出并修整好弯曲度后重新植入;若系因其内侧脚增生致鼻小柱增宽者,可切除增生的软骨。

### (十四)鞍鼻

鞍鼻系指鼻梁塌陷或凹陷呈马鞍状,乃一较为常见的鼻部畸形,由外伤、感染或先天性畸形所致。

**【病因】**

分为先天性的和后天性的,后天性者的原因较多。

1.后天性

(1)外伤:因外伤所致鼻黏骨凹陷性骨折而未及时予以复位,日久发生陈旧性病变,即鞍鼻畸形。

(2)手术:行鼻中隔黏膜下切除术时,误将鼻中隔的隔背软骨鼻背板部分损伤或切除,术后发生鼻梁塌陷。

(3)脓肿:如鼻中隔脓肿致其软骨支架受损甚或形成鼻中隔穿孔者,可后遗鞍鼻。

(4)梅毒:鼻部的特异性感染梅毒,不仅可破坏鼻中隔的骨性及软骨性支架,也可破坏鼻部的软组织,形成广泛的瘢痕,使皮肤向内陷缩而致较严重的鞍鼻。

2.先天性　如遗传或发育异常,以及先天性梅毒等。

**【症状及体征】**

患者常感鼻塞及鼻腔干燥。因鼻部生理机能失常,故咽喉部及下呼吸道较易罹患慢性炎症。患者的鼻部外观可有程度不等的鼻梁塌陷,鼻的下部上翘,前鼻孔朝天,鼻的长度较短。严重者,其面部中央因发育不良而下陷,呈“碟形脸”畸形。

**【治疗】**

行整形术是其根本性治疗方法。

1.相对禁忌证

(1)18 岁以下者不宜行此手术,因其面部的发育尚未定型,若过早实施手术,术后仍可发生畸形。

(2)鼻部的原发病因(如特异性或非特异性感染)尚未治愈者,暂不宜手术。

2.充填材料　应根据患者的具体情况,选择不同的充填材料。可选用的材料主要有医用硅胶、聚乙烯、羟基磷灰石等人工材料,和自体 6~9 肋软骨、自体髂骨、自体下颌骨外板、低温冷冻同种异体胎软骨、同种异体脱矿骨、同种异体骨基质明胶等生物性材料。人工材料因其组织相容性,较易发生穿破皮肤、假体外露、感染以及假体移位等并发症,而生物性材料无论是自体材料,还是同种异体材料,或是异种材料,植入体内后经长期观察都必然有不同程度的吸收。我科(1959)曾对术后 9 年的患者进行追访发现:采用骨库同种异体骨骼为鞍鼻整形者,其移植骨约在术后 5 个月开始吸收,至术后 4 年左右吸收殆尽。

以往有用牙托粉与牙托水制作充填物的方法,先在鼻梁的凹陷处制取蜡模,再用石膏模仿蜡模作成矫形模,其过程较繁琐。目前已有现成的医用硅橡胶或其他材料的矫形模,且形状多样:有 L 形、船形、无柄梭形、水平形、马鞍形及波浪形等,于术中对其稍加修整后即可用于患者,颇为方便。若充填物为自体肋软骨或髂骨,亦可将其雕刻成上述形状后再行置入。

3.手术操作步骤

(1)麻醉:局麻同鼻小柱过宽整形术。也可采用全麻。

(2)切口:根据鼻梁及鼻小柱塌陷的类型,可于鼻底部作“蝶形”、“V 形”、“Y 形”等切口,或采用鼻小柱正中垂直切口、前鼻孔缘切口以及上述某几种切口的变通或结合形式作为手术进路。

(3)分离鼻背皮下组织:循上述切口,分别以小而细的组织剪、小圆刀及蚊式钳等器械,在鼻背板及鼻骨的前面自下而上,先后作锐性及钝性的潜行分离,操作时须仔细轻柔,勿使外鼻皮肤或深面的黏软骨膜破损。直至将鼻背部的皮下组织分离成囊袋状,其上界需超过畸形区。

(4)置入矫形模:将事先已预备好并经过严格消毒的矫形模,置入已分离好的鼻背部皮下组织囊袋内。此时须特别耐心细致,经仔细检查并反复修磨矫形模,直至确定鼻部畸形得已完全矫正后,方可缝合切口。

(5)固定矫形模:切口缝好后,两侧鼻腔内可酌情填塞或不填塞凡士林纱条,或者填塞碘仿纱条。用打样胶或纱布块适当加压并妥善固定鼻背部,以防矫形模移位。

4.术后处理

(1)半坐位,安静休息,48 小时内应限制患者头部活动。

(2)可注射抗生素,以防感染。

(3)48 小时后抽出鼻腔内填塞纱条。

(4)术后第 5 天更换鼻外敷料,并观察鼻背部皮肤情况。

(5)术后 5~6 天拆除缝线。

5.术后并发症

(1)局部感染:多因手术区或矫形模消毒不严所致。因此,术前应作好充分的准备,术中应注意严格消毒,术后须预防感染而应用抗生素。植入后如出现红肿热痛等症状,应即将矫形模取出,局部创面用抗生素溶液冲洗。

（2）皮下血肿：多为术中未予妥善止血所致。须及时抽出血液，加压包扎鼻部止血。倘若皮下组织内血块较多，则应在严格消毒下，打开切口，取出矫形模，清除血块后重置矫形模。

（3）矫形模脱出：多因矫形模过大，置入后局部皮肤过分紧张之故；或于分离组织时未贴近软骨及骨部，以致囊袋处皮肤太薄，血液供给不足局部发生坏死所致。

（4）矫形模移动、歪斜：系植入腔分离和矫形模放置的问题。需注意分离植入腔时要保持正中并使两侧对称，矫形模本身也需对称，植入时应沿中线向前推进。

### （十五）先天性小颌

先天性小颌属 Pierre Robin 综合征；此征包括下颌骨发育不全、舌下垂和腭裂，共同组成"三联征"。因其可与面部发育不全、外耳及中耳等畸形同时存在，且皆系第1鳃弓发育障碍所致，故 Mekenzie（1958）又将其统称之为第1鳃弓综合征。Saint Hilaire（1822）首次报告先天性小颌，Fairbmm（1846）、Lannelogue（1891）、Shukowsky（1910）等相继报告本征的有关病例。1923年，法国口腔科医师 Pierre Robin 较详细地描述了本征的性质和特征，因而得名。与本征相关的综合征还包括 Treacher Collins 综合征、Goldemhar Mobius 综合征、Progeria 综合征等，亦可以某种孤立的发育不全（如小颌）而出现。据 Tomaski 等（1995）所引文献报道，其发生率为活产婴儿的 1：2000～1：30000；发生率的报道相差甚大，是由于诊断标准不一，以及存在或缺少伴发的综合征所致。

### 【病因】

下颌骨源于第1鳃弓的下颌隆起。胎儿初期，软骨骨化开始参与成骨，髁状突是最突出的部位。接近胎儿后期，髁状突顶部逐渐变窄，表面增生活跃，并生成薄层软骨，该层软骨就是最为重要的软骨生发区，并对出生前后下颌骨的正常发育起到至关重要的作用。下颌骨髁状突之软骨生发区在胎儿时期受到不良影响，阻碍了其正常的发育与生长，即可导致小颌。这些不良影响包括：

1.营养不良等因素　Gorlin 等（1964）认为本征的发病机制可能是胚胎发育障碍所致，如小颌、心脏缺陷、许多骨骼异常及可能伴有的眼、耳畸形等，多系在妊娠的第4～5月期间，子宫内的胚胎发育受阻之故；因上颌在第10～12周时生长明显，如下颌生长因故受阻，在第4～5月时胎儿即可出现小颌。Warkany 等以维生素 $B_2$ 缺乏的食物喂养母鼠，其生产的幼鼠即出现了本综合征。Smith 等（1961）发现其39例伴有眼部病变者的 1/4，其母怀孕的早期均表现有子宫内功能紊乱的病史，并谓本综合征较多见于年龄较大的孕妇所生的婴儿。

2.胎儿在子宫内的位置不当引起的机械性压迫　Smith（1981）引述的学说认为，位于子宫内的胎儿头部屈曲，阻碍了下颌向前生长，致使舌在两侧腭突（胚）与中腭突（胚）之间向上、后增大，因而妨碍了腭突的融合，导致小颌、舌下垂与腭裂。Llewellyn 等（1943）指出，这种畸形的产生是因胸骨机械性压迫着颏，而被升高了的舌又阻碍了腭的融合。

3.遗传因素　一般认为此征是一种常染色体隐性遗传病。Tomaski 等（1995）报道的90例患儿中，有5例（占 5.6%）具有本征家族史。

4.妊娠期内分泌紊乱、糖尿病、滥用静脉注射药物或先天性梅毒等均可能为致病因素。

5.放射性损害　胚胎时期由于母亲因子宫出血或癌肿而行放射治疗，或于下颌骨尚未完全发育之前受到直接放射性损害。

总之，若在妊娠的7～11周期间下颌的发育受到障碍，就会引起舌在口腔的异常高位，从而妨碍在11周时腭的融合，最后导致小颌和 U 形腭裂，随之出现上呼吸道阻塞。先天性小颌与后天性小颌畸形的主要病因。

**【症状与诊断】**

1.吸入性呼吸困难和喘鸣：由于下颌骨短小，舌被推向后下，甚至越过会厌而使咽腔缩小，故常出现吸入性呼吸困难与喘鸣。入睡时，尤其是仰卧时呼吸困难加重，故患儿常取俯卧及侧卧位。我科（1964）曾遇1例，即有严重呼吸困难。

2.由于上、下颌错位及舌的运动受阻，致使患儿的吮吸力较差，咀嚼功能减弱和吞咽障碍，引起营养不良和发育障碍。并发吸入性肺炎者亦非罕见。

3.患儿面部明显突起，下颌小而后缩，呈典型的"鸟形脸"；因此，Corlin等曾叙述，由于其"鸟形脸"明显，以致缺乏经验的医师都不难识别。一般鼻底平坦，

4.腭的缺损程度不一，或仅硬腭高拱，或还伴有腭裂。腭裂可侵及悬雍垂、软腭、甚至硬腭的一半以上。或有舌系带缩短，但不伴发唇裂。

5.本征少数患儿可有先天性心脏杂音或心脏病，如动脉导管未闭、房中隔缺损、主动脉狭窄等。骨骼系统可出现胸骨畸形、两侧畸形足及并指（趾）等。眼部可发现内斜视、小眼、视网膜脱离、先天性白内障及青光眼等。个别可有耳畸形，如低位耳、耳廓畸形及耳聋。有的还可伴有神经系统发育障碍，如精神发育迟缓、小头、痛性运动不能等。

**【鉴别诊断】**

在新生儿或婴幼儿诊断本病时，应注意与鼻及咽部等处引起吸入性呼吸困难而无发音障碍的疾病进行鉴别；如后鼻孔或鼻咽的狭窄或闭锁及舌根囊肿等。还应注意与下颌面骨发育不全、气管食管瘘、颈椎前凸及会厌畸形等鉴别。如：①后鼻孔或鼻咽闭锁可经鼻腔插入导尿管而得以诊断，其伴有腭裂者甚少；②下颌面骨发育不全者可有小颌及腭缺损，但其伴有眼、耳、下颌骨与颧骨缺损，故较易鉴别；③气管食管瘘也有喂乳困难、通气障碍与发绀现象，但可经食管镜或气管镜检查及胸部 X 线拍片或 CT 扫描，必要时还可应用造影剂检查进行诊断；④舌根囊肿、颈椎前凸及会厌畸形等可经喉镜检查或 X 线拍片、CT 扫描等予以诊断。

**【治疗】**

可因患者年龄不同而分为 3 个时期处理：

1.新生儿和婴幼儿时期　此时症状较重而紧急，处理应着重于解除呼吸困难和进食障碍，改善营养，促进下颌骨的生长。方法包括：

（1）位置性处理及鼻咽通气管的应用：即让患儿面向下卧，有时需要头低足高，舌因重量关系乃稍向前伸，以扩大咽腔气道，减轻呼吸困难。Douglas（1966）认为采用位置性治疗最多只能对 1/2 或 2/3 的患儿有效。Heaf 等（1982）认为放置鼻咽通气管是简便、有效的方法。方法：用 3.0～3.5mm 气管插管，通过鼻腔插入至会厌水平以上，然后用头带固定。为维持管腔通畅，滴入 0.5ml 生理盐水再行吸引；此项操作在喂奶前常规进行，其他时间可视需要而定。每 2 周换管 1 次，并改经另一侧鼻孔插入。有学者对 12 例经俯卧位仍有严重呼吸气道梗阻的本征患儿，改用鼻咽通气管后，除 2 例有其他先天性畸形者外，效果均良好。鼻咽通气管放置 6 周以上的远期效果是体重增长、发育趋于正常。

（2）舌唇固定术：Douglas（1946）所创用，其要点是在全麻或局麻下，将舌之前下方黏膜和下唇黏膜各切除相应大小的范围，然后将舌牵拉向前越过牙槽嵴与下唇缝合。其后，Benavent 等（1958）、Woolf（1960）、Bergoin 等（1971）及 Smith（1981）等相继将此术作了变通和改进。如 Woolf 等在舌唇固定术的基础上，于舌背与下颌联合之间加一钢丝缝合固定。Srriith 的改良舌唇粘连术，即在 Douglas 术的基础上，于舌尖与下唇之间缝合一针，另一线从舌根两旁穿过舌体、绕过舌前下方与下唇黏膜切除处、再经下颌于颏下穿出，然后适当拉紧打结。

（3）舌根舌骨缝合牵引术：Lapidot 等（1976）用一钢丝通过舌根部中线的黏膜下方或舌表面，将其两端穿经舌骨体中点的上、下方，于舌骨体前作一小的皮肤切口，将钢丝系紧于舌骨上。彼等认为此法系生理性的，保存着吞咽时舌的活动部分的功能，保持着舌的"促进"作用，以刺激下颌的生长。钢丝不通过或固定于口腔内，使组织破损与感染的机会减少。

（4）支架牵引法：即利用机械作用牵引舌或下颌向前。如 Janse 用缝线穿过舌头，然后绕过一滑车接连于标本瓶上，增减瓶内所盛的水量，即可调节舌被牵引向前的程度。

（5）气管切开术：此术对解除上呼吸道阻塞是最为安全、可靠的措施。Pruzansky 等认为早行气管切开术，可避免感染等并发症。Benjamin（1993）认为在有紫绀发作和血氧饱和度降低时即应施行气管切开术，因有些本征严重病例可引起缺氧性脑损害和死亡的危险较大，不可延误实施手术时机。患儿戴管到 6 个月至 1 岁半时即可考虑拔管。

（6）哺养与护理：患儿需要耐心细致的护理，有条件者应收住新生儿重点监护病房，进食时应取正位和管饲法。可将奶头末端加上 2cm 长的橡皮管，以减少病儿因吸吮力差而造成的进食困难。必要时可施用胃造瘘术以行灌食或插入鼻胃管进行喂食。

Benjamin（1993）认为：虽有多种手术方法，但不一定都适用于临床。急诊处理时，可用有齿钳或缝合法将舌牵拉向前，即可改善通气。可将本征患儿按呼吸道阻塞程度分为轻、中、重三种类型，并分别提出处理意见：①轻型者，仅采用体位姿势的调整，取俯卧位；②中型者，使用鼻咽管；③重型者，短期内可采用鼻气管插管，进而施行气管切开术。总之，应视病情轻重，分别选用简便有效的处理方法，而细心护理则是至关重要的。

2.出牙以后的儿童　解除呼吸困难为此时之治疗要点。常以位置性处理及气管切开术为主，并注意加强营养。舌唇固定术及其有关的改良术式，或舌持续性向前牵引法，因出牙后舌易被咬伤，不宜应用。气管切开术后应视情况争取间歇堵管或及时拔管。Brodie 搜集的资料表明，有害于下颌骨生长中心的因素排除后，后缩的颏在 4～6 岁时还可能得到纠正。而 Longmire 等认为小颌如在婴幼儿时期未被矫正，即可严重地影响以后的面形。我科 1964 年所遇 1 例经气管切开术后，解除了呼吸困难，喂养得以改善，全身情况好转，约近 3 岁时下颌发育渐趋正常。

3.接近成年以后的患者　以矫正畸形为主。下颌支矢状骨劈开术及牵引成骨技术为较常用的手术方法。Benjamin（1993）报告本征的死亡率为 10％～20％，呼吸道阻塞是主要死因。Kiskadden 等认为保守疗法的效果并不满意，即使细心地将患儿面部置于向下的位置，死亡率仍可超过 30％。自采用舌唇固定术及有关的改良术式后，死亡率已下降到 5％～30％。有的并非死于本征，而系伴发的其他先天性缺陷、心脏疾患及早产等原因导致死亡。

## 二、面裂囊肿

面裂囊肿，即面部裂隙囊肿，系指发生于鼻及鼻周软组织、骨组织或骨孔内的各种先天性囊肿。关于其发生的原因，学说颇多，但主要有二：腺体潴留学说和面裂学说，以后者占主导。腺体潴留学说认为：由于鼻腔底的黏膜腺腺管因各种原因发生阻塞，以致腺体分泌物潴留而成囊肿，故称为潴留囊肿。面裂学说认为：于胚胎时期，在上颌突、内侧鼻突的球突及外侧鼻突等各面突接合处因发育而形成的裂隙内有胚性上皮残余，发展后形成面裂囊肿。

此类囊肿虽然初始于裂隙处，但经增长膨大或发育发展之后，常可侵及上颌窦、鼻腔、上颌牙槽突和腭部。早期多因囊肿发展缓慢而无症状。待到囊肿增大而显露出畸形，甚至有继发感染时，患者才来就医。

各种面裂囊肿的命名及所在部位如下：

1.鼻翼下面裂囊肿　囊肿位于鼻翼之下。

2.鼻筛面裂囊肿　发生于鼻泪沟。泪骨未发育,囊肿即位于泪骨所在部位。

3.球上颌或唇腭裂囊肿

4.切牙骨囊肿　发生于切牙(或额外牙)与正常牙之间。

5.鼻腔底部鼻腭囊肿　发生于鼻腔底部的腭骨内。

6.中间位鼻腭囊肿　发生于腭骨内的中间位。

7.切牙孔囊肿　亦称为切牙管囊肿,发生于切牙管(鼻腭管)的骨管内。

8.腭乳头囊肿　发生于切牙管口的腭孔乳突部(即腭乳头的上皮细胞巢)。

9.上颌前中线囊肿　位于鼻小柱附着处下方。

10.腭后中线囊肿　发生于上颌突与腭突的连接线上。

11.鼻背中线皮样囊肿及瘘管

12.犁鼻腺体囊肿　发生于犁骨器。

### (一)鼻腭囊肿

鼻腭囊肿发生于鼻底硬腭处。按发生部位可分为鼻腔底部鼻腭囊肿、中间位鼻腭囊肿、切牙孔囊肿和腭乳头囊肿。各囊肿依其部位不同而具有不同的外观畸形。囊肿扩展时可突起于鼻腔底或硬腭前段,也可突向口内。切牙孔囊肿者,可因压迫腭前神经而产生疼痛。手术治疗鼻腭囊肿时,须选择适宜的进路予以切除。介于鼻腔和口腔之间的囊肿,治疗时多经口腔剥除之,但应注意保留鼻腔底部的黏膜,以防发生鼻口瘘。

### (二)球上颌或唇腭裂囊肿

球上颌或唇腭裂囊肿发生于上颌突和内侧鼻突的球突融合处。女性患者居多。该处上皮残余所形成的囊肿常在上颌侧切牙与尖牙之间向下生长,早期可使上述二牙的牙根间隙增大,即使其分离移位。囊肿常因增大而突入鼻腔底部、上颌窦底,以及上唇的唇龈沟和颊部等处的口前庭内,并可使上述部位发生局限性膨隆。位于上颌窦附近的囊肿可扩展而侵入窦内。应与根尖囊肿鉴别:根尖囊肿者牙列一般正常,但有龋齿。此类患者可自觉有面部压迫感,且多有面部外形变化。应经口前庭予以切除。

### (三)鼻前庭囊肿

鼻前庭囊肿系指位于鼻前庭底部皮肤下、上颌骨牙槽突浅面软组织内的一种囊性肿块。曾有鼻牙槽突囊肿、鼻底囊肿、鼻黏液样囊肿、外胚包涵囊肿等命名,现多称之为鼻前庭囊肿。

患者多系女性,年龄多在30～50岁之间。

【病因】

主要学说仍为腺体潴留学说和面裂学说。因许多学者认为其来自球状突与上颌突融合部,理论上与球上颌或唇腭裂囊肿相符,故亦有将其称之为球颌突囊肿者。

【病理】

囊肿的囊壁一般由含有弹性纤维和许多网状血管的结缔组织所构成,坚韧而具有弹性。若并发感染,则囊壁可有炎性细胞浸润。典型的内膜表皮细胞具有纤毛的柱状上皮或立方上皮,但也可因囊肿内容物对囊壁的压力过大,而转变为不同类型的上皮,如扁平上皮、柱状上皮、立方上皮等。在囊内膜的表皮细胞内有丰富的杯状细胞。囊液一般较为透明或半透明,或浑浊如蜂蜜样;多为纯黏液状、血清状或血清黏液状;呈黄色、棕黄色或琥珀色;其中大多不含胆固醇;倘若继发感染则为脓性。囊肿为单个单房性,其外观多呈圆形或椭圆形,大小不一。囊肿缓慢增大,邻近骨质受压吸收,可出现圆形浅盘状凹陷。

**【症状】**

囊肿生长缓慢,早期多无症状。随着囊肿逐渐增大,一侧的鼻翼附着处、鼻前庭内或梨状孔的前外方等处日渐隆起,可有局部胀感或胀痛感。如合并感染则迅速增大,局部疼痛加重。可伴有病侧鼻塞。

**【诊断】**

根据症状及局部体征,结合 X 线或 CT 检查,诊断一般不难。必要时可行细胞学穿刺检查。

1.局部所见　一侧鼻前庭外下方、鼻翼附着处或梨状孔前外部有隆起,囊肿较大者可使鼻唇沟消失,上唇上部或口前庭等处均有明显膨隆。

2.联合触诊　以戴手套或指套的一手指放在口前庭,另一指放在鼻前庭,行口前庭—鼻前庭联合触诊,可触知柔软而有弹性、有波动感、可移动的无痛性半球形囊性肿块。如有感染则可有压痛。

3.穿刺检查　可抽出透明、半透明或浑浊如蜂蜜样液体,大多无胆固醇结晶。

4.影像学检查　X 线平片可见梨状孔底部有一浅淡均匀的局限性阴影,无骨质及上列牙的病变。囊内造影可显示囊肿大小、形状和位置。CT 检查可见梨状孔底部局限性类圆形软组织影。

**【治疗】**

若囊肿较大已有面部畸形及鼻塞症状或有反复感染病史者,应取唇龈沟进路行手术切除。手术方法:在靠近上唇系带的囊肿一侧,作一横切口,朝梨状孔方向分离软组织,暴露囊壁后仔细分离并完整切除。如有囊壁与鼻前庭皮肤紧密粘连者,仍应以彻底切除囊壁为原则。此时术中难免撕裂鼻前庭皮肤,其处理方法是术后用凡士林纱条填压该处,待健康肉芽逐日修复之。

### (四)鼻背中线皮样囊肿及瘘管

鼻背中线皮样囊肿及瘘管,属先天性疾病。其膨大的部分称窦,有窦口与外界相通者谓之鼻背中线瘘管;无窦口与外界相通则称囊肿,其内若仅含上皮及其脱屑者为上皮样囊肿,倘含有真皮层的汗腺、皮脂腺、毛囊等皮肤附件者,谓之鼻背中线皮样囊肿。

本病较少见,据 Taylors 等(1966)报道,其发病率约占头颈部(上)皮样囊肿的 8%;男性多见。囊肿可发生于鼻梁中线上的任何部位,但多见于鼻骨部,向深部发展多居于鼻中隔内。瘘管者,其瘘口多位于鼻梁中线中段或眉间,有时尚可有第 2 开口位于内眦处。

**【病因】**

学说虽然较多,但有其共同之处,皆认为胚胎发育早期的外胚层被包埋所致。如当两侧内侧鼻突与额鼻突融合形成外鼻时,有外胚层组织滞存其中,可发展成本病。

**【症状】**

出现症状的年龄大多在 15～30 岁期间。也可有部分患者,在较小年龄阶段即已发现鼻背部有小瘘口或有局限性小肿块,随其年龄增长而逐渐增大。瘘口处可挤出黄色油脂样或脓样物质甚至细小毛发。患者多有鼻背部沉重感。若囊肿较大且位置较深者,可出现明显鼻塞。视患者年龄大小、囊肿或瘘管的部位和范围、有否感染史或手术史等因素不同而症状各异。

**【检查】**

1.一般检查　可见患者鼻梁中线某处有局限性半圆形隆起或有鼻梁增宽,位于鼻梁上段过大的囊肿,可使眼眶间距变大或眉间隆起。触扪隆起处皮肤,觉其表面光滑且可有特殊移动感,压之可有弹性。如为瘘管,挤压瘘口时可有皮脂样分泌物甚至细小毛发溢出。瘘管有感染者可有溢脓,瘘口周围红肿或有肉芽生长。

2.鼻腔检查　收缩鼻黏膜后仔细检查,可发现少数患者有鼻中隔后上部增宽。

3.特殊检查　X 线正位片有时可见鼻中隔增宽、分叉或有梭形阴影,侧位片偶可查见鼻部有纺锤状或哑铃状阴影;必要时可行囊肿和瘘管的 X 线造影或断层拍片;若畸形病变有向颅内侵犯可疑者,则需行 CT 扫描或颅脑部 X 线造影检查。穿刺检查有助于确诊。

根据症状及检查所见诊断多无困难,但有时须与脑膜脑膨出相鉴别。

【治疗】

主要为手术治疗。若无全身特殊原因,宜尽早手术,以免鼻支架发育受影响。发生感染者尤应控制后即行手术。亦有认为无并发症且年龄太小者,若过早施术,可能将影响面骨发育,可将手术时机酌情延缓到 4～5 岁之后。

【手术步骤】

于术前一天向瘘管或囊肿内注入美蓝,以期在术中作病变被切除的标志之用。

1.麻醉　幼儿多取气管内插管全麻,成人则可用局麻。

2.切口　多取鼻外进路。应根据瘘管或囊肿的所在部位及病变范围的不同,灵活选择如下切口:①鼻背中线垂直(或 Y 形或 T 形)切口;②鼻根部横切口＋瘘口周围环形切开;③鼻背中线垂直切口＋瘘口周围环形切开;④鼻侧切开等。因上述切口均有损害面容,故有人建议采用鼻底部蝶形切口。

3.分离并摘除　有时可见鼻骨中间有一孔道,囊肿骑跨其间而呈哑铃状,此时应凿除部分鼻骨,以利完整摘除。深入鼻中隔的瘘管及其膨大的窦部可呈梭形或纺锤状。须仔细分离,勿遗留其囊壁,以免复发。

4.修复　术毕时,如见鼻梁部所遗缺损较大,为预防术后继发鞍鼻,可植入自体或同种异体骨屑或骨片。

# 三、鼻孔畸形

## (一)前鼻孔闭锁及狭窄

前鼻孔闭锁及狭窄,多由外伤及后天性疾病的破坏性病变所致,属先天性者少见。

【病因】

1.后天性　造成后天性前鼻孔闭锁及狭窄的病因主要有鼻部外伤、炎性疾病及皮肤病等。如患者本身为瘢痕体质者则尤甚。

(1)鼻部的各种外伤:如鼻底部的裂伤、化学性腐蚀伤、烧伤或烫伤等。

(2)鼻部的特种感染:即鼻部的某些特殊传染病,如梅毒、麻风、鼻硬结症和雅司病等。

2.先天性　在胚胎正常发育的第 2～6 个月期间,鼻前孔暂时为上皮栓所阻塞,若 6 个月后上皮栓仍不溶解消失或溶解不完全,形成膜性或骨性间隔时,将导致先天性前鼻孔闭锁及狭窄,但少见。

【症状】

鼻塞几乎是唯一的症状,并且与其闭锁或狭窄的程度成正比。

新生儿若患先天性双侧前鼻孔闭锁时,则病情危重:其一,新生儿多不会用口呼吸,可发生窒息;其二,因哺乳困难,导致严重营养障碍;其三,极易误吸,可致吸入性肺炎。该闭锁多为膜性,厚约 2～3mm,位于鼻缘向内约 1～1.5cm 处,中央若有小孔则可稍微通气。

【治疗】

对新生儿先天性双侧前鼻孔膜性闭锁,先以粗针头刺破闭锁膜,再置一短塑料管并妥善固定,以作扩张之用;对后天性者,可行前鼻孔整形术。手术方法如下:

1.术前注意事项及准备

(1)原发病变未愈或面部及上呼吸道有急性化脓性感染者,不宜实施手术。

（2）鼻腔及鼻窦有普通炎性疾病时，应先予以适当治疗后再行手术。

（3）术前准备 2 处皮肤：一为手术区域及其附近，二为大腿内侧皮肤。

（4）术前约 30 分钟，口服苯巴比妥，需全麻者皮下注射阿托品。

（5）预先选择几种不同直径的硬硅胶或塑料短管消毒备用。

2.麻醉　成人多用局部浸润麻醉或酌情加用面部的神经阻滞麻醉，可仿鼻小柱整形术，幼小患者或不宜局麻者可用全麻。

3.操作步骤

（1）体位：平卧，肩下垫枕，头后仰。头部可略高于下半身。

（2）切口：在相当于鼻缘处，右侧作近似∠形切口，左侧则反之。彻底切除鼻前庭内的瘢痕组织，充分扩大前鼻孔并形成移植床，暂以纱条填压止血。

（3）准备皮片管：取大腿内侧的替尔或厚断层皮片，裹衬于已备好的管径适宜的胶管上，皮片边缘对缝数针，使成为创面向外的皮片管，两端缝于胶管上作固定。在皮片管上缘先缝留长线 2～4 针，将缝线尾部绕管口上端从管内引出，以便插入时牵引皮片管，使其上缘不致翻卷。

（4）植入皮片：将皮片管经新前鼻孔置于移植床上，皮片管下缘与前鼻孔创缘间断缝合，均留长线端，以便捆扎环绕鼻缘的碘仿纱条，使其保护创缘。妥善缝固扩张胶管以防滑脱。胶管内填以碘仿或凡士林纱条。

4.术后处理　术后须注意应用抗生素。24～48h 后更换胶管内纱条。管内不填塞纱条后，可滴入抗生素类药液。5～7d 拆线。为防止鼻前孔发生瘢痕收缩，胶管须持续置放，不应少于半年。

## （二）后鼻孔闭锁

后鼻孔闭锁为一少见畸形。两个多世纪前，由 Roederer(1755)发现本病；由 Otto(1814)首次论及先天性后鼻孔闭锁，并随后(1829)对其进行尸体解剖；由 Emmert(1853)首倡施术矫治。Healy(1978)称后鼻孔闭锁的发病率约为 1：8000。

**【病因及病理】**

闭锁的病因有先天性和后天性之分，先天性者多见；闭锁的程度有单侧、双侧、完全和部分闭锁之分，双侧者多见。闭锁隔的性质有骨性、混合性、膜性之分。先天性者约 90％ 为骨性及混合性；后天性者皆为膜性。骨性的闭锁隔多由扭曲形骨片所构成；混合性者则既含骨片又有软骨。闭锁隔可厚达 1～12mm 不等。多数在 2mm 左右，但常为周边厚，中央薄。有时中央可见小孔，但患者仍觉鼻塞。先天性的膜性隔可菲薄如纸，但少见。闭锁隔（或膜）可分为 4 缘 2 面：下缘位于腭板上；上缘附着于蝶骨体下；外侧缘与蝶骨翼突内侧板和腭骨垂直板相接；内侧缘多在犁骨侧面；前谓鼻面；后为咽面。两面的黏膜分别与所在腔体的黏膜相延续。闭锁隔多呈偏转倾斜状：从横断面观，闭锁板的内侧缘与犁骨中部成锐角；从矢状面观，其下缘与腭板亦成锐角。故在其鼻面和咽面各有一楔形盲囊样腔隙：鼻面的位于外上，咽面的位于内下。此腔隙于术中须先加探明。

1.先天性　有关先天性后鼻孔闭锁的致畸学说较多，主要学说如下：

（1）颊鼻膜未自行破裂：胚胎第 6～7 周时，颊鼻膜多自行吸收破裂，形成原始后鼻孔（参见"原始鼻腔的发生"）。若颊鼻膜有较厚的间质组织，未能被吸收，则可形成闭锁隔（或膜）。间质组织内有来自鼻中隔和腭突的细胞成分的掺入。视其掺入的量不同而闭锁隔的性质各异：掺入量小，闭锁隔可为膜性；若较大，则可形成混合性，甚至为厚实的骨性。

（2）颊咽膜上端未溶解：胚胎第四周时颊咽膜溶解破裂，原口与前肠相通。因颊咽膜的上端在腭平面以上，若不溶解吸收则可发展为本病。

（3）骨性后鼻孔异常发育：蝶骨体及其翼突内侧板、犁骨后缘及犁骨翼、腭骨水平部共同围成后鼻孔。若上述各骨过度增生，可形成既有软骨又有骨质的混合性闭锁，其中软骨部分可能来自腭骨。

（4）鼻突和腭突异常发育：认为本病系因环绕颊鼻膜的鼻突和腭突区异常发育所致。

（5）上皮栓块演化学说：认为于胚胎期后鼻孔出现后，其一侧或两侧为上皮栓块所堵塞，后者逐渐演化发展成为膜性或骨性闭锁。

2.后天性　病因为后鼻孔附近曾患结核、梅毒、硬结病等，以及曾遭意外重伤或曾行腺样体手术，愈后瘢痕形成闭锁，故皆为膜性闭锁。闭锁膜的形状不如先天性者规则光滑，亦非仅局限于后鼻孔处。

【症状】

主要症状是鼻塞和嗅觉障碍。患者症状的轻重缓急，与闭锁程度或性质有关。先天性者，尚与其年龄有关。

新生儿难于用口呼吸，是由于在解剖及生理方面有其特殊性。先天性双侧完全性后鼻孔闭锁者，出生后即有严重呼吸困难、发绀、甚至窒息。有些患儿的症状虽不如上述严重，但在吮奶或闭口时呼吸困难加重，明显发绀，拒绝吸吮。而张口啼哭时，症状反见显著改善或消失。再次吮奶或闭口时，症状又复出现，故呼吸困难常呈周期性发作。因吮奶不便而致营养障碍，加之不能经鼻呼吸而易罹患肺炎甚至夭折。若能幸存下来，需经历约4周才逐渐习惯用口呼吸，但吮奶时仍有憋气。随着患儿年龄增长，症状可日趋减轻。少数先天性双侧闭锁患儿，亦可无上述症状。先天性者若在幼年时曾被忽略，后来仍可追询出患者自幼即有患侧鼻孔不能通气，或不能擤出鼻涕，婴儿时期曾有吮奶及呼吸困难等病史。

先天性单侧后鼻孔闭锁者，吮奶时可出现气急，平时可无明显症状。但有一种情形须加重视：即已习惯用健侧鼻孔呼吸的先天性单侧闭锁幼婴，若健侧偶然堵塞，可能会突发窒息。

先天性者常伴发其他畸形，如硬腭高拱，两歧腭垂，面骨不对称，扁平鼻，鼻翼软骨裂，双耳垂，先天性耳前瘘管，外耳道闭锁，先天性虹膜缺损，多指畸形，先天性心脏病，颌面成骨不全综合征，眼部、肠道及泌尿系统的畸形等。并发现有遗传倾向。

后天性后鼻孔闭锁者的症状，与导致闭锁的原发疾病、闭锁部位、病变范围、病程久暂及有无并发症等皆密切相关。

【检查】

患儿拒奶及有较典型周期性呼吸困难，每当张口啼哭或行压舌检查时症状立见缓解。稍大的患儿可见其以口呼吸。患侧前鼻孔内充满黏液但无气泡。由患鼻分泌出的黏性蛋白状物，刺激鼻翼及上唇等处而皮肤发红或出现湿疹。双侧闭锁的成年患者，因其长期用口呼吸，可有硬腭高拱，上列切牙不整。单侧闭锁者则见其鼻中隔偏向患侧。对疑为患本病者，需要确诊，尚可用下列诸法以助检查：

1.鼻内镜检查可直接探明闭锁部位及周围情况。

2.将细软相宜之导尿管导入鼻腔，观其能否下达咽部。

3.注美蓝于鼻腔，检查咽部有无蓝色。但用量宜少，免有呛、淹气管之危险。

4.行碘油滴鼻造影X线拍片，有助确诊，并可确定闭锁部位及深度。

【诊断与鉴别】

先天性双侧闭锁者及后天性闭锁者，因其各自的病史及临床表现多较典型，一般不难确诊；先、后天性闭锁两者之间，因各具临床特点，亦易鉴别；唯有先天性单侧闭锁易于疏漏或误诊。应与之鉴别的疾病有：先天性鼻咽闭锁、新生儿窒息、后鼻孔息肉、腺样体肥大、先天性心脏病、胸腺肥大症、先天性鼻部皮样囊肿、后鼻孔或鼻咽部肿瘤，以及局部的炎症或异物、鼻腔或鼻咽粘连、脑膜脑膨出、先天性小颌畸形等。

**【治疗】**

1.紧急救治　当婴儿出现窒息时,立即以手指或压舌板将舌压下,使其离开软腭,开通呼吸道。然后,将小号的口咽通气管或其顶端已剪开扩大的橡皮奶头,置于婴儿口内,并以胶布或系带妥善固定。对于先天性双侧闭锁的重症病儿,其救治原则是:立即建立经口呼吸通道,加强营养供给,防治继发感染,为手术矫治创造条件。

2.手术治疗　行后鼻孔闭锁成形术,是其根本性的有效方法。

选择手术的时机、径路及方法,应视患者的年龄、闭锁的病因、性质以及全身状况等而定。就时机而言,以往意见不一。一般有宜早手术和暂缓手术两种意见,大多是针对先天性者的。尤其对新生儿先天性双侧闭锁者,多数赞成宜早手术。其理由是:①先天性闭锁者中虽90%为骨性,但新生儿的骨板菲薄,骨质柔软较易穿破,若为膜性闭锁则更易手术,因等待愈久,瘢痕或肉芽组织形成的危险愈大;②早期建鼻呼吸有利于面骨正常发育;③手术使之经鼻呼吸是消除窒息危险的根本措施;④新生儿对术后置留的固定物有较强的耐受性;⑤新生儿的住院时间和疗程均短于岁数较大者等。主张手术缓行者,考虑较多的是患儿的全身状况、手术安全性等问题。建议将手术推迟到1～2岁之后或更晚施行。

进路及方法:就手术进路而言,有鼻腔进路、硬腭进路、鼻中隔进路及上颌窦进路4种。因后两者有可能影响患儿的鼻中隔和上颌的发育,极少施用,不予赘述。术式多在前两者中酌情选择。

(1)鼻腔进路:优点是:进路简便,适于新技术施展;损伤较小,无碍发育;较少受年龄限制,尤宜于婴幼儿者;膜性闭锁者也多用此进路。缺点是:术野受限伴鼻腔狭窄或硬腭高拱者尤甚;对坚硬厚实的闭锁板无能为力;术后较易发生瘢痕性再闭锁。

1)适应证:①鼻腔较宽,较易见到闭锁隔者;②闭锁隔骨板较薄,或为膜性者;③新生儿或幼儿,因全身状况甚差而急需用鼻呼吸者。

2)体位及麻醉:平卧,头后仰,肩下垫枕。新生儿或婴幼儿宜行气管内插管全麻,或先行气管切开术后再作全麻,对少数膜性闭锁的新生儿亦可无需麻醉。成人者多行全麻或可用鼻黏膜表面麻醉法。

3)手术步骤:麻醉后,须先以钝头探针探明闭锁隔的性质、各部分的位置及其与前鼻孔的距离。必要时,可从口内置入鼻咽镜以助了解闭锁隔的厚度,且便于术中观察闭锁隔咽面情况。若有中隔嵴突则先行矫正,并向上或向外折移下鼻甲以扩大术野。如为左侧鼻,看清闭锁隔后,沿新鼻后孔缘作一C形黏膜切口。若右侧则反之。或左右皆改行U形切口。剥离黏膜,暴露闭锁隔的骨面后,用骨凿、粗穿刺针、蝶窦咬骨钳、长弯锉、刮匙或电钻等将隔骨去除。术中须注意:操作器械的方向宜向下向内,并控制深度,以免伤及颅底或颈椎,其新造后鼻孔以略大于前鼻孔为度。隔后咽面的黏膜应予保护。最好能将咽面黏膜也作一与鼻面反向的切口,均形成黏膜瓣以覆盖创面。最后自前鼻孔置一粗细相宜的硅胶扩张管伸达鼻咽部,以起固定黏膜瓣及防止瘢痕缩窄之用。膜性闭锁者留置2周。若为骨性则需留1～3个月,且应经常换洗消毒。Healy等(1978)采用$CO_2$激光除隔,认为该方法有许多优点;认为扩张管不宜留置过久,否则因发炎而产生肉芽或再次缩窄。

(2)经腭进路:其优点是可在较广的直视术野下彻底去除闭锁隔;可补救已失败的其他术式或对付厚实的骨性隔;能有效地获得黏膜瓣,使之覆盖新建后鼻孔的创面,以减少瘢痕组织形成。缺点是手术创伤较剧,需大块切除硬腭的后三分之二,不利婴幼儿颌骨发育。

1)体位及麻醉:平卧,肩下垫枕,头后仰位。气管内插管全麻。

2)切口:虽有许多改良变通的切口,如舌形、倒T形、倒Y形、I形或门扇形等。但现以施用U形(即舌形中的一种)切口者居多。

3)操作步骤:遵循上述切口,向前分离黏骨膜瓣。暴露并咬除闭锁侧硬腭骨板后缘至鼻腔底部。切开鼻腔底部黏膜,充分暴露鼻中隔后部及闭锁隔。首先彻底凿除闭锁隔骨质,新建后鼻孔。再纵向切开犁骨后缘黏骨膜,从两侧向前分离以露出骨性鼻中隔后份,将后者的一部分或全部咬除。先将鼻中隔后份对侧的黏骨膜,作成一基底在下的长方形黏骨膜瓣(甲瓣)。再将鼻中隔后份术侧的黏骨膜,作成一基底在前的长方形黏骨膜瓣(乙瓣),并修剪其多余部分。将"甲瓣"向术侧倒下以覆盖新后鼻孔下方的粗糙面。又将"乙瓣"折向对侧鼻腔,包绕并覆盖鼻中隔新后缘。为防止黏骨膜瓣移动,可先涂用生物胶于创面,再予以妥善贴合。手术至此,左右后鼻孔得以合二为一,或可理解为鼻中隔后缘前移。置一硅胶扩张管,以起固定黏膜瓣和扩张后鼻孔之用。再以凡士林纱条填塞鼻腔,缝合硬腭切口。

有建议将乙瓣完全切除者。此外尚另有建议,当暴露闭锁隔后,将其两面的黏骨膜分开,彻底除去隔骨板。将闭锁隔鼻腔面的黏骨膜,作成一基底在上的黏骨膜瓣,向后上贴合以覆盖新后鼻孔上方的创面;再将闭锁隔鼻咽面的黏骨膜,作成一基底在下的黏骨膜瓣,向前方贴合以覆盖新后鼻孔下方的创面。

术后注意事项:

(1)全身应用足量有效的抗生素,预防感染。

(2)对婴幼儿,应严密观察,加强护理:如给氧、吸"痰"、除痂等。

(3)术后早期,对留置于新生儿鼻中的扩张管,须予以特别重视:保持通畅,严防脱落,以保障有效的"用鼻"呼吸。床边宜预备同等型号的硅胶扩张管,以防管腔堵塞或扩张管脱落后,患儿发生窒息。

(4)术后48小时抽除术中所填压的凡士林纱条,每日精心换药。

(5)局部治疗:如给予1%~3%链霉素液滴鼻;雾化吸入疗法。

并发症及预防要点:

(1)术后早期可能并发出血、脑脊液鼻漏、局部感染甚至导致脑膜炎等。预防要点是,术中予以妥善止血及术毕妥善填压;术中注意操作方向及深度,切勿伤及腭部或颅底的大动脉,亦勿伤及颈椎或颅底骨质;加强抗感染治疗。

(2)术后主要并发症为闭锁复发。其导致原因可能有:①术中扩大新后鼻孔不够;②黏膜瓣未能有效地覆盖创面,以致肉芽组织增生;③硅胶扩张管拔除过早而扩张时间不够,或因拔除过晚致局部感染后发生瘢痕缩窄。预防要点是,在无损周围重要组织的前提下,应尽量扩大新建成之后鼻孔;妥善保护黏骨膜瓣并充分利用之;硅胶扩张管留置时间可根据患者局部有否反应而定,有于术后数天即取出者,也有留置数周甚至数月者,一般经鼻腔进路者扩张时间宜长些,而经腭进路者可略短,通常需留置1~2个月,但应经常取下清洗消毒。待创面完全上皮化之后方可取出。

## 四、脑膜脑膨出

脑膜脑膨出亦称为脑膜脑突出,系指一部分的脑膜、脑组织,通过颅骨缺损处疝出至颅外而形成的一种先天性畸形。据 Suwanwela 估计,在新生儿中发生脑膜脑膨出者约为1/5000。Nager 指出10000个儿童中有1~3个,其中75%位于枕区。

【病因】

发病原因尚不甚明确。有认为系在胚胎发育期间,颅面的膜样骨和类软骨样骨连接处的骨化不一致,致交界处较薄弱,若此时脑组织过度生长,部分脑膜及脑组织便可通过尚未融合的骨缝膨出至颅外;或因胚胎期神经管闭合不全而发生颅裂畸形,脑和脑膜经此处膨出于颅外。与脊柱裂-脑脊膜膨出的病因相似。

## 【病理】

根据膨出的程度及膨出物所含的不同内容命名有别:若膨出物为内含脑脊液的、呈囊袋状的脑膜,则称为脑膜膨出;若部分脑膜及部分脑组织均膨出时,称为脑膜脑膨出;若除上述二者之外,连同脑室前角亦膨出颅外者,谓之脑室脑膨出。组织镜检:从外至内依次所见为皮肤、皮下组织、硬脑膜等,其所形成的囊内可包含有脑组织或脑脊液。

临床上可按膨出的部位分为枕后型、前顶型及颅底型;与耳鼻咽喉科有关的多为后两型。前顶型又名囟门型,多由筛骨鸡冠前方的盲孔处疝出至鼻部;颅底型又名基底型,膨出物多自筛骨鸡冠之后方疝出。

## 【症状】

不同类型的脑膜脑膨出,其肿物出现的部位亦各不相同。

1.囟门型　初生婴儿于外鼻部正中或略偏一侧出现一表面光滑,质地柔软的肿物,随年龄增长而增大。若肿物较大时,皮肤即显得菲薄,且因内含脑脊液,故外观有特殊的光亮感。若肿物位于双眼之间,则可使鼻根部变宽,左右眼分开,便会形成所谓"眼距加宽症"。

2.基底型　该类型者肿物多位于鼻腔或鼻咽部,患儿可因鼻不通气而影响呼吸、睡眠及吮奶。

## 【检查】

鼻外部、鼻腔或鼻咽部可查见肿物。肿物大小不一,可为 2～10cm 不等。因肿物表面皮肤菲薄,透光试验多为阳性。触摸肿块时,可感觉有随同脉搏或呼吸的搏动。患儿用力或啼哭以及轻压囟门或颈内静脉时,肿物可略显增大或张力增加(即 Furstenberg 征阳性);反之轻压肿物时,前囟门则稍向外凸。此为肿物与颅内相通的重要体征。但若膨出物所经过之出颅骨孔特别狭小,或因其蒂部堵塞,或其囊内有纤维化时,该典型体征可不明显或完全不出现。

目前 CT 与 MRI 检查为确定肿物的原发部位,突出处的颅骨缺损情况的首选检查方法。CT 显示骨质缺损更为清晰,而 MRI 对显示肿物与颅内脑膜及脑组织的关系更为明确。

局部穿刺或注入染色剂虽有助于诊断,但利少弊多,并可能引起严重感染等并发症,故不建议使用。必要时可行鞘内注射碘剂造影,以证实疝囊与颅内有否交通。严禁行肿块活组织检查。

## 【诊断及鉴别诊断】

根据症状及体征表现即可确诊。新生儿单侧眼球突出且伴有搏动者,须考虑为眶内脑膜脑膨出。

因新生儿、婴儿及幼小儿童患鼻息肉、额窦或筛窦的黏液囊肿,或鼻内肿瘤者甚少,故不难与本病相鉴别。但须与鼻部其他先天性肿物相鉴别:

1.鼻部神经胶质瘤　系较罕见的神经组织"良性肿瘤",与脑膜脑膨出同属先天性神经源性鼻部肿物,常见于新生儿。多数学者认为,此瘤的病因与脑膜脑膨出相似。所不同的是,部分脑膜脑组织疝出后,其颅底脑膜及颅骨缺损处已在胚胎期自然愈合,所遗留于鼻部的神经组织构成鼻神经胶质瘤;虽具某些肿瘤特征而得名,但实为先天性的异位脑组织,属于一种发育异常。因其肿物的囊腔与颅内不相通,故 Furstenberg 征阴性。

2.鼻中线皮样囊肿　为外胚性鼻部肿物,Furstenberg 征阴性。仅极少数者可出现于婴幼儿期;大多在15～30 岁发病。肿物的外观特征也明显有别于脑膜脑膨出。

3.鼻根部血管瘤　新生儿可有鼻根部血管瘤,为中胚层鼻部肿物。血管瘤多为扁平状突起而并非呈囊状。Furstenberg 征阴性。

## 【治疗】

一旦确诊,多转往神经外科行手术治疗。手术原则:将膨出之脑组织回纳颅内;难以回纳者,先将肿块于其蒂部切断,再封闭颅骨裂孔。应慎重选择手术时机:若过晚手术,不断增大的肿块将会导致难以矫治的颜面畸形;若过早手术,则因患儿耐受力差而出现手术危险。一般以出生后半年～1年施术为宜。如肿物表面皮肤有破裂倾向,则应尽快手术治疗。

# 五、鼻窦畸形

鼻窦畸形是指由于先天或后天的各种原因,导致鼻窦发育出现某些变异甚至异常,且因此而出现不适症状或有病理表现者。虽然严重的外伤或肿瘤压迫、侵蚀等机械性损伤,有时亦可致鼻窦缺损畸形,但本章仅就鼻窦的变异或异常发育予以叙述。

**【病因】**

导致鼻窦发育出现变异或异常发育的机制目前尚不清楚。一般认为主要有先天性和后天性原因。

1.先天性原因　　主要为胚胎发育障碍所致。表现为单个或多个鼻窦未发育或缺失。可伴有患侧缺鼻畸形。甚至可为单侧或双侧全组鼻窦完全缺失。常伴有颌面部的其他先天性畸形。

2.后天性原因　　可能与内分泌紊乱、炎性感染、局部外伤、营养障碍、气候环境及生活条件等因素,导致松质骨吸收不良或发育受影响有关。内分泌紊乱学说认为,若脑垂体、甲状腺、肾上腺皮质及性腺等有功能障碍时,将明显影响鼻窦的发育:如巨人症者,可有鼻窦过度发育;而佝偻病或侏儒症者,则其鼻窦可发育不良。炎症学说认为鼻窦的气化过程类似于乳突:若自幼即有化脓性中耳炎者,其乳突多有气化不良;若婴幼儿的鼻腔存在炎性感染时,也可影响鼻窦的气化。

**【畸形与变异】**

不同个体的鼻窦,其所处或深居在颅骨中的位置、窦腔的形状、容积的大小、窦腔的分隔等方面,差异颇大;即使在同一个体,左右两侧鼻窦的状况亦不尽相同。鼻窦通常较易出现的变异大致有:①鼻窦仅部分发育、完全未发育或缺失;②左、右窦腔的容积大小不一,甚至有数十倍的悬殊;③鼻窦过度发育、扩伸至通常情况下所不能到达之颅面骨区域;④鼻窦的正常间隔缺如或出现异常间隔等。

鼻窦的许多变异,往往是在行健康体检、鼻部的其他手术或行尸体解剖时,于无意中偶然发现。在此之前,患者无明显或完全未曾有过与鼻窦有关的不适症状。若鼻窦虽有上述变异,但确无任何临床症状或病理表现时,与其说是"畸形"、"异常",不如说是生理性变异。只有当出现临床症状时,方为异常或畸形。

**【临床意义】**

之所以要重视鼻窦的变异,是因为确有少数鼻窦存在变异者,出现不适症状,经施行相应手术后,症状缓解或消失;须充分认识鼻窦变异的意义,还在于用以指导临床实践,以免于诊断、治疗及手术操作过程中,因鼻窦的解剖变异而发生错误或意外。以下就各鼻窦的异常发育或变异分别阐述。

1.上颌窦的异常发育或变异　　上颌窦的异常发育或变异主要表现为上颌窦发育不全或缺失、鼻窦过度发育及向不同的方向扩伸、左右窦腔容积不相等或外观不对称等。

(1)上颌窦发育不全或缺失:上颌窦缺失者极为少见,且多伴有患侧缺鼻及面颊部深凹,左右面颊部不对称等;双侧上颌窦不发育者则更为少见。

(2)上颌窦腔过度发育:过度发育的上颌窦窦腔可向其四周扩伸。如向上颌骨额突、颧突、腭骨眶突及牙槽突等方向扩伸,分别形成额突窦、颧突窦、眶突窦和牙槽隐窝。

(3)上颌窦腔的异常间隔:临床上有时可于术中发现患者的上颌窦腔有异常间隔,将其分隔成两个或多个窦腔。异常间隔者中,约半数以上为垂直间隔。此外尚有水平间隔、斜行间隔及不完全间隔等。单一的垂直间隔,若呈冠状分隔时可将上颌窦腔分为前后两个腔;倘呈矢状分隔,则可将上颌窦腔分为内外两个腔。外腔为密闭腔或偶有小孔通向内腔;而内腔多通向中鼻道。

2.额窦的异常发育或变异　鼻窦易发生变异者,首推额窦。表现为额窦发育不全或缺失、两侧窦腔的容积不等甚至相差悬殊、额窦过度发育扩伸、额窦中隔偏斜或出现异常分隔而致多窦腔等。

(1)额窦发育不全或缺失:如前所述,上颌窦发育不全者极为少见;而额窦发育不全者则较为常见。额窦前壁甚厚,其窦腔可小如蚕豆,容积可不足1.0ml;细小的额窦腔常位于眼眶的内上角。小额窦亦可呈裂隙状位于厚实的额骨深处。一侧或两侧额窦完全不发育者,则仅有其厚实的额骨,称为额窦缺失,临床上亦有所见及;X线检查或CT扫描时可见额窦区骨质密度与其周围一致。

(2)额窦过度发育:发育过度的额窦,其容积可在40ml以上;过度气化的额窦,向上可达额骨鳞部较远处;可同时经眶上或眶顶之后向两侧扩伸,少数可扩伸至蝶骨大小翼或颧突;向深部可达筛骨、蝶窦前壁和(或)鸡冠;向前下可延至鼻骨上部或上颌骨额突等处。临床上可见到额窦过度发育者,可同时有脑发育不全或脑萎缩。在额窦手术中,对于出现额窦过度发育者须注意如下几点:

1)额窦过度发育者,其窦腔各壁常可有骨嵴突起,后者于窦壁上形成不规则的小窝或壁龛,有时则可呈封闭的气房状。术中须予以开放,以利于术后引流。

2)额窦异常扩大者,其窦腔的后壁或下壁常变得极为菲薄甚或缺损,窦壁黏膜与脑膜或眶内组织直接贴合,术中剥离黏膜时倘若不小心,易误入颅内或眶内;窦内的感染也易向颅内或眶内扩散。

3)若额窦气化扩伸至鸡冠,有时嗅球可呈嗅嵴状隆起于窦内,手术时对此种情况须倍加小心,免致损伤。

4)如额窦气化向筛骨扩伸,可有一骨管横跨于额窦内,该骨管内有筛前神经和血管穿行。手术时不可伤及该骨管。

(3)额窦中隔偏斜:额窦异常发育,可出现中隔偏斜。后者可使得两侧窦腔的容积有4～5倍之差异,多为中隔的上部明显偏向一侧。若健康的大窦在额部浅面占据整个额区,而有病变的小窦在其深面,手术时,需经过大窦方可再入小窦。

(4)额窦的多间隔变异:额窦腔内完全或不全的多间隔变异,多在额窦腔过度扩伸时,因其板障较为坚实而不能被完全吸收所致。亦有学者认为:多窦腔额窦畸形,实为筛窦的筛房异常发育,突入额骨的鳞部所致。额窦可被分隔成3个以上的窦腔,甚至可多达5～6个窦腔;其间可有小孔互相沟通,形成多房性额窦,且各自有其开口通向中鼻道。

3.筛窦的异常发育或变异　筛窦异常发育或变异主要表现为筛窦气房在数目上存在个体差异,或多或少,因人而异,即气房可为3～17个不等;而筛窦发育不全或缺失者则极少见。此外,尚可有过度发育的筛房向其四周扩伸,如向额骨眶上板扩伸,可形成筛额气房,感染时较难与额窦炎鉴别;如向额窦底部扩伸,则可形成额筛泡,行额窦手术时易误入此泡;若向上颌骨眶下板扩伸时,可形成筛上颌气房,感染时症状与上颌窦炎相似;若向蝶窦或蝶骨大、小翼扩伸时,可形成筛蝶气房,感染时症状颇似蝶窦炎;若向腭骨眶突或翼板扩伸时,可形成筛腭气房;向泪骨部突伸时,则可形成筛泪气房;向鼻甲气化时,可形成筛甲气房,或称为泡状鼻甲或鼻甲泡,多为中鼻甲,极少数泡状鼻甲可位于下鼻甲。

因筛窦过度发育,极少数病例的筛房可超出筛骨范围,突向较重要或甚为危险的区域,如眼眶或颅底等部位。当筛房所突向之处的骨壁极其菲薄甚至缺失,直接与眶骨膜、视神经、脑膜或海绵窦等部分或完全相接触时,尤应注意。尽管这类患者为数不多,但仍须有所认识或准备,以免在行鼻窦手术过程中不慎造成严重并发症。

4.蝶窦的异常发育或变异　蝶窦的异常发育或变异主要表现为窦腔过度发育、蝶窦中隔偏斜或多间隔、蝶窦发育不全或缺失等。

(1)蝶窦过度发育:蝶窦所处的解剖部位极为重要。当蝶窦过度发育时,其与颅前、中、后窝的相距会更加接近,并且与颈内动脉、海绵窦、视神经、翼管神经、蝶腭神经节以及途经眶上裂的Ⅲ、Ⅳ、Ⅴ、Ⅵ对脑神经的关系会更加密切。一旦蝶窦发生病变,将有可能累及到上述重要的血管和神经组织,从而出现各种并发症或综合征,如外展神经麻痹、单眼或双眼失明、蝶腭神经节综合征、眶尖或蝶裂综合征、海绵窦综合征、垂体综合征等。

有时颈内动脉和海绵窦形成蝶窦侧壁的外界。当蝶窦过度发育以致窦腔骨壁菲薄如纸甚至缺如,此时,颈内动脉可膨突于窦腔内,当经鼻行垂体手术时,须注意防止损伤此类变异。

(2)蝶窦间隔变异:蝶窦间隔变异大致有蝶窦间隔缺失、偏斜及出现异常的多间隔等。蝶窦中隔缺失者,其两侧窦腔合为一窦,仅有一个开口通向鼻腔,有学者认为此属一侧窦腔过度发育,致使另外一侧未发育之故。当蝶窦中隔斜向一侧时,其宽侧窦腔的容积可为窄侧的3~4倍。变异的蝶窦间隔可呈水平位或呈冠状面垂直位,而将蝶窦分成呈上下或前后的腔隙。若出现多间隔变异,蝶窦便被分隔成多个窦腔。

(3)蝶窦发育不全或缺失:不同个体的蝶窦,可呈多种类型发育,其中蝶窦未发育者较为少见。据卜国铉等曾观察100个解剖标本,发现蝶窦完全不发育者仅为1%。

(马洪振)

# 第二节　鼻、鼻窦及颌面外伤

## 一、鼻骨骨折

鼻处于颜面部较突出部位,较易受外伤累及。鼻骨骨折为鼻外伤中最常见者。鼻骨骨折可单独发生,严重者可合并鼻中隔骨折,软骨脱位,眶壁骨折等其他颌面骨折。

**【病因】**

鼻骨骨折多由直接暴力引起,如运动时的碰撞、拳击、斗殴、交通肇事、生产事故、小儿跌伤等。

**【分类】**

鼻骨上部厚而窄,下部薄而宽,故多数鼻骨骨折仅累及鼻骨下部。同时由于暴力的大小、方向、着力部位及受伤者年龄不同,因而产生不同程度和类型的骨折。根据皮肤的完整性与否,分为闭合性和开放性;根据鼻骨骨折的程度、对鼻梁外形的影响、累及鼻骨外结构的范围,鼻骨骨折分为:①单纯型,包括单侧鼻骨骨折、双侧鼻骨骨折、鼻骨骨折伴鼻缝分离;②复合型,包括鼻骨骨折伴鼻中隔骨折、鼻骨骨折伴上颌骨额突骨折、鼻骨骨折伴眼眶骨折等。根据骨折线方向也可分为:横向骨折、斜行骨折、粉碎性骨折等。

**【临床表现】**

本病可发生于各个年龄段;男性多见,男女发病率之比约为2∶1。因外伤原因和骨质类型不同,临床表现也不一。

常见症状有鼻出血、局部及其周围疼痛;如骨质移位,受伤后立即出现鼻梁歪斜或下陷,数小时后因局部软组织肿胀,轻度畸形可被掩盖,消肿后畸形复现。由于鼻腔内有血块积聚、鼻黏膜胀或鼻中隔血肿,可有鼻塞。检查可见外鼻软组织皮下淤血或裂伤。触诊可发现压痛点,骨质凹陷、移位或骨摩擦感。擤鼻后可出现皮下气肿,触之有捻发感。前鼻镜或鼻内镜检查,可见鼻出血或血块、黏膜肿胀、鼻中隔软骨脱位偏离中线或血肿和黏膜撕裂及骨折片外露。重度复合伤可有严重并发症:头痛、呕吐、意识障碍、脑脊液鼻漏、颅骨骨折等颅脑外伤表现,以及颌面骨骨折、四肢躯干脊柱骨折等。

**【辅助检查】**

鼻骨 X 线侧位片可显示鼻骨横行骨折线,上下有无移位;鼻颏位显示鼻背有无塌陷。但 X 线平片检查受投照体位、曝光条件、组织器官重叠、密度分辨率较差的影响,对诊断有一定的局限。CT 冠状位扫描可以很清晰地显示双侧鼻骨及鼻中隔有无骨折及移位。CT 水平位扫描能显示鼻骨周围情况。多层螺旋 CT 三维成像可立体显示鼻骨、上颌骨额突及周围细致结构的正常解剖,明确骨折的部位、类型和周围骨质情况。

**【诊断】**

依据外伤史、鼻部视诊和触诊、影像学检查等,诊断并不困难。交通事故等高速撞击所致鼻骨骨折,可能伴有眼眶、鼻窦、颅底骨折,甚至颅脑损伤。

**【治疗】**

包括止血、清创缝合及骨折复位等。

1.止血　若就诊时有前后鼻孔活动性出血,应先予以止血。可用肾上腺素丁卡因棉片进行鼻腔填塞止血。如仍不止血,可用凡士林纱条行前鼻孔填塞。严重者可行前后鼻孔填塞。但如合并脑脊液鼻漏,是否填塞应取决于出血是否危及生命。

2.创口处理　开放性鼻骨骨折止血后检查鼻部创面。较简单的鼻骨骨折,可先清创缝合后行骨折复位。较复杂的骨折,特别是有鼻骨暴露或需行切开复位者,可先行骨折复位,再予以清创缝合,这样可在直视下复位,保证复位时骨折对位对线良好。

3.骨折复位　鼻骨骨折治疗原则为矫正鼻部畸形和恢复鼻腔通气功能。

对于无移位的单纯性鼻骨骨折不需特殊处理。有外鼻畸形的鼻骨骨折的复位应尽早进行。生命体征平稳、一般情况良好患者应争取早期整复骨折,最好在外伤后 2～3h 内处理。如局部肿胀明显,可推迟 5～10d,但不宜超过 14d,否则因骨痂形成发生错位愈合,难以满意整复。

闭合式鼻骨骨折复位术:适用于大多数鼻骨骨折的复位,在局部或全身麻醉下手术,用鼻骨整复钳或骨剥离子量出鼻翼至双内眦连线的长度,并以拇指标示。然后将其伸入塌陷鼻骨下方,将其抬起复位,拇指仔细将两侧鼻骨对齐复位,鼻骨复位时常能感到或听到骨擦音。双侧骨折时,用鼻骨复位钳伸入两侧鼻腔至鼻骨下方,向上、向外用力抬举复位。复位后仔细观察和触摸,确保鼻骨完全复位。可在鼻内镜下复位,内镜下可准确找到骨折部位,直视下可清晰地看到复位的全过程,减少手术盲目性,且易于掌握深度,避免并发症发生。可以及时发现伴有的鼻中隔骨折而行同期复位,避免了以后再行鼻中隔矫正术,减少发生鼻畸形和鼻中隔穿孔的危险。

开放性鼻骨骨折复位术:严重畸形或经鼻内路径复位不理想者,需采取鼻外开放路径来矫正畸形,如鼻骨与额骨鼻部或上颌骨额突分离,复杂的粉碎性骨折及已经畸形愈合的骨折等。

# 二、鼻窦外伤性骨折

鼻窦外伤性骨折是常见的颌面部外伤,多由交通事故、撞伤、斗殴伤及战时火器伤所致。临床可分为闭合性和开放性鼻窦骨折;也可依据骨折鼻窦多少,分为单个鼻窦的单纯型骨折和多个鼻窦受累的复合型骨折。单个鼻窦骨折常见于上颌窦及额窦,而筛窦及蝶窦骨折见于严重复合型骨折。

**【临床表现】**

鼻窦骨折症状有骨折局部出现的症状和继发损伤并发症状。

1.上颌窦骨折　面部肿胀、塌陷畸形、咬合不良、张口困难、颌面部皮下气肿、鼻出血或涕血、下眼睑皮下瘀血、眶下区和上唇麻木、复视等。

2.额窦骨折　眼球结膜下出血、眶周淤血肿胀、皮下气肿、脑脊液鼻漏等。

3.筛窦骨折　鼻梁凹陷、眶周瘀血或气肿、眼结膜淤血、眶内瘀血、眼球突出、眼球凹陷、复视、溢泪、脑脊液鼻漏、视力下降及鼻出血等。

4.蝶窦骨折　脑脊液鼻漏、脑震荡、颅底骨折、严重鼻出血、视力下降或失明。

**【诊断】**

1.明确的外伤病史,并出现上述临床症状。

2.局部软组织凹陷或淤血肿胀,可能扪及骨擦感或骨擦音。

3.鼻窦 X 线或 CT 检查提示骨折存在。

**【治疗】**

1.鼻窦单纯骨折而无移位,且无功能受损者,无需特殊治疗;面部创口按常规清创缝合处理,鼻出血一般不剧烈,常规鼻腔填塞即可止血。

2.鼻窦骨折且骨壁移位者,根据伤及的鼻窦和部位酌情处理。

(1)上颌窦前壁凹陷性骨折:可以经鼻内镜下行上颌窦自然开口扩大、下鼻道开窗或泪前隐窝入路进入上颌窦,直视下用弯形金属器械或球囊扩张将骨折部分抬起复位;亦可行柯-陆氏切口,暴露凹陷区域骨质,然后用鼻中隔剥离子将凹陷骨片撬起复位。如无明显颌面畸形者可不作骨折处理。

(2)上颌窦上壁骨折(眶下缘完整):经鼻内镜或柯-陆氏切口上颌窦根治术径路,凿开上颌窦前壁,用器械抬起骨折区域,观察眼球复位是否满意,窦内填塞碘仿纱条5～7d 后,经下鼻道开窗处抽出纱条。上颌窦下壁骨折:因伤及牙槽骨出现咬合异常,复位后用不锈钢丝进行牙间固定。

(3)额窦前壁骨折:如果凹陷性骨折明显,需要复位。额部皮肤有创口时可直接经创口暴露额窦前壁,或适当调整为眶内上角弧形皮肤切口;如为闭合性损伤,可以经鼻内镜手术使用器械或球囊扩张复位;内镜手术复位困难者,可考虑行额部冠状切口。单纯凹陷性额窦前壁骨折可用金属器械撬起复位,粉碎性骨折者清理无生命活力的碎骨片,将有生命活力的骨片复位拼接,再用钢丝或螺丝金属网固定。

(4)额窦后壁骨折:一般伴有前壁骨折,径路与前壁骨折相同。单纯后壁无明显移位骨折,无须特殊处理。骨折明显移位影响额窦引流或脑脊液漏保守治疗无效者,采取眉弓切口或冠状切口暴露整个额窦,复位骨折并行脑脊液鼻漏修补,同时应保持窦腔引流通畅。

单纯筛窦或蝶窦骨折甚少见,如不出现严重鼻出血、视神经损伤、脑脊液鼻漏或其他颅内并发症,则无须特殊处理。

（明　昊）

# 第三节　外鼻及鼻前庭疾病

## 一、酒渣鼻

酒渣鼻为常见的外鼻慢性炎性疾病。男性多见,其特点是鼻尖及鼻翼皮肤慢性充血、肥厚,常伴痤疮等。

### 【临床表现】

按病情分为以下三期:Ⅰ期:外鼻皮肤潮红、发热,皮脂腺开口扩大。与饮酒、饮食、热刺激或情绪紧张有关。Ⅱ期:鼻部皮肤充血加重呈暗红色,毛细血管扩张,常伴有自发丘疹及脓疱疹。Ⅲ期:鼻部毛细血管显著扩张,外鼻皮肤呈分叶状肿大,表面凹凸不平形似肿瘤,称鼻赘。

### 【诊断要点】

根据症状及临床表现即可确诊。需排除螨虫感染。

### 【治疗方案及原则】

1.如戒酒、禁食辛辣食物、保持大便通畅。

2.感染较重,应用抗生素治疗。

3.清洁患部皮肤,可用清水、肥皂、酒精等。

4.皮肤可涂硫黄软膏等。

5.有鼻赘者可手术切除。

## 二、鼻疖

疖是鼻前庭毛囊、皮脂腺或汗腺的局限性化脓性炎症,偶可发生在鼻尖或鼻翼。主要致病菌为金黄色葡萄球菌。

### 【临床表现】

1.局部表现为红、肿、热、剧痛。可伴有全身不适或低热。

2.鼻前庭内侧可见丘状隆起,周围组织充血有触痛。

3.疖肿成熟后,丘状隆起顶部出现黄色脓点,有波动感,可破溃自愈。

4.炎症加重引起口唇、颊部蜂窝织炎、眼蜂窝织炎。

5.炎症继续扩散导致海绵窦炎、海绵窦栓塞等严重颅内并发症。

### 【诊断要点】

1.临床表现。

2.鼻分泌物细菌培养及药物敏感试验。

3.疑有眼和颅内并发症时,应请相应科室会诊。

### 【治疗方案及原则】

1.疖肿未成熟者可局部理疗,如热敷、超短波、红外线等。

2.局部涂抗菌软膏促其成熟,同时给予抗生素。

3.疖肿破溃后,局部清洁消毒,促进引流,破口周围涂抗生素软膏。

4.切勿挤压疖肿。

5.有严重并发症时,与相关科室合作处理。

# 三、鼻前庭皮肤炎

鼻前庭炎是鼻前庭皮肤的弥漫性炎症,分急、慢性两种。由分泌物刺激、粉尘以及挖鼻继发细菌感染所致。

**【临床表现】**

1.挖鼻或过度擤鼻史。

2.鼻部有触痛。

3.鼻前庭及周围皮肤弥漫性红肿或糜烂,有时有结痂或皲裂。

**【诊断要点】**

据上述临床表现较易确诊。

**【治疗方案及原则】**

1.病因治疗改正挖鼻习惯,积极治疗鼻腔疾病。

2.急性期局部湿热敷,全身酌情使用抗生素。

3.皮肤糜烂或皲裂者可局部涂抗生素软膏。

# 四、鼻前庭湿疹

鼻前庭湿疹是发生在鼻前庭的具有明显渗出倾向的皮肤炎症反应。与变态反应有关。儿童多见。分为急性、亚急性及慢性三种。

**【临床表现】**

1.急性湿疹 局部渗液、瘙痒及烧灼感;皮疹为小丘疹、丘疱疹和小水疱,基底潮红;皮疹抓破后有浆液渗出,向周围蔓延,合并感染时可形成脓疱疹及结痂。

2.亚急性湿疹 皮损以小丘疹、鳞屑及结痂为主,瘙痒较剧。

3.慢性湿疹 鼻前庭皮肤增厚,皲裂,表面粗糙,有结痂,病变界限清楚,瘙痒明显。

**【诊断要点】**

根据临床表现及皮疹形态可诊断。

**【治疗方案及原则】**

1.病因治疗寻找发病病因,治疗有关的全身性疾病。

2.抗过敏药物。

3.急性期渗液多时可行湿敷,局部选用洗剂、糊剂。

4.慢性期可选用抗感染、抗过敏霜剂或油膏。

（张俊军）

# 第四节　鼻腔疾病

## 一、急性鼻炎

急性鼻炎即伤风、感冒,气候变化时多发。病原多为流感病毒、鼻病毒和冠状病毒,由飞沫传播,全身抵抗力减退时易感染发作,是鼻腔黏膜的急性炎症,常与鼻窦、咽喉、气管等上呼吸道炎症并发。

1.症状

(1)潜伏期 1～3d,鼻腔内干燥,喷嚏、发痒,眼结膜可有异物感。

(2)可伴发热、头胀、食欲减退、疲乏等全身症状。

(3)鼻塞、多量清水涕,鼻黏膜红肿,鼻道有黏性分泌物。

(4)病程一般 1 周左右,逐渐恢复正常。若病情未得到控制可引起鼻窦炎、中耳炎、咽喉炎、气管炎等并发症。

2.检查

(1)鼻黏膜充血肿胀,早期可见水样分泌物。

(2)严重患者后期可有黏脓性分泌物。

(3)可并发急性咽炎、急性鼻窦炎、急性分泌性中耳炎。

3.诊断要点

(1)鼻塞、多量清水涕。

(2)鼻黏膜充血肿胀,伴发热、头胀、食欲减退、疲乏等全身症状。

4.治疗

(1)注意休息,保证能量供给,多饮水。

(2)对症治疗:鼻腔使用血管收缩药,减轻鼻塞,可应用清热解毒、祛风散热、抗病毒药缓解症状。

(3)若合并其他并发症应给予相应的治疗。

## 二、过敏性鼻炎

过敏性鼻炎是发生于鼻黏膜的过敏性疾病,有间歇性和持续性之分;病情可分为轻、中、重度,轻度为对生活质量无明显影响的患者,中、重度为影响日常的工作和睡眠的患者。引起过敏性鼻炎的变应原为尘螨、动物皮毛、化学物质、植物花粉等。

1.症状

(1)阵发性鼻痒、喷嚏、大量清水涕及鼻塞。

(2)眼睛痒、眼结膜充血、流泪。

2.检查

(1)鼻黏膜苍白水肿,中下鼻甲肥大,有时呈紫蓝色。

(2)持续发作多年的患者可见中鼻甲或下鼻甲息肉样变。

(3)皮肤点刺试验阳性,血清特异性 IgE 升高。

3.诊断要点

(1)鼻痒、喷嚏、清水涕及鼻塞4大症状有2个或2个以上的症状出现。

(2)皮肤点刺试验阳性。

4.治疗 治疗原则是尽量避免过敏原,正确使用抗组胺药和糖皮质激素以及抗白三烯等药。用药效果不理想的可行特异性免疫疗法。对变应性鼻炎,积极有效的治疗可预防和减轻哮喘的发作。

(1)避免接触过敏原:对已经明确的过敏原,应尽量避免与之接触。花粉症患者在花粉播散季节尽量减少外出。对真菌、室尘过敏者应室内通风、干爽等。对动物皮屑、羽毛过敏者应避免接触动物。

(2)药物治疗:由于服用简便,效果明确,是治疗本病的首选措施。

1)抗组胺药:抗组胺药对于本病患者是重要的治疗药物,能与炎性介质组胺竞争 $H_1$ 受体而阻断组胺的生物效应,部分抗组胺药还兼具消炎作用,对治疗鼻痒、喷嚏和鼻分泌物增多有效,但对缓解鼻塞作用较弱。目前不主张使用有明显嗜睡作用的第一代抗组胺药(氯苯那敏、赛庚啶、溴苯那敏等),而用无嗜睡作用的第二代抗组胺药(西替利嗪、氯雷他定等),也可以使用鼻内局部用的抗组胺药(如氮革斯汀等)。

2)糖皮质激素:鼻用糖皮质激素是中至重度过敏性鼻炎患者的一线疗法,常用的有布地奈德、糠酸莫米松、丙酸氟替卡松等鼻喷雾剂。

3)白三烯受体拮抗药:对于过敏性鼻炎伴哮喘患者是非常重要的药物,常用的有孟鲁司特(顺尔宁)。

4)抗胆碱药:用于治疗鼻溢严重者。0.03%溴化异丙托品喷鼻药可明显减少鼻水样分泌物。

5)肥大细胞稳定药:色甘酸钠稳定肥大细胞膜,防止脱颗粒释放介质。临床上应用2%溶液滴鼻或喷鼻。

6)减充血药:鼻塞严重时才使用,多采用鼻内局部应用制剂。目前国内常用的为麻黄碱和羟甲唑林,连续使用不能超过7d。

(3)特异性免疫疗法:对于长年发作,药物治疗效果不好的过敏性鼻炎可采用免疫治疗。目前所用的免疫治疗主要是针对尘螨过敏原导致的过敏性鼻炎进行的脱敏治疗,免疫治疗的疗程不少于2年。5岁以上儿童选用皮下免疫治疗,学龄前儿童(4岁以上)可用舌下免疫治疗。

# 三、鼻腔脑膜脑膨出

鼻腔脑膜脑膨出是指一部分脑膜或脑组织通过先天性颅骨缺损疝至颅外而形成的一种先天性畸形。膨出物来自颅前窝者最多,常侵入鼻根、鼻腔、眶内;颅中窝者很少,常侵入鼻咽部;颅后窝者极少,侵入鼻咽或口咽部。若突出物仅为脑膜,则为脑膜膨出;若膨出物中含脑组织则为脑膜脑膨出。临床上很难区分,治疗原则相同,故统称为脑膜脑膨出。按膨出物的位置大体分为鼻外型和鼻内型。

1.症状

(1)鼻阻:多见于鼻内型,新生儿及儿童持续性鼻不通气,哺乳困难。

(2)神经系统症状:若膨出物为具有功能的脑组织,患者会出现相应的功能障碍,少数患者可有智力障碍及癫痫发作症状。

(3)脑脊液鼻漏:检查时不可对包块贸然试行穿刺或取活检,因可造成脑脊液鼻漏。

2.检查

(1)鼻镜下可见鼻腔或鼻咽表面光滑肿物,表面光软,触之较软。

(2)颜面部肿块:患儿颜面部可见质软肿块,若位于鼻根部可使眼距增宽;患儿哭闹、憋气时肿块可增大,可触及与心律一致的搏动感。

(3)颅面联合畸形:经蝶窦的脑膜脑膨出经常伴发唇腭裂、眼距增宽、眼球移位或萎缩、视网膜病变、视神经发育不全等颅面联合畸形。

(4)CT、MRI 有助于明确诊断。CT 可以清楚显示颅底骨质有无缺损,MRI 有助于提示膨出物的来源。

3.诊断要点

(1)新生儿或儿童持续性鼻阻。

(2)鼻腔顶部或鼻咽顶部有光滑柔软的肿块。

(3)鼻根部膨隆,眼距增加。

(4)CT 及 MRI 显示鼻颅底缺损、肿块来自脑组织。

4.治疗　除膨出部皮肤菲薄有破裂倾向者须急行手术外,一般以 2～3 岁手术为宜。若手术过晚,膨出物随颅底骨质缺损增大而增大,引起的颅面畸形则难以矫正。手术原则是切除膨出物,修补颅底缺损。

## 四、鼻腔血管瘤

鼻腔血管瘤是来源于脉管组织的肿瘤,是良性肿瘤中最常见者,从病理上分为毛细血管瘤和海绵状血管瘤。多发生在鼻中隔前下部,鼻底、中鼻甲、下鼻甲、下鼻道侧壁等处,其瘤体较小,有蒂,质较软,有弹性,易出血,系由多数分化良好的毛细血管所组成。可能与外伤、感染和内分泌功能紊乱有关。也有人认为本病为胚性组织残余所致。

1.症状

(1)进行性鼻阻塞。

(2)反复鼻出血。

(3)眼球移位、复视:肿瘤向外扩展引起面部畸形,眼球移位、复视。

(4)贫血:长期反复地小量出血可引起贫血,严重大出血可致失血性休克。

2.检查

(1)鼻腔内有陈旧性血迹。

(2)鼻腔内紫红色柔软肿块,易出血,有时有蒂。

3.诊断要点

(1)反复鼻出血史。

(2)鼻内镜检查可见鼻腔内有紫红色柔软肿块。

4.治疗　以手术治疗为主,对于小的血管瘤可采用鼻内镜下手术切除,或行激光、冷冻治疗;较大肿瘤可根据肿瘤部位选用鼻侧切开术,术前可行选择性动脉结扎、栓塞等辅助处理,以减少术中出血。

## 五、鼻腔恶性肿瘤

鼻腔恶性肿瘤原发的较少,多由外鼻、鼻窦、眼眶、鼻咽部恶性肿瘤直接扩展而来。恶性淋巴瘤多见,鳞状细胞癌次之,其他有腺癌、恶性黑色素瘤。

### (一)鼻腔黑色素瘤

鼻腔恶性黑色素瘤是源于鼻腔呼吸黏膜黑色素细胞的一种高度恶性肿瘤,多见于鼻中隔和鼻腔外侧壁,少数在鼻窦。原发鼻腔者占全部恶性黑色素瘤的 1%。

1.症状

(1)鼻塞:早期症状不典型,主要表现为鼻塞、鼻腔血性分泌物。

(2)晚期常塞满鼻腔,将中隔推向对侧,在鼻腔内广泛侵犯,累及鼻窦、鼻咽部、眼眶、腭和牙槽等会造成单侧鼻塞,涕中带血,是最常见的症状。

(3)面颊部肿胀、麻木感。肿瘤破坏上颌骨质后会侵犯面颊部软组织,造成面颊部肿胀、侵犯眶下神经会导致面颊部麻木感。

(4)耳鸣、听力减退。

(5)剧烈头痛:肿瘤经破坏前颅底后侵犯中枢可出现剧烈头痛,持续性。

(6)视力减退、复视或眼球移位:肿瘤晚期可侵犯眼眶出现眼球移位、视力减退或复视。

2.检查

(1)鼻腔灰白色息肉状新生物,表面蓝紫色,质脆,触之易出血,表面常有溃疡和坏死组织。

(2)面颊部局部隆起。

(3)眼球凸出移位,视力改变。

(4)鼻部 CT、MRI 显示病变组织呈侵袭性生长。

3.诊断要点

(1)单侧进行性鼻塞。

(2)血性涕。

(3)鼻腔内新生物,表面蓝紫色,质脆,触之易出血,表面溃疡并附着坏死组织。

(4)确诊需待术中冷冻切片或术后的病理诊断,不主张行术前活检,以避免肿瘤扩散转移。

4.治疗　鼻腔恶性黑色素瘤预后差,5 年生存率为 $10\% \sim 30\%$,对单侧进行性鼻塞应引起足够重视,力争早期发现,争取手术广泛切除,术后辅以放疗等综合治疗,手术切除可根据病变范围和部位采用鼻内镜手术、鼻侧切开术、上颌骨全切或颅面翻揭术。

### (二)鼻腔横纹肌肉瘤

鼻腔横纹肌肉瘤是来自中胚层的恶性肿瘤,可发生在身体的任何部位,多见于头颈部,其次是泌尿生殖道、躯干和四肢。发生鼻腔内的横纹肌肉瘤少见。肿瘤的发病机制不详,目前研究表明,横纹肌肉瘤起源于一群多潜能、未分化的原始细胞。依据组织结构不同可分为胚胎型、腺泡型和多形型。

1.症状

(1)单侧进行性鼻塞:鼻腔横纹肌肉瘤病程发展较快,可首先表现为单侧进行性鼻塞。

(2)鼻出血或涕中带血。

(3)头痛:恶性肿瘤晚期常有顽固性剧烈头痛。

(4)嗅觉下降:肿瘤侵犯鼻腔,特别是嗅裂区会造成患者嗅觉下降甚至丧失。

(5)眼球移位及视力障碍:鼻腔横纹肌肉瘤侵犯眼眶可造成眼球移位、运动异常,出现复视、视力障碍甚至失明。

(6)面部局部隆起:肿瘤破坏鼻腔鼻窦骨壁,侵犯周围组织结构,造成颜面部局部肿胀。

2.检查

(1)鼻腔内见息肉样新生物填塞,质脆,表面见暗灰色坏死物附着。

(2)影像学检查:鼻部 CT 检查示软组织肿块,密度不均匀,多有周围软组织和骨质破坏;MRI 表现为 $T_1$ 加权像中等信号和 $T_2$ 加权像中等程度增高的信号,信号程度不均。

3.诊断要点

(1)肿瘤外观呈淡红色、表面尚光滑、质韧,表面糜烂,触之易出血。

(2)鼻部 CT 检查主要表现为起源于鼻窦的软组织肿块,强化明显,晚期可见明显骨质破坏。

(3)确诊需行活检。

4.治疗　横纹肌肉瘤恶性程度高,侵袭性强,预后差,治疗后多在 1 年内复发,复发率可达 60%以上。治疗主张采取综合治疗为主,即手术治疗加术后补充放化疗。

### (三)鼻 NK/T 细胞淋巴瘤

鼻 NK/T 细胞淋巴瘤是一类表达 T 细胞分化抗原和 NK 细胞相关抗原、原发于淋巴结外的鼻腔肿瘤,与 EB 病毒感染有关。本病好发于中、青年,男女比例为 2.7~4∶1,平均发病年龄约 40 岁。

1.症状

(1)低热:大部分患者近期有低热,抗生素治疗无明显好转。

(2)鼻塞:早期表现为鼻塞,随着疾病的进展,鼻塞加重。

(3)鼻血性分泌物:鼻中隔及鼻甲黏膜溃疡出血。

(4)脓涕伴臭味:脓性分泌物里还有较多坏死组织,鼻黏膜坏死后发出较重的异味,鼻腔活检后异味加重。

2.检查

(1)鼻腔检查见鼻黏膜肿胀、糜烂、溃疡,呈肉芽状,表面有灰白色坏死。多先累及下鼻甲和鼻中隔,随后发展可发生鼻中隔穿孔或腭部穿孔。

(2)疾病晚期,患者衰弱、恶病质,局部黏膜、软骨、骨质可广泛严重破坏,最后患者全身衰竭,并可出现高热,肝、脾大,肝功能衰竭和弥散性血管内凝血,终致死亡。

3.诊断要点

(1)鼻塞进展较快。

(2)鼻腔血性分泌物。

(3)鼻腔检查见鼻腔黏膜,特别是中隔黏膜肿胀、糜烂、溃疡,表面常附有灰白色坏死物。

(4)鼻腔黏膜病理活检示在凝固性坏死和多种炎细胞混合浸润的背景上,肿瘤性淋巴样细胞散布或呈弥漫性分布。

4.治疗　预后较差,目前认为以综合治疗为主,即采用联合化疗与放疗相结合的治疗方法。

(1)放疗:鼻 NK/T 细胞淋巴瘤对放射线敏感,可采用大剂量连续性放疗,总剂量通常为 50~60Gy,可取得较好疗效。

(2)化学药物治疗:化疗方案 CHOP(环磷酰胺、阿霉素、长春新碱、泼尼松)为主,一般使用 2~6 个周期(3 周为 1 个周期)。

(3)综合治疗:目前国内外还没有标准的与放射治疗的联合方案,一般多在放射治疗前或后进行化疗。

(4)其他疗法:如支持疗法,增强营养、输血、补液,适当应用抗生素控制继发感染。局部用过氧化氢溶液清洗鼻腔,然后用液状石蜡、复方薄荷油或清鱼肝油等滴鼻以保持鼻腔清洁。

## 六、鼻腔异物

鼻腔异物主要指鼻腔外生性异物,可分为生物性和非生物性。生物性中以植物性为多见,动物性则较为罕见。多发生于儿童,儿童玩耍时将外源性异物塞入鼻孔后难以抠出,造成鼻腔异物;同时鼻腔异物也可见于工矿爆破、器物失控飞出、枪弹误伤等造成的鼻腔异物。

1.症状

(1)多见于儿童。

(2)持续性单侧鼻塞。

(3)脓血涕且伴有恶臭。

2.检查

(1)单侧鼻腔大量脓涕。

(2)鼻腔检查可见鼻腔内异物。

3.诊断要点

(1)常见于儿童。

(2)单侧鼻塞,或流脓血涕且伴有恶臭。

(3)鼻内镜检查可见异物及其嵌顿的部位。

4.治疗　鼻内镜下取出异物,切勿用镊子夹取,尤其圆滑异物可因夹取滑脱,将其推向后鼻孔或鼻咽部,甚至误吸入喉腔或气管。可用前端为环状的器械经前鼻孔进入,绕至异物后方向前勾出;对于外伤性异物,借助影像学检查确定异物的位置,选择相应手术进路和方法取出异物。

# 七、鼻出血

鼻出血是耳鼻喉科常见的症状之一,系指血液经鼻流出。可由鼻腔局部病变或全身性疾病引起。多为单侧鼻腔出血,亦可见双侧鼻出血。按出血部位可分为鼻腔前部出血和鼻腔后段出血。鼻中隔前部的利特尔区毛细血管丰富,外伤或鼻腔干燥易引起鼻出血,此处出血量不多,稍加压迫即可达到止血的效果;发生在鼻腔后段的出血,多由蝶腭动脉或其较大分支破裂而引起,出血较凶猛,不容易止血。鼻出血既可为鼻腔局部疾病所致,如外伤、黏膜炎症、糜烂、肿瘤,也可为全身疾病在鼻部的表现,如肝功能异常、血液病、高血压病、动脉硬化等。头外伤后若伴有视力急剧减退的严重鼻出血可来自蝶骨骨折导致颅内假性动脉瘤破裂。

1.症状　单侧或双侧鼻腔出血,鼻腔内有鲜血流出。

2.检查

(1)鼻腔内有新鲜或陈旧性血迹:大部分患者,特别是老年鼻出血患者,鼻腔检查一般无明显异常,找不到明确出血点。

(2)鼻中隔前端血管扩张:儿童的鼻出血一般是由鼻中隔前端血管扩张引起,检查时可看到中隔的血管扩张。

(3)血管瘤样突起:鼻内镜检查鼻腔,特别是嗅裂、中道后端及下鼻道穹窿处,有时会发现血管瘤样突起。

3.诊断要点　患者诉鼻腔内有鲜血流出即可诊断为鼻出血。

4.治疗　鼻出血属于耳鼻喉科急症,对于出血较剧烈的病人应首先稳定病人情绪,避免因精神紧张而引起血压升高而加剧鼻出血。如果病人已休克,应首先抗休克治疗。

鼻出血止血方法:少量的出血可通过按压鼻翼、局部应用减充血药可止血,而较大量的出血往往需要进行鼻腔填塞。

(1)压迫止血法:鼻中隔前部为鼻出血的好发部位,通过手指捏紧两侧鼻翼或将鼻翼压向鼻中隔约 10min。

(2)烧灼止血法:对于反复出血且能找到出血点时,用 1% 丁卡因棉片行黏膜表面麻醉,以 50% 硝酸银等化学腐蚀剂进行烧灼,但不宜在鼻中隔双侧同时烧灼,以免发生鼻中隔穿孔。也可采用激光、冷冻、微波等治疗。

(3)前鼻孔鼻腔填塞:适用于出血较剧的鼻腔前部出血或出血部位不明时。患者取坐位或半卧位,先以 1% 麻黄碱和 1% 丁卡因液棉片收敛、麻醉鼻腔黏膜。然后,前鼻镜撑开前鼻孔,仔细检查鼻腔结构和出血点,利用凡士林纱条、抗生素油纱条或碘仿纱条的一端叠成双层 8～10cm,枪状镊夹住折叠端将其置于鼻腔后上部,将双叠的纱条分开,短段平贴鼻腔上部,长段平贴鼻腔底,形成一向外开放的"口袋",然后将其余纱条从后向前以上下折叠状填塞置"口袋"内,使纱条填紧鼻腔,并全身应用抗生素预防感染。

(4)后鼻孔填塞:适用于鼻腔填塞后血仍不止或后鼻孔及其周围出血的病人。先准备大小适宜的锥形纱布球,用 7 号粗丝线缝紧,两端各留长约 25cm 的双丝线备用。对鼻腔、口咽行黏膜表面麻醉。将小号导尿管沿患侧鼻腔经鼻底伸至口咽,用止血钳将导尿管头拉出至口外,将锥形纱布球粗丝线系于导尿管上,一手经鼻回抽导尿管,借另一手示指或血管钳的帮助将纱布球送入口腔,超过软腭,将纱布球尖端拉进后鼻孔,在将纱布球拉紧的同时另用纱条进行鼻腔填塞,将纱布球引线系于纽扣或纱布上固定在前鼻孔处。纱布球底部丝线经口引出,松松固定于唇边,以便取出纱布球。后鼻孔填塞物宜在 48～72h 取出,一般不宜超过 3d。最多不超过 5～6d。取出时将纱布球推达口咽部,再用血管钳取出。填塞物留置期间应予足量抗生素。

(5)鼻内镜下止血法:是目前临床最常用和有效的止血方法。优点是能够准确判定出血的部位,可以避免盲目鼻腔填塞。病人仰卧位,先用含有表面麻醉药和血管收缩药的棉片对鼻腔进行收缩麻醉,在内镜监视下,一边用吸引器将鼻腔分泌物和血性物吸出,一边用内镜分别检查下鼻道、嗅裂、中鼻道、鼻中隔、鼻腔各壁及鼻咽部,找到出血点后,可以使用双极电凝、微波、射频和激光止血。

(王丽萍)

# 第五节　鼻中隔疾病

## 一、鼻中隔偏曲

### 【临床表现】

1.中隔凸出侧,或有骨棘、骨嵴侧鼻腔阻塞。

2.鼻出血。

3.头痛。

4.可能激发喷嚏、流涕等症状。

5.鼻镜检查:鼻中隔偏离中线,也常见中隔嵴突或棘突。

### 【诊断要点】

1.临床表现。

2.影像学检查:X线片或CT可提示偏曲情况。

**【治疗方案及原则】**

有明显临床症状者,可行鼻中隔黏膜下切除术,或鼻中隔整形术。

# 二、鼻中隔血肿

鼻中隔血肿是指一侧或双侧鼻中隔软骨膜下或骨膜下积血。多由外伤、鼻中隔术后出血引起。继发感染形成脓肿。

**【临床表现】**

1.单侧或双侧鼻塞。

2.鼻镜检查:鼻中隔一侧或双侧黏膜呈半球样膨隆,表面光滑,触之柔软。

3.穿刺可抽出血液。

**【诊断要点】**

1.手术史或外伤史。

2.临床表现。

3.诊断性穿刺。

**【治疗方案及原则】**

1.较小血肿,可于穿刺抽吸后填塞鼻腔。

2.较大血肿,需行切开引流,清理淤血和血块,放引流条,双侧鼻腔加压填塞。

3.用抗生素防止感染。

# 三、鼻中隔脓肿

**【临床表现】**

1.鼻塞。

2.多伴有全身症状。

3.鼻尖部红肿疼痛,有压痛。

4.鼻中隔双侧对称性膨隆,色暗红,质软有波动感,触痛明显。

**【诊断要点】**

1.病史。

2.临床表现。

3.诊断性穿刺有脓液。

4.细菌培养及药物敏感试验。

**【治疗方案及原则】**

1.抗生素治疗。

2.及早切开引流,抗生素冲洗脓腔,充分引流,防止鼻中隔软骨坏死形成鞍鼻。

## 四、鼻中隔穿孔

鼻中隔血肿、脓肿、外伤、腐蚀性药物、特异性感染、急性传染病、肿瘤、异物以及自身免疫性疾病如 Wegener 肉芽肿等,均可导致鼻中隔穿孔,穿孔可发生在鼻中隔的任何部位。但以软骨部穿孔多见。

**【临床表现】**

1.鼻腔干燥、出血。

2.穿孔边缘溃疡、结痂。

3.穿孔小时,呼吸时出现哨鸣音。

**【诊断要点】**

根据临床表现及检查可诊断。

**【治疗方案及原则】**

1.病因治疗。

2.症状明显的穿孔可手术修补。

(张俊军)

# 第六节　鼻-鼻窦炎

## 一、急性鼻-鼻窦炎

急性鼻-鼻窦炎是鼻腔、鼻窦黏膜的急性炎症,常继发于急性鼻炎。其病理改变主要是鼻窦黏膜的急性卡他性炎症或化脓性炎症,严重者可累及骨质和周围组织及邻近器官,引起严重的眶内甚至颅内并发症。

**【病因】**

1.全身因素　全身抵抗力降低时易患此病,例如过度疲劳、受寒受湿、营养不良等。上呼吸道感染、生活与工作环境不洁等是常见诱因。此外,很多全身性疾病如贫血,糖尿病,甲状腺,垂体或性腺功能减退症和急性传染病(流感、麻疹、猩红热和白喉等)等均可诱发本病。

2.局部因素

(1)鼻腔鼻窦疾病:各种鼻炎、鼻中隔偏曲、鼻息肉、鼻腔异物和肿瘤等疾病阻塞窦口时,均可引起鼻窦的引流和通气障碍,从而导致鼻-鼻窦炎发生。

(2)邻近器官的感染病灶:常见的扁桃体炎、腺样体肥大等疾病可同时伴发鼻咽和鼻腔炎症,进而引起鼻-鼻窦炎。牙源性感染也是上颌窦炎的常见原因之一。

(3)创伤及污染:鼻窦外伤骨折或异物进入鼻窦,游泳跳水不当或游泳后用力擤鼻致污水挤入鼻窦,气压伤等,可将致病菌直接带入鼻窦,引发鼻-鼻窦炎。

(4)医源性:例如,鼻腔内填塞物、留置物留置时间过久,直接阻塞窦口或引起局部肿胀、继发感染而致鼻-鼻窦炎。

3.病原体　细菌和病毒均可诱发该病,常为混合感染。最常见的致病菌为化脓性球菌,如肺炎链球菌、溶血性链球菌、葡萄球菌和卡他球菌,其他如流感杆菌、变形杆菌、大肠杆菌、厌氧菌感染也较常见。临床上常可表现为球菌与杆菌、需氧菌与厌氧菌的混合感染。由于抗生素的使用,近年来真菌感染也有增加趋势。

**【病理】**

鼻-鼻窦炎的病理变化与急性鼻炎相似,主要分为三期。

1.卡他期　病初,鼻腔鼻窦黏膜短暂缺血,继而血管扩张和充血,上皮肿胀,通透性增强,浆液性或黏液性分泌亢进,纤毛运动减缓,白细胞浸润。

2.化脓期　为鼻-鼻窦炎进展阶段。此时,卡他期病理改变加重,逐渐出现上皮坏死,纤毛脱落,小血管出血,分泌物转为脓性,窦腔内积脓。

3.并发症期　为急性炎症期或其后阶段。炎症侵及骨质或经血行扩散,引起骨髓炎或眶内、颅内感染等严重并发症,多见于儿童。

上述病理过程并非是必然过程,及时地诊断和有效治疗可以使绝大多数患者在卡他期获得治愈。

**【临床表现】**

1.全身症状　因该病常继发于上呼吸道感染或急性鼻炎,故可出现畏寒、发热、食欲减退、便秘、周身不适,精神萎靡等全身症状,儿童也可以出现呕吐、腹泻、咳嗽等消化道和下呼吸道症状。

2.局部症状　主要表现为鼻部、头部及咽喉、耳部等邻近器官症状。

(1)鼻塞:多为患侧持续性鼻塞,也可双侧发病,为鼻黏膜炎性肿胀和分泌物蓄积所致。

(2)大量脓涕:鼻腔内大量脓性或黏脓性鼻涕,连续不断,脓涕中可带有少许血性分泌物。厌氧菌和大肠杆菌感染者脓涕恶臭,多见于牙源性上颌窦炎。脓涕可向后流至咽部和喉部,刺激鼻咽部或咽部黏膜引起咽痒、恶心、咳嗽和咳痰,常引起鼻后滴漏综合征。

(3)头面部疼痛:为本病最常见的症状,多为闷痛。其发生机制多是脓性分泌物及毒素刺激、黏膜肿胀和压迫神经末梢等多种原因共同所致。

各组鼻窦发生炎症时引起头痛的特点如下。

1)急性上颌窦炎:眶上、额部痛,可伴有同侧颌面部痛或上颌磨牙痛。一般晨起较轻,午后加重。

2)急性筛窦炎:一般头痛较轻,局限于内眦或鼻根部,也可向周围放散。由于位置毗邻,有时甚至共同发病,所以前组筛窦炎的头痛有时与急性额窦炎相似,后组筛窦炎则与急性蝶窦炎相似。

3)急性额窦炎:前额部疼痛。常晨起即感头痛,至午后开始减轻至消失,次日重复出现。目前认为可能是因为额窦炎患者晨起后,头呈直位,窦内分泌物积聚至下部,受重力和纤毛运动的作用逐渐被排出,在排空过程中额窦内产生负压,因此发生剧烈的"真空性头痛"。随着窦内分泌物逐渐排空,窦腔通气改善,疼痛缓解。

4)急性蝶窦炎:表现为颅底或眼球深处钝痛,可放射至头顶和耳后,亦可引起枕部痛。一般晨起较轻,午后加重。

(4)嗅觉改变:因鼻塞,常有患者出现传导性嗅觉减退。

**【检查及诊断】**

根据病史和查体所见,诊断不难,应注意鉴别病原体和病变部位。下述检查可用于诊断。

1.鼻窦体表投影区检查　急性上颌窦炎可表现为颌面、下睑红肿压痛;急性额窦炎则经常表现为额部红肿及眶内上角压痛、叩痛;急性筛窦炎在鼻根和内眦处有时会发现红肿和压痛。

2.前鼻镜检查　鼻腔黏膜充血、肿胀。鼻腔内大量黏脓涕,前组鼻窦炎主要位于中鼻道,后组鼻窦炎则多位于嗅裂处。若单侧鼻腔脓性分泌物恶臭,成人需考虑牙源性上颌窦炎,儿童则应考虑鼻腔异物。

3.鼻内镜检查　收缩鼻黏膜并行黏膜表面麻醉后,鼻内镜检查鼻腔各部,可清楚地直视中鼻道脓性分泌物并可取分泌物培养。

4.影像学检查　鼻窦CT可清楚地显示鼻腔、鼻窦病变范围、程度等。因此,CT是鼻窦影像学检查的首选。在CT图像中鼻-鼻窦炎一般显示为受累鼻腔鼻窦黏膜组织增厚,窦口狭窄甚至封闭,窦腔内可见液平面。MRI可较好地显示软组织病变,是与肿瘤性疾病鉴别的重要手段,但不作为鼻-鼻窦炎影像诊断的首选。X线对鼻-鼻窦炎的诊断效果欠佳,目前已少用于临床诊断。

5.上颌窦穿刺冲洗　为诊断性穿刺。若发现有脓液则应做细菌培养和药物敏感试验,有利于进一步治疗,现已少用。

## 【并发症】

主要包括颅内及眶内并发症,由于抗生素治疗的广泛应用和治疗技术的进步,目前已少见。

## 【治疗】

治疗原则主要包括根除病因;解除鼻腔鼻窦通气引流障碍;控制感染,预防并发症。

1.一般治疗　同上呼吸道感染和急性鼻炎,注意休息。

2.药物治疗

(1)抗生素:针对致病菌全身使用敏感抗生素。有文献证明局部使用抗生素没有治疗作用。牙源性感染建议使用抗厌氧菌药物如替硝唑等。

(2)局部使用糖皮质激素:疗效甚至好于全身使用抗生素,建议与抗生素联合使用。

(3)其他药物:黏液促排剂可稀化分泌物,促进其排出;局部适量使用减充血剂(疗程小于1周)可有效减轻水肿,促进炎症消散。

3.其他治疗

(1)负压置换疗法:简单易行有效,可明显改善症状。

(2)鼻窦穿刺冲洗:多用于上颌窦炎的诊断、治疗。

(3)鼻腔冲洗:有助于清除鼻腔分泌物,改善症状。

(4)手术治疗:急性炎症出现眼部、颅内严重并发症,保守治疗无效者可考虑手术,主要目的为通畅鼻腔鼻窦引流。

# 二、慢性鼻-鼻窦炎

慢性鼻-鼻窦炎:急性鼻-鼻窦炎迁延12周以上称为慢性鼻-鼻窦炎,多为双侧或多窦发病,也可单侧发病或单窦发病。现根据指南分为两型:慢性鼻-鼻窦炎不伴鼻息肉和慢性鼻-鼻窦炎伴鼻息肉,后者多与变应性因素相关。保守治疗效果欠佳的慢性鼻-鼻窦炎,尤其是伴鼻息肉者通过鼻内镜手术以及围手术期的系统药物治疗大多可以获得良好疗效。

## 【病因】

慢性-鼻窦炎病因非常复杂,传统认为其三大主要致病因素为呼吸道感染、呼吸道变态反应和鼻腔鼻窦解剖学异常。而其他因素,包括气压、外伤、胃食管反流、牙源性疾病、呼吸道纤毛系统疾病以及全身免疫系统疾病等多种疾病,也可以成为鼻-鼻窦炎的诱因。这些致病因素经常交织在一起,促进鼻-鼻窦炎的发生发展,因此对该病病因的认识必须具有整体性。近年来该领域的研究进展使人们对其有了更新的认识,从而改变了传统的临床治疗理念。

1.感染因素　有研究资料表明,慢性鼻-鼻窦炎患者与正常对照组鼻腔、鼻咽部分泌物细菌培养没有显著差异,也没有急性细菌感染所具有的全身症状如发热、白细胞增高等,故越来越多的学者认为慢性鼻-鼻窦炎与细菌感染之间没有直接联系,而是一种更为复杂的多因素结果,因而抗生素治疗方案出现了重大改变。

2.多因素导致的非感染性黏膜炎症　越来越多的证据表明,包括变态反应、真菌、细菌超抗原和细菌生物膜等诸多因素在慢性鼻-鼻窦炎的发生发展中起到了重要作用,它们介导的炎症因子释放引起黏膜的非感染性炎症反应,是慢性鼻-鼻窦炎的主要原因之一。

3.鼻腔鼻窦解剖学异常　鼻腔鼻窦的解剖变异超过一定程度会造成鼻腔鼻窦的通气引流障碍,成为慢性鼻-鼻窦炎的另一主要致病因素,常见的有鼻中隔偏曲、中鼻甲反向弯曲或泡状中甲、下鼻甲及钩突增生等。

4.其他致病因素　包括异物刺激,纤毛系统功能异常等,其详细机制有待进一步研究。

【病理】

不同原因造成的慢性鼻-鼻窦炎病理表现不尽相同。根据不同的病理改变,大致可分为水肿浸润型、浸润型和浸润纤维型。

黏膜病理改变主要表现为水肿、增厚、血管增生、淋巴细胞和浆细胞浸润、上皮纤毛脱落或鳞状化生及息肉样变,若分泌腺管阻塞,则可发生囊性改变。亦可出现骨膜增厚或骨质被吸收,后者可致窦壁骨质疏松或变薄。此外,黏膜亦可发生纤维组织增生而致血管阻塞和腺体萎缩,进而黏膜萎缩。

【临床表现】

1.全身症状　个体差异明显,程度轻重不等,时有时无。多见精神萎靡、易倦、头痛头昏、记忆力减退、注意力不集中等。

2.局部症状

(1)流涕:为慢性鼻-鼻窦炎的主要症状之一,量较多,常呈黏脓性或脓性。前组鼻-鼻窦炎者,鼻涕易从前鼻孔擤出;后组鼻-鼻窦炎者,鼻涕多经后鼻孔流入咽部。牙源性上颌窦炎的鼻涕常有特殊的腐臭味。

(2)鼻塞:是慢性鼻-鼻窦炎的另一主要症状,程度不一。由鼻黏膜肿胀、鼻甲黏膜息肉样变、息肉形成、鼻内分泌物较多或黏稠等原因所致。

(3)头痛或头面部闷胀感:一般情况下此症状不明显,出现时常表现为钝痛和闷痛。一般为细菌毒素被吸收所致的刺激性头痛,或因窦口阻塞、窦内空气被吸收而引起的真空性头痛。慢性鼻-鼻窦炎引起的头痛常有下列特点:①多伴随鼻塞、流脓涕和嗅觉减退等症状。②多有时间性或固定部位,一般为白天重、夜间轻,且常为一侧。前组鼻-鼻窦炎者多在前额部或周围痛,后组鼻-鼻窦炎者多在枕部、头顶部痛。③鼻内用减充血剂(疗程少于7d)、鼻腔雾化吸入等治疗后头痛可缓解。咳嗽、低头位或用力时头部静脉压升高,头痛经常加重。吸烟、饮酒和情绪激动时也可导致头痛加重。

(4)嗅觉减退或消失:多数属暂时性,少数为永久性。病程较短者多因鼻黏膜肿胀、肥厚等原因导致。少数嗅区黏膜本身出现变性甚至坏死时可出现永久性嗅觉障碍。

(5)视觉功能障碍:少见,为本病的眶内并发症之一,可表现为视力减退或失明(球后视神经炎所致),也有表现为眼球移位、复视和眶尖综合征等其他视功能障碍。多数与后组筛窦炎和蝶窦炎有关,是炎症累及管段视神经和眶内所致。

【检查】

根据病史和查体可初步诊断,影像学检查可帮助精确判定病变程度和范围。

1.病史　注意是否有急性鼻-鼻窦炎发作史,鼻塞、流脓涕、鼻源性头痛为本病的典型症状。

2.鼻腔检查　前鼻镜检查可见鼻黏膜慢性充血、肿胀或肥厚,中鼻甲肥大或息肉样变,中鼻道变窄、黏膜水肿或有息肉。鼻内镜检查可清楚准确地判断上述各种病变及其部位,并可发现前鼻镜不能窥视到的其他病变,如窦口及其附近区域的微小病变以及上鼻道和蝶窦口的病变,目前已经成为鼻部疾病诊断的必要手段之一。

3.口腔和咽部检查　鼻-鼻窦炎患者必须注意邻近部位的检查。牙源性上颌窦炎患者同侧上列前磨牙或磨牙可能存在病变,后组鼻-鼻窦炎者咽后壁可见到脓液或干痂附着。

4.影像学检查　鼻窦 CT 可清晰地显示窦腔大小、形态以及窦内黏膜不同程度增厚、密度增高、液平面或息肉阴影以及累及鼻窦范围等。冠状位鼻窦 CT 对于精确判断各鼻窦病变范围、鉴别鼻窦占位性或破坏性病变有重要价值,对手术入路具有重要的指导作用。因此,鼻窦 CT 检查成为鼻窦影像学检查的首选。MRI 可较好地显示软组织病变,是与肿瘤性疾病鉴别的重要手段,对于真菌性鼻窦炎等疾病有特征性改变,但不能准确显示骨性标志和变异,故不作为鼻-鼻窦炎影像诊断的首选。鼻窦 X 线片因提供信息有限,目前临床已较少采用。

5.上颌窦穿刺冲洗　可同时实现上颌窦炎的诊断与治疗。可通过穿刺冲洗了解窦内脓液的性质、量、有无恶臭等,并行脓液细菌培养和药物敏感试验,据此了解病变性质并选择敏感抗生素。随着影像技术的进步和药物治疗效果的提高,使用概率已大大减少。

6.鼻窦超声检查　可用于上颌窦和额窦检查。临床较少使用。

## 【诊断】

根据患者病史、查体所见和影像学检查结果,诊断不难。但应对慢性鼻-鼻窦炎的诊断作出临床分型,并对病变范围、程度及是否伴有眶内及颅内并发症等进行综合评估。主观病情评估常采用视觉模拟量表(VAS)或鼻腔鼻窦结局测试-20(SNOT-20),客观病情评估包括解剖变异、感染和变应性因素、伴发疾病的评估以及内镜和 CT 结果的评估。

## 【治疗】

治疗原则:慢性鼻-鼻窦炎不伴鼻息肉者首选药物治疗,系统药物治疗 3 个月以上症状无改善者可考虑手术治疗;伴有鼻息肉或鼻腔解剖结构异常者首选手术治疗;围手术期仍需系统的药物治疗。

1.药物治疗

(1)首选鼻内糖皮质激素,具有抗炎抗水肿作用,可改善鼻腔通气和引流,一般连续使用数月。可适当使用减充血剂快速缓解症状,注意应用时间不超过 7d。

(2)对重症病例或围手术期,可短期冲击量口服糖皮质激素,可有效抑制炎症反应,但需注意禁忌证,密切观察不良反应。

(3)可根据药敏试验选择抗生素。

(4)大环内酯类抗生素具有抗炎和免疫调节作用,可选择性小剂量长期口服。

(5)黏液促排剂有助于排出分泌物,恢复黏膜功能,可适当使用。

(6)可适当使用抗过敏药物减轻症状。

2.鼻腔冲洗　可使用专用鼻腔冲洗液或生理盐水冲洗鼻腔。冲洗可以清除鼻腔内分泌物及外来污染物,改善黏膜环境,有利于鼻腔通气和引流的恢复。

3.上颌窦穿刺冲洗　可用于诊断及治疗。因属有创处置,不作首选。

4.鼻窦负压置换法　用负压吸引法使药液进入鼻窦,可用于慢性鼻-鼻窦炎不伴鼻息肉患者。

5.鼻腔手术　患者如伴有鼻腔鼻窦的解剖异常,包括鼻中隔偏曲、泡状中鼻甲、中鼻道息肉、中鼻甲息肉样变、肥厚性鼻炎、鼻腔异物和肿瘤等,使窦口通气引流受阻,需手术矫正或切除。

6.鼻窦手术　慢性鼻-鼻窦炎有以下情况可选择手术治疗:影响鼻道窦口复合体或各鼻窦引流的明显解剖学异常或息肉;经药物治疗症状改善不满意;出现颅内或眶内并发症。

手术方式可分为传统手术和鼻内镜手术。鼻内镜手术已在鼻科学中占据主流地位。手术的关键是解除鼻腔和窦口的引流及通气障碍,尽可能地保留鼻腔和鼻窦的基本结构,如中鼻甲、鼻窦正常黏膜和可良性转归的病变黏膜,其目的是保持和恢复鼻腔及鼻窦的生理功能。

(1)传统鼻窦手术:有上颌窦鼻内开窗术、上颌窦根治术、鼻内筛窦切除术、鼻外筛窦切除术、额窦钻孔引流术、鼻外额窦根治术和鼻内蝶窦口扩大术等。此类手术多是切除窦内全部黏膜,并建立鼻窦与鼻腔之间长期稳定的引流和通气渠道。传统术式普遍存在诸多缺点,比如视野狭窄、照明不清、有一定程度的盲目操作以及病变切除不彻底、创伤较大和面部留有瘢痕等。

(2)功能性内镜鼻窦手术:功能性内镜鼻窦手术(FESS)是20世纪70年代中期随着手术设备的突破性进展,在传统的鼻窦手术方式的基础上建立的崭新的慢性鼻-鼻窦炎外科治疗方式。手术使用专用的内镜及配套器械,以清除窦口鼻道复合体(OMC)等关键结构的病变,恢复窦口的引流和通气功能为目的,通过小范围或局限性手术解除广泛的鼻窦阻塞性病变。与传统鼻窦手术相比,经鼻内镜手术具有照明清晰、全方位视野、操作精细、创伤小、面部无瘢痕以及能彻底切除病变又能保留正常组织和结构等优点,使临床治愈率提高到80%～90%,目前已经成为慢性鼻-鼻窦炎外科治疗的主要手术方式。

# 三、真菌性鼻-鼻窦炎

真菌性鼻-鼻窦炎(FRS)是由真菌感染引起的鼻腔鼻窦的一种炎症,临床常见的一种特异性鼻-鼻窦炎症,多表现为鼻窦内。随着国民健康意识提高以及细菌学、组织病理学、分子生物学和影像医学的发展,FRS的发现诊断率在不断提高。

## 【病因及发病机制】

真菌在鼻窦内发病存在全身性因素和局部因素。全身因素包括机体感冒没有及时治疗导致的窦口堵塞、慢性消耗性疾病、严重的营养不良、免疫功能下降或长期滥用抗生素及激素类药物等;局部因素包括鼻腔及鼻窦先天或外伤引起的结构畸形,急性慢性鼻窦炎导致的窦口堵塞,慢性炎症的刺激,影响鼻窦通气引流等。

病原菌较常见的致病真菌有:曲霉菌、青霉菌、念珠菌、暗色孢科菌属(如双极菌、弯孢菌、链格孢菌等)、毛霉菌等。曲霉菌最为常见,毛霉菌感染较少见,但致死率高。

## 【临床分型】

真菌性鼻-鼻窦炎(FRS)分为侵袭性和非侵袭性两大类。侵袭性真菌性鼻-鼻窦炎又分为急性侵袭性真菌性鼻-鼻窦炎(AIFRS)、肉芽肿性侵袭性鼻窦炎(FRS)和慢性侵袭性真菌性鼻-鼻窦炎(CIFRS)三种类型;非侵袭性真菌性鼻窦炎(NIFRS)分为变应性FRS(AFRS)和真菌球两种类型。

## 【临床表现及诊断】

### (一)侵袭性真菌性鼻-鼻窦炎

1.急性侵袭性真菌性鼻-鼻窦炎(AIFRS)　病程通常小于4周,常由毛霉菌引起的一种致命的感染,常发生在免疫功能严重低下或缺陷的患者,患者有中性粒细胞功能减退或减少症,慢性肾衰竭、肝功能衰竭、糖尿病晚期、血液病、化疗后、晚期艾滋病、器官移植后等患者。有免疫缺陷的患者如果合并有鼻窦炎症状应该高度怀疑AIFRS。

(1)病史:有免疫缺陷的全身疾病及进行性日益加重的鼻塞、鼻干、鼻涕、鼻涕带血,可出现面颊部肿胀,眼球突出,眼肌麻痹,视力减退,鼻塞,牙痛等症状,伴剧烈头痛、发热、无力,可迅速累及眼眶、颅内和面部、口腔、肝、脾、肺等组织,如不能及时有效的治疗,常在数小时或数天内死亡。

（2）鼻内镜检查：鼻腔鼻窦内大量干性坏死组织，鼻中隔或鼻窦结构破坏。可有鼻中隔或硬腭穿孔，大量黑色坏死结痂。鼻腔及鼻窦内局部分泌物图片可以协助诊断。

（3）鼻窦 CT 及 MRI 检查：早期鼻窦 CT 无明显特征，可以表现为鼻腔黏膜肿胀、增厚或者鼻窦内有液平，鼻腔及鼻窦内广泛软组织影，鼻中隔可有穿孔表现，鼻窦内可有双密度影，周围骨质有破坏。到晚期出现广泛骨质破坏，周围软组织受侵犯，颅内受累才有典型特征。头颅 MRI 可以很好地显示病变侵入颅内情况。

（4）病理：最后确诊需要病理组织检查。鼻腔内分泌物图片找到真菌菌丝对诊断帮助也很大。

（5）治疗：侵袭性真菌性鼻-鼻窦炎的预后差，病死率高，尽早诊断和恰当的治疗十分重要。AIFRS 首先是治疗原发病、减少或逆转免疫抑制的诱因，纠正代谢和免疫功能紊乱。在全身状态稳定且麻醉允许的情况下应行鼻窦清创术，手术清除受累的或失去生机的组织，保证鼻窦和眼眶的充分引流。

2.慢性侵袭性真菌性鼻-鼻窦炎　慢性侵袭性真菌性鼻窦炎可以发生在正常人，致病菌多为曲霉菌，病程至少 4 周以上，发病隐匿，进展缓慢，可达数月到几年，可见于艾滋病、糖尿病、激素治疗患者，但是 CIFRS 也可以见于正常人。

（1）病史：长期慢性类似鼻窦炎病史，一般鼻窦炎治疗只能短时有效，持续性进展和间断性缓解。鼻塞、鼻涕、涕中带血，甚至面部肿胀、牙痛、头痛、眶内疼痛等。患者可有糖尿病史等疾病。

（2）体检：轻度侵袭性鼻窦炎外观无改变，严重的侵袭性真菌性上颌窦炎可以出现一侧面部肿胀，面部隆起，甚至皮肤破溃，眼球突出、隆起，眼球运动障碍，上颌窦压痛、眶周肿胀、硬腭黑色坏死性损伤或穿孔。侵袭性蝶窦炎可以表现为脑膜炎改变，头痛伴恶心、呕吐，脑膜刺激征阳性，严重者合并失明及海绵窦综合征。

（3）鼻内镜检查：鼻腔黏膜一般慢性炎症表现，鼻腔内可有脓性分泌物，结痂，黏膜或中隔可有溃疡面形成、上颌窦为主的侵袭性真菌病可以有上颌窦内侧壁明显的向内侧隆起，自然窦口处有脓性分泌物，如果是蝶窦侵袭性鼻窦炎，蝶窦窦口处可有息肉样改变及脓性分泌物，严重者可以有明显的骨壁破坏，骨质呈暗灰绿色。

（4）鼻窦 CT 及 MRI 检查：鼻腔、鼻窦内可有软组织影，一般发生在蝶窦多见，其次为上颌窦，早起侵袭性蝶窦炎表现为蝶窦骨壁增厚，蝶窦内软组织影密度不均匀，有时有明显的高密度影。上颌窦也可有骨壁增厚表现，晚期鼻窦内及鼻窦周围有大量软组织影，上颌窦病变可侵入面部软组织和眶内。蝶窦病变可侵入翼腭窝或颅内，鼻窦及周围组织和器官可有组织破坏，程度不同。

（5）病理检查：鼻窦抽取液直接镜检或细胞学检查，或培养呈真菌阳性。病理学检查为金标准。

（6）治疗：本病一经确诊，在全身状态允许的前提下，进行全麻鼻内镜下鼻腔鼻窦及周围受累病变的广泛的清创手术治疗，清除鼻窦内真菌团块和受累的骨组织，同侧的全组鼻窦开放等。

改善局部环境，制造一个不利于真菌生长、繁殖的条件可达到治疗的目的。目前手术结合抗真菌药物是最佳的治疗方法。

本病在局部彻底清创的基础上，加上全身抗真菌药物和支持治疗，一般预后良好。

3.肉芽肿性真菌性鼻窦炎（FRS）　此种类型见于免疫功能正常的人群，病程大于 12 周，通常见于苏丹、印度、巴基斯坦等国家，我国很少见。表现为面颊部、眼眶、鼻腔、鼻窦的肿物，通常可以出现眼球突出。组织病理学表现为在大量纤维变性组织中有肉芽肿改变。肉芽肿中可以看到异物或朗格汉斯巨细胞，有时有血管炎，血管增生及血管周围纤维变性。一般组织中无菌丝或有黄曲霉分离出来。

### （二）非侵袭性真菌性鼻-鼻窦炎

1.真菌球型鼻-鼻窦炎　　真菌球型是临床最常见的真菌性鼻窦炎形式,绝大部分由曲霉菌感染引起,通常发生在一个鼻窦,以上颌窦和蝶窦多见,偶见多个鼻窦发生。真菌球是指真菌及其碎片聚集在窦腔内形成非侵袭性团块样结构,合并脓性分泌物,黏膜水肿和炎性肉芽形成。大部分出现在正常成年人群,少部分出现在糖尿病患者或其他疾病患者。真菌在鼻窦内,大体形态如干酪样、碎屑样或砂粒状,呈黄色、暗褐或灰黑色团块状。鼻窦内病变不断增大可压迫窦口骨质使窦口扩大,但是窦壁其他部位骨质因炎症刺激增生。光镜下窦内病变组织内可见大量真菌菌丝、孢子、退变的白细胞和上皮细胞。鼻窦黏膜水肿或增生,但黏膜或骨组织内无真菌侵袭。常单窦发病,以上颌窦及蝶窦发病率最高。

(1)病史:临床表现为反复发作的间断性单侧鼻塞、流脓涕、脓血涕,可有鼻涕臭味、牙痛、头痛及面部不适等,亦可不表现任何症状,仅在鼻窦影像学检查时发现。一般无全身症状。患者通常免疫功能正常。

(2)鼻内镜检查:通常为一侧鼻腔内有脓性分泌物,也有两侧真菌性鼻窦炎的患者。被感染的鼻窦窦口通常黏膜肿胀,有脓性分泌物溢出,严重者窦口周围黏膜息肉样变,真菌团块可以突到鼻腔内,少数患者原发在鼻腔内或筛窦内的真菌感染可见鼻腔内或筛窦口周围真菌团块。

(3)鼻窦 CT 及 MRI 检查:鼻窦 CT 显示上颌窦或蝶窦内有软组织密度影,大部分呈现不均匀密度增高影,病史长的患者大部分伴有不规则钙化斑或点状钙化,大部分因炎症刺激有窦壁骨质增厚,但是窦口通常会扩大,窦口周围骨质膨隆或吸收。鼻窦 CT 诊断符合率达到 95% 以上。头颅 MRI 在 $T_1$ 和 $T_2$ 为低信号影,周围黏膜在 $T_2$ 或强化为高信号影。

(4)病理:术后病理检查为诊断金标准,骨质及黏膜内无真菌菌丝为非侵袭性真菌性鼻窦炎。

(5)治疗:此类真菌性鼻窦炎,在鼻内镜下行相应的鼻窦口扩大,彻底清除鼻窦内真菌球或黏蛋白和真菌碎片、不可逆的病变组织(如鼻息肉等),建立鼻窦宽敞永久性引流,保留鼻窦正常的黏膜和骨壁。术后用生理盐水反复冲洗,目前已经成为较为常规的手术治疗方式,手术微创,术后效果好。复发率很低。

本病手术可以彻底根治,术后不需应用抗真菌药物,局部冲洗用生理盐水或加用两性霉素局部冲洗。

2.变应性真菌性鼻-鼻窦炎　　变应性真菌性鼻-鼻窦炎是真菌作为抗原释放免疫球蛋白 E(IgE)介导的或者由免疫复合物引起的Ⅲ型变天反应在特应性个体引起的鼻窦黏膜炎症。当敏感个体暴露于真菌浓度高的环境,上呼吸道或下呼吸道敏感性增加。常发生在有免疫功能的成人和青年人,患者多有特应性体质,变应原皮试或血清学检查证实为Ⅰ型变态反应为主。鼻窦广泛的炎症和黏蛋白容易堵塞鼻窦开口。如果真菌持续存在,就会产生局部破坏性的免疫反应,然后炎症扩展到相邻鼻窦,引起鼻窦扩张和骨质受侵。在扩大的鼻窦内积存的嗜酸性黏蛋白引起炎性介质的升高,如主要碱性蛋白,嗜酸粒细胞过氧化物酶,嗜酸性粒细胞来源的神经毒素,肿瘤坏死因子和白细胞介素等。长期反复发作的全组鼻窦炎或鼻息肉史或合并哮喘病、经历一次或多次鼻窦炎和鼻息肉手术史考虑有本病存在。

(1)病史:本病发病隐袭,进展缓慢,可以数月甚至数年,多累及两侧多窦,也有一侧多窦。临床表现与慢性鼻窦炎伴或不伴鼻息肉相似。多发生在额窦、筛窦和上颌窦,病变在鼻窦内扩展性发展,致鼻窦扩张性增大和鼻窦骨壁压迫性吸收。临床表现为眶侧或颌面部缓慢进展的隆起,隆起无痛、固定、质硬和呈不规则形,隆起不断增大压迫眼眶则引起眼球突出、移位,进而眼球活动受限、复视、上睑下垂等。一般患者表现为缓慢发展,个别患者急性发展,表现为短时间的眶周软组织肿胀、疼痛,累及眶内和视神经可致视力减退或失明。

(2)鼻内镜检查:变应性真菌性鼻窦炎典型的鼻内镜改变是鼻腔黏膜肿胀,鼻窦内有非常黏稠的分泌物,胶冻样,不易吸出。术后的鼻窦内也容易有鼻窦黏膜肿胀,鼻窦内有黏稠胶冻样分泌物。

(3)鼻窦 CT 和或 MRI 检查:鼻窦 CT 显示病变中央高密度的变应性黏蛋白影(较均匀的毛玻璃状或

极不规则的线状,有星状分布的钙化点),骨窗表现更明显。鼻窦 MRI 显示病变中央低信号、周边强信号。

(4)病理:FRS 最终诊断是依据组织病理学检查。由于常规 HE 染色法检出率较低,现多采用 Gomori 染色(六胺银染色),其检出率在 95% 以上。过敏性黏蛋白成分中含有真菌成分,没有组织破坏。

(5)治疗:变应性真菌性鼻-鼻窦炎治疗最基本的是鼻内镜下充分开放病变鼻窦引流通道,彻底清除病变黏膜和黏蛋白成分。单纯手术不能很好地控制 AFRS,还需要术后的持续治疗,包括术后立刻应用短疗程的糖皮质激素、白三烯受体拮抗剂、大环内酯类抗炎药物和伊曲康唑联合应用,能明显减轻炎症反应、黏膜水肿及息肉形成,降低术后复发率,有效控制病情。目前多采用围手术期短期口服醋酸泼尼松片、甲泼尼龙片或鼻内激素喷雾。但长期口服泼尼松时应注意并发症。

有学者对变应性真菌性鼻-鼻窦炎行免疫治疗,可明显降低患者对糖皮质激素的需要量,减少复发。

# 四、儿童鼻窦炎

儿童鼻窦炎顾名思义是发生在儿童的鼻窦炎,是儿童常见的疾病之一,有其自身的年龄发病特点,如有腺样体肥大的儿童常反复急性鼻炎发作,进而又易导致鼻窦炎的发生。儿童上颌窦及筛窦形成较早,而额窦及蝶窦 2～3 岁才开始发育。

【病因】

儿童鼻窦炎与其年龄、生活习惯及鼻窦处于发育过程有关,它的病因有以下特点:①儿童鼻窦开口相对较大,易经窦口感染鼻窦;②各鼻道相对狭窄,窦腔发育不全,黏膜娇嫩,血管淋巴管丰富,一旦感染黏膜易显著肿胀且分泌物较多,导致窦口及各鼻道极易堵塞而使鼻腔的通气和引流功能障碍;③儿童时期腺样体组织增生肥大,易堵塞后鼻孔,影响鼻腔的通气和引流功能。另外先天性后鼻孔闭锁及腭裂等疾病也可影响鼻腔功能;④儿童时期机体抵抗力弱、对外界适应能力差,易上呼吸道感染及急性传染病,继而出现鼻窦炎;⑤特应性体质和免疫性疾病,如变应性鼻炎、哮喘、纤维囊性病等。⑥儿童的不健康习性,如鼻腔塞入异物、在不清洁的水中游泳等。

常见的致病菌是肺炎链球菌、流感嗜血杆菌和卡他莫拉菌等。

【病理】

儿童鼻窦炎急性者与成年人一致,表现为鼻窦黏膜充血、肿胀及炎性细胞渗出。分泌物为黏液或浆液,若窦口堵塞分泌物潴留则可逐步变为脓液。慢性者表现为水肿型、滤泡型或肥厚型,儿童发生纤维型病变一般少见。

【临床表现】

1.急性鼻窦炎　早期症状与急性鼻炎相似,但儿童的全身症状较成人明显重。除鼻塞、脓涕外,可有发热、脱水、食欲差、精神萎靡等表现,可同时伴有咽痛、咳嗽。有些儿童还可有急性中耳炎、鼻出血的表现。年龄大的儿童可能诉头痛或面部疼痛。

2.慢性鼻窦炎　可表现为反复间歇性鼻塞、黏脓涕,有时可诉鼻腔出血来就诊。一般情况尚可,严重者也可有精神萎靡、胃食欲缺乏、体重下降或低热等。可伴有腺样体肥大、慢性中耳炎、感冒、贫血、关节痛胃肠功能差或肾脏疾病。长期鼻塞者可导致儿童颌面、胸部及智力等发育不良。

【检查及诊断】

1.前鼻镜检查　鼻前庭可见黏脓痂,合并有鼻前庭炎者可见鼻翼及鼻小柱附着处脱皮或皲裂,为脓性鼻涕刺激皮肤所致。鼻腔内可见黏脓涕,清理脓涕后可见鼻腔黏膜呈急性或慢性充血、肿胀,有时可见中鼻道或嗅裂有脓性分泌物。

2.鼻内镜或电子鼻咽镜检查　内镜检查较前鼻镜检查更清晰,可精确观察下鼻甲黏膜有无充血、肿胀、肥厚,中鼻甲有无肥大或息肉样变,中鼻道及嗅裂有无脓性分泌物或息肉等,可观察鼻咽部有无腺样体增生或肥大,总之它能准确地看清病变部位及其他解剖学上的异常,对诊断有重要的意义。

3.辅助检查　鼻窦 X 线检查对于诊断有一定的参考价值,而 CT 检查能更精确判断窦腔的大小、形态、有无液平、黏膜增厚、中鼻道有无解剖变异,窦壁骨质有无破坏等。由于在相当一部分无症状儿童中也可以见到鼻窦黏膜水肿等类似鼻窦炎样影像所见,所以影像检查需要结合临床表现,不能单独作为确定本病的诊断依据。

**【治疗】**

1.急性鼻窦炎　全身应用足量抗生素、抗变态反应药物等。鼻腔局部可应用生理盐水鼻腔冲洗、减充血剂、鼻用抗组胺喷剂、鼻用糖皮质激素等,以帮助恢复鼻腔的通气和引流功能。黏液促排剂既可增强鼻黏膜纤毛摆动,又可稀化黏涕,能促进黏脓涕的排出。也可使用一些治疗鼻-鼻窦炎的中成药治疗。如有并发症发生,可同时对症治疗。

2.慢性鼻窦炎　儿童鼻窦炎首先应药物保守治疗,以口服抗生素治疗为主,病程至少 2～3 周。鼻用糖皮质激素和减充血剂可同时使用。鼻窦负压置换也是有效治疗手段。对于较大儿童的慢性上颌窦炎,可行上颌窦穿刺冲洗。如有腺样体肥大堵塞后鼻孔时,可考虑切除之,恢复后鼻孔通畅。如合并有鼻息肉时,可鼻内镜下行鼻息肉切除和鼻窦开放术。

3.并发症的治疗　儿童发育未完善及抵抗力低下,并发症的风险高于成人,尤其是低龄儿童。如急性中耳炎、分泌性中耳炎、腺样体炎或增生、支气管肺炎等。

（丁景菊）

# 第七节　变应性真菌性鼻窦炎

变应性真菌性鼻窦炎(AFRS)是指发生以 IgE 介导的对真菌的变态反应(皮肤试验阳性),并存在含有真菌菌丝的嗜酸性粒细胞黏蛋白的鼻窦炎。临床上多表现伴发哮喘、外周血嗜酸性粒细胞增多,以及鼻息肉和变应性鼻炎。

对 AFRS 的认识仅 30 余年,最初(1976 年)的认识是源自一例变应性支气管肺曲菌病(ABPA),诊治医师 Safirstein 在该例患者的鼻腔内发现一种稠厚黏胶样的、可培养出曲霉菌的嗜酸性粒细胞黏蛋白,但那时他认为只是普通的鼻腔鼻窦炎症而已。五年后的 1981 年,Miller 首次描述了鼻窦中这种黏蛋白的组织病理学,并明确指出其与已经公认的 ABPA 从肺中取出的黏液的组织病理学是相似的。然那时对鼻窦这种疾病的本质仍然很模糊。AFRS 的正式记载是 Katzenstein 等在 1983 年报道的 6 例,提出该疾病是曲霉菌引起的一种发生在鼻腔鼻窦的变态反应性疾病,遂命名为变应性曲霉菌性鼻窦炎(AAS)。然而,上述早期研究均缺乏真菌培养资料,取名"AAS"是因为 2 条依据:①真菌染色的形态特征和曲霉菌相似;②嗜酸性粒细胞黏蛋白的组织病理学与 ABPA 相似。事实上,仅从真菌染色鉴别真菌种属是不可能的。后来发现,这种与真菌相关的鼻窦疾病除了与曲霉菌属有关外,还与很多其他真菌相关。因此从 1989 年起,开始启用"变应性真菌性鼻窦炎(AFRS)"这一命名。AFRS 是一个特殊的疾病群,在慢性鼻窦炎(CRS)中占 5％～10％。在世界范围内,对 AFRS 免疫学发病机制和治疗效果的研究主要在最近的 10 年,目前在治疗效果方面已经取得基本一致的意见,但对发病的免疫学机制仍存在一些尚未明了的疑问。主要是,以嗜酸性粒细胞黏蛋白为特征的鼻窦炎中,有些有真菌,有些并没有真菌;而在有真菌的病例中,有些是对真菌的变态反应,有些则不是。这些不同临床表象背后的免疫学机制以及它们之间的本质关系仍然不得而知,需要继续研究。

# 一、流行病学和病理生理学

## (一)流行病学

AFRS的发病率随不同地理位置而不同。高发地区主要位于较高湿度的温带区域。从全球范围看,发病较高地区如美国沿密西西比河和南部的高湿度地区、印度北部、澳洲南部和波斯湾地区。1998年美国报道最高发病区域是田纳西州的孟菲斯,当地内镜鼻窦手术者中20%是AFRS。1983年Katzenstein首先报道的AFRS就是位于这个地区。相比之下,在气候较冷的美国西北部则从未报告过AFRS。

存在真菌孢子是AFRS发病的基本条件,户外真菌孢子数量的地域性差异决定了AFRS发病率的地域性差异。同时,这些地区的户外真菌孢子数量亦因不同季节而异。此外,潮湿的地窖、浴室、加湿器和空调亦是真菌孢子数量较多的地方,例如美国南部和波斯湾地区空调使用率较高,因此那里也成为AFRS的高发区。据国外资料,CRS中5%～10%实际上是AFRS。目前我国AFRS有零星个案报道,尚无深入研究,更没有流行病学的调查资料。

早期报道与AFRS发病相关的真菌是曲霉菌属。随着真菌培养技术的进步,现今已经证明AFRS与多种真菌相关,例如暗色孢属,此外还有黑附球属和腐皮镰属。在1996年回顾的英文文献诊断为AFRS的263例中,168例真菌培养阳性,其中暗色孢属占87%,曲霉菌属仅13%。因此暗色孢属被公认是AFRS肯定具有潜在参与发病机制的真菌,其在变应性真菌性鼻炎(AFR)中的作用也已被确认。

与AFRS相关的真菌有地域分布的区别。在北美,大部分是暗色孢属或者产色属,如双极霉属、明脐菌属、弯孢霉属和链格孢属。在北印度则是黄曲霉,波斯湾国家以曲菌为主。我国尚缺乏相关资料。

常见的相关真菌均是发芽率高的菌属,其抗原性亦随发芽而增强。已证明链格孢属在体温下2小时内即可发芽。

## (二)病理生理学

真菌进入遗传易感体质个体的鼻腔鼻窦后,逃避了黏液纤毛清除或者喷嚏和咳嗽将其排出,其将逗留一段足够长的时间以允许其发芽,发芽的孢子增强了真菌的抗原性,致使嗜酸性粒细胞黏蛋白的产生。后者进而促进真菌孢子在这种嗜酸性粒细胞黏蛋白中继续生长,这种具有抗原性的不断生长的真菌导致产生更多的嗜酸性粒细胞黏蛋白,又进一步促进更多真菌生长。如此正反馈机制最终形成恶性循环。与此同时,稠厚的变应性黏蛋白阻碍了黏液纤毛清除功能,大量炎症细胞因子的产生和积蓄促进了鼻息肉的生长。如此周而复始加剧了疾病的发展。

# 二、与以嗜酸性粒细胞为特征的呼吸道疾病的关系

## (一)AFRS与以嗜酸性粒细胞为特征的鼻窦炎

1.以嗜酸性粒细胞为特征的鼻窦炎　根据其是否存在真菌,或是否是变态反应分为4种临床类型:①嗜酸性粒细胞性真菌性鼻窦炎(EFRS):是存在真菌的类型;②嗜酸性粒细胞黏蛋白性鼻窦炎(EMRS):是指嗜酸性粒细胞黏蛋白的组织病理学未看见真菌或未培养出真菌的鼻窦炎,因此也称为非真菌性嗜酸性粒细胞黏蛋白性鼻窦炎(NF-EMRS);③变应性真菌性鼻窦炎(AFRS):是对真菌的变态反应,存在嗜酸性粒细胞黏蛋白和真菌;④嗜酸性粒细胞性真菌性鼻窦炎(EFRS):存在真菌,且是发病原因,但不是通过

IgE 介导的变应性机制致病的,Ferguson 为了强化 EFRS 这种非变应特性,将其称为非变应性嗜酸性粒细胞性真菌性鼻窦炎(NA-EFRS)。

2.嗜酸性粒细胞性真菌性鼻窦炎 20 世纪 90 年代,Ponikau 等提出真菌是大多数 CRS 的病因。因为他们在 93% 的接受鼻窦手术者的鼻腔灌洗液中证实存在嗜酸性粒细胞黏蛋白和真菌,且在同一研究中还发现所有正常对照的鼻腔灌洗液中也均可培养出真菌。此外,Ponikau 等还指出由于近 100 例存在嗜酸性粒细胞黏蛋白和真菌的患者中,仅不到半数有变态反应,故认为真菌的病因作用并非 IgE 介导的变态反应,而是真菌激发的嗜酸性粒细胞介导的反应。因此提出 AFRS 应称为嗜酸性粒细胞性真菌性鼻窦炎(EFRS)更合适。Ponikau 等推论 EFRS 的发病机制是:真菌寄生于鼻窦,引发鼻窦黏膜中的嗜酸性粒细胞穿过上皮向真菌迁徙包围真菌,通过释放毒性蛋白杀死真菌,与此同时损伤了鼻窦黏膜,继发细菌定植感染,发生 CRS/鼻息肉病。

3.AFRS 与 NF-EMRS AFRS 和 NF-EMRS 均普遍被认为是免疫学相关的疾病,前者多被认为是 IgE 介导的变态反应,后者则被定位是嗜酸性粒细胞介导的炎症反应。两者明显的差异是前者与真菌相关,后者则不相关。但两者的相同之处是都以嗜酸性粒细胞黏蛋白为特征,且多数临床特征亦相似。

近年对两者的临床表象进行了一些研究。来自美国东北部的研究表明两者的临床特征有明显不同,如 AFRS 患病年龄明显年轻(30.7 岁:48.0 岁)、较少合并哮喘(41%:93%)、较少有阿司匹林耐受不良(13%:54%)和较少双侧发病(55%:100%),且总 IgE 水平亦明显高(均值:19410mg/L:2670mg/L)。来自北印度的研究表明 AFRS 的平均年龄比 NF-EMRS 低(28 岁±13 岁:41 岁±10 岁),双侧发病稍少(75%:100%),这两点和源自北美的研究相似,但这些差别无统计学意义。此外,AFRS 影像显示骨质破坏和密度不均质性更多见(分别是 100%:40% 和 97%:67%)。然来自澳洲南部的前瞻性研究表明,AFRS 除了发病年龄较 EMRS 明显年轻外,其他如阿司匹林耐受不良、双侧发病、免疫球蛋白水平或者哮喘等均无差异,那里的 AFRS 全部是双侧患病。上述三个研究的差异可能与当地的气候、社会经济以及人种遗传易患性的不同有关。北印度和南澳洲属同一地区,可能是那里的环境易于真菌寄生和更易双侧发病。

近年,Ferguson 小组在研究鼻息肉组织基因的活性形式时对 AFRS 和 NF-EMRS 进行了比较,结果表明两者的基因激活形式与联合对照组不同,同时也表明两者之间既有相同又有不同。NF-EMRS 一些基因的差异表达,在 AFRS 也多少有一点。

（二）AAS 和 ABPA

如本节开头所述,对 AAS 的最初概念是从 ABPA 开始的。自 1976 年 Safirstein 首次报道在一例 ABPA 的鼻腔内存在可培养出曲霉菌的嗜酸性粒细胞黏蛋白之后,有回顾性研究发现,ABPA 发病前先有鼻症状和体征,如鼻阻塞、鼻溢液和坚硬的血色鼻栓,进而检查发现鼻黏膜严重水肿、鼻息肉和鼻窦炎,这些鼻症状和体征经常规药物治疗和手术均无效。但有趣的是,这些鼻症状和体征在明确 ABPA 时,并给予系统糖皮质激素治疗后,和 ABPA 同时获得改善。若一旦再出现鼻症状和体征,胸片也必然证实 ABPA 复发,再次系统糖皮质激素治疗后,鼻、肺症状又同时消失。因此有观点认为,AAS 和 ABPA 是发生于同一个体的两个不同部位的同一疾病。

AAS 鼻腔鼻窦内黏蛋白和 ABPA 支气管内黏液的组织病理学是相似的,均为嗜酸性粒细胞黏蛋白,进而还发现两者具有相似的免疫学特征,例如,两者均表现吸入特应性,即具有对吸入真菌孢子产生变态反应的遗传易感体质。虽然晚近的研究已经证实多种真菌可以致病,并因此对这一疾病有称为“变应性支气管肺真菌病(ABPFD)”之说,但是临床上多见的以及研究最为深入的仍然是 ABPA。

AAS 和 ABPA 的免疫学真的完全相似吗?研究发现,在 ABPA,真菌特异性 IgE 和 IgGs 增高是非常常见的,特别是 IgGs 增高,90% 以上的 ABPA 患者均显示 IgG 急剧增高,IgGs 是免疫复合物反应所必须具备的免疫球蛋白。但在 AAS,目前尚缺乏关于与 IgGs 相关的证据。另外,从临床上看 AAS 与 ABPA 的另一个区别是,囊性纤维病(CF)并不合并 AAS,但据报道 6%～25%CF 合并 ABPA,相比之下,哮喘患者合并 ABPA 仅 1%。

AAS 和 ABPA 之间的关系有三种解释:①AAS 可能使机体易于发生 ABPA,但两者不一定同时存在;②AAS 和 ABPA 是独立的呼吸道疾病,但不清楚病变为何只限于鼻窦或只发生在支气管及肺;③AAS 和 ABPA 是同一疾病,前者是后者在鼻部的表现,AAS 是某些相互关联的因素或事件导致 ABPA 进一步发生和发展的结果,近年大量的免疫学和组织病理学证据支持这一理论。

# 三、发病的免疫学因素及机制

虽然已经从 AFRS 的嗜酸性粒细胞黏液中分离出多种真菌,也已证实 AFRS 患者皮肤试验表现对真菌的Ⅰ型变态反应和血清真菌特异性 IgE 升高。然而这些证据尚不足以说明 AFRS 就是对寄生真菌的Ⅰ型变态反应。Pant 等的研究表明,AFRS、NF-EMRS 以及真菌变态反应患者的真菌 IgE 水平是相似的,这意味着仅仅是真菌变态反应是不足以引起 AFRS 的。患者可以有真菌变态反应而没有 EMRS。因此若 NF-EMRS 表现真菌 IgE 升高,可能提示真菌还没有进入鼻腔鼻窦,也就是说,宿主防御系统如黏液纤毛清除作用阻挡了真菌孢子的定植,或者是缺乏协同作用因子如超抗原。由此可见,AFRS 发病的免疫学机制可能是多因素的。这些因素中,必须具备的因素是非侵犯真菌生长、嗜酸性粒细胞黏液和对真菌的Ⅰ型变态反应,其他可能需要具备的因素是金黄色葡萄球菌超抗原和对超抗原刺激易感的 HLA 亚型。

## (一)变态反应

提出 AFRS 是发生在鼻腔鼻窦的一种对真菌的变态反应疾病这一观点可以追溯到最初认识该疾病的时候。历经 20 余年,这个观点始终没有放弃,而且随着对疾病本质探索的深入,已经有越来越多的证据证明变态反应是 AFRS 发病和病理生理学的核心机制。

1.真菌吸入特应性 1998 年美国西南联合州大样本报道全部 AFRS 患者均具吸入特应性,包括对病原真菌的Ⅰ型速发型高敏反应。同年,另一份同样来自美国的研究对真菌培养为双极菌属阳性的全部 AFRS 患者进行真菌抗原皮肤试验,结果也均为阳性。上述研究提示,IgE 介导的Ⅰ型变态反应参与了 AFRS 发病。但近年有观点指出,仅凭真菌吸入特应性尚不足以证实就是 AFRS,因为研究发现,AFRS 通常不存在对常见病因性真菌的吸入特应性。

2.IgE 和 IgGs 研究发现,AFRS 患者的 RAST 和 ELESA 对双极菌属均呈现特异性 IgE 和 IgG 抗体的阳性抑制反应,而绝大多数 CRS 上述两项均为阴性。另一项研究虽然发现 AFRS 血清总 IgE 水平不比正常对照高,但血清和黏蛋白的真菌特异性 IgE 水平则明显高于正常对照。近年的深入研究更明确提出,AFRS 是对真菌抗原的局部的 IgE 介导的反应。已经有免疫组化研究证实 AFRS 下鼻甲上皮和上皮下 IgE 染色均明显增强,且上皮下 IgE 染色更强于上皮层,但下鼻甲和鼻窦组织的 IgE 染色并无显著差异。该研究还对下鼻甲组织的免疫 CAP 分析表明,14 个抗原中 5 个的特异性 IgE 和总 IgE 增加。与此对应的是,上述两项在正常对照和不合并息肉的慢性鼻窦炎(CRSs-NP)则远逊色于 AFRS。此外,研究还发现,血清 IgE 水平反映 AFRS 的临床状态,随疾病的活动而波动,IgE 高水平时提示疾病处于活动状态,低水平时提示疾病处于静止状态。有学者强调,总 IgE 水平对于预示 AFRS 持续或复发较特异性 IgE 更具特异性和更为敏感。因此总 IgE 水平多被用作监视 AFRS 临床进展的指标。AFRS 患者血清总 IgE 水平通常是升高的,甚至高达 1000IU/ml 以上。以上研究均表明,真菌特异性 IgE 和 IgGs 可能在 AFRS 的发病机制中发挥作用。

3.嗜酸性粒细胞炎症　AFRS表现为以嗜酸性粒细胞-淋巴细胞/特应性/变应性为特征的强烈的黏膜炎症反应,甚至发生哮喘。嗜酸性粒细胞黏蛋白和嗜酸性粒细胞脱颗粒表明了嗜酸性粒细胞参与AFRS。采用免疫组化检测AFRS和CRS鼻窦黏膜嗜酸性粒细胞介质(主要碱性蛋白和嗜酸性粒细胞源性神经毒素)和中性粒细胞介质(中性粒细胞弹性蛋白酶),结果表明AFRS嗜酸性粒细胞介质远高于中性粒细胞介质($P<0.00001$),CRS则无显著性差异。其实在此之前,已经有研究评价了AFRS黏蛋白和血清中嗜酸性粒细胞阳离子蛋白(ECP)的水平,结果虽然显示血清ECP水平和对照组无差异,但黏蛋白中ECP水平则明显高于对照($P<0.01$)。提示AFRS与嗜酸性粒细胞活化有关。

多数AFRS具有对真菌嗜酸性粒细胞黏蛋白的真菌变态反应证据,体外试验(RAST)和体内试验(皮肤试验)也已表明对大多数真菌敏感,尽管嗜酸性粒细胞黏蛋白中通常仅培养出单一真菌。其实,1997年Chrzanowski等从AFRS嗜酸性粒细胞黏蛋白中分离出一种质量为18000的蛋白,可以解释AFRS为什么对大多数真菌敏感,研究者认为这种蛋白可能起真菌"泛抗原"的作用。

然而,近年有学者质疑Ⅰ型变态反应在AFRS发病机制中的关键作用,依据是在一些以嗜酸性粒细胞黏蛋白为特征的CRS中(即EMRS),并没有真菌和(或)真菌特异性IgE水平升高,即NF-EMRS。且研究NF-EMRS和AFRS的鼻息肉组织学和免疫学亦表明两者并无显著差异。上述质疑提出了一个新的思路.即NF-EMRS和AFRS表现相似的嗜酸性粒细胞黏蛋白提示在AFRS的发病中可能还存在其他免疫学机制。

## (二)遗传易患性

AFRS的免疫生物学还与某些主要组织相容性复合体Ⅱ类(MHCⅡ)基因有关,分别是人类白细胞抗体(HLD)-DR2和-DR5。这点和ABPA相似。然而,不是所有的AFRS和ABPA患者都有此基因型,也不是所有此基因型的患者都会发展为AFRS或ABPA。据Schubert报道,AFRS和非真菌CRS的MHCⅡ联合B链人类白细胞抗原(HLA)-DQB1 * 0301和DQB1 * 0302均高于对照组,但AFRS比非真菌CRS更多见。Chauhan等对APBA的研究也发现MHCⅡ联合B链HLA-DIB1 * 1501h和 * 1503。这意味着AFRS和ABPA均涉及包含特异性抗原提呈细胞(APC)和T细胞反应的获得性(后天)免疫。上述研究结果和遗传易患性患者暴露于超抗原时导致T细胞非特异性活性上调的作用是一致的,其为对真菌的Th2介导的反应创造了条件,尽管真菌可能是偶然存在。

## (三)真菌蛋白酶的作用

Gibson的研究证实ABPA发病除了IgE介导的对真菌抗原的反应(即通过刺激Th2途径导致嗜酸性粒细胞浸润)之外,曲菌蛋白酶促进上皮活性和强烈趋化因子反应亦在发病中发挥作用,后者引起中性粒细胞气道炎症。

然而,真菌蛋白酶在鼻窦黏膜中的作用多不清楚,可能是独立于IgE介导的变态反应机制的另一种机制,即真菌自己能够刺激引起炎症。已经表明真菌能够不依赖IgE介导机制诱导嗜酸性粒细胞脱颗粒,且有研究证明,链格孢属漂浮菌能不依赖IgE介导诱发CRS患者外周血单核细胞产生IL-5,而非CRS患者则不能,这可能是真菌蛋白酶引起的,导致NA-EFRS。另外,当将鼻息肉细胞在体外暴露于真菌时,可诱导产生炎症细胞因子,并伴随蛋白酶激活受体的表达增加。因此可以推测,真菌蛋白酶和鼻黏膜上皮细胞相互作用,在体外能促进炎症细胞因子产生,这些细胞因子诱发嗜酸性粒细胞和中性粒细胞迁徙。

## (四)金黄色葡萄球菌超抗原

金黄色葡萄球菌(S.aureus)是AFRS手术切除组织最常见的培养阳性菌,而且也见于其他类型的CRS的培养结果。此外,金黄色葡萄球菌肠毒素(SEs)作为其超抗原也已经被认为可能在不合并息肉的慢性鼻窦炎(CRSsNP)的发病机制中发挥作用。

研究证实 AFRS 存在 SEs 的特异性 IgE,且与血清总 IgE 水平相关,提示 SEs 在 AFRS 免疫生物学中的作用,甚至可能是 AFRS 免疫发病机制中必须并存的因素。

Wormald 小组的研究表明,CRSsNP 和合并息肉的慢性鼻窦炎(CRSwNP)患者以及正常对照的外周血淋巴细胞(PBL)在暴露于 B 型 SEs(SEB)时,干扰素-γ(IFN-γ)明显增加,而 IL-5 仅适度增加。上述结果在进一步给予真菌提取物(曲霉菌和链格孢属)暴露后增强。他们认为,SEB 对外周血淋巴细胞起的是促炎作用,而真菌提取物则是协同这种促进作用。Ferguson 等报道在嗜酸性粒细胞黏蛋白中同时存在真菌及细菌和仅有真菌而无细菌之间有统计学差异,他们认为这是细菌共同参与 AFRS 致病的证据,但他们也推测,细菌可能是产生 AFRS 发病需具备的超抗原,抑或可能仅是共存而已。

## 四、临床表现、相关检查及诊断

### (一)临床症状及体征

AFRS 常常累及多个鼻窦,但最常被累及的是筛窦,其次是额窦和上颌窦。AFRS 发病隐匿,进展缓慢,一般多累及一侧多个鼻窦。临床表现并无特异性。多发生在有免疫能力的成年或青年男性,国外有资料指出 AFRS 一般在青少年和年轻成人(平均年龄 29.9 岁)中较为常见。患者多有变态反应病史、长期反复发作的鼻窦炎史、鼻息肉史或合并哮喘史(40%~61%),多有一次或多次鼻窦和鼻息肉手术的经历。因此,AFRS 的临床症状与慢性鼻窦炎合并息肉(CRSwNP)的临床特征极其相似。

一些患者可能会出现规律性棕色样鼻栓,且总是与鼻阻塞和面部疼痛相伴发生,鼻栓排出后,后者即随之消失。个别患者表现长期慢性面部疼痛,可能是鼻栓未能排出所致。头痛并不常见,若有,提示合并细菌性鼻窦炎。

由于嗜酸性粒细胞黏蛋白有缓慢侵犯邻近结构的倾向,故可表现以类似"鼻窦肿物"的形式起病,酷似鼻窦黏液囊肿、黏液脓囊肿或恶性肿瘤,病变膨胀性发展致鼻窦扩张性增大,腐蚀骨壁,并可向颅内和眶内扩张。临床表现为眼眶、鼻侧或颌面部缓慢进展性隆起。隆起无痛、固定、质硬和呈不规则形。儿童患者则因伴随着面部的发育,骨重塑最终可能导致面骨前突。病变压迫泪道致间歇性溢泪。病变若向眼眶持续扩张,则推挤眼球外移、前突,进而出现眼球活动受限、复视和上睑下垂等。累及蝶窦、眶内严重者可能损伤视神经致失明。

骨腐蚀是常见的临床特征,据报道发生率在 19%~64% 之间。骨腐蚀是由于嗜酸性粒细胞黏蛋白膨胀性积蓄致使鼻窦骨壁受压迫变薄,同时也与嗜酸性粒细胞释放多种炎性介质的破坏有关。来自北印度的资料显示 100% 呈现骨质腐蚀和鼻窦扩张比任何类型 CRS 更明显。Nussenbaum 等回顾 142 例 20% 出现骨质腐蚀,最常见累及纸板。Ghegan 等回顾性研究美国南卡来罗纳大学医学院的资料,应用让步比和 logistic 回归分析。让步比分析表明,AFRS 发生骨腐蚀是其他炎症性鼻窦炎的 12.6 倍(P<0.01),尤其是非洲美国籍患者,是白人的 4.4 倍(P=0.01)。logistic 回归分析表明 AFRS 发生骨腐蚀是其他炎症性鼻窦炎的 9.7 倍,和包括 Wise 等在内的其他来自美国东南部的报道一致。骨腐蚀主要见于男性(男女比例为 4.4:1),应用 logistic 回归对男性患者进行分析表明男性 AFRS 骨腐蚀是其他炎症性鼻窦炎的 18.7 倍(P=0.03),其中男性非洲美国籍人发生骨腐蚀是白人和女性非洲美国籍人联合的 15 倍(P<0.01)。

### (二)鼻窦影像学

影像学对诊断极为重要,也是设计手术的主要依据。术前从影像学上发现病变向颅底扩张或者前颅底骨破坏等对防止手术重大失误和减少并发症极有帮助。另外,术前影像学图像是术中应用计算机影像导航系统所必需的,特别是有颅底破坏和颅内扩张的患者。

1.CT　最常见的特征是中央显示嗜酸性粒细胞黏蛋白的高密度影，以及围绕其周围的代表黏膜增厚和鼻息肉的低密度影。中央高密度影CT值 $100\sim125HU$，骨窗表现更明显。此高密度影表现三种特征：①有星状分布的钙化点；②较均匀的毛玻璃状；③极不规则的线状或匐行状。上述特征是因为嗜酸性粒细胞黏蛋白中积蓄的重金属（如铁和锰）和钙盐沉淀所致。骨腐蚀所致的骨壁破坏是常见的特征，病变若侵犯邻近结构如鼻腔，甚至眼眶和颅底，影像学特征可能被误认为恶性肿瘤。

Mukherjig等45例鼻窦CT回顾性分析表现的特征是：①中央高密度周围较低密度；②51％双侧发病；③78％双侧鼻窦呈不对称受累；④29％骨腐蚀，病变扩张到邻近结构多发生在双侧病变者；⑤受累鼻窦扩张、骨壁重塑和变薄。

2.MRI　是鉴别嗜酸性粒细胞黏蛋白最佳的影像学方法，其高蛋白低水成分很容易区别以水为特征的水肿黏膜和息肉。表现为中央低强度 $T_1$ 信号和 $T_2$ 空信号（或极低信号），周围是 $T_1/T_2$ 增强信号。$T_1$ 低信号和 $T_2$ 空信号是由于黏蛋白中存在钙、铁和锰。上述特征是AFRS所特有，可鉴别任何其他类型的真菌鼻窦炎（FRS），也是鉴别恶性肿瘤的关键。然而由于NF-EMRS亦存在嗜酸性粒细胞黏蛋白，因此空信号并非AFRS所特异，若仅行MRI检查可能导致误诊。

综合CT和MRI的特征，不难对AFRS作出判断，同时可对其他真菌性或感染性疾病及恶性肿瘤进行鉴别。大多数情况下CT扫描能够提供较多的信息，特别是骨腐蚀的信息。因此，应首选CT检查，只有在CT尚不能作出诊断时再补充MRI检查，后者可对前者进行验证和补充。

### （三）实验室检查

1.真菌抗原皮肤试验　采用复合真菌抗原或病原性真菌抗原行皮肤点刺或皮内注射。多呈强烈的Ⅰ型速发型反应，一些患者还同时有迟发相反应。推测对多种真菌过敏可能与常见的真菌表位有关，或者与对真菌过敏的遗传倾向有关。皮肤点刺和皮内注射的阳性结果符合率极高，且和体外试验如免疫CAP分析的结果一致。大多数患者可能同时对其他多种吸入变应原呈阳性皮肤反应。

2.血清免疫球蛋白检测　真菌总IgE水平和特异性IgE水平通常是升高的。在多数AFRS，可测得涉嫌真菌的特异性IgGs沉淀试验阳性，但不是所有AFRS。目前尚缺乏关于AFRS与IgGs相关的证据。

3.其他实验室检查　周围血嗜酸性粒细胞计数和血清沉淀试验亦可作为常规检查。前者通常增多，后者多半呈阳性。

### （四）黏蛋白组织病理学、真菌染色及培养

1.黏蛋白组织病理学特征　标本来自术中鼻窦内的黏蛋白。其肉眼特征稠厚胶状，淡黄褐色、棕褐色或深绿色，状似"花生酱油"和"车轴润滑油"。采用HE染色，在光学显微镜低倍数下黏蛋白呈现淡嗜酸性或淡嗜碱性无定形基质，以这种基质为背景，分布大量的嗜酸性粒细胞和夏科-莱登晶体。嗜酸性粒细胞或散在分布，或聚集成大小不等的簇。散在的嗜酸性粒细胞常呈破裂状，其颗粒散于黏液中，但仍然围绕着核。聚集成簇的嗜酸性粒细胞通常呈退变状态，深橙色的胞质和固缩的核。夏科-莱登晶体大小不一，淡橙色，横切面呈六角形，纵切面则呈角锥形或纺锤形，分布于退变的嗜酸性粒细胞簇之间，多靠近较大的簇，被认为是嗜酸性粒细胞脱出的颗粒聚集而成。

2.黏蛋白真菌染色　收集和处理黏蛋白标本的技术对提高真菌染色成功率十分重要。Ponikau等介绍的方法是：采用动力微清除器收集黏液又可避免抽吸，然后用手工方法将黏液从炎症组织中完全分离，放于盐水浸湿的不吸水的纸上，此举可避免标本干燥。最后将收集的黏液放入甲醛中固定，继之石蜡包埋。由于真菌多散在分布，因此应收集多个样本以提高检出率。

传统的染色方法是银染，如Grocott、Gomori或methamine银染，真菌被染成黑色或深褐色，可见分裂的菌丝，但不能鉴别真菌种类。银染特异性虽然高，但敏感性低。比较敏感的是荧光标记壳质酶染色

(FLCS),可染色真菌壳质层。Taylor 等采用该技术发现 54 例随机 CRS 全部检出真菌成分,而用 Grocott 染色只有 41 例(76%)被检出。采用 FLCS 行真菌染色可以鉴别 AFRS 和 NF-EMRS,从而提高了 AFRS 诊断的准确率。

3.黏蛋白真菌培养　可鉴别真菌种类,但培养技术是困难的。首先是收集标本的困难,取鼻分泌物培养必包含鼻腔正常菌丛,有前期鼻窦手术者由于鼻腔鼻窦扩大,极大可能培养出大量的各种腐生菌,标本若过于均质化亦会阻碍真菌生长,若用鼻腔冲洗的方法收集真菌,冲洗液中真菌常常消失殆尽。目前多数研究者信赖从术中获取黏液进行培养。

通常培养出的真菌是暗色菌或曲菌,前者如双极菌属或弯孢菌属,后者如烟曲霉、黑曲霉、黄曲霉。真菌培养阳性结果差异很大,在 64%～100%之间。Lebowitz 等提出标本先用 sputolysin(酚苄胺溶黏蛋白剂)和氯霉素处理,然后经萨布罗纸碟法、色度琼脂/假丝酵母、海藻糖以及尼日尔种琼脂板处理,最后在 30℃或 37℃中孵化 1 个月,但培养率仍然偏低。

4.黏蛋白细菌培养　黏蛋白的细菌培养或染色可检测出金黄色葡萄球菌。印度学者对 10 例鼻息肉病进行前瞻性评估研究。结果如下:嗜酸性粒细胞黏蛋白 6/10,嗜酸性粒细胞浸润 9/10,Giant 细胞肉芽肿 6/10;非侵袭性真菌 2/10,夏科-莱登晶体 2/10,真菌涂片阳性 3/10;真菌培养阳性 4/10;真菌特异性 IgE 6/10。表明最重要的特征是嗜酸性粒细胞浸润(90%),其次是嗜酸性粒细胞黏蛋白和真菌肉芽肿(60%),再其次是真菌培养阳性(40%)和涂片阳性(30%)。

## (五)诊断

1.诊断依据及标准　目前尚无一致的诊断标准。

1995 年,deShazo 等提出诊断标准并经会议统一。包括:①CRSwNP;②在一个或多个鼻窦存在含有真菌菌丝的嗜酸性粒细胞黏蛋白;③免疫活性;④真菌变态反应。并认为影像学虽具有诊断价值,但不能作为主要依据。

严格地说,上述诊断标准并无特异性,理由是:①变应性真菌性鼻炎(AFR)可出现在 20%的 CRS 中;②在不存在嗜酸性粒细胞黏蛋白者中,也有时发现鼻窦黏液中有真菌寄生、染色或培养阳性;③一些 CRS 有嗜酸性粒细胞黏蛋白,但找不到真菌,这些患者的鼻窦 CT 也显示类似的高密度影。

近期文献倾向于将黏液的组织病理学、真菌染色或培养阳性作为主要诊断依据,其次是对真菌抗原的 I 型变态反应。以上明显的特征再加上影像学表现的骨腐蚀以及临床表现的面部畸形,使 AFRS 较容易从多种 CRS 亚型中区别出来。但需强调,如果嗜酸性粒细胞黏蛋白中证实真菌存在,还必须证明真菌只是寄生,绝未侵犯黏膜,此点对排除侵袭性真菌性鼻窦炎极为重要。

2.免疫活性的诊断价值　大多数 AFRS 对多种真菌抗原的皮肤试验呈现 I 型变态反应。但真菌总 IgE 水平和特异性 IgE 水平对诊断的意义仍有争议,因为真菌 IgE 水平在 NF-EMRS、AFR 和 AFRS 均十分相似。但监测 IgE 水平对了解 AFRS 的临床过程以及是否复发则是可靠的。此外,IgGs 沉淀试验对诊断和预后的意义亦不能确定,因为涉嫌真菌的特异性 IgGs 沉淀试验只是在一部分 AFRS 中阳性,而且目前尚缺乏 AFRS 与 IgGs 相关的证据。

3.诊断需注意的问题　首先是真菌染色或培养阴性。嗜酸性粒细胞黏蛋白必须同时证实其中含有真菌菌丝才有诊断价值,因为典型的嗜酸性粒细胞黏蛋白也可见于 NF-EMRS,但后者黏蛋白中不存在真菌。Schuberd 强烈认为,嗜酸性粒细胞黏液真菌培养阴性,则不可能是 AFRS。新近有观点指出,如若具备嗜酸性粒细胞黏蛋白和真菌变态反应证据,尽管真菌染色和培养均为阴性,但是可考虑为"候选 AFRS"。事实上,黏蛋白真菌染色或培养阴性是非常常见的。因此对黏蛋白中真菌培养结果,特别是阴性结果需谨慎解释。

另外,倘若真菌或其他吸入特应性阴性,即使存在嗜酸性粒细胞黏蛋白,则提示是 NF-EMRS,因为大多数 AFRS 表现对多种吸入性抗原(即使没有真菌)的变态反应。另外,若合并 Samter 三联征则多半是 NF-EMRS,可以除外 AFRS。

# 五、综合治疗理念、方法及预后

## (一)综合治疗理念

迄今尚无公开发表的关于 AFRS 治疗的前瞻性对照研究。由于 AFRS 病理生理学表明是对真菌的炎症反应并导致嗜酸性粒细胞黏蛋白的形成,且也证实嗜酸性粒细胞黏蛋白的不断积蓄不仅腐蚀骨质,而且也因真菌抗原持续暴露致疾病反复发作。因此从理论上说,清除嗜酸性粒细胞黏蛋白和切除病变鼻窦黏膜是可以彻底铲除 AFRS 并阻止其复发,同时术后嗜酸性粒细胞黏蛋白的组织病理学和真菌学检查亦可取得诊断的证据。因此最初对 AFRS 的治疗理念是鼻窦根治性手术。然而最终发现,根治性手术,即使是最好的技术,复发率报道却在 10%~100%。以后发现,在效仿 ABPA 同时使用药物辅助治疗如糖皮质激素、抗真菌和免疫治疗的综合治疗后,可以有效控制疾病复发和改善预后,于是建立了 AFRS 综合治疗的理念。

综合治疗的第一步是鼻窦手术,彻底清除全部阻塞鼻窦的浓缩的嗜酸性粒细胞黏蛋白和切除全部肥厚的病变黏膜,否则复发率极高。第二步是术后系统糖皮质激素治疗,以减轻症状、防止复发和降低再手术率。已证实鼻窦手术加系统糖皮质激素可获得最好效果。在免疫治疗方面,一项回顾性研究表明针对空气真菌变应原的免疫治疗是有效的。因此许多学者提议,对 AFRS 进行针对所有相关真菌变应原的免疫治疗,包括病原性真菌,以期将鼻窦变态反应降低到尽可能低水平。理由是,多种真菌可引起 AFRS,且这些真菌可从患者日常居住的空气中获得,这些真菌治疗后的再接种可能是 AFRS 高复发率的原因。此外,多数学者亦建议在术后使用局部糖皮质激素、抗组胺药甚至抗白三烯药物。

对是否使用抗真菌药物尚有争议。一些学者认为全身抗真菌治疗是无效的,局部抗真菌治疗目前尚缺乏充分的研究。

目前推荐的综合治疗方案是来自对 AFRS 的回顾性研究和系列病例分析,同时吸取 ABPA 的治疗而提出的。

## (二)手术治疗

1.首次手术　首次手术的彻底性非常重要。在经历了包括手术、糖皮质激素,以及疾病复发时联合免疫治疗在内的充分治疗的患者中,凡首次手术不彻底者均未能治愈。出现视力下降、复视或精神改变者应尽早手术或者急诊手术。

20 世纪 80 年代中期以前,通常采用外径路如 Caldwell-Lucs 手术、鼻外筛窦切除术、额窦环钻术或填塞术。由于没有组织侵犯的病理学证据,加之术后辅以药物治疗,因此根治性手术是不必要的,保留黏膜的功能性内镜鼻窦手术已经成为 AFRS 手术治疗的主要方式。但对多次复发或顽固性者,则应切除病变的鼻窦黏膜,目的在于去除可能的生物膜和不可逆的病变组织,避免复发。

(1)手术目的:①彻底清除嗜酸性粒细胞黏蛋白和真菌块,以消除病因性刺激;②重新建立受累鼻窦持久的引流和通气;③提供术后鼻内镜下观察和处理的空间。

(2)术前准备:鼻窦 CT 和 MRI 扫描以界定病变的范围和骨腐蚀的区域。口服糖皮质激素和抗生素,糖皮质激素可减轻鼻和鼻窦黏膜炎症和缩小息肉,使增加术中可视度和减少出血,剂量是:每天每公斤体重 0.5~1.0mg,连续 7 天。抗生素旨在预防术后阻塞性细菌性鼻窦炎。但应提醒,术前口服糖皮质激素可能减少黏蛋白的嗜酸性粒细胞数,以至组织病理学可能误诊为真菌球。

(3)技术要点:手术中尽量使用动力吸引微切削器,头端左右摆动的切割装置很易切除息肉等病变组织和吸除稠厚胶样的嗜酸性粒细胞黏蛋白,最大可能降低损伤硬脑膜和眶内容的风险。在骨腐蚀部位则应细心使用。在大多数情况下,常规的经鼻内镜鼻窦手术是完全可以完成病变切除的。对广泛的特别是顽固的额窦病变,则可选择改良 Lothirop 手术。若颅底和眼眶骨腐蚀,或手术标记不清的部位,建议在 CT 辅助的导航系统指引下操作。

(4)手术并发症:病变组织如息肉和炎症黏膜出血、嗜酸性粒细胞黏蛋白积蓄和骨腐蚀倾向均可给手术带来风险。上述诸因素均可能引起空间定向错误,危及颅内和眶内导致并发症。严重的并发症如颅内损伤可导致卒中、脑脊液鼻漏、脑膜炎、脑脓肿和脑膜脑膨出;穿破眶内则导致复视、失明和眶内出血。术中保护黏膜是避免其下方结构手术损伤的关键。

(5)术后护理:术后即开始。包括鼻腔生理盐水冲洗、每周鼻内镜下清除结痂和系统用糖皮质激素并逐渐减量等。糖皮质激素逐渐减量的时间尚无统一规定,由治疗医师根据病情处理。

2.修正性手术 首次手术和药物等综合治疗后仍然复发者需要修正性手术。手术目的是彻底从鼻腔鼻窦中清除嗜酸性粒细胞黏蛋白、真菌碎屑和彻底切除息肉,同时改善术后经鼻内镜监视和冲洗鼻腔的空间和通路。

自 1997 年以来,已经采用 Kupferberg 等的鼻内镜黏膜预后分期系统诊断 AFRS 复发。该系统分为 4 期:0 期——正常;1 期——黏膜水肿,有嗜酸性粒细胞黏蛋白;2 期——黏膜息肉样变,有嗜酸性粒细胞黏蛋白;3 期——息肉,有嗜酸性粒细胞黏蛋白和真菌块;4 期——疾病复发,需要再次手术干预。该系统也被用作 AFRS 术后随访的标准参数。

(1)术前评估:对每一例拟行修正性手术者,术前均要作详细评估,首次或前期手术是其他医师做的患者尤为需要。这里指的"术前",是指修正手术前,即前期手术后。其中特别强调术前三维 CT 扫描,并格式化以用于影像导航系统。对 CT 应作如下评估:①颅底的倾斜度、高度、骨腐蚀、不对称和新骨生成;②眼眶内侧壁的完整性及其与残留钩突的位置关系;③确定筛动脉的位置及与颅底的关系;④后组筛房的垂直高度,是否是 Onodi 气房和新骨生成;⑤上颌窦 Haller 气房和副口;⑥蝶窦中隔的位置,以及颈内动脉和视神经管有否骨裂;⑦鼻丘、眶上气房的发育状态、额窦前后壁距离及引流;⑧中鼻甲、钩突、鼻中隔以及其他异常是否存在。

(2)技术要点:经鼻内镜手术仍然是主要方式,必要时开放径路可作为鼻内镜手术的辅助手段。例如额窦外钻孔术联合经鼻内镜额窦手术对于根治额窦 AFRS 是非常有效的,特别是处理位于额窦边缘区域的嗜酸性粒细胞黏蛋白或Ⅳ型额窦。

手术中可能遇到解剖标志改变或缺失,这些改变和缺失或者是继发性病变本身所致,如颅底眼眶骨腐蚀,或者是前期手术切除所致。此时可以应用固定不变的结构作为手术标志,这些标志是:①上颌窦内侧壁和上壁的连接处是纸板的标志;②上颌窦上壁平面是接近蝶窦口的位置;③鼻小柱至上颌窦后壁的距离相当于鼻小柱至蝶骨体的距离;④蝶窦顶是颅底最低高度,以此为颅底平面标志,从后向前仔细解剖后筛窦是安全的。

多数患者中鼻甲残部可能难以识别,因此解剖保持在接近眶纸板的部位进行,以避免接近中鼻甲区域解剖而损伤筛板硬脑膜。筛前动脉可能已暴露在骨管外面,因此在解剖额隐窝时要特别留意,此时应首先暴露纸板和颅底作为标志。

由于鼻窦常被嗜酸性粒细胞黏蛋白、真菌碎屑和息肉填满,加之窦腔多已扩大,故使用动力吸引切割系统切除病变组织时,应在息肉的引导下从外向内,由浅入深找到窦口继而入窦腔。即使嗜酸性粒细胞黏蛋白、真菌和息肉等病变组织阻塞进入窦腔的通路,但由于病变的膨胀性发展通常也扩大了鼻窦的自然通道,因此进入鼻窦并不困难。

仔细彻底清除嗜酸性粒细胞黏蛋白是手术的关键,但并不容易。黏稠胶状的嗜酸性粒细胞黏蛋白可能存在于鼻窦,也可能在鼻腔。使用吸引和钝切割,配合反复的盐水冲洗,有助于清除这些黏稠胶状的黏蛋白。

手术可能遭遇可视性差、迷失方向或者剧烈出血,应终止或分期手术。分期手术有助于术者重新识别术野方向,倘若需要,应再次影像学检查。手术最重要的是防止损伤硬脑膜或术中发生脑脊液鼻漏,一旦发生将极大增加继续手术的难度,也增加术后感染导致更严重后果的风险。

(3)并发症:比首次手术发生率高。最严重的并发症是眶内和颅内损伤。严重的血管损伤已见诸报道。轻微并发症包括瘢痕、出血、感染、溢泪、黏液囊肿、粘连形成,以及病变顽固或复发,以致需要再次手术。

### (三)糖皮质激素治疗

系统糖皮质激素治疗和手术治疗同样重要。已经明确并且公认,术后口服泼尼松明显减少 AFRS 的复发或延缓再次手术的时间。通常初始剂量为每天 40～60mg,然后在数周和数月后逐渐减量,Kupferberg 等报道剂量不能低于每天 15mg,否则复发。

系统糖皮质激素治疗是有风险的,有可能在短期内带来严重的副作用问题,包括失眠、性格改变、糖尿病、精神病和胃溃疡加重。长期使用还可引起骨质疏松、髋骨缺血性坏死、白内障、青光眼和高血压。儿童的风险在于生长发育迟缓和潜在的不可逆的骨生长停止,因此对于儿童推荐每天每公斤体重使用剂量低于 0.5～1mg。由于存在上述风险,限制了系统糖皮质激素治疗在临床上的使用。

鼻腔局部用糖皮质激素治疗 AFRS 目前尚无大样本的效果评价研究,但鼻腔局部用糖皮质激素是一种比较理想的方法,因为药物可较大程度抵达病变的鼻黏膜,已经被作为术后的常规治疗之一。由于全身生物利用度低,故可用于长期治疗。

### (四)其他治疗

1.抗真菌治疗　目前尚缺乏系统抗真菌治疗的有效性证据,尽管系统抗真菌治疗对 ABPA 是有效的。有一个随机、安慰剂、对照、多中心研究表明,对 ABPA 给予抗真菌药(如 intraconazole)200mg,2 次/天,持续 16 天,疾病明显改善。然而,在对不限于 AFRS 的 CRS 的随机安慰剂对照多中心研究中则表明,口服高剂量的特比萘芬是无效的。

在局部抗真菌治疗方面尚存在明显的争议。早期一些非随机、无对照研究报道用两性霉素 B 20ml 鼻灌洗,2 次/天,持续 4 个月,70% 患者的症状和 CT 表现有改善。然而,Ebbens 等设计了一个迄今为止最好的研究,结果表明使用两性霉素 B 灌洗,患者的主观或者客观评价均无改善。

2.免疫治疗　这方面的研究不多,尽管 20 世纪 90 年代中后期就有免疫治疗 AFRS 的研究。首先报道的是 1994 年 Goldstein 的研究,其提出免疫治疗可以防止 AFRS 复发。以后 1998 年,Mabry 等研究证实手术后采取真菌特异性免疫治疗对人体没有伤害,继之的回顾性研究表明接受 3 年免疫治疗者的复发率明显比未接受者降低。同年,Folker 等的对照研究亦表明术后接受真菌免疫治疗或非真菌免疫治疗者的复发率明显低于未接受免疫治疗者。近年有研究采用鼻内镜评估黏膜水肿和生活质量量表评估生活质量的方法,评价免疫治疗效果,结果表明免疫治疗者的鼻黏膜水肿明显减轻,生活质量也较好。

然免疫治疗的效果尚有争议,如 2000 年,Marple 和 Mabry 报道在经历了包括手术、糖皮质激素以及疾病复发时联合免疫治疗在内的充分治疗的患者中,联合免疫治疗中的部分患者并未获得治愈。2002 年,Marple 等对随访时间至少 4～10 年者进行了总结,发现无论是否接受免疫治疗,大部分患者症状都有减轻。

3.抗 IgE 治疗　IgE 的 Fc 段人单克隆抗体和 omalizumab 目前被批准应用于严重变应性哮喘的治疗。最近,vanderEnt 等报道一例 ABPFD 使用单一剂量 omalizumab 后迅速出现改善效果。但目前尚无报道使用于 AFRS 者,尽管曾有关于一例在使用 omalizumab 的最初一周内似乎有效的报道。

4.其他

(1)抗生素治疗:间或有些临床报道抗生素可改善 AFRS,但一直缺乏对照研究的支持。如若细菌超抗原(SEs)参与 AFRS 发病,或许抗生素治疗能发挥作用,但作用仍有待阐明。

(2)神经钙蛋白(钙依赖磷酸酶)抑制剂:假如超抗原刺激是 AFRS 发病所必需的,神经钙蛋白抑制剂可能也有作用,依据是该抑制剂对特应性皮炎是有效的,但目前还没有对 AFRS 治疗的研究。

(3)鼻腔盐水灌洗:在印度已被广泛使用于术后,多数医师也认为在局部使用糖皮质激素之前用盐水灌洗是有效的。但是,目前还缺乏鼻腔盐水灌洗有效的有说服力的研究。

### (五)预后

至少两年不复发可认为是痊愈。但 AFRS 较易复发,复发率从 10%(Marple,2000)至 100%(Ferguson,1998),迅速复发可发生在数月内,一些则在数年后复发,称为缓慢复发。因此对 AFRS 长期随访是必要的。复发率的高低很大程度上决定于随访时间的长短和术后是否进行综合治疗。Kupferberg 等随访 24 例,其中 19 例在停用系统糖皮质激素后复发,鼻内镜复发早于出现临床症状。1998 年 Schubert 等报道 67 例术后长期随访的结果,发现术后口服糖皮质激素 1 年的患者复发率为 35%,未接受糖皮质激素者为 55%。然 Marple 等则指出术后进行免疫治疗也不能杜绝复发,其 42 例中 4 例复发。对复发者应先进行系统糖皮质激素治疗,如若无效再次手术也是必须的。

(王丽萍)

# 第八节　鼻窦炎的并发症

鼻窦的急性与慢性炎症均可扩展到邻近组织或器官,如眶内、颅内等处;还可沿着管道发展,如通过咽鼓管传到中耳或下行而影响呼吸道与消化道;也可成为脓毒病灶。

产生鼻窦炎并发症的途径如下:

1.窦壁损害　炎症累及骨壁,首先骨质脱钙及疏松,继而发生破坏。骨壁破坏处可被肉芽组织掩盖或有死骨形成,炎症即可经此侵入邻近组织。有时骨壁尚未穿破而仅变色、变薄,炎症也可由此向外扩散。这是一种常见的扩展方式。

窦壁遭受外伤(如骨折或贯通伤)后,窦内炎症或早或晚均可通过未愈合的裂缝发生扩散。手术不慎也可造成窦壁损伤。

2.血管导引　可为经血管的直接传播,也可因毒素使静脉内膜损伤,血液粘着凝成血栓,向血液的顺、逆两方向进展。如血栓感染脱落,形成栓子,可随血流到达远处。上述几种情况都可引起并发症。这种扩散方式也较常见。

3.神经导引　鼻窦手术中如损伤嗅神经纤维的鞘膜,感染可循鞘下间隙到达颅内,引起颅内并发症。

4.淋巴导引　淋巴管能直接载运炎性物质而感染其他器官,也可先间接地将之传到血管周围的淋巴丛,再由血管导引方式感染他处。因在解剖学上,仅筛区的淋巴管已被证实与颅内有关,故此种扩展方式很少见。

# 一、眶内并发症

### （一）发病机制

鼻窦炎的眶内并发症主要是由局部解剖因素决定的，如图18-1，图18-2。

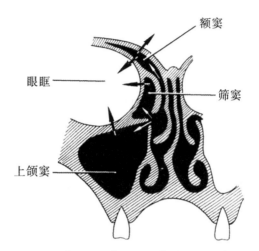

**图 18-1　鼻窦与其邻近组织的关系之一（额切面）**

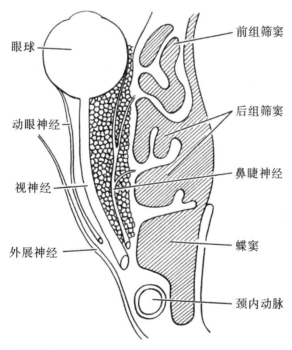

**图 18-2　鼻窦与其邻近组织的关系之二（水平切面）**

1.眶上壁、下壁、内壁分别与额窦、上颌窦、筛窦和蝶窦相邻。其中眶内壁从前到后存在泪上颌间隙、泪筛窦间隙和蝶筛间隙，额筛交界处还有筛前后孔等自然孔道，部分个体存在先天性骨缺损。这些裂隙或缺损是鼻窦炎侵及眶内的重要途径。

2.眶纸板是分隔眶内容物和筛窦的一层很薄的屏障，富含静脉系统，而静脉缺少瓣膜，其构成的血管网，使血液在筛窦与眼眶之间可以自由流通。

3.眶骨膜是筛眶间唯一的软组织屏障,很容易被剥离。眶骨膜在眶周反折延续于上下眼睑,是为眼睑系带或眼隔膜,这是区分眶周炎症和眶内炎症的重要解剖标志。在此隔膜之前的蜂窝织炎不会引起视力丧失或眼睑瘫痪,但如这层隔膜被炎症破坏,病变即可侵及眶内引起严重的感染。

4.眶内无淋巴管和淋巴结。

各个鼻窦发生眶内并发症的机会不尽相同。一般认为,眶内并发症以额窦炎引起者最多,筛窦次之,上颌窦又次之,蝶窦最少;但也有不少人认为以筛窦炎引起者最多。

### (二)并发症种类及其临床表现

根据并发症的发生和演变过程,鼻窦炎的眶内并发症主要有:眶骨壁骨炎和骨膜炎、眶壁骨膜下脓肿、眶内蜂窝织炎、眶内脓肿和球后视神经炎。

1.眶骨壁骨炎和骨膜炎    又称眶内炎性水肿。首起症状是眼睑水肿和轻压痛,筛窦炎引起者水肿始于内眦,上颌窦炎引起者始于下眼睑,额窦炎引起者始于上眼睑。无眼球运动受限、眼球突出、移位和视力减退等症状,属于鼻源性眶内并发症的早期阶段。

2.眶壁骨膜下脓肿    急性鼻窦炎引起者,以眶壁血栓性静脉炎及静脉周围炎为主,伴有骨小管周围骨质破坏。如细菌毒力很强,则有大块死骨形成。炎症侵及骨膜,则发生化脓性骨膜炎,最后形成眶壁骨膜下脓肿(图18-3)。慢性鼻窦炎时,以稀疏性骨炎为主,骨质的毁损部分被肉芽所充填,最后形成局限性组织融合。

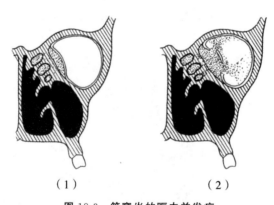

（1）            （2）

**图18-3    筛窦炎的眶内并发病**

(1)眶壁骨膜下脓肿    (2)眶内蜂窝织炎

在骨膜下脓肿的形成过程中,如炎症来自额窦,则同侧上眼睑剧烈发红、肿胀、有压痛并常伴有下眼睑水肿;如炎症来自筛窦,则同侧上眼睑或双眼睑内眦部分发红、肿胀、有压痛;来自上颌窦者,则以同侧下眼睑充血、肿胀为主,且有压痛,有时伴上眼睑水肿;来自后组筛窦或蝶窦者,则眼睑症状及局部压痛均不明显,而以深部炎性病变症状为主,表现为视力障碍、眼球移位及眼球运动障碍等,全身症状也较重。在有些严重病例,炎症累及视神经孔及眶上裂处的神经、血管,则可突然出现剧烈的患侧颞顶部和眼眶深部疼痛,前额和眼眶周围麻木或疼痛,眼球向前固定而稍突出,上睑下垂,眼裂缩小,复视,视力减退或失明等Ⅱ、Ⅲ、Ⅳ、Ⅴ、Ⅵ对脑神经麻痹症状,即所谓眶尖综合征,若无视力障碍,则称为眶上裂综合征,但极罕见。

脓肿形成后,在局部隆起处可触到波动感,并出现眼球移位。额窦炎引起者,眼球向下移位;筛窦炎引起者,眼球向外移位;上颌窦炎引起者,眼球向上移位。

3.眶内蜂窝织炎    多继发于后组筛窦、上颌窦及蝶窦的炎症,蝶窦炎引起的眶内蜂窝织炎有时可影响到对侧。此多为骨膜下脓肿进一步发展,经过眼眶骨膜进入眼眶内所致。有些血栓性静脉炎也可引起眶内蜂窝织炎,但少见。感染常常呈暴发性,主要表现为眼球突出和运动障碍,亦可出现球结膜水肿、眶深部疼痛、视力下降、眼睑水肿、溢泪和头痛、发热等全身不适。少数患者甚至在就诊时已经失明。由蝶、筛窦炎症引起的迟发性眶内蜂窝织炎相对较少，患者表现为眶尖受累导致的视力受损，但是没有或者较晚才出现眼球突出、动眼障碍和疼痛等症状。此并发症若引发全眼球炎或沿视神经或血管发展形成脑膜炎或海绵窦炎则甚为严重。

4.眶内脓肿　根据眼外肌是否受累分为管外、管内脓肿。管外脓肿通常因眶骨膜的破坏而形成，同时有眶脂肪受累。管内脓肿通常因眼外肌的联合感染形成，导致突眼。这种感染可以造成眶尖综合征，使Ⅱ、Ⅲ、Ⅳ、Ⅵ以及Ⅴ对脑神经的眼支受累。患者通常表现为复视、眼肌瘫痪和突眼。

5.球后视神经炎　后组筛窦炎及蝶窦炎被认为与球后视神经炎的发生有密切的关系，因视神经与蝶窦及后组筛窦仅隔一极薄之骨板，此骨板甚至可有先天缺如，有时视神经管也可因蝶窦发育过大而突入窦腔，此等情况皆易使视神经管受到蝶、筛窦炎症的侵及。临床主要表现为视力减退甚至失明，早期眼底检查正常，逐渐可发生视乳头变化。

（三）诊断

1.病史　鼻窦炎眶并发症患者都有急性或慢性鼻窦炎之病史，但需注意的是，这些患者出现并发症后，很多都是先就诊于眼科，故眼科医师应对此提高警惕；同样，耳鼻咽喉科医师检查此类患者时应注意有无眼部体征，防止漏诊。

2.临床表现　鼻窦炎眶并发症患者通常既有鼻窦炎之一般表现，亦有眶受累之相应表现，可请眼科医师协同检查视力、视野等，以了解病情之发展程度。

3.X线摄片、CT及MRI等影像学检查　CT在冠状位、轴位上可较好地分辨眼球、球后组织、鼻窦和颅内组织，尤其是骨结构，MRI则在软组织显影上更清晰。

CT和MRI在诊断眶内蜂窝织炎时可起到重要作用，其通常表现为眶内的软组织密度影和邻近受累鼻窦的眼直肌影的扩大。需注意有时在眶内受累时难以区分脓肿和蜂窝织炎，尤其是儿童。脓肿在CT上表现为低密度块影，有或没有边缘增强效应，块影内若出现气液水平则是特异性的脓肿表现，但临床上典型的不多。普通X线片检查意义相对较小。

（四）治疗

1.首先应积极控制感染和治疗鼻窦炎症。急性鼻窦炎致病菌主要为革兰阳性菌，如肺炎链球菌、金黄色葡萄球菌和流感嗜血杆菌等，应合理选择有效之抗生素治疗。还可在中鼻道取脓性分泌物进行细菌培养，并据之用药。对变应性和真菌性鼻窦炎应分别采用相应的药物治疗。

2.对仅伴有轻度眶壁骨炎及骨膜炎，眼睑及眶内组织肿胀不明显者，通过积极抗感炎治疗及促进鼻窦通气引流，多可奏效，必要时可辅以上颌窦穿刺、额窦钻孔引流等。

3.眶壁骨膜下脓肿一经形成应先切开引流，感染控制后，再行鼻窦手术。

4.对眶内蜂窝织炎及眶内脓肿，应在施行鼻窦手术的同时，广泛切开眶骨膜，使创口向外暴露便于引流，并加强全身抗感炎治疗，必要时须请眼科医师协同处理眶内容物。

5.对球后视神经炎应及早行筛窦和蝶窦开放术，术后不填塞鼻腔以利引流，重症者需同时行视神经管减压术。

6.早期行鼻内镜检查及功能性手术如中鼻道开窗、额鼻管扩大等对清除病灶、改善引流会起到较好的作用，尤其在行视神经管减压术时，鼻内镜有其独到的优势。

7.适当的支持疗法也必不可少，除全身使用抗生素外，适当使用糖皮质激素、神经营养药物等对减轻视神经水肿、促进视力恢复将有所裨益。

## 二、颅内并发症

### (一)发病机制

鼻和鼻窦在解剖学上与颅底密切相连是鼻源性颅内并发症发病的基础(图18-4):鼻腔顶壁(筛板)、筛窦顶壁和额窦后壁均是前颅底结构,这些结构有时先天缺损,致使鼻腔和鼻窦黏膜与硬脑膜相贴;额窦黏膜静脉与硬脑膜和蛛网膜的静脉相通,额骨板障静脉汇入上矢状窦,蝶骨板障静脉汇入上海绵窦;嗅神经鞘膜与硬脑膜相延续,鞘膜下间隙与硬脑膜下间隙存在潜在交通。因此,鼻腔和鼻窦感染可经上述解剖途径进入颅内。

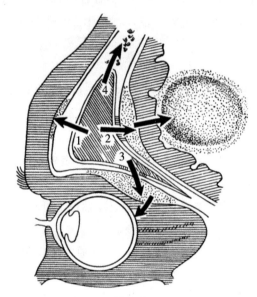

**图18-4  额窦炎的并发病**

1.经前壁扩散形成骨膜下脓肿  2.经后壁扩散形成硬脑膜外脓肿及脑脓肿  3.经下壁扩散形成眼眶骨膜下脓肿及眼眶内其他感染  4.进入额骨内形成骨髓炎

鼻源性颅内并发症并不多见,但当肌体免疫力降低、鼻窦引流不畅、鼻腔及鼻窦外伤、鼻腔及鼻窦手术或异物损伤颅内时,有时可发生鼻源性颅内并发症。其中,以额窦炎为病因者较多,蝶窦炎次之,筛窦炎及多鼻窦炎又次之,上颌窦炎引起者最少。鼻窦炎引起的颅内并发症,据早年文献报道,化脓性脑膜炎及硬脑膜下脓肿占33.5%,脑脓肿占33.5%,硬脑膜外脓肿占11%,海绵窦炎占9.6%,浆液性脑膜炎占5.7%,上矢状窦炎占4.6%,脑炎占1.3%,垂体化脓占0.5%,颈内动脉丛静脉炎占0.2%,横窦炎占0.1%。

### (二)并发症种类及其临床表现

按鼻源性感染途径和病情程度的不同,引起的颅内并发症有:硬脑膜外脓肿、硬脑膜下脓肿、化脓性脑膜炎、脑脓肿及海绵窦血栓性静脉炎等。

1.硬脑膜外脓肿  常继发于急性额窦炎和额骨骨髓炎,诊断较难。症状中虽常有头痛、发热,但易被急性鼻窦炎之症状所掩盖而不被重视,直到脓肿很大,呈现颅内压增高症状,如呕吐、脉慢、抽搐时,始引起警惕。脑脊液检查一般正常或仅有反应性蛋白增多。临床上,当鼻窦炎已获良好引流,而头痛、发热等症状仍不消失时,即须想到此病。

2.硬脑膜下脓肿  表现为硬脑膜下腔弥漫性或包裹性积脓。常同时合并有化脓性脑膜炎或其他颅内并发症,表现有头痛、发热、颅内压增高及脑脊液细胞数和蛋白量增高,因其缺乏独立症状,常需通过特殊检查法(如头部 CT 或磁共振成像)及手术探查方能确诊。

3.化脓性脑膜炎　一般起病较急,症状与其他原因引起的化脓性脑膜炎基本相同,体征也大致相同,但缓起者也不少见。

4.脑脓肿以　额窦炎引起的额叶脑脓肿较多见。其早期症状也如同一般脑脓肿,可分为 3 类,即一般炎症症状、颅内压增高症状及局灶性症状。

前两类症状详见耳源性脑脓肿。此处只简略介绍额叶脑脓肿的局灶性症状。

额叶是颅脑中最"安静"的区域,如有脓肿形成,尤其脓肿位于额叶前段时,局灶性症状常不显著。额叶病变首见症状为性格改变,次为一侧嗅觉丧失,以及后天获得性复杂动作发生障碍。脓肿位于左侧额叶前部或累及额叶小脑束时,则呈现典型小脑症状,如眩晕、运动失调、轮替性运动不能、自发性眼震及对侧迷路冷热试验增强等。脓肿位于额叶后段,影响前中央回时,则对侧面肌及肢体肌肉发生抽搐或瘫痪。尚有报告发生遗忘性运动性失语、书写不能、失读症、同侧红色色盲及同侧瞳孔开大者。CT 扫描对诊断有重要价值,表现为额叶有一周围边缘密度较高的低密度影。

5.海绵窦血栓性静脉炎　以鼻疖引起者多见,鼻窦炎引起者则首推蝶窦。先出现脓毒血症症状,表现为一般情况不良,弛张型高热伴寒战发作,脾肿大,舌干等。进而出现眼静脉回流受阻症状和第Ⅱ～Ⅵ对脑神经麻痹症状,如患侧眼睑水肿及肿胀,结膜水肿,眼球突出,眼球运动障碍(支配眼外肌的神经受累),瞳孔固定,黑矇以及眼底改变(视神经炎、视乳头水肿、视网膜充血或出血)等。因两侧海绵窦互相交通,晚期可累及对侧。本病以前死亡率极高,现因抗生素的进步已大为改善。

海绵窦血栓性静脉炎的症状有时与眶壁骨膜下脓肿者相似,但后者眼球多向外下方移位,瞳孔大小无改变,对光反应灵活,病变限于一侧,脑脊液也无变化,可资鉴别。由眶壁骨膜下脓肿发展成为海绵窦炎,或两病同时发生者,须详问病史以助分辨。

### (三)诊断

1.病史　有急性或慢性鼻窦炎之病史。

2.临床表现　鼻窦炎颅内并发症患者除有鼻窦炎之一般表现外,更有上述颅内感染和相应脑神经受损之症状。

3.CT 及 MRI 等影像学检查　对硬脑膜外脓肿、硬脑膜下脓肿、脑脓肿等特别有价值,对疑有鼻源性颅内并发症者,应早期、及时地行鼻窦和颅脑的影像学检查。

4.脑脊液穿刺　可作生化和微生物学检查。

### (四)治疗

1.足量使用广谱抗生素,尤其要选用能穿透血脑屏障的抗生素,这对控制颅内感染十分必要。也可取鼻腔或鼻窦脓性分泌物进行细菌培养和药物敏感试验,如行脓肿切除或穿刺,可直接取脓液行细菌培养。

2.病灶性鼻窦炎应行相应的鼻窦手术。

3.对硬脑膜外脓肿,术中应去除坏死的窦壁至正常范围,广泛暴露硬脑膜,使脓肿获得充分引流。

4.对硬脑膜下脓肿通常皆由神经外科处理。发生于额窦者,也可经鼻外额窦手术途径,切除额窦后壁,广泛切开硬脑膜,向外引流脓肿。

5.对化脓性脑膜炎,应施行经鼻外鼻窦根治术,广泛暴露硬脑膜,不缝合创口。必要时可施行腰穿放出适量脑脊液以降低颅内压。

6.对脑脓肿以穿刺引流或开颅切除脓肿为主。

7.对海绵窦血栓性静脉炎,除根治原发病灶,施行鼻窦手术外,支持疗法也很重要,有时还须考虑应用抗凝剂。曾有脓肿引流法以治疗海绵窦形成脓肿者:于内眦直上约 7mm 处作沿眶内壁局部浸润麻醉后,以较粗穿刺针沿眶内壁稍向下与水平线成15°，刺入约5cm，即达海绵窦最前端，此时针尖在视神经的下方如抽出有脓，即证实为脓肿；如无脓，则拔出穿刺针，审视针头中有无脓液。确诊后，即在局麻下，在眼球内上方结膜穹隆部作小切口，用细长蚊式钳沿眶内壁向眶尖作钝性分离，深入约4cm进入脓腔，排除脓液，置入引流条。以后每日扩开脓道，以助脓液排出。

## 三、下行感染

1.鼻窦炎的下行感染可引起屡发性咽炎、扁桃体炎，以及同侧咽侧壁充血、红肿、淋巴组织增生肥厚，有时虽切除扁桃体，咽喉症状也不能获得改善。

2.儿童与成人的顽固性气管炎、支气管炎和支气管扩张，每与鼻窦炎（尤其是上颌窦炎）同时存在。

3.支气管哮喘也常与鼻窦炎有关联，两者可同为变应性病变。

4.炎性渗出物与细菌下咽入胃，刺激胃肠黏膜，致胃肠功能发生紊乱，如脓毒被吸收，可出现食欲不振、腹泻或便秘等症状。也可发生类似于溃疡病的症状。

## 四、耳部并发症

咽鼓管受累或感染进入中耳，可发生非化脓性或化脓性中耳炎。

## 五、病灶性并发症

鼻窦炎对肌肉、关节、心脏及神经等疾病的发生有一定影响，但其作用方式和机制有待于进一步研究。

## 六、隐匿性鼻窦综合征

**【名称含义】**

隐匿性鼻窦综合征系指慢性上颌窦膨胀不全，眼眶底壁呈弓形下凹，导致眼球内陷并向下移位的一组综合征；此征具有自发性、渐进性、单侧性形成的特点，患者无明显的鼻炎及鼻窦炎病史及眼部疾病史或外伤史。这是一种少见的鼻窦炎并发症。

自从Montgomery于1964年首次报告隐匿性鼻窦综合征以来，迄今已达40余年，但此征尚未为大多数相关专科医师所了解和注意。兹将此征予以介绍，希望引起耳鼻咽喉科、眼科、影像科和相关专科专家们的关注和重视，以便有关的病例能够得到及时而正确的诊断和治疗。

**【发病概况】**

根据Vander Meer等报道，自1964年Montgomery报告第1例起，到2000年6月止，见于文献的隐匿性鼻窦综合征的病例共有45例，是一些原始散在的病例报告或小量系列病例报告。其中32例见于眼科文献，13例见于耳鼻咽喉科文献。患者年龄为20岁到74岁，平均40.3岁。

近来，我们查阅了2003～2006年间相关专业的多种期刊，发现有关此征的文献23篇，共计报道隐匿性鼻窦综合征59例。其中34例见于眼科文献，21例见于耳鼻咽喉科文献，另有颅面外科与口腔颌面外科文献各报道1例，美容整形外科文献报道2例。由此可见，我们仅不完全地查阅近4年期间的相关文献，就发现此征59例，可知其并不十分罕见；这也表明，在一些发达国家已经引起相关各科医师尤其是眼科医师对此征的关注和重视。

Vander Meer 等按照下列 4 项标准,检索查阅了美国 Wisconsin 医学院和 Wisconsm 眼科研究所近 15 年时间,从临床到影像学检查和手术记录等拟诊为隐匿性鼻窦综合征的病例资料,并进行了回顾性的研究和分析。这 4 项标准是:

1.缺乏明显的鼻窦疾患的主诉,特别是在既往 6 个月内没有急性鼻、鼻窦炎发作,以及没有慢性鼻、鼻窦炎的病史。

2.在鼻窦冠状位 CT 扫描时,可见到自发性眼球内陷是由于骨性上颌窦顶壁(眼眶底壁)呈弓形下凹和改变所造成的。

3.缺乏眼外伤史或引起眼球内陷的其他原因。

4.缺乏有记录证实的先天性畸形或明显的鼻窦和(或)鼻腔的解剖异常。

根据以上 4 项标准,按照关键性诊断:眼球内陷、眼球向下移位和慢性上颌窦炎所检索和评阅的病例资料表明:有 5 例被认定的病例中,除 1 例因为有明显鼻、鼻窦炎病史、并最终施行了内镜鼻窦手术而被排除之外,其余 4 例皆属于隐匿性鼻窦综合征。这 4 例无症状的自发性眼球内陷的患者中,3 例为男性,1 例为女性,年龄为 38~47 岁,左侧 2 例,右侧 2 例。

**【致病原因】**

隐匿性鼻窦综合征的主要原因是上颌窦膨胀不全引起的,而慢性上颌窦膨胀不全发生的确切病理生理学变化过程还难以详细弄清。有三种学说解释其产生的机制。

1.第 1 种学说 也是大多数学者所公认的致病原因。即上颌窦窦口阻塞导致窦腔低通气,继而形成一个封闭的黏膜窦腔,腔内的空气逐渐被黏膜的血管吸收殆尽,形成持续性的负压。久之,窦壁骨质减少,呈弓形向窦腔凹陷,终致窦腔缩小而导致上颌窦膨胀不全。由于上颌窦顶壁下陷,从而引起眼球内陷与向下移位。

导致上颌窦窦口阻塞的可能原因有:

(1)稠厚的黏液堵塞窦口。

(2)筛漏斗内侧壁外移或活动过度,或中鼻甲向外移位。

(3)黏液囊肿或鼻息肉堵塞上颌窦窦腔或其窦口。

(4)炎性黏膜的影响。

(5)上颌窦发育不全,导致窦口口径变小,更易引起频繁的堵塞。

(6)眶下筛房(Haller 气房)的存在,使上颌窦窦口变窄。

附注:Haller 气房是筛窦气房的一部分。

(7)鼻部手术后,导致上颌窦窦口阻塞,引起窦腔负压,如 Eloy 等报道 1 例在鼻中隔和鼻成形术后出现此征。

Davidson 等曾报道 1 例女性、27 岁的隐匿性鼻窦综合征患者,其发病前 3 年因故曾作过 MRI 检查,两侧上颌窦都是正常的。发病后鼻窦 CT 扫描显示:右上颌窦缩小而浑浊,并用 18 号针接上压力转换器插入上颌窦内,测得窦腔内的压力为-23mmHg。这一病例说明:隐匿性鼻窦综合征是后天获得性的,并非上颌窦先天性的发育不全所致。另外,也说明膨胀不全的上颌窦腔内确实为负压。

Wolfman 等测验了持续的空气压力对蒙古沙鼠的中耳造成的影响。发现压力大于 2mmHg、持续 2 周之后,就有明显的骨质破坏作用。在此基础上,甚至是轻微的持续的压力升高,就可导致颅面腔骨壁的代谢和结构变化。这也表明持续的压力变化对于骨质的新陈代谢及其密度所造成的影响。

2.第 2 种学说 认为炎性病变导致眶底骨壁的腐蚀性改变(溶解性骨炎),从而造成眶底壁呈弓形向下凹陷。

3.第 3 种学说　认为是发育不全的上颌窦患鼻窦炎所致。

根据 Vander Meer 等报道的病例资料表明,本征与性别、职业、既往的烟酒史,以及遗传因素等都无明显关系。

**【临床表现】**

主要的临床特征如下:

1.眼部症征

(1)眼球内陷:不知不觉的自发性眼球内陷致使两侧眼球不在同一冠状平面上。用突眼计检查,眼球内陷深度可为 1～6mm 不等,平均为 2.9mm。严重者可达 8mm。

(2)眼球向下移位:可向下移位达 3～6mm,平均为 3.6mm。

(3)出现复视:这有时是患者就诊的首发症状。可因疲劳、饮酒和用眼过度而致复视加重。

(4)睑裂变窄、上睑沟加深:这是由于眼球内陷并向下移位而造成的。

2.鼻部症征

(1)少数患者可叙诉在很久以前有鼻窦炎及打喷嚏等症状,或有面痛、面部压迫感等不适感。亦可出现颊部凹陷等。

(2)鼻内镜检查:可能见到鼻中隔偏曲、中鼻甲向外移位、钩突回缩、筛漏斗阻塞等。

3.鼻窦 CT 扫描　可以见到上颌窦全部或部分浑浊、窦腔缩小、顶壁(眶底)呈弓形下凹,眶底壁可能增厚、变薄或裂开,以及窦口鼻道复合体阻塞等。

**【诊断依据】**

根据下列 3 点,即可诊断为隐匿性鼻窦综合征。

1.自发性眼球内陷并向下移位。

2.影像学检查发现患侧上颌窦浑浊,窦腔缩小,眶底壁呈弓形向下凹陷。

3.无任何眼外伤及其他眼疾史,无明显的鼻、鼻窦炎病史。

Burroughs 等曾报道有 19 例误诊为隐匿性鼻窦综合征的患者,其原因即为将其他炎性疾病导致的相似的临床表现误认为此征。19 例中有 14 例的病因为肿瘤、外伤、先天性面部不对称,或扩散性面部脂肪营养障碍;其余 5 例中,有 4 例诊断为 Parry-Romberg 综合征(颜面偏侧萎缩),1 例为线状硬皮病。因此,在诊断时要注意隐匿性鼻窦综合征的诊断依据,避免误诊。

**【治疗要点】**

本综合征可造成鼻、眼功能障碍与美容方面的损害。但如治疗得当,可获得满意效果。主要治疗措施如下:

1.清理上颌窦窦腔,重建鼻窦功能性的通气引流通道这可通过功能性内镜鼻窦手术或 Caldwell-Luc 手术来完成。

2.修复眶底结构,使眼球位置恢复正常这可通过下睑结膜径路或睫下径路暴露眼眶底壁,放置钛(或钛合金)网眼、耳甲软骨或多孔聚乙烯支架等于眶底,使眼球复位。

一般治疗效果均较良好。Kim 等报告 1 例左眼向上凝视时出现复视 2 个月的患者,经检查确诊为隐匿性鼻窦综合征,眼球内陷 4mm。经过鼻中隔矫正术、Caldwell-Luc 手术、上颌窦开窗术以及筛窦切除术,清除了炎性组织和黏液之后,患者的复视消失。随访 3 周,眼球内陷改善 2mm。本病例仅施行了鼻窦手术而未行眶底修复术,就使复视和眼球内陷得到了矫正,这是值得注意的。

(王丽萍)

# 第九节　变应性鼻炎

变应性鼻炎(AR)是耳鼻咽喉-头颈外科的常见病,也是常见的呼吸道变应性疾病。保守的估计全球约有 5 亿多人患 AR。AR 虽不至于致死,但多数可影响患者的生活质量(学习、工作、睡眠、娱乐等),更是引起支气管哮喘(BA)发作的危险因素。研究表明约 2/3 以上的哮喘患者患有 AR,约 1/3 的 AR 患者患有哮喘,一致认为 AR 和哮喘是同一个变应性炎症反应性疾病在呼吸道不同部位的表现。近数十年来 AR 发病率和患病率有全球性增高的趋势,此趋势与工业化的进展和现代生活方式有关。气象学研究证实空气污染是主要原因,实验室研究资料支持瘤败性燃料燃烧产生的化合物(柴油机排出的微粒——芳香烃化合物)是一个重要的因素;当然,可能尚有一些未知因素。因此,"全球性变应性呼吸道疾病流行增加"。AR已成为全球性健康问题。

## 一、定义

AR 是机体接触变应原后主要由 IgE 介导的鼻黏膜非感染性炎性疾病。在 2004 年的学术会议上,对 AR 的定义突出了速发反应和迟发相反应,即特异性个体接触变应原后由 IgE 介导的介质(主要是组胺)释放,并有多种免疫活性细胞和细胞因子等参与的鼻黏膜慢性炎症反应性疾病。

2008 年版 ARIA 对 AR 的定义是:AR 是非感染性鼻炎的最常见的形式,是接触变应原后由 IgE 介导的鼻黏膜炎症反应而引起的鼻部症状性疾病。症状包括鼻分泌物增多、鼻阻塞、鼻痒和喷嚏,这些症状持续 2 天或 2 天以上,并且在一年中大多数的日子里每天有症状的时间超过 1 小时。具有自限性或经治疗后能缓解。后鼻滴涕主要发生于有大量前鼻流涕的慢性鼻窦炎。学龄前儿童可能仅有鼻阻塞,少数有间歇性非大量鼻出血。

AR 见于特应性(atopy)个体,atopy 一词源于 atopos,其意为异位,常用于描写 IgE 介导的 I 型变应性疾病。特应性个体具有产生抗环境中变应原 IgE 抗体的遗传基因倾向,并患有一种或一种以上特应性疾病,如 AR、哮喘、特应性湿疹等。因此其发病具有环境和遗传两种因素,且环境因素更具重要性,两者缺一不可。特应性与 Th2 细胞和 Th2 细胞因子相关。虽然所有的人都暴露于环境中的气传变应原,但非特应性个体仅引起低度免疫反应,产生特异性 IgG1 和 IgG4 抗体,T 细胞对变应原的应答是通过 Th1 细胞,产生干扰素-γ(interferon-γ)等,免疫反应进入变应性保护的 Th1 应答,并不发生特应性变应性疾病。然而,特应性个体则产生特异性 IgE 抗体,血清中和局部分泌物中 IgE 抗体水平升高,皮肤试验对多种常见气传变应原呈阳性反应,免疫病理学的标志是 Th2 细胞浸润,血清和分泌物中 T 细胞与变应原的应答是通过 Th2 细胞因子,如白介素(interleukin)-4、5、9 和 13,以及粒细胞-巨噬细胞集落刺激因子(GM-CSF)等,导致产生更多的 IgE 抗体。致使嗜酸性粒细胞、嗜碱性粒细胞、中性粒细胞、巨噬细胞和肥大细胞的趋化、增生、延缓凋亡,以及黏液分泌过度和气道高反应性,从而导致 I 型变应性疾病。

## 二、分类分型的不同意见

2001 版 ARIA 根据症状出现的时间和持续的时间,首次提出将 AR 分为间歇性和持续性两种类型。间歇性:症状<4 天/周,或<连续 4 周;持续性:症状≥4 天/周,且≥连续 4 周。然后根据症状的严重程度,

以及是否影响生活质量(包括睡眠、日常生活、工作和学习等),将 AR 的程度分为轻度和中-重度。轻度:症状较轻,不令人烦恼,对生活质量尚未产生影响;中-重度:症状明显或严重,并令人烦恼,对生活质量产生影响。

既往长期以来,AR 根据发病的季节和时间分为季节性变应性鼻炎(SAR)和常年性变应性鼻炎(PAR),后者通常是由室内变应原诱发,如尘螨、真菌、昆虫(蟑螂)和动物毛屑等;前者与多种室外变应原有关,如花粉或真菌等,但这种分类并不完全恰当。对此,2008 年版 ARIA 作出如下的解释。

1.一些地区花粉和真菌是常年性变应原,如美国加利福尼亚和地中海地区的某些草类花粉;我国华南地区和云南南部花粉飘散也呈常年性。

2.PAR 也非全年都有临床症状,如屋尘螨过敏的轻度或中-重度间歇性鼻炎,在屋尘螨数量较低的时节可以无临床症状或临床症状轻微,虽然此时鼻黏膜中仍存在最轻持续炎症反应。

3.大部分患者对多种变应原过敏(包括室内和室外变应原),表现为常年性临床症状,但在花粉或真菌飘散高峰时表现为季节性加重。

4.有些对花粉过敏的患者,同时也对真菌过敏,可能表现为一个以上的发病季节,因此很难鉴别相应的花粉季节。

5.由于低浓度的花粉变应原对鼻黏膜的预激作用,以及某些非免疫学因素的影响,对存在最轻持续炎症反应而无临床症状的患者,症状的出现不一定与致敏变应原的季节完全一致。

6.非特异性、非免疫性刺激物,如空气污染等可加重有症状患者的临床症状,或使无症状的患者出现鼻部症状,从而打乱了疾病的发病季节。

分类分型不同意见的交汇点是,不能将传统的 SAR 和 PAR 相应地转换为间歇性和持续性 AR。2008年版 ARIA 提到,在 2001 年版 ARIA 中定义持续性鼻炎持续时间每周多于 4 天,但事实上持续性鼻炎患者几乎每天都有症状。另外在 2008 年版 ARIA 中,仍然见到 SAR 和 PAR 的称谓,在近期的文献中时不时出现。因此 2004 年兰州标准规定,将 AR 首先分为 SAR 和 PAR,进而再分为间歇性和持续性,最后再分为轻度和中-重度。然经过仔细考量,上述分类分型也并非十分恰当。

# 三、流行病学

流行病学研究证实,在过去三十多年间,世界范围内鼻炎和哮喘等变应性疾病的流行有显著的增加,"西方生活方式"的国家增高更显著。首先是 AR,加拿大患病率在 15%~20%之间。澳大利亚和美国情况相似。在英国和德国占总人口的 10%~20%。在丹麦,Lingneberg 报道 1989 年和 1997 年的患病率分别为 22.3%和 31.5%。Aberg 等则报道瑞典 1979 年和 1991 年的患病率分别为 5.45%和 8.08%,数年间患病率有明显增加。Ninan 等报道英国 1964 年和 1989 年的患病率分别为 3.2%和 11.9%,20 多年间竟增加了将近 4 倍。

然而,AR 流行病学调查有时差异较大,例如欧洲一项采用 ARIA 定义的人群调查发现,AR 患病率在17%(意大利)和 28.5%(比利时)之间,平均约为 25%。澳大利亚、新西兰和英国的患病率为 15%~20%。但欧洲六国采用电话调查所得鼻炎患病率为 40%,差异极大。统计数据差异较大的主要原因是诊断和问卷标准不一致,此外,患者和医师都可能忽略 AR,因为多数患者的就诊原因是下呼吸道症状。

AR 和哮喘并存或相继患病的流行病学调查显示,鼻炎存在时哮喘发生的比数比为 2.59[95%CI(1.54,4.34)],假如同时患有鼻炎和鼻窦炎,哮喘发生的比数比则为 6.28[95%CI(4.01~9.82)],预示鼻炎的严重程度与哮喘发生相关(Tucson)。

1998 年儿童哮喘和变态反应国际研究(ISAAC)对 56 个国家 156 个中心的 436801 例 13～14 岁儿童进行问卷调查,得知 AR 和哮喘的流行在全世界呈逐年增高趋势。

对 1836 名新入学的大学生进行的 23 年随访调查显示,有鼻炎症状和致敏原皮肤试验阳性者,23 年后发现发展为哮喘者占 10.5%,无鼻炎症状和致敏原皮肤试验阴性者则为 3.6%。很显然,鼻炎使哮喘发生的风险增加了 3 倍。很多鼻炎患者虽未发展成哮喘,但却有类似哮喘的气道高反应性。

美国一项 19871996 年对 65 岁以下人群流行病学,以及 AR 合并哮喘所需费用增长的普查得知,哮喘患者每人每年花费为 248.89 美元,而鼻炎合并哮喘患者则为 335.82 美元(P<0.0001)。AR 合并哮喘接受治疗者,每年因哮喘恶化须住院者为 0.9%,而未治疗者则为 2.3%,后者比前者增加 61%(P<0.01)。

我国的一项对 500 名经乙酰甲胆碱激发阳性的变应性哮喘患者的调查显示,鼻炎的患病率为 85%～95%。与美国巴尔的摩数据类似。而在临床诊断为哮喘或表现哮喘症状的患者中,鼻炎的患病率为 86%。

一项对南通地区 95300 名人群和 23825 个家庭,依据 2004 年兰州标准和 1997 年支气管哮喘防治指南进行临床诊断的调查显示,鼻炎患病率为 1.20%,哮喘患病率为 0.77%,鼻炎合并哮喘患病率为 0.31%;鼻炎并发哮喘的比例为 25.0%,哮喘并发鼻炎的比例为 40.0%;此调查结果显示鼻炎和哮喘患病率较一般报道明显低。然而,鼻炎三级亲属患病率分别为 15.81%、4.61% 和 2.51%,鼻炎三级亲属哮喘患病率分别为 8.19%、3.08% 和 3.16%,均高于本地区一般人群患病率。

有学者所在医院的头颈外科 2004 年 9 月至 2004 年 12 月进行了电话抽样多中心调查,通过目录辅助下随机数字拨号法,在 2 个直辖市(北京和上海)和 9 个省会城市(长春、长沙、杭州、广州、南京、沈阳、乌鲁木齐、武汉和西安)进行电话号码抽样,同时设计鼻炎电话调查问卷。抽取有效局向号码 684 个,拨打电话 119319 个,成功访问 38203 人。结果显示,自报鼻炎者 4253 人,未经校正的 11 个城市自报患病率在 8.0% 和 21.4% 之间,经性别校正的鼻炎患病率为 8.5%～21.3%(北京为 9.5%),经年龄校正的鼻炎患病率为 8.7%～24.1%(北京为 8.7%)。由于大规模人群患病率调查,较难获得每个个体免疫反应的实验室证据。仅通过问卷调查可能对鼻炎的实际患病率估计过高(约高于 50%)。另一方面,许多调查对象可能是非变应性鼻炎。据报道,在慢性持续性鼻炎患者中,非变应性鼻炎占 30%～70%。

## 四、免疫学和发病机制

AR 是一个复杂的免疫性炎症性疾病。它的发生是多种基因相互作用,并与遗传、环境等因素有密切关系。特应性个体可能具有变应性基因倾向,但近数十年的研究发现,AR 患病率增加并非基因组突变所致。一个必须重视的现象是,鼻炎和哮喘患者多具有个人变态反应史和家族变态反应史。"变态反应进程"形象地表述了变应性疾病随年龄增长而演进的过程,凸显了鼻炎和哮喘的个人变态反应史。有变应性基因倾向的婴儿首先发生特应性皮炎、湿疹,随年龄增长添加副食品后,可出现食物过敏和急性中耳炎、分泌性中耳炎,至学龄前后发生 AR,数年或成年后部分发生哮喘。英国一项对 100 名特应性家庭婴儿持续跟踪 22 年的研究显示,特应性皮炎的患病率在 1 岁左右达到最高(20%),至研究结束时降低到 5%,而 AR 的患病率从 3% 缓慢上升到 15%,哮喘的患病率则从 5% 剧增到 40%。

遗传与鼻炎或哮喘发病的关系是比较清晰的。曾有一份遗传学调查资料显示单亲有鼻炎史,子女发病率为 30%,双亲均有鼻炎史,子女发病率为 50%。据 Schwartz 统计,父母一方患哮喘时其子女患哮喘的机会为 13%,父母双方患哮喘时其子女患哮喘的机会为 20%～25%。并指出患哮喘的父母如有一个哮喘患儿,则以后出生的子女发生哮喘的概率极高,显示遗传因素在特应性疾病的发生中具有重要的作用。Edfors-Lubs 调查单卵孪生者发生特应性疾病的一致率,哮喘为 19%,花粉症为 21%,即单卵孪生者之一患哮喘或花粉症时另一人患相同特应性疾病者仅为1/5,表明特应性为低遗传性。

相对于遗传因素,环境因素更为重要。对环境因素的研究发现,AR的发病除与环境中的花粉、螨、真菌和动物皮屑等变应原接触有关外,还与一些非免疫学因素(如香烟烟雾、柴油机不完全燃烧所产生的芳香烃颗粒和冷空气等)有关。

从免疫学角度看,鼻炎是由Th2细胞免疫介导的Ⅰ型系统性超敏反应在鼻黏膜局部的表现,也有可能是系统性疾病在鼻部的表现。Th1和Th2免疫反应失衡是导致AR和哮喘的关键。

### (一)免疫学致敏和临床致敏

1.免疫学致敏　当特应性个体吸入致敏原并与鼻黏膜初次接触后,变应原有效成分浸出在鼻分泌物中或穿透鼻黏膜上皮屏障,在鼻黏膜局部刺激免疫活性细胞,如巨噬细胞、树突状细胞等。吞噬细胞等将变应原进行处理,并将信息传递给B淋巴细胞。B淋巴细胞活化、分化为浆细胞,并产生IgE抗体。IgE抗体附着于鼻黏膜的肥大细胞和嗜碱性粒细胞表面,与高亲和力和低亲和力受体结合。此时机体处于致敏状态,但无临床症状,称为免疫学致敏。

2.临床致敏　包括速发反应和迟发相反应(LPR)

(1)速发反应:当机体再次接触相同致敏原后,肥大细胞和嗜碱性粒细胞表面的IgE与致敏原结合,引起肥大细胞膜裂解、脱颗粒,合成和释放炎症介质和细胞因子。释放的炎症介质主要是组胺、缓激肽、类胰蛋白酶、前列腺素(PGs)和白三烯(LTs)等。释放的细胞因子是肿瘤坏死因子(TNF),白介素(IL)-4、-5、-6和-13等。可能还有嗜酸性粒细胞趋化因子、中性粒细胞趋化因子和过敏性炎症因子等参与。通过中枢神经和外周神经,引起临床症状,表现为鼻痒、喷嚏反射、鼻腔副交感神经和感觉神经受刺激,兴奋性增强引起血管扩张,加重鼻黏膜充血、腺体分泌增多和鼻阻塞。

(2)迟发相反应:速发反应过程释放的嗜酸性粒细胞趋化因子等是具有趋化活性的细胞因子,特别是对嗜酸性粒细胞的趋化作用,通过细胞间黏附分子-1(ICAM-1)可诱导嗜酸性粒细胞、嗜碱性粒细胞、单核细胞、淋巴细胞等免疫活性细胞定向迁徙到鼻黏膜表面。在细胞因子的作用下,嗜酸性粒细胞活化并释放嗜酸性粒细胞阳离子蛋白(ECP)、主要碱性蛋白(MBP)、白三烯(LT)、血小板活化因子(PAF)、肿瘤坏死因子(TNF)-β等具有神经和血管活性的物质,引起血管扩张、腺体分泌、炎性细胞浸润、鼻黏膜反应性增高等慢性炎症反应。迟发相反应(LPR)通常发生于速发反应后6～12小时,10～12小时达高峰,24～48小时消退。Mygind指出LPR可单独出现,称为单相反应;也可以和速发反应先后出现,称为双相反应。

有学者认为LPR是PGs和LTs的释放引起的。此外,在LPR早期是多形核白细胞(主要是嗜酸性粒细胞)浸润,24小时后以单核细胞浸润为主。与速发相反应的病理改变不同,LPR的鼻黏膜有明显的慢性炎症反应和鼻黏膜反应性增高,表现为对特异性和非特异性刺激的高反应性。因此,LPR是导致临床和组织病理学损害的主要原因。

### (二)炎性细胞及细胞因子

1.肥大细胞和嗜碱性粒细胞　肥大细胞和嗜碱性粒细胞的共同点是均是引起速发反应的炎性细胞,都具有IgE受体和贮存机体组氨酸脱羧的大部分,后者是合成组胺不可少的酶。组胺和黏多糖类肝素结合在一起,贮存在肥大细胞和嗜碱细胞的颗粒中,因此它们脱颗粒时可以释放大量的组胺。此外,这两种细胞也有相似的介质释放途径和相似的激素受体。除了在抗原IgE作用下释放介质外,还可以通过别的途径释放介质,其中有的是免疫性的,有些是非免疫性的。

肥大细胞和嗜碱细胞亦有许多不同。人类肥大细胞存在于组织中,而嗜碱性粒细胞主要存在于血液中。来源也不一样,肥大细胞来自淋巴组织如脾、胸腺、淋巴结等;嗜碱性粒细胞则来自骨髓,除存在于血液外,还存在于某些炎症浸润细胞中间。这两类细胞的形态亦有差异,嗜碱性粒细胞的颗粒较大。功能也有些差别,人肺肥大细胞有胆碱能和 α-肾上腺素能受体,而嗜碱性粒细胞却没有;C3a(补体 3a)可以触发皮肤肥大细胞释放介质。

2.嗜酸性粒细胞　是一类含有嗜酸性颗粒的白细胞,其增多与一些炎性介质有关。体外实验证实过敏性嗜酸性粒细胞化学趋化因子和组胺对嗜酸性粒细胞有趋化作用,嗜酸性粒细胞的移动也受补体嗜酸性粒细胞化学趋化因子和淋巴细胞产物的调节。

嗜酸性粒细胞与免疫反应的关系密切。在免疫缺陷患者和全身应用糖皮质激素治疗的患者,嗜酸性粒细胞计数下降。而在许多变应性疾病,嗜酸性粒细胞则常上升。嗜酸性粒细胞的一些产物可能是炎前物质,可以引起组织损伤。

嗜酸性粒细胞释放的强碱性蛋白物质具有很强的促炎作用,如 ECP、MBP、嗜酸性粒细胞衍生的神经毒素(EDN)、嗜酸性粒细胞蛋白 X 等。

3.中性粒细胞　中性粒细胞至少含有两种类型的颗粒,一种是嗜甲苯胺蓝颗粒,或称初级颗粒,其含有酸性磷酸酶、酸性水解酶、髓过氧化物酶和硫酸黏多糖;另一种是特异性颗粒或称次级颗粒,其含有碱性磷酸酶和碱性蛋白。中性粒细胞可被免疫复合物激活,并进行吞噬作用,释放出颗粒中的化学物质,当免疫复合物增多,不能被有效吞噬时,颗粒从细胞内脱出,释放出较多的溶酶体酶。后者是引起免疫复合物性损伤的主要物质,它自中性粒细胞释放的过程类似于其他分泌细胞的分泌过程,需要外源钙离子和完好的微小管。

4.血小板　血小板是微小的、无细胞核而有颗粒的细胞,来自骨髓巨核细胞,可被损伤的血管内皮激活参与凝血过程。血小板在变态反应炎症中的作用是:附着于免疫复合物后可释放介质;可被血小板激活因子和其他刺激激活,从而释放一种或数种因子,增强由 IgE 介导的嗜酸性粒细胞介质的释放。

5.一些结构细胞　如上皮细胞、成纤维细胞、血管细胞也属于免疫活性细胞。在细胞因子、介质等作用下参与免疫反应,从而加重炎症反应,并使炎症反应迁延。

### (三)炎性介质

1.组胺　组胺是 AR 最主要的介质,也是研究最早、最深入的一种。具有强烈的药理学活性,可引起小血管扩张、平滑肌收缩、分泌腺活动增强、血管通透性增加和血清渗出、嗜酸性粒细胞浸润等。在通常情况下,组胺是以不活动状态与黏多糖化合物肝素结合而成为肥大细胞颗粒内的主要成分。组胺一旦大量进入血液将导致血压骤降,引起过敏休克。

2.白三烯(LTs)　LTs 主要源于嗜酸性粒细胞、肥大细胞、中性粒细胞和巨噬细胞。T 细胞和内皮细胞也可产生。是一类脂质继发性炎性介质,分为 $LTA_4$、$LTB_4$、$LTC_4$、$LTD_4$ 和 $LTE_4$ 五个亚型。LTs 是先经磷脂酶 $A_2$ 代谢产生花生四烯酸,后者再经 5-脂氧化酶途径代谢而生成。其中,$LTA_4$ 最先形成,并很快转化为 $LTB_4$ 和 $LTC_4$。而 $LTD_4$ 和 $LTE_4$ 是 $LTC_4$ 在细胞外转化而成。半胱氨酰白三烯(CysLTs)是重要的炎性介质,其作用机制是多方面的。可扩张血管、增加血管通透性,导致组织水肿。同时在干细胞增生和移行、白细胞黏附、移行和趋化、延长炎性细胞(嗜酸性粒细胞)存活时间,以及炎性细胞活化等方面均发挥重要调节作用。LTs 在多种炎症细胞中均有表达,其拮抗剂是唯一能通过其作用同时改善肺功能和哮喘症状的药物。

3.前列腺素(PGs)　PGs 几乎可以在所有的组织中找到,其可通过多种途径合成和释放。豚鼠肺组织被致敏后再经抗原激发,可释放 PGs。其他细胞如血小板和中性粒细胞被激活后也可能释放 PGs。炎症过程中释放出的磷脂酶首先裂解细胞膜形成花生四烯酸,后者再通过环氧合酶途径形成 PGs,再进一步代谢形成 PGE 和 PGF。

PGs 的药理作用十分复杂,可能通过特异性受体起作用,$PGE_1$ 和 $PGE_2$ 是有效的组胺释放抑制剂,

$PGF_{2a}$则可促进肺肥大细胞释放组胺。上述三种 PGs 均可使血管通透性增加。不同的 PGs 亚型相互协同又拮抗使之间处于平衡状态,一旦这种平衡状态破坏,就会发生病理生理改变。

4.过敏性慢反应物质　是肥大细胞脱颗粒释放出的另一种介质。它不同于组胺,作用较慢,也不能为组胺拮抗剂所拮抗。正常组织中不含有过敏性慢反应物质,然而在过敏休克发生后数分钟就可以在细胞内测出,说明过敏性慢反应物质是临时合成并分泌的。过敏性慢反应物质的生物活性与组胺相似,可以增进猴皮肤血管通透性,在体外可引起人支气管平滑肌收缩,但在体内对支气管平滑肌的作用如何尚未被证实。现认为过敏性慢反应物质可能是白三烯($LTC_4$ 和 $LTD_4$),在花生四烯酸代谢的酶系统受到抑制时产生,$LTC_4$ 和 $LTD_4$ 具有强烈收缩支气管的作用,引起严重的支气管哮喘。

5.血管细胞黏附分子-1(VCAM-1)　鼻黏膜变应性炎症时,小动脉收缩,毛细血管扩张。血液循环中的白细胞(嗜酸性粒细胞、中性粒细胞、嗜碱性粒细胞)和 T 细胞和巨噬细胞等,在 VCAM-1 和 E-选择素的作用下,通过滚动式流动并黏附成团,与血管内皮细胞黏附,在趋化因子作用下游出血管外,造成鼻黏膜组织的炎性细胞浸润。

6.其他

(1)过敏性嗜酸性粒细胞化学趋化因子:存在于人肺肥大细胞中,具有选择性的趋化作用,变态反应病的嗜酸性粒细胞增多与之有关。

(2)过敏性嗜碱性粒细胞血管舒缓素:存在于嗜碱性粒细胞的颗粒中。作用完全与血管舒缓素相同,可以裂解激肽原,产生缓激肽,其代表了速发变态反应与血浆激肽系统的一个重要环节。

(3)血小板激活因子:其在人体内的作用尚不完全清楚。可激活血小板,使之聚集,并释放包括血清素在内的介质。但没有收缩平滑肌或化学趋化作用。

(4)中性粒细胞化学趋化因子:在人肺和人白血病患者的嗜碱性粒细胞提取物中含有这种因子,其对中性粒细胞有化学趋化作用,其在人体内的作用尚不明了。

(5)血清素:也称 5-羟色胺。人类血清素 90% 贮存于胃肠道黏膜,10% 存在于神经系统中。当血小板激活时将其释放。血清素是一种血管活性胺类,具有组胺和慢反应物质相似的收缩平滑肌和增加血管通透性的作用。在哮喘患者可引起支气管痉挛。

(6)调节激活正常 T 淋巴细胞表达和分泌(RANTES):在免疫过程中对嗜酸性粒细胞的作用有重要意义。

### (四)Th2 细胞、Th2 细胞因子及其对免疫反应的调节作用

研究已经明确,Th1 和 Th2 细胞有区别的趋化、聚集到组织,促使产生不同类型的炎症反应。细胞因子、生长因子,以及炎症介质、激素等,均可影响 T 细胞的分化、激活,以及 Th1 和 Th2 细胞因子的产生。趋化蛋白对 Th 细胞的趋化作用可能是变态反应的一种重要机制,该机制促进了变应原诱导 IL-4 和 IL-5 的产生,后者是嗜酸性粒细胞和嗜碱性粒细胞活化所必需。当然,发挥 Th1 和 Th2 细胞聚集作用的还有其他趋化因子。在特应性个体,Th2 细胞占优势。Th2 细胞由 P 选择素、E-选择素介导,聚集到炎症组织的部位,调节炎症部位 IgE 合成和炎症细胞聚集,产生迟发相反应和细胞介导的免疫反应。

Th2 型淋巴细胞释放的因子称为 Th2 细胞因子,包括 IL-3、4、5。粒细胞-巨噬细胞集落刺激因子(GM-CSF)既是 Th2 细胞因子,但也可被 Th1 细胞释放。另外一些细胞因子虽然不是 Th2 细胞释放,但因参与 Th2 细胞的趋化和聚集,属 Th2 型细胞因子。如 IL-13 通常不由 T 细胞释放,然其作用与 IL-4 相似,在 IgE 的调节中有重要作用,同时可能还有促进黏液分泌的作用。原位杂交及免疫组化显示 T 细胞、肥大细胞、嗜碱性粒细胞、嗜酸性粒细胞、上皮细胞均可产生 Th2 型细胞因子。此外,在嗜酸性粒细胞祖细胞中产生的 IL-13、IL-5 和粒细胞-巨噬细胞集落刺激因子(GM-CSF),在嗜酸性粒细胞活化、聚集、成熟及

存活中起重要作用。现在发现,人类嗜酸性粒细胞趋化因子、受体 CCR3 亦存在于 Th2 细胞中。

IL 系列细胞因子作为主要的 Th2 型细胞因子,在参与变应性炎症中对免疫反应的调节作用是非常重要的。IL-4、IL-13 和 IL-10 参与 IgE 合成过程,其中前两者是目前仅有的在人体内证明可以直接促进 IgE 合成的细胞因子。IL-4 主要是刺激 B 细胞释放 IgE,IL-13 则具有促进 B 细胞分化、提高 B 细胞活性和直接诱导体内 B 细胞合成 IgE 的作用。IL-10 同时也是肥大细胞株的辅助生长因子,并有抑制 T 淋巴细胞生成 IFN-γ 的作用。IL-5 主要促进嗜酸性粒细胞的活化、成熟并延长其存活时间。IL-9 具有肥大细胞生长因子的作用,并导致肥大细胞脱颗粒。Th2 型细胞因子还能进一步趋化淋巴细胞、单核细胞、巨噬细胞、嗜酸性粒细胞、中性粒细胞和肥大细胞,并再次引起肥大细胞释放介质。由此,IL 系列细胞因子在变应性炎症中的主要作用是:①参与 IgE 的生成,促进 IgE 介导的反应;②增加嗜酸性粒细胞的数量,增强其细胞毒性,延长其存活期;③促进肥大细胞增殖和脱颗粒,再次引起介质释放;④促进变应性炎症持久化。

临床研究从另一个角度印证了 Th2 型细胞因子的上述作用。例如对 AR 患者行变应原激发后,Th2 型细胞因子 mRNA 表达上调,数小时后鼻分泌物中可测的 IL-5 增加。花粉季节中,花粉症患者表达 Th2 细胞因子的细胞数增加。变应原诱导的 IL-5 合成与患者的症状发作相关。糖皮质激素的局部治疗可抑制 IL-5mRNA 表达和嗜酸性粒细胞浸润。从组织病理学角度的研究发现,AR 鼻黏膜上皮和黏膜下层 T 细胞(包括 CD4$^+$T 细胞和活化的 CD25$^+$T 细胞)浸润。在变应原激发产生的迟发相反应中,鼻黏膜组织中 CD4$^+$T 细胞增加,这与 IL4、5 和 13 阳性细胞增加有关。PAR 鼻黏膜上皮间 r/qT 细胞亦增加,该细胞通过诱导 B 细胞产生 IgE 而发挥调节变态反应作用。上、下呼吸道炎症反应的相关性

Saito 等用卵清蛋白单纯致敏鼠上呼吸道,结果显示下呼吸道也有相似的炎症表现,即 CD4$^+$ 细胞、IL-4$^+$ 细胞、IL-5$^+$ 细胞、嗜碱性粒细胞和嗜酸性粒细胞增加。同时,骨髓中 IL-5、IL-3 和 GM-CSF 表达上调,以及血液循环中嗜酸性粒细胞和嗜碱性粒细胞数目增加,其增加的程度与症状和体征的轻重有关。另外,骨髓中嗜酸性粒细胞/嗜碱性粒细胞集落形成细胞也明显增加。骨髓中的祖细胞在上、下呼吸道炎症中具有重要性,可导致系统性变应性炎症反应。

在临床研究方面也有相似的报道。对不伴有哮喘的 SAR 患者在非发病季节行变应原鼻激发试验后,鼻黏膜和肺组织中均检测到黏附分子和嗜酸性粒细胞,且比对照组明显增加。另一反向研究即对不伴有哮喘的 AR 患者行下呼吸道激发,结果引起鼻黏膜炎症和鼻功能下降;并检测到鼻黏膜组织、血液循环和支气管黏膜中嗜酸性粒细胞明显增加以及鼻黏膜组织中 IL-5mRNA 和 eotaxinmRNA(嗜酸性粒细胞趋化因子 mRNA)显著增加。这些研究说明上、下呼吸道之间存在相互作用,不论是上呼吸道激发还是下呼吸道激发,引起的是全呼吸道相似的炎症改变,

### (五)黏膜最轻持续性炎症反应和神经源性炎症

"黏膜最轻持续性炎症反应"是 AR 的一个重要机制。是指环境中变应原数量很少的情况下,或指在对变应原采取避免措施有效的情况下,或指在治疗有一定效果的情况下,患者虽然没有临床症状,但鼻黏膜仍有炎症反应。在黏膜最轻持续性炎症反应状态,患者仍应继续治疗。

AR 的又一重要机制是非变应性刺激导致的鼻黏膜高反应性。是变应性炎症作用于上呼吸道感觉神经而引起。鼻黏膜有丰富的神经支配,包括感觉神经、交感和副交感神经。当有炎症反应时,神经功能加强,产生神经高反应。其机制是神经生长因子引起感觉神经和副交感神经释放神经肽,主要是 P 物质(SP)、降钙素基因相关肽(CGRP)和血管活性肠多肽(VIP)等。这些神经肽引起的炎症反应称神经源性炎症,加重原有的变应性炎症反应,并使炎症病变迁延。

### (六)预激效应:鼻黏膜高反应性

半个世纪前 Connel 观察到,花粉症患者暴露于致敏花粉一天并不产生任何鼻部反应,或仅有轻微的鼻

部症状；假如让患者连续暴露于致敏花粉中，则产生明显的鼻部症状。于是，Connel 应用花粉变应原对患者行鼻黏膜激发试验，以产生鼻部症状所需的花粉数量为准，连续激发 10 天，给予的花粉数量逐日递减。结果发现到第 10 天时，引起鼻部症状所需要的花粉数量仅是第一天的 1/50。这种现象称为预激效应，是由于每天致敏花粉的连续激发使鼻黏膜产生了高反应性所致。

还有另一种预激效应现象是花粉症患者虽然皮肤试验和眼结膜激发试验对屋尘呈阳性反应，但在非花粉季节却可以耐受较大量屋尘。然而在花粉季节高峰时，患者即使吸入少量屋尘也能引起鼻部症状加重。其机制也是鼻黏膜高反应性。这类花粉症患者花粉变应原是原发致敏原，屋尘则是继发致敏原。这里需要指出的是，屋尘的成分极复杂，且不同来源的屋尘成分不一致。因此屋尘实为一混合物质，包括织物降解物、动物皮屑、人表皮脱屑、昆虫残片和排泄物、食物残渣、花粉、真菌、细菌等。由于无法对屋尘进行标准化，因此已不再用屋尘做皮肤试验、定量检测和免疫治疗。

## 五、变应原

变应原是一种可诱导特异性 IgE 抗体产生的外来蛋白或半抗原。引起 AR 的变应原主要是气传变应原，食入变应原如牛奶、鸡蛋、鱼、虾、水果、小麦、豆类等引起 AR 者少见。

气传变应原通常分为室内变应原、室外变应原和职业性变应原三大类。PAR 和哮喘常见的变应原是室内变应原，主要是屋尘螨、真菌、蟑螂、动物皮屑等。SAR 常见的变应原是室外变应原，主要是花粉和真菌等。也有一些对花粉过敏的患者同时对室内变应原过敏，表现为常年性症状和季节性加重。食入变应原可单独致敏，也可与室内变应原共同引起发病。现代化室内装饰可能会导致变应原引起的呼吸道变应性疾病流行增加。由于气候条件的不同，气传变应原种类存在地区性差异。因此，变态反应医师和临床免疫医师明确本地区气传变应原种类和数量是非常重要的。下面介绍引起 AR 最常见的五种气传变应原。

### （一）花粉

花粉是种子植物的雄性生殖细胞。借助风力飘散传播花粉的植株为风媒花，借助昆虫传播的为虫媒花。气传花粉变应原大多数为风媒花，风媒花花粉量多（一株豚草一日可产生 100 万粒花粉颗粒）、体积小（直径为 $10\sim100\mu m$）、质量轻，有的带有气囊，可飘散传播得很远，因而可影响远离花粉源地区的人群。空气中花粉飘散有季节性和地区性差异，并受温度、湿度等气候的影响。我们 1974 年 1 月 1 日至 1975 年 12 月 31 日对个别城市空气中花粉飘散进行调查，结果发现全年 1～12 月均有花粉飘散，而 4～5 月上旬和 7～9 月出现两个高峰。构成 4～5 月高峰的主要花粉是树木花粉。构成 7～9 月高峰的主要花粉是草类和莠类花粉，其中最重要的是蒿属花粉。20 世纪 80 年代初进行的全国性调查发现，我国致敏花粉亦具有地区性差异，如华北、东北、西北地区主要是为蒿属、藜属、玉米、豚草；广州地区是大麻黄；华东地区为大麻、葎草。

花粉中致敏成分主要是蛋白质。King 等通过凝胶过滤和离子交换色谱分离了豚草花粉的两个主要变应原，即 Amb a 1（抗原 E）和 Amb a 2（抗原 K）。近年成功分离和克隆了其他豚草变应原的 DNA 序列，同时也鉴定出其他变应原成分，如 Amb a 3～Amb a 7 和 cystatin。

我们应用免疫学方法测出乌鲁木齐地区各种花粉的变应原性有不同，在某些花粉间存在交叉变应原性。我们应用免疫双扩散试验显示，蒿属花粉的变应原最复杂，与藜科、玉米、槭树、向日葵、杨树等花粉之间存在交叉变应原性。此外，不同地区同一花粉的变应原性也不完全相同。至于在实验室中发现的不同花粉间的交叉变应原性是否具有临床意义尚不得而知。

花粉变应原引起的 AR 和哮喘亦称为花粉症，其临床症状通常比室内变应原引起者严重。花粉变应原引起的 AR 也常被称为 SAR。由于花粉颗粒小，因此极易眼内沉积引起花粉性结膜炎。更加细小的花粉颗粒则可诱发或加重 AR 和哮喘。

### （二）尘螨

尘螨属节肢动物门,蜘蛛纲,真螨目,蜱螨科,尘螨属。只有少数几种尘螨与变态反应有关,是主要的室内变应原,主要有屋尘螨、粉尘螨、宇尘螨等。螨分为躯体和腭体两部分。背部有两根长毛是其形态的特征。雌虫寿命为 100～150 天,雄虫仅存活 60～80 天,水占体重的 81%。当相对湿度降低至 50%,粉尘螨于 11 天内全部死亡,屋尘螨耐受干燥的能力则更差。这就是在欧洲海拔 1800m 以上的气候干燥山区没有螨存在的原因。相反,温、湿地区螨较多。人皮屑和粮尘是螨的理想食料,所以床垫、枕头、被褥、地毯、绒毛玩具、屋内尘土、褥尘和粮尘中存在大量的螨。

螨的躯体、脱皮、排泄物都具有抗原性。现已检出螨的特异性变应原主要有:①第 I 组变应原可被多数螨变态反应的患者所识别,其存在于各种螨的躯体、排泄物和消化道中,主要有 Der p 1(屋尘螨变应原 1)、Der f 1(粉尘螨变应原 1)、Der m 1(微角尘螨变应原 1)和 Eur m 1(宇尘螨变应原 1);②第 II 组变应原包括 Der p 2、Der f 2,与第 1 组有不同生物功能,但尚未确定;③第 III 组变应原包括 Der p 3、Der f 3,主要存在于螨排泄物中;④第 IV 组变应原 Der p 4、Eur m 4。上述螨变应原均已被克隆。此外,尚有 Der p 5、Der p 6、Der f 6、Der f 7 和 Der p 9 等。尘螨的主要变应原存在于尘土中的螨的排泄物和螨的躯体中,由于尘土粗提取物组成的异质性,因此应采用尘螨提取物,而不是尘土提取物进行皮肤试验或免疫治疗。

室内全年都有螨生存,因而患者表现常年性症状。但螨生存也有高峰季节,如潮湿季节,因而也表现季节性症状加重。也有一些螨过敏者则明显表现为间歇性症状。已报道每克屋尘中存在 100 个螨,足以使婴儿致敏,或每克屋尘中含有 $2\mu g$ Der p I,则日后发生哮喘的危险性较大,螨的数量越多,发生哮喘的时期越早,症状也越严重。

### （三）真菌

真菌是一类没有根、茎、叶区分的低等植物,属真菌门。不含叶绿素,不进行光合作用,而只能寄生或腐生生活。大部分真菌有菌丝体,进行有性和无性繁殖。真菌容易在温暖(20～32℃)阴湿的环境中生长。真菌是室外变应原,但也易移入室内,所以也可成为室内变应原。有致敏作用的真菌主要是寄生于腐败物上的非致病菌。真菌孢子和菌丝均有抗原性,孢子的抗原性更强。真菌孢子很小(3～10$\mu m$),很容易吸入下呼吸道。儿童较成人更容易引起真菌过敏。具有变应原性的真菌主要是曲菌属、分枝孢子菌属、青霉属、交链孢霉菌和担子孢霉菌等。为了正确分析致敏真菌,调查空气中飘散的真菌和掌握其规律是非常重要的。学者在 1978 年采用载玻片法和平皿法同时对空气中飘散的真菌进行调查。调查结果空气主要致敏真菌为根霉属、顶孢霉属、青霉属、单孢枝霉属、链格孢属、毛霉属、曲霉属。

### （四）蟑螂

隐匿群居,并在夜间出来觅食。蟑螂的变应原是它的胃肠道分泌物和甲壳,因此有蟑螂的家庭意味着室内布满了变应原。有报道在美国的某些湿热地区或东南亚等地的热带地区,蟑螂过敏的患病率与对豚草花粉或屋尘螨过敏者相似,甚至更高。

### （五）动物皮屑和羽毛

猫的变应原主要是猫的皮脂腺、唾液腺、肛周腺体,毛是其主要贮藏地,猫变应原为 $2.5\mu m$ 以下的微粒,可通过空气传播。狗的主要变应原多见于皮毛,也见于唾液腺、皮肤、尿液。猫和狗变应原在室内灰尘和家具中大量存在。家兔、豚鼠、仓鼠和沙鼠等啮齿动物也具有变应原性,变应原主要存在于皮毛、尿液、血清、唾液中。啮齿动物之间的交叉过敏很常见。马变应原主要分布于马鬃、汗液和尿液中,马皮屑中的主要变应原是 Equ c 1。

### (六)柴油机排出微粒

柴油机燃烧和由此产生的微粒包括多种化合物,如菲占 52%、莞占 25%、萘占 13%和芘占 10%。微粒具有特异性化学活性。直径小于 0.5pm,但可聚集成较大颗粒,并排列、沉积于呼吸道黏膜。柴油机排出微粒可吸附抗原,并作为佐剂延长抗原在呼吸道黏膜的潴留,导致免疫变应性应答的增高。

## 六、临床表现、检查及鉴别诊断

### (一)详细采集病史

详细询问病史对 AR 的诊断及鉴别诊断有重要的意义。询问和采集病史的正确性和可靠性,首先取决于医师对 AR 的正确认识。

首先要询问是否有打喷嚏、鼻痒、鼻阻塞、水样涕等主要症状,是否同时有眼痒、耳痒、咽痒的症状,以及症状发作的时间、程度和一日内的变化。一般而言,AR 一日内症状表现两个高峰,即症状较重的时间分别是晨起时和黄昏前。另外,还要询问是否既往有同样症状出现过,以及患者的工作、生活环境及是否有变化,例如家居处近期是否装修,是否豢养宠物。对儿童则要问是否患过湿疹、荨麻疹、特应性皮炎和药物过敏史等。了解儿童是否常有揉鼻、做"鬼脸"或全身痒、非大量鼻出血。另外,非常重要的是了解和评价有无咳喘或哮喘等下呼吸道症状。询问是否曾经接受过何种检查,如变应原皮肤试验、血清 IgE 检测、鼻内镜检查、鼻窦 CT 及结果如何等。还要了解以往是否接受过治疗、何种治疗及效果如何等。

### (二)临床症状及体征

1.临床症状 AR 不仅有恼人的临床症状,还影响患者的日常生活、工作和学习。表现为睡眠障碍和情绪不安、学习成绩下降、工作效率减低,以及影响社会活动。

典型临床症状是鼻痒、喷嚏、浆液性鼻涕和鼻阻塞。

(1)鼻痒:目前尚未发现人体特殊的痒觉感受器,也没有一种专门的感觉神经末梢感受痒觉。人痒觉和痛觉关系密切,由此推测痒和痛可能是由同一种神经传导的,可能是痛觉的阈下刺激或不完全传导所致。也可能是通过游离神经末梢或毛囊周围末梢神经网传导的。

鼻痒产生的机制可能是:已经明确鼻痒和喷嚏相互关联,都是通过三叉神经传入,先有鼻痒,进而发生喷嚏。因此推测,外界刺激物刺激鼻黏膜后,冲动通过鼻黏膜中来自三叉神经分支的极丰富的感觉神经纤维末梢和半月节,传至脑桥和延髓,从延髓分出节前纤维,经蝶腭神经节刺激鼻黏膜的腺体和血管,导致黏膜水肿和黏液腺分泌增加,后者产生大量的浆液性涕以及一种特殊的感觉和喷嚏,这种特殊感觉称"清流滴漏样"感觉,即为鼻痒感。另外,三叉神经也可以将刺激冲动传至大脑皮质后中央区产生痒觉。

此外,AR 产生的组胺、缓激肽和蛋白酶等也可刺激鼻黏膜引起鼻痒,其中最主要的是组胺。这可由组胺喷入鼻腔后立即出现鼻痒来证实。可能是由于组胺直接刺激鼻黏膜感觉神经末梢引起。因此,应用抗组胺药物对鼻痒有很好的疗效。

(2)喷嚏:喷嚏实质上是一种机体保护性反射动作。其动作是先有深吸气,继之以强呼气,气流自下呼吸道经鼻咽部自口腔和鼻腔喷出,同时伴闭眼和面部肌肉运动,伴一过性鼻分泌物增加、鼻黏膜充血,严重者还伴有溢泪。

喷嚏的发生机制十分复杂,多种刺激均可诱发。其中炎性介质的作用是很重要的。参与喷嚏的炎性介质主要是组胺,还有激肽和一些蛋白酶。介质释放可以是免疫学性的,也可以是非免疫学性的。免疫学性者是特应性个体吸入变应原,在鼻腔引起一系列免疫学过程和复杂的生物化学改变时释放的,其中主要是组胺。非免疫学性者诸如寒冷,有研究以冷、干空气(温度$-6℃$,相对湿度$10\%$)刺激鼻黏膜,可诱发包括喷嚏在内的鼻症状,且鼻分泌物中介质释放增加,包括组胺、缓激肽、TAME 酯酶(甲苯磺酰精氨甲酯)和前列腺素 $D_2$ 等。用组胺作用于家鼠鼻黏膜,可在上颌神经记录到动作电位增强,此反射能被组胺 $H_1$ 受体拮抗剂阻断,说明组胺可以激活鼻黏膜三叉神经末梢,引起三叉神经的动作电位增强。

近年来的研究证实空气污染,特别是柴油机燃烧排放的微粒是导致全球性 AR 流行增加的原因之一。Kobayashi 等(1997)观察鼻黏膜暴露于污染空气中是否引起鼻黏膜对变应原-抗体反应的化学介质高水平。采用豚鼠 AR 模型短期(3 小时)暴露于不同浓度($1mg/m^3$ 和 $3.2mg/m^3$)柴油机排出的微粒中,发现在高浓度组激发产生的喷嚏和鼻溢液明显增加,说明空气污染可增加 AR 患者喷嚏及严重程度。

喷嚏是 AR 重要而常见的症状,几乎出现于所有的 AR 患者。喷嚏发作时喷出的气流最大强度相当于六级风,只因为时间极度暂短,故不至于引起危害。然有报道喷嚏引起舌骨、镫骨等骨折。也有报道倘若喷嚏发生在行车中,有发生车祸的可能,因为喷嚏发作的瞬间患者会一过性闭眼。

(3)浆液性鼻涕:肥大细胞脱颗粒释放的介质(主要是组胺)作用于鼻黏膜神经末梢,通过中枢神经和外周神经使副交感神经兴奋,引起血管扩张、血管通透性增加和腺体分泌亢进。AR 浆液性鼻涕的量依病情而异。浆液性鼻涕应与脑脊液鼻漏鉴别。

(4)鼻阻塞:可出现在单侧或双侧鼻腔,可为持续性、间歇性、交替性或进行性。鼻阻塞可由于鼻黏膜肿胀引起,也可以合并鼻腔结构改变或感染等引起。AR 发作期鼻阻塞加重,病程较长可引起鼻甲肥大或并发鼻息肉,使鼻阻塞持续性加重。因鼻阻塞出现张口呼吸、打鼾、不断搓揉鼻部(以求通气)和闭塞性鼻音。

**2.体征**

(1)前鼻镜及鼻内镜检查:症状发作期鼻黏膜苍白、暗红或肿胀,浆液性或浆液黏液性涕。一项调查表明鼻黏膜苍白占 $62.9\%$、下鼻甲肿胀占 $56.8\%$。然而 $20\%\sim30\%$ 的鼻黏膜不表现苍白,而是充血、肿胀。无症状发作期鼻黏膜可以正常。倘若合并感染,则表现鼻甲充血、肿胀,鼻腔可见黏脓涕。病程长、症状重者,下鼻甲、中鼻甲明显肥大或增生,中鼻道黏膜可有肿胀,然中鼻道息肉样变或下鼻甲后端桑葚样改变并不常见。一般而言,鼻内镜检查对 AR 并非必需,多合并其他鼻病或诊断有困难时才进行鼻内镜检查,例如严重鼻阻塞者和脓性鼻涕者,注意是否合并慢性鼻窦炎、鼻息肉、鼻中隔偏曲、腺样体肥大、慢性鼻炎等,以及排除鼻腔鼻窦肿瘤等。

(2)面部特征性表现:这在儿童 PAR 尤其明显。这些面部特征性体征是因为长期持续性鼻阻塞而导致的。

1)腺样体面容:通常是指腺样体肥大所致的长期鼻阻塞、张口呼吸,进而引起的颜面骨发育障碍。然而,长期鼻黏膜肿胀所致的鼻阻塞也可引起腺样体面容。表现上颌骨变长、硬腭高拱、唇厚、上唇上翘、下唇悬挂,以及磨牙前移、下颌后退、上切牙突出和牙齿咬合错位,且常表现精神萎靡或面无表情。

2)变应性黑眼圈:下眼睑皮肤深染的蓝黑色,是翼丛静脉血回流障碍所致。若对 AR 不予治疗,变应性黑眼圈将长期存在。

3)Dennie-Morgan 线(Dennie 线):下眼睑皮肤新月形褶痕,可和变应性黑眼圈同时出现,皆是翼丛静脉血回流障碍所致。

4)鼻尖痕迹:即鼻尖部的摩擦痕迹。因鼻痒、鼻阻,患者经常手掌用力向上推移鼻前庭,使充血的下鼻甲稍稍偏离以改善鼻腔通气,并一定程度缓解鼻痒症状。该动作若持续两年或更长时间,即在鼻尖部形成了摩擦痕迹。

5)鼻皱褶：即鼻背部的横形皱褶，形成的道理同鼻尖痕迹。如若手掌用力向上推移鼻尖的动作持续18～24个月，即可形成鼻皱褶。

### (三)实验室检查

1.鼻分泌物嗜酸性粒细胞检查　AR患者鼻分泌物中嗜酸性粒细胞增加，因此进行鼻分泌物嗜酸性粒细胞检查对诊断有一定参考价值。但不是绝对依据，因为非AR和NARES的鼻分泌物中嗜酸性粒细胞也为阳性。此外，嗜酸性粒细胞检查阴性也不能断然除外AR，因为患者在没有接触致敏原、没有临床症状的情况下和鼻、鼻窦致病菌感染时也可能出现阴性结果。因此必要时应重复检查。目前不少医师不重视此项检查，我们郑重提醒应予重视和开展。鼻分泌物嗜酸性粒细胞检查采用伊红-亚甲蓝染色较之Wright染色理想。

2.变应原皮肤点刺试验　是一种体内检查方法。与血清特异性IgE检测的符合率可达80％～90％。方法简单易行、经济实用、敏感性强、重复性良好。但也受检测试剂的质量、检查人员的操作水平和被检查者在检查前是否用过$H_1$抗组胺药物等的影响，而可能出现假阳性或假阴性结果。对高敏反应的患者，皮肤点刺试验可能会发生较强烈的局部反应，极个别患者会出现全身过敏反应。所以应由专业医护人士操作，并应配备1：1000肾上腺素、氧泵及抢救过敏休克的急救设备。

皮肤点刺试验的试验部位取前臂掌侧皮肤。操作时嘱患者手臂放松、平放，用乙醇消毒试验部位皮肤，标记皮肤试验部位，每个标记相距4cm，在每个标记处滴一滴待测变应原浸液。用特制点刺针尖垂直刺入试液中，轻轻下压，刺破表皮，1秒钟将针提起，此刻约3/10000ml浸液进入表皮屏障带以下，15分钟后观察皮肤反应结果。阴性对照用生理盐水，阳性对照用组胺。假如点刺处出现淡黄的皮丘，其周围有红晕，为阳性反应。反应强度与组胺相似标以（＋＋＋），反应较组胺更强时，标以（＋＋＋＋），较弱时则标以（＋＋）或（＋）。目前国内点刺液主要用阿罗格专用点刺试验液。点刺试验液分别含有下列变应原活化提取物：花粉、尘螨、动物皮毛上皮、羽毛、真菌、食物等。

皮肤点刺试验是目前临床上最常用的一种特异性诊断方法。然而，近年来有些文献报道临床上皮肤点刺试验阴性反应，但病史和症状却明确提示AR。有学者认为这些患者虽无全身的系统性反应，但鼻黏膜局部存在变态反应，称为"entopy"，这些患者最终可能发展为系统性变应性炎症反应。

3.血清总IgE和特异性IgE检测　是体外检查方法。常用的检测方法有：①瑞典Pharmacia公司推出的CAP变应原检测系统，这套系统采用的是ELISA法，可同时检测血清总IgE和特异性IgE。是目前国内常用的方法。该方法敏感性和特异性很高，特别是对花粉、螨类、宠物皮屑、牛奶、鸡蛋、坚果等变应原的特异性IgE测定，敏感性和特异性都可达90％以上，有的可接近100％。②Phadiatop是近年推出的变态反应性疾病的新过筛试验。CAP系统(UniCAP)进行Phadiatop检测，操作自动化，具有快速、灵敏、特异、准确等特点。有多种特异性检测试剂，检测项目包括总IgE、Phadiatop吸入过敏原过筛、fx5食物过敏原过筛、嗜酸性粒细胞阳离子蛋白、类胰蛋白酶等。便于临床医师根据实际需要灵活选择。

4.鼻阻测压计和鼻声测量　以量化鼻阻塞的程度。

5.变应原激发试验　是一种有控制地用少量可疑变应原激发临床症状，以观察测试变应原与变应性疾病相关性的诊断方法。一般是在疑诊AR，但皮肤试验无肯定结果时采用。常用方法有鼻黏膜激发试验(NPT)和眼结膜激发试验(CPT)两种。变应原激发试验虽然是研究AR临床和动物试验模型良好的手段，但试验引发症状的机制与患者或动物症状发作的机制并非完全相同，因为被试验的患者或动物只是接触单一一次变应原，没有包含环境因素和复杂的非免疫学因素。

(1)NPT:常用滤纸法。用两张0.5cm×1.0cm滤纸,一张纸吸足抗原浸液原液(约1.6μl),置于一侧下鼻甲前端;另一张纸吸足生理盐水置于对侧下鼻甲前端为对照。1分钟后出现鼻痒、喷嚏、鼻阻塞为阳性结果,激发后5分钟不出现反应者为阴性。通常对阳性者进而收集鼻分泌物或鼻腔灌洗液行介质测定、细胞因子测定或细胞学检查等,以更具诊断价值。需指出,NPT主要在实验研究中应用,极少用于临床。

另外,NPT亦可采用非特异性物质激发,例如乙酰甲胆碱和组胺。用以观察非特异性鼻黏膜高反应性,表现为鼻分泌物增加,并呈剂量依赖性,目前已被广泛应用。组胺可引起对侧鼻腔反应,乙酰甲胆碱则不能。但重复组胺激发可导致快速耐药,但乙酰甲胆碱则不。

(2)CPT:方法有两种。一是将稀释的变应原浸液按10倍递增浓度滴入眼内,一般以1:1000或1:100的浓度为宜。另一是取最佳浓度变应原浸液滴眼(即一次激发法),一般取变应原的浓度是1/10,敏感者是1/100。15分钟后观察结果,任何浓度的变应原浸液均无症状和体征为(-);巩膜和睑结膜轻度充血、泪阜水肿、发痒和(或)流泪为(+);较弥漫和强烈的巩膜充血,并伴有血管明显突起、眼结膜轻度水肿和眼轻痒为(++);巩膜及结膜全部充血,结膜、泪阜明显水肿、奇痒和流泪,或伴喷嚏、流清涕、鼻痒等,或伴接触性荨麻疹为(+++);在(+++)的基础上出现结膜出血、眼睑水肿等,或伴咽痒、咳嗽等为(++++)。

应注意事项:①实验室应备有抢救药物及设备,以备万一出现全身症状可及时抢救;②观察反应后可用生理盐水或3%硼酸液冲洗眼,一般反应在测试后0.5~1小时消退,反应重者可滴入1:1000肾上腺素(窄角青光眼患者禁用)或0.5%醋酸可的松,有全身症状者口服H1抗组胺药;③激发后仅出现鼻部症状者不能视为阳性反应;④有眼病和支气管哮喘者暂不宜进行。CPT操作简便,诱发症状易于观察,临床较为多用,也适用于较年幼的儿童。但每次只能进行一种变应原测试。

6."变应原环境暴露单元"试验　重复性和安全性良好。主要用于花粉症治疗效果观察和药物治疗起效时间评价。方法主要有公园暴露和"维也纳暴露室"。也有职业性变应性环境暴露单元,用于评价乳胶过敏等。

## (四)CT扫描

对AR诊断本身并无太大意义。但在下列情况下可考虑应用:①排除其他疾病;②排除慢性鼻窦炎;③排除并发症;④药物治疗无效者;⑤单侧鼻炎者。

## (五)严重程度客观测试

虽然轻度和中-重度可以反映AR的严重程度,但较笼统。2008年版ARIA提出6点意见可用于评定AR的严重程度,可资参考:①参见2004年的评分标准行症状评分;②用视觉模拟量表(VAS)行症状评分;③行吸气峰值流量测定、声反射鼻测量法或鼻阻测压法检测以评价鼻堵塞程度;④一氧化氮测定以及鼻分泌物或鼻腔灌洗液炎性细胞、介质、细胞学检查和鼻黏膜活组织检查等以评价鼻黏膜炎;⑤用组胺、乙酰甲胆碱、变应原、辣椒辣素或冷、干空气等行激发试验评价气道高反应性;⑥嗅觉测试。其中①、②、③和⑥用于临床诊疗,④和⑤用于临床研究。

## (六)鉴别诊断

1.AR与Churg-Strauss综合征鉴别　Churg-Strauss综合征又名变应性肉芽肿性血管炎,为主要累及中、小动脉和静脉的系统性坏死性血管炎。其特点是早期有AR和哮喘的病史,伴末梢血嗜酸性粒细胞增高。数年后出现多系统病变,如肺部、皮肤、心脏。部分患者血清中可检测到抗中性粒细胞胞质抗体(AN-CA)。AR主要与本病的早期鉴别,病情进展出现系统性病变时,则不难鉴别。

2.PAR与常年性非变应性鼻炎鉴别

(1)非变应性鼻炎伴嗜酸性粒细胞增多综合征:本病没有吸入致敏物诱发症状的病史,变应原皮肤试验阴性,血清和鼻分泌物中查不到特异性 IgE 抗体。鼻分泌物中可查到嗜酸性粒细胞增多是本病的特点。

病因不明,可能与Ⅲ型样变态反应有关,也可能是由于补体系统非特异性活化,导致肥大细胞脱颗粒所致。绝非 IgE 介导的Ⅰ型特应性疾病。症状为发作性、间歇性,部分患者在一段时间内几乎全天有症状,持续数周至数月后又继之以较长时期的无症状期。发病常在早晨起床后,持续数十分钟至数小时后自然减轻。治疗以糖皮质激素药物为主。

(2)自主神经性常年性鼻炎:因副交感神经活性相对过高,引起鼻黏膜充血、肿胀和腺体分泌亢进所致。因此是自主神经失衡引起的非变应性常年性鼻炎。本病各项免疫学检查均正常,变应原皮肤试验阴性,鼻分泌物中查不到嗜酸性粒细胞。治疗以阿托品类药物为主,第一代抗组胺药由于具有类阿托品的作用,可收到一定的治疗效果。

(3)血管运动性鼻炎:非免疫性和非感染性鼻炎。鼻黏膜血管反应性过高所致,副交感神经活性占优势可能也是原因之一。寒冷、气候变化、饮食、气味、尘土、香烟烟雾和情绪变化等都可以诱发发病。临床表现鼻黏膜充血,但多无明显水肿,有后鼻滴涕,鼻阻塞和喷嚏较轻、较少见,一般眼部无症状。鼻分泌物中查不到嗜酸性粒细胞,变应原皮肤试验呈阴性反应,也查不到特异性 IgE 抗体。治疗主要是口服或鼻腔局部应用减充血药,也有学者报道高渗生理盐水冲洗鼻腔有一定的疗效,或用死海盐水滴鼻,也可应用自主神经稳定剂。

(4)非 IgE 介导的内因性支气管哮喘伴常年性鼻炎:本病由 Jacobs 于 20 世纪 80 年代初首先报道,特点是常年性鼻炎与内因性哮喘同时存在。症状为常年性,多于夜间加重,以鼻黏膜充血所致的鼻阻塞为主要症状,并有喷嚏、鼻痒和流涕。变应原皮肤试验和特异性 IgE 检测均为阴性。治疗可用减充血药,口服或鼻腔局部应用糖皮质激素药物有一定疗效。

另外,高反应性鼻炎、药物性鼻炎、结构性鼻炎、感染性鼻炎和阿司匹林耐受不良性鼻炎等亦表现为常年性特征,因此临床上亦应注意鉴别。

# 七、预防及治疗

2010 年版 ARIA 提出应重视 AR 的预防和治疗。并首次建议采用"推荐分级的评估、制订与评价(GRADE)"工作组制订的评价体系。此系统对 AR 各项治疗的证据质量分为高质量、中等质量、低质量和极低质量 4 个等级,并将推荐意见分为"强"和"弱"两个等级。GRADE 评价体系方法严谨,使用方便,目前已被包括 WHO 在内 25 个以上的学术机构或组织广泛采纳。

## (一)预防

2010 年版 ARIA 提出的预防措施包括:①婴幼儿出生后至少纯母乳喂养 3 个月,对妊娠期和哺乳期妇女饮食无特殊要求,但其作用尚不确定;②创造无烟雾环境,患者应戒烟或避免被动吸烟,此点极重要;③建议婴幼儿和学龄前儿童应采用多方面干预措施以避免暴露于尘螨和接触宠物;④强力建议采用多方面预防措施消除或减少职业性变应原的暴露。

## (二)避免接触变应原

是 AR 的基础治疗。避免接触变应原的前提是必须明确患者的致敏变应原。但完全避免接触变应原,对大多数患者是非常困难的,甚至是不可能的,只能尽量减少接触。尘螨过敏患者应经常开窗通风,保持室内干燥,定期清洗床上用品、家具。移走地毯、悬挂物、柔软的绒毛玩具等,以控制尘螨的增长。飘散在空气中的花粉、真菌难以避免,但可在花粉飘散传播期关闭窗户、空调增加特别滤过膜、外出时戴眼镜和口罩以减少与花粉接触。宠物变应原可移走(狗、猫等)。少在地下室逗留,清除霉烂食物,以减少真菌接触。

### （三）药物治疗

AR 药物治疗原则有两个基本特征，一是序贯性，二是阶梯性。前者指依照 AR 的分型分别采取相应的治疗方案；后者指针对持续性者坚持临床随访，每 2～4 周评价治疗效果，并据此调整治疗方案，增减治疗的药物和剂量。

由于 AR 的黏膜最轻持续炎症反应对鼻黏膜的预激效应，使鼻黏膜处于高反应状态，使阈值下的低剂量变应原或非特异性刺激均可引起鼻部症状，因此对 AR 应坚持持续用药，即在症状控制后仍持续用药，但剂量可减，或隔日给药。持续用药不仅可以持续控制病情，且减少医疗费用。

糖皮质激素制剂和 $H_1$ 抗组胺药是目前治疗 AR 的首选和一线药物。对轻度间歇性者，可考虑应鼻腔局部用或口服 $H_1$ 抗组胺药和鼻用减充血剂，后者每次不超过 10 天，每月不重复治疗 2 次以上。对中重度间歇性者和轻度持续性者，除了鼻腔局部用或口服 $H_1$ 抗组胺药外，可联合应用口服减充血剂，或鼻腔局部用糖皮质激素。但口服减充血剂一般不用于儿童。对中一重度持续性者，首先选择鼻腔局部用糖皮质激素治疗，治疗 2～4 周疗效不佳时可根据主诉增加剂量，或加用 $H_1$ 抗组胺药，鼻分泌物多者可鼻腔局部用溴化异丙托品，鼻阻塞重者可加用鼻用减充血剂。

选择药物应考虑疗效、安全性、效价比，以及患者的选择和治疗目的等因素，并注意疾病的严重程度和控制情况以及有无并发症等。

药物治疗能有效地控制 AR 的症状。临床上主要是 6 类药物，即 $H1$ 抗组胺药、糖皮质激素药物、减充血药、抗胆碱药、肥大细胞稳定剂和白三烯受体拮抗剂。

1. $H_1$ 抗组胺药　$H_1$ 抗组胺药的发现是治疗组胺介导的变应性疾病的一个重大的突破。不同学者先后合成了第一代和第二代 $H_1$ 抗组胺药，按其合成的先后依次为（择其主要者）：苯海拉明、氯苯那敏几乎同时于 20 世纪 40 年代问世；特非那定、阿司咪唑在 1979 年问世；氯雷他定和西替利嗪在 1988 年问世；非索非那定在 1996 年问世；地氯雷他定、左西替利嗪在 2001 年问世。目前，全世界有 40 余种不同的 $H_1$ 抗组胺药用于临床，但普遍应用的不过十数种。第一代 $H_1$ 抗组胺药物具有较多的副作用，这是因为药物通过血-脑屏障所致，与镇静作用有关的主要的副作用有：嗜睡、困倦、认知能力下降、反应缓慢、警觉程度下降、定向力减退、头晕、耳鸣、畏食、恶心、呕吐、腹泻和便秘；与药物抗胆碱作用相关的副作用包括口干、视力模糊和尿潴留等。第二代 $H_1$ 抗组胺药没有抗胆碱作用，镇静作用极轻或无，第一代 $H_1$ 抗组胺药相关的镇静作用在第二代 $H_1$ 抗组胺药中虽然也可见到（如西替利嗪），但极轻微和少见，与安慰剂比并无明显差异。特非那定和阿司咪唑严重过量或与酮康唑、伊曲康唑、大环内酯类抗生素合用时可能出现少见的心脏毒性，如心电图 QT 间期延长、尖端扭转型室性心律不齐，重者可导致心搏骤停，甚至死亡，因此先天性 QT 间期延长的患者服用时应特别注意。氯雷他定和非索非那定等未见心脏毒性的报道。西替利嗪被认为是具有轻度镇静作用的第二代抗组胺药，但绝大多数患者均可耐受。有抗炎作用的第二代抗组胺药主要有西替利嗪、氯雷他定、依巴斯汀、氮卓斯汀、非索非那定、地氯雷他定和左西替利嗪等，其抗组胺活性不亚于第一代抗组胺药，有利于治疗呼吸道的变应性炎症性疾病。到目前 $H_1$ 抗组胺药已经历了半个多世纪，但仍在不断的研究和发展中，可以预测更加理想的抗组胺药将继续问世。

$H_1$ 抗组胺药经研究还没有证实其具有耐药性，在 10～20 年前，曾对第二代 $H_1$ 抗组胺药治疗 6～8 周后的耐药性进行过评估，并没有发现疗效的变化。在进行第二代 $H_1$ 抗组胺药治疗 12 周后的疗效评估中，也没有发现耐药现象。2005 年报道持续服用西替利嗪 2 年和 2006 年报道左西替利嗪持续服用 6 个月治疗持续性 AR，均未见耐药性产生。因此应用这类药物治疗 AR 时，临床疗效并不因长期应用而有所下降。

$H_1$ 抗组胺药有意的或意外的过量服用并不多见。成人药物过量常表现为中枢神经系统抑制，儿童则表现为兴奋。老年患者或肝肾功能不全的患者对药物过量反应敏感，这是由于药物的清除率降低的缘故。

有些 $H_1$ 抗组胺药可经乳汁分泌,故哺乳妇女应慎用。有些 $H_1$ 抗组胺药可致胎儿畸形,特别是在妊娠早期,孕妇应慎用。

部分第二代 $H_1$ 抗组胺药除了拮抗组胺 $H_1$ 受体外,还具有抗炎作用,例如,氯雷他定和西替利嗪具有拮抗细胞间黏附分子-1(ICAM-1)的作用,已知在 I 型变应性疾病中由于组胺等介质的释放和细胞因子的产生,导致 ICAM-1 表达增强。ICAM-1 可分为 3 型,即黏膜上皮 ICAM-1、血管内皮 ICAM-1 和血细胞表面 ICAM-1。导致病变部位炎性细胞自血管内渗出,以及病变部位明显组织水肿和慢性炎症形成,这都是由于 ICAM-1 表达增强,细胞与细胞黏附的结果。应用氯雷他定和西替利嗪能一定程度地封闭 ICAM-1,达到减轻变应性炎症反应的目的。

由于 $H_1$ 抗组胺药对鼻阻塞无作用,因此有 $H_1$ 抗组胺药与口服减充血药联合制成的复方制剂或复方缓释制剂问世。例如马来酸氯苯那敏和伪麻黄碱、去氧肾上腺素或苯丙醇胺联合,氯雷他定和伪麻黄碱联合等。这类复方制剂在冠心病、高血压、甲状腺功能亢进、充血性青光眼、萎缩性鼻炎和糖尿病等器质性和代谢性疾病患者中应慎用,孕妇和儿童则应禁用。由于具有副作用,加之效果良好的鼻用减充血剂(如异吡唑类衍生物等)不断问世,这类复方制剂始终没有在临床上得到推广。

$H_1$ 抗组胺药的鼻腔局部用制剂主要有氮䓬斯汀和左旋卡巴斯汀。鼻腔局部应用后与鼻黏膜上皮表面的 $H_1$ 组胺受体结合,产生减轻症状的作用。与口服抗组胺药一样,对鼻痒、喷嚏、流涕有效,而对鼻阻塞疗效较差。长期应用也不产生副作用。适用于轻、中度变应性鼻炎的治疗。

目前尚无第三代 $H_1$ 抗组胺药问世。

临床和实验研究已经明确表明,新的第二代 $H_1$ 抗组胺药具有更重要的抗炎作用,能部分调节变应性炎症反应,减少介质释放、黏附分子表达,调节细胞因子、趋化因子的释放和其后的炎性细胞移行、趋化和聚集。目前临床上使用的新的第二代 $H_1$ 抗组胺药是左西替利嗪、地氯雷他定和非索非那定,特为介绍如下。

(1)左西替利嗪:抗组胺效果显著。18 名健康男性志愿者评定左西替利嗪 5mg 和 10mg、非索非那定 180mg、氯雷他定 10mg、咪唑斯汀 10mg 和安慰剂对皮肤组胺产生风团和红晕表面积的大小、个体差异性、起效时间和持续时间,评定方法是每一药物的曲线下面积。结果显示在抑制风团和红晕的表面积上,左西替利嗪最强效和用量最小,且所有 18 名志愿者 95% 风团抑制反应的强度在一个时间点上。表明左西替利嗪抗组胺效果明显,且个体差异性小。

研究发现左西替利嗪在培养的人类微血管内皮细胞中,可明显抑制组胺和细胞因子产生的嗜酸性粒细胞亲和素 mRNA 和蛋白,且呈剂量依赖性。在培养的人类角质细胞中,呈剂量依赖性抑制 RANTES、GM-CSF 和 ICAM-1 表达。在培养的人类内皮细胞中,则呈剂量依赖性抑制核因子 KB 和 VCAM-1 表达,同时呈剂量依赖性抑制 eotaxin 产生的嗜酸性粒细胞趋化和通过微血管内皮细胞间隙的迁徙。在变应原活化的 T 淋巴细胞中,能明显抑制转换因子 GATA-3 和 ICAM-1 表达。

另外,左西替利嗪可抑制血管内皮细胞和组胺一起培养所出现 eotaxinmRNA 和蛋白产物。取健康志愿者末梢血,分离嗜酸性粒细胞,分别与左西替利嗪($10^{-10} \sim 10^{-6}$ mol/L)和安慰剂培养,GM-CSF 刺激嗜酸性粒细胞通过重组人类 VCAM-1($10\mu g/ml$)由微型液体注射器泵出,其游出和黏附的影像通过视频显微镜显示。结果发现左西替利嗪能抑制嗜酸性粒细胞黏附于 VCAM-1,最大抑制剂量是 $10^{-8}$ mol/L;同时发现左西替利嗪呈剂量依赖性抑制 GM-CSF 增加嗜酸性粒细胞的黏附。

(2)地氯雷他定:抗炎作用是多重性的。可减少人嗜碱性粒细胞、肥大细胞释放组胺、类胰蛋白酶、$PGD_2$、$LTC_4$,减少嗜碱性粒细胞释放细胞因子 IL-3、IL-4、IL-6、IL-8、IL-13、GM-CSF、TNF-$\alpha$,减少嗜碱性粒细胞的趋化性和 TNF-$\alpha$ 诱导的嗜碱性粒细胞与血管内皮细胞的黏附作用,减少人支气管上皮细胞释放

RENTES。抑制人呼吸道细胞表达 ICAM-1 或鼻病毒感染后的 ICAM-1 表达,从而下调呼吸道黏膜的变应性炎症反应。减少人支气管上皮细胞释放可溶性 ICAM-1,减少人血管内皮细胞表达 P-选择素和过氧化物的生成,对 NF-$\kappa$B 有拮抗作用。SAR 患者体外研究显示可显著下调 GM-CSF 作用下的外周血嗜酸/嗜碱前体细胞水平。Kowalski 等的研究证实地氯雷他定能抑制阿司匹林耐受不良性慢性鼻窦炎患者鼻息肉组织中的肥大细胞和嗜酸性粒细胞的活化。1mmol/L、10mmol/L 和 50mmol/L 三种浓度地氯雷他定可分别 29%、50% 和 63% 抑制 LTC$_4$ 释放,3%、47% 和 66% 抑制类胰蛋白酶释放,45% 和 48% 抑制 ECP 释放(仅做了 10mmol/L、50mmol/L 两个浓度)。

地氯雷他定与白三烯拮抗剂联合治疗 SAR 和轻度、间歇性哮喘,显示鼻部症状、鼻灌洗液中嗜酸性粒细胞和中性粒细胞数目,以及 IL-5 水平均明显下调,两者联合较单一应用地氯雷他定有附加的抗炎作用,减轻炎性细胞浸润和降低细胞因子水平。

(3)非索非那定:Juergens 等研究发现在临床相关浓度($10^{-6}$ mol/L)可抑制培养人单核细胞释放 LTC$_4$、D$_4$、E$_4$,与对照组相比抑制率为 24%;当浓度增加至 $10^{-4}$ mol/L 和 $10^{-3}$ mol/L 时能抑制 LTB$_4$,也能抑制 PGD$_2$;高浓度时则可抑制 PGF$_{2\alpha}$。另一研究显示非索非那定在低浓度时可抑制环氧合酶-2(COX-2)的活性,高浓度时则无作用,但不能抑制环氧合酶-1 的活性。

Vancheri 等取健康供血者的末梢血,观察到非索非那定($10^{-3}$ mol/L 和 $10^{-4}$ mol/L)可抑制 ICAM-1,也可诱导嗜酸性粒细胞凋亡增加,但对表达黏附分子的白细胞功能相关抗原-1(LFA-1)则无作用。非索非那定也能降低豚鼠 AR 模型增高的鼻气道反应性。基质金属蛋白酶(MMP)中 MMP-2 和 MMP-9 是最主要的,其可诱导气道重塑,对炎性细胞通过基底膜也具重要性,取鼻息肉和鼻黏膜中的成纤维细胞在 TNF-$\alpha$ 刺激下观察到非索非那定浓度超过 350ng/ml 可抑制 MMP-2 和 MMP-9 产物,也能抑制 MMP mRNA 表达和 NF-$\kappa$B 活化。

2.鼻腔局部用糖皮质激素药物　鼻腔局部试用糖皮质激素药物治疗 AR 始于 20 世纪 50 年代,之后 1965 年 Norman 等报道应用地塞米松气雾剂喷鼻治疗花粉症,但未能证实比口服糖皮质激素药物有任何优点。鼻腔局部糖皮质激素治疗的目的是期望取得疗效而又不产生全身应用的副作用,但由于当时应用的是天然糖皮质激素药物,这一目的没能达到,故未能正式在临床应用。1968 年 Czamy 报道应用小剂量倍他米松气雾剂喷鼻治疗 PAR 有效,且未见肾上腺皮质功能抑制,但未能被推广。20 世纪 70 年代初,人工合成用于皮肤炎症性疾病的局部用糖皮质激素问世,最先合成的是氟尼缩松和二丙酸倍氯米松(BDP)。此后布地奈德、丁基氟皮质醇等人工合成的糖皮质激素相继合成。人工合成的糖皮质激素鼻和口喷雾剂应用于鼻部、支气管,治疗 AR、支气管哮喘,均取得良好的治疗效果。人工合成的糖皮质激素较天然糖皮质激素有更强的活性,血管收缩试验测定表明,人工合成的糖皮质激素的局部抗炎作用是氢化可的松的数百倍至 10000 倍。

研究证实鼻腔局部用糖皮质激素药物对变应原激发试验后的速发反应和迟发相反应均有抑制作用。其机制是:①减少鼻黏膜组织中嗜碱性粒细胞、嗜酸性粒细胞数目;②减轻炎症性鼻黏膜水肿和血管扩张;③稳定鼻黏膜上皮和血管内皮屏障;④降低受体对刺激的敏感性;⑤降低腺体对胆碱能受体的敏感性;⑥干扰花生四烯酸代谢,减少白三烯和前列腺素的合成。可见,鼻腔局部用糖皮质激素药物的治疗作用可在不同免疫反应水平阻断鼻黏膜变应性炎症反应,从而达到良好的治疗效果。

鼻腔局部用糖皮质激素药物因为研究证据质量高,被 2010 年版 ARIA 强推荐为成人 AR 的首选治疗药物。丙酸氟替卡松(FP)和糠酸莫米松(MF)是新一代局部应用糖皮质激素药物,这两种鼻喷制剂是根据结构-活性相关性(如局部抗炎作用、皮肤变白试验和对下丘脑-垂体-肾上腺轴的抑制作用),并在类固醇的分子结构式的基础上进行筛选而确定的。FP 是在基础结构式上的 9a 和 6a 位上加入氟基、17a 和 b 位上分别加入丙酸基和巯基,以增强局部抗炎作用,16a 位上加入甲基以降低全身副作用;MF 是在 16a 位上加入甲基,21 位上加入氯原子,增强其抗炎活性,并使之易于代谢,17a 位的糠酸酯可降低其全身副作用,并增强其局部抗炎活性。新一代鼻腔局部用糖皮质激素药物对糖皮质激素受体具有绝对亲和力,其相对亲和力较二丙酸倍氯米松、氟尼缩松和布得松等高出 1.5~20 倍,且与受体亲和速度快而亲和力高,解离速度慢,半衰期长(>10 小时),故仅每天用药 1 次。对糖皮质激素受体以外的其他激素(盐皮质激素、雌激素、孕激素和雄激素)受体几乎无活性。此外,口服生物利用度亦较老一代糖皮质激素药物明显低(<1%)。在抗炎方面,新一代鼻腔局部用糖皮质激素药物在抑制细胞因子和介质的产生和释放、减少黏附分子表达、促进以嗜酸性粒细胞为主的炎性细胞凋亡和导致抗蛋白酶的释放等方面都强于老一代糖皮质激素药物。因此较老一代糖皮质激素药物起效快、效果好。且耐受性良好,未见全身副作用,可长期应用于治疗包括 AR 在内的多种呼吸道炎症性疾病。

新一代鼻腔局部用糖皮质激素药物局部副作用包括长期鼻内用药后偶有鼻干燥感、烧灼感、非大量鼻出血,罕见鼻中隔穿孔,与无活性安慰剂无差别。

3.减充血剂 鼻黏膜减充血剂有鼻腔局部用和全身用两类制剂,各有其利弊。鼻腔局部用起效快,但不能长期应用,一般说来不应超过 4 天,最长 7~10 天。由于其具有血管扩张后作用,反致鼻阻塞症状加重,长期应用可导致药物性鼻炎。口服减充血剂的血管扩张后作用很小,故可较长期应用,但严重高血压、心血管疾病患者应慎用或禁用。鼻腔局部用减充血剂主要有两类:一类是儿茶酚胺类,包括麻黄碱和新福林等;另一类是异吡唑类的衍生物,如羟甲唑啉、四氢唑啉、赛洛唑啉等,已摒弃不用的萘甲唑啉也包括在这一类中。鼻黏膜容量血管有两种受体,一是 $\alpha_1$ 受体,对儿茶酚胺类药物敏感;二是 $\alpha_2$ 受体,对异吡唑类衍生物敏感。羟甲唑啉是较理想的鼻腔局部用减充血剂,主要兴奋 $\alpha_2$ 受体,使小血管收缩。目前,作为非处方用药广泛应用于临床的浓度是 0.05%,起效快、减充血作用显著、药效持续时间长、对鼻黏膜纤毛运动无明显影响和血管扩张后作用极小或无。但不推荐学龄前儿童使用。

4.肥大细胞稳定剂 肥大细胞稳定剂的最终功能是阻止肥大细胞脱颗粒,对脱颗粒释放的组胺和 5-羟色胺等介质则不具拮抗作用。故应在发病前或接触致敏变应原前用药。肥大细胞稳定剂的药理机制是通过抑制细胞内环磷酸二酯酶,致使细胞内环磷腺苷(cAMP)浓度增加,阻止钙离子转运入肥大细胞内,从而稳定肥大细胞膜和阻止肥大细胞脱颗粒。目前主要的制剂有:①色甘酸钠喷雾剂或吸入干粉:主要应用于轻、中度 AR,制成滴眼液对变应性结膜炎有效;②尼多克罗:与色甘酸钠结构不同,口服吸收好,作用较色甘酸钠强数倍。

5.抗胆碱药 通过拮抗迷走神经释放的递质乙酰胆碱,阻止乙酰胆碱和毒蕈碱受体相互作用,从而抑制迷走神经的反射,达到减少腺体分泌的目的。第四代抗胆碱药溴化异丙托品喷雾剂,每日喷鼻 2~3 次,对缓解 AR 流涕症状效果良好。使用 0.03% 喷鼻剂或滴鼻剂,可在一日内流涕明显减少,如使用 0.06% 者,1 小时内即症状改善。抗胆碱药与糖皮质激素联合应用,还可迅速有效缓解鼻阻塞。长期应用无全身不良反应,主要的副作用是鼻干涩感和鼻出血。本药国内尚无鼻用制剂。

6.白三烯受体拮抗剂 白三烯受体拮抗剂是对速发反应和迟发相反应、系统性炎症和局部性炎症都有效的药物。是唯一能通过其作用同时改善肺功能和哮喘症状的药物。数年前已开始应用半胱氨酰白三烯受体拮抗剂(孟鲁司特、扎鲁司特)治疗哮喘,取得良好效果。近年来才注意到这类药物在 AR 的临床治疗价值。系统性评价和荟萃分析表明,白三烯受体拮抗剂对改善 SAR 的症状和生活质量优于安慰剂,与 $H_1$ 抗组胺的疗效相似,因此 2010 年版 ARIA 强推荐用于治疗成人和儿童 SAR。用于治疗间歇性 AR 伴哮喘,鼻部症状和支气管症状均有改善,但对 AR 的效果不如哮喘。有学者提出与 $H_1$ 抗组胺药合用,疗效超过应用单一任一药物。但亦有相反的报道。

7.中药和针刺治疗　报道对临床症状有一定的改善。目前仅见小样本与其他药物同时应用的效果报道,且疗效评定主要依靠医师的经验。

### (四)免疫治疗

最早的变应原特异性免疫治疗(SIT)是1911年,Noon和Freeman应用草类花粉浸液治疗草类SAR。当时设想的机制是,反复注射花粉浸液可能产生花粉抗毒素,从而发挥对抗"花粉毒素"的作用而达到治疗目的。近年又有了舌下给药途径。采用SIT必须明确致敏的变应原。

1.治疗机制　SIT诱导患者体内免疫反应改变,被认为是唯一可以影响Ⅰ型变应性疾病自然过程的治疗方法。因此,SIT是立足于改变AR的免疫反应以达到临床治愈的治疗手段。在20世纪80年代提出"封闭抗体"理论,研究发现SIT期间变应原特异性IgG4水平稳定增加,而未SIT者在3～10年期间血清特异性IgE和IgG4皆无波动性变化。因而认为变应原特异性IgG4抗体可能作为封闭抗体,和肥大细胞表面的IgE抗体竞争,在变应原黏附于肥大细胞表面的IgE之前中和变应原,从而阻止了IgE介导的免疫反应。因此,SIT的疗效取决于"有害的"特异性IgE和"保护性"的特异性IgG4之间平衡的变化。然近十多年来的研究发现,SIT可调节Th细胞分化,接受SIT者CD4$^+$T细胞重新向Th1型分化,使Th1和Th2重新恢复至正常的平衡状态。由此提出SIT可能通过3种机制达到治疗目的,一是使Th2反应减轻;二是使Th1的反应加强;三是使Th2反应减轻和Th1反应加强相结合。

2.方法、适应证及疗效　根据给药途径不同可分为皮下注射免疫治疗(SCIT)和非注射免疫治疗,也称局部免疫治疗。后者又分为舌下免疫治疗(SLIT)、口服免疫治疗、鼻内免疫治疗和气管免疫治疗。

(1)SCIT:使用有明确效价和有效期的标准化疫苗进行皮下注射,是目前临床的主要方法。临床疗效一般在治疗开始后6个月前后显效,因此在治疗开始阶段尚须配合药物治疗以控制症状和改善生活质量。研究已经表明远期疗效是肯定的,治疗停止后疗效仍能维持数年,且能预防对新的致敏原发生过敏。

由于药物,特别是鼻腔局部用糖皮质激素治疗,对绝大多数患者都能取得良好的效果,并有良好的安全性,因此SCIT通常被作为药物治疗无效后的选择。然而由于SIT可使CD4$^+$T细胞重新向Th1型分化的理论,表明在疾病早期阶段,甚至在临床症状出现之前采取SCIT,是改变Ⅰ型变应性疾病自然过程的最佳时机。

2008年版ARIA提出SCIT的适应证意见:①接触吸入物变应原引起症状者;②季节性迁延或因连续的花粉季节引起症状者;③在接触变应原的高峰期,AR合并下呼吸道症状;④H$_1$抗组胺药和中等剂量鼻腔局部用糖皮质激素治疗不能有效控制症状者;⑤拒绝持续、长期药物治疗者;⑥药物治疗副作用较大者。2010年版ARIA提出不伴哮喘的成人SAR和尘螨过敏的持续性AR适宜SCIT。

日本学者提出SCIT成功治疗PAR者应达到的条件是:①治疗持续超过6年;②持续1年无鼻部症状;③鼻激发试验阴性;④IgE水平低于正常。

以下情况不宜采取SCIT:①正在使用β受体阻断剂治疗;②患有其他免疫性疾病;③治疗依从性差;④妊娠期。此外,恶性肿瘤者、严重心理障碍者、严重哮喘者和(或)伴有不可逆气道阻塞者(适当用药后FEV1仍低于预测值的70%),以及严重心血管疾病患者和6岁以下儿童也不适宜SCIT。

(2)SLIT:2001年WHO正式推荐应用于成人及儿童。将一定剂量的特异性变应原浸液置于舌下,1～2分钟后吞咽,因此又称为舌下-吞咽免疫治疗。剂量逐渐递增至维持量。治疗时间1～3年。由于SLIT的剂量是SCIT的100倍以上,因此药品费用更高。然而因可在家自己执行,减少了专业医疗服务等费用,故最终总费用可能不比SCIT高。

2010年版ARIA提出SLIT宜用于不伴哮喘的成人SAR和尘螨过敏的持续性AR。也可用于不伴哮喘的儿童SAR。

3.SCIT 全身反应　SCIT 的安全性较好,但也有引起全身反应的危险性。用于治疗哮喘比治疗 AR 危险性要多见,即使是使用标准化疫苗、类变应原或重组变应原也不能完全避免。

全身反应通常分为速发性和迟发性两种,前者于注射 30 分钟内发生,后者则在 30 分钟后。全身反应程度分四级:Ⅰ级:轻度全身反应,局部荨麻疹、AR 或轻度哮喘(峰值流速自基线下降<20%);Ⅱ级:中度全身反应,缓慢发生(>15 分钟)全身荨麻疹和(或)中度哮喘(峰值流速自基线下降<40%);Ⅲ级:非致命性重度全身反应,快速发生(<15 分钟)全身荨麻疹、血管性水肿或重度哮喘(峰值流速自基线下降>40%);Ⅳ级:过敏性休克,即刻发生瘙痒反应、面部潮红、红斑、全身荨麻疹、哮吼(血管性水肿)、速发型哮喘、低血压等。曾有报道注射前口服 $H_1$ 抗组胺药可减少全身反应的发生。

总体来说,SCIT 发生全身反应见于报道的极少,有也是Ⅰ、Ⅱ级。我们数十年的临床实践基本上未发生过全身反应。Cabrera 等报道较为特殊的一例,该患者在治疗数年后出现坏死性血管炎,但在此前 7 个月曾 4 次在注射后立即发生过敏性反应。坏死性血管炎突然发病,右手中指皮肤变白、变蓝和小面积坏死,血沉和 C 反应蛋白水平升高,血清补体水平降低。

4.修饰变应原　为了避免 SIT 严重过敏反应的发生,学者们研究将变应原进行修饰。

(1)以甲醛处理:使变应原浸液变成类变应原,类变应原具有与未修饰的变应原几乎同等的免疫原性,但变应原性下降。

(2)以戊二醛作为变应原修饰物:经此修饰的变应原能使 IFN-γ 增多,继而使 Th1 和 Th2 平衡向以 Th1 反应为主转化,并下调 IgE 抗体。

类变应原和戊二醛修饰变应原比未修饰的变应原更安全。且可以较大剂量作为开始剂量,从而缩短递增期疗程。然而采用类变应原和戊二醛修饰变应原进行 SIT 的长期疗效还不能肯定。

(3)聚合变应原:是将变应原制成高分子量聚合体,此种浸液的免疫原性仍保留,却变应原性减低。免疫原性保留使变应原在体内被巨噬细胞吞噬后仍可向 B 细胞传递变应原信息;变应原性减低则降低了变应原与肥大细胞相结合的能力,因此即使使用较高剂量、递增速度较快也不至于发生局部和全身反应。

(4)其他:例如尿素变性变应原、聚乙二醇变应原等,虽有一定优点,但均未广泛用于临床。

5.重组变应原　通过 DNA 重组技术,以编码变应原 DNA 为模板,可获得重组变应原。然后将多种重组变应原组合制备成 CR。将各种变应原均以编码 DNA 重组并用于临床,尚需大量的工作,但现有的研究成果提示,重组变应原有潜在的应用前景。

6.新的免疫治疗研究前景　目前尚在动物实验或临床实验研究中。①肽免疫疗法:T 细胞抗原表位肽,是变应原在 MHC Ⅱ级分子参与下,经抗原提呈细胞处理后,呈递给 T 细胞的一种短、线性氨基酸序列。临床实验已经证实,肽免疫治疗安全有效,但一种抗原 T 细胞表位肽尚不能足以保护所有患者。②DNA疫苗:是将编码某种变应原的质粒 DNA 注入肌肉或皮下。虽然初步证实质粒 DNA 疫苗有潜在应用前景,但克隆所有目的基因以及寻找适宜载体和确立可控调基序尚需较长时间。

## (五)手术治疗

1.手术治疗的依据　虽然 AR 的发病机制是免疫反应,但临床症状的发生与鼻腔自主神经支配和神经反射密切相关。因此选择性阻断鼻腔副交感神经支配、降低副交感神经的兴奋性或降低鼻黏膜的敏感性,可阻断感觉-副交感神经反射,破坏喷嚏反射弧传入通路,使鼻黏膜血管扩张减轻,腺体分泌减少和对外界刺激敏感性下降,从而使鼻痒、喷嚏、鼻阻塞、流涕等症状得到缓解或消除。

2.适应证　2008 年版 ARIA 提出外科干预的适应证是:①药物抵抗性下鼻甲肥大;②鼻中隔解剖变异有功能障碍;③鼻骨锥形结构解剖变异伴功能障碍或影响美观;④合并继发的或孤立的慢性鼻窦炎;⑤合并单侧鼻息肉或对治疗抵抗的双侧鼻息肉;⑥某些与 AR 无关但同时发生的鼻和鼻窦疾病。

3.手术种类

(1)下鼻甲部分切除术:下鼻甲黏膜深层存在独立的副交感微神经节,手术可破坏这些微神经节。对肥大影响鼻通气者还可缩小其体积。

(2)鼻中隔矫正术:改善鼻腔通气功能。Connel 等报道意欲采用 SIT 者,应先矫正较严重的鼻中隔偏曲以改善鼻腔通气功能,将有助于获得 SIT 良好疗效。

(3)功能性内镜鼻窦手术:合并慢性鼻窦炎和鼻息肉等。

(4)其他手术:①冷冻、激光、微波、射频治疗:原理是通过冷、光热化、机械、电磁及生物刺激作用切除肥大或病变组织和阻断神经;②聚焦超声治疗:原理是将体外发射的超声波聚焦到体内病变组织,通过超声的机械效应、热效应和孔化效应达到治疗目的;③神经切断术:翼管神经切断术、岩浅大神经切断术、筛前神经切断术用于治疗 PAR。前两者由于手术操作复杂,并有并发症,临床上已不推荐应用。

AR 的外科治疗近期疗效是较肯定的,但不能从根本上改变特应性体质,随术后时间的延长,疗效逐渐减低,直到完全无效。各种手术治疗方法的疗效评定主要是依靠医师的经验,尚缺乏荟萃资料分析。

### (六)卫生宣传教育

对患者或其监护人员进行 AR 卫生宣教可以提高治疗的依从性和优化治疗效果,并能及时了解患者信息和建立医务人员与患者之间的沟通和协作关系。对严重患者应采取书面的自我管理和急诊方案。同时,应对卫生保健工作者进行培训。最近国外的一项研究显示对初级卫生保健人员进行标准化变态反应学教育对改善 PAR 患者与疾病相关的生活质量起到了一定作用。目前尚无关于卫生宣教在 AR 治疗效果、依从性和有效性方面的益处的评价资料。

## 八、和哮喘的联系

鼻和支气管黏膜具有相似性,鼻-肺相互作用最重要的是功能互补。大多数哮喘合并 AR,约 1/3AR 合并哮喘。AR 的存在常加重哮喘,增加哮喘发作、急诊就诊和因哮喘严重发作而住院的危险性。大量流行病学资料和致炎因子的深入研究证实,AR 和哮喘是同一气道内不同部位的同一种变应性炎症反应性疾病。Simons 称之为变应性鼻支气管炎,Grossman 称之为联合呼吸道疾病,Canonica 称之为鼻炎合并哮喘综合征。但不是所有 AR 均合并哮喘,而且 AR 和哮喘也有所不同,但这种不同相对于相同而言是微小的。

### (一)流行病学特点

1.无 AR 人群中哮喘患病率常低于 2%,不同的研究显示 AR 者哮喘患病率在 10%~40% 之间。中-重度持续性 AR 较间歇性和(或)轻度持续性 AR 更容易合并哮喘。无哮喘症状、具有支气管黏膜高反应性的 AR 也容易合并哮喘。

2.AR 和哮喘同时存在时,临床症状可能着重于一个器官,另一器官的表现比较隐蔽或难以识别。因此当患者以 AR 为主诉来诊时应注意评估有无哮喘,相反当患者以哮喘为主诉来诊时应注意评估有无 AR。在发生哮喘的诸危险因素中,AR 是一个独立于变态反应之外的因素。确诊 AR 较哮喘简单和相对容易。确定是否同时患有哮喘有一定困难。"全球哮喘防治创议(GINA)"已经清楚提出哮喘识别和诊断的标准,ARIA 也同意使用这一防治创议。由于哮喘发作的暂短性及气流阻塞的可逆性(自发或经治疗后),诊断 AR 是否合并哮喘时必须测定肺功能,并确定气流阻塞的可逆性。

哮喘已被强调是耳鼻咽喉头颈外科医师应该特别重视的疾病。在乡村或低收入地区的 AR 和哮喘同时存在的患病率常较低,这可能是由于那里的居民缺乏疾病意识和很少到医院就诊,造成很大一部分被漏诊的缘故。

3.很多 AR 对乙酰甲胆碱或组胺的支气管反应性增加,尤其是在花粉季节或季节过后稍后的一段时间。哮喘与 AR 的气道反应性差异很大,AR 合并哮喘的气道反应性较单纯 AR 更为强烈。PAR 和持续性 AR 的气道反应性高于 SAR 和间歇性 AR。

4.哮喘在有 AR 的患者中较无 AR 人群常见。前文已经提及,在一项对大学生随访 23 年的研究表明,最初诊断为 AR 的学生发展为哮喘的比例为 10.5%,显著高于没有 AR 的学生(3.6%)。另一项研究表明,AR 使特应性和非特应性患者发生哮喘的危险性增加 5 倍。儿童期存在支气管高反应性,或者和 AR 共存,使哮喘发生的危险性增加,而缺少这些征象则预示将来发生哮喘的危险性较低。

### (二)鼻和支气管重塑

重塑过程的表现和控制在不同器官间差别很大。与支气管重塑相比,鼻的重塑及其临床后果并不严重。目前对 AR 重塑知之甚少。

### (三)AR 合并哮喘的治疗

根据 2010 年版 ARIA 的意见具体如下。

1.不推荐使用口服 H1 抗组胺药治疗哮喘,包括成人和儿童。但不反对对 AR 合并哮喘者使用口服 H1 抗组胺药和鼻腔局部用糖皮质激素治疗 AR。

2.鼻腔局部用糖皮质激素治疗对减少哮喘发作和降低住院率可能有效,但最多可能是中等效果。

3.支气管内吸入糖皮质激素是治疗哮喘的首选,但对 AR 的效果尚不详。

4.白三烯受体拮抗剂(孟鲁司特)治疗 6 岁以上 AR 和哮喘均有效。

5.成年患者推荐使用 SCIT 或 SLIT,但有可能引发哮喘加重。

6.抗 IgE 单克隆抗体治疗有效。

### (四)AR 合并哮喘的预防

1.呼吸道特应性疾病的一级预防　目前这一问题存在争议尚未解决,孕产妇饮食和婴儿的喂养除了推荐母乳喂养外,关于母亲和婴儿的饮食配方虽然有学者给予重视,但 2008 年版 ARIA 并不做推荐,因为对特应性疾病的预防作用尚未能肯定。孕妇和儿童应该避免吸入香烟烟雾,但其确实效果还需要更多的资料证实。小龄婴幼儿暴露于宠物与发生特应性疾病的关系,目前资料尚存在争议,但提倡小龄婴幼儿应尽量避免接触宠物。避免接触屋尘螨是否对婴幼儿发生呼吸道变应性疾病的预防有效,资料尚不一致。对职业性变应原(如乳胶)要推荐一级预防。

2.AR 发展为哮喘的预防　已有资料证实 SIT 对只有变应性鼻-结膜炎者有预防发生哮喘的作用。曾报道对 7～13 岁儿童进行多中心预防性 SIT,3 年后与对照组相比,坚持 SIT 的儿童发生哮喘的例数显著减少,且乙酰甲胆碱支气管激发试验有显著改善。SLIT 和 SCIT 结果相似。长期药物治疗(西替利嗪、酮替芬)对哮喘高危幼儿阻止其发展为哮喘有一定效果,但尚需更多资料证实。

3.新的变应原致敏的二级预防　不少儿童开始只对屋尘螨或花粉单项致敏,随年龄增加发展为多项致敏。在多项致敏发生过程中花粉致敏原起到"激发"作用,已有病例对照研究显示单项花粉致敏患儿在花粉疫苗 SCIT 后,新的致敏原出现明显减少,而未进行 SCIT 的患儿则出现多种变应原致敏。

(陈　春)

# 第十节　鼻腔及鼻窦良性肿瘤

## 一、鼻内翻乳头状瘤

### 【临床表现】

1.一般为单侧鼻腔发病,出现持续性鼻塞,进行性加重。

2.常同时伴有鼻窦炎和鼻息肉,有时伴有血涕,偶有头痛和嗅觉异常。

3.随肿瘤扩大和累及部位不同出现相应的症状和体征。

4.术后易复发。有恶变倾向。

### 【诊断要点】

1.多为单侧鼻腔鼻窦新生物,新生物与息肉可相似,但其表面略不平,质较韧,部分触之易出血。

2.患者可能有鼻息肉手术史、多次复发史,活检时应注意取材部位,可多次活检送病理。

3.行鼻窦CT(冠＋轴位)检查,可明确病变范围,了解有无骨质破坏。

4.该肿瘤易复发,少数可癌变或同时伴有癌变。

5.中老年人单侧鼻息肉样病变应怀疑本病。

### 【治疗方案及原则】

1.此肿瘤对放射治疗不敏感,以手术治疗为主,彻底切除肿瘤是达到治愈和防止复发的根本手段。

2.大部分病例可经鼻内镜手术彻底切除病变,鼻侧切开手术已较少采用。

3.术中或术后如发现有恶变,处理同鼻窦恶性肿瘤。

4.术后随访,发现复发或恶变,及时处理。

## 二、鼻咽纤维血管瘤

### 【临床表现】

1.出血　常表现为反复鼻腔和口腔大量出血,病人因此可有不同程度的贫血。

2.鼻塞和压迫症状　开始为一侧性,可发展为双侧性鼻塞。压迫咽鼓管咽口,可致耳鸣和听力下降,进一步压迫邻近组织,可引起相应的临床表现。

### 【诊断要点】

1.发病多为青少年男性。

2.反复鼻腔和口腔出血,有时量较大,同时伴有鼻塞。

3.检查可见鼻咽部表面光滑的类圆形或结节状肿瘤,色淡红,质较硬。

4.影像学检查鼻咽鼻窦部CT可了解肿物范围及与邻近组织的关系。

### 【治疗方案及原则】

应手术切除肿瘤,术前备血。术前可行DSA加瘤体供血动脉栓塞术,术中可行控制性低血压麻醉以减少出血。手术方式可根据病变情况选择鼻内镜手术或其他径路手术。

## 三、鼻及鼻窦囊肿

### （一）鼻窦黏液囊肿

**【临床表现】**

黏液囊肿增长缓慢，早期可无任何表现。若鼻窦骨质有破坏，则发展迅速，视其扩展的方向不同而出现相应的临床表现。

1.眼部症状　囊肿侵入眼眶后，可致眼球移位、复视、头痛；蝶筛囊肿压迫可致眼球向前突出，压迫眶尖可致失明、眼肌麻痹等即眶尖综合征。

2.面部症状　囊肿增大可致面部局部膨隆，骨壁变薄，扣之有乒乓球感；骨壁吸收，触之有波动感。

3.鼻部症状　囊肿破溃后可出现患侧鼻腔鼻漏，上颌窦囊肿可使鼻腔外侧壁向中线移位，硬腭下塌等表现。

**【诊断要点】**

1.根据病史、症状和检查，诊断较为明确。

2.鼻窦 CT 可见病窦呈膨胀性改变，可有骨质吸收变薄。

3.穿刺可明确诊断。

**【治疗方案及原则】**

诊断明确后，应行手术根治。原则是建立囊肿与鼻腔永久性通路，以利引流，防止复发。目前多采用鼻内镜手术。

### （二）鼻窦浆液囊肿

**【临床表现】**

1.此类囊肿多无症状，个别患者有慢性上颌窦炎症状，偶有头部钝痛，多为影像学检查时偶然发现。

2.部分患者可有间歇性从鼻腔流出透明黄色液体。

**【诊断要点】**

根据临床表现和影像学检查可确诊。

**【治疗方案及原则】**

1.小囊肿而无症状者无须治疗。

2.若患者行鼻内镜其他病变手术，则可一并切除。

### （三）鼻窦气囊肿

气囊肿极为少见，临床上多位于颅内或额窦。额窦气囊肿原因未明，一般认为先是窦内发生囊肿，使窦壁变薄吸收，此后窦口恢复通畅，囊内液体得以排空，但在窦口处形成单向阻塞，空气只能进入而不能排出，久之形成囊肿。影像学可帮助诊断。额窦穿刺可抽出气体。

治疗应行鼻内镜手术切除囊壁，保留正常窦腔黏膜，扩大鼻额管，同时清除其单向性阻塞。

### （四）牙源性囊肿

凡上颌窦内由牙齿发育障碍或病变所形成的囊肿，称为牙源性囊肿，包括含牙囊肿和牙根囊肿两种。

1.含牙囊肿

**【临床表现】**

囊肿体积小时无症状，当囊肿长大时可产生面颊部隆起畸形、鼻塞、眼球向上移位及视力障碍等。

【诊断要点】

根据慢性病史,临床表现,口腔检查常有一牙缺如及影像学检查示窦腔扩大,囊肿阴影内会含有牙齿等,即可确诊。

【治疗方案及原则】

可采用鼻内镜手术或鼻内镜辅助柯-路氏入路,切除囊肿及残牙,尽量保留健康黏膜。

2.牙根囊肿　牙根囊肿为牙根感染,牙髓坏死,根尖形成肉芽肿或脓肿,以后上皮细胞长入,形成囊肿内膜,病牙的根尖突入囊肿腔内。上颌窦牙根囊肿长大可致面颊隆起,影像学可明确诊断。治疗应拔除病牙并切除囊肿。

# 四、其他良性肿物

## (一)骨瘤

骨瘤多发于额窦,其次为筛窦,上颌窦及蝶窦较少。可分为密质型、松质型和混合型。

【临床表现】

1.生长较慢,小者多无症状,多为影像学检查时偶然发现。

2.骨瘤大者可引起眼部受压及颅内组织受压的相应表现。

【诊断要点】

1.临床表现。

2.影像学检查。

【治疗方案及原则】

1.骨瘤小者而无症状可不必及时行手术切除,但需定期复查。

2.骨瘤大者,症状明显,有眼部及颅内组织受压症状者,宜早日手术。

3.术式选择应尽量减少遗留面部畸形及减少并发症。

## (二)鼻腔血管瘤

血管瘤为鼻腔常见的良性肿瘤,多见于青壮年。一般分为毛细血管瘤和海绵状血管瘤。

【临床表现】

1.鼻出血　可为长期血涕或反复出血。

2.鼻塞　肿物大时,可有局部相应压迫症状。

3.鼻腔可见带蒂或广基、暗红色新生物。

【诊断要点】

1.根据临床表现。

2.诊断性穿刺可抽出不凝血液。

3.病理检查可确诊,但活检时易大出血,应注意活检的部位及做好充分的止血准备工作。

【治疗方案及原则】

血管瘤的治疗以鼻内镜手术切除为主。范围应包括瘤体及连同根部的黏膜,同时对创面作电凝固,以期止血和防止复发。

(宣　巍)

# 第十一节　鼻腔及鼻窦恶性肿瘤

## 一、外鼻恶性肿瘤

### （一）基底细胞癌

基底细胞癌发生于上皮的基底层,常发生于鼻翼和鼻尖,是一种较常见的皮肤癌。

【临床表现】

1.初期为皮肤上一个细小而有光泽的结节,渐长大。

2.结节中心发生溃疡,表面可有痂皮附着。常有少许渗血,无痛。

3.溃疡边缘较硬,常呈白色隆起,内卷而较整齐,与健康皮肤分界清楚。

【诊断要点】

1.中老年人伴有上述临床表现。

2.病理可确诊。

【治疗方案及原则】

1.肿瘤小者,病灶彻底切除后可一期整形修复。

2.病变广泛者,彻底切除后,无复发或转移者,行Ⅱ期修复。

### （二）鳞状细胞癌

【临床表现】

1.早期呈小疣状或皮肤浅表溃疡,渐发展成难以愈合的溃疡。

2.溃疡以红色肉芽为基底,边缘不整齐,触之易出血,有较明显的压痛。

3.病变发展较快,常向耳前、颌下淋巴结转移。

【诊断要点】

1.中老年人难以愈合的皮肤溃疡,保守治疗2周以上无效。

2.早做活检,明确诊断。

【治疗方案及原则】

1.同基底细胞癌。

2.术前或术后加放疗。

## 二、鼻腔及鼻窦恶性肿瘤

### （一）囊性腺样癌

囊性腺样癌为一种低度恶性肿瘤,又称为圆柱癌。临床较为少见,一般发生于上颌窦、筛窦和鼻腔,而上颌窦相对多见。

【临床表现】

1.位于鼻窦的肿物早期无症状,不易发现。当肿物突入鼻腔或原发于鼻腔时可致鼻塞、血涕。

2.肿物增大时,可出现相应的眼部和面部压迫症状。

3.易早期血行转移,常见为肺转移。

**【诊断要点】**

1.发现肿物,及早行影像学检查以确定范围。

2.病理可确诊。

3.全身检查,了解有无转移灶。

**【治疗方案及原则】**

1.该肿物对放疗不敏感,应行根治性切除。

2.对已有转移的患者,也应切除原发灶。临床上发现原发灶切除后,对转移灶有一定的抑制作用。

3.对转移灶,请相应的科室会诊和处理。

### (二)非霍奇金淋巴瘤

原发于鼻腔鼻窦的淋巴瘤是一种特殊类型的淋巴瘤。亚洲人以鼻 T/NK 细胞非霍奇金淋巴瘤为主,多位于鼻腔。

**【临床表现】**

1.病变多起于鼻部,以黏膜溃疡、糜烂为主,以后渐沿呼吸道向下发展,常伴有长期低热。全身情况尚好的,局部淋巴结一般不肿大。

2.局部症状渐加重,鼻腔黏膜坏死,有异味。检查可见骨壁裸露,活检后病理多报告为炎症或坏死。

3.内科检查部分患者伴有全身淋巴组织病变。

**【诊断要点】**

1.对长期鼻黏膜溃疡、糜烂,伴低热患者应高度怀疑本病。

2.多次活检送病理,取材部位尽量选择坏死与正常黏膜交界处,多点取材,并加免疫组化。

3.全身检查包括肺部 CT、腹部 B 超等,了解全身情况。

**【治疗方案及原则】**

1.该淋巴瘤对放疗敏感,对无全身病灶者应首选局部放疗。其后行化疗。

2.有全身病灶者,由内科行全身化疗。

3.局部清洁,全身支持治疗。

### (三)上颌窦癌

上颌窦癌是鼻窦最常见的恶性肿瘤,以鳞癌最为多见。

**【临床表现】**

1.早期肿瘤较小、局限,无明显症状,不易发现。

2.肿瘤长大破坏骨壁后可引起相应的表现,如鼻塞伴脓血涕,面颊部疼痛和麻木,磨牙疼痛或松动,张口困难等。

3.查体可见鼻腔菜花状新生物,糜烂、渗血、硬腭下塌、面颊部隆起及眼部症状。

4.肿瘤晚期可有同侧颌下淋巴结转移。

**【诊断要点】**

1.病变为单侧,进行性加重。

2.出现临床的某些表现和体征。

3.影像学检查可见有骨质破坏,并可确定病变的范围和程度。

4.病理可确诊。

**【治疗方案及原则】**

1.对晚期病例无法根治者,或术后复发者可采取单纯放疗,作为姑息治疗。

2.综合治疗:多为放疗加手术。术前放疗总量在 50～60Gy,放疗后 2～4 周行根治性手术,对有淋巴结转移者,同时行清扫手术。

3.化疗为一种辅助疗法或姑息疗法。

## (四)筛窦癌

**【临床表现】**

1.肿物侵及鼻腔可出现单侧鼻塞、血涕、头痛和嗅觉改变。

2.肿物发展侵及周围组织如眶内或球后,可出现一系列眼部症状;侵入颅内则易波及 Ⅰ～Ⅵ 脑神经而产生相应的症状。

3.可有内眦部隆起,一般无压痛。晚期可有剧烈头痛,尚可见同侧颈淋巴结转移。

4.查体可见鼻腔外上壁饱满,中道、嗅裂可见血性分泌物或新生物。

**【诊断要点】**

1.单侧起病,渐加重,较早累及眼部。

2.影像学上有骨质破坏,可确定病变范围。

3.活检后,病理可确诊。

**【治疗方案及原则】**

同上颌窦癌。

## (五)神经内分泌肿瘤

神经内分泌肿瘤是一类能够摄取胺前体,并对其脱羧生成有关产物的新生物,又称 APUD 瘤。APUD 系统有 40 多种细胞,散在于体内许多器官和组织内。共产生 35 种多肽素和胺。头颈部神经内分泌肿瘤分良性和恶性两大类,包括喉神经内分泌肿瘤、嗅神经母细胞瘤、功能性颈静脉球瘤、嗜铬细胞瘤、动脉体瘤、垂体腺瘤、甲状旁腺瘤及甲状腺髓样瘤等。可出现三个综合征:类癌综合征、多发性内分泌肿瘤综合征和肿瘤异位激素综合征。

1.嗅神经母细胞瘤 嗅神经母细胞瘤是一种较少见的低度恶性肿瘤。一般认为起源于嗅上皮,组织学检查光镜下不易与其他小细胞恶性肿瘤鉴别。免疫组化检查为神经源性,电镜下可见胞浆内有内分泌颗粒。

**【临床表现】**

(1)单侧起病,首发症状多为血涕,少数为鼻出血或鼻塞,常伴有鼻窦炎表现,部分患者有单侧失嗅。

(2)查体见中甲游离缘以上部位淡红色或暗红色新生物,质中,表面可有颗粒状或轻糜有血迹。

(3)肿瘤生长侵及邻近鼻窦,进而出现眼部和前颅底受侵表现,淋巴结转移较晚。

**【诊断要点】**

(1)临床上应与鼻息肉、血管瘤及内翻乳头状瘤相鉴别。

(2)临床分期Ⅰ期,限于鼻腔内;Ⅱ期,限于鼻窦范围内;Ⅲ期,超出鼻窦,侵及眶内或前颅底。

(3)病理诊断有时有一定困难,行免疫组化和电镜检查可确诊。

(4)影像学检查。

**【治疗方案及原则】**

(1)综合治疗为主,手术切除病变辅以放射治疗。

(2)对侵犯前颅底者,应行颅面联合径路彻底切除肿物。

(3)晚期患者可行姑息性放疗或化疗。

2.恶性黑色素瘤 恶性黑色素瘤是一组能产生黑色素的恶性程度极高的肿瘤。主要发生在皮肤,尤以头颈部多见。多数在色素病变基础上发生,少数可发生自正常皮肤或黏膜的色素细胞。根据病变的发生部位,可分为皮肤和黏膜恶性黑色素瘤两大类。

【临床表现】

(1)原发于鼻腔者多见于中隔及中、下鼻甲,少数可发生在鼻窦或鼻咽部。

(2)早期症状为鼻塞,血性分泌物。

(3)肿物多为外突结节状,表面溃破,典型者呈棕黑色。

(4)向周围侵犯可到鼻窦、眶内、对侧鼻腔。

(5)常有颌下及颈部淋巴结转移。

【诊断要点】

(1)临床表现。

(2)病理学诊断免疫组化。

(3)影像学检查。

【治疗方案及原则】

手术治疗为主。术后行化学治疗。

(明 昊)

# 第十二节 鼻源性并发症

鼻源性并发症通常是指由于鼻腔、鼻窦的病变,特别是筛窦和额窦炎症透过毗邻的眶壁或前颅底蔓延到眶内或颅内。及时有效的抗感染治疗是治疗的基础和主要手段,适时的手术开放引流是一定阶段的必要措施。

## 一、鼻源性眶内并发症

鼻源性眶内并发症主要是鼻窦,特别是筛窦感染侵及眶内引发的不同程度的眶内感染,可导致不可逆性眼部功能障碍,甚至失明。主要发病原因是感染的致病菌毒力和耐药性强,而机体抵抗力弱或治疗不给力。鼻窦引流不通畅导致的鼻窦张力过大、鼻窦手术损伤或创伤突破鼻眶屏障是形成眶内感染的病理解剖基础。与眼科医生共同会诊、合作有助于更加专业的解决有关检查、诊断和治疗方面的问题。

【临床表现】

鼻源性眶内感染依发生、发展可临床划分为以下 5 个级别。

1.眶前蜂窝织炎 又称炎性水肿。是眼睑和眶隔前部的软组织感染,表现为眼睑的水肿或充血,眼裂开闭运动受限和轻压痛,但无眼球运动障碍或视力减退等症状。如眶前蜂窝织炎控制不力可以扩散到眶隔后引发眶内感染。

2.眶内蜂窝织炎 常见于幼儿。表现为眼睑和结膜水肿、充血,眼球突出、运动障碍、运动疼痛,眼内压增高,可有明显的发热等全身症状。

3.眶壁骨膜下脓肿　常发生于与筛窦相邻的眶骨膜和眶内壁之间的潜在间隙,可向后侧扩散到球后。表现为眼球向外侧突出、内侧运动受限和疼痛。

4.眶内脓肿　眶内蜂窝织炎进一步发展或眶壁骨膜下脓肿破溃可导致眶内化脓、脂肪液化若炎症侵入眼球则发生全眼球炎。局部表现除眼睑和结膜水肿、眼球明显突出、运动障碍外,可有直接瞳孔反射消失、视力减退甚至消失等眼部神经功能损害。炎症侵及眼球后部也可出现眶尖综合征,表现为上睑下垂、眼球固定、复视、视力障碍、眶深部疼痛等症状。高热、头痛、周身不适等全身症状也会比较明显。

**【诊断】**

根据急、慢性鼻窦炎或鼻窦手术、创伤病史,结合眼部症状和体征,鼻窦和眼眶 CT、MRI 扫描等影像学检查不难作出诊断。应注意与急性结膜炎、泪囊炎等单纯外眼炎相鉴别,对于眶部击伤应注意判断是否有眶壁骨折伤及鼻窦。应注意上述眶内并发症可以同时出现或相互转化,应密切注意观察眼球运动、眼球位置、视力和对光发射等体征的变化,一般认为如果出现视力进行性下降和眼球固定标志着病情甚为严重。鼻窦和眼眶 CT、MRI 扫描可以显示造成眶内感染的鼻窦炎症范围、引流受阻的异常解剖结构、突破眼眶的部位,也可显示眶内眼球、肌肉、神经等结构的位置、脓肿或炎症组织的范围等情况,非常有助于对病情的判断,必要时可根据病情变化反复检查核实。

**【治疗】**

1.抗感染治疗　无论对于何种类型的鼻源性眶内感染,积极、有效的抗感染治疗都是治疗的重点和基础。为了挽救视力控制重症感染,特别是对小儿患者,应足量、规范的全身使用可靠的广谱抗生素。对于初期的眶内感染,积极治疗鼻窦炎,促进鼻窦通气引流,一般即可控制。如果病情严重,在没有细菌学检验报告提示敏感抗生素的情况下可以直接使用高等级的碳青霉烯类抗生素进行治疗,切忌从低到高逐级试用,以免贻误治疗时机,造成病情恶化甚至失明等严重后果。对于眶前蜂窝织炎和眶内蜂窝织炎通常经过积极有效的药物治疗辅以鼻腔处理即可控制。

2.鼻腔、鼻窦局部治疗　适当应用鼻喷减充血剂或低压鼻腔生理盐水冲洗改善鼻腔通气引流状态。如感染源于上颌窦必要时可行上颌窦穿刺冲洗。在改善鼻腔通畅度的同时可使用鼻喷激素以期治疗黏膜水肿、充血等炎症反应。

3.鼻窦开放引流和眶减压术　眶壁骨膜下脓肿一经形成应立即进行切开引流,其他眶内感染经积极抗感染治疗 2～3d 后病情未能控制或加重,也应进行手术治疗。手术一般在鼻内镜下进行,术中尽量开放炎症鼻窦,解除眶壁压迫,对于眶内蜂窝织炎和眶内脓肿应进行与眼轴平行的眶骨膜切开引流和减压。如出血不多,术后可不填塞或尽早撤出填塞物以利鼻腔引流。部分严重的眶前蜂窝织炎发展为脓肿时也可进行眼外切口切开引流和减压。

4.糖皮质激素治疗　对于重症感染,特别是视神经受到侵犯视力下降等情况,在足量抗生素控制感染的前提下,短程大剂量使用糖皮质激素有助于控制症状、减轻视神经水肿,促进视力恢复。

# 二、鼻源性颅内并发症

鼻源性颅内并发症主要是鼻源性颅内感染,主要发病原因是机体免疫力降低而致病菌侵袭力较强,鼻窦引流不畅,鼻面部及鼻窦外伤、手术损伤涉及颅底。其中以额窦和筛窦引起者居多,蝶窦次之,上颌窦所致者少见。

鼻颅底的紧密关系是发生鼻源性颅内并发症的解剖学基础。主要表现在鼻顶、筛板、额窦后壁、前颅底,可能存在先天性骨壁缺损;额窦静脉与硬脑膜和蛛网膜静脉相通,额骨板障静脉汇入上矢状窦,蝶骨板障静脉汇入海绵窦;嗅神经鞘膜经筛孔通过颅底与颅内结构相延续。

按鼻源性感染途径和部位不同,颅内并发症有脑膜炎、硬脑膜外脓肿、硬脑膜下脓肿、脑脓肿、海绵窦血栓性静脉炎等。注意其中可能有多种颅内并发症同时存在,亦可能同时合并眶内并发症。在诊断和治疗过程中与神经科、重症医学科等相关学科医生的密切合作是必不可少的。

**【临床表现】**

1.脑膜炎　常见于急性鼻窦炎,可能有病期擤鼻或潜水等加压动作为诱因,外伤、手术损伤前颅底也可形成感染直接侵入颅内。主要症状为感染、颅压增高相关表现和脑膜刺激征,表现为头痛、发热、呕吐,颈项强直,可有 Kernig 征和 Brudzinski 征阳性,嗜睡、谵妄、惊厥和昏迷等不同程度的神经症状,后期出现呼吸节律异常。腰椎穿刺脑压增高,脑脊液检验符合化脓性脑膜炎改变。

2.硬脑膜外脓肿　常继发于急性额窦炎和额骨骨髓炎。CT 或 MRI 扫描可见颅骨与硬脑膜之间积液征象。临床症状比较隐匿,可有额部头痛、发热和嗜睡。由额骨骨髓炎引起者,前额部可出现波特头皮肿胀。

3.硬脑膜下脓肿　为硬脑膜与蛛网膜下隙之间弥漫性或包裹性积脓,常同时合并脑膜炎等其他颅内感染。除有与脑膜炎相似的头痛、发热、颅内压增高等症状外,还可有神经精神症状或定位体征,CT 或 MRI 扫描可以帮助确定病灶。

4.脑脓肿　多见由额窦炎引起额叶脓肿,筛窦、蝶窦炎症也可引起,个别蝶窦炎可以形成颞叶脓肿。初期脑炎脑膜炎期可有畏寒,发热、头痛、呕吐,意识障碍、抽搐和脑膜刺激征等,定位体征并不明显。随后的2～3 周,由化脓期到包膜形成期上述症状可逐渐减轻甚至消失。脓肿形成后又逐渐出现以颅内压增高为主的系列症状,表现为头痛等前期症状再次复出且逐渐加重,还可出现特征性的相对缓脉、视盘水肿、血压升高以及神经定位体征。脓肿破裂或脑疝可直接导致死亡。适时的 CT 或 MRI 扫描可以跟踪脑脓肿的发生发展进程。

5.海绵窦血栓性静脉炎　通常为鼻疖等面部化脓性感染的脓栓经面静脉回流入海绵窦所致,蝶窦炎和鼻源性眶内并发症等深部感染经眼静脉至海绵窦亦可引起本病。表现为高热、前额部剧烈头痛,鼻根部及眼睑、结膜充血水肿,眼球突出,视网膜静脉扩张充血,视神经乳头水肿。途径海绵窦的第Ⅲ、Ⅳ、Ⅵ脑神经支配的眼球运动和反射功能障碍,视力减退甚至失明。脓毒血症可将感染播散到颅内和全身多脏器而表现出相应症状,合并严重的颅内感染和败血症则可导致死亡。

**【诊断】**

根据鼻面部感染、鼻窦炎或鼻窦手术、创伤病史,结合局部和全身症状和体征,鼻部和头部 CT、MRI 扫描等影像学检查、腰椎穿刺等可以做出诊断。当怀疑鼻源性颅内并发症发生时应对全身、眼部、意识和神经精神症状和体征多加关注,特别是脑膜刺激征、颅内压增高症状和神经定位体征。除适时进行 CT、MRI 扫描检查外,腰椎穿刺脑脊液检查、颅内压测定对判断和掌握病情变化也很有价值,但注意勿在脑压过高时盲目放出脑脊液,以防脑疝发生。

**【治疗】**

1.抗感染治疗　积极控制鼻腔、鼻窦感染,尽可能根据细菌培养和药物敏感试验选择敏感抗生素进行治疗,同时兼顾药物可以透过血-脑屏障,必要时可以考虑分别针对鼻部和颅内感染的联合用药。注意药物正确使用方法,做到全程、足量,一般疗程不少于 14d。

2.鼻腔、鼻窦治疗　适当应用鼻喷减充血剂、鼻喷激素和鼻腔生理盐水冲洗,减轻鼻腔肿胀,改善鼻腔通气引流。在积极抗感染,一般状态允许的情况下尽早对引发颅内感染的病源鼻窦在鼻内镜下进行手术开放,对于额窦为原发病灶者也可行额窦外部切口配合神经外科同时清理前颅底感染死骨等。

3.颅内病灶的治疗    对于硬膜外脓肿和硬膜下脓肿,可通过神经外科开颅或钻孔引流手术进行处理。对于脑脓肿在积极的抗感染治疗和 CT 等影像学监测下,一旦进入包膜形成期后也应进行开颅脓肿清除术。在非手术时机,如果炎症性脑水肿等因素导致颅内压过高、脑室受压扩张,引发剧烈头痛、呕吐,面临脑疝风险时可先行脑室穿刺引流暂缓病情,一般不宜进行腰椎穿刺。

4.支持和对症治疗    颅内压异常增高时,可用甘露醇快速滴注降低颅压,同时在保证水、电解质平衡的前提下控制液体摄入量。在积极抗感染的同时,如脑神经功能受到损害,可短程使用糖皮质激素控制症状,对海绵窦血栓性静脉炎可使用抗凝剂。

（任轶群）

# 第十九章　鼻出血、血管结扎术和血管栓塞法

## 第一节　鼻出血

　　鼻出血是临床常见的症状之一,可由鼻病引起,亦可由全身疾病所致。鼻出血多为单侧,亦可为双侧;可间歇反复出血,亦可为持续出血;出血量多少不一,轻者仅为涕中带血,重者可引起失血性休克。反复出血可导致贫血。

　　鼻腔任何部位均可发生出血。一般认为,小儿及青少年鼻出血大多在鼻腔前部,具体为鼻中隔前下方易出血区,即利特尔区;而40岁以上的中年人或老年人鼻出血则多发生在鼻腔后部。统计资料表明:利特尔区的鼻出血占所有鼻出血病例的40%～52%(陶正德,1982)。此处血管丰富,表浅,吻合支多,易受外伤及干燥空气刺激,且其下即为软骨,当黏膜受伤或发生肿胀时无退让余地,故易发生血管破裂。发生在鼻腔后段的出血,来势凶猛,不易止住,多为蝶腭动脉或其较大分支破裂之故。而鼻腔后段的静脉性出血,可能为曲张的鼻-鼻咽静脉丛出血之故;现在认为鼻中隔后部的动脉性出血,亦较多见于老年人。

　　婴幼儿发生鼻出血者极少,因不足2岁者,鼻中隔易出血区(利特尔区)尚无特殊血管结构;2岁时该处才渐有岛状血管;3岁以后方形成典型的扇形血管网;10岁以后始见血管曲张。

### 【病因】

　　1.局部原因　出血部位多在鼻腔前段,常限于一侧。

　　(1)外伤:鼻骨骨折,鼻腔、鼻窦外伤或手术均可损伤血管而发生鼻出血。剧烈咳嗽、擤鼻过重、挖鼻过深及插置鼻饲管也可引起鼻出血。经下鼻道施行上颌窦穿刺冲洗术时,如误伤鼻后外侧动脉,可发生剧烈的动脉性出血。行鼻窦置换疗法时,若用负压过大,时间过长,亦可使鼻腔黏膜血管破裂出血。严重的头部外伤,如颅中窝骨折时伤及海绵窦及其内的颈内动脉,出血可经蝶窦流至鼻腔,引起大量的甚至致死性鼻出血。也可由于颈内动脉颅内段损伤后形成假性动脉瘤,后者破裂导致严重的鼻出血。

　　Seftel等(1959)认为颅内颈内动脉瘤在下列部位发生破裂,均可引起大量鼻出血:①海绵窦段颈内动脉瘤可侵蚀蝶窦骨壁,向蝶窦穿破,导致血液流至鼻腔,且较常见;②从颈内动脉骨管破裂,血液由咽鼓管经鼻咽而达鼻腔;③从筛板或颅前窝骨折部位破裂,血液可直达鼻腔。Maurer等(1961)将①头部外伤;②一侧视神经受累甚至双侧失明;③后期大量鼻出血,特称为海绵窦颈内动脉瘤的典型三联征。

　　(2)鼻中隔偏曲:多发生在骨嵴或骨棘(矩状突)附近或偏曲的凸面,因该处黏膜较薄,易受寒冷或不洁空气的刺激,空气气流的流向在此又发生改变,故黏膜变为干燥,以致破裂出血。有时偏曲的凹面,也可因黏膜干燥出血。

　　鼻中隔穿孔者也常因穿孔边缘黏膜干燥、糜烂,不易愈合,而有鼻出血症状。

　　(3)鼻腔、鼻窦和鼻咽的肿瘤:其中最易发生鼻出血者当属鼻中隔毛细血管瘤、鼻咽血管纤维瘤、出血

性息肉和鼻腔或鼻窦的恶性肿瘤。前两种疾病常引起大量鼻出血。

鼻腔和鼻窦恶性肿瘤引起大出血者,除因侵蚀较大血管外,常与局部感染有关,故在处理时,控制感染很重要。鼻咽癌早期可为涕中带血,到晚期则可出现明显的鼻出血。上颌窦海绵状血管瘤虽很少见,但有时反复发生鼻出血,而不易查知病变部位,须通过影像学检查(X线拍片、CT、MRI)、手术探查及活检始能加以证实。

(4)鼻炎和鼻腔特殊性传染病:急性和慢性鼻炎、干燥性鼻炎都可发生鼻出血,但通常出血量不多。萎缩性鼻炎常在清除鼻痂、挖鼻或用力擤出痂皮时发生少量出血。结核、狼疮、麻风及梅毒等,因有黏膜糜烂、溃疡、肉芽,或形成鼻中隔穿孔等而引起出血。鼻白喉常为双侧鼻腔有少量血涕,除去鼻腔白色假膜,极易出血。在高原地区,因相对湿度过低,外来居民常未能适应而多患干燥性鼻炎,为地区性鼻出血的重要原因。此外,部分患者由于高原氧分压低及其他高原因素的影响,可发生高血压及继发性红细胞增多症,血小板减少,也为诱致鼻出血原因之一。鼻腔及鼻窦的真菌感染也可引起鼻出血,且多为曲霉菌感染。常表现为鼻腔及鼻窦肿块,可误诊为恶性肿瘤,需行病理检查方能确诊。临床上此病发病率呈上升趋势。

(5)鼻腔异物:常见于儿童,多系一侧性鼻出血,为少量血涕。某些动物性鼻腔异物,如水蛭,则可反复引起大量出血。

(6)咽扁桃体肥大:是儿童鼻出血的原因之一,多为鼻黏膜继发炎症和充血所致。

(7)变态反应:许多学者认为,反复发作鼻出血可能与鼻的变态反应有关。有学者统计100例变应性鼻炎,发生鼻出血者占55%,而100例正常对照组中,鼻出血的发生率仅占4.5%。

(8)鼻窦炎:尤其是溶血性链球菌感染的急性上颌窦炎引起鼻出血者较多。慢性鼻窦炎也可引起鼻出血,但较少见。

2.全身原因　鼻出血有时可为某些全身性疾病的首发症状。全身原因所致的鼻出血多为双侧,常由以下原因引起:①病变侵犯到稍大的血管;②血液成分或性质发生改变(如凝血功能障碍);③血压的变化,如动脉压或静脉压增高。出血可能由于鼻腔内血管破裂,或血管虽未破,但血液渗出血管壁而发生多处出血。

(1)急性发热性传染病:如上感、流感、出血热、麻疹、疟疾、猩红热、伤寒、斑疹伤寒及腮腺炎等。多因高热、血管发生中毒性损害,鼻黏膜剧烈充血、肿胀、发干,以致毛细血管破裂出血。故一般鼻出血常发生在发热期,量较少,出血部位多在鼻腔前段。鼻出血是流行性出血热的重要症状之一,不仅出血剧烈,为时也久,且难以止住。百日咳除在黏膜卡他期可发生鼻出血外,剧烈的阵咳可使静脉压增高,也为导致血管破裂原因之一。黑热病发生出血者较多,有时甚剧。

(2)心脏及循环系统疾病:为全身因素中最重要的原因。

1)动脉压增高:如高血压、动脉硬化、肾炎、伴有高血压的子痫等。其他如用力过猛,情绪剧烈波动,气压急剧改变(如航空、登山及潜水等),均可因一过性动脉压升高而发生鼻出血。

由全身性疾病导致动脉压增高而发生鼻出血者,多因鼻腔的较大动脉破裂所致。出血前可有预兆,如头昏、头痛、鼻内血液冲击感等。出血常发生在深夜或清晨。因多系动脉性出血,血液呈鲜红色,有时可见搏动,来势甚猛,但又可突然自行停止。临床上有人称之为"来无影,去无踪"。出血常为一侧性,多位于鼻腔后段(尤其是下鼻道内)或中段,或鼻腔前段近鼻顶处(筛前动脉),不加细查,很难准确发现出血部位。

动脉硬化时,血管的收缩力较差,鼻出血自行止住较难。急、慢性肾炎时虽均可发生鼻出血,但以萎缩肾及发生尿毒症时为显著。肾炎所以容易发生鼻出血,除因伴有肾性高血压外,血管壁受到损害和全身黏膜易罹患炎症也是重要因素。肾上腺嗜铬细胞瘤患者,因可从肿瘤中释出肾上腺素,引起血压的急剧变化而反复发生剧烈鼻出血。因此,青年人屡次发作严重动脉性鼻出血且伴有血压急剧变化者,应考虑此病。

2)静脉压增高:如二尖瓣狭窄,胸腔、纵隔和颈部巨大肿块,肺气肿,肺水肿及肺心病,充血性心力衰竭及支气管肺炎等。

(3)出血性疾病:各型白血病、再生障碍性贫血、血友病、血小板减少性紫癜、真性或继发性红细胞增多症、恶性贫血等均易发生鼻出血,紫外线照射过多或使用抗凝血药物治疗时,如肝素,也可引起鼻出血。

这种鼻出血是因毛细血管壁受到损害和血液成分发生改变所致,较多为双侧性渗血,持续不断,并可反复发作,且常伴有全身其他部位的出血。

(4)营养障碍或维生素缺乏:血液中缺乏维生素 C、K、B$_2$、P 和钙,均易出血。国外有人(1948)分析 104 例鼻出血病例,发现其血浆中维生素 C 含量及凝血酶原时间正常者仅占 10.57%。维生素 C、B$_2$ 及 P 等能降低毛细血管壁的脆性和通透性,维生素 K 与凝血酶原形成有关,钙为凝血过程中不可缺少的物质,体内缺乏上述物质时均可能发生鼻出血。

(5)肝、肾疾病和风湿热:其中尤以肝硬化发生鼻出血者较常见。肝脏疾病可影响到凝血酶原和纤维蛋白原的合成,从而易发生鼻出血。尿毒症易致小血管的损伤。风湿热引起的鼻出血多见于儿童。

(6)中毒:许多化学药物如磷、汞、砷、苯等中毒,可破坏造血系统的功能;长期服用水杨酸类药物,可减少血内凝血酶原,故均可引起鼻出血。

(7)内分泌失调:女性青春发育期的月经期鼻出血(代偿性月经)和先兆性鼻出血,经绝期或妊娠期的最后 3 个月亦可发生鼻出血,可能系毛细血管脆性增加之故。

(8)遗传性出血性毛细血管扩张症(Osler-Weber-Rendu 病):易反复发生鼻出血,且大多数这类患者以鼻出血为首发症状。此病为显性遗传性疾病,常有家族性易出血史。

除上述鼻出血原因外,临床上还常可发现一部分鼻出血患者,在疾病的全过程中均不能找出可能的出血原因,并且鼻出血控制后未再出血。有学者统计 151 例鼻出血患者中,这类病例占 33.8%。故将此类鼻出血称为特发性鼻出血。

**【检查】**

询问病史时,要迅速问清以下情况:哪一侧鼻腔出血或哪一侧鼻腔首先出血,出血速度和出血量,过去有无鼻出血,此次出血有无自觉病因,有无其他伴随症状,同时根据具体情况,进行局部和全身检查。对出血不剧烈者,可用 1% 麻黄碱棉片收缩鼻腔黏膜后,从首先出血的一侧鼻腔寻找出血点。鼻腔前段出血通常容易发现,如出血较剧或出血部位隐蔽,则难于确切发现出血点。出血已自止者,出血点也常不易发现。此时须仔细检查鼻腔,尤其是对鼻中隔前下部位,观察黏膜表面有无充血、糜烂、溃疡、静脉曲张及血痂附着等;必要时,用卷棉子轻轻摩擦易出血区或其他可疑出血处,视其再出血否;有时可见喷射性小动脉出血。

鼻腔后段出血,常迅速流入咽部,从口吐出。通过前鼻镜检查,多不能发现出血部位。如出血不剧,可行后鼻孔镜或纤维鼻咽镜或鼻内镜检查;或用麻黄碱棉片填塞于下鼻道后段,观察出血能否止住,片刻后取出棉片,视其上有无血迹,以助诊断。鼻窦内出血,血液常自中鼻道或嗅裂流出。如不能看清出血部位,可用麻黄碱棉片两块,分别填置于中鼻道与嗅裂中,片刻后取出,如见哪块棉片有血迹,即可推知血从何处流出。对于出血量较多的活动性出血,可借助于吸引器从前向后吸除鼻腔内血液,以判断出血部位。

除找寻出血点外,必须尽量找出鼻出血的原因。因此,在做止血处理后,还要进一步询问过去病史及家族史,进行必要的全身检查,血压测量,血常规检查,出、凝血时间测定,血小板计数及毛细血管脆性试验等。有时需与有关科室共同会诊,方能找到病因。一般说来,局部疾患引起的鼻出血,多限于一侧鼻腔,而全身疾病引起者,两侧鼻腔可同时或交替出血。

失血量的估计,要根据每次出血情况及发作次数、患者的血压、脉搏和一般症状来综合判断。失血量达 500ml 时,可出现头昏、口渴、乏力、面色苍白等症状;失血量在 500～1000ml 时,可出现出汗、血压下降、脉速而无力;若收缩压低于 10.7kPa(80mmHg),则提示血容量已损失约 1/4。

对出血剧烈者,不宜按部就班地先进行检查,此时除须立即采取止血措施外,还要迅速判断有否失血性休克。但要注意:①休克时,鼻出血常自止,不可误认为已愈;②高血压鼻出血患者,可能因出血过多,血压下降,此时不可误认为血压"正常"。应注意患者有无休克或休克前期症状,如脉快而细弱、烦躁不安、面色苍白、口渴、出冷汗及胸闷等;③要重视患者主诉出血量,不要片面依赖化验室检查。因在急性大出血后,其血红蛋白值在 24 小时内仍可显示正常;④有时大量血液被咽下,片刻后吐出,一部分可能经鼻腔呛出,仍为鲜红色。此因胃酸分泌发生抑制,或咽下的血过多,胃酸已不足使之变为黑色,在这种情况下,不可误认为又发生鼻出血。

**【处理】**

鼻出血属于急症,在出血剧烈的情况下,患者及其陪伴者大多精神紧张,此时应予以安慰,使之镇静,以避免患者因精神因素引起血压增高,使出血加剧。必要时可使用镇静剂,如安定、异丙嗪等,可减少出血。在颈部、项部、头部施行冷敷,也可反射性地减少出血。如患者已休克,则先按休克进行急救。

1.局部处理　一般采取坐位或半坐位(休克患者须予平卧)。先将鼻腔内所有填塞物及血块取出,用麻黄碱棉片收缩鼻腔黏膜,约 2～5 分钟后取出,详细检查鼻腔及鼻咽。根据出血情况和出血部位,选用适当方法进行止血。止血时动作要轻,以免造成新的创伤。

(1)局部止血药物:适用于较轻的鼻腔前段出血。此法简单易行,对患者痛苦较小。对易出血区渗血,可用棉片浸以 1％麻黄碱、1‰肾上腺素、0.05％羟甲唑啉、3％过氧化氢溶液、凝血质或凝血酶,紧塞鼻腔中 5 分钟至 2 小时,亦可用血凝酶(立止血)浸湿棉片或纱条后压迫止血。渗血较多者,可选用各种可吸收性止血材料,如明胶海绵、淀粉海绵、氧化纤维素、纤维蛋白绵等,浸于凝血酶溶液中,对鼻腔无刺激性,且易被吸收,对鼻腔黏膜无损伤。

局部注射麻醉药物也可收到止血效果。对鼻中隔前段小片状渗血者,在出血处黏膜下注射 1％普鲁卡因 3～4ml,可起压迫止血作用。对鼻腔后段出血,Padenos(1968)试用翼腭管注射法。即以手指在第 3 磨牙内侧,硬腭边缘前方摸清腭大孔后,以细长针头刺入,最深不能超过 2.8cm,以避免药液注入眶内及圆孔,缓缓注入含有 0.1％肾上腺素的 1％利多卡因 2～3ml,待药液进入翼腭窝,压迫窝内血管,使鼻腔黏膜血流量减少,达到止血目的。

对反复发作的鼻中隔前段出血,可使用硬化剂黏膜内点状注射,使该处血管硬化封闭而止血,常用药物有 50％葡萄糖、70％乙醇等。

(2)烧灼法:适用于小量出血,且可见明显出血点者,对动脉性出血无效。常用的有激光烧灼法和化学药物烧灼法。激光是通过凝固出血部位血管达到止血效果。可采用 YAC 激光、$CO_2$ 激光或 KTP/532 激光(钾钛磷酸盐激光),以后者效果较好。烧灼前用含有少许 1‰肾上腺素或 1％麻黄碱的 1％丁卡因棉片施行表面麻醉。激光烧灼法易掌握,止血效果较好,反应轻,故目前较为常用。新近出现的射频和微波技术,因易操作、效果好、损伤小而较多应用于鼻出血的治疗,使用方法同激光烧灼法。化学药物烧灼法亦需行表面麻醉,然后用细棉签蘸少许铬酸、30％～50％硝酸银或 30％三氯醋酸烧灼出血点,至出现腐蚀性白膜为止,时间约为 3 秒钟左右。不可使药物流至他处,以免灼伤健康黏膜。然后以抗生素软膏涂抹烧灼处,以防结痂。激光烧灼与化学药物烧灼法,均应避免同时烧灼鼻中隔两侧相对应处黏膜或烧灼时间过长,以防止出现鼻中隔穿孔。

(3)冷冻止血法:利用液态氮汽化时的－195℃的低温使出血部位毛细血管很快形成血栓,修复后形成瘢痕而止血。使用时,亦需施行表面麻醉。适应证及副作用同烧灼法。

（4）前鼻孔填塞术：当出血较剧或出血部位不明时用之。

将无菌凡士林纱条的一端双叠 10～12cm，将折叠一端放进鼻腔后上方嵌紧，再将折叠部分上下分开，使短的一段平贴鼻腔上部，长的一段平贴鼻腔底，形成一向外开口的"口袋"。然后将纱条的长段填入"口袋"深处，自上而下，从后向前进行连续填塞，使纱条紧紧填满整个鼻腔。剪去前鼻孔外面多余的纱条，用棉球紧塞前鼻孔。填塞完毕，须检查是否仍有鲜血经后鼻孔流入咽部。经观察后如仍出血，需取出纱条重新填塞或改用后鼻孔填塞术。鼻腔填塞物通常宜在 24～48 小时后 1 次或分次取出，以免发生鼻窦或中耳感染。对出血剧烈者或血液病鼻出血患者，可适当延长填塞时间至 72 小时，但须使用足量抗生素，以预防感染。在鼻部无急性炎症，严格控制感染的情况下，用碘仿纱条行鼻腔填塞可历时 1 周取出，对严重而顽固的鼻出血收效良好。

凡士林纱条前鼻孔鼻腔填塞术是目前治疗鼻出血的主要方法，绝大多数鼻出血患者经此法治疗能达到止血目的。仅极少数鼻出血患者需行后鼻孔填塞术或其他止血方法。凡士林纱条前鼻孔鼻腔填塞术目前虽仍广泛应用于鼻出血及鼻部手术之后，但对患者痛苦较大，现已有许多改良的方法，如：

1）止血套填塞术：将涂有油剂或薄层软膏的指套或避孕套置入鼻腔，然后用纱条作套内填塞，用此法在填入及抽出纱条时患者痛苦较小。

2）气囊或水囊压迫止血法：用橡皮膜制成各种形状的止血气囊（也可用指套或避孕套改制），置于鼻腔内出血部位，套内充气或充水以压迫止血。此法也可用以代替后鼻孔填塞术。气囊上如附有通气管，则既具有压迫止血作用，又不妨碍鼻呼吸。近年来国内已有生产与鼻腔结构相适应的鼻腔和后鼻孔止血气囊。

3）另可选用新近出现的不可吸收的止血新材料，如膨胀海绵、酯花透明质酸、藻酸钙纤维、瑞纳凝胶等。膨胀海绵吸水后体积可膨胀 10 倍；藻酸钙纤维有很强的吸附能力，与出血面接触后转变为凝胶物质，达到保护创面和止血的作用；瑞纳凝胶含凝血因子。上述材料较适用于鼻黏膜弥漫性、较小量的出血，具有止血效果好、痛苦小的优点。

（5）后鼻孔填塞术：前鼻孔填塞后血仍不止，且向后流入咽部或由对侧鼻孔涌出者，说明出血部位在鼻腔后部，宜改用锥形凡士林纱球行后鼻孔填塞术。填塞时，先将一根细橡胶导尿管沿出血侧鼻腔底经鼻咽插到口咽部，用血管钳从口中拉出（图，将预制的锥形纱布球尖端上的两根线缚于管端，再按原方向将导尿管回抽，借另手食指或血管钳的帮助将纱布球送入口腔，越过软腭，将纱布球尖端拉进后鼻孔，然后取下导尿管，将已引出前鼻孔的线头拉紧，或以手指伸入鼻咽部助使纱布球尖端进入鼻腔，纱布球底部紧塞后鼻孔，另用凡士林纱条进行鼻腔填塞。将纱布球尖端两线系于纱布块或硬橡皮管上，以资固定，底部一线自口引出，松松固定唇边，以便在此后取出纱布球时，只需牵拉此线，即可将其自口中拉出。为避免引起患者不适感，也可将自纱布球底部经口引出的一线去掉。但其尖端两线务须结实可靠，此后在撤除后鼻孔填塞时，可将前鼻孔引出的线接长，并穿进咽鼓管吹张导管牵出。此时操作者左手执线，右手将咽鼓管导管向鼻咽部推进，须将纱布球推达口咽部，再用血管钳挟取之。此时务须注意，挟取线端或纱布球时切忌滑脱，以防纱布球坠入喉咽阻塞呼吸道。后鼻孔填塞物宜在 48～72 小时内取出，一般不宜超过 3 天，且须在严格控制感染的情况下。若改用碘仿纱条填塞，时间可延长至 1 周左右。填塞过久，可引起多种并发症，如急性化脓性中耳炎，甚至鼻咽脓肿、颅底骨髓炎和脑膜炎等。因此在应用本法止血时，应注意无菌操作，术后使用足量抗生素以控制感染。

（6）鼻咽填塞术：用于后鼻孔附近或鼻咽部剧烈出血或出血部位甚深，一时不能查明出血部位者，经行后鼻孔填塞术无效，可暂用鼻咽填塞术。操作方法基本如后鼻孔填塞术，但以 2 根橡胶导尿管分别从两侧鼻腔导入，以便将鼻咽填塞物（凡士林纱布卷）拉入鼻咽部，再用食指伸入鼻咽部将填塞物压紧，引出前鼻孔外的两个线端系于置放在鼻小柱处的小纱块上固定。

(7)血管造影下动脉内栓塞术:1974 年首次应用此方法治疗难治性鼻出血获得成功。目前采用的为数字减影血管造影(DSA),是电脑与常规血管造影技术的结合。用此法可在直视下将栓塞物(明胶海绵或中药白芨及永久性栓塞物弹簧栓、聚乙烯醇等)通过导管选择性地插入出血血管或肿瘤的供血血管,以达到止血目的。故是一种极有效、迅速的止血方法。适用于经前鼻孔填塞术、后鼻孔填塞术及鼻咽填塞术治疗后仍不能止血的严重的鼻出血和外伤性鼻出血。与传统的动脉结扎术相比,具有准确、快速、安全可靠等优点。副作用可有偏瘫、失语及一过性失明等。

(8)手术治疗

1)鼻中隔手术:因鼻中隔偏曲、骨嵴或骨棘反复发生鼻出血者,可在血止后行鼻中隔黏骨膜下矫正术,以去除病因。鼻中隔虽无明显偏曲,但鼻中隔黏膜上(尤其是利特尔区)反复发生出血,可选择下列术式:①鼻中隔黏膜划痕术(瘢痕形成术):用 11 号刀片(或鼻黏膜刀)在鼻中隔易出血区作 3 条平行的斜切口,切开黏膜即可。每条切口长约 1～1.5cm,切口两侧稍加分离,术后作鼻腔前段填塞。当鼻中隔上有明显曲张血管可见时,也可在黏膜上作多个小切口,将各分支血管分别切断,以待将来瘢痕形成使血管闭塞;②鼻中隔黏骨膜下分离术:在出血一侧鼻中隔前下部,距皮肤黏膜移行处后方约 3mm 作深达软骨(但不切伤软骨)的斜行切口,分离同侧黏软骨膜宽约 1～1.5cm。贴回黏软骨膜瓣,作鼻腔填塞。此法如与上法合用,效果更佳(西藏自治区医院耳鼻咽喉科)。

2)对鼻腔或鼻窦肿瘤引起的鼻出血,应视具体情况或先止血,或施用手术加以切除,或采用放射疗法,或结扎颈部血管以止血。如因合并感染,肿瘤溃烂而出血,则应使用抗生素治疗。

3)血管结扎术:一般极少有此必要。多只用于严重外伤,肿瘤侵蚀较大血管或动脉瘤破裂等特殊情况。结扎前,必须先准确判断出血来源,再决定结扎哪二条动脉。如①颈外动脉结扎术;②筛动脉结扎术;③上唇动脉结扎术;④上颌动脉结扎术。

(9)放射疗法:适用于对诸法治疗无效的反复发作性鼻出血患者。国外有人(1971)以 127 铯及 60 钴等治疗 4 例严重鼻出血患者,均获良效,国内亦有类似报道,但很少应用。

2.全身治疗　对重症患者,须住院严密观察,详细检查和积极治疗。对较轻患者,酌加全身治疗,也有利于早日痊愈。应注意患者的心理因素对鼻出血的影响,如在临床上经常发现这种现象:有些已行鼻腔填塞术的患者,在住院前,曾反复出血;而住院后不再出血,且鼻腔填塞处未做任何处理。这可能与患者住院后精神不再紧张、有了安全感有关。实际上"住院"起了较强的镇静作用。这说明了心理因素在治疗鼻出血中的重要作用。故对已行鼻腔填塞术的较重病患者,如有条件,应尽早住院治疗。

(1)半坐位卧床休息,注意营养,给予高热量易消化的饮食。对年老或出血较多者,注意有无出血性休克、贫血、心脏损害等情况,并及时处理。失血严重者,须予输血、输液。适量的镇静剂对制止鼻出血应视为重要措施。

(2)找寻出血病因,必要时与有关科室共同商讨检查及处理方案,以清除致病因素。

(3)给予足够的维生素 C(每日 300～900mg)、维生素 K(每日 12～24mg)及维生素 P(每日 100～200mg)等。

(4)静脉注射高渗葡萄糖液、钙剂(以 5%氯化钙的作用较好),以促进凝血。适当应用止血剂,如 6-氨基己酸 2～4g,静脉滴注,每日 2～4 次,酚磺乙胺 0.25～0.5g,静脉或肌肉注射,每日 2～4 次,抗血纤溶芳酸(PAMBA)0.1～0.2g 静脉注射,每日 2 次,卡巴克络(安络血)及血凝酶等。纠正出血性贫血可输入全血,治疗各种原因引起的凝血障碍,可输入新鲜全血或成分输血等,或与内科医师协商处理。

(5)许多学者认为,内分泌障碍为鼻出血的一个因素,建议用雌激素治疗。且国外有人(Hamson,1982)报道雌激素治疗遗传性出血性毛细血管扩张症所致鼻出血,疗效良好。

(陈　春)

# 第二节　血管结扎术

上述保守治疗诸法不能制止的鼻部动脉性出血,在找到确切的出血部位后,可根据其供血来源分别施行下列血管结扎术。

## 一、颈外动脉结扎术

颈外动脉结扎术是预防和治疗头面部严重出血的重要方法,也是采用得较多的方法。通常用作头面部大手术的前置手术或诸法未能制止的顽固性动脉性鼻出血。

**【应用解剖】**

颈总动脉在相当于甲状软骨上缘水平分成颈内动脉和颈外动脉两支。两支的分叉处高低可有很大差异,高者可至舌骨平面,低者相当于甲状软骨中点平面。石义生(1965)测量成人尸体50具100侧,发现分叉处77％高于甲状软骨上缘,12％低于甲状软骨上缘,而平齐甲状软骨上缘者仅占11％。颈外动脉从颈总动脉分出后,开始位居颈内动脉内侧,继则绕过其前方而居其前外侧。

颈内动脉在颈部无分支。而颈外动脉由分叉处起自下而上依次有如下分支:

1.甲状腺上动脉　自颈外动脉起始部前壁发出。

2.咽升动脉　与甲状腺上动脉同一高度,起自颈外动脉起始部的后壁。

3.舌动脉　平对舌骨大角处发自颈外动脉。

4.面动脉(亦称颌外动脉)　在舌动脉稍上方起自颈外动脉前壁。

5.枕动脉　与面动脉同一高度,起自颈外动脉后壁。

6.耳后动脉　在枕动脉稍上方。

7.颌内动脉(亦称上颌动脉)和颞浅动脉　在下颌颈高度,颈外动脉在此分成两支终动脉。

颈外动脉位于颈动脉三角中,与颈内静脉、迷走神经共同被包于颈动脉鞘内。颈动脉三角的前上界为二腹肌后腹,前下界为肩胛舌骨肌上腹,后界为胸锁乳突肌前缘。颈外动脉的起始部刚好从胸锁乳突肌前缘露出,向上渐离开此前缘而贴近舌骨大角和下颌下腺的包膜,在二腹肌后腹和茎突舌骨肌下方向上前行入深部而离开颈动脉三角。在此三角内,颈外动脉的浅面有胸锁乳突肌的前缘、颈内静脉或面总静脉,以及舌下神经。后者约在舌骨大角平面与颈动脉交叉,并分出一降支位于颈动脉浅面,术中须加保护。

甲状腺上动脉是颈外动脉的第1个分支,通常在稍低于舌骨大角处从颈外动脉分出(我科曾遇个别病例,系从颈动脉分叉处或颈总动脉分出),因此舌骨大角为寻找甲状腺上动脉的重要标志。结扎颈外动脉的部位多选择在此动脉与舌动脉之间。其理由是:第一,甲状腺上动脉与下动脉之间有许多吻合支。若在甲状腺上动脉下方结扎,血液仍可经甲状腺下动脉→吻合支→甲状腺上动脉→颈外动脉,达不到止血目的;第二,在甲状腺上动脉上方结扎,颈外动脉血流继续进入甲状腺上动脉,在颈外动脉近心端不易形成血栓,无血栓脱落进入颈内动脉之虞。

**【适应证】**

一切颈外动脉供血范围的动脉性出血和这些范围内严重出血的预防。

1.严重的头面部大出血(除由颈内动脉供血者外),包括头皮、颅骨、外鼻、鼻腔下部、上颌窦、下颌骨、口腔及口咽部的大出血,用一般止血方法无效者。

2.鼻腔、鼻窦或鼻咽部恶性肿瘤合并严重出血者。

3.鼻腔、鼻窦及口咽部恶性肿瘤晚期,可考虑一侧或双侧颈外动脉结扎作为辅助治疗之一。结扎后不仅可减轻疼痛,还可减少肿瘤组织的营养,使瘤体缩小或生长缓慢。

4.某些有严重出血的大手术之前置手术:

(1)上颌窦恶性肿瘤,拟行上颌骨切除者。

(2)某些鼻咽部、口咽部或口腔恶性肿瘤及某些鼻咽纤维瘤或面部巨大肿瘤,拟行手术切除者。

(3)来自颈外动脉的动脉瘤,拟行手术者。

**【手术方法】**

1.体位　仰卧,术侧肩下垫枕,头后仰并略偏向对侧。

2.消毒　同一般外科手术。

3.麻醉　一般采用局部浸润麻醉。如为其他手术的前置手术,则两种手术取同一麻醉方法。

4.操作步骤

(1)切口:以舌骨大角为中点,沿胸锁乳突肌前缘作一长约6cm的斜行切口,切开皮肤及皮下组织。此时可能见到颈外浅静脉,牵开或结扎切断之。

垂直切口(系我科改进切口):头偏向对侧,在下颌角前方2cm处作定点,在此点下方1cm处起始,向下作垂直切口,长约6cm,止于胸锁乳突肌前缘。此切口的优点在于比较容易暴露颈外动脉,缩短手术时间。

(2)暴露颈外动脉:沿切口切开颈浅筋膜及颈阔肌,暴露胸锁乳突肌前缘,用拉钩将其向后牵开,即可看到颈内静脉,将其与胸锁乳突肌一道向后牵开;若取垂直切口,则首先看到面总静脉(颈内静脉的属支),将其牵开或结扎切断。在舌骨大角高度,以手指摸清颈动脉的搏动后,于该处用钝分离法纵行分开颈动脉鞘,暴露颈总动脉分叉、颈外动脉、甲状腺上动脉和舌动脉。在颈外动脉表面,有时可看到舌下神经或其降支,应将其牵开,妥加保护。

(3)判定颈外动脉的方法:①颈外动脉在颈部有分支,而颈内动脉在颈部无分支;②请台下一助手确实摸清颞浅动脉(耳屏前上方、颧骨颧突后上方)或面动脉(咬肌前缘、下颌骨下缘处)的搏动后,将颈外动脉压紧以暂时阻断血流,如上述搏动停止,则判定无误。

(4)结扎颈外动脉:用钝分离法小心谨慎将甲状腺上动脉和舌动脉的起始部及其上下一段颈外动脉沿圆周的管壁暴露(注意分开位于其后方的迷走神经),用动脉钩或小弯血管钳在甲状腺上动脉与舌动脉之间绕过颈外动脉内侧壁,用7号丝线将颈外动脉双重结扎,但不切断。此时可再触摸一次颞浅动脉或面动脉,以最后确认颈外动脉结扎无误。

(5)逐层缝合切口:注意勿留空腔。适当加压包扎。

**【并发症的预防及处理】**

误结扎颈内动脉是最严重的手术并发症。因此失误可引起脑供血不足,导致对侧偏瘫,甚或脑软化而死亡。如能掌握颈内、外动脉的解剖特点,手术时小心从事,则完全可避免之。误结扎颈内动脉时,局麻患者将迅速出现眩晕、恶心、呕吐、神志不清及对侧偏瘫等一侧大脑半球缺血的症状。此时应立即剪除动脉壁上的结扎线,恢复血流。否则,一部分患者将随之出现呼吸变慢、抽搐、死亡。上述症状亦可发生在误结扎后的10天内。


## 二、筛动脉结扎术

筛动脉结扎术是治疗筛前/筛后动脉供血区动脉性出血的手术。

**【应用解剖】**

筛前及筛后动脉均来自颈内动脉的分支——眼动脉,分别经眶内侧壁纸样板上缘的筛前孔及筛后孔入鼻腔及鼻窦,前者供应鼻腔的前上部、额窦及前组筛窦,后者供应鼻腔的后上部、后组筛窦及蝶窦,并各有同名静脉和神经伴行而成束状。

**【适应证】**

位于中鼻甲下缘以上鼻腔和额窦、筛窦及蝶窦的动脉性出血,经反复施行鼻腔填塞不能制止者可行筛前/筛后动脉结扎。

**【手术方法】**

1.体位　仰卧,肩下垫枕,头稍后仰并略偏向对侧。

2.麻醉　局部浸润加阻滞麻醉。从眶内上角进针,先注入少许药液使成一皮丘,再进针1.5～2cm,回抽无血,注入麻醉液2ml。如结扎筛后动脉,则继续进针1cm左右,如法注入麻醉液1～2ml。

3.操作步骤　自眉毛内端向下、距内眦约0.5cm作一弧形切口,下至鼻骨下缘水平,切开皮肤、皮下组织,切断内眦韧带(但勿伤及位于其下方的泪囊)及骨膜。此时常切断了内眦动、静脉(分别来自和注入面动、静脉),予以结扎止血。用骨膜剥离子分离骨膜,暴露眶内侧骨壁。用小甲状腺拉钩或脑压板将眶内容轻轻向外侧稍作牵引,在纸样板上缘找到筛前动脉、静脉及神经束(距眶缘约2cm),不必亦不易分离动脉,取1号丝线一并予以结扎或用脑外科银夹将其挟闭。此时须小心操作,不可将动脉弄断,否则,血管将缩进骨管,无法止血。若结扎筛前动脉后出血仍未停止,可沿纸样板上缘继续向后约1cm(距眶前缘约3cm)处找到筛后动脉(静脉、神经束),取银夹挟闭。

**【并发症】**

全部操作均须在眶骨膜下进行。如不慎撕破眶骨膜,则有引起眶内感染之虞。血管结扎或银夹挟闭均须牢靠,以免松脱产生眶内血肿。

## 三、上唇动脉结扎术

上唇动脉结扎术是针对鼻中隔利特尔区动脉性出血而施行的手术。

**【应用解剖】**

上唇动脉来自颈外动脉的分支面动脉。在口角附近离开面动脉沿上唇边缘背侧向内行走,居口轮匝肌与上唇黏膜之间,在中线处与对侧同名动脉吻合。在靠近前鼻孔处分为鼻翼支和鼻中隔支,前者供应鼻翼内侧皮肤,后者沿鼻前庭底部自外向内横行至鼻中隔前下部,继而转向后上方利特尔区。

**【适应证】**

鼻中隔利特尔区的动脉性出血,经填塞法止血无效,按压上唇时出血停止或减少者,表示上唇动脉鼻中隔支出血,即可行此手术。

**【手术方法】**

1.体位:坐位或仰卧位。

2.麻醉:在鼻前庭下方进针,回抽无血后注射麻醉液2ml,作鼻前庭底部及上唇浸润麻醉。

3.取三角针、1号丝线,自前鼻孔下方、人中外侧各0.5cm处刺入,针尖从鼻前庭底部靠近鼻中隔处穿出,两端打结。如出血完全停止,则不必填塞鼻腔。

另法(系我科采用):仰卧,作术侧眶下神经阻滞麻醉(其优点是不会因上唇及鼻前庭浸润麻醉致软组织肿胀而影响缝扎止血效果)。将上唇翻起,在同侧口角内上方摸到上唇动脉的搏动,在此处作一长约0.4cm的黏膜垂直切口(不可过深,以免直接切断上唇动脉),切口下端距唇红前缘0.1~0.2cm,沿切口两侧作黏膜下分离,在口轮匝肌表面找到上唇动脉,分离后结扎两点,中间切断。此时触摸该动脉结扎的近心端应仍有搏动,而结扎的远心端(人中侧)搏动消失。用3-0丝线缝合切口3~4针,5日后拆线。

**【手术效果分析】**

鼻中隔利特尔区由来自颈外动脉的上唇动脉、鼻后中隔动脉、腭大动脉,以及来自颈内动脉的筛动脉吻合成丛,结扎时仅属其中一支动脉,且还有相应的静脉丛并存,故有时难以收到"立竿见影"的效果,本法只能作为利特尔区动脉性出血的止血手段之一。

# 四、经上颌窦上颌动脉结扎术

经上颌窦的上颌动脉结扎术是按 Caldwell-Luc 术式进入上颌窦后凿开上颌窦后外壁内上方的骨质,找到上颌动脉予以结扎或用银夹将其挟闭的手术方法。

**【应用解剖】**

颈外动脉上升至下颌骨颈部后方在腮腺实质内分为颞浅动脉和上颌动脉(亦称颌内动脉)2支终末动脉。

上颌动脉继续向前内行进至颞下窝→翼腭窝,在此处形成一个动脉袢,并沿途发出许多小分支至颌面部及硬脑膜。其中蝶腭动脉供应鼻腔外侧壁及鼻中隔,眶下动脉及后上牙槽动脉供应上颌窦黏膜。

**【适应证】**

位于中鼻甲下缘平面以下,尤其是鼻腔后段的动脉性出血,经各种填塞法无效、而压迫同侧颈动脉(于甲状软骨下缘外侧摸到搏动后,将动脉向后向内压迫于第6颈椎横突上),鼻出血减轻或停止者。

此法优点是不结扎颈外动脉,而只结扎靠近蝶腭动脉处的上颌动脉,可不影响其他分支的血液供应,效果也较可靠。缺点是手术难度较大。上颌窦有炎症时,为手术禁忌证。

**【手术方法】**

1.体位　半坐位。

2.麻醉　多采用局部麻醉,方法同 Caldwell-Luc 手术。

3.手术操作

(1)依 Caldwell-Luc 术式进入上颌窦,前壁骨孔宜稍大,以期暴露良好和操作方便。窦内黏膜不必刮除。用圆凿凿开后外壁内上方的骨质约 1.5cm×1.0cm 大小,除去骨片,进入翼腭窝。此时可见到翼腭窝内的结缔脂肪组织,上颌动脉即藏于其中,但看不到搏动。

(2)为避免分离时刺激上颌神经及蝶腭神经节引起疼痛,可于此处注射1%普鲁卡因或赛洛卡因(均加入少许1‰肾上腺素)作浸润麻醉(注意回抽无血时始能注射)。

(3)以小弯止血钳向后上分离翼腭窝软组织,找到上颌动脉,小心操作,将其游离、暴露,然后用动脉钩或小弯止血钳越过动脉,用3号丝线在靠近翼突外板处将其双重结扎(但不切断),或以神经外科小银夹将其挟闭。操作时不可牵拉动脉,以防撕裂出血。

(4)撤除鼻腔填塞物,鼻出血停止或仅有少许渗血,则结扎成功,即可缝合切口(窦腔可不填塞)。如窦腔黏膜损伤较重、出血明显,可扩大上颌窦自然开口,窦腔内填以碘仿纱条并从扩大了的自然开口引出,5日后抽除。

(陈　春)

# 第三节　血管栓塞法

1930 年 Brook 首次应用肌肉片栓塞创伤性颈动脉-海绵窦获得成功,开创了栓塞治疗的历史。1974 年 Sokoloff 首次成功经皮内动脉应用明胶海绵栓塞治疗了 2 例颈外动脉供血的顽固性鼻出血,开创了血管栓塞术治疗鼻出血的先河。

与动脉结扎术相比,血管栓塞在某些鼻出血的治疗中有较为明显的优势,主要表现在:①应用造影术可直接显示出血部位,并在诊断之际即时实施血管栓塞,栓塞后再进行造影检查出血区血供情况,整个检查、治疗过程非常清楚、有效而迅速;②在准确判断出血血管后,可以超选择出血部位最远端动脉血管进行栓塞,可使创伤尽可能减小;③如有再次出血,可反复进行治疗。

尤其在 20 世纪 70 年代数字减影血管造影(DSA)应用于临床后,血管栓塞法的应用得到了更大的发展空间。因为传统的血管造影,因血管与骨骼及软组织影重叠,血管显影不清。过去一般采用光学减影技术来消除骨骼和软组织影,使血管显影清晰,但效果欠佳。DSA 则是应用计算机程序进行两次成像完成的。在注入造影剂之前,首先进行第一次成像,并用计算机将图像转换成数字信号储存起来。注入造影剂后,再次成像并转换成数字信号。两次数字相减,消除相同的信号,得出一个只有造影剂的血管图像。这种图像较以往所用的常规脑血管造影所显示的图像,更清晰和直观,一些精细的血管结构亦能显示出来。

## 【适应证和禁忌证】

血管栓塞法治疗鼻出血的适应证包括:

1.难以控制的原发性鼻出血或高血压性鼻出血。

2.难以控制的外伤性鼻出血。

3.鼻出血反复发作,出血量大,而患者拒绝行鼻腔填塞或血管结扎者。

4.遗传性出血性毛细血管扩张症患者的严重鼻出血。

5.颈内动脉-海绵窦瘘或颅内颈内动脉所致的严重鼻出血。

6.鼻咽纤维血管瘤出血,将主要供血动脉栓塞后,不但可以控制出血,还可作为肿瘤切除术前准备。

血管栓塞法的禁忌证包括:

1.股、髂和腹主动脉闭塞性疾病;髂动脉明显迂曲,导管无法前进;股动脉病变如动脉瘤。

2.动脉粥样硬化。

3.出血性素质或正在接受肝素治疗者。

4.对造影剂过敏者。

5.筛前动脉或筛后动脉等颈内动脉系统破裂性鼻出血者。

6.造影显示颈内、外动脉系统或颈外动脉与椎动脉间存在异常血管吻合者。

7.严重高血压患者。

## 【器械与栓塞材料】

DSA 下的血管栓塞术需要成套的血管造影设备,配套的穿刺针和各种类型的导管以及不同用途的栓塞材料。

1.管　常由聚乙烯、硅胶和特氟隆等材料制成,要求具有适当硬度、弹性和可塑性,表面摩擦系数小。导管头端渐细,有 1～3 个弯曲和端孔,导管尾部可与注射器相接。导管周径以 FrenchNo 表示,有 3～14

号,各有一定的内径和外径,一般成人用 6.5～7.3F 导管,小儿用 5F 以下导管。

导管前端有锥尖型和钝头型。传统的钝头型导管因管腔较大适合于投送大栓子和可脱球囊。锥尖型导管则能挤入动脉腔以阻止栓塞材料从导管周围反流。目前临床上多用者为球囊导管,包括单腔球囊导管、双腔球囊导管、漂浮球囊导管等。单腔球囊导管较柔软,但球囊与导管分离时需待注入的材料固化后才能拔管。双腔球囊导管可用于任何情况,能防止栓子反流,拔管容易,但柔性差。漂浮球囊导管适用于栓塞细小的末梢血管,但因太细不能用颗粒性栓子和黏稠性液体。

2.栓塞材料　根据栓塞材料能否被吸收而致栓塞血管是否再通,可分为可吸收性栓塞材料和非吸收性栓塞材料。

(1)可吸收性栓塞材料:用于暂时性的血管栓塞,最常用者为明胶海绵,常制成 1～2mm 颗粒,可栓塞较大血管分支,一般可在 1～3 周内被吸收,数月后血管再通。此外还有氧化纤维素、自体血凝块等,一般临床应用较少。

(2)非吸收性栓塞材料:用于永久性的血管栓塞,材料较多。如固体材料如埃氟隆、聚乙烯海绵、硅橡胶、白芨粉、不锈钢丝圈、尼龙丝、金属颗粒、塑料颗粒、可分离性球囊等,液体材料如无水乙醇、液态硅酮、氰丙烯酸异丁酯(IBCA)等可在血管内凝固形成铸模导致永久栓塞。

实际应用中应根据具体需要选用合适的栓塞材料,一般原则为:①根据栓塞目的:如为控制鼻出血可选择短效或中效栓塞物如明胶海绵;②根据被栓塞血管大小及侧支循环血流动力学:如栓塞较大血管可用不锈钢圈,栓塞小血管可用颗粒状栓子,栓塞动脉瘤可用脱离球囊等。

### 【血管栓塞术治疗鼻出血的步骤】

近年来多采用 DSA 时栓塞治疗。以股动脉途径最为常用。本节主要对该方法进行介绍。

1.围手术期

(1)术前严格掌握适应证,排除凝血系统异常,严重心、肺、肝、肾功能不全,近期的心肌梗死、脑血管意外等均应慎重。

(2)术前 6～8 小时不进食固体食物,但不禁流食。

(3)术前停用抗凝血药。

(4)穿刺处(双侧腹股沟)备皮。

(5)血管造影前给药:阿托品 0.5mg,安定 5～10mg 肌注。

2.动脉穿刺

(1)常规消毒铺巾。注意消毒范围稍大,以防长的导丝导管外露接触污染。操作者穿着隔离防护衣。

(2)局部麻醉。1%利多卡因 10～20ml 在穿刺点及附近作浸润麻醉,应注入股动脉内外侧及深部。良好的局麻可有防止血管痉挛的效果。

(3)穿刺入股动脉。股动脉位于股静脉外侧、腹股沟韧带之下。穿刺点可选在腹股沟韧带下两横指处,此处为股动脉搏动最强,亦即最表浅之处。

(4)导管插入。确认穿刺针进入动脉后,拔出针芯即将导丝放入。导丝放入应有一定深度(20cm 左右)。导丝插入前用肝素盐水擦拭以防其上产生小的凝血块。然后将导管沿导丝放入,在放置前亦应以肝素盐水冲洗。将导管逐渐推进到鼻出血侧颈总动脉。推进过程中可注入少量造影剂使之在透视下易于见到。操作中每 2～3 分钟以葡萄糖或盐水冲洗导管以防凝血。

3.DSA 检查及血管栓塞　将导管插入鼻出血侧的颈总动脉、颈内动脉处后,可行 DSA 检查以确定其位置。再将导管插入颈外动脉或上颌动脉起始处行 DSA 检查,了解颈外动脉及其主要分支如颌内动脉、咽升动脉等的解剖,了解颈外动脉与颈内动脉、眼动脉、椎动脉间有无危险的吻合支,以及鼻出血的部位等。然后将导管插入颌内动脉水平,注入栓塞剂进行血管栓塞。栓塞颈内动脉瘤破裂口时,可用可脱性同轴球囊管,附有球囊的导管插至病损部位,使之适当膨胀后脱落,起栓塞作用。

栓塞后再次行 DSA 检查,证实颌内动脉或颈内动脉血流基本被阻断后,将导管逐渐退出。在操作过程中应经常注意操作侧的远端脉搏,以防穿刺处小血块形成或血管痉挛。

4.术后处理

(1)术后局部加压包扎 6～12 小时,患者绝对平卧,以防穿刺部位出血形成血肿。

(2)避免咳嗽和打喷嚏,以免局部压力突然增高而出血。

(3)注意肢体的脉搏(尤其是足背动脉)、温度、颜色和运动,因动脉插管过程中易损伤血管内膜形成血栓。

## 【并发症】

血管栓塞术并发症发生率并不高,主要由于手术操作损伤、造影剂不良反应、误栓塞及栓塞后反应等引起。

1.手术操作损伤　包括穿刺处出血所致局部血肿、血管痉挛、局部血栓、栓塞、血管穿破、穿刺处动脉瘤或动静脉瘘等。

2.造影剂不良反应　多表现为造影剂所致全身性变应性或毒性反应,选用非离子型造影剂可减少此类并发症,然价格昂贵。

3.误栓塞　栓塞时误栓塞脑、眼等重要器官的血管,出现偏瘫、失语、一过性失明甚至死亡等严重并发症。预防的关键在于充分了解血管变异、侧支循环情况,尤其是颈外、颈内动脉、眼动脉、椎动脉之间的危险吻合支情况。操作时动作应轻柔,以免损伤动脉内膜形成血栓等。

4.栓塞后反应　颌内动脉栓塞后,极少数患者可出现面神经麻痹、张口困难、嚼肌疼痛、面颊部软组织肿胀等。可能与局部神经肌肉缺血有关,多数经数月后可自行恢复。

(陈　春)

# 第二十章 鼻变态反应及鼻息肉

## 第一节 变态反应性鼻炎

变态反应性鼻炎简称变应性鼻炎,又称过敏性鼻炎。系指特应性个体接触致敏原后由 IgE 介导的介质(主要是组胺)释放、并有多种免疫活性细胞和细胞因子等参与的鼻黏膜慢性炎症反应性疾病。

"变态反应"一词于 1906 年由奥地利儿科医生冯·皮尔盖所著《Allergie》一文中首次提出,意即"改变了的反应性",为一类特殊的病理性免疫反应,即由于反应过强而导致的组织细胞损伤或生理功能紊乱。其发生的必要条件有 3 个:①特异性抗原-引起机体免疫反应的物质。其分子量大(10000Dalton 以上);具有一定化学活性基团(苯环氨基酸);能刺激机体产生相应抗体或致敏淋巴细胞;与相应的抗体或致敏淋巴细胞结合并产生反应;②特应性个体即所谓个体差异、过敏体质。具有这种体质的人其特异性抗体形成能力及介质细胞释放活性介质的能力极强;分泌性 IgA(SIgA)水平低或其功能低下;肠壁通透性增高;副交感神经兴奋性高;遗传因素等;③特异性抗原与特应性个体二者相遇。

临床上变态反应复杂。1963 年盖尔和库姆斯格其分为Ⅰ、Ⅱ、Ⅲ、Ⅳ型,即速发型或称反应素型、溶细胞型或称细胞毒型、抗原抗体复合物型或称免疫复合物型和延缓型。后来又有一些学者提出Ⅴ型、Ⅵ型等类型,但临床上用得最多的是前者。

随着社会经济的发展、物质生活的丰富,许多疾病,如营养不良、寄生虫病和各种传染病等日益减少以致消灭,而各种变态反应性疾病却日渐增多。过去 40 年间,变应性鼻炎的患病率明显增长,据世界卫生组织(WHO)"变应性鼻炎及其对哮喘的影响"(ARIA)工作小组(2001 年)指出"变应性鼻炎是一个全球性的健康问题"、"是一个极为常见的疾病,累及全世界 10%～25% 的人口",并认为"这个数字很可能低估了该病的真正患病率"。我国目前尚缺乏这方面全国性的流行病学调查和统计。

变应性鼻炎分为常年性变应性鼻炎(PAR)和花粉症即季节性变应性鼻炎(SAR)两类。其发病率由于人们对变应性鼻炎的认识和医师的诊断标准及水平的差别而差别甚大,前者为 1%～18%,后者为 1%～40%。皆因被调查的人群、定义情况及评估方法而异。

**【病因】**

引起变应性鼻炎的变应原主要为吸入物,其次是食物。

常见、主要吸入变应原有:

1.屋尘　系存在于室内,尤其居室内的陈旧尘土,实为多种变应原的混合物,除含有织物纤维及垫料外,还含有几乎下述各种吸入变应原。室内堆放长久的书籍报刊等亦有大量吸入变应原附着和躲藏。

2.螨　其种类庞杂,成为人类致敏原的主要是屋尘螨、粉尘螨和宇尘螨。其致敏性极强,活螨、死螨、螨的皮屑和排泄物都具抗原性。屋尘螨广泛存在于屋尘中,尤其是床垫料、枕垫料、地毯和窗帘中,与人接触密切,喜温暖潮湿。10～32℃,相对湿度80％左右为其最佳生长繁殖环境。各种螨其抗原性相似,而粉尘螨易于饲养,故以其制备抗原浸液,用作皮试和脱敏。

3.昆虫　蟑螂、蚊、蝇、蜂、蛾、蝶等的鳞、毛、蜕皮、脱屑、残骸、分泌物及排泄物等均可致敏。

4.羽毛　主要是家禽及观赏鸟类的羽毛,且与屋尘螨关系密切。因后者可潜藏在其中生长繁殖。

5.上皮　猫、狗、兔等及家畜的上皮脱屑,唾液、尿等排泄物均具抗原性,并且脱屑比毛的抗原性更强。近年来饲养宠物者日渐增多,由动物皮毛致敏者屡见不鲜,尤以儿童居多。

6.花粉　为引起花粉症的致敏原。有较明显的区域性及季节性。多为风媒花,其粉粒多而细小,重量轻,极易随风飘散,据测在洋面及高空均能收集到花粉颗粒。常见的有蒿属、豚草、苋科、藜科等以及械树、云杉、构树、柏树、杨、柳、梧桐及向日葵等,而以豚草和蒿致敏性最强。

7.真菌　其无处不有、无时不在,不但通过吸入途径,还可通过食入、接触、注入等途径进入人体。常见致敏真菌有间链孢霉、单孢枝霉(亦称着色芽生菌)、锈霉、黑粉霉、蠕孢霉、曲霉、青霉、根霉、镰刀霉、念珠菌、酵母及蘑菇孢子等。它们靠孢子及菌丝碎片传播,体积小而轻,易随风吹而四处飘散。

8.枕垫料、床垫料等的植物纤维,除虫菊等驱蚊剂,化妆品香料,扑粉,含有亚麻仁油等的洗发剂,烟草粉尘以及蓖麻子等均为常见致敏原。

9.化学物质　如洗涤剂中的各种酶类,塑料工业中使用的甲苯二异氰酸脂(TDI),各种燃料燃烧后释放出的二氧化硫等。

食物中常见致敏原如面粉、奶、蛋、鱼、虾、花生、大豆及某些水果、蔬菜等。

接触物有化妆品、假首饰、油漆等致敏者亦常见。

**【发病机制】**

变应性鼻炎属IgE介导的Ⅰ型变态反应,亦称Ⅰ型超敏反应。

当特异性抗原进入特应性个体后,机体内产生相应的免疫球蛋E(IgE)抗体(亦称反应素),并附着于介质细胞(肥大细胞、嗜碱性粒细胞)的表面,机体即处于致敏状态。当相同的抗原再次侵入该机体时,此抗原则与介质细胞表面的IgE"桥联",并激发细胞膜产生一系列生化变化,破裂并脱颗粒。从被排出的颗粒中和细胞内释放出生物活性介质,如组胺、白三烯(LT)、缓激肽等,这些介质引起毛细血管扩张、血管通透性增加、平滑肌收缩和腺体分泌增多等病理变化,机体处于发敏状态,临床上则表现为喷嚏、清涕、鼻塞、鼻痒等典型症状。

P物质(SP)与变应性鼻炎的关系:SP是一种由11个氨基酸残基组成的神经肽,人体鼻黏膜中存在着这种物质(并可从鼻分泌物中测得)及SP神经纤维。当SP能神经兴奋性增强时,神经介质P物质大量释放,如同介质细胞及其颗粒中释放出的活性介质一样,能引起血管扩张、渗透性增高、黏膜水肿、腺体分泌增加等,并能促进肥大细胞脱颗粒及组胺释放,引起变态反应发生。反之,多次反复应用辣椒素(CAP)能逐渐消耗SP,并使SP能神经被阻滞和变性。

细胞黏附分子(AM)及其与变态反应性疾病的关系:

1.AM系存在于细胞与细胞、细胞与细胞外基质间的一群糖蛋白,其种类很多,现已证实和命名并与鼻部变态反应有重要关系的有:①细胞间黏附分子-1(ICAM-1);②细胞间粘附分子-2(ICAM-2);③血管细胞黏附分子-1(VCAM-1);④血管内皮白细胞黏附分子-1(ELAM-1),又称E.选择素;⑤P-选择素;⑥血小板-内皮细胞黏附分子-1(PECAM-1)等。

2.其功能主要有三:①细胞与细胞之间的吸引、黏附作用("生物胶水");②细胞与细胞间的信息传递;③调节细胞功能。

3.在变态反应中,主要参与炎症细胞的移行:炎性介质、细胞因子(IL-1、IL-4、TNF)等激活位于白细胞表面、血管内皮和血管外周组织的黏附分子(ICAM-1、VC-AM-1、E-选择素等),这些黏附分子又进一步诱导和选择性地帮助更多的炎性细胞(如 EOS、BAS)吸附并穿过血管内皮细胞间隙进入血管外周组织,导致局部变态反应性炎症。

4.可用 PCR,ELISA、分子杂交、免疫组化等方法对 AM 进行检测。

5.新一代抗组胺药中 cetirizine(西替利嗪)、loratadine(氯雷他定)可阻滞和降低 ICAM-1 的表达。

近几年来 Th1/Th2 类细胞及其细胞因子失衡的研究结果,得到国内外学者及临床工作者的证实和重视。Th1/Th2 皆为辅助性 T 淋巴细胞(Th0)亚群。Th1 主要释放 Th1 型细胞因子 IFN-γ、IL-2(诱发 B 细胞产生 IgG 和 IgM;增强 Th1 细胞的形成,抑制 Th2 细胞的产生),Th2 主要释放 Th2 型细胞因子 IL-4、IL-5(增加 IgE 的形成;增强 Th2 的产生,抑制 Th1 的形成)。两类细胞及细胞因子间相互作用、制约和调控,共同参与免疫应答反应。当 Th2 及其细胞因子占优势时,就会产生和加重炎症反应;反之,炎症反应则减轻或被抑制。

## 【病理】

基本病理变化为毛细血管扩张、通透性增高和腺体分泌增加,以及嗜酸性粒细胞(EOS)浸润等。组胺及激肽均能引起毛细血管扩张及管壁通透性增加,组胺还能促进腺体分泌增加和血浆渗出,大量渗出液在结缔组织内存留,压迫表浅血管,使黏膜呈现苍白色。胆碱能神经在介质的作用下,释放乙酰胆碱,使腺体分泌大量增加。肥大细胞和嗜碱性粒细胞在释放活性介质的同时还释放出嗜酸性粒细胞趋化因子(ECF-A),在 ECF-A 的作用下,大量 EOS 在腺体及血管周围聚集,并进入分泌物内。故 EOS 浸润既是变态反应的一项重要的基本病理变化,又是变态反应的结果;被活化的 EOS 还会通过其释放的嗜酸性粒细胞阳离子蛋白(ECP)的作用(损伤细胞膜),引起肥大细胞释放组胺。

上述病理改变在缓解期可恢复正常,如多次反复发作,可引起黏膜上皮层增殖性改变,导致黏膜肥厚及息肉样变。如合并感染,则黏膜充血、嗜中性白细胞增多、坏死,表现为黏脓涕或脓涕。

## 【临床表现】

变应性鼻炎的典型症状主要是阵发性喷嚏,清水样鼻涕,其次是鼻塞和鼻痒。部分患者有嗅觉减退,但多为暂时性。

1.喷嚏 每天数次阵发性发作,每次多于 3 个,甚至连续 10 数个或数 10 个。多在晨起或夜晚或接触过敏原后立刻发作。

2.清涕 为大量清水样鼻涕,有时可不自觉地从鼻孔滴下,每天要用大量纸巾,甚为痛苦。

3.鼻塞 轻重程度不一,间歇性或持续性,单侧、双侧或两侧交替,表现不一。

4.鼻痒 大多数患者感鼻内发痒。花粉症患者可伴有眼睛、外耳道、软腭等处发痒。

5.检查 见鼻黏膜苍白、淡白、灰白或淡紫色,双下鼻甲水肿,总鼻道及鼻腔底可见清涕或黏涕。如合并感染,则黏膜充血,双侧下鼻甲暗红,分泌物呈黏脓性或脓性。病史长、症状反复发作者,可见中鼻甲息肉样变或下鼻甲肥大。约 30%(或更高)患者合并有变应性哮喘。花粉症患者在发作期可有眼结膜充血。

## 【诊断】

1.详细采集病史 详尽的病史往往可以帮助患者寻找到可能的致敏原线索。个人和(或)家族过敏性疾病史、呼吸道及皮肤变应性疾病史、发作期典型症状及时间等,对于变应性鼻炎的诊断都是必不可少的。

2.特异性检查 即免疫学检查,分体内试验法和体外试验法两类。

(1)体内试验法:

1)皮肤试验:方法很多,有斑贴试验、划痕试验、皮内试验、点刺试验等,以往多用皮内试验法。近年来较普遍采用 ARIA 推荐的点刺试验法,又称挑刺试验,此方法操作简便易行,试验结果可靠、重复性、安全性和顺从性均较好。

方法:国内制备的提取液已少用。现多采用经过标准化的疫苗。于被试者前臂掌侧皮肤消毒待干后滴上一滴待测疫苗,然后用特制的点刺针针尖穿过液滴刺入表皮内(约 1mm),再轻轻挑开上皮,使少量试液渗入表皮即可。每个皮试点的间距和行距应间隔 2.5cm。以同法用生理盐水作阴性对照,标准组胺作阳性对照。就地观察 15～20 分钟后看皮肤反应结果。阳性反应为风团、红晕,甚至伪足,部分患者可有痒感。分级标准(表 20-1)。

**表 20-1 皮内试验分级标准**

| 结果 | 符号 | 反应 |
| --- | --- | --- |
| 阴性 | — | 注射皮丘不扩大,无红晕 |
| 可疑 | ± | 丘疹直径≤5mm,或丘疹发红,但不扩大,亦无红晕 |
| 弱阳性 | ＋ | 丘疹＞5mm,红晕直径＜10mm |
| 阳性 | ＋＋ | 丘疹＞10mm,红晕＜10mm |
| 强阳性 | ＋＋＋ | 丘疹＞15mm,红晕伸出伪足 |
| 极强阳性 | ＋＋＋＋ | 丘疹＞20mm,红晕伸出较多伪足 |

注意事项:①患者受试前应停用抗过敏药及含有此类药物的合成制剂,如抗感冒药等,皮质激素、拟肾上腺素药、茶碱、色甘酸钠等均可影响皮试结果,停用时间根据各药的半衰期而定,如阿司咪唑(息斯敏)半衰期为 21 天,需停药 3 周方可进行皮试;②如遇患者全身或局部有过敏现象(如哮喘、荨麻疹)时,暂不作皮试;③对可疑特应性超敏感者,皮试应特别慎重,如若特别必要,可将皮试液稀释至最低浓度再作皮试;④所有患者皮试后均须在原地观察半小时,如发生过敏性休克,则与青霉素过敏时的处理相同。因此,诊疗室应配备必要的抢救药品和器材。

2)黏膜激发试验:如眼结膜试验、鼻腔黏膜试验、支气管试验等。

因每次仅能测试一种过敏原,颇为费时且费钱,故一般只用于科研,观察和评定脱敏治疗的疗效。支气管激发试验应注意安全。

(2)体外试验法

1)血清总 IgE 及血清或分泌物特异性 IgE 检测。前者诊断符合率仅 30％左右,因其受机体内多种因素的影响。特异性 IgE 测定较为可靠,其方法有:①放射变应原吸附试验(RAST);②酶联免疫吸附试验(ELISA)简称酶标法;③近 10 年来,亲水聚合物固相载体帽状物系统用于特异性 IgE 及血清总 IgE 抗体体外定量测定,其灵敏度及特异性均超过 RAST 和 ELISA,在国内已较普遍用于科研和临床。

2)组胺释放试验。可检测介质细胞释放出组胺的量。

3)嗜碱性粒细胞脱颗粒试验。用以检测患者血清中有无特异性抗体存在。

值得提出的是,有时变应原的确定是很困难的,医师不能囿于诊室,拘泥于常规检查,而需要走出医院大门,到患者家中走访,到生产或工作现场实地调查等等,以寻找可能的致敏原。

**附:变应性鼻炎的诊治原则和推荐方案(2004 年,兰州)**

分类与分度

世界卫生组织"变应性鼻炎及其对哮喘的影响"(ARIA)工作小组(2001 年)根据患者发病情况、病程和对患者生活质量的影响,推荐新的分类方法,具体如下:

传统分类是依患者发病有无季节性分为季节性变应性鼻炎和常年性变应性鼻炎,临床工作中仍可采用季节性和常年性的分类方法。为适应我国实际情况,将传统分类和 ARIA 推荐的分类方法相结合,作如下分类用于科学研究工作：即季节性间歇性、季节性持续性；常年性间歇性和常年性持续性。

季节性鼻炎或称花粉症：每年发病季节基本一致，且与致敏花粉传粉期相符合（临床研究报告应至少2年在同一季节发病），变应原皮肤试验阳性主要以室外变应原（花粉）为主；常年性鼻炎：在1年内半数以上的日子里有上述症状，变应原皮肤试验阳性主要以室内变应原（螨、室内尘土等）为主。

轻、中、重度疾病程度按照 ARIA 规定的分度标准执行，改变过去以记分高低作为分度标准的规定。

**【诊断】**

1.病史　详细询问病史，分析症状发作的时间和诱发因素，有无哮喘，评估症状严重程度。具有鼻痒、喷嚏、鼻分泌物和鼻塞4项症状中至少3项，常年性者在有症状的日子里症状每日累计达0.5～1h以上。

2.检查　鼻腔检查可见鼻黏膜苍白、水肿，严重者眼睑肿胀。发作期鼻分泌物涂片和（或）结膜刮片嗜酸性粒细胞检查阳性。变应原皮肤试验呈阳性反应，至少1种为（＋＋）或（＋＋）以上。有条件者可行血清或鼻分泌物特异性 IgE 检查。必要时行变应原鼻黏膜激发试验。

3.为便于观察疗效，制定下述记分标准

症状计分方法（见附表）：

体征计分标准：下鼻甲与鼻腔底、鼻中隔紧靠，见不到中鼻甲，或中鼻甲黏膜息肉样变、息肉形成，记录为3分；下鼻甲与鼻中隔（或鼻腔底）紧靠，但之间尚有小缝隙，记录为2分；鼻甲轻度肿胀，鼻中隔、中鼻甲尚可见，记录为1分。

**附表　症状记分标准**

| 分级记分 | 喷嚏* | 流涕△ | 鼻塞 | 鼻痒 |
| --- | --- | --- | --- | --- |
| 1分 | 3～5 | ≤4 | 有意识吸气时感觉 | 间断 |
| 2分 | 6～10 | 5～9 | 间歇性或交替性 | 蚁行感，但可忍受 |
| 3分 | ≥11 | ≥10 | 几乎全天用口呼吸 | 蚁行感，难忍 |

注：*1次连续喷嚏个数；△每日擤鼻次数

疗效评定标准

根据症状和体征记分评定疗效，记分方法：

$$\frac{治疗前总分-治疗后总分}{治疗前总分}\times100\%$$

≥66％为显效，65％～26％为有效，≤25％为无效。

临床研究和资料总结应设对照组（包括免疫疗法），季节性变应性鼻炎治疗前后症状和体征记分应与当地、当年空气中飘散花粉数量和种类相比较。疗效评定分为近期和远期疗效，前者在特定治疗观察结束时评定，后者可在1～数年后评定。

**【鉴别诊断】**

需与其他两种常年性鼻炎即非变应性鼻炎伴嗜酸性粒细胞增多综合征（NARES）、自主神经性常年性鼻炎，以及急性鼻炎相鉴别。

**【治疗】**

根据 ARIA 的推荐，变应性鼻炎的治疗包括下列5个方面：

避免接触过敏原；药物治疗；特异性免疫治疗；教育；外科手术。

1.避免接触过敏原"BGTE"即避、忌、替、移4字的谐音，为叶世泰教授的形象化总结。从Ⅰ型变态反应发病机制来看，避免接触变应原属对因治疗（治本），亦有预防的意义。如有可能，应是最有效而廉价的办法，但一般较困难。

"避"即避开一切可疑或已明确的致敏原,包括一切致敏性吸入物、食物和接触物。"忌"就是忌服或忌用一切可疑或已知的致敏食物和药物。"替"就是用作用相同或相似而又不致敏的食物和药物来代替那些可能或明知致敏的食物和药物。"移"就是将致敏原从患者的生活环境中移走,或患者移出不利的生活环境。

2.药物治疗

(1)抗组胺药,实为 $H_1$ 受体拮抗剂。

1)传统的抗组胺药:为第一代抗组胺药,有"安(全)、(有)效、(价)廉、便(利)"的优点,但同时又有"(困)倦、耐(药)、短(效)、(口)干"的缺点。因中枢神经系统的抑制作用较明显,故对从事高空作业、驾驶及其他需要保持警觉状态的工作者、脑力劳动和从事其他精细工作者慎用或不用。

2)新型抗组胺药:系近年来临床上广泛应用的非镇静性 $H_1$ 受体拮抗剂,又称第 2 代抗组胺药。其特点是:①长效,大多只需每日 1 次;②对中枢神经一般无抑制作用或轻微,故很少出现镇静嗜睡等副反应;③对喷嚏、清涕和鼻痒效果较好,而对鼻塞效果仍较差,需同时酌情使用减充血剂;④特非拉丁,其次是阿司咪唑,因陆续有心脏毒性(QT 间期延长、危及生命的尖端扭转性室性心动过速)而死亡的报告,应于以高度警惕;更不可与酮康唑、伊曲康唑等抗真菌药及红霉素、螺旋霉素等大环内酯类抗生素同时使用,因有引起药物蓄积、更增加心脏毒性的危险。

3)局部用抗组胺药:低剂量、高浓度、直接到达靶组织,更加有效,还可避免或减低全身副作用。目前有两种抗组胺鼻喷剂:左卡巴斯汀即立复汀,氮䓬斯汀即爱赛平。均耐受性良好,无中枢镇静作用,具有 $H_1$ 受体拮抗效应。

(2)膜保护剂,即肥大细胞细胞膜稳定剂:

色甘酸钠(DSCG),又名咽泰:2%滴鼻剂及喷鼻剂。其副作用很少,但起效时间多在 1 周以后,故属预防用药。

(3)抗白三烯药物(白三烯受体拮抗剂):白三烯(LTs)亦是过敏反应的重要炎性介质,以往只知与支气管平滑肌的收缩有关,近年研究发现亦参与变应性鼻炎的发病机制。其受体拮抗剂为治疗变应性鼻炎的重要药物:安可来即扎鲁司特,顺尔宁即孟鲁司特。

(4)皮质激素类:因其抗炎抗过敏作用,广泛用于变态反应疾病的治疗。近几年来,对(上、下)呼吸道变应性疾病("同一个呼吸道,同一种疾病")常采用局部给药法喷鼻或吸入,与鼻内用抗组胺药一样,由于其低剂量高浓度、直接作用于靶组织,较全身给药法更加有效、快捷,全身副作用极低甚至微乎其微。高效的局部抗炎作用和极低的全身生物利用度,现已成为治疗季节性和常年性变应性鼻炎、甚至非变应性鼻炎的第一线药物。

(5)减充血剂(血管收缩剂):为肾上腺素能激动剂。对解除鼻塞作用明显、起效快,作为变应性鼻炎的辅助治疗,以弥补抗过敏药作用(解除鼻塞)之不足。但须注意其局部及全身的副作用,连续用药一般不超过 10 天,儿童、老人、心血管病患者及孕产妇慎用。

3.特异性免疫治疗(SIT):即变应原脱敏或称减敏治疗。该法由来已久,1911 年 Noon 第一次用小剂量花粉浸液治疗花粉性鼻炎获得成功,开创了脱敏疗法的先例。采用引起患者变态反应的变应原制成提取液(疫苗),给该患者进行脱敏注射,使之不发生或少发生变态反应或减轻变态反应症状。是唯一的一种对因治疗(治本)方法。

有关该疗法的机制学说很多,但大多数学者和变态反应医生赞成阻断抗体理论,即注射变应原(抗原)脱敏液(疫苗)后,使机体逐渐产生新的抗体免疫球蛋白 IgG4,其达到一定程度的蓄积量后,机体再接触到相同抗原后,注射抗原即在血清中首先与这种抗体(IgC4)结合,从而阻断了该抗原与附着在介质细胞细胞膜上的特异性抗体 IgE 的结合,介质细胞不发生或少发生脱颗粒,变态反应不至发生或发作症状减轻。特称这种抗体(IgC4)为阻断抗体或封闭抗体。

根据变应性鼻炎发病机制,较新的研究提示 SIT 使 Th1/Th2 产生良性免疫偏移,即 Th1/Th0 比例上升,Th2/Th0 比例下降。

此外,ARIA 还提示 SIT 可使 IL-10 和 CD8+增加;减少炎症细胞的募集和活化,减低炎性介质分泌等。

(1)皮下注射免疫疗法:步骤与方法:特异性脱敏注射分两个阶段连续进行,即常规(递增)注射阶段(也称初始治疗)和维持(巩固)注射阶段。一律采用上臂外侧三角肌处皮下注射。

1)常规(递增)注射(初始治疗):①国内自制的变应原提取液(AE):根据皮试结果(见表 20-1)决定起始浓度(表 20-2)。

表 20-2　变应原提取液脱敏注射起始浓度

| 皮试结果 | 起始浓度(W/V) |
| :---: | :---: |
| + | $1:10^6$ |
| ++ | $1:10^8$ |
| +++ | $1:10^{10}$ |
| ++++ | $1:10^{12}$ |

每种浓度注射 10 次为 1 个疗程;每个疗程首次注射均从 0.1ml 开始,以后每次递增 0.1ml,至第 10 次恰为 1ml。下 1 个疗程则提高 1 个浓度级,即脱敏液浓度比上 1 个疗程脱敏液的浓度增加 10 倍。例如第 1 疗程起始浓度为 $1:10^6$ 者,第 2 疗程则为 $1:10^5$,第 3 疗程为 $1:10^4$……依此类推,至 $1:10^2$(即 1∶100),常规(递增)注射即告结束。此后即可进入维持量(巩固)注射阶段。

每个疗程 10 针(共 5 周)应有规律地均匀分布,即每周 2 次,或每周一、四或每周二、五或每周三、六,由患者与注射者商定,商定后的时间应固定不变,无特殊情况不得随意中断注射,以免影响疗效;②标准化变应原疫苗(AV):现多进口。所谓标准化,是指变应原疫苗在变应原浓度、生物活性及免疫效能等方面从生产到使用,进行的规格和质控标准的统一,使之具有可重复性和稳定性。其递增注射阶段称初始治疗,分为 0、1、2、3 等 4 个浓度级别,每个级别浓度相差 10 倍。国人对该疫苗非常敏感,故采用"高敏感剂量"注射法:起始浓度均从 0(浓度)级开始,而每个浓度级均从 0.05ml 开始,第 2 次为 0.1ml,然后每次递增 0.1ml,至最后 1 次为 0.8ml 为止;再以同法进入下一个浓度级。每次注射间隔 7～14 天。

2)维持注射:常规注射结束后,将脱敏注射液(疫苗)固定在一定浓度(国内自制提取液:$1:10^2$,即 1∶100;标准化疫苗:3 级)和一定剂量(国内自制提取液:一般为 0.5ml;标准化疫苗:0.8ml)继续一段时间脱敏注射,以巩固疗效。维持注射时间越长(ARIA 推荐和国内外经验为 3～5 年以上),治疗停止后疗效巩固的时间也越长。维持注射的间隔时间,因人而异。

3)"加强注射":部分患者在维持注射全部结束、疗效巩固了一段时间后,症状又复发,则可用维持注射的最后一个浓度级的最后一次剂量,仍是 10 次 1 疗程,注射 1～2 疗程。此即"加强注射",症状一般又可得以控制。

(2)舌下含服免疫疗法:此法在欧洲已采用多年并显现临床效果,在我国我院亦有临床应用,但目前仅限于对螨过敏者。其优点是简单方便,不需注射,只需将脱敏液滴入舌下,含够 1～3 分钟后吞下即可,不受时间和场地限制,尤其适宜于儿童;安全性亦较高。缺点是用量较大,相当于注射液的 50～100 倍。其有效性和安全性在我国尚需进行循证医学研究证据的严格评价。

附:脱敏治疗注意事项

1)脱敏注射液必须放入 2℃～8℃冰箱(保鲜层)保存,保存期:提取液 4.5～6 个月;标准化疫苗 12 个月,以免抗原活性降低。

2)注射采用结核菌素注射器,以便准确掌握剂量。不宜用塑料针管,因其管壁可吸附抗原,使脱敏液效价下降。亦有对塑料过敏者。

3)每次注射前应检查脱敏液,如有变色、混浊或沉淀等情况,应立即予以更换。

4)脱敏注射必须采用皮下注射法,太浅易出现局部反应;太深则抗原有进入血管而引起强烈反应的危险,故进针后须回抽无血再行注射。不可图简单而行肌肉注射,或嫌麻烦而不遵循递增注射规律。因一次大剂量抗原进入亦有导致严重反应的可能。

5)脱敏治疗过程中,如遇患者出现明显全身或局部副反应,可采取下列措施。

a.如注射提取液(AE):措施有三,酌情选用:①暂停注射 2 周,同时使用抗过敏药物以控制症状,然后继续脱敏治疗;②在抗过敏药物控制下,采用固定剂量(一般为出现副反应前的一个剂量)继续注射(不递增),直至副反应消失,然后撤掉抗过敏药物,恢复递增注射;③递增到哪一个剂量出现副反应,则向后倒退一个剂量,在抗过敏药物控制下,稳定在该剂量上继续注射,直至副反应消失,再向前递增注射。

b.如注射标准化疫苗(AV):则倒回至上 1 次剂量的一半,直至副反应消失,再用上 1 次剂量的全量,如仍无副反应,再正规间隔时间后,再恢复递增注射。在调整剂量期间需加用抗过敏药物。此类副反应有无、是否消失,须在有经验的医师监护观察下(至少 30 分钟)判断。

6)脱敏注射中因故(如出差、全身不适或局部出现过敏反应等)暂停注射,时间以 2 周为限。如超过 2 周,则须重复原注射剂量 2 周,如超过 1 个月,则重复(或降低)一个浓度级再注射。

7)目前尚未发现特异性脱敏有致畸作用。如妊娠前已开始脱敏,妊娠后则可继续脱敏;亦可暂时中止脱敏,待产假后再恢复脱敏;如妊娠前未行脱敏者,除非特别必要(如因重度荨麻疹、严重变应性鼻炎、哮喘等影响继续妊娠者)一般不从妊娠期间开始脱敏注射。

8)每个患者之间均有个体差异。从皮试结果-递增注射-维持注射(尤其维持注射)均各人不同,即每个人均应有自己的个体最佳浓度级和最佳耐受剂量、注射间隔时间和维持注射时间。强求一律不但无效,而且有导致严重副反应发生的可能。

用标准化变应原疫苗(AV)进行特异性免疫治疗(SIT)早被世界卫生组织(WHO)以及世界许多专业学会和组织肯定,以及 ARIA(2001)推荐,其对季节性或常年性变应性鼻炎与哮喘是有临床疗效的,而且也是改变过敏性疾病自然进程唯一的疗法,并建议在疾病进程的早期就开始。

要取得 SIT 的最佳疗效,下面几个环节都很重要:①要有生产制备好的标准化疫苗;②训练有素的专业医师准确判断(找准)患者的过敏原,并帮助每个患者仔细制订个体化的治疗措施和方案,并取得患者的信任;③患者对医师推荐的治疗方案要有好的依从性。

4.教育:对患者和(或)其家属进行有关变应性鼻炎的教育是必要的,能增强患者的依从性及获得最佳治疗效果的可能性。一种比较受欢迎的形式是患者教育讲座。

5.外科手术:严格掌握适应证,对一部分患者不失为有效的辅助治疗。

(1)结构性鼻炎的矫治。

1)鼻中隔黏膜下矫正术。不但能矫正偏曲的鼻中隔,或凿除骨嵴或棘,改善鼻腔呼吸功能,且通过手术,可破坏鼻中隔前上方黏膜下副交感神经纤维,以降低副交感神经的兴奋性。

2)下鼻甲黏膜部分切除术及下鼻甲黏膜下切除术。下鼻甲黏膜下存在有丰富的胆碱能微神经节细胞,术后亦可改善鼻呼吸功能,降低胆碱能神经的兴奋性,使血管舒张减轻,腺体分泌减少。

3)中鼻甲部分切除术。改善鼻呼吸功能,增进鼻窦通气引流。

(2)筛前神经切断术。减低鼻腔副交感神经兴奋性,使血管扩张减轻,腺体分泌减少。

1)眶内法:局麻下,自眉毛内端向下作弧形切口,距内眦约0.5cm,至鼻骨下缘,切开皮肤深达骨膜并剥离眶骨膜,暴露眶内侧骨壁,自眶缘向后1.5~2.0cm处找到筛前孔,即可看到筛前神经动、静脉束,游离筛前神经并切断之。分层缝合创口。术后可能遗留瘢痕。

2)筛窦内切断法:在鼻内镜引导下,行鼻内筛窦开放术,小心谨慎除去前组筛房,用鼻内镜观察,可见到横行在筛窦顶壁的筛前神经动静脉束,用电刀或 YAC 激光切断之。注意保护筛顶。

总之,变应性鼻炎治疗的良好效果在药物(M)、特异性脱敏(D)和手术(O)3个方面,应相辅相成。根据患者具体情况先行 M 或 D 或 O 治疗,效果不理想时,可 M+D 或 D+O 或 O+M,甚至 M+D+O,因人施治,以期取得最佳效果。

(陈 春)

# 第二节 血管运动性鼻炎

血管运动性鼻炎又称血管舒缩性鼻炎。其发病机制复杂,许多环节尚不清楚;确诊困难。因发现与自主神经功能紊乱有关,亦有人称其为自主神经性鼻炎;又因对某些刺激因子的反应过于强烈,也有人称其为高反应性鼻病。其症状与变应性鼻炎以及非变应性鼻炎伴嗜酸性粒细胞增多综合征(见下节)相似,治疗亦大致相同。

【病因及发病机制】

可能与下列因素有关:

1.副交感神经兴奋性增高 乙酰胆碱释放,导致腺体分泌;血管活性肠肽(VIP)释放,则引起血管扩张。经常反复过度焦虑、烦躁或精神紧张,以及服用抗高血压药等均可使交感神经兴奋性降低而副交感神经兴奋性增高。

2.内分泌失调 某些女性患者在妊娠期或经前期有鼻部高反应性症状,可能与此有关;

3.非免疫性组胺释放 在一些物理性(如急剧的温度变化、阳光照射)、化学性(如挥发性刺激性气体)及精神性(如情绪变化)等因素的作用下,可引起肥大细胞释放介质。但这些因素均不属免疫性的。

【诊断】

1.鼻腔检查

(1)鼻黏膜色泽无特征性改变,或呈慢性充血状,或为浅蓝色,或类似变应性鼻炎而表现苍白、水肿,或两侧表现不一致。

(2)大多有鼻中隔偏曲和(或)鼻甲肥厚。

2.实验室检查

(1)免疫学检查:变应原皮肤试验及血清特异性 IgE 检测均为阴性。

(2)鼻分泌物中找不到或找到极少嗜酸性粒细胞。

3.结合病史。

【治疗】

1.除去病因。

2.药物　鼻塞适当应用鼻减充血剂。抗组胺药,抗胆碱药(如异丙托溴铵)。鼻用糖皮质激素抗炎消肿。

3.手术　鼻中隔矫正、筛前神经切断等。

4.激光、射频　对筛前神经鼻中隔支、鼻丘及下鼻甲内侧面等处进行电灼或凝固。

（陈　春）

# 第三节　非变应性鼻炎伴嗜酸性粒细胞增多综合征

非变应性鼻炎伴嗜酸性粒细胞增多综合征(NARES)是一种临床症状与变应性鼻炎极为相似而鼻分泌物中以嗜酸性粒细胞显著增多为特点的鼻病。

## 【病因发病机制】

原因不明,机制复杂。

嗜酸性粒细胞(EOS)主要存在于呼吸道、胃肠道、下泌尿生殖系统的黏膜和皮肤等处组织内。引起EOS增多的原因很多,可以是 IL-5 产生过多,也可能是 IL-5 和 CM-CSF 抑制了 EOS 的凋亡而延长了其存活的时间;EOS 释放的细胞毒素——主要碱性蛋白(MBP)和嗜酸性粒细胞阳离子蛋白(ECP)破坏黏膜上皮、刺激神经末梢,引起鼻痒、喷嚏、流涕等症状。

## 【诊断】

1.有喷嚏、流涕等症状,但变应原的免疫学检查(体内、外试验)均为阴性。

2.鼻分泌物中找到大量 EOS。

## 【治疗】

糖皮质激素是 EOS 的"克星",鼻用糖皮激素(INCS)是 NRAES 的最佳适应证。

（陈　春）

# 第四节　鼻息肉

鼻息肉为鼻部常见病,多见于成年人。好发于筛窦、上颌窦、中鼻道、中鼻甲及筛泡等处。后鼻孔息肉多来自上颌窦,经上颌窦自然开口而坠入后鼻孔。

## 【病因】

学说甚多,但多数学者趋向于:

1.变态反应　有学者(1992)通过鼻息肉匀浆上清液免疫学指标的测定及鼻息肉的光镜和透射电镜观察,认为其与Ⅰ型和Ⅲ型变态反应有关,并发现鼻息肉匀浆上清液中 IgE 及 IC(免疫复合物)含量均高于同一患者血清中的含量,且发现 lC 在鼻息肉微血管基底板沉积。国外 DrakeeLee(1984)亦报道息肉液中 IgE 水平高于血清。小川(1986)及 Small(1986)亦分别发现息肉液体中有高水平 IgE 免疫复合物。

2.慢性炎症　鼻黏膜长期慢性炎症或鼻窦脓性分泌物的经常刺激,鼻黏膜充血、肿胀、静脉淤血、渗出增加,加之细菌毒素的作用,也促使小血管渗出增加及黏膜水肿加重,久之发生息肉样变。另外,某些常染色体隐性遗传病如"不动纤毛综合征"及"囊性纤维性变",由于纤毛及黏膜功能障碍,导致黏膜反复感染而产生鼻窦炎和鼻息肉。

**【病理】**

光镜下息肉组织呈肥厚及极度水肿现象,其间有淋巴细胞、浆细胞及嗜酸性粒细胞浸润。表面为复层柱状上皮覆盖,常无纤毛。无神经支配,仅有少许血管分布。

**【症状】**

1.鼻塞　渐进性持续性,单侧或双侧。

2.多涕　因多伴有鼻窦阻塞性炎症,分泌物呈黏脓性或脓性。

3.嗅觉障碍　系息肉堵塞及嗅区黏膜慢性炎症所致。

4.头痛　系鼻窦受累之故。

5.听力下降　如息肉坠入后鼻孔,堵塞咽鼓管咽口,即可出现耳部症状。

**【检查】**

1.鼻腔内可见1个或多个表面光滑、呈灰白色、半透明的新生物(小者需仔细收缩鼻腔黏膜,后方可看见),状如新鲜荔枝肉,触之甚软,且可移动,不易出血,亦无触痛。来自中鼻甲息肉样变者,则与中鼻甲不可分离,且略硬,色稍红。

2.后鼻孔息肉需作鼻咽镜检查,常在一侧后鼻孔发现上述典型病变,多为单个。仔细收缩鼻腔后亦有时在中鼻道可见其细长、光滑、呈灰白色的蒂部。

3.病史较长的双侧鼻息肉、过多过大时,外鼻可发生畸形,即两侧鼻背变宽、膨大,因形似蛙腹而称之为"蛙鼻"。此时两侧前鼻孔多可见到息肉。

**【诊断及鉴别诊断】**

根据上述症状和检查,诊断较易。但需与下列疾病鉴别:

1.鼻腔良、恶性肿瘤　如纤维血管瘤、内翻性乳头状瘤、浆细胞瘤、圆柱瘤(一般称之为腺样囊性癌)、嗅神经母细胞瘤、鳞状细胞癌等,需仔细分辨,行病理检查以明确诊断。

2.出血性坏死性息肉　平时多有鼻出血史,X线检查或CT扫描上颌窦及筛窦多有"占位性病变",鼻腔内(多为一侧)可见较多暗红色坏死组织,触之易出血。有时在后鼻孔及鼻咽部可见到暗红色或出血性组织。

3.脊索瘤　胚胎3～4个月时,脊索发展成节段,后逐渐被吸收。如偶有残余,则出生后沿脊柱形成小块细胞积聚而发展成脊索瘤,自蝶枕部经鼻咽顶而达鼻腔。

4.脑膜膨出或脑膜脑膨出　筛板有先天性缺损时,脑膜或连同脑组织向鼻腔下坠,酷似息肉,需小心谨慎,尤其在婴幼儿鼻塞、鼻腔检查发现"鼻息肉"时,须作颅前窝CT加密扫描,多可见有筛板缺损。

**【治疗】**

鼻内镜下手术切除,同时治疗鼻窦炎,并行免疫学及抗过敏治疗,以减少复发。对鼻中隔偏曲同期于以矫正。

传统的鼻息肉切除术:鼻息肉切除术的术前准备同一般鼻腔手术。

**【麻醉】**

用1%～2%丁卡因加1‰肾上腺素(3∶1)或1%麻黄碱生理盐水(1∶1)棉片或纱条作鼻顶、鼻腔底、中鼻道、总鼻道及息肉根部麻醉。息肉过大或过多、棉片及纱条不易填入时,可使患者取仰卧垂头位,从前鼻孔滴入上述配好之麻醉剂,或采取"步步为营"的方法,麻醉一部分,切除一部分,"步步深入"。

## 【操作方法】

1.用钢丝圈套器尽量将息肉蒂部套住,收紧钢丝圈套后,再将圈套器旋转1~2周,自鼻腔向外拉出。亦可用鼻息肉钳将息肉组织分次钳出。

2.用鼻息肉钳或筛窦钳将残留的息肉根部及息肉样变的黏膜钳取干净,如筛泡或其他筛房已破裂,则随之行鼻内筛窦切开术;如筛窦黏膜息肉样变或脓性分泌物较多,则同时可行鼻内筛窦切除术。

3.如遇中鼻甲息肉样变,则行中鼻甲部分切除术。

4.单个后鼻孔息肉,其蒂多在中鼻道上颌窦自然开口处。可用钢丝圈套器由患侧鼻腔伸入,直达鼻咽部,术者食指伸入鼻咽部,摸清息肉及钢丝后,将息肉送入钢丝圈套内并收紧钢丝圈套,从鼻腔内向外拉出;也可用鼻息肉钳或筛窦钳从患侧鼻腔伸入,挟紧息肉根部后拉出。如息肉过大,难以从鼻腔拉出时,息肉可坠入鼻咽→口咽,嘱患者从口腔吐出。

5.巨大后鼻孔息肉,除鼻腔表面麻醉外,需加口咽及鼻咽1%丁卡因喷雾麻醉。小儿需在气管内插管全麻下进行。具体方法如下:

(1)用导尿管经患侧鼻腔伸入达鼻咽部至口咽后壁,将头端拉出口腔外。用一根长约40~50cm的钢丝,两端缚于导尿管的头端,然后将导尿管回抽并将钢丝的两端带出前鼻孔,钢丝则被弯成圈套,留于口腔中。

(2)食指将钢丝圈套推入鼻咽部,将钢丝两端穿入一细长金属管(如喉吸引管)内并从金属管中拉出,用血管钳挟住其两端,作为一特制圈套器。

(3)用扁桃体钳从口咽部挟住息肉,将金属管的头端伸进鼻腔,顶住息肉并收缩钢丝圈套,尽量将息肉根蒂部套进圈套内,然后绞断息肉蒂部,从口腔中取出息肉。

## 【注意事项】

1.作鼻息肉切除术时不可挟住骨质(包括中鼻甲)强行拉扯,以免损伤筛骨纸板,伤及眼动脉、视神经或导致眶内感染。

2.后鼻孔息肉及后鼻孔巨大息肉切除后一般出血极少,甚至可不行填塞止血;否则,需行后鼻孔填塞或鼻咽填塞。

### 鼻息肉病

鼻息肉病在国内是最近几年才提出的新概念。一些鼻科学专家把部分或大部分符合下述条件的鼻息肉称之为鼻息肉病:

(1)有鼻息肉前期手术史;

(2)全身或鼻腔局部类固醇药物治疗有效;

(3)临床症状(包括鼻堵塞和嗅觉减退或消失)、鼻窦CT扫描与鼻腔检查所见病变不完全一致;

(4)鼻内镜检查双侧鼻-鼻窦黏膜有广泛性炎症反应和息肉样变性;

(5)临床检查鼻息肉、息肉样变黏膜与正常黏膜无明显分界线,几乎全部鼻黏膜(除下鼻甲外)都有不同程度的病变;

(6)鼻窦CT扫描显示多发性鼻窦炎或全组鼻窦炎;

(7)可能合并阿司匹林耐受不良、囊性纤维病、不动纤毛综合征等。

更有鼻科学者将双侧性、复发性、多发性和弥漫性等特点的鼻息肉称为鼻息肉病。

鼻息肉病和鼻息肉二者之间究竟有何区别,迄今为止,从国内外文献来看并无一致意见,对鼻息肉病的定义、病因和发病机制也无统一的认识。至少从目前来看,两者的临床表现、组织病理学和免疫组化等并无本质区别,只是病变程度和表现形式不大相同而已,治疗亦相同但十分棘手。许多研究文章仍然将二者相提并论,甚至混为一谈,并未明确区分。但对这一"特殊类型"的鼻息肉-"鼻息肉病"从鼻息肉中遴选出来进行研究、探讨,以期提高对该病的认识,提高诊断和治疗水平,解决手术后复发等问题乃是一个带方向性的重大课题。

（陈　春）

# 第二十一章　鼻内镜鼻外科学

## 第一节　概述

功能性鼻内镜鼻窦手术(FESS)是鼻外科学崛起的一项新技术,出现仅20余年。20世纪80年代初,由奥地利鼻科学者Messer-klinger首创,90年代在我国开始兴起,并迅速呈蓬勃发展之势。功能性鼻内镜鼻窦手术是将传统根治性大部或全部刮除窦内黏膜的破坏性手术,变为根据病变的程度,在清除病变的基础上,尽可能保留鼻腔、鼻窦的正常黏膜和结构,形成良好的通气和引流,促使鼻腔、鼻窦黏膜的形态和生理功能恢复,以达到依靠鼻腔、鼻窦自身生理功能的恢复治愈鼻窦炎和鼻息肉的功能性手术,并能达到防止病变复发的目的。该手术的发展和CT扫描技术的进步,使慢性鼻窦炎的治疗发生了根本性的变化。目前,功能性鼻内镜鼻窦手术已成为治疗鼻窦炎的主流,该项手术的发展大大促进了与鼻内镜鼻窦手术相关的鼻腔、鼻窦解剖学的发展,出现了不少新的解剖学概念和名词,使鼻内镜鼻窦手术的安全性和手术效果日渐提高。

### 一、临床应用解剖

按鼻内镜鼻窦手术的需要将鼻窦结构简要地分为A、B、C三区。A区位于中鼻甲附着处的前端与筛泡后的中鼻甲基板之间,称作前筛区;B区位于中鼻甲基板与蝶窦前壁之间,是后筛区。C区为蝶窦区。其中A区和C区结构最为重要而复杂,引起的并发症也最为严重。

#### (一)前筛区

前筛区包括鼻丘气房、额隐窝、泪气房、额窦开口和窦口鼻道复合体。

1.鼻丘　鼻丘位于中鼻甲前上方和钩突前方的鼻腔外侧壁上,含有气房,在冠状位CT扫描中显而易见。鼻丘标志着前组筛房的最前界。鼻丘气房的毗邻:前方为上颌骨额突,后方为筛漏斗,上方为额隐窝和额窦,下方和内侧为钩突,外侧为泪骨的前外侧、鼻骨及最前筛房的纸样板。

2.额隐窝　额隐窝位于中鼻甲最前端附着处之下。额隐窝内界为中鼻甲,外界为纸样板,顶为筛顶,后界为筛前动脉,前界为额鼻峡,如额鼻峡长度大于3mm,则形成额鼻管,额窦即开口于此。

3.窦口鼻道复合体　此概念由Naumann提出,但其并非独立的解剖学结构,而是指以筛漏斗为中心的附近区域,包括中鼻甲及其基板、钩突、筛漏斗、筛泡、前组筛房、中鼻道半月裂孔,以及上颌窦、前组筛窦和额窦的自然开口等结构。该部位易受鼻及鼻窦炎性病变的侵犯,而其本身的通气和引流障碍又是引起和加重各鼻窦慢性炎症的主要原因。因而解除窦口鼻道复合体的阻塞后,引流改善,炎症也能自然消退,此乃功能性鼻内镜手术的理论根据。

(1)中鼻甲:属筛骨结构,以其形态可分为前部和后部。中鼻甲前部为垂直板状呈前后位,附着于筛顶与筛板交接处的颅底骨。此垂直板为前筛切除术的内侧界,术中应避免去除该垂直板的上部,因其内含有嗅神经纤维,如有撕裂可引起脑脊液鼻漏。中鼻甲后部附着部呈从前向后下倾斜的冠状位,称为中鼻甲基板,其分隔前、后筛房。在鼻内镜蝶筛窦切除术中,需切除中鼻甲基板。中鼻甲在维护鼻腔鼻窦的正常生理功能方面具有重要的作用。当气流进入鼻腔后呈上升式弧线运动,首先冲击中鼻甲。

中鼻甲从位置上是鼻腔屏障的门户,从功能上是鼻非特异性保护功能如黏液分泌作用和特异性免疫物质如分泌型 IgA 来源的基本单位。因此,保留中鼻甲是功能性鼻内镜鼻窦手术中的一个重要内容。

(2)钩突:属上颌骨结构,为鼻腔外侧壁的一部分,呈新月形,长约 1cm。钩突从泪骨后部突起向后下延伸,形成半月裂孔的下界和筛漏斗的内侧壁。切除钩突后可达筛漏斗、筛泡、中筛复合体和额隐窝,可获宽敞的术野。

(3)筛漏斗:是沿半月裂孔向外延伸的三维空间,属前组筛房的一部分。其前内和前下界为钩突;前上界 80％形成盲端,20％经额隐窝连接额鼻管,后界为筛泡,内界为前端钩突和后端筛泡间的半月裂孔,经此筛漏斗与中鼻道沟通;外界为部分上颌窦内壁和眼眶内壁的纸样板。Myer 认为筛漏斗的深度取决于钩突的高度,通常为 0.5～10mm。

(4)前组筛房:是指位于中鼻甲基板前的筛窦气房。包括鼻丘气房、泪泡和漏斗气房等。前组筛房的气房比后组筛房多而小,气房骨壁软而薄,是手术易发生并发症的部位。前组筛房的内壁为中鼻甲垂直板;前壁为额窦底的前部;外壁为菲薄的纸样板,作为筛窦手术的外侧界,其紧邻眶内的内直肌,呈矢状位,是术中易误入眶内的部位。顶壁为颅前窝的一部分,是筛窦手术的上界。术中应在筛顶处沿筛泡前壁向上寻找乳白色的筛前动脉。筛前动脉被作为标定颅底和筛顶的指标,是颅底损伤的第一危险区。鼻内镜筛窦切除术发生脑脊液漏,乃因筛前动脉进入颅前窝的嗅窝处遭到损伤。筛顶至筛板的垂直距离个体差异较大,70％为 4～7mm。由于高度差增加了术中并发脑脊液漏的危险性。

(5)筛泡:是鼻腔外侧壁上的一个大而薄的筛窦气房,气房开口于筛漏斗或筛泡内壁切迹中。

(6)上颌窦自然开口:上颌窦自然开口位于筛漏斗的底部,下鼻甲附着处上方。上颌窦自然开口可因筛窦位于眶下壁内侧部的气房裂开所形成的 Haller 气房所阻塞。遇此种情况时,术中若小范围切除 Haller 气房的下壁和部分内侧壁,即可解除上颌窦引流的阻塞,使上颌窦的功能得以恢复。

### (二)后筛区

后筛区是中鼻甲基板之后的后组筛房,常位于蝶窦的正前方,有时可位于蝶窦外侧。呈锥体形的后组筛房之外侧壁明显地位于前组筛房外侧或蝶窦外侧,若沿纸样板一直向后解剖将进入眶尖而非蝶窦。水平 CT 扫描将有助于了解此种情况。当后组筛房围绕于视神经或延伸至视神经上方时,称为 Onodi 气房或蝶上气房。此为颅内损伤的第二个危险区,因易将后组筛房与蝶窦相混淆。目前应从水平位和冠状位 CT 扫描详细了解后组筛房或 Onodi 气房与蝶窦的关系。

### (三)蝶窦区

蝶窦区根据蝶窦气化的程度可简单地分为三种类型。未气化型(甲壳型);鞍前型:仅有小窦腔侵入蝶鞍前壁;鞍型:气房侵入垂体窝前壁和下壁处。蝶窦与视神经、颈内动脉、海绵窦和 Onodi 气房关系极为密切。前壁的内上方有蝶窦自然开口。正常蝶窦骨性开口约为 10mm,而活体所见到的黏膜口仅为 2～3mm,两侧基本对称。外侧壁由下至上相毗邻的重要结构有颈内动脉、视神经和海绵窦。颈内动脉部分和全部经过蝶窦侧壁的约占 67％,视神经 61％在该壁上形成凸起的压迹,称之为视神经管隆起。顶壁为鞍底,与其上方的蝶鞍相毗邻;下壁为后鼻孔上缘和鼻咽顶。下壁和前壁交界处的前面有蝶腭动脉横行通过,为避免损伤该动脉,开放蝶窦前壁时,开口的下界至少应距后鼻孔上缘 1.0cm。后壁为枕骨的斜坡,内壁为蝶窦中隔。

### （四）鼻眼相关解剖

鼻眼相互毗邻,许多结构为鼻眼所共有。熟悉这些结构对于完成鼻眼相关范围的手术如:视神经管、眶内壁和泪道等手术具有重要的临床意义。

1.眶内侧壁　　从前向后骨部由上颌骨额突、泪骨、筛骨纸样板及蝶窦外侧壁构成。上界为额筛缝、下界为颌筛缝、前界为上颌骨额突、后界为视神经管眶口,额筛缝中有筛前孔和筛后孔,其内有筛前、筛后神经和血管通过,是眶内手术的重要标志。在鼻外筛蝶窦进路视神经管减压术中,常依其向后寻找视神经管眶口。从 Dacryon 点(即额骨、泪骨和上颌骨额突的交接处)至筛前孔、筛后孔及视神经管眶口的距离均值分别为(21.45±2.54)mm、(34.23±2.90)mm 和(39.25±1.53)mm。

2.视神经管和视神经　　视神经管长 6～10mm,自后内向前外侧斜行,有眶口(外口)和颅口(内口),外与大脑中动脉、下与颈内动脉相毗邻。视神经根据其行程部位的不同,大致分为颅内段、管段、眶内段和球内段 4 部分。与鼻窦关系最密切的是管段和眶内段;管段视神经的鞘膜与管壁骨膜紧密连接,无活动余地,骨管损伤时可对视神经造成压迫;眶内段呈屈曲状,有伸缩余地,其周有脂肪保护,较少受到损伤。

3.泪道　　包括泪点、泪小管、泪囊和鼻泪管。泪囊位于由上颌骨额突和泪骨共同构成的泪窝内。泪囊长 12～15mm,宽 4～7mm,下接鼻泪管。鼻泪管长 12～18mm,鼻泪管向下开口于下鼻道顶,相当于下鼻甲前中 1/3 交界处,距离前鼻孔 3～4cm,开口 55% 为裂隙状。

## 二、鼻窦 CT 检查

鼻窦 CT 扫描已成为功能性鼻内镜治疗鼻窦炎的术前必不可少的检查方法。其主要目的是显示非可逆性病变的部位、范围及解剖变异。为了区别非可逆性和可逆性或一过性病变,检查前需做以下的准备:①急性炎症期避免行鼻窦 CT 检查;②适量使用抗组胺药或血管收缩剂,避免黏膜充血;③清除鼻腔、鼻窦内黏液脓涕等;④鼻息肉或变态反应性病变在使用皮质类固醇激素治疗后为好。

### （一）鼻窦 CT 检查可采用冠状面扫描和水平面扫描

鼻窦 CT 以冠状面扫描为基本位,一般以听眶线的垂直线为基准。听眶线即外耳孔至眼外角的水平线,简称 OM 线。常规从外耳孔前 2cm 向前逐层扫描。该平面扫描显示窦口鼻道复合体最准确,所显示的解剖结构基本与鼻内镜所见一致。能否清楚地显示窦口鼻道复合体与三方面的因素有关:①扫描角度,患者取俯卧位,颈过伸、从额窦前缘至筛房前缘与听眶线垂直的冠状面扫描;②扫描层厚和层距:以 3mm 层厚、3mm 层距为最佳,窦口鼻道复合体显示优良率可达 100%;③应用高分辨率的骨算法,窗宽 2000～2500HU,窗位 100～300HU,可同时显示骨及软组织变化,一般不需增强扫描。而水平面扫描显示筛窦气房和蝶筛隐窝较佳。与听眶线平行扫描,一般鼻窦 CT 扫描层厚不超过 5mm。

### （二）鼻窦 CT 阅片要点

1.鼻窦解剖变异　　鼻腔和鼻窦的解剖变异可发生于患者和健康人群,一些解剖变异可能会导致窦口鼻道复合体的狭窄和阻塞,从而妨碍鼻窦正常通气和纤毛黏液清除作用。通过鼻窦 CT 扫描可观察到的鼻腔变异有:

(1)鼻中隔偏曲:是指鼻中隔偏向一侧或两侧、或局部有突起、并引起鼻腔功能障碍和症状如鼻塞、鼻出血和头痛,约占 44%。

(2)中鼻甲气化:中鼻甲内含有气房时称为中鼻甲气化,又称泡状中鼻甲,是一种常见的解剖变异,是因筛窦气房过大并气化中鼻甲所致。可以出现于单侧,也可出现于双侧。狭义的中鼻甲气化是指中鼻甲垂直部与下方球部的气化;广义的中鼻甲气化是任何部位、任何程度的中鼻甲气化。小的泡状中鼻甲可以不影响功能,但如果中鼻甲过度气化,就会阻碍中鼻道的通气和引流,特别是当泡状中鼻甲内有感染的时候,可成为诱发上颌窦、筛窦感染的致病因素。

(3)中鼻甲曲线反常:也称中鼻甲"反向弯曲",在正常情况下,中鼻甲凹面向外。如果中鼻甲向外侧突出,凹面朝向鼻中隔,凸面朝向鼻腔外侧壁,即为中鼻甲反向弯曲,或称之为中鼻甲曲线反常。中鼻甲曲线反常可以阻塞中鼻道入口,是鼻窦感染的原因之一。

(4)Haller 气房:指位于筛泡以下,上颌窦上壁(眶下壁)和筛骨纸样板最下部的气房,包括筛漏斗外侧壁的气房,最早有 AlberVonHaller 描述。Haller 气房邻近上颌窦自然开口,容易造成上颌窦开口狭窄而引起上颌窦炎。

(5)Onodi 气房:即最后组筛窦气房的过度气化,同时伴视神经管的明显突入。Onodi 气房存在时,视神经比通常更接近后组筛窦,完成 FESS 手术,避免视神经损伤,要特别注意视神经、后组筛窦和蝶窦之间的关系。Onodi 气房是筛窦切除术不彻底的原因之一。

(6)钩突异常:钩突异常包括钩突偏曲(向外侧偏曲,压迫筛漏斗,或向内偏曲,累及中鼻道),钩突气化,钩突肥大,钩突发育不良或缺如。钩突偏曲,气化及骨性增生肥大将损害前组筛窦、额窦及上颌窦正常的纤毛黏液引流。

2.需重点辨识的部位　筛泡大小和壁厚,筛窦前、中、后各部的宽度,尤其是后组筛窦的宽度及在眶后的扩展情况,最后组筛窦与蝶窦之间的宽度,蝶上筛房和蝶侧筛房的存在,蝶窦的发育类型,额窦底位置、纸样板位置和厚度,上颌窦内侧壁的位置和厚度,筛板和筛顶的位置和厚度,最上面筛房是否越过筛板水平凸入颅前窝,视神经在眶后及筛蝶侧的走行位置等。

3.疾病诊断　根据 CT 所观察到的特征可将鼻窦炎分为筛漏斗型,窦口鼻道复合体型、蝶筛隐窝型、息肉型和散在或不能分类 5 型。前 3 型以排泄通道闭塞为基本病变,约占 57%。各型 CT 的表现如下:

(1)漏斗型:上颌窦开口到筛漏斗底部发生闭塞,病变主要存在于上颌窦内,同侧额窦及筛窦一般正常。

(2)窦口鼻道复合体型:病变进一步发展,筛漏斗上部及中鼻道也发生闭塞,同侧额窦、前组筛窦及上颌窦均受炎症的波及。

(3)蝶筛隐窝型:蝶筛隐窝有蝶窦及后组筛窦开口,此区闭塞首先蝶窦含气减低,闭塞发展到上鼻道,则后组筛窦也产生继发病变。

(4)息肉型:除具有窦口鼻道复合体的 CT 表现外,病变严重时可见筛漏斗扩大、鼻中隔及筛房骨质吸收。亦可同时存在蝶筛隐窝型的 CT 特征。

(5)散在或不能分类型:主要包括不伴有鼻窦排泄通路闭塞的潴留囊肿,黏液囊肿及手术后改变。

# 三、鼻内镜鼻窦手术的基本方法

功能性鼻内镜鼻窦手术的重点是筛窦手术。按照鼻腔呼吸气流的特点、气流进入鼻腔,首先冲击中鼻甲和中鼻道附近即前组筛区。因此筛窦炎尤其是前组筛窦的炎症发病率最高,并且是其他鼻窦的病源点。临床实例也证明手术清除前组筛窦的病灶、恢复正常的鼻窦通气、引流,使一些过去认为不可逆转的上颌窦炎、额窦炎消散或恢复。

功能性鼻内镜鼻窦手术必须具备下述 3 项基本点:①在彻底清除不可逆病变的基础上、尽可能保存窦内黏膜,尤其是要保留中鼻甲;②建立良好的以筛窦为中心的各窦通畅引流,其中最重要的是开放和扩大上颌窦和额窦的自然开口;③建立良好的鼻腔通气。

缺少上述任何一点都不能称之为功能性鼻内镜鼻窦手术,而只能称之为"经鼻内镜鼻窦手术"或"鼻内镜下的鼻窦手术"。

### (一)手术器械和设备

鼻内镜的诊疗设备是一套完整的精密仪器系统,了解它的性能并熟练地掌握其使用方法是非常重要的。

1.鼻内镜　鼻内镜常用的角度有 4 种,0°、30°、70°和 110°,镜身长 20～23cm,直径有 1.9mm、2.7mm 和 4mm 三种。

2.光源　均采用冷光源,通常有 3 种:①标准光源:是应用最广泛的临床光源;②自动曝光光源:用于鼻内镜的腔内照相,可自动调整曝光时间;③电视光源:用于鼻内镜电视监视系统。

3.光源导线　用于连接光源和鼻内镜的纤维光束导线,长度约 1.2～1.5 米,光导纤维很易折断,使用时切忌硬性弯折。

4.照相设备和录像系统　鼻内镜腔内照相使用的是 135mm 型标准照相机,有一个特殊的接头固定于镜头上,鼻内镜与此镜头相接,接通光源导线便可以进行腔内照相。

5.电视监视和录像系统　由微型摄像机、录像机和电视监视器组成。通过这套系统,可真实地将手术的全过程记录下来。便于有价值的临床资料的保存和手术观摩与教学。

6.手术器械

(1)常备手术器械:包括鼻镜、枪状镊、吸引器管、麻醉针头、注射器、筛窦刮匙、敷料剪和巾钳。

(2)筛窦钳:筛窦钳分为两种,一种是直钳,有大、中、小三种型号,另一种是弯钳,有 30°、70°和 90°三种型号。

(3)上颌窦息肉钳:分别有 0°、75°和 90°三种型号。筛窦钳和上颌窦息肉钳是鼻内镜鼻窦手术中最重要的器械,用于清除鼻窦内的息肉、炎性增生等软组织类病变及薄骨片。现已有与吸引管联体的筛窦钳问世,可大大缩短手术时间。

(4)咬骨钳:处理较薄的骨质时使用筛窦咬骨钳,较厚的骨质则用其他各种咬骨钳。在开放上颌窦自然开口时可用反向咬骨钳。

(5)上颌窦钻孔与活检器械:上颌窦钻孔器械由钻孔针、套管和鼻内镜组成。

1)钻孔针:尖端呈三棱锥型,直径为 4.0mm,钻孔时旋转针尖钻破骨壁。

2)套管:直径为 4.0mm 的空心管,使用时将套管留于钻好的孔内,鼻内镜从此管插入进行检查。

3)上颌窦鼻内镜:有多种型号,有一种类似上颌窦冲洗管的形状。通过下鼻道造孔和上颌窦自然开口对上颌窦进行检查。

(6)中鼻甲剪:由直剪、左弯剪、右弯剪共 3 把组成,用于剪断中鼻甲。

(7)黏膜刀:有两种型号,一种是锋利的小弯刀,用来切开黏膜用;另一种是钝性的剥离器,用于分离黏膜。

(8)刮匙:有两种,一种用于刮除筛房间隔,另一种用于处理软组织。

设备和器械要注意保养和消毒。鼻内镜、光源导线、摄像镜头、照相机都可使用甲醛熏蒸消毒,每次不少于 60 分钟。

### (二)手术适应证

1.阻塞性病变　影响中鼻道通气和引流的阻塞性病变。如筛泡肥大、中鼻甲息肉样变、中鼻道多个小的息肉、CT 表现为漏斗型。这种单纯性阻塞性病变,可选择钩突切除术或筛泡、前筛切除术。

2.急、慢性鼻窦炎　经长期保守治疗症状无明显改善的慢性鼻窦炎。包括慢性上颌窦炎、慢性筛窦炎、额窦炎和全鼻窦炎。

单纯上颌窦炎,可行下鼻道上颌窦造孔术,或前筛房及中筛房切除术并同时开放上颌窦自然开口。

单纯筛窦炎,视病变程度可行前组筛窦切除术或全筛窦切除术。

额窦炎,行前组筛窦切除术及后组筛窦开放术加额窦底开放术,如筛窦内病变严重者,应行全筛窦切除术。

蝶窦炎,多因筛窦感染所致,需行全筛窦切除加蝶窦前壁开放术。

全组鼻窦炎行全筛窦切除术,同时开放上颌窦自然开口,额窦底及蝶窦前壁。

对于急性鼻窦炎以往认为手术有可能引起炎症的扩散,一般不主张手术。但按功能性鼻内镜鼻窦外科的观点,无论是急性还是慢性鼻窦炎都应争取早期手术。早期开放引流,改善了鼻腔通气,可促进纤毛运输功能和腺体分泌功能的恢复。手术不伤及鼻内黏膜,越早手术窦内黏膜的形态和功能恢复越好。对急性鼻窦炎经药物治疗,症状改善不明显者,早期一次手术治愈率远高于延期手术,加之新型强力抗生素的不断问世,使手术更为安全。

3.鼻息肉　可为单发和多发,常伴慢性鼻窦炎。中鼻道单发性息肉摘除后,应行钩突切除术或筛泡切除术,可促使前组筛窦的阻塞性炎症消失。多发性息肉常伴上颌窦和额窦的炎症,应行全筛窦切除术及开放上颌窦自然开口和额窦底,观察窦内的病变并作相应的处理。

### （三）术前准备与术后处理

1.术前准备　包括全身检查、鼻腔局部处理、术前抗生素的应用、术前用药及家属手术同意书的签署等均与普通鼻及鼻窦手术相同。估计术中出血可能较多的患者,如复发性鼻息肉拟行蝶筛窦全切除术或内翻性乳头状瘤,应作好输血准备。还应注意眼科临床检查包括视力、视野、眼压、眼球运动、瞳孔及眼底等。

2.术后处理

(1)一般处理:术后取半卧位,注意出血情况,全身抗生素和止血药物的应用,观察体温的变化,与普通鼻及鼻窦手术相同。

(2)常规眼部检查:观察眼睑有无充血或水肿,眼球有无固定或外突,球结膜有无充血水肿,眼压、视力、视野、眼底检查结果与术前进行比较。如仅有眼睑轻度充血水肿,常为全筛窦切除术后的反应,抽出鼻腔填塞纱条后数日内便会消退。如出现眼球运动和视力障碍,球结膜充血,则表明眶内感染,应做及时处理(详见手术并发症)。

(3)局部术腔处理:手术后鼻腔局部处理是长期、繁琐而又必须耐心对待的过程,有时需持续半年甚至更长的时间。

1)第一阶段:术后近期(7~10天内)。术后1~2天抽出鼻腔填塞纱条,每日使用1‰麻黄碱收缩鼻腔。以后每日在鼻内镜引导下用吸引器吸出血凝块,用息肉钳清理残留的病变组织。特别注意前筛顶,各个窦口及中鼻道前端,此为最易发生粘连的部位,如有残留的息肉或新生的肉芽可用 YAG 激光技术处理。如筛窦腔内痂皮堆积较多,每日可用抗生素生理盐水冲洗鼻腔1次,连续5~7天。一般2周内痂皮可逐渐减少到完全消失。

2)第二阶段:术后3个月以内。原则上每隔1~2周来医院复查1次,使用鼻内镜对术腔进行详细检查。对所有新生的肉芽和息肉进行彻底清除,分离粘连,用抗生素盐水冲洗术腔。这段时间是保证手术效果的最重要的阶段。因二次感染,迁延性炎症、复发息肉、窦口缩窄、中鼻道粘连等现象多在这段时间发生、应予以重视。

3)第三阶段:疗效维持阶段,长达术后半年以上。每1~2月复诊一次,处理方法同前。恢复良好者,前鼻镜检查可与正常鼻腔无异,中鼻甲完全恢复正常形态,中鼻道光滑通畅。如经第二阶段处理仍无法控制病变发展或不能按时复诊而发生窦口闭塞、术腔闭塞或粘连,则需再次手术。由于解剖结构破坏、标志不清、再次手术的难度增加。因此术后初始阶段的处理是控制复发的重要时期。

### (四)鼻内镜鼻窦手术的基本步骤

1.体位　患者取平仰卧位或 $15°\sim30°$ 仰卧位。

2.麻醉　鼻内镜鼻窦手术部位深在,术野小、操作精细,而且鼻腔内病变部位血管丰富,易出血。为保证手术顺利进行,麻醉的选择至关重要。麻醉要达到使患者安静,镇痛效果完善,出血少,术野清晰,保持呼吸道通畅,防止呼吸道梗阻和误吸。随着鼻内镜手术适应证范围的不断拓宽,接受鼻内镜手术的患者年龄跨度较大,有些患者合并有心血管病或癫痫。具体选择何种麻醉应根据患者的鼻部病情和全身状况来决定。

(1)以下情况,建议采用全身麻醉:

1)筛窦全(特别是骨质增生型筛窦)切除术或同时开放上颌窦、额窦和蝶窦;

2)以往曾行手术,估计手术时间较长,手术难度较大时;

3)经鼻内镜行其他类型的手术,如脑脊液鼻漏修补术,视神经管减压术,眶减压术等;

4)患者精神高度紧张,对手术有恐惧感。全麻通常采用经口气管插管,使用的插管应有气囊,以防血液进入下呼吸道。

(2)局部麻醉包括:

1)鼻腔黏膜表面麻醉:国内通常使用 2%丁卡因 $25\sim30ml$ 加入 1:1000 肾上腺素 $3\sim4ml$(如为高血压患者可采用盐酸羟甲唑啉(达芬霖)与 2%的丁卡因 1:1)混匀,放入棉片浸透,以棉片湿润轻度挤压不滴出药液为度。分两次麻醉鼻腔黏膜,间隔时间 3 分钟,第 1 次麻醉部位主要为嗅裂、中鼻甲、下鼻甲,以收缩鼻腔为主。第 2 次麻醉应格外仔细,棉片应填入空隙内。主要部位为筛前神经支配区,如嗅裂、鼻顶、中鼻甲上缘和前缘;和筛后神经支配区,如中鼻道、中鼻甲后缘及蝶筛隐窝。最后填入总鼻道、下鼻道直至后鼻孔。

2)鼻丘区黏膜浸润麻醉:鼻腔黏膜表面麻醉以后,在中鼻甲前缘相对应的鼻腔外侧壁(即鼻丘区)黏膜下,用 1%~2%利多卡因 5ml 加入 1:1000 肾上腺素 $2\sim3$ 滴,或用 1%普鲁卡因加入少许 1:1000 肾上腺素进行局部浸润麻醉,以阻滞筛前神经、蝶腭神经节、眶下神经、额神经及眶上神经。

3.鼻面部消毒、铺巾　用 75%的酒精纱布或棉球消毒,消毒范围上达额部,两侧至耳前,下到颈前皮肤。鼻孔内用红汞消毒。铺手术巾,包头时,注意勿遮盖双眼,以便术中观察。

4.手术类型和方法　功能性鼻内镜鼻窦手术大体可分为两种术式,一种是 Messerklinger 术式,手术从前组筛窦开始,从前向后深入,是临床医师常采用的术式。另一种是 Wigand 术式,手术从后组筛房开始,从后向前进行,通常在全蝶、筛窦切除术及蝶窦切开术中采用,也可根据患者的实际情况采取相应的变通术式,但首先应熟练掌握基本术式。

(1)Messerklinger 术式

1)切口:单纯性鼻窦炎、中鼻道无息肉时,在中鼻甲前端的鼻腔外侧壁从前上向后下呈弧形切开黏骨膜。中鼻道有息肉时,需将上述切口沿中鼻甲前缘内侧延长可达中鼻甲前下缘。如用 YAG 激光可减少出血。

2)分离中鼻道黏膜,暴露并切除钩突:钩突为一个略呈弯形之薄骨片,位于筛漏斗内侧壁的上部。有时在分离该处黏膜时就可将其折断,或用咬骨钳将其咬除。

3)切除筛泡:用鼻中隔剥离子、沿切口分离中鼻道黏膜暴露筛泡。筛泡暴露后,用剥离子轻压便可进入,亦可用锐利直钳直接咬开筛泡,用力要适当,否则可将其外后侧纸样板损伤。术前CT阅片时要注意筛泡发育情况。

4)清理前组筛房:术后复发主要在前组筛窦,因此,必须彻底清除前组筛房的病变。有眶上筛房时也要一并切除。清理的范围:上达额窦底与中筛房顶相连续。外达纸样板与中筛房区纸样板相连续。前达额突内侧面。通常使用70°鼻内镜配合75°大开口息肉钳。清理前上筛房时注意勿误伤泪囊和鼻泪管。还应注意避免损伤沿前筛房顶颅底走行的筛前动脉。

5)清理中组筛窦直至筛顶:筛顶即颅底,在鼻内镜下呈淡黄色。认清中鼻甲在筛顶的附着部,对防止损伤前颅底,避免脑脊液鼻漏有重要意义。手术操作应在此附着部外侧进行,通常使用50°和70°鼻内镜配合75°小开口直钳和刮匙,筛顶区尽可能使用刮匙少用息肉钳并不可用力太大。该区薄片状骨板易损伤。

6)清理后组筛房:先使用4mm的0°广角镜配合大开口直钳,在手术进入最后组筛房时改用小开口直钳。后组筛房清除的范围:上达筛顶、外达纸样板、后达蝶窦前壁、内为中鼻甲。使整个筛窦成为一个空腔。

可以用以下方法判定筛窦是否清除彻底:

①用吸引器吸除术腔中的血液,边吸边轻轻触叩,如为筛房间隔即会被触破,取除碎骨片后试探性吸引,常可吸出脓性分泌物或息肉样组织,如为纸样板或颅底则骨质较硬。

②筛房清除彻底,纸样板和筛顶光滑,出血停止。

③筛窦术腔呈一从后向前的锥形。辨认各壁的形态并与术前CT片进行比较。

7)开放并探查额窦:额窦开口阻塞,使用70°鼻内镜,先用吸引器或刮匙在额窦底探查,找到额窦开口后再行开放。开放时为安全起见,应常规用刮匙沿额窦开口周边逐渐扩大。在额隐窝与前筛顶之间有一骨隆起,其前方为额窦底和额窦开口,其后方为筛顶即前颅底,故开放额窦时,应在此骨隆起的前方,开放的范围不应小于0.5cm,并且应使边缘光滑,可防止术后闭塞。如无特别需要,额窦内黏膜不予处理。仅将其内的脓性分泌物吸净。

8)开放并探查上颌窦:有筛窦炎的患者均应常规开放上颌窦自然开口,因前中组筛窦炎时常伴不同程度的上颌窦自然开口的狭窄或闭塞。根据病变的程度可采取:

①单纯开放上颌窦开口:使用70°或110°鼻内镜,配合反向咬骨钳扩大上颌窦的开口。开放范围应在1cm以上,清除开口周边的病变组织,使其干净、圆滑、并将窦内的脓性分泌物吸净。如窦内仅为黏膜肥厚可不必处理,如有息肉、囊肿及占位性病变,则应予以摘除。并应送病理学检查。

②联合造孔法:即在上颌窦自然开口扩大的同时,于下鼻道鼻腔外侧壁钻孔,使中鼻道和下鼻道均与上颌窦相通,这种方法适合于病情较重者。钻孔的部位和方法同上颌窦鼻内开窗术。

9)开放并探查蝶窦:利用鼻内镜进入蝶窦有3种途径,即经筛窦、经鼻腔和经鼻中隔。已行全筛窦切除术者自然经筛窦进路。但需知经鼻中隔进路最安全,其所暴露的蝶窦前壁为两侧蝶窦间隔的前端部分,稍向左右偏移即可暴露左侧或右侧蝶窦前壁。经鼻腔可观察到蝶窦前壁上1/3处的蝶窦开口。经筛窦进路时,在清除最后组筛房后,仔细辨认蝶窦前壁,一般蝶窦前壁骨质较厚、平滑,见纸样板在此平面于眶尖部向后外方弯曲。蝶窦前壁距离前鼻孔平均为7.5~7.8cm,无论男女,此距离很少有小于7.2cm者。蝶窦开口与鼻腔底呈30°角。当看清蝶窦开口后,用刮匙沿开口扩大最为安全,开放的范围应是整个蝶窦前壁。注意开放时,勿损及:

①蝶窦前壁下1/4偏外侧处进入鼻腔的蝶腭动脉。

②最后组筛房与蝶窦前壁的外侧交角处的视神经管隆突,即视神经管眶口,该处应重点保护。打开蝶窦前壁,探查窦腔,可看清蝶窦顶上外侧视神经管压迹和后外侧颈内动脉压迹。蝶窦外侧壁不可触动。

10)检查及冲洗术腔:使用各种角度的鼻内镜仔细检查整个术腔,进一步清除残留的病变,刮平筛房间隔的骨质;用骨锉将各开放的窦口锉平;对活动性出血用双极电凝器止血。仔细观察纸样板、筛顶、视神经管隆突、蝶窦外侧壁和鞍底有无骨质损伤或清亮液体流出。如有异常,应作相应处理。检查患者眼部情况,注意有无眼球突出、眼睑水肿、球结膜出血;局麻的患者还应检查视力,眼球活动度、瞳孔反射等。检查完毕用生理盐水冲洗整个术腔,明胶海绵、藻酸钙海绵、可吸收止血纱布或凡士林纱条轻填术腔,手术结束。

(2)Wigand 术式:Wigand 手术的目的和要求与 Messerklinger 手术是一致的,其区别仅在于手术方式上的不同。前者是从后向前作手术,后者是从前向后做手术。Wigand 术常用于蝶窦切开术及筛窦全切除时,需全麻。基本术式如下:

1)首先按 Messerklinger 术式的方法清除中鼻道的息肉和病变组织,清楚地暴露中鼻甲和中鼻道。

2)切除中鼻甲的后端:以弯型中鼻甲剪从中鼻甲下缘中部弧形剪除中鼻甲后端,可清除最后组筛房,清理蝶筛隐窝处的病变组织,暴露蝶窦前壁。操作过程中注意各点与 Messerklinger 术式相同。

3)开放蝶窦:寻找蝶窦开口。如寻找蝶窦开口遇到困难,则开放蝶窦前壁的最佳位置为中鼻甲后端附着处向上 1cm 处、向内 0.5cm 处,或后鼻孔上缘正中向上 1cm 处。在开放蝶窦前壁的同时清除后组筛窦。蝶窦前壁大部分切除后,蝶窦前壁顶作为手术的上界、外壁作为手术的外界。

4)切除筛窦:在清除后组筛房后,再依次向外清理中组和前组筛房。Wigand 术式的主要特点是首先开放蝶窦,然后再寻找视神经隆突,使其在判断视神经隆突方面较 Messerklinger 术式为安全。

5)按照 Messerklinger 术式的方法开放额窦和上颌窦。

6)其他步骤均与 Messerklinger 术式相同。

目前鼻内镜鼻窦手术以 Messerklinger 术式为基础,根据临床症状、体征及 CT 检查所显示出的病变的程度和范围,来设计手术的术式和切除的范围。手术方案应明确两方面的问题:

①是作根治性鼻窦手术还是作功能性鼻窦手术,即是否需要切除中鼻甲和剥除窦内全部黏膜,还是在清除病变的基础上,只对窦口鼻道复合体区域进行开放和引流。

②手术切除的范围视具体情况而定。功能性鼻内镜鼻窦手术的原则是清除病变,保留功能,尽可能缩小手术范围及减少鼻内不必要的损伤。因此,中组筛房黏膜正常就不必开放后组筛房。如后组筛窦正常、蝶窦开口干净,就不必开放蝶窦。同样,上颌窦和额窦开口通畅,也可不必开放其窦口;而根据具体情况只作单纯的钩突切除术、前组筛窦开放术、上颌窦开放术和额窦开放术。

### (五)术后疗效评定标准

治愈:症状消失,鼻内镜检查窦口开放良好、窦腔黏膜上皮化,无脓性分泌物;

好转:症状明显改善,鼻内镜检查见窦腔黏膜部分区域水肿、肥厚或肉芽组织形成,有少量脓性分泌物;

无效:症状无改善,鼻内镜检查见术腔粘连,窦口狭窄或闭锁,息肉形成,有脓性分泌物。

随访:建立术后随访制度是必要的,开展鼻内镜手术早期国内外学者认为随访应在术后短期内进行,近年来研究发现多数病例黏膜恢复需 3~5 个月,故术腔清理至少需 6 个月,术后随访观察需要 2 年时间。术后 2 周内鼻内镜检查主要是清理妨碍通气和引流的干痂,吸除上颌窦、筛窦和蝶窦内的分泌物。鼻内镜术 3 周后鼻内镜复查主要是清理术腔内增生组织,处理术腔粘连,保持已开放鼻窦的通畅引流,合理用药;促使黏膜上皮化。

### (六)手术并发症

功能性鼻内镜鼻窦手术的并发症,据多数报告其发生率约为 4%。但因鼻窦与重要的解剖结构相毗邻,如前颅底、硬脑膜、眶内视神经、颈内动脉及海绵窦等。一旦发生并发症,常引起严重的后果。因此,必须强调鼻内镜鼻窦手术并发症重在预防。

1.并发症发生的原因 并发症发生的原因有多种,常见的原因如下:

(1)解剖标志不清:或因解剖变异、或因曾遇手术破坏、尤其是中鼻甲被切除之后失去标志。

(2)在高危区操作时所使用的手术器械不当或质量低劣,手术操作不规范、粗暴,鼻内镜的角度和深度注意不够。

(3)鼻窦解剖结构不熟悉,手术经验缺乏:许多学者认为并发症的发生主要与手术经验不足有关,而与鼻窦炎的严重程度关系不大。另外术中出血、术野不清、手术范围较大,均是造成并发症的可能因素。

2.并发症的种类 鼻内镜鼻窦手术常见的并发症有脑脊液鼻漏和颅内感染、眶内眶后部血肿、泪囊损伤、视神经损伤、眼睑气肿及鼻出血等。按照发生的部位和性质归纳为:①眶眼并发症;②颅底和颅内并发症;③鼻内并发症。

(1)颅底和颅内并发症:

1)脑脊液鼻漏:多因损伤筛板、筛顶和蝶窦。常发生在筛顶变异较大的患者,术中强行扭断中鼻甲根部、开放蝶窦时位置过高。或筛窦病变(如内翻性乳头状瘤)侵犯前颅底,或蝶鞍手术后蝶窦封闭不紧,其发生率约为0.5%。一旦发生术中常能发现,可用捣碎的肌肉封堵漏孔,外铺筋膜并用明胶海绵压紧即可。术后出现脑脊液鼻漏者,先采取保守治疗,常可自愈。如脑脊液流量较多,2～4周后仍未愈者,应行鼻内镜下脑脊液鼻漏修补术。

2)颅内血肿:造成颅内血肿的直接原因是颈内动脉或大脑前动脉的手术外伤性破裂出血。

3)颅内积气:颅内积气常导致严重的颅内感染,因此一旦发现应立即采取最积极的抗颅内感染治疗。

(2)眶眼并发症:

1)视神经损伤:可分为视神经缺血性损伤、视神经间接损伤和直接损伤。前两者视力障碍为暂时性,表现为渐进性视力减退、复视或视野缺损:

①缺血性损伤:由于鼻腔内手术中的麻醉剂收缩血管作用或骨反射性刺激引起眼动脉分支痉挛所致视力障碍。这种视力障碍多为一过性的,若视网膜完全缺氧超过4分钟,可导致永久性视力障碍。故应紧急静脉输入血管扩张剂,低分子葡萄糖、地塞米松和能量合剂等药物。

②视神经间接损伤:原因是视神经裸露或视神经管开放,由于术中操作刺激造成视神经损伤或术后局部眶内血肿压迫所致。表现为视力障碍渐进性加重;术后一旦发现视神经损伤后应立即松解局部填塞,应用激素、脱水剂、营养神经药物(细胞生长肽、神经生长因子)及改善微循环的药物等。

③视神经直接损伤:主要原因是手术误伤造成,先天性或病理性视神经骨管及眶纸样板缺损或变薄,增加了术中损伤视神经的危险。手术中及手术后鼻腔内单极电凝止血也可造成视神经损伤,表现为立即失明,并为永久性。因视神经受到直接撕脱或断离伤,常无法挽救。因此术中器械伸入鼻腔超过6.5cm时,就可能造成视神经损伤。视神经位于中鼻甲基板之后7mm,在打开后组筛房后应特别小心。上述各类型患者的主要体征为轻重不等的Marcus瞳孔,即视力减退或失明、患侧瞳孔散大、直接对光反射减弱或消失、间接对光反射存在。

2)眶内血肿或积气:主要原因为纸样板的破坏,一旦有血液或气体经这些骨或骨膜的裂隙进入眶内,临床上患者就会出现眼睑或球结膜的血肿或气肿,如进入球后则导致眼内压力增高。血液可来自术中破裂的筛动脉,也可来自术后术腔内的积血,大多数情况下不会出现视力障碍,但如果眼内压力增高到一定程度也可能会引起视力障碍,瞳孔散大及Marcus Gunn征阳性。一旦发现上述症状应立即抽出鼻腔内填塞物,以缓解眶内视神经的压力,同时给予利尿剂、缩瞳剂、激素、营养神经药物的治疗。必要时可行眶减压术或视神经管减压术。

3）眼球运动障碍：直接损伤或眶内血肿压迫都可以导致内直肌或上斜肌的损伤。患者主诉不同程度的复视，检查可见不同方向的眼球运动障碍。

4）泪道损伤：为手术损伤泪囊或鼻泪管后造成，主要症状为术后溢泪。

（3）鼻内并发症：

1）鼻出血：鼻腔大出血是鼻内镜鼻窦手术最常见的并发症，常因损伤筛前动脉、筛后动脉、蝶腭动脉及鼻后中隔动脉所致。出血量常在 200ml 以上，甚至迫使手术中断，严重时可危及患者生命。手术出血的多少与手术熟练程度关系密切，因此熟练的手术技术是减少出血的重要因素之一。

2）术腔粘连闭塞：主要为中鼻甲与鼻腔外侧壁或鼻中隔的粘连，导致术腔闭塞。粘连最易发生在术后 2～8 周，发生粘连的原因有：

①手术损伤及病变黏膜处理不当；

②中鼻甲处理不当；

③手术后随访处理不及时。

3）窦口闭锁：窦口闭锁最常见的是上颌窦开窗口和额窦口的闭锁。窦口闭锁的原因：

①窦口周围黏膜损伤过重；

②术中病变清除不彻底；

③术中窦口开放不全；

④钩突和中鼻甲切除后，气流直接作用于筛窦黏膜和上颌窦黏膜，是导致窦腔黏膜增生，瘢痕闭锁的重要原因。

3.并发症的预防　　为预防上述各种严重并发症的发生，应牢记鼻内镜鼻窦手术的 6 个高危区。

（1）纸样板：有两种方法可避免损伤纸样板，一是术前分析 CT 片确定纸样板中央突的程度；二是术中先找到中央突出部分的纸样板，然后沿此向前、后仔细暴露全部纸样板。

（2）筛前动脉附近的筛窦顶壁：筛窦顶壁与外侧壁交界处有筛前动脉和筛前神经并行。动脉骨管的中末端骨壁凸起易遭损伤，引起大出血或眶内血肿形成。筛动脉在手术中应作为颅底平面的重要标志，而筛窦顶壁实为颅前窝底，该处骨质薄易损伤造成脑脊液鼻漏。因此识别筛前动脉有助于预防并发症的发生。另应注意手术器械进入鼻腔超过 5.5cm 损伤筛前动脉的危险性增大。

（3）筛板侧板：即前组筛房中部顶壁与内侧壁交界处的骨壁，其常向筛窦腔内凸起，并有骨孔通颅内，手术损伤易引起颅内感染。术前 CT 阅片时亦应特别注意该处凸出的部分。

（4）筛后动脉附近的筛顶：筛后动脉在后组筛房顶壁与外侧壁交界处的薄骨管中行走。筛后动脉较筛前动脉粗，损伤后出血较多；缩入骨管内出血可造成眶后部血肿，应注意识别加以保护。

（5）蝶窦与后组筛房之间的区域：在该区的后外上有视神经骨管，在其下外侧有颈内动脉。应注意鉴别，加以保护。

（6）筛顶与筛板连接：筛顶壁与筛板的连接方式分为水平式和高台式，术前鼻窦冠状位 CT 若为高台式，在处理靠近中鼻甲顶内侧筛房时，应格外小心；否则筛凹薄而脆的内侧壁，极易损伤造成脑脊液鼻漏或颅内感染。

因此，要将并发症减少到最小程度，要求手术医生具有良好的鼻和鼻窦解剖学基础知识；术前应用鼻内镜仔细检查鼻腔，以了解鼻息肉的大小、血管状态以及以往手术所致解剖标志的改变，认真分析鼻窦 CT 片，确认筛窦顶壁和纸样板及其他高危区 CT 的特征。牢记术中需注意的各要点，术中在高危区操作时动作轻柔、规范，最好在器械上标上安全刻度标志，便于掌握器械的深度与角度。

（马佐鹏）

# 第二节　鼻腔手术

## 一、鼻内镜下处理顽固性鼻出血

鼻出血是耳鼻咽喉科临床常见急症,同时也是许多疾病的临床症状之一,因此,引起鼻出血的原因十分复杂,治疗的基本原则就是尽快查出出血部位并给予快速、准确和有效的止血治疗。过去,主要采取鼻腔填塞的方法进行止血,止血效果不理想、患者非常痛苦、还有可能引起一些并发症,特别是有高血压和冠心病的患者。现在,由于鼻内镜技术的成熟,为鼻出血的检查、诊断和治疗提供了一个先进和准确的技术手段。利用鼻内镜的良好照明和放大作用可以准确地查明鼻出血的部位和局部情况。同时在直视下通过激光、低温等离子、高频电凝及局部填塞等手段进行止血治疗。

鼻出血常发生部位:①鼻中隔利特尔区;②鼻中隔后下部;③下鼻道后部;④鼻腔顶部(嗅裂);⑤蝶窦前壁;⑥鼻中隔后段偏曲。其中鼻中隔后段偏曲是引起频发、难治性鼻出血的一个重要原因。鼻腔前部出血,止血比较容易。后部鼻出血(指在前鼻镜下看不到出血部位的鼻出血),止血比较困难,是耳鼻咽喉科的难题之一。

这种鼻出血来势凶猛,对患者有生命危险。目前,鼻出血的治疗方法主要有以下3种:

1.前、后鼻孔填塞　这种传统的办法仍是目前行之有效的、最常用的止血方法。临床上90％以上的鼻出血可以通过前鼻孔填塞达到止血目的。需要做后鼻孔填塞的患者虽然不多,但这些患者的病情比较复杂,常为老年人,多伴有高血压或其他严重的全身性疾病。

2.动脉结扎　常用的方法有:①经眶内侧壁行筛前、筛后动脉结扎;②颈外动脉结扎;③上唇动脉结扎;④上颌动脉结扎;⑤蝶腭动脉结扎。

3.动脉栓塞　主要是颌内动脉栓塞和面动脉栓塞,风险较高,甚至有意外造成颅内或眶内栓塞,直至死亡的危险,应慎重采用。

现介绍鼻内镜处理顽固性鼻出血:

### (一)适应证

1.顽固性鼻出血,已反复施行鼻腔填塞,止血不成功。

2.鼻部手术后出血。

3.伴有睡眠呼吸暂停低通气综合征的患者,而不宜行鼻腔填塞的患者。

4.鼻腔解剖异常,鼻腔填塞困难的患者。

5.需要考虑动脉结扎的患者。

6.患者拒绝或不能忍受鼻腔填塞,要求鼻内镜手术者。

### (二)禁忌证

全身出、凝血功能障碍性疾病,如血小板减少性紫癜、血友病、尿毒症以及严重肝脏疾病引起的鼻腔弥漫性出血。烧灼可以使鼻腔黏膜创面扩大,故不适宜在鼻内镜下烧灼止血。

### (三)鼻内镜下处理鼻出血的优点

1.出血点定位准确,容易找到鼻腔的活动出血点,特别是鼻腔后部出血点。

2.方法简便,直视操作,创伤小,并发症少。

3.患者痛苦少,止血效果可靠。

### (四)术前准备

1.全身检查,包括心血管系统检查和血液系统的实验室检查。

2.详细询问病史,如药物史、高血压史,饮酒史,家族史和既往史。

3.前鼻镜检查,除外鼻中隔前部出血。

### (五)体位与麻醉

仰卧位,头部略抬高。常规消毒铺巾。这种体位可以避免大量血液从前鼻孔流出,便于用吸引器将血液吸净,有利于寻找出血部位;头部抬高还可以减少血液向鼻咽部流注。麻醉采用局麻或全麻。

### (六)手术步骤

取出全部鼻腔填塞物;用浸有1%丁卡因/肾上腺素棉片充分收缩麻醉鼻腔黏膜;应用吸引器吸出血性分泌物,在0°、30°或70°鼻内镜下仔细寻找出血部位,依次检查 Kiesselbach 区(Little 区)、嗅裂、中鼻甲后端、蝶腭动脉供血区、鼻中隔后段、鼻腔底部、下鼻甲后端、Woodruff 静脉丛和鼻咽顶部等易出血区。找到出血点后,为了顺利施行激光、低温等离子、高频电凝治疗,可以先在出血部位附近注射1%利多卡因加1‰肾上腺素溶液,以减少患者痛苦和局部出血。用射频探头先在出血血管周围环形烧灼,然后再烧灼血管断端,封闭血管(图21-1)。

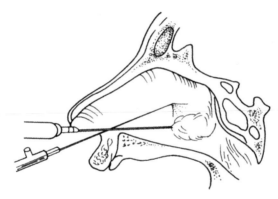

**21-1　内镜下寻找出血点并止血**

若鼻出血是由鼻中隔偏曲引起,可以在鼻内镜下行鼻中隔成形术。若有下鼻甲肥大,可以行下鼻甲骨折外移术,以利于辨认出血部位。对于以上治疗无效的还可采用鼻内镜下结扎蝶腭动脉和结扎筛前动脉。

### (七)术后处理

手术后一般不需填塞鼻腔,如鼻内镜下止血失败,还可以行鼻腔局部填塞(可吸收止血纱布、藻酸钙海绵或明胶海绵)或行上颌动脉结扎术。

### (八)并发症

过度施行激光、低温等离子、高频电凝治疗,可能损伤腭大神经,导致腭部麻木,亦有鼻中隔穿孔的可能。下鼻甲前下部电灼,有损伤鼻泪管的可能。


## 二、鼻内镜下鼻中隔成形术

鼻中隔偏曲是耳鼻咽喉科常见病、多发病,可引起鼻塞、鼻出血、头痛以及眩晕、耳鸣等多种症状。传统的鼻中隔矫正手术方法为 Killian 首创,即鼻中隔黏膜下切除术。传统的鼻中隔黏膜下切除术受患者体位及额镜照明影响,对鼻中隔高位和后段偏曲的全貌很难看清,所以手术时间较长,出血较多。深在部位需要摸索操作,不仅容易损伤黏膜,造成鼻中隔穿孔,而且还可能使矫正不彻底,影响手术效果。特别是传统的鼻中隔黏膜下切除术术后常有鼻中隔软弱,随呼吸摆动,外鼻形状改变(如鼻小柱回缩、鼻底增宽)等缺点。自 1994 年以来国内、外文献不断地介绍了鼻内镜下鼻中隔成形术,并且逐渐被接受。

近年来文献报道,鼻中隔偏曲可能与许多鼻部疾病有关,例如鼻及鼻窦炎、鼻息肉、变应性鼻炎、真菌性鼻窦炎等,因此鼻窦手术中同时矫正鼻中隔畸形就有更积极的治疗意义。鼻内镜广泛应用矫正鼻中隔畸形的主要目的在于:①解除因鼻中隔偏曲引起的鼻阻塞症状;②保证手术中良好地暴露中鼻道和相应的鼻窦;③保证鼻窦术后良好的护理;④去除鼻部疾病的病因或诱因。

### (一)适应证

1.局限性鼻中隔偏曲:特别是鼻中隔高位、后段的偏曲。

2.孤立性鼻中隔嵴或骨棘,鼻中隔偏曲引起的难治性偏头痛。

3.因鼻中隔偏曲引起鼻腔狭窄,妨碍窦口鼻道复合体通气和引流。

4.鼻中隔偏曲压迫中鼻甲或影响鼻内镜下鼻窦手术时,为了解除阻塞症状,顺利完成手术,应先矫正鼻中隔偏曲。

5.鼻中隔黏膜肥厚或结节性肥厚的处理。

### (二)禁忌证

同传统鼻中隔矫正术。

### (三)鼻内镜下鼻中隔成形术的优点

1.明视下操作,可以清楚地看到鼻中隔软骨与筛骨垂直板的结合处,以及犁骨、上颌骨鼻嵴与鼻中隔软骨下部的黏软骨膜与结缔组织所形成的韧带。操作准确;不需要特殊的手术器械。

2.直接处理鼻中隔偏曲的部位,手术时间短。

3.可以与鼻内镜下鼻窦手术同期完成,不需要二期手术。

4.手术损伤小,出血少,手术引起的并发症少。

### (四)术前准备

详细的鼻腔检查及鼻部冠状位和轴位 CT 扫描;了解鼻窦有无炎症及鼻中隔偏曲的部位。

### (五)体位与麻醉

仰卧位,常规消毒铺巾;多采用局麻。

在 0°或 25°鼻内镜下,在左侧鼻中隔皮肤黏膜交界处做一弧形切口;起自鼻腔顶止于鼻腔底部(图 21-2),用小剥离子分离左侧黏软骨膜和黏骨膜,充分暴露需要切除的鼻中隔嵴突、骨棘或筛骨垂直板(图 21-3);将偏曲的鼻中隔软骨切成田字形,或相应的几个小块。切除各小块间宽约 2～4mm 的软骨条(图 21-4),将仍附着于对侧黏-软骨膜的鼻中隔软骨推向中线,使鼻中隔平直。在鼻中隔软骨与筛骨垂直板相接处离断鼻中隔软骨与筛骨垂直板的连接;自筛骨垂直板前缘开始,分离对侧黏骨膜。充分分离后,用直咬钳或多关节鼻中隔咬骨钳切除偏曲的筛骨垂直板和犁骨。切除筛骨垂直板高位偏曲时不可摇晃骨板,以免损伤筛骨水平板导致脑脊液鼻漏。在 0°鼻内镜下观察鼻中隔矫正是否满意;完成鼻中隔成形术后,可以按常规做鼻内镜下鼻腔手术。整个手术完成后,再用 0°鼻内镜观察鼻中隔黏膜切口的对位情况,间断缝合黏膜切口。

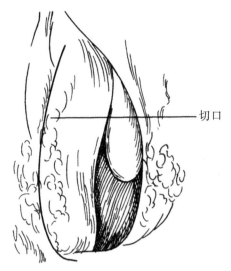

图 21-2　内镜下起自鼻腔顶止于鼻腔底部做一弧形切口

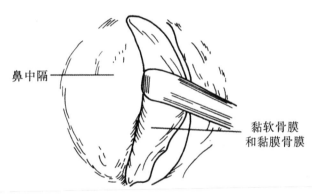

图 21-3　分离左侧黏软骨膜和黏膜骨膜

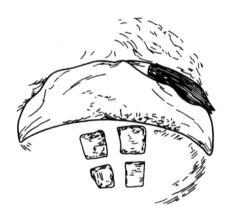

图 21-4　将偏曲的鼻中隔软骨切成田字形

## （六）术后处理

1.全身应用抗生素和止血药。

2.鼻腔填塞术后 1～2 天抽出。

3.第 3 天开始每日清理术腔内分泌物,6～7 天出院。

（七）并发症

可能发生：①鼻中隔与鼻腔外侧壁粘连；②鼻中隔穿孔；③鼻中隔血肿或脓肿。

# 三、鼻内镜下中鼻甲气化的处理

中鼻甲气化又称泡状中鼻甲是指中鼻甲前半部分形成气腔，1739 年首先由 Santorini 描述，属于常见的解剖变异，由前或中组筛房扩展形成。中鼻甲气房有独立开口，位于中鼻道内中鼻甲根部，若阻塞可发生黏液囊肿。Hatipoglu 和 Subramanian 研究报道 14％～53.6％的人有中鼻甲气化，而且女性（占 66％）明显高于男性，可单侧或双侧，可以发生在垂直部、球部，也可整个中鼻甲广泛气化，其中以垂直部气化常见。根据气化部位不同，Bolger 将其分为 3 型：板状型、球状型和广泛型。其在鼻窦炎的病因发病学上的作用仍有争议，但过大的泡状鼻甲可妨碍需要进入中鼻道的手术操作，如筛漏斗切开术、中鼻道窦口开窗术及筛窦开放术等。目前有许多缩小泡状鼻甲的方法如中鼻甲外侧切除术；中鼻甲内侧切除术；中鼻甲挤压术；中鼻甲横切术。

（一）适应证

1.中鼻甲气化引起鼻塞、影响呼吸、嗅觉及鼻窦引流者。

2.气化的中鼻甲与鼻中隔接触或压迫鼻腔外侧壁引起反射性头痛，或中鼻甲后端过度气化而刺激蝶腭神经节者。

3.中鼻甲气化引起复发性鼻窦炎（每年 6 次以上）。

4.作为鼻内筛窦开放术、鼻腭管扩大术、蝶窦自然开口扩大术等的前置手术。

5.泡性中鼻甲伴有息肉样变者。

（二）禁忌证

包括：①鼻腔、咽部及中耳有急性炎症时；②有出血性疾病或血小板减少性紫癜、严重贫血者；③妊娠或月经期；④有严重高血压、糖尿病、活动性肺结核等全身性疾病不能耐受手术者。

（三）术前准备

1.术前详细检查鼻腔，有炎症者，可用 1％～3％链霉素滴鼻，并确定需切除的中鼻甲部分，同时剪除鼻毛，清洁鼻腔等。

2.鼻部冠状位 CT 扫描，了解中鼻甲气化的部位及各鼻窦有无病变。

3.术前半小时口服苯巴比妥 0.06g，以加强镇静剂的作用和解除表面麻醉药的中毒作用。

（四）体位与麻醉

仰卧位，常规消毒，麻醉采用全麻或局麻。局麻患者鼻腔喷 1％丁卡因 2 遍，以减轻患者上纱条的痛苦，然后用 1％丁卡因肾上腺素混合液（6∶1）浸湿的细长纱条填塞于中鼻道、嗅裂和总鼻道等处施行表面麻醉和收缩鼻腔黏膜，15～20 分钟取出。全麻患者：鼻腔用生理盐水肾上腺素混合液（6∶1）浸湿的细长纱条填塞于中鼻道、嗅裂和总鼻道等处进行黏膜收缩，15～20 分钟后取出。

（五）手术步骤

若需行鼻中隔黏膜下切除术或鼻中隔成形术，可以先行鼻中隔手术再处理中鼻甲气化。若需行功能性鼻内镜鼻窦手术，应当先处理中鼻甲气化，再行鼻窦手术。一般用 4mm 0°鼻内镜。处理中鼻甲气化有以下 5 种方法：

1.外侧切除　在中鼻甲前面行纵形稍带弧度的切口（图 21-5），进入中鼻甲气房后，用剪刀将切口向上、向下延长。从前向后切除中鼻甲外侧部。手术中应剪开组织，不能强行撕拉，注意不要损伤中鼻甲与颅底的结合部,以免术后中鼻甲不稳固,向中鼻道方向倾斜或粘连。

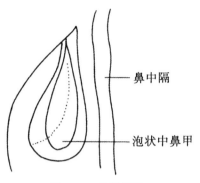

图 21-5　外侧切除

2.内侧切除　手术方法与外侧切除相似(图 27-6),不同之处只是切除中鼻甲的内侧。除同时行鼻中隔手术的患者外,术后不需要行鼻腔填塞。

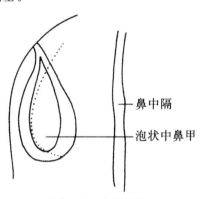

图 21-6　内侧切除

3.挤压法　在 0°鼻内镜下,用垂体钳将气化中鼻甲压碎、压扁后从其根部向外骨折(图 21-7),此法适用于泡性中鼻甲较小、嗅裂堵塞或狭窄出现嗅觉减退,接触性头痛患者。

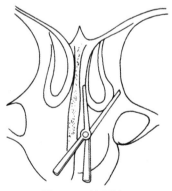

图 21-7　挤压法

4.横形切除　若中鼻甲附着于颅底的根部比较细,可以从前向后将中鼻甲完全切除。切口应与筛顶平行,尽可能离颅底远一些,以免损伤颅底(图 21-8)。

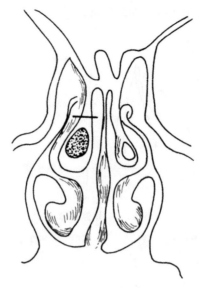

图 21-8 横形切除

5.中鼻甲后部切除术 中鼻甲后端过度气化而刺激蝶腭神经节者,可将中鼻甲后段切除。

对于中鼻甲气化的患者,首选的方法是外侧切除术。即使需要同时行功能性鼻内镜鼻窦手术,只要处理得当,一般不会形成鼻腔粘连。

### (六)术后处理

1.术中一般出血不多,但在肾上腺素的作用消失后容易发生术后出血,故在手术完毕后,可用明胶海绵贴附于创面上,再用凡士林纱条作鼻腔轻轻填塞。

2.术后酌情使用抗生素预防感染。

3.鼻腔填塞物一般在 24 小时后分次取出,此后每日用 1‰麻黄碱棉片换药,清除鼻腔内的血痂、黏稠分泌物和纤维蛋白膜等,使黏膜的反应性肿胀易于消退,防止鼻腔粘连。

4.出院前在鼻内镜下清理术腔血块或结痂。

5.术后鼻腔内纱条抽出后鼻内应用类固醇喷鼻液。

## 四、鼻内镜下下鼻甲部分切除术

慢性肥厚性鼻炎是临床上较为常见的疾病,造成这种疾病的原因有很多,在一定程度上影响了人们正常的生活质量,亦是一些鼻病不能根治的原因。目前治疗方法很多但疗效不是很满意,鼻内镜外科学的发展为下鼻甲部分切除术提供了一个新的技术与方法,即鼻内镜下下鼻甲部分切除术。

### (一)适应证

1.慢性肥厚性鼻炎,下鼻甲肥大,影响鼻呼吸功能,经保守治疗无效者。

2.下鼻甲骨明显肥大,影响鼻腔通气,妨碍鼻窦引流者。

3.下鼻甲前端肥大,后端息肉样变或整个下鼻甲呈桑葚样变者。

4.变应性鼻炎,下鼻甲持久肿胀妨碍呼吸者。

5.鼻中隔偏曲,较宽一侧的鼻腔下鼻甲代偿性肥大者,在施行鼻中隔矫正术的同时应行该侧下鼻甲手术。

（二）禁忌证

同鼻内镜下中鼻甲气化的禁忌证。

（三）鼻内镜下下鼻甲部分切除术的优点

1.可从前至后清楚地看清下鼻甲切除范围,不致造成后端残留及并发症的发生。

2.直视下手术,创伤小、出血少,患者痛苦小。

3.直视下手术,安全可靠,手术效果好。

4.可以最大程度地保留下鼻甲黏膜的完整性,同时保留了黏膜的生理功能,避免了术后鼻腔干燥、创面结痂、出血及粘连等并发症。

（四）术前准备

同鼻内镜下中鼻甲气化的处理。

（五）体位与麻醉

仰卧位,常规消毒、包头铺巾。1%丁卡因 25ml 加 1‰肾上腺素 1～2ml 浸润脱脂棉纱条行鼻腔黏膜表面麻醉,纱条在鼻内镜下放于下鼻甲表面,下鼻道和中鼻道,每 5 分钟更换纱条一次,共 3 次。1%利多卡因 10ml 加 1‰肾上腺素 3 滴,从前向后注射于下鼻甲内,做局部浸润麻醉,一般每侧注射麻醉药量不宜超过 4ml。

（六）手术类型

采用鼻内镜,在电视监视系统下由前向后检查下鼻甲,特别是下鼻甲后端肥厚情况,如需作鼻腔、鼻窦手术,可以在鼻腔、鼻窦手术完成之后再行下鼻甲部分切除术。

1.下鼻甲部分切除术　适用于下鼻甲黏膜肥厚伴有下鼻甲骨骨质增生肥厚者。

在 0°鼻内镜直视下,应用鼻甲剪刀将下鼻甲游离下缘从前向后剪去一条黏膜,如下鼻甲骨肥大,应将下鼻甲骨部分一同剪除。手术中可以根据下鼻甲骨肥大的情况决定切除下鼻甲骨及黏膜的多少。这种方法简单、易行,但术中、术后出血较多且术后不易恢复,现在较少采用。

2.下鼻甲骨黏膜下切除术　适用于单纯下鼻甲骨肥大者。

在 0°鼻内镜直视下,在显微镜下用尖刀在下鼻甲前端根部沿下鼻甲骨走行,纵行切口直至骨质,用剥离器分离下鼻甲骨膜,使得下鼻甲骨与其骨膜分离直至下鼻甲后端,再用下鼻甲剪将下鼻甲骨从距根部 1/3 处剪除,去除骨质,黏膜复原,观察下鼻甲的大小,此时由于下鼻甲骨的去除,下鼻甲黏膜受重力的影响,均集中在下鼻道内。

3.单纯黏膜肥厚者

(1)以电动显微切削器由前向后切削下鼻甲下面及外侧面:应用电动显微切削器械行下鼻甲部分切除术。首先应用剥离子或相似的器械,将下鼻甲向内骨折移位,充分暴露下鼻甲的外侧面。

在 0°鼻内镜直视下,应用电动显微切削器械,切除增生肥大的下鼻甲下面和外侧面。不要损伤下鼻甲上部和内侧黏膜,以及鼻腔外侧壁前部的黏膜,以免手术后出现鼻腔粘连。将下鼻甲向外骨折复位,必要时可以略向外侧移位。用凡士林纱条轻轻填塞鼻腔。

(2)低温等离子消融术:在 0°鼻内镜直视下,应用等离子刀对肥厚的下鼻甲黏膜进行消融,该方法简单、出血少、患者痛苦小,但是费用较高。

（七）术后处理

同鼻内镜下中鼻甲气化的处理。

## 五、鼻内镜下鼻息肉切除术

鼻息肉为鼻部常见病，多见于成年人。好发于筛窦、筛泡、筛骨钩突、半月裂孔、中鼻道、中鼻甲、上颌窦及上颌窦口等处。鼻息肉可分为水肿型（黏液型）、血管型（出血型）、纤维型、囊肿型等数种，一般常见者为水肿型或混合出现。临床上表现为：渐进性持续性鼻塞，单侧或双侧；因多伴有鼻窦阻塞性炎症而多涕，分泌物呈黏脓性或脓性；息肉堵塞及嗅区黏膜慢性炎症可导致嗅觉障碍；鼻窦受累可导致头痛；如息肉坠入后鼻孔，堵塞咽鼓管咽口，即可出现耳部症状，听力下降、耳闷、耳鸣。传统方法是采用鼻息肉切除术，由于照明差、出血多，很难完全切除息肉，因此极易复发。鼻内镜技术的发展为鼻息肉的治疗提供了一全新的技术与方法，目前鼻息肉多采用鼻内镜下鼻息肉切除术。

### （一）鼻内镜的应用具有下列优点

1.鼻内镜使用冷光源并具有各种视角，提高了鼻各处的照明度和可见度。使诊断的精确性得以提高，可以在鼻内镜下观察息肉的起源部位，如钩突、筛泡、中鼻甲和上颌窦自然开口等。

2.鼻内镜连接照相机、录像机等设备，操作在监视器上显示，以利于教学。

3.在明视下手术，有利于彻底清除鼻息肉，减少或避免对周围正常组织的损伤；大大提高手术效果，提高鼻息肉与鼻窦炎的治愈率，降低鼻息肉术后复发率。

4.可以同时处理鼻部相关病变，如矫正鼻中隔偏曲，切除肥大的下鼻甲，施行筛窦切除术，蝶窦切开术，扩大上颌窦自然开口，清理上颌窦内病变等。

5.减轻了患者检查和手术过程中的痛苦。

### （二）术前准备

包括：①术前详细检查鼻腔，有炎症者，可用1‰～3‰链霉素滴鼻，对于伴有变应性病因的患者，手术前可以给予激素药物治疗；若有鼻窦感染，手术前1周应给予抗生素治疗；②术前1天剪除鼻毛，清洁鼻腔等；③鼻部轴位及冠状位 CT 扫描，了解有无鼻腔解剖变异、鼻息肉的范围及各鼻窦有无病变；④术前半小时口服苯巴比妥 0.06g，以加强镇静剂的作用和解除表面麻醉药的中毒作用；⑤为了减少手术中出血，可酌情在手术前半小时肌注立止血 1kU。

### （三）体位与麻醉

仰卧位，常规消毒包头铺巾。根据患者具体情况酌情采用局麻或全麻。局麻患者：1％丁卡因 25ml 加肾上腺素 5～6ml 浸润脱脂棉纱条行鼻腔黏膜表面麻醉、黏膜收缩，纱条在鼻内镜下作鼻腔顶、鼻腔底、中鼻道、总鼻道及息肉根部麻醉，每 5 分钟更换纱条一次，共 3 次。为了手术的顺利进行，还可以用 1％利多卡因 10ml 加 1‰肾上腺素 3 滴，作鼻中隔浸润麻醉和上颌神经阻滞麻醉。酌情经静脉给予镇静剂。全麻患者：全麻成功后生理盐水 20ml 加肾上腺素 5～6ml 浸润脱脂棉纱条行鼻腔黏膜收缩，纱条在鼻内镜下作鼻腔顶、鼻腔底、中鼻道、总鼻道及息肉根部，每 5 分钟更换纱条一次，共 3 次。

### （四）手术步骤

首先在 0°鼻内镜下观察息肉的原发部位，仔细辨认息肉的蒂部，如中鼻甲息肉样变，中鼻道多发性息肉，上颌窦后鼻孔息肉，蝶窦后鼻孔息肉等；如有鼻中隔偏曲，可以先在鼻内镜下行鼻中隔矫正术，拓宽手术进路。若鼻腔内息肉较多，不能观察中鼻甲、钩突等手术标志时，可以先用全自动电动切割器（Hummer刀）、筛窦钳或传统钢丝圈套器摘除大块的鼻息肉，以便确认中鼻甲、钩突。对原发于钩突的息肉，切开钩突后，可以将钩突与息肉一并取出。若为中鼻甲息肉样变，可用全自动电动切割器削薄其外侧缘及前端，使中、下鼻道宽敞，并用 Hummer 刀清除各窦腔及窦口病变组织，游离黏膜及残留的息肉样组织。待手术完成前根据术腔情况选择行中鼻甲骨部分或全切除术,原则上尽量保留中鼻甲以便为术后复查或再次手术留有重要手术标志。术后鼻腔填塞止血材料(可吸收止血纱布、藻酸钙海绵、明胶海绵等)和凡士林油纱条。

### (五)术后处理

1.术后1～2天抽出鼻部填塞物,用吸引器清理术腔分泌物或凝血块。

2.3～4天后再清理一次,术后10天在鼻内镜下清理一次术腔。

3.术后1个月左右再次行鼻内镜检查,一般术腔均已完全上皮化。

4.术后随访十分重要。任何残存的病变黏膜,炎性腐骨,新生的息肉样组织和粘连均应及时处理。残存的有病变的筛窦气房应予开放。若发现上颌窦造口缩小,应及时予以扩大。

5.术后应用抗生素,局部或全身应用类固醇药物,有助于推迟或防止息肉复发。

6.抗组胺药,减充血剂可以作为辅助的治疗方法。

## 六、鼻内镜下后鼻孔闭锁修复术

新生儿中先天性后鼻孔闭锁的发生率约为1/8000,病因发生迄今未全明,大多认为系先天发育缺陷,常伴有其他发育畸形。先天性者,约90%为骨性及混合性;后天性者皆为膜性。骨性的闭锁隔多由扭曲形骨片所构成;混合性者则既含骨片又含软骨。闭锁隔可厚达1～12mm不等。多数在2mm左右,但常为周边厚,中央薄。有时中央可见小孔,但患者仍觉鼻塞。先天性的膜性隔可菲薄如纸,但少见。闭锁隔(或膜)可分为4缘2面:下缘位于腭板上;上缘附着于蝶骨体下;外侧缘与蝶骨翼突内侧板和腭骨垂直板相接;内侧缘多在犁骨侧面;前为鼻面;后为咽面。两面的黏膜分别与所在腔体的黏膜相延续。闭锁隔(或膜)可为完全性或不完全性;单或双侧。女比男多2倍。单侧不完全闭锁常漏诊,凡有阵发性窒息表现的新生儿应考虑本病可能。完全性闭锁会影响面骨发育、高腭弓或硬腭不对称、鼻中隔偏曲、鼻音、失嗅、头痛。诊断靠经鼻触探、滴鼻反流、后鼻孔镜检、鼻咽指检、X线造影、CT,但纤维鼻内镜检查最有用而损伤小。治疗唯赖手术,手术时机有争论,大多是针对先天性者的。尤其对新生儿先天性双侧闭锁者,多数赞成宜早施术。其理由是:①先天性闭锁者中虽90%为骨性,但新生儿的骨板菲薄,骨质柔软较易穿破,若为膜性闭锁则更易施术,因等待愈久,瘢痕或肉芽组织形成的危险愈大;②早建立鼻呼吸有利于面骨正常发育;③施术使之经鼻呼吸是消除窒息危险的根本措施;④新生儿对术后置留的固定物有较强的耐受性;⑤新生儿的住院时间和疗程均短于岁数较大者等。

主张手术缓行者,考虑较多的是患儿的全身状况、手术安全性等问题。建议将手术推迟到1～2岁之后或更晚施行。近年来由于鼻内镜的发展,经鼻内镜后鼻孔闭锁修复术已广泛采用。就手术径路而言目前大致有4种手术进路:

1.经鼻进路　优点是:进路简便,适用于鼻内镜手术;损伤较小,无碍发育;较少受年龄限制,尤宜于婴幼儿患者;膜性闭锁者也多用此路径。缺点是:术野受限,伴鼻腔狭窄或硬腭高拱者尤其受限;暴露不充分,难以切除足够的犁骨后缘,有损伤咽鼓管和颅底的可能性,对坚硬厚实的闭锁板无能为力;术后较易发生狭窄或闭锁。

2.经腭进路心其优点是　可在较广的直视术野下彻底去除闭锁隔;适用于其他术式失败的病例或厚实的骨性隔;能有效地获得黏膜瓣,使之覆盖新建后鼻孔的创面,以减少瘢痕组织形成,手术彻底,扩张时间短。缺点是,手术时间偏长,手术创伤较大,出血较多,妨碍术后经口进食,需要大块切除硬腭的后三分之二,不利婴幼儿颌骨发育,不适用于新生儿。

3.经鼻中隔进路　术中需切除犁骨后缘,有可能影响婴幼儿鼻腭部发育,故只适用于8岁以上儿童,或需要同时行鼻中隔矫正术或鼻成形术者。

4.经上颌窦进路　手术不沿中线进行,视野受限,损伤较大,仅适用于成年人。因后两者有可能影响患儿的鼻中隔和上颌的发育,极少施用。术式多在前两者中酌情选择。

### (一)适应证

1.先天性后鼻孔闭锁。

2.后天性后鼻孔闭锁。

### (二)鼻内镜下后鼻孔闭锁修复术的优点

包括:①直视下操作,视野清楚,动作准确,损伤轻,手术成功率高;②可以同时行双侧手术;③适用于任何年龄段的患者;④可同时处理鼻腔、鼻窦疾病,也可在鼻内镜下对存在的鼻腔、鼻窦变异进行预防性矫正。

### (三)术前准备

1.CT轴位扫描　了解是骨性还是膜性闭锁,闭锁板的范围及其与毗邻结构的解剖关系。

2.常规鼻内镜检查　了解闭锁板的位置,范围及其与鼻内临近结构(颅底,鼻咽后壁,咽鼓管圆枕等)的关系。

### (四)体位与麻醉

平卧,肩下垫枕,头后仰位,头略偏向右侧。气管内插管全麻。应用鼻减充血剂收缩鼻腔黏膜。在鼻咽部放置纱布团,作为定位标志。1%利多卡因加1‰肾上腺素溶液注射于下鼻甲行局部浸润麻醉。

### (五)手术步骤

1.应用4mm 0°鼻内镜:如婴儿鼻腔太窄,可以选用2.7mm鼻内镜。仔细识别和判断后鼻孔闭锁的位置和范围。闭锁隔(板)的外侧界是中、下鼻甲,内侧界是鼻中隔,上界为蝶窦,下界为鼻腔底。

2.应用镰状刀在闭锁板前面做一个十字或工字形黏骨膜切口,用小剥离子仔细剥离黏骨膜,将黏骨膜瓣向周围翻转,充分显露黏骨膜后方的闭锁骨板。

3.若为膜性闭锁,可直接将闭锁板打开。

4.在闭锁的骨板上常有一小孔,可以用小吸引器头,电钻或其他合适的器械扩大这一骨孔。如找不到闭锁板上的骨孔,可以在闭锁骨板的内下部钻一骨孔,此处骨质较薄也最安全。

5.将骨孔向外侧扩大至腭骨垂直板和翼内板,向下达腭骨水平板,向内达鼻中隔,向上至蝶窦。扩大闭锁板的骨孔时,注意不要损伤鼻咽侧壁的黏骨膜、咽鼓管、颅底、蝶腭神经、血管束及蝶窦等重要结构。

6.用黏骨膜瓣覆盖裸露的骨质。放入柔软,合适的聚乙烯扩张管。扩张管的后端要超过新形成的后鼻孔,将扩张管的前端缝合固定于鼻小柱上。

7.电凝或射频充分止血,酌情填塞鼻腔,结束手术。

### (六)术后处理

1.应用足量有效的抗生素1周,预防感染。

2.对婴幼儿,应严密观察,加强护理:如给氧、吸痰、除痂等。

3.术后早期,对留置于新生儿鼻中的扩张管,须予以特别重视:保持通畅,严防脱落,以保障有效的"用鼻"呼吸。床边宜预备同型号的硅胶扩张管,以防管腔堵塞或扩张管脱落发生窒息。

4.术后48小时抽出填的凡士林纱条,每日精心换药。

5.局部治疗:可给予1‰～3‰链霉素液滴鼻、应用润滑油,雾化吸入疗法,防止鼻腔干燥。

6.6～8周后拔除扩张管。

## 七、鼻内镜下腺样体切除术

腺样体位于鼻咽顶后壁中线处,在正常生理情况下,6～7岁发育至最大,青春期后逐渐萎缩,在成人则基本消失。若腺样体增生肥大,且引起相应症状者,称腺样体肥大,为一病理现象。本病最多见于儿童,且常合并有慢性扁桃体炎。一经确诊,应尽早施行腺样体切除术,以使症状能得到改善,营养及发育状况尽快趋于正常。本病预后良好,但已出现"腺样体面容"和胸廓畸形者,则难以恢复到正常水平。

腺样体切除术常与腭扁桃体切除术同时施行,亦可以单独切除腺样体。以往常用手术方法为腺样体切除器切除法及腺样体刮匙刮除法。近年来鼻内镜下腺样体切除法已逐渐在推广应用。

### (一)适应证

1.腺样体肥大引起张口呼吸、打鼾或有闭塞性鼻音者。

2.腺样体肥大可堵塞咽鼓管咽口,引起分泌性中耳炎出现听力下降者;或导致化脓性中耳炎反复发作,久治不愈者。

3.已形成"腺样体面容",并有消瘦、发育障碍者。

4.腺样体肥大伴鼻腔、鼻窦炎症反复发作,或上呼吸道感染频发者。

5.经多次局麻下刮除术仍有残留体引发症状者。

### (二)禁忌证

与扁桃体切除术基本相同。有腭裂畸形者,因术后可能出现开放性鼻音,也是禁忌证之列。

### (三)术前检查

同扁桃体切除术。

### (四)鼻内镜下腺样体切除术的优点

其优点:①直视下操作,准确切除腺样体组织,避免损伤咽鼓管圆枕,减少术后引起咽鼓管功能不全的危害;②在直视下使用低温等离子或激光止血彻底,术后基本无出血;③直视下操作,可避免由刮匙使用不当所致咽壁损伤及软腭轻瘫;④鼻内镜下腺样体切除使用电动切割吸引器、等离子消融术等,可避免使用刮匙时切除的腺样体坠入喉入口或气管内,引起窒息的危险。

### (五)体位与麻醉

仰卧位。常用鼻咽黏膜表面麻醉:成人一般采用局麻,儿童可采用全麻。

### (六)手术方法

1.经鼻鼻内镜引导下鼻腔腺样体刮除术　①首先用1%～2%丁卡因加1‰肾上腺素脱脂细纱条收缩鼻甲及黏膜表面麻醉;②1%利多卡因加1‰肾上腺素溶液注射于腺样体基底部,行局部浸润麻醉;③对于有鼻中隔偏曲者,可以先行鼻中隔成形术;④将25°或30°鼻内镜经鼻腔插入鼻咽部,观察咽鼓管开口及腺样体肥大的情况;⑤应用直钳经鼻腔切除部分肥大的腺样体送病检。⑥术中可采用Hummer刀或等离子消融术等切除腺样体并用等离子、射频或激光止血。

2.经口鼻内镜引导下腺样体刮除术　对于儿童鼻中隔偏曲不适合行鼻中隔矫正术者或鼻腔狭窄者宜采用此法。①口腔置入Davis开口器暴露口咽部,如合并扁桃体肥大,先行扁桃体摘除术;②用两根导尿管分别由左右鼻腔插入并由口腔牵出,与留于前鼻孔之外的一端系在一起,将两端用钳夹固定,软腭即被向上牵拉,充分暴露鼻咽部;③连接70°鼻内镜与光源和显示系统后,置入口腔,通过调整鼻内镜的位置和角度,视野由前向后、由下而上对准鼻咽部,使肥大的腺样体和鼻咽部结构显示在监视器上;④选择大小适当的腺样体刮匙,直视下套于腺样体基部,按常规方法刮除,也可采用全自动电动切割器或等离子消融术等切除腺样体,并用等离子、射频或激光止血;⑤鼻咽顶部、咽隐窝处及靠近咽鼓管圆枕或咽侧索处残留的淋巴组织,用刮匙难以刮除干净且容易损伤正常结构,尤其是由后鼻孔突入鼻腔的部分,最好在直视下采用鼻腔电动切割吸引器或等离子消融术等切除之。

3.经鼻鼻内镜下经口腺样体刮除术　方法同上,经鼻腔插入鼻内镜,在鼻内镜引导下经口切除腺样体。

### (七)术后处理

1.用 0.5%～1%麻黄碱滴鼻剂滴鼻,每日 3～4 次,持续 2～3 天。

2.酌情全身应用抗生素 3～5 天。

3.酌情行咽鼓管吹张术。

## 八、鼻内镜下鼻咽部手术

鼻咽部在常规检查中不易看清,鼻内镜技术的发展为这个深在、隐蔽不易窥视的部位的检查与治疗开辟了一条新路。

### (一)适应证

适应证有:①咽囊炎;②鼻咽部良性肿瘤(青少年鼻咽血管纤维瘤,多形性腺瘤);③巨大上颌窦后鼻孔息肉;④鼻咽部活检;特别是间接鼻咽镜活检为阴性,而临床又高度怀疑为恶性肿瘤,须再次取活检的患者;⑤处理腺样体切除术后出血;⑥咽鼓管咽口手术。

### (二)体位与麻醉

仰卧位,常规消毒铺巾。常用 1%～2%丁卡因行口咽鼻咽黏膜表面麻醉;成人一般采用局麻,儿童可采用经口腔气管插管,全身麻醉。

### (三)手术方法

其步骤:①口腔置入 Davis 开口器暴露口咽部,如合并扁桃体肥大,先行扁桃体摘除术;②用两根导尿管分别由左右鼻腔插入并由口腔牵出,与留于前鼻孔之外的一端系在一起,将两端钳夹固定,软腭随被向上牵拉,充分暴露鼻咽部;③连接 70°鼻内镜与光源和显示系统后,置入口腔,通过调整鼻内镜的位置和角度,在监视器上显示鼻咽部结构;④手术可以用双手操作。轻轻转动 70°内镜,可以清楚地看到整个鼻咽部各结构;⑤对于鼻咽部良性肿瘤、息肉等,可以在直视下应用 45°或 90°鼻内镜,用筛窦咬钳切除或采用鼻腔电动切割吸引器或等离子消融术等切除。若疑为恶性肿瘤,可钳取 1～2 块可以组织送病检,若有出血可以在直视下采用射频、低温等离子或激光止血。

### (四)术后处理

包括:①卧床休息,用 0.5%～1%麻黄碱滴鼻剂滴鼻每日 3～4 次,持续 2～3 天;②酌情全身应用抗生素 3～5 天;③根据具体情况,定期复查。

(马佐鹏)

# 第三节　鼻窦手术

## 一、鼻内镜下上颌窦手术

据 MesserHinger 等研究,上颌窦黏膜的纤毛运动方向朝向自然开口,经中鼻道做上颌窦自然开口扩大术符合上颌窦黏膜纤毛的生理特点,有利于窦内分泌物引流。上颌窦的通气和引流功能恢复后,保留的窦内炎性黏膜可以发生可逆性转变,逐渐恢复正常的纤毛清理和腺体分泌功能。中鼻道上颌窦造口术优于下鼻道上颌窦开窗术,目前鼻内镜下上颌窦手术是治疗慢性上颌窦炎的首选方法。

### (一)适应证

1.上颌窦异物(例如子弹)。

2.上颌窦息肉、真菌团块。

3.上颌窦化脓性炎症、真菌性上颌窦炎。

4.上颌窦黏膜囊肿、黏液囊肿。

5.上颌窦内异位牙齿。

6.上颌窦恶性肿瘤可疑者的探查或活检等。

### (二)术前准备

同鼻内镜下鼻息肉切除术。

### (三)体位与麻醉

仰卧位,头部略垫高,常规消毒铺巾,采用局麻或全麻。局麻采用1%利多卡因10ml加1‰肾上腺素3滴做翼腭窝浸润麻醉、眶下神经阻滞麻醉、1%丁卡因加1‰肾上腺素长纱条填塞于同侧下鼻道和总鼻道内作表面麻醉。

### (四)手术步骤

1.在4mm 0°鼻内镜下,用镰状刀切除钩突:此时应完整切除钩突的后下部,否则会给寻找和扩大上颌窦自然开口带来困难,而且容易造成术后窦口引流不畅或闭塞。

2.切除钩突后,在30°或70°鼻内镜下寻找上颌窦自然开口,上颌窦自然开口位于筛漏斗的中、后部,可以用弯吸引器头在下鼻甲上方按压、探查,若有脓性分泌或气泡溢出,有助于识别上颌窦自然开口。先行上颌窦自然开口扩大术,以上颌窦开口为标志,不容易损伤眼眶。

3.找到上颌窦开口后,用不同角度的咬钳,黏膜钳和反张咬钳(或不同方向的全自动电动切割器)向前下方向或向后扩大,至前后径10~20mm,上下径8~10mm(也有人认为应扩大至2.0cm×1.5cm);不要环形扩大上颌窦自然开口,以免术后窦口瘢痕狭窄。

4.既往有手术史者,局部结构紊乱。上颌窦自然开口不易辨认。可以经下鼻道穿刺上颌窦注入冲洗液,同时在鼻内镜下观察冲洗液或脓性分泌物从鼻腔外侧壁流出的部位,来确定上颌窦开口,也是一种准确可靠的方法。

### (五)术后处理

主要术后处理:①术后采用半卧位,进半流质饮食;②术后用抗生素1周,术后第2天复查,抽出鼻腔内部分纱条;③术后1个月内每15天在鼻内镜下复查一次,清理术腔结痂及分泌物,处理上颌窦开口处的水肿黏膜,若有窦口闭塞,应予扩开;④酌情全身或局部使用糖皮质激素。⑤术后1个月后每月复查一次,共随访1年。

### (六)并发症

主要并发症:①鼻出血、眼睑瘀血、青紫;②纸样板损伤、眼眶蜂窝织炎、眼眶血肿、视神经损伤、内直肌损伤和鼻泪管损伤;③脑膜损伤、脑膜炎、皮下气肿和皮下感染;④上颌窦积脓和鼻腔粘连。

## 二、鼻内镜下上颌窦后鼻孔息肉切除术

1906年Killian首先发现后鼻孔息肉和上颌窦的关系。所谓上颌窦后鼻孔息肉(ACP)也称Killianpolyp,即起源于上颌窦,从自然开口脱出到中鼻道、后鼻孔甚至脱垂到鼻咽部的息肉。ACP 占全部鼻息肉的 4%～6%,在儿童患者中发病率更高。传统治疗方法是经鼻腔或口腔简单撕脱息肉,但复发牢较高,采用柯、陆氏手术,虽能较彻底清除上颌窦内病变,但损伤较大,不适于儿童患者。目前,由于鼻内镜技术的成熟,鼻内镜下上颌窦后鼻孔息肉切除术已成为 ACP 的首选术式。

### (一)术前准备

1.同鼻内镜下鼻息肉切除术。

2.鼻窦轴位及冠状位 CT 扫描,观察患侧鼻窦情况。

### (二)体位与麻醉

仰卧位,常规消毒铺巾。局麻:1%～2%丁卡因加 1‰肾上腺素脱脂棉纱条收缩、麻醉鼻腔黏膜。1%利多卡因加 1‰肾上腺素溶液注射于鼻丘及钩突前方黏膜下行局部浸润麻醉。儿童可用全麻。

### (三)手术步骤

1.在 4mm 0°鼻内镜下,用镰状刀切除钩突尾端。去除钩突尾端后,常可见到上颌窦自然开口宽大(因息肉压迫所致)。

2.应用剪刀剪断息肉的蒂部,用筛窦咬钳将息肉的鼻腔部分从鼻腔取出(图 21-9)。若息肉巨大,也可以从口腔取出。

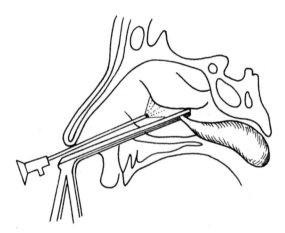

**图 21-9　用筛窦咬钳将鼻腔部分的息肉取出**

3.应用带角度的咬钳切除息肉的窦内部分,应用反张咬钳扩大上颌窦自然开口。若上颌窦自然开口有副口,应当将上颌窦自然开口与副口连通。

4.在 30°和 70°鼻内镜下,用吸引器吸除上颌窦内潴留的分泌物,或用各种角度的切割器清理上颌窦内残留的息肉、增厚的黏膜和(或)囊肿。

5.妥善止血,酌情选用明胶海绵、藻酸钙海绵、可吸收止血纱布或凡士林纱条轻轻填塞鼻腔。

### (四)术后处理

同鼻内镜上颌窦手术。

## 三、鼻内镜下额窦切开术

额窦手术有鼻内和鼻外两种方法。鼻外途径的额窦手术和骨成形瓣额窦闭塞术是慢性额窦炎的传统治疗方法,鼻外手术因颜面部切口造成面部瘢痕,影响美观。

传统的鼻内手术非直视下手术,术野小、难度大,难以彻底消除病变,而且常因鼻额管瘢痕狭窄而导致病变复发。自80年代以来由于鼻内镜的广泛应用,经鼻内途径治疗额窦炎的报道渐多,因具有直视下操作,避免皮肤切口等优点,受到普遍青睐。鼻内镜下额窦切开术手术创伤小,而且可以避免传统手术的弊病,是额窦手术的较佳选择。

## (一)适应证

1.额窦黏液囊肿、骨瘤或异物。

2.慢性额窦炎,额鼻管阻塞,有经常性剧烈头痛,症状持续6个月以上经保守治疗无效。

3.额骨骨髓炎。

4.慢性额窦炎,经常反复急性发作,保守治疗无效者。

5.真菌性额窦炎。

## (二)术前准备

1.鼻腔内镜检查　注意有无鼻息肉、鼻中隔偏曲等。

2.CT扫描　采用冠状位和轴位扫描,可显示额窦大小及范围、前后骨壁情况和窦腔内黏膜有无增厚。

3.通过以上检查初步判断额窦病变的性质。

## (三)体位与麻醉

仰卧位,常规消毒铺巾。局麻:1％～2％丁卡因加1‰肾上腺素脱脂棉纱条收缩、麻醉鼻腔黏膜。1％利多卡因加1‰肾上腺素溶液注射于鼻丘及钩突前方黏膜下行局部浸润麻醉。儿童可用全麻。

## (四)手术步骤

1.在4mm 0°鼻内镜直视下,行中鼻甲附着处前、上部的鼻腔外侧壁以及中鼻甲黏膜下注射1％利多卡因加1‰肾上腺素溶液行局部浸润麻醉。

2.在4mm 0°鼻内镜下,用镰状刀切开钩突黏膜,要完整分离,切除钩突上端,以充分暴露额隐窝。

3.咬开筛泡,开放前组筛窦,显露筛顶和筛前动脉。应用咬骨钳,向上、向外咬除鼻丘气房和部分中鼻甲前上端附着处。正确辨认前筛顶是额窦切开术的重要步骤。以前筛顶作为解剖标志,可以保证手术的安全性。去除鼻丘扩大额隐窝的手术入路时,应注意不要损伤泪囊。

4.通过以上步骤可以清楚显示额隐窝和额窦开口处的情况,用带角度的咬钳,明视下清理额隐窝和额窦开口周围的病变组织。

5.若额窦开口不明显,可以用3～4mm弯吸引导管轻轻探查。找到额窦开口后判断开口的通畅程度。如额隐窝内有多个开口,额窦开口通常位于最内侧。

6.开放额窦开口的直径一般要保证4～6mm,如果额窦开口狭窄(直径小于2mm),可以用小刮匙细心清理额窦前方的骨质。向前扩大额窦开口一般不会造成颅脑损伤。不要环形搔刮额窦开口的黏膜,以免术后再度形成瘢痕狭窄。

7.本术式的重点是清除阻塞的气房,尤其在一些鼻丘气房、终末气房和筛泡气房过度发育阻塞额隐窝时,这些气房被开放后容易误认为额窦已开放。一些残留的薄骨片紧紧与额隐窝相贴,术中需要仔细剥离,因此,Stammberger将此术形象的喻为"剥蛋壳手术"。

8.扩大额窦开口后,经额窦开口置入4mm引流扩张管。

9.将扩张管的末端缝合固定在鼻腔外侧壁或鼻中隔。若无出血,可以不行鼻腔填塞。

## (五)术后处理

主要有:①术后全身应用抗生素;②清理术腔,术后每周2次,至少清理2周;③额窦引流扩张管保留1～3个月;④给予鼻腔减充血剂及激素鼻喷剂;⑤术后15天行鼻内镜复查,如果额窦开口良好,可1个月后再来复诊,以后每月复诊 1 次,随访 1 年。

### (六)并发症

主要并发症:①额窦开口瘢痕狭窄、闭塞,额窦炎复发;②颅底损伤、脑脊液鼻漏;③眼睑瘀斑;④中鼻甲与鼻腔外侧壁粘连;⑤损伤筛前动脉引起眶内血肿,重则可能导致失明。

## 四、鼻内镜理经鼻额窦底切除术(改良的 Lothrop 手术)

1914 年 Lothrop 曾采用鼻内外联合进路,经眉弓做 Lynch 切口,切除额窦底内侧,去除额窦间隔和鼻中隔上部,然后经鼻行单侧或双侧前筛窦切除,手术后形成大而永久性额鼻通道,使双侧额窦引流至共同的通道。

当时,由于设备条件所限,术中无法清楚地看到鼻内结构而且术后常有眶软组织向内塌陷阻塞额窦引流通道,因此未被大多数医师所接受。直到 20 世纪 80 年代,鼻内镜外科技术的日趋成熟、高分辨率 CT 影像学检查技术在鼻科的广泛应用和先进磨钻技术的发展,Lothrop 手术才又受到人们的重视。Becker 和 Gross 等将传统的经鼻外径路切除额窦底术式改良为经鼻内镜下额窦底切除手术(MELP),该术式为解决额窦疾病提供了新的选择,并广泛用于复杂额窦疾病的手术治疗。

### (一)鼻内镜下经鼻额窦底切除术的优点

其优点有:①无面部切口,不影响美容,不损害前额感觉;②保留窦前壁不发生软组织塌陷;③保留额鼻管后方黏膜并且额鼻通道口较大不易发生狭窄;④鼻内镜直视下操作、动作准确、损伤小、疼痛轻、额部和眼眶周围肿胀反应轻;⑤可以同时处理前组筛窦的病变;⑥建立了生理性鼻额通道;⑦术后鼻内镜检查方便,即使开口狭窄也能及时处理。

### (二)适应证

主要适应证:①慢性额窦炎,经保守治疗、鼻外额窦进路手术或鼻内镜下额窦切开术后复发;②额窦黏液囊肿、额隐窝肿瘤或额窦囊肿、额隐窝或额窦广泛息肉;③外伤性额窦炎、额窦外伤性囊肿;④额窦骨折,累及额鼻引流;⑤鼻外进路难治性额窦炎(RCFS)。

### (三)术前准备

同鼻内镜下额窦切除术。

### (四)体位与麻醉

同鼻内镜下额窦切除术。

### (五)手术步骤

1.常规经鼻清除一侧额隐窝气房后,开放额窦自然口。通常选择额隐窝正常一侧手术;双侧病变者,选择额隐窝较宽侧先行额窦开放手术。首先在鼻内镜下行一侧筛窦切除术和额窦切开术。

2.对于额窦自然开口不易确定的,可于眉弓内侧经刺入性微切口将微型环钻套管置入额窦,注入盐水和荧光素混合液有助于认清窦口。

3.找到一侧额窦开口后,以额窦口后缘(额窦后壁)为安全界,向前切除对应之鼻中隔前上部分,形成前为鼻骨后面、后为额窦口后缘约 2.0cm×2.0cm 缺损区,便于手术器械从任一侧鼻腔均可到达对侧鼻腔外侧壁。鼻中隔上端颅底附着缘对应额窦底板,沿一侧已开放额窦内壁(额中隔)为标志,电钻磨除以鼻骨后面为前界、额窦口后缘为后界的鼻中隔上缘,即额窦底板。

4.开放对侧额窦后,在鼻内镜直视下,应用切削钻充分切除鼻内额窦底。

5.通过额窦底造口,切除或用电钻磨除额窦内全部骨隔。在鼻内镜下可以观察整个额窦,此时额窦的引流区比正常情况扩大了 7～10 倍。

6.应用各种手术钳,如长颈钳或筛窦咬钳,在 25°或 70°鼻内镜下,可以经额窦底造口在直视下切除额窦内息肉或黏液囊肿。手术后鼻内额窦底开放至少 15mm×20mm,从而形成一个连通两侧额窦、鼻腔的共同开口,额窦后壁黏膜未触动,可以作为额窦开口再上皮化的来源。

7.注意整个手术过程中手术器械要远离菲薄的额窦后板和筛前动脉操作,以避免不必要的损伤。

### (六)术后处理

主要处理:①额窦内不需填塞或放置扩张管;酌情填塞鼻腔;②手术前后全身或局部使用类固醇激素;③手术前后全身应用抗生素;④手术后第 2 天抽出鼻腔内纱条,可以用生理盐水冲洗鼻腔,2～3 次/d;⑤手术后第 7 天,在鼻内镜下清理术腔,以后每 2 周清理一次,连续 1～2 个月。

### (七)并发症

同鼻内镜下额窦切开术。

## 五、鼻内镜下筛窦切除术

筛骨迷路由多个小气房组成,变异较大,且位于各鼻窦的中心,与眼眶、颅前窝仅隔一薄骨板,紧密相邻,它体积不大而位置较深,因此施行筛窦手术有相当的困难和危险性。传统的筛窦切除手术的途径有鼻外、鼻内及经上颌窦三种,随着鼻内镜技术的成熟,鼻内镜下筛窦切除术已为广大鼻科医师所接受。

筛窦切除术有以下几种方法:

1.鼻外筛窦切除术　1933 年 FemsSmith 最早介绍,通过鼻内筛窦切除术不能彻底处理的筛窦病变或其并发症,均宜考虑施行鼻外筛窦切除术。目前则主要用来治疗鼻窦的良、恶性肿瘤。

2.鼻内筛窦切除术　鼻内筛窦切除术,是经鼻腔刮除全部病变筛窦气房,以治疗慢性筛窦炎的常用手术。传统的鼻内筛窦切除术是用鼻镜窥视,额镜照明,难以清楚地观察深在的隐窝,手术并发症约在 1%～3%左右,手术成功率约为 44%～83%。

3.经上颌窦筛窦切除术　或称德利马手术,此术适用于处理多组鼻窦炎。优点是:经上颌窦明视下进行筛窦手术,较为安全;不切除中鼻甲,鼻腔的生理功能得以保存;损伤鼻腔内组织很少,故术中出血也少。

4.鼻内镜下筛窦切除术　近 20 年来随着鼻内镜技术的发展,将筛窦切除术推向了一个崭新的阶段。

### (一)鼻内镜下筛窦切除术的优点及缺点

1.其优点有　①通过应用各种角度的鼻内镜,基本上解决了观察问题;②可以在局麻下手术;③直视下手术,操作准确,损伤小;④无面部瘢痕;⑤术后随访检查简单。

2.缺点有　①手术时鼻内镜容易受血液污染,使得鼻内镜及手术器械需反复进出鼻腔,容易造成鼻腔黏膜损伤和术后鼻腔粘连;②手术视野缺乏立体感、层次感。

### (二)鼻内镜下筛窦切除术的适应证

1.中鼻道、中鼻甲的多发性息肉,特别是鼻息肉切除术后屡发者。

2.慢性筛窦炎症状明显,经保守治疗无效。

3.对于某些原因不明的球后视神经炎、筛窦切除术后可望提高视力。

4.用作额窦或蝶窦手术的前置手术。

5.对多鼻窦炎,在行鼻内筛窦切除术的同时开放其他鼻窦的自然开口,效果较好。

6.经筛窦鼻窦黏液囊肿减压引流术。

### （三）鼻内镜下筛窦切除术的禁忌证

1.鼻腔急性感染者。

2.CT 证实有纸样板、筛顶或筛板骨质缺损。

3.一侧眼视力丧失的患者。

4.全身患较严重疾病，如高血压、心肺功能不全者或出血性疾病。

### （四）体位与麻醉

仰卧位，头部垫高并略右转，常规消毒铺巾。其余同鼻内镜下额窦切除术。

### （五）手术步骤

1.在 4mm 0°鼻内镜下，用镰状刀切开钩突黏膜，用小剥离子或镰状刀分离钩突黏膜及其骨质，进入筛漏斗，将充分游离的钩突切除。切除钩突后，可以看到占据中鼻道前端的呈半圆形的筛泡，其上部稍窄，可见到一引流开口，下部稍宽大。

2.筛泡的前壁较薄，用剥离子或吸引器轻压即可进入，也可用锐利直钳直接开放。少数病例筛泡骨质增厚，可使用骨凿或电钻开放。开放筛泡时，第一钳应在筛泡的内、下部，靠近中鼻甲侧，以免不慎损伤纸样板（如果患者合并有上颌窦病变可先行中鼻道上颌窦自然开口开放术。可为开放筛窦手术提供参考标志）。

3.清理前组筛窦后，可以显露筛窦顶、额突、中鼻甲基板、纸样板和额隐窝。

4.应用直筛窦咬钳，在 0°鼻内镜下，在中鼻甲基板垂直板与水平板交角处靠近中鼻甲的位置咬开中鼻甲基板进入后组筛窦（有时中鼻甲基板的中央有明显引流通道，可直接由此进入后组筛窦），术中要保留中鼻甲基板的水平部，以避免术后中鼻甲移位。

5.用直钳或切割器细心清理前、后组筛窦气房的病变黏膜和菲薄的骨隔，直达蝶窦前壁，在打开最后筛房时，可见到蝶窦前壁与眶尖纸样板形成的夹角，此处常可见到稍隆起的坚硬骨质，即视神经隆突，也即视神经眶口的内侧缘。由于隆突骨质较厚一般不会损伤，但应注意 Onodi 气房，鼻内镜手术的视神经损伤多源于此。

另外手术应尽量保留正常黏膜。筛窦手术完成后，整个筛窦就成为一个空腔：上界为筛窦顶和额窦开口，外界为筛骨纸样板，内界为中鼻甲外侧面，下界为下鼻甲上缘。

### （六）并发症

1.手术中损伤纸样板，可以引起眼睑瘀斑，若有内直肌损伤，可以造成永久性复视，严重者还可以形成眼眶血肿。

2.颅底损伤，脑脊液鼻漏。

3.手术中损伤筛前动脉可以引起比较剧烈的出血。

筛前动脉的近心端缩回眼眶，可以引起眶内血肿，重则可能导致失明。

4.损伤鼻泪管及泪囊。

5.中鼻甲与鼻腔外侧壁粘连。

6.气化良好的后组筛窦和蝶窦外侧壁与视神经关系密切，手术时切勿损伤，以免造成失明等严重并发症。

### （七）术后处理

主要为：①酌情填塞鼻腔；②手术前后全身或局部使用类固醇激素；③手术前后全身应用抗生素；④手术后第 2 天抽出鼻腔内纱条，可以用生理盐水冲洗鼻腔，2～3 次/d；⑤手术后第 20 天，在鼻内镜下清理术腔，以后每 2 周清理一次，连续 3～6 个月。

## 六、鼻内镜下蝶窦切开术

因位于颅底的蝶窦解剖部位深在,以及蝶窦周围非常重要的毗邻关系,蝶窦疾病又缺乏典型症状,容易误诊或漏诊,以往对于蝶窦疾病的诊断及治疗十分棘手。

近年来,由于 CT、MRI 以及鼻内镜在临床上的广泛应用,特别是影像导航系统的临床应用,使鼻内镜下蝶窦切开术日趋成熟。

蝶窦手术有以下几种进路:①经鼻腔直达蝶窦前壁;②经鼻中隔进路;③经鼻外筛进路;④经上颌窦进路;⑤经上鼻甲进路;⑥经中鼻甲进路;⑦经鼻内筛窦进路。

### (一)鼻内镜下蝶窦切开术的优点

主要优点:①手术进路直接,安全,损伤小;②视野清晰,出血少;③深部照明好,操作准确,成功率高;④避免了颜面切口;⑤术后随访检查方便。

### (二)适应证

适应证:①孤立性蝶窦炎;②蝶窦黏液囊肿;③蝶窦真菌病;④蝶窦异物;⑤垂体瘤手术的前置手术。

### (三)术前准备

术前准备包括:①术前详细检查鼻腔,有炎症者,可用 1%～3% 链霉素滴鼻,对于伴有变应性病因的患者,手术前可以给予类固醇药物治疗;若有鼻窦感染手术前 1 周应给予抗生素治疗;②术前 1 天剪除鼻毛,清洁鼻腔等;③鼻部冠状位 CT 和水平位 CT 扫描,了解有无鼻腔解剖变异、鼻息肉的范围、各鼻窦有无病变及判断蝶窦病变性质和程度;④术前半小时口服苯巴比妥 0.06g,以加强镇静剂的作用和解除表面麻醉药的中毒作用;⑤为了减少手术中出血,可酌情在手术前半小时肌注止血药。

### (四)体位与麻醉

同鼻内镜下鼻息肉切除术。

### (五)手术步骤

鼻内镜下蝶窦切开术有以下三种进路:

1.经上鼻甲进路 ①应用剥离子将中鼻甲向外侧骨折移位,将 4mm 0°鼻内镜从中鼻甲内侧和鼻中隔之间插入,寻找蝶窦开口。蝶窦开口常位于上鼻甲与鼻中隔之间的蝶筛隐窝内;②为了充分显露蝶窦开口,可以将上鼻甲全部或部分切除。为减少出血可先在预剪切部位进行射频烧灼;③用筛窦钳将已切开的上鼻甲切除。切除上鼻甲时应当向下用力,且勿左右摇动,将上鼻甲从附着处离断、取出;④蝶窦开口通常位于上鼻甲残端与鼻中隔之间的狭窄间隙内。应用小刮匙或小吸引管经蝶窦开口探入蝶窦后,使用微型鼻内镜电钻或 Kerrison 咬骨钳,从蝶窦开口向下、向上咬除蝶窦前壁。向下达蝶窦底,向上至蝶筛板交界处。注意辨认视神经管、Onodi 气房和颈内动脉,注意操作不要向外以免损伤视神经、颈内动脉等。用 0°和30°鼻内镜依次观察外侧壁下方的颈内动脉压迹,呈淡蓝色;外侧壁上方的视神经压迹和顶壁。蝶窦顶壁实为蝶鞍底壁。注意有无骨质破坏及脑脊液鼻漏。只要在上鼻甲残端内侧操作,则损伤视神经和颈内动脉的危险极小;⑤应用小刮匙、蝶窦咬骨钳或微型鼻内镜电钻扩大蝶窦前壁至 5～10mm,以减少再度闭塞的可能性。

2.经中鼻甲进路 ①在 4mm 0°鼻内镜下用剥离子将中鼻甲向鼻中隔方向骨折移位,用鼻内镜剪刀切除中鼻甲的后上 1/2。如鼻腔比较宽大,也可以不切除中鼻甲。第一剪在中鼻甲的前上部,第二剪在中鼻甲的后下部,用直筛窦咬钳将切除的中鼻甲取出;②准确定位蝶窦前壁是手术的关键,一般有两种定位方法:一是在中鼻甲后上方有时可见蝶窦自然开口;二是在鼻后孔上缘1.0～1.5cm处即蝶窦前壁;③用吸引管或小刮匙在内侧,靠近鼻中隔的部位进入蝶窦(此处通常是蝶窦开口的位置);④将蝶鞍前壁向下、向内扩大。向上扩大时应格外小心;以免打开蝶窦顶壁,并发脑脊液漏。蝶窦外侧壁有视神经和颈内动脉等重要结构,因此,向外侧扩大时,应注意不要损伤视神经和颈内动脉;⑤若为蝶窦炎、充分开放蝶窦前壁即可,不必摘除窦内黏膜;若为黏液囊肿,开放蝶窦前壁和囊肿壁,充分引流囊肿即可,不必摘除所有囊肿壁。蝶窦的前壁开放之后可以将鼻内镜插入蝶窦,观察窦内情况;⑥妥善止血,酌情填塞鼻腔。

3.经筛窦进路　如患者合并有筛窦病变,首先在鼻内镜下完成筛窦切除术。辨认蝶筛角,即后组筛窦顶与蝶窦前面呈90°相交的部位,蝶窦前壁通常呈淡蓝色,提示在骨壁后面有一个含气间隙。后组筛窦顶的内面有硬脑膜,通常呈淡黄色或白色。虽然可以在靠近鼻中隔的部位向内、下方向打开蝶窦前壁,但是,为了安全起见,最好先找到蝶窦自然开口,再予扩大。对于新手或仅有蝶窦病变的患者,最好采用经上、中鼻甲寻找蝶窦开口行蝶窦切开术。以减少手术损伤和手术风险。

将蝶窦前壁扩大到足够大之后,分别插入0°或30°鼻内镜,辨认蝶窦外侧壁的视神经管和颈内动脉隆起,以免损伤。通常,将蝶窦前壁开口扩大到5～10mm,可以保证蝶窦长期通气、引流。

### (六)术后处理

术后处理要点:①手术后1～2天抽出鼻部填塞物,用吸引器清理术腔分泌物或凝血块;②3～4天后再清理一次,此后术后10天在鼻内镜下清理一次术腔;③术后1个月左右再次行鼻内镜检查,一般术腔均已完全上皮化;④手术随访十分重要。任何残存的病变黏膜,炎性腐骨,新生的息肉样组织和粘连均应及时处理。若发现蝶窦造口缩小,应及时予以扩大;⑤手术后应用抗生素,有助于推迟或防止息肉复发。

## 七、鼻窦真菌病的鼻内镜手术

随着抗生素及激素在临床的广泛应用,细菌学、血清学、组织病理学和放射学的技术发展,使得对真菌感染的认识不断提高,真菌性鼻窦炎的报道逐年增多。鼻腔、鼻窦真菌病中以曲霉菌感染最为多见。发病因素:①局部因素:各种原因所致的鼻腔、鼻窦通气引流受阻,如慢性鼻炎,鼻息肉,鼻中隔偏曲,钩突肥大等;②全身因素:与长期应用广谱抗生素、抗肿瘤药物及激素类药物;全身免疫功能低下(如糖尿病,恶性肿瘤、年老、血液病、放疗、化疗后)有关。既往对鼻窦曲霉菌病多采用上颌窦根治术(Caldwell-Luc手术)和鼻外筛蝶窦手术。鼻内镜手术为鼻部真菌病的治疗开辟了一条新路。

### (一)术前检查

包括:①鼻窦真菌病的主要症状有血涕或鼻出血,鼻塞伴流脓涕,其次还有头痛,面部胀痛等;②鼻窦冠状位及轴位CT扫描:可以显示鼻窦的病变范围,以钙化斑或钙化点为典型影像学表现,部分病例病变为鼻窦内全部或大部分区域密度不均匀的不透光影;③病理检查可以见到真菌菌丝和孢子柄;④一般抗生素治疗无效。

### (二)体位与麻醉

仰卧位,常规消毒包头铺巾。根据患者具体情况酌情采用局麻或全麻。

### (三)手术步骤

鼻窦真菌病可见于上颌窦,筛窦,蝶窦和额窦,应根据患者的具体情况采用不同的手术方法。

1.上颌窦真菌病

(1)采用鼻内镜下中鼻道上颌窦造口术方法(参见本节鼻内镜下上颌窦手术)。

(2)对结石样团块较多,干酪样物黏稠不易清理时,可在鼻内镜下行中鼻道上颌窦自然开口扩大术。清理上颌窦自然开口处黏膜息肉、肥厚或瘢痕组织;若窦内病变严重,也可以在下鼻道开窗,以利术后冲洗窦腔。在30°或70°鼻内镜下彻底清理病灶,对窦内可逆性黏膜应予保留。

2.蝶窦真菌病

(1)采用鼻内镜下经鼻腔进路蝶窦切开术方法。

(2)如筛窦也有病变,可以采用鼻内镜下筛、蝶切开术进路。

进入蝶窦后清除真菌团块及病变,保留蝶窦黏膜。

3.筛窦真菌病 单纯筛窦真菌病少见,或为筛窦、上颌窦真菌病,或为筛窦、蝶窦真菌病。对于筛窦、上颌窦真菌病可以在鼻内镜下切除筛窦,同时行中鼻道上颌窦开窗彻底清除病变组织;对于筛窦、蝶窦真菌病可以在鼻内镜下行筛窦、蝶窦切除术,清理病变组织。

### (四)术后处理

包括:①定期清理术腔,及时清除新生的肉芽组织,保持开放的窦腔;若有粘连应予分离;②定期用抗真菌药物冲洗术腔。

## 八、鼻腔及鼻窦内翻性乳头状瘤的鼻内镜手术

鼻内翻性乳头状瘤是鼻腔、鼻窦最常见的良性肿瘤之一。内翻性乳头状瘤属良性肿瘤,但其特殊的生物学特性使其具有与一般良性肿瘤不同的鲜明特点。它具有破坏性生长方式,高复发性,极易恶变,有5%～15%的恶变率。内翻性乳头状瘤的好发部位:鼻窦以上颌窦和筛窦最为常见,鼻腔多发生在鼻腔外侧壁及鼻中隔。

传统手术方式分别为Caldwell-Luc手术、鼻内径路肿瘤切除术和鼻侧切开术。手术切除后易复发,复发率在10%～71%。手术后肿瘤复发与手术技术及肿瘤生物学行为有关。因此临床上常以恶性肿瘤对待,虽有报告认为肿瘤有多种生长的特性,但复发的主要原因是手术后残留。因而彻底切除肿瘤是预防复发的主要方法。近年来国内外相继采用在鼻内镜下经鼻腔及鼻窦行内翻性乳头状瘤切除术。

### (一)适应证

包括:①局限性鼻腔、筛窦和上颌窦内侧壁内翻性乳头状瘤早期病变;②肿瘤组织尚未波及上颌窦外壁、下壁甚至前壁;③无内翻性乳头状瘤恶变证据;④经传统手术后局限性复发的肿瘤。

### (二)禁忌证

下列情况属禁忌证:①内翻性乳头状瘤恶变;②肿瘤组织波及上颌窦外壁、下壁甚至前壁;③鼻内翻性乳头状瘤突破骨板突入眼眶或颅内。

### (三)体位与麻醉

同鼻窦真菌病的鼻内镜手术。

### (四)手术步骤

手术彻底切除是治疗鼻内翻性乳头状瘤的最主要手段。鼻内镜下鼻内翻性乳头状瘤切除术范围及手术方式多以术前影像学评估的病变范围及术中所见肿瘤范围来制定。手术中明确肿瘤的基底部至关重

要,这是能否完全切除肿瘤组织的关键。手术术式可分为小范围肿瘤切除(局限的鼻腔、鼻中隔及单侧单窦乳头状瘤)、蝶筛全切除术、上颌窦(扩大)内壁切除术、改良的 Lothrop 手术及鼻外进路与鼻内镜下联合进路手术等。

1.对于侵及上颌窦内壁和上颌窦内肿瘤,可以采用以下两种手术方法

(1)鼻内镜下内侧上颌骨切除术:在 4mm 0°鼻内镜下切除钩突,充分扩大上颌窦自然开口,向上扩大至筛泡,向下至下鼻甲,向后至上颌窦后壁,向前至泪骨。切除下鼻甲后部 2/3,应用电钻或咬骨钳切除下鼻道外侧壁至鼻腔底。如鼻泪管未受累应注意保护鼻泪管,如鼻泪管已经受累,还应将肿瘤从鼻泪管切除,并向前扩大手术范围。

(2)鼻内镜下柯-陆手术:采用常规上颌窦根治术的唇龈沟切口,在尖齿窝处凿开一骨窗,在鼻内镜下清理病灶,对窦内可逆性病变的黏膜应予保留。然后在鼻内镜下行中鼻道上颌窦自然开口扩大术。清理上颌窦自然开口处病变组织;若窦内病变严重,也可以在下鼻道开窗,以利术后冲洗窦腔。

2.对于侵及蝶窦内的肿瘤,可依据肿瘤的范围做蝶窦开放术。对于侵及蝶窦外壁及后筛外壁部分的鼻内翻性乳头状瘤组织,清理时要万分小心,以避免严重并发症的发生。

3.对于侵及筛窦的乳头状瘤可行全筛窦切除术。

4.对于侵及额窦的乳头状瘤可行改良的 Lothrop 手术。

5.鼻内翻性乳头状瘤波及上颌窦外壁、下壁甚至前壁或突破骨板突入眼眶或颅内时,单纯鼻内镜进路难以去除所有病变组织,常常需要采用鼻内镜与鼻外联合进路进行肿瘤切除。

**(五)术后处理**

1.手术后 1～2 天抽出鼻部填塞物,用吸引器清理术腔分泌物或凝血块。

2.3～4 天后再清理一次。术后 10 天在鼻内镜下清理一次术腔。

3.术后 1 个月左右再次行鼻内镜检查,一般术腔均已完全上皮化。

4.术后随访十分重要。任何残存的病变黏膜,炎性腐骨,新生的息肉样组织和粘连均应及时处理。

5.术后应用抗生素。

6.终生在鼻内镜下随访,每 3～6 个月随访一次,观察有无复发;若有复发,应行根治性手术。

# 九、鼻内镜下青春期鼻咽血管纤维瘤手术

鼻咽血管纤维瘤是鼻咽部常见良性肿瘤,由致密结缔组织、大量弹性纤维和血管组成。好发于 10～25 岁青年男性,从病理特点看应属于良性肿瘤,但肿瘤血管丰富且管壁薄无弹性,这种血管受损后极易出血,可以发生危及生命的大出血。肿瘤常向邻近组织扩张生长,通过裂孔侵入鼻腔、鼻窦、眼眶、翼腭窝及颅内,手术容易残留肿瘤组织并复发,临床表现较险恶。

动脉栓塞后手术切除是最常用和最有效的治疗方法。手术进路包括:①经腭进路:目前应用最为广泛,它适合于肿瘤位于鼻咽部或侵入鼻腔鼻窦者;②鼻侧切开进路:对于一些复发或范围较广大的肿瘤仍适用;③经硬腭进路加颊侧切口:适合于肿瘤侵入翼腭窝者;④颅颌联合进路:适合于肿瘤侵入颅内者;⑤面中部揭翻手术进路:适合于肿瘤位于鼻咽部侵入翼腭窝、鼻腔、筛窦及上颌窦者;⑥经鼻腔口腔进路:在有鼻内镜监视器的情况下,可以替代一部分经硬腭和鼻侧切开进路的手术;⑦其他进路:如经颧骨进路、经下颌骨进路、经舌骨进路、经上颌窦进路,因损伤大、视野小,应用较少。

### （一）鼻内镜下鼻咽血管纤维瘤手术的优点

其优点有：①避免了术后面部瘢痕；②免除了腭部或唇下切口；③损伤小，恢复快；④直视下操作，术中视野清楚，可清楚地观察到肿物的根部和范围，便于彻底切除；⑤手术结束时可以在鼻内镜下详细观察有无肿瘤残留；⑥手术止血方便，可在鼻内镜指引下行射频、等离子、激光止血；⑦手术后便于在鼻内镜下随访，可及时发现复发并及时治疗。

### （二）适应证

包括：①病变局限于鼻腔、鼻咽腔、蝶窦或筛窦；②只有小部分肿瘤侵入上颌窦或翼腭窝；③无颅底、颅内侵犯；④对于术后复发的局限性小范围肿瘤可考虑再次鼻内镜下手术。

术前应设计好可能采用的其他手术术式，术中如果在鼻内镜下无法切净肿瘤，即可随时改变术式。

### （三）术前准备

包括：①如条件许可，可在术前活检；②加强营养，特别是纠正贫血；③CT 扫描，判断肿瘤对骨质的破坏情况；④MRI 术前估计肿瘤范围；⑤手术前动脉造影，观察肿瘤的供血动脉，术前 24～72 小时予以血管栓塞，可以使手术时更安全、彻底地切除肿瘤；⑥术前充分做好输血准备。

### （四）体位与麻醉

仰卧位，全麻，采用控制性低血压技术。生理盐水 20ml 加 1‰。肾上腺素 3～4ml 浸润脱脂棉纱条行鼻甲及鼻腔黏膜表面收缩，生理盐水加肾上腺素溶液注射于钩突前方和中鼻甲前、后端。

### （五）手术步骤

1.在 4mm 0°鼻内镜直视下，对于局限于鼻腔、鼻咽部和蝶窦的较小肿瘤，仅切除中鼻甲后部，就可以充分暴露瘤体；对较大的和有筛窦侵入的瘤体，需切除中鼻甲全部和部分筛窦才能暴露瘤体。

2.如果肿瘤侵入翼腭窝，应切除钩突，在 25°或 30°鼻内镜下寻找上颌窦中鼻道开口，并予以充分扩大：向上扩大至眼眶、向下扩大至下鼻甲，向后至上颌窦后壁，并略向前扩大，注意不要损伤鼻泪管。切除上颌窦内壁后，可以清楚地观察上颌窦后壁（图 21-10）。

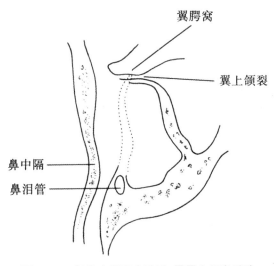

**图 21-10　切除上颌窦内壁后，暴露上颌窦后壁**

3.切开并分离上颌窦后壁黏膜，用鼻内镜电钻从内向外细心磨除上颌窦后壁的上面，显露翼腭窝骨膜（图 21-11），以及肿瘤向外侧的扩张部分。

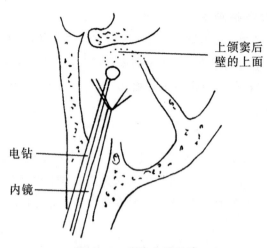

**图 21-11 磨除上颌窦后**

4.为了充分显露肿瘤的根部,有时需磨除蝶腭孔前缘。

5.肿瘤暴露后,应用吸引透热器、射频或等离子刀沿肿瘤附着部上、后、内、下数毫米以外的黏膜进行电灼。

壁的上面,显露翼腭窝骨膜

6.应用切割吸引器沿肿瘤边缘向蒂部分离,直到肿瘤蒂部完全看清后,再用筛钳分离并用圈套器牵拉完整切除肿瘤。并观察肿瘤是否全部切除,清理术野。

7.在鼻内镜指引下行射频、等离子或激光止血。

8.应用止血材料(可吸收止血纱布、藻酸钙海绵、膨胀海绵或明胶海绵)和凡士林纱条或碘仿纱条填塞鼻腔。

**（六）术后处理**

包括:①用抗生素、止血剂1周;②鼻腔内填塞的凡士林纱条于48小时后开始部分抽出,根据出血情况决定抽出纱条的量,一般5～7天抽完,术腔仅保留可吸收止血材料;③常规处理同其他鼻内镜手术。

（马佐鹏）

# 第四节 鼻眼相关手术

随着鼻内镜鼻窦外科学鼻眼相关外科学的发展,经鼻内镜鼻腔泪囊造口术、视神经管减压术、眶减压术等得到迅速发展。

## 一、经鼻内镜鼻腔泪囊造口术

Donogh(1989)报导,此手术避免了传统手术所需的额面部切口,并能更好地防止鼻腔内造口阻塞,因此经鼻内镜鼻腔泪囊造口术为广大患者和鼻科医师所接受。

**（一）适应证**

包括:①慢性及复发性泪囊炎,长期溢泪;②鼻内病变导致的鼻泪管阻塞;③泪囊黏液囊肿;④泪囊结石;⑤外伤性泪囊炎。

### （二）禁忌证

包括:①鼻腔、鼻窦急性炎症期;②泪小管狭窄或阻塞;③泪小点狭窄或阻塞;④全身疾病不能耐受手术。

### （三）经鼻内镜鼻腔泪囊造口术优点

优点包括:①手术创伤小、术中出血少、手术时间短;②术后面部无瘢痕;③一次手术可行双侧鼻腔造口;④可同时处理鼻腔内引起鼻泪管阻塞的病变,如鼻息肉、鼻甲肥大、钩突息肉样变及鼻窦炎等。

### （四）术前准备

包括:①手术前一天行泪囊冲洗;②如有鼻窦炎,应行负压置换法和上颌窦穿刺冲洗术;③鼻窦 CT 检查,以了解鼻窦的情况、鼻腔有无息肉,是否需同时进行手术处理;④常规行鼻内镜检查,了解有无窦口鼻道复合体阻塞、鼻中隔高位弯曲、下鼻道及鼻泪管开口阻塞等病变,以便于手术的设计;⑤必要时请眼科医师会诊,联合评定病情和病因,共同手术。

### （五）手术方法

1.仰卧位　头部抬高 10°～20°,常规消毒铺巾。

2.局麻　用浸有 2%丁卡因 20ml 加入 1‰肾上腺素 3ml 的棉片,作表面麻醉,1%利多卡因 3～4ml 作鼻丘附近黏膜下浸润麻醉。

3.暴露鼻丘部　如有鼻中隔偏曲、中鼻甲前端肥大等应作相应的处理。

4.鼻内、鼻外联合操作　使用探针从泪小管插入,同时在鼻腔内用 4mm 0°或 30°镜观察。

当探针到达泪小管内阻塞部位时,可稍稍用力,即可在鼻内镜下观察到鼻腔外侧壁上由探针顶起的黏膜隆起;在此隆起的前下方 1.0cm 处,行弧形黏膜切口或用激光切开黏膜,沿黏膜切口用小剥离子分离黏膜至骨面,暴露上颌骨额突及泪骨前面并用鼻内镜电钻磨开或圆凿凿除上颌骨额突和泪骨,使骨性开口达 10mm×10mm 以上。

5.在探针的指导下将泪囊内侧壁用激光或镰状刀切开一个倒 V 形切口,将其翻转于鼻腔。

6.清理骨窗周围的骨屑和黏膜,冲洗泪囊,自泪点插入硅胶扩张管,下端从鼻内造口处引出,剪断并缝合固定于鼻腔外侧壁,手术结束。

### （六）术后处理

包括:①术后 3～5 天,每日用生理盐水或含有抗生素的生理盐水冲洗泪道。鼻内使用含有抗生素的减充血剂,全身使用抗生素;②每周行泪道冲洗 1～2 次,每隔 1～2 周复查 1 次。观察硅胶管有无脱出。开口周围有无肉芽生长、狭窄或闭塞,并作相应处理;③鼻腔使用减充血剂和含激素的喷雾剂,全身应用抗生素 2 周;④在鼻内镜下清理鼻腔血痂,分泌物;⑤扩张管一般在术后 3 个月拔除。

## 二、经鼻内镜视神经管减压术

额部及眉弓部的闭合性颅脑外伤常造成视神经管骨折,患者出现伤侧视力障碍或失明。视神经管减压术,可收到戏剧性的疗效。国内许庚首先开展此术。闭合性颅脑外伤,特别是额部和眉弓部的钝挫伤后眼球未受损伤,但伤侧发生严重的视力减退甚至失明。

伤后还残存视力或视力渐进性减退者手术效果好。伤后 10 天内手术,有效率为 72%;10 天以上者手术有效率降至 15%,故应尽早行鼻内镜视神经管减压术。

术前行 CT 检查,50%可发现视神经管骨折。

## (一)适应证

1.闭合性颅脑外伤,眼球无损伤,但有同侧严重视力渐进性减退或失明。

2.外伤后有残余视力并呈进行性下降者。

3.CT 发现视神经管骨折和 MRI 发现视神经鞘膜内或视神经周围血肿。

4.外伤后双侧视力逐渐下降者。

5.瞳孔散大,直接对光反射减弱或消失,间接对光反射存在。

## (二)禁忌证

1.患有急、慢性鼻窦炎者。

2.鼻息肉患者。

3.术前 CT 检查筛蝶窦发育不良、骨质增生及鼻腔狭窄者(为相对禁忌证)。

4.视神经及视交叉完全断裂伤。

5.对于严重颅脑外伤、昏迷不醒、生命体征不稳定、不能耐受全麻手术者。

6.伤后视力立即完全丧失、瞳孔对光反射消失者。

7.伤后超过 1 个月以上,并且检查有视神经萎缩者。

## (三)鼻内镜视神经管减压术的优点

1.由鼻腔内进行,免除鼻外切口瘢痕。

2.直视下操作,手术创伤小,出血少。

3.可同时行眼眶内减压术,解除眶内出血对视神经及营养血管的压迫。

## (四)麻醉

应用全身麻醉,同时行鼻腔黏膜局部收缩与表面麻醉。

## (五)手术方法

1.仰卧位,术者位于伤眼的对侧。

2.切除全组筛窦,暴露视神经管隆突,按全筛窦切除术清除全部中后组筛房。此过程中注意清除陈旧凝血块和碎骨片,仔细观察筛顶、纸样板、蝶窦前壁及最后组筛房外侧的视神经隆突,注意有无骨折及脑脊液鼻漏。

3.暴露视神经管隆突处的视神经:充分暴露蝶窦前壁,严格止血,在筛蝶窦交角处用刮匙、小镰状钩剔除或用鼻内镜电钻磨除视神经管隆突的骨质。开放视神经隆突后即可见灰白色视神经,如受压时间长,视神经可呈充血水肿状。为充分暴露视神经,继续向内侧扩大蝶鞍前壁至 1.0cm 直径。

4.暴露视神经管并开放:蝶窦前壁充分扩大,便可见视神经管在蝶窦内的压迹,用鼻内镜电钻将视神经管内壁磨薄,然后用小镰状刀剔除薄骨片。如无鼻内镜电钻,最好不作此路径的手术。

5.切开视神经鞘膜:用小镰状刀切开视神经的鞘膜和前端的总腱环。Uemura 提出视神经管减压术成功的三要素:①去除视神经管周围骨质需达到周径的二分之一;②应该行全程减压,骨管全程开放;③切开视神经鞘膜和前端的总键环。

6.填塞术腔:仔细止血后,用含有抗生素的盐水彻底冲洗蝶窦和筛窦,用浸有抗生素的明胶海绵轻填蝶窦和后组筛房,然后用碘仿纱条或凡士林纱条轻轻填塞中筛区和鼻腔。手术结束。

### （六）术后处理及注意事项

1.半坐位 3 天,限制饮水量。

2.全身抗生素的应用,大量使用地塞米松,每日 1mg/kg,3 天后逐渐递减用量。并辅以神经营养药物、能量合剂、维生素类药物。

3.术后第 3 天抽出鼻内填塞的纱条。

4.麻醉清醒后就开始观察瞳孔,对光反射及视力。

一般视力恢复需半年左右。

5.手术后 3 周,彻底清除筛蝶窦内残留的明胶海绵,冲洗术腔。

### （七）并发症

1.脑脊液鼻漏和脑膜炎。

2.大出血:损伤筛前动脉或颈内动脉破裂,可以引起严重的甚至是危及生命的大出血。

3.损伤眼动脉导致失明。

## 三、经鼻内镜眶减压术

眶内压增高严重时可引起突眼、角膜炎和视神经受压,后者又可造成视力暂时性或永久性障碍。直至 1988 年美国鼻科医师 Kennedy 首创鼻内镜下经鼻内进路眶减压术以前,在近半个多世纪之内,眼科医师采用眼外侧切口的 Kronlein 进路;神经外科医师 Naffziger 开展眶上减压术,所采取的径路需开颅;耳鼻咽喉科医师 Sewall 则采取鼻外筛窦切除术进路和 Hirsch 采用 Caldwell-Luc 进路。所有这些进路均需作颜面皮肤和唇龈黏膜切口。

鼻内镜下经鼻内眶减压术,则无须作切口,并能达到满意的眶内减压效果。

### （一）经鼻内镜眶减压术优点

1.避免了颜面部切口。

2.避免了 Caldwell-Luc 进路的手术并发症。

3.手术创伤小,术后恢复快,疗效好,并发症少。

### （二）适应证

1.恶性突眼症　　恶性突眼是甲状腺功能障碍引起的眼部病变。当患者因突眼,上、下眼睑不能完全闭合,并开始出现角膜症状时,就应及时行眶减压术。

2.引起视神经受压的眶内压增高症　　因手术或外伤造成眶内出血,形成较大血肿,对视神经及其血管造成压迫,引起暂时性视力障碍,此时应及时行眶减压术,以避免永久性视力障碍的发生。

### （三）禁忌证

1.甲亢未愈或有血液系统疾病。

2.有化脓性鼻窦炎者。

3.病期太长,眶内软组织有广泛纤维化者。

4.CT 扫描眶内壁骨质太厚(相对禁忌证)。

### （四）术前准备

1.眼科检查　　包括眼球突出度,眼球活动度,上、下睑不能闭合的宽度,角膜状态、视力、视野、瞳孔反射及眼底检查。

2.鼻科检查　包括前后鼻镜检查、鼻内镜检查,必要时应行上颌窦穿刺冲洗。鼻腔、鼻窦急性感染期应控制感染后才行手术。慢性炎症者应先行针对性治疗1周左右。

3.CT检查　常规行眼眶和鼻窦水平面和冠状面CT扫描,了解眼眶与筛窦、上颌窦之间的解剖关系,以便拟定手术进路。

4.其他术前准备同功能性鼻内镜鼻窦手术。

### (五)手术方法

1.全身麻醉　经口气管插管。按常规方法加用鼻腔表面麻醉。

2.筛窦全切除术　在鼻内镜下常规行全筛窦切除术后,确定眶内侧壁和前颅底位置,即筛窦的顶壁和外侧壁。手术范围:后部达眶尖,尽可能确认视神经隆起和视神经管口;前部到达额突,并看到额窦开口;下部到达下鼻甲的上界水平;向上扩大到眶底平面;外侧应完整暴露纸样板,然后用钝性钩、刮匙和Blakesly钳将纸样板尽可能大范围地去除(图21-12)。

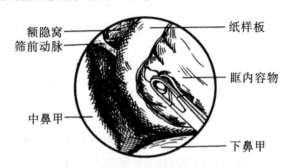

额隐窝　　　　　　　　　　纸样板
筛前动脉
　　　　　　　　　　　　　眶内容物
中鼻甲
　　　　　　　　　　　　　下鼻甲

**图 21-12　将纸样板尽可能大范围地去除**

3.暴露眶底内侧大部分　沿上颌窦自然开口扩大,前达鼻泪管边缘,后达最后组筛房前壁,确定眶下神经的位置。用25°和70°鼻内镜和70°或110°的咬钳,在直观下去除眶底大部。眶骨壁切除范围:向后应达眶尖,与视神经管仅有一小骨隔分开即可;向前应止于额突下方。

4.切开眶骨膜　切口的位置应在上颌窦内,用小镰状刀沿上颌窦内侧壁稍偏外与顶壁相接处(此处骨质已咬除,眶底骨膜暴露)从后向前与上颌窦内侧壁平行切开眶骨膜。一般不采用纸样板部位切开。钝性分开眶骨膜,让较多的眶内脂肪进入上颌窦内。

5.筛窦内用含有抗生素的明胶海绵填塞,手术结束。

### (六)术后处理

1.全身应用大剂量抗生素、预防眶内感染。

2.术后第2天抽出筛窦、鼻腔内的填塞物,用抗生素生理盐水冲洗上颌窦。此后继续应用抗生素生理盐水冲洗上颌窦,每日1次,持续7天。

3.1周后重复术前眼科检查项目,并与之进行比较。

### (七)并发症

1.脑脊液鼻漏及脑膜炎。

2.继发眶内感染。

3.视力丧失(损伤视神经或损伤供应视神经和视网膜的血管)。

(马佐鹏)

# 第五节　鼻颅相关手术

## 一、经鼻内镜脑脊液鼻漏修补术

脑脊液鼻漏多因外伤和手术创伤造成,传统的修复方法手术创伤较大。经鼻内镜修补脑脊液鼻漏是一种极好的方法。可以准确观察漏口,精确的分层修补,术后鼻腔功能保存良好,避免了许多并发症的发生。为保证手术的成功,术前应行 CT 增强扫描,以明确漏口的位置。手术能否成功关键在于能否准确的找到漏口的部位。有学者首次在我国报道 5 例经鼻内镜脑脊液鼻漏修补术,目前此项技术已成为比较成熟的临床技术,在世界各地广泛开展。

### （一）经鼻内镜脑脊液鼻漏修补术优点

1.可直视筛板、蝶窦、筛窦,可以明确漏口的位置和大小。

2.直视下进行修补手术,操作准确,手术成功率高。

3.避免开颅手术带来的颅内并发症。

4.鼻外没有切口,避免了颜面部瘢痕。

### （二）适应证

1.自发性脑脊液鼻漏经保守治疗无效者。

2.外伤性(包括手术损伤)脑脊液鼻漏经保守治疗无效者,如在手术中发生的脑脊液鼻漏,可在手术中给予修补。

3.肿瘤性脑脊液鼻漏。

4.筛顶和蝶窦的脑脊液鼻漏为最佳手术适应证。

### （三）术前准备

1.鼻部 CT 扫描(能行轴位和冠状位薄层 CT 扫描更佳)了解脑脊液鼻漏的位置。

2.葡萄糖定量测定:收集鼻腔流出的液体作葡萄糖定量测定,糖含量超过 1.67mmol/L 可以确定为脑脊液。

3.术前鼻内镜检查,压迫同侧颈内动脉,通过脑脊液量的增加来定位脑脊液鼻漏的位置。

### （四）麻醉

气管插管全身麻醉。

### （五）手术方法

1.体位　仰卧,术者站在患者右侧。常规鼻面部消毒铺巾。

2.全麻　经口气管插管,为减少术中出血,将采用控制性低血压(90/60mmHg)。

3.确定漏口　如漏口位置不清,可采用鞘内注射荧光素,常于注射后约 30 分钟,用鼻内镜便可看到漏口部位有带绿色的荧光。如术野无出血,有可能看到清亮的脑脊液漏出。

4.修补漏口　如漏口在筛顶,用小刮匙清除骨性漏口周围的黏膜、肉芽和瘢痕组织。然后将阔筋膜移植物仔细地塞入颅内,用纤维蛋白胶固定移植物。另在颅外加固一块筋膜和肌肉,并用较多的纤维蛋白胶固定。用凡士林纱块衬里,以碘仿纱条填塞鼻腔。如漏口在蝶窦,采用经蝶窦前壁进入蝶窦,寻找脑脊液鼻漏位置,仔细清理蝶窦黏膜、清除肉芽及瘢痕组织,然后将涂有纤维蛋白胶阔筋膜移植物仔细地塞入颅内,窦腔内填塞肌肉碎浆或脂肪,蝶窦口用涂有纤维蛋白胶阔筋膜移植物封闭,用凡士林纱块衬里,以碘仿纱条填塞鼻腔,手术结束。

### (六)术后处理

1.术后常规使用抗生素静脉滴注 2 周,观察体温和意识的变化,防止颅内感染。

2.酌情使用激素、甘露醇 1～3 天。

3.低盐饮食,限制饮水量。

4.高蛋白和高纤维饮食,避免便秘。

5.避免用力擤鼻、打喷嚏及用力咳嗽。

6,术后 7～10 天抽除鼻腔内的碘仿纱条和凡士林纱条。

7.卧床休息 10～15 天。

## 二、经鼻内镜蝶窦进路垂体瘤切除术

1992 年,Jankowskt 首次报导经鼻内镜蝶窦进路垂体瘤切除获得成功。此术的优点是:进入蝶鞍的方法简单、快捷,无须切口,可保持鼻、鼻窦和鼻中隔等结构的形态与功能,使用各种角度的鼻内镜可准确判定重要的解剖结构和辨认肿瘤的上限等。但不适合于有鼻窦炎的患者,蝶窦发育不良者不宜采用此种术式。

### (一)经鼻内镜蝶窦进路垂体瘤切除术优点

其优点有:①可经一侧鼻腔进入蝶窦,进路直接,方法简单,缩短了到达蝶鞍的时间;②避免了对鼻中隔、鼻腔结构的损伤;③通过不同角度的鼻内镜可观察视神经管、颈内动脉管等重要结构,降低了对其损害的危险性;④术腔关闭简单;⑤术中损伤小,术后恢复快。

### (二)适应证

1.垂体腺瘤向鞍下生长至窦内者最宜采用此入路。

2.垂体腺瘤伴脑脊液鼻漏者。

3.垂体腺瘤所致闭经、溢乳综合征、进展型巨人症或肢端肥大症、库欣综合征。

4.垂体微腺瘤:肿瘤局限于垂体窝内蝶鞍不扩大或略扩大,呈局部膨出者。

5.视力、视野无改变或稍有变化者。

6.垂体腺瘤侵及蝶鞍上或鞍旁,甚至整个鞍区时,手术的目的重在病理诊断和肿瘤的大部切除。

7.垂体肿瘤侵及蝶窦前壁、鼻咽部、筛窦及鼻腔时,手术应慎重。因肿瘤不能完整切除,仅以明确病理诊断为宜,确诊后再行放射治疗。

### (三)禁忌证

包括:①鼻及鼻窦感染未控制;②未成年或蝶窦发育不良,气化不良呈甲介型者;③有凝血机制障碍或其他严重疾病者;④肿瘤侵入鞍上与蝶窦内的肿块呈哑铃状,鞍上肿瘤不易在颅内加压时降至鞍内;⑤蝶窦过度气化,视神经管、颈动脉管明显暴露在蝶窦黏膜下的患者。

### (四)术前准备

包括:①按全麻术前常规准备;②内分泌实验室检查,全面测定脑垂体激素的水平;③视力、视野检查;④摄常规头颅侧位片,了解垂体的大致情况和蝶窦的发育状态。鼻窦轴位加冠状位 CT 扫描及 MRI,了解肿瘤的大小和位置以及与海绵窦的关系等。

### （五）麻醉

气管插管全身麻醉,术中根据出血情况可采取控制性低血压。加用局部表面麻醉,具体方法同功能性鼻内镜鼻窦手术。

### （六）手术方法

1.手术进路　一般选择蝶窦发育好的一侧进入,还要考虑鼻中隔有无偏曲、鼻甲有无发育异常(如泡状鼻甲、鼻甲肥大、鼻甲反向偏曲等)。

2.在鼻内镜下认清后鼻孔、中鼻甲后端、上鼻甲、蝶窦开口和蝶窦前壁;也可将中鼻甲后端切除(或切除上鼻甲后端),以利拓宽进路(参阅 Wigand 术式)。

3.扩大蝶窦前壁　使用微型鼻内镜电钻或 Kemson 咬骨钳,从蝶窦开口向下、向上咬除蝶窦前壁。向下达蝶窦底,向上至蝶筛板交界处。注意辨认视神经管、Onodi 气房和颈内动脉,注意操作不要向外以免损伤视神经、颈内动脉等。用 0°和 30°鼻内镜依次观察外侧壁下方的颈内动脉压迹,呈淡蓝色;外侧壁上方的视神经压迹和顶壁。蝶窦顶壁实为蝶鞍底壁。注意有无骨质破坏及脑脊液鼻漏。

4.开放鞍底　如鞍底已有骨质破坏则不必开放。如骨质完整可用微型鼻内镜电钻圆形磨开鞍底,再用咬骨钳扩大,有时鞍底由于肿瘤压迫已很薄,可用吸引器轻叩便可将其触破,也可用圆凿开放(但要求术者有较高的手术技巧,否则可能会导致严重并发症)。然后再咬除扩大,只将蝶窦顶后壁的骨质去除,不要向两侧过度开放,以免损伤海绵窦。向顶部也不要太高,以免影响到视交叉。开放的鞍底骨窗面积以 10mm×12mm 为宜。

5.切开硬脑膜　用小镰状刀呈十字形切开硬脑膜,此时肿瘤可轻微向蝶窦内突入。

6.摘除肿瘤　用肾上腺素棉片收缩瘤体血管后,用息肉钳小心分次咬除实体肿瘤。如肿瘤为干酪样,可用吸引器吸除。操作过程中反复用不同角度的鼻内镜观察肿瘤上限和垂体的分界,尽可能完整摘除肿瘤。

7.封堵鞍底　用捣碎的肌肉块和筋膜封堵鞍底和蝶窦,然后用含有抗生素的明胶海绵压紧蝶窦和蝶筛隐窝,手术结束。

### （七）并发症

可能发生者有:①脑脊液鼻漏;②颅内感染;③损伤视神经、视交叉导致失明;④损伤海绵窦、颈内动脉导致大出血,重者危及生命;⑤尿崩症;⑥脑神经麻痹,多为动眼神经或外展神经麻痹;⑦水、电解质紊乱。

### （八）术后处理

包括:①术后常规使用抗生素静脉滴注,观察体温和意识的变化,防止颅内感染;②酌情使用激素、甘露醇 1～3 天;③术后 48 小时抽除鼻腔凡士林纱条;④术后 5～7 天抽除蝶窦内的碘仿纱条;⑤卧床休息 10～15 天;⑥术后 1 个月鼻内镜复查,了解蝶窦愈合情况;⑦术后重新检测脑垂体功能,如出现垂体激素分泌减少或缺乏,应给以替代疗法补充,直到垂体功能恢复正常为止。

（陈　春）

# 第四篇　咽科学

# 第二十二章　咽科学基础

## 第一节　咽的应用解剖

咽为上宽下窄、前后扁平,略呈漏斗形的肌性管道,是呼吸道与消化道的共同通道,上起颅底,下止于第 6 颈椎体及环状软骨下缘。上界为枕骨基底部及蝶骨体,下接食管;后壁与椎前筋膜相邻;前壁不完整,自上而下分别与鼻腔、口腔和喉腔相通;两侧与颈部大血管和神经相邻。成人咽部全长约 12cm,横径在颅底处约 3.5cm,在咽与食管的连接处的宽度仅 1.5cm。

### 一、咽的分部及构造

#### (一)咽的分部

咽以软腭及会厌上缘平面为界,自上而下为鼻咽、口咽和喉咽三部分。

1.鼻咽部　又称上咽。平对第 1~2 颈椎,略呈不规则立方形,是呼吸道的一部分。顶部位于蝶骨体和枕骨基底部下方,下至软腭游离缘平面,向前经后鼻孔通鼻腔,后面向下经鼻咽峡续口咽。可分为 6 个壁,即前、后、顶、左右两侧和底壁。前壁的正中是鼻中隔后缘,两侧为后鼻孔,经此通鼻腔。顶壁向后壁移行,形似穹隆,两壁之间无明显界线,常合称为顶后壁,该壁邻近颅底的破裂孔和岩尖,肿瘤组织易借此通道易侵入颅内。顶部与后壁移行处黏膜内有丰富的淋巴组织集聚,称腺样体,又称咽扁桃体。左右两侧主要结构有咽鼓管咽口及咽隐窝。其中咽鼓管咽口位于两侧下鼻甲后端向后 1~1.5cm 处,略呈喇叭形,其后上方有咽鼓管圆枕,咽鼓管咽口周围有散在淋巴组织,称咽鼓管扁桃体。咽鼓管是鼻咽通向中耳的管道,具有重要的生理功能。咽隐窝为咽鼓管圆枕后上方的凹陷,是鼻咽癌的好发部位。底壁由软腭背面及其后缘与咽后壁之间围成的鼻咽峡所构成,并经此与口咽相通。吞咽时,软腭上提与咽后壁接触,关闭鼻咽峡,鼻咽与口咽暂时隔开,防止饮食向鼻咽腔逆流。

2.口咽部　又称中咽。平对第 2~3 颈椎体,是口腔向后方的延续。介于软腭游离缘与会厌上缘平面之间,俗称咽部即指此区。其前壁上部为咽峡:是由腭垂(又称悬雍垂)和软腭游离缘、舌背、两侧的腭舌弓和腭咽弓所围成的环形狭窄部分,口咽向前经此与口腔相通;前壁下部为舌根。侧壁前方由两个弓形黏膜襞围成,其中前方为前腭弓,又名腭舌弓;后方为后腭弓,又名腭咽弓;两弓之间为扁桃体窝,(腭)扁桃体即位于其中。侧壁后方,即两侧后腭弓后方各有纵行条索状淋巴组织,称为咽侧索,后壁黏膜与椎前筋膜之间,有疏松结缔组织相连,其中有小的咽后淋巴结,感染后可引起咽后脓肿。在舌根与会厌之间有舌会厌正中襞及两侧舌会厌外侧襞,在三襞之间形成二个浅凹的会厌谷,常为异物停留之处。

3.喉咽部　又称下咽。平对第 3~6 颈椎,上宽下窄,为咽腔最狭窄的一段。上自会厌软骨上缘,下至环状软骨下缘平面,接食管入口,有环咽肌环绕。前面自上而下有会厌、杓会厌襞和杓状软骨所围成的入口,称喉入口,经此通喉腔。喉咽可分为三个区,即双侧的梨状窝、咽后壁及环后区。在喉入口两侧各有两个较深的隐窝,称为梨状窝,其内侧壁为杓会厌皱襞,外侧壁为咽侧壁及壁内的甲状软骨和甲状舌骨膜,两者向前形成梨状隐窝尖部。梨状窝下端为食管入口,下咽癌以梨状窝最为多发。两侧梨状窝之间,环状软骨板之后称环后区。

### (二)咽壁的分层

咽壁由内至外有 4 层,即黏膜层、纤维层、肌层和外膜层。

1.黏膜层 与咽鼓管、鼻腔、口腔和喉的黏膜连续,活体呈粉红色,较鼻黏膜色浅,并与纤维层紧密附着,无明显黏膜下组织层。鼻咽部的黏膜主要为假复层纤毛柱状上皮,内有杯状细胞,向下至口咽部、喉咽部则逐渐转变为复层鳞状上皮,除含有丰富的黏液腺和浆液腺外,还有大量的淋巴组织聚集,与咽部的其他淋巴组织共同构成咽淋巴环。软腭黏膜在鼻咽面为假复层柱状上皮,在口腔面为复层鳞状上皮。

2.纤维层 又称腱膜层,位于黏膜和肌层之间,由致密结缔组织构成,富含弹性纤维,上厚下薄,上端牢固附于颅底下面,称为颅咽筋膜。下部逐渐变薄而消失,而后部的纤维层附着于枕骨基底部的咽结节,向下形成一条纤维索,在咽后壁正中线上形成坚韧的咽缝,为咽缩肌附着处。

3.肌层 咽肌按其功能的不同,分为 3 组,即咽缩肌组、咽提肌组及腭帆肌组等。

(1)咽缩肌组:包括咽上缩肌、咽中缩肌和咽下缩肌三对。肌纤维斜行,自下而上依次呈叠瓦状排列,包绕咽侧壁及后壁。两侧咽缩肌相对应,在后壁中线止于咽缝。吞咽食物时,咽缩肌由上而下依次收缩,使咽腔缩小,将食物压入食管。

(2)咽提肌组:包括茎突咽肌、腭咽肌及咽鼓管咽肌。三对咽提肌纵行于咽缩肌内面下行,并渐次分散入咽壁,收缩时可使咽喉上举,封闭喉口,开放梨状窝,使食物越过会厌进入食管,协助完成吞咽动作。

(3)腭帆肌组:包括悬雍垂肌、腭帆张肌、腭帆提肌、腭舌肌及腭咽肌。收缩时上提软腭,缩小鼻咽峡,关闭鼻咽腔,同时,也使咽鼓管咽口开放。如发生麻痹,吞咽时鼻咽腔未能关闭,致食物向鼻咽、鼻腔反流。

4.外膜层 又称筋膜层,系颊咽筋膜的延续。为咽肌的固有筋膜,由咽肌层周围的结缔组织所组成,上薄下厚,与椎前筋膜间充以疏松结缔组织。在疏松结缔组织内含有神经、血管和淋巴管等。咽后淋巴结位于此处。

### (三)咽的筋膜间隙

在咽壁的后方及两侧,存在数个位于咽筋膜与邻近筋膜之间的疏松组织间隙。较重要的有咽后间隙、咽旁间隙。这些间隙的存在,使得在吞咽动作及颈部活动时软组织保持协调一致,获得必要的生理功能。

1.咽后间隙 位于咽后,椎前筋膜与颊咽筋膜之间,由颈深筋膜的中层、深层围成,上起颅底,下至第1、2胸椎平面,两侧以薄层筋膜与咽旁间隙相隔,中间有咽缝将其分为左右两部分,间隙内有疏松结缔组织和淋巴组织,在婴幼儿期,咽后隙有较多淋巴结,儿童期逐渐萎缩,至成人时仅有极少淋巴结。扁桃体、口腔、鼻腔后部、鼻咽、咽鼓管及鼓室等处的淋巴引流至此。以上各部位如发生感染,可引起咽后淋巴结感染,形成咽后脓肿,咽后脓肿常见于 1 岁以内婴幼儿,多偏于一侧。严重者可延至口咽、喉咽及纵隔,引起呼吸困难。

2.咽旁间隙 又称咽侧间隙或咽上颌间隙。位于咽后间隙两侧,左右各一,形如锥体。锥底向上至颅底,锥尖向下达舌骨,其间为疏松结缔组织。内侧为颊咽筋膜、咽缩肌及腭帆肌,与腭扁桃体相邻;外侧以翼内肌筋膜和腮腺被膜与翼内肌、腮腺深面及下颌骨升支相邻;后界为颈椎前筋膜。茎突及其附着肌肉(茎突舌骨肌、茎突舌肌、茎突咽肌)将此间隙分为两部分:茎突前间隙和茎突后间隙。前隙较小,为肌肉区,内容大量脂肪组织,并有腭帆张肌、腭帆提肌、下颌神经及其分支、上颌动脉分支等走形,内侧与扁桃体毗邻,扁桃体炎症可扩散及此隙。后隙较大,为血管神经区,内有颈内动脉、颈内静脉、舌咽神经、迷走神经、舌下神经、副神经、交感神经干等通过,另有颈深淋巴结上群位于此隙,咽部感染可向此隙蔓延。咽旁间隙向前下与下颌下隙相通;向内、后与咽后间隙相通;向外与咬肌间隙相通。咽旁间隙的炎症可循上述通道向其他筋膜间隙扩散。

3.椎前间隙和咽内间隙　椎前间隙为脊柱颈段与椎前筋膜后层之间的间隙。颈椎结核延展到此间隙中形成的寒性脓肿,位置常在正中,不受咽后正中线的限制。咽内间隙位于颊咽筋膜之间。此间隙也有淋巴结,化脓性淋巴结炎所形成的咽后脓肿,也常局限于一侧,易发生于婴幼儿中。此间隙从鼻咽部到环状软骨平面为止,并不向下延至纵隔。

## 二、咽的血管神经

1.动脉　咽部的血液供应来自颈外动脉的分支,有甲状腺上动脉、腭升动脉、面动脉的咽升动脉和扁桃体动脉、上颌动脉的腭降支、舌动脉的舌背支等。

2.静脉　咽部的静脉血经咽静脉丛与翼丛,流经面静脉,汇入颈内静脉。

3.神经　咽的主要神经为咽丛,位于咽侧壁的筋膜内,在咽中缩肌之上,由迷走神经的咽支、舌咽神经的咽支和交感神经颈上神经节的节后纤维所组成。主要的运动神经是副神经的颅内部分,经过迷走神经的分支,分布到咽部和软膜所有的肌肉,但茎突咽肌由舌咽神经的咽支支配,腭帆张肌则由三叉神经下颌支支配。感觉神经主要是舌咽神经与迷走神经,鼻咽部黏膜出上颌神经(经过蝶腭神经节)的咽支分布,喉咽部黏膜则由喉上神经的咽支分布。软腭的黏膜和扁桃体由腭小神经和舌咽神经分布。

## 三、咽的淋巴组织

咽黏膜下淋巴组织丰富,较大淋巴组织团块呈环状排列,称为咽淋巴环(Waldeyer 淋巴环),可分为内环组与外环组,两者互通,对咽部疾病的发生、发展、诊断、治疗有重要意义。其中外环主要由咽后淋巴结、下颌角淋巴结、下颌下淋巴结和颏下淋巴结等组成,这些淋巴结间互相交通,自成一环。内环主要由咽扁桃体(腺样体)、咽鼓管扁桃体、腭扁桃体、咽侧索、咽后壁淋巴滤泡及舌扁桃体等构成。内环淋巴流向外环。咽部的感染或肿瘤可经内环扩散或转移至相应的外环淋巴结。咽部淋巴均流入颈深淋巴结。鼻咽部淋巴先汇入咽后淋巴结,再流入颈上深淋巴结;口咽部的淋巴主要汇入下颌角淋巴结;喉咽部淋巴管穿过甲状舌骨膜,汇入颈内静脉附近的淋巴结。

### (一)腺样体

腺样体又称咽扁桃体,位于鼻咽部,顶壁与后壁移行处,形似半个剥皮橘子,表面凸凹不平,有 5～6 条纵形沟隙,居中的沟隙最深,在其下端有时可见一囊状小凹,称咽囊,为胚胎早期上皮随脊索顶端退化凹陷而成,随年龄增长大多逐渐消失,仅少数保留至成年。腺样体出生后即存在,6～7 岁时最显著,一般 10 岁以后逐渐萎缩。

### (二)腭扁桃体

腭扁桃体俗称扁桃体,位于口咽两侧的扁桃体窝内,为咽淋巴组织中最大者,其大小因年龄、个体和病理状态而不同。3～5 岁时淋巴组织增生,腭扁桃体可呈生理性肥大,中年以后逐渐萎缩,到老年只残余少量扁桃体淋巴组织。

1.扁桃体窝　前壁为腭舌弓,后壁为腭咽弓,在顶部腭舌弓和腭咽弓连接形成半月状皱襞,在下部腭舌弓包绕扁桃体前下部形成三角皱襞。外侧壁为咽腱膜和咽上缩肌。

2.扁桃体的结构　　扁桃体呈扁卵圆形,分为内侧面、外侧面、上极和下极。内侧游离面朝向咽腔,表面有鳞状上皮黏膜覆盖,其黏膜上皮向扁桃体实质陷入形成 6～20 个深浅不一的盲管,称为扁桃体隐窝,常为细菌、病毒存留繁殖的场所,易形成感染"病灶"。隐窝中有一最大且位置最高者,称扁桃体上隐窝。除内侧面外,其余部分均由结缔组织形成的被膜包裹。外侧面与咽腱膜和咽上缩肌相邻,咽腱膜与被膜间有疏松结缔组织,形成一潜在间隙,称扁桃体周围隙。扁桃体切除术时,需沿此间隙剥离,扁桃体周围脓肿即在此间隙发生。

扁桃体为淋巴组织构成,内含许多淋巴滤泡和结缔组织网,结缔组织形成扁桃体支架,称"小梁",向外延伸与扁桃体的被膜融合。在"小梁"之间有许多淋巴滤泡,其外层为小淋巴细胞,含染色质较多,染色深;中央区淋巴细胞较大,染色质少,染色浅。淋巴滤泡内细胞多呈丝状核分裂,称为生发中心。

3.扁桃体的血管　　扁桃体血供丰富,动脉有五支,均来自颈外动脉的分支:①腭降动脉,为上颌动脉的分支,分布于扁桃体上端及软腭;②腭升动脉,为面动脉的分支,分布于扁桃体后面;③面动脉扁桃体支,分布于腭扁桃体实质,是主要供血动脉;④咽升动脉扁桃体支,分布于扁桃体上极。⑤舌背动脉,来自舌动脉,分布于扁桃体下极。除面动脉扁桃体支外,其他分支仅分布于邻近的黏膜及肌肉中,并不穿过包膜深入扁桃体中。扁桃体静脉血在被膜周围形成静脉丛,再经咽静脉丛及舌静脉汇入颈内静脉。

4.扁桃体的神经　　扁桃体由咽丛、三叉神经第二支(上颌神经)以及舌咽神经的分支共同支配。

### (三)舌扁桃体

舌扁桃体位于会厌舌面前上的舌根处,大小因人而异,常为数个颗粒状淋巴团块,含丰富的黏液腺,有短而细的隐窝。

### (四)咽鼓管扁桃体

咽鼓管扁桃体又称管扁桃体,为咽鼓管圆枕后下部的淋巴组织,炎症性肥大时可阻塞咽鼓管咽口,致中耳积液或听力减退。

### (五)咽侧索

咽侧索为咽部两侧壁的淋巴组织,位于腭咽弓后方,呈垂直带状,由鼻咽下部下延至口咽部,与咽隐窝淋巴组织相连。

(崔　勇)

# 第二节　咽的生理学

咽为呼吸和消化的共同通道,具有呼吸、吞咽、保护、免疫和协助构语等重要功能。

## 一、呼吸功能

呼吸时空气经鼻咽、口咽、喉咽、气管支气管到达肺部。鼻咽部黏膜上皮为柱状纤毛上皮,含有丰富的黏液腺,其黏液毯与鼻腔的黏液毯连成一片,除对吸入的空气进行加温、加湿外,还能吸附气流中的尘粒、细菌等,保持吸入空气清洁,另外黏液毯中的溶菌酶,具有抑制与溶解细菌的作用。

## 二、言语形成

咽腔是共鸣腔之一。发音时口腔和咽腔改变形状,产生共鸣,使声音清晰、和谐、悦耳,同时软腭、口、舌、唇、齿等协同参与,构成各种语音。咽部结构和功能正常与否与声音清晰和音质、音色密切相关,如有缺陷或病变时,语言的清晰和音质特色会有所改变。

## 三、防御保护功能

主要通过咽的吞咽、呕吐反射来完成。吞咽时,通过吞咽反射封闭鼻咽和喉,避免食物吸入气管或反流入鼻腔;当异物或有害物质接触咽部时,则发生恶心、呕吐,利于排除异物及有害物质。来自鼻腔、鼻窦、下呼吸道的正常或病理性分泌物,或借咽的反射功能吐出,或咽下由胃酸将其中的微生物消灭。

## 四、调节中耳气压功能

咽鼓管咽口的开放对调节中耳鼓室的压力平衡至关重要。咽鼓管咽口的开放,与咽肌的运动,尤其是吞咽运动密切相关。由于吞咽动作不断进行,咽鼓管经常得以开放,以维持中耳内气压与外界大气压平衡,这是保持正常听力重要条件之一。

## 五、扁桃体的免疫功能

扁桃体可以产生多种具有天然免疫力的细胞和抗体,如 T 淋巴细胞、B 淋巴细胞、吞噬细胞及免疫球蛋白等,可以清除从各种途径侵入机体的有害物质。随年龄增长,扁桃体免疫功能逐渐活跃,特别是 3～5 岁时,因接触外界变应原的机会较多,扁桃体显著增大,此时的扁桃体肥大应视为正常生理现象。青春期后,扁桃体的免疫活动趋于减退,体积逐渐缩小。

## 六、吞咽功能

吞咽动作是一种复杂的由许多肌肉参与的反射性协同运动。吞咽的基本中枢位于延髓的网状结构内,参与吞咽反射的传入神经包括来自软腭、咽后壁等处的第 Ⅴ、第 Ⅸ、第 Ⅹ 脑神经的传入纤维,传出神经包括支配舌、咽、喉、食管等肌肉运动的第 Ⅴ、第 Ⅶ、第 Ⅸ、第 Ⅹ、第 Ⅺ、第 Ⅻ 脑神经的传出纤维。根据吞咽时食物进入消化道的部位,吞咽过程可分为三期:即口腔期、咽腔期和食管期。咽部及喉部各组肌肉的运动在吞咽过程中起着重要的作用。

(崔　勇)

# 第二十三章　咽的检查法

## 第一节　一般检查法

### 一、视诊

1.口唇、颊黏膜、牙及牙龈、上腭、舌和涎腺开口,牙齿咬合及口腔开合运动。

2.舌腭弓、咽腭弓、悬雍垂、软腭等有无充血、水肿、溃疡及新生物,软腭运动是否对称。

3.咽后壁黏膜有无充血、红肿及隆起或变薄、发亮、干燥等萎缩改变,淋巴滤泡及咽侧索是否增生等。

4.腭扁桃体的大小、色泽,有无溃疡或增生性病变,隐窝内有无分泌物,表面有无伪膜覆盖。

### 二、触诊

1.方法　受检者正坐,检查者立于受检者右侧,右手戴手套或指套,示指伸入右口角进行右侧咽部检查;左侧咽部检查时相反。也可右手在口内,左手在口外,行双合诊法检查。

2.适应证

(1)咽部肿块的检查,确定肿块的大小、质地、活动度、有无波动及与周围组织的关系。

(2)扁桃体肿大、茎突过长、小儿增殖体肥大。

(3)咽部脓肿,触诊时应极慎重,防止突然破裂引起窒息。

(崔　勇)

## 第二节　咽部的内镜检查法

咽部的内镜检查主要为鼻咽和喉咽部检查。观察项目,鼻咽部包括:鼻咽顶壁、两侧咽鼓管隆突及开口、咽隐窝等处黏膜有无粗糙、充血、出血、溃疡、新生物等,此外尚需注意软腭背面、鼻中隔后缘及后鼻孔有无病变。喉咽部包括:舌根部、舌扁桃体、会厌舌面、会厌溪、杓会厌皱襞及梨状窝、喉咽侧壁及后壁等。注意舌扁桃体是否肥大、红肿及渗出物,会厌舌面有无红肿、水肿及新生物,会厌溪有无异物,双侧梨状窝是否对称,有无积液,喉咽侧、后壁黏膜有无红肿、溃疡及新生物等。

1.间接鼻咽镜　是临床最常用和便捷的鼻咽部检查方法,咽反射敏感或鼻咽腔较窄者检查受限。

2.鼻内镜　直接、清晰地暴露鼻咽部,内镜监视下提高活检的准确率。(图 23-1)

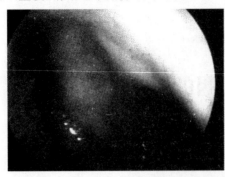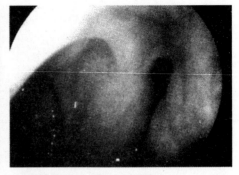

**图 23-1　鼻内镜下正常鼻咽部:两侧咽鼓管咽口、圆枕、顶后壁光**

3.间接喉镜　是临床最常用和便捷的喉咽部检查方法。咽反射敏感、舌根高、会厌上抬差等患者,应用此检查喉咽部暴露欠佳。

4.硬管喉镜　图像像素高,视野清晰,可配合门诊操作,如取异物、活检等。

5.纤维电子鼻咽喉镜　不受角度限制,无视觉盲区,适用于任何患者的检查。

6.直接喉镜　多全麻下操作,可配合活检或手术。

7.显微支撑喉镜　多全麻下操作,可配合活检或手术。

(崔　勇)

# 第三节　影像检查法

## 一、X 线检查

1.鼻咽侧位片　可显示鼻咽部的正常解剖结构,并能进行软组织(如腺样体)的测量,为鼻咽部良、恶性病变的常规摄片检查之一(图 23-2)。

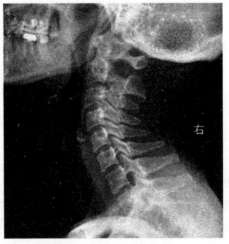

**图 23-2　正常鼻咽侧位片**

2.梨状窝造影　吞服钡剂后,即能显示喉咽各壁的影像。可先做透视检查,观察解剖形态和功能,然后摄取正侧位片。

## 二、咽部 CT

正常咽喉部 CT 图像见图 23-3,图 23-4,图 23-5。

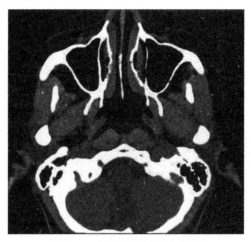

图 23-3　正常鼻咽 CT 水平位

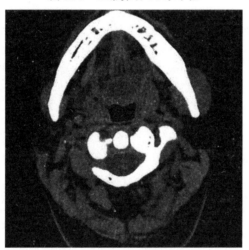

图 23-4　正常口咽 CT 水平位

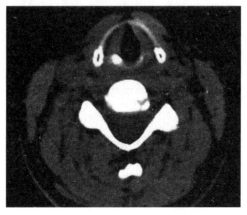

图 23-5　正常喉咽 CT 水平位

## 三、咽部 MRI

正常咽喉部 MRI 图像见图 23-6,图 23-7,图 23-8。

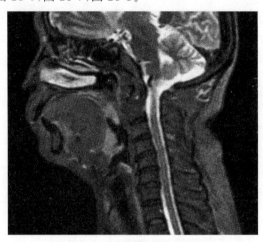

图 23-6  正常鼻咽 MRI 矢状位

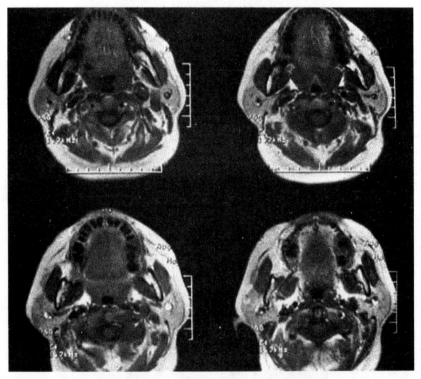

图 23-7  正常口咽 MRI 水平位

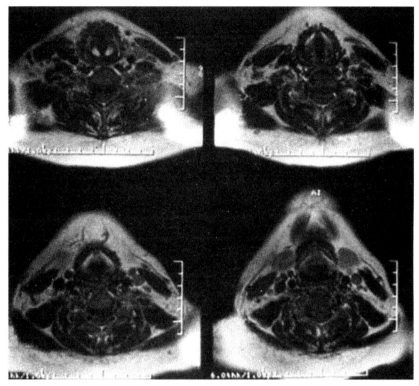

图 23-8 正常喉咽 MRI 水平位

（崔 勇）

# 第二十四章    咽部疾病

## 第一节    咽炎

### 一、急性咽炎

急性咽炎是咽黏膜、黏膜下组织及其淋巴组织的急性炎症,是最常见的上呼吸道感染性疾病,可单发,也可继发于急性鼻炎等呼吸道感染。季节交替,秋冬、冬春及寒冷季节多发。

**【病因】**

1.病毒感染    以柯萨奇病毒、腺病毒、副流感病毒为主,鼻病毒及流感病毒次之。病毒可通过飞沫以及密切接触传播。

2.细菌感染    以链球菌、葡萄球菌及肺炎双球菌为主,其中 A 组乙型链球菌引发感染症状较重。

3.物理化学因素    高温、粉尘、刺激性气体等均可诱发急性咽炎。

各种因素间可相互协同,共同作用诱发疾病,另外,烟、酒过度,着凉、疲劳等因素也是发病的重要诱因。此外某些经呼吸道传播的传染性疾病,如麻疹、猩红热、流感、重症急性呼吸道综合征(SARS)等的前驱症状也可表现为急性咽炎的症状。

**【病理】**

为咽部黏膜的急性炎症改变:表现为咽黏膜的充血、黏膜及黏膜下的水肿、血管的扩张、各种炎症细胞的浸润、腺体分泌亢进、黏膜下淋巴组织、淋巴滤泡的肿大,若为急性化脓性炎症,其病理除以上描述外,还可见大量的白细胞浸润,黏膜表现可有渗出物形成等。

**【临床表现】**

多为急性发病,发病初期咽干、咽痒,继而咽痛,多为烧灼感,疼痛的程度可有较大的差别,吞咽时疼痛加重,影响进食,疼痛还可向耳部放散,常因炎症波及喉部而引起急性喉炎,出现声嘶。全身症状一般较轻,多表现为低热、乏力、头痛、食欲差等,少数重症多见于幼儿或老年患者,可出现较重的全身症状,如寒战、高热、恶心、呕吐、全身不适等症状。

局部查体多可见咽部黏膜的急性弥漫性充血、肿胀,咽侧索受累时可见咽侧索肿胀。咽后壁淋巴滤泡可见充血、肿胀,严重时可出现黄白色点状渗出物。悬雍垂及软腭可见水肿,内镜下检查鼻咽部及喉咽部也可呈充血、水肿等表现,部分病例可出现颌下淋巴结肿大。

**【并发症】**

急性咽炎随着炎症的波散可引发邻近器官的炎症,如急性鼻炎、鼻窦炎、急性中耳炎、急性喉炎、气管炎。尤其老人及婴幼儿,甚至可引起下呼吸道的急性炎症性疾病,如急性气管、支气管炎、肺炎、风湿热、败血症等。

**【诊断】**

急性咽炎属常见病,据病史、症状及体征,包括化验室的检查,如血细胞分析、咽部分泌物细菌培养等,都有助于诊断。需注意某些急性传染病,尤其多见于经呼吸道传播的疾病,如麻疹、猩红热、流感等,其前期症状可以是急性咽炎的表现,随病情的进展逐渐出现其他症状与体征。疑似该类疾病,需观察病情的发展,完善各项相应的化验检查,以免误诊或漏诊。诊断过程中,还需注意有无出现相关并发症,予以及时、全面诊断。

**【治疗】**

急性咽炎患者病情可轻重不一,对于大多数患者经基层医疗机构的治疗均可治愈,个别重证患者,需转诊到上一级医院诊治。

1.无全身症状或症状较轻者　以局部治疗为主,包括咽部清洁、漱口,漱口时可使用医用漱口液或多饮水,配合各种含片(儿童慎用)。口腔清洁对治疗也很重要,有助于治疗。针对病因全身可使用抗病毒药物及/或抗生素药物。

2.全身症状较重　尤其婴幼儿或老年患者,如伴有高热等其他全身症状,需根据病情调整治疗方案,避免严重并发症的发生。

3.发病期　注意休息、多饮水,清淡饮食等对症治疗。可辅助中医中药的治疗。

4.全身并发症　出现需及时与其他相关科室协同治疗。

# 二、慢性咽炎

慢性咽炎是咽部黏膜、黏膜下及淋巴组织的慢性炎症,是上呼吸道慢性炎症的一部分,发病率极高,病程长,个别病例症状顽固,临床表现多种多样,缓解症状是治疗的主要目的。

**【病因】**

病因包括局部因素及全身因素,在发病中均起有重要的作用。根据病理可分为慢性单纯性咽炎、慢性肥厚性咽炎及萎缩性咽炎。

1.局部因素

(1)急性咽炎的反复发作,逐渐转变为慢性炎症。

(2)邻近器官急、慢性炎症的刺激,如急、慢性扁桃体炎,急慢性鼻炎、鼻窦炎以及口腔的慢性炎症性疾病,对慢性咽炎的发病都起有一定的作用。

(3)长期的开口呼吸,多见于成人及儿童的鼾症患者,咽部黏膜的过度干燥可导致慢性咽炎。

(4)胃食管反流,反流液的反复刺激可形成慢性咽炎。

2.全身因素　全身多种疾病,如贫血、慢性心功能不全、慢性呼吸道炎症、内分泌紊乱、肝肾功能不全均可引起慢性咽炎的发病。随着过敏性疾病发病率的增高,过敏因素在慢性咽炎的发病中也起有一定的作用。

3.环境与职业因素　长期大量烟、酒刺激,环境污染,长期接触刺激性气体、粉尘等均可引发本病。某些职业用声过度,如教师、演员,过度用声者不仅影响喉部疾病的发生,对咽部疾病的形成也起一定的影响。

【病理】

1.慢性单纯性咽炎　病理的改变较轻,多表现为咽部黏膜的慢性充血,黏膜下结缔组织及淋巴组织轻度增生,以淋巴细胞为主的炎性细胞浸润,腺体分泌功能亢进等。

2.慢性肥厚性咽炎　病理改变以局部组织增生为主,黏膜呈慢性充血、黏膜、黏膜下结缔组织及淋巴组织增生,形成咽后壁淋巴滤泡的增生,咽侧索的肥厚等改变。

3.萎缩性咽炎　主要病理改变黏膜萎缩变薄,黏膜表面可有干痂附着,黏膜下层组织萎缩变薄,腺体萎缩,分泌功能下降,多继发或伴有萎缩性鼻炎。

【临床表现】

1.症状　为慢性炎症,多无明显的全身症状,而局部表现"丰富多彩",可表现为咽部的异物感、烧灼感、刺痛、干燥、多痰、刺激性咳嗽等。可形成习惯性排痰动作,但多无分泌物咳出,咽反射较敏感可出现恶心、呕吐等症状,严重病例无法刷牙,更无法配合咽部的临床检查。若伴全身疾患可出现相关疾病的症状。同时症状的轻重与患者对本病的关注程度也有很大的关联。

2.体征　慢性单纯性咽炎,咽部的黏膜呈慢性充血状态,咽后壁淋巴滤泡可有轻度增生,咽腔的分泌物增多,咽反射较为敏感;慢性肥厚性咽炎病史较长,黏膜除慢性充血状态以外,可表现为局部组织的增生,包括咽后壁淋巴滤泡的增生,咽侧索的肥厚、舌根淋巴组织的增生等,咽腔的分泌物也较多;而萎缩性咽炎多可见咽部黏膜的萎缩、暗淡、干燥,表面有黏稠分泌物的附着等改变,鼻腔检查多伴有类似的黏膜改变。

【诊断】

慢性咽炎结合病史及体征较易诊断,但首先需排除是否有咽部及全身其他系统的相关疾病,需全面了解病史,完整诊断疾病,避免只考虑局部疾病的片面思维方式。要完善鼻、咽、喉、口腔、气管、颈段食管、甲状腺及颈部多部位的检查,排除相应的器质性病变,尤其占位性病变,方可诊断慢性咽炎。另外还需要注意患者的情绪及心理状况,是否处于更年期,是否合并有心理疾患等,该点对于诊断及治疗慢性咽炎有非常重要的意义。反对"先入为主"的诊断思路,减少误诊、漏诊的发生。间接喉镜检查非常重要,纤维或电子鼻咽喉镜为临床查体提供了更清晰、直观的"信息",在慢性咽炎的诊断中占有重要的地位。

【治疗】

1.病因治疗　积极治疗相关疾病,如鼻炎、鼻窦炎、扁桃体炎、气管、支气管炎、胃咽反流、OSAHS等多种邻近器官疾病。积极治疗全身的相关疾患。改变不良的生活习惯,如戒烟、戒酒、规律生活、合理有氧运动,注意保持口腔卫生等,同时保持良好的生活空间,如室内空气清新,工作环境的职业防护等,部分病例需进行心理治疗,更年期可行内分泌的相关治疗。

2.局部治疗　多为局部清洁,对症治疗,如加强口腔及咽腔的清洁,可使用多种含片、漱口液等。对于慢性肥厚性咽炎,如咽后壁淋巴滤泡明显增生,可使用等离子、射频、激光等有创治疗,但治疗过程中需注意咽部黏膜的保护,以免影响咽部黏膜正常的生理功能。对于萎缩性咽炎治疗多为对症处理,局部咽后壁可涂抹2%碘甘油,促进腺体的分泌,同时全身口服多种维生素促进、改善咽部黏膜的功能,减轻临床症状。

（徐　伟）

# 第二节 扁桃体炎

## 一、急性扁桃体炎

急性扁桃体炎是指腭扁桃体的急性非特异性炎症性疾病。发病率高,属常见及多发病,儿童与青少年多发,常继发于上呼吸道的感染,季节交替、气温变化较大时容易发病,多伴有咽部黏膜及淋巴组织的急性炎症。

### 【病因】

1.病原体 乙型溶血性链球菌是主要的致病菌,非溶血性链球菌、葡萄球菌、肺炎双球菌、流感杆菌等也可引起发病;此外病毒,如腺病毒、鼻病毒或麻疹病毒也是常见的病原体;也可以是细菌与病毒的混合感染。急性扁桃体炎病原体可通过飞沫或直接接触传染,多为散发。

2.解剖因素 腭扁桃体的黏膜上皮向扁桃体实质陷入形成深浅不一的小隐窝。正常情况下,病原体可滞留于扁桃体隐窝,当机体抵抗力下降时,病原体可大量繁殖,并作用于黏膜上皮,甚至波及扁桃体实质而引发疾病。与腭扁桃体相邻的解剖学结构如鼻腔、鼻窦、鼻咽、喉,也易于形成急性炎症性疾病而波及急性扁桃体炎。

3.诱因 气温的大幅度变化、有害气体的刺激、劳累、着凉、烟酒过度、机体的抵抗力、全身的状况不佳等均在发病中起到一定的作用。

### 【病理】

病理学将急性扁桃体炎分为三型,各自的病理学改变分述如下:

1.急性卡他性扁桃体炎 该型多由病毒感染引起,炎症多局限于黏膜表面,病变轻。扁桃体黏膜表面充血,无明显的渗出物,而扁桃体的实质多无明显的炎症波及。

2.急性滤泡性扁桃体炎 该型炎症侵及扁桃体实质内的淋巴滤泡,引起扁桃体的充血、肿胀,甚至化脓性炎症。在隐窝口之间的黏膜下,可见有黄白色斑点形成。

3.急性隐窝性扁桃体炎 病变的中心集中于隐窝,隐窝内有渗出物形成,其中包括脱落上皮、纤维蛋白、脓细胞、细菌等经隐窝口排出,可在扁桃体表面形成假膜,假膜可拭去,扁桃体本身因局部的炎症表现为充血、肿大。

后两者为急性化脓性炎症,随着炎症进一步播散,如侵及扁桃体周围间隙,可在此间隙形成扁桃体周围脓肿。

### 【临床表现】

临床多将急性扁桃体炎分为急性卡他性扁桃体炎与急性化脓性扁桃体炎,其中后者包括了病理分型的后两型。急性扁桃体炎的临床表现相似,但在病情程度有较明显的差异,前者轻,后者重,与病理改变相一致。

1.症状 包括局部症状与全身症状:局部症状以咽痛为主,多为剧烈的咽痛,吞咽时加强,影响进食,甚至影响口腔分泌物的吞咽,肿大的扁桃体可影响呼吸,儿童可出现睡眠打鼾或原有鼾声加重等气道不畅的相应症状,可伴有颌下区淋巴结肿大。全身症状轻重不一,急性化脓性扁桃体的全身症状重,急性卡他性扁桃体炎的全身症状轻。儿童及老人的全身症状较成年人的症状重,可表现为畏寒、高热、头痛、食欲缺乏、乏力,小儿患者可因发热引起高热惊厥等症状,老年人局部炎症可诱发气管、支气管,甚至肺部的炎症性疾病,出现咳嗽、咳痰等症状。

2.体征　多因发热,患者呈急性病容,体温升高,出现相应的体征,咽部检查可见咽部的黏膜呈急性充血状态,和(或)合并黏膜的水肿,扁桃体可有不同程度的充血肿大,化脓性扁桃体炎,在其表面可形成脓点、假膜,但假膜不超过扁桃体的表面,可拭去。双侧颈部Ⅰ~Ⅱ区淋巴结,尤其颌下淋巴结肿大并有触痛,个别病例因炎症波及扁桃体周围间隙,出现张口受限,前腭弓或后腭弓黏膜充血、肿胀等体征,可出现颈部的触痛、颈部活动受限等颈深部间隙感染的体征。

3.辅助检查　血细胞分析多可见白细胞增多、中性粒细胞升高,咽拭子涂片和药敏检查,多为链球菌、葡萄球菌、肺炎双球菌感染,青霉素、头孢类抗生素为敏感药物。

**【诊断及鉴别诊断】**

依据典型的临床表现、体征和基本实验室检查,一般容易诊断,但需与咽白喉、猩红热、樊尚咽峡炎,及某些血液系统疾病引起的咽峡炎等疾病相鉴别。

1.咽白喉　从流行病学角度而言,白喉在临床已罕见,多见于小儿患者,临床表现咽痛较轻,咽白喉时扁桃体表面的假膜常超出扁桃体的范围,达前、后腭弓,甚至软腭等,假膜不易拭出,强行剥除深层组织易出血。颈部淋巴结明显肿大,全身中毒症状明显。咽部分泌物涂片提示白喉杆菌,而化验室检查、白细胞多无明显变化。

2.猩红热　多为流行性发作,发病急、发热、咽痛及全身弥漫性红疹为其主要的临床特征。咽部检查扁桃体表面有假膜,假膜深层一般无出血,咽部黏膜可见有小的红点,可见杨梅舌或草莓舌,全身症状重,可出现全身淋巴结肿大及风湿相关其他系统的疾病,化验室检查咽拭子检查提示为 A 组 β 型溶血性链球菌感染。

3.樊尚咽峡炎　多为单侧发病,一侧扁桃体表面有假膜形成,可有溃疡形成,可伴有患侧颈部淋巴结的肿大,全身症状轻,咽拭子涂片可见有梭形杆菌及樊尚螺旋菌。

4.单核细胞增多症性咽峡炎　为 EB 病毒感染所致,多见于儿童,起病急,全身症状重,可有高热、头痛、皮疹、肝脾大、淋巴结肿大、血细胞分析可见异常淋巴细胞,单核细胞的增多,Epstein-Barr 病毒血清抗体多呈阳性。

5.粒细胞缺乏症　咽痛的程度轻重不一,局部可见有坏死性溃疡,被覆棕褐色的假膜,颈部及全身淋巴结多无肿大,但全身中毒症状重,咽拭子检查多为正常菌群,但血细胞分析可见白细胞显著减少,粒细胞明显减少或消失。

6.白血病性咽峡炎　局部体征无特异性,全身淋巴结肿大,急性期体温升高,可有全身的出血倾向,血细胞分析及骨髓穿刺提示白细胞的增多,以原始细胞及幼稚白细胞为主。

**【并发症】**

1.局部并发症　如炎症未得到良好的控制,波及邻近组织,可出现相应的感染性疾病,如扁桃体周围炎、进而形成扁桃体周围脓肿,咽旁脓肿。个别病例如糖尿病患者、长期使用糖皮质激素、免疫抑制剂患者等特殊情况,炎症进一步扩散可形成颈深部间隙的感染,颈部多间隙脓肿等重症感染性疾病。也是近年临床发病的新变化,另外也可并发急性中耳炎、急性鼻炎、鼻窦炎、颈部急性淋巴结炎等。

2.全身并发症　急性扁桃体的反复发作,是链球菌侵入机体的门户,Ⅲ型变态反应可能是链球菌感染引起急性扁桃体炎,进而影响全身多系统发病机制。

## 【治疗】

1.抗生素治疗　是治疗最重要的环节,对无青霉素过敏史患者,青霉素仍为首选抗生素,同时进行细菌培养加药敏,根据病情的变化及药敏试验调整抗生素的使用,一般如治疗 3d 后,症状缓解差,应分析原因,调整治疗方案。

2.局部治疗　可使用替硝唑漱口液、氯已定等多种漱口液漱口,保持口腔卫生,儿童不能配合的情况下,可采用清水漱口,保持口腔清洁。

3.一般治疗　休息,鼓励进食,保证入量,据病情严重的程度可予以适当补液治疗。

4.严密观察　有无并发症出现,有无扁周脓肿形成,如脓肿形成,上述治疗的同时需行脓肿的及时引流。

5.对症治疗　如疼痛剧烈,可使用解热镇痛药物来缓解症状。

## 【预防】

可针对病因采取相应的预防措施。

# 二、慢性扁桃体炎

慢性扁桃体炎是急性扁桃体炎反复发作,多次急性炎症逐渐形成的腭扁桃体的慢性炎症改变,或者扁桃体隐窝内聚集的细菌、病毒及炎性渗出物反复刺激形成的扁桃体慢性炎症性疾病。

## 【病因】

发病机制不清楚,但多次反复扁桃体炎的急性炎症在慢性扁桃体炎的发病中具有重要的作用。常见致病菌为链球菌、金黄色葡萄球菌等,以及其他病原体,通过多种机制引起扁桃体的炎症性改变,影响扁桃体隐窝的引流,同时促使扁桃体组织慢性炎症改变的形成。

## 【病理】

1.增生型　多见于儿童,由于反复的炎症刺激,扁桃体组织增生,包括淋巴组织及结缔组织的增生,淋巴结生发中心扩大,吞噬功能活跃,扁桃体组织整体肥大,隐窝可有分泌物聚积。

2.纤维型　多见于成人,扁桃体淋巴组织和滤泡变性萎缩,间质内纤维瘢痕组织增生,整个扁桃体小而硬,可与腭舌弓、腭咽弓有粘连。

3.隐窝型　扁桃体隐窝内大量脱落上皮细胞、细菌、渗出物聚集形成"栓子",阻塞隐窝口,隐窝口引流不畅,明显扩大,成为病原体聚集的部位。

## 【临床表现】

1.症状　反复多次急性扁桃体炎发作病史,是慢性扁桃体炎最主要的临床表现。其次的症状则多表现为咽干、咽痛,多为隐痛,咽痒、异物感、口臭、咽反射敏感性增强等慢性咽炎的症状。对于增生型的慢性扁桃体炎患者,因扁桃体肥大出现打鼾、吞咽及呼吸不畅、言语含糊等症状。也可有一定的全身症状,如乏力、低热等,尤其在出现或合并有风湿性疾病的患者,可有较明显的全身症状。

2.体征　扁桃体的体积大小不一,黏膜呈慢性充血状态,隐窝可有白色干酪样点状物排出,随病情的发展,扁桃体与前后弓可有一定的粘连及瘢痕形成,尤其有扁桃体周围炎与扁桃体周围脓肿病史,更易形成局部的粘连,可伴有上颈部Ⅰ～Ⅱ区淋巴结肿大。

## 【诊断】

反复急性扁桃体炎发作病史是最为重要的诊断依据。另外,局部体征扁桃体隐窝反复栓子形成,局部粘连、扁桃体的黏膜慢性充血,表现为凸凹不平、瘢痕等均提示慢性扁桃体炎,而单纯扁桃体的肥大不能作为诊断依据。

**【并发症】**

链球菌是引起急性扁桃体炎最为常见的致病菌,慢性扁桃体炎反复急性发作是链球菌侵入机体的"门户",通过多种可能途径或机制引起全身其他系统的风湿性疾病,如风湿性心脏病、关节炎、肾脏疾病等。另外,也有学者认为某些疾病如过敏性紫癜、银屑病等也与慢性扁桃体炎存在有一定的关联性。但如何由局部病灶引发全身多系统疾病其机制尚不清楚。其依据多来源于病史,慢性扁桃体炎急性发作时往往伴有其他疾病的发作或加重,如慢性扁桃体炎合并慢性肾炎患者,当扁桃体急性发作时其肾功能的相关检查包括尿液的检查也会出现"波动",相应随着扁桃体急性炎症得到控制或切除病灶扁桃体后肾脏疾病也趋于缓和。其次临床免疫学更认为两者之间可能是通过Ⅲ型变态反应相互关联,当然尚有多种学说如感染学说,原发灶细菌或毒素直接经血液循环、扩散引起全身多系统病变学说等。

**【治疗】**

1.非手术治疗  增强机体的抗病能力,加强体育锻炼,改变不良的生活习惯,控制全身性疾病等。对于儿童期患者不愿或不能手术的病例,采用中医中药的治疗,也可获得一定的临床疗效。

加强局部清洁,包括良好的口腔卫生,饭后刷牙或漱口,扁桃体隐窝灌洗均可起到一定的作用。

2.手术治疗  扁桃体切除术是目前治疗慢性扁桃体炎的主要方法,也是耳鼻咽喉头颈外科常见手术之一。

# 三、扁桃体切除术

扁桃体切除术是临床常规手术之一。

## (一)适应证

目前大家共识的扁桃体切除术的适应证如下:

1.急性扁桃体炎反复发作,经保守治疗无改善者,尤其合并扁桃体周围脓肿甚至咽旁间隙感染者,需考虑行扁桃体切除术,也可在扁桃体周围脓肿引流过程中切除脓肿侧扁桃体。

2.因扁桃体过度肥大影响呼吸,妨碍吞咽及发音,该类患者多为阻塞性睡眠暂停低通气综合征患者,因而扁桃体切除术是阻塞性睡眠暂停低通气综合征患者手术治疗的一部分。

3.长期慢性扁桃体炎病史已合并其他脏器病变,如风湿性关节炎、肾炎、风湿性心脏病等。另外尚有其他学科专业医师推荐认为切除扁桃体有助于控制该学科疾病的情况,如过敏性紫癜、银屑病等,但缺乏大样本资料证实术后全身疾病的临床转归。

4.慢性扁桃体炎与邻近器官慢性炎症病变有密切关联者,如与中耳炎、鼻炎-鼻窦炎、颌下淋巴结炎等相关者。

5.白喉带菌者,经保守治疗无效时,但目前流行病学观察白喉发病已非常少见,而因白喉带菌者切除扁桃体已非常少见。

6.扁桃体的良性肿瘤,可切除扁桃体同时将肿瘤一并切除,而恶性肿瘤需明确诊断,并根据病理性质及病变范围来确定综合治疗方案。

## (二)禁忌证

1.扁桃体急性炎症期一般不安排手术,手术应在急性炎症消退后2~3周安排;个别情况如频繁发作,可在使用抗生素的前提下缩短间隔的时间;另外,扁桃体周围脓肿形成,脓肿引流过程中可切除脓肿形成侧的扁桃体。

2.血液系统疾病影响外科手术,如贫血、凝血机制障碍等,一般不宜手术或择期手术,原发病控制良好且需行相应的充分术前准备再行手术。

3.严重的全身疾病,如高血压未控制,结核性疾病、风湿性疾病的活动期,精神性疾病未控制等。

4.经呼吸道传播的传染性疾病的流行季节,尤其是流行地区,以及其他急性传染性疾病的流行期不宜手术。

5.妇女月经期、妊娠及哺乳期不宜手术。

6.患者及家属中免疫球蛋白缺乏或自身免疫性疾病发病率高,白细胞计数特别低者,不宜手术。

### (三)术前准备

扁桃体切除术可在局麻或全麻下进行,需完善以下术前准备。

1.详细询问病史,完善查体及各项术前辅助检查:明确原发病灶的相关病史及近期有无呼吸道感染病史,有无出血倾向性疾病,包括血液系统疾病、肝肾疾病、高血压、心脏病病史等,女性适龄患者需询问月经史,有无药物过敏史,包括麻醉药物及抗生素等药物,有无传染病病史等。详细的全身查体,相应的术前辅助检查应包括血细胞分析、肝炎系列、性病、艾滋病、凝血酶原时间、X线胸片、心电图、血生化、尿常规等常规检查,必要时尚需行心脏超声、肺功能等检查。

2.全麻者术前禁食6h,局麻患者术前禁食4h,高血压患者可根据麻醉医师的意见术前口服降压药。局麻患者可术前30min给予阿托品及地西泮肌内注射,术前使用1%丁卡因咽部喷雾黏膜表面麻醉,对于合并有全身脏器病变者,采用相应的治疗,使全身各脏器功能正常或近于正常再行手术。

### (四)手术方法简介

有两种手术方法:扁桃体剥离术与扁桃体挤切术。均可在局麻或全麻下进行。局麻扁桃体手术较简便,避免了全麻的各种风险及并发症。而全麻下手术无需患者配合,克服了咽反射对手术的影响,避免了手术对患者心理的影响,尤其对儿童患者,手术的不适及疼痛对心理有较大的影响,而且全麻下手术无须患儿配合,手术可“从容”进行,避免了局麻下扁桃体挤切术“忙中出错”的风险。目前多数情况儿童手术建议全麻下完成。

### (五)术后治疗

1.体位　全麻患者术后未完全清醒前,取平卧位,头偏向一侧,完全清醒后可取半卧位。局麻手术体位无特殊要求,注意观察咽腔的分泌物,唾液中含有少量血性液属正常,但明显的血性液要考虑术腔出血。

2.术后出血的处理　对于少量不明显出血,可上颈部冷敷,口含冰块观察变化。对于明显出血,需检查伤口局部,观察有无活动性出血,可在手术室清理血凝块后仔细观察有无活动性出血,同样使用压迫、电凝、射频等方法可靠止血。另外,术后7~10d白膜脱落,创面暴露,也是术后易发生出血的时期,需要提醒患者注意。

3.饮食　术后6h可进凉流食,后术3d最好以流食为主,患儿术后因疼痛影响进食,入量不够时,需适当补液,维持水、电解质平衡,术后2周内以半流食为主。

4.抗生素的使用　结合病情,合理使用抗生素。术后第二天扁桃体窝出现白膜属正常现象,对创面有保护作用,如白膜污秽需考虑有感染存在,可适当延长抗生素的使用时间。

5.术后镇痛　扁桃体手术术后疼痛明显,可在术后48h以内使用镇痛治疗。现临床多由麻醉医师使用镇痛泵给予相应的镇痛药物,缓解疼痛,改善术后生活质量。

(徐　伟)

# 第三节　腺样体疾病

## 一、急性腺样体炎

急性腺样体炎是腺样体急性非特异性的炎症,是儿童常见的呼吸道炎症性疾病,以 3～10 岁儿童最为常见,成人因腺样体组织已萎缩、退化,很少罹患此病。

**【病因】**

1.细菌及病毒的感染是主要病因,与急性扁桃体炎病原体类同,参阅相关章节。

2.儿童局部解剖空间狭小,在发病中起有很重要的作用。

3.着凉、感冒、急性胃肠炎等机体抵抗力下降时易发病。

**【临床表现】**

1.症状　多为急性起病,似急性鼻炎,鼻塞、张口呼吸、睡眠可出现打鼾或原有打鼾症状加重,吞咽疼痛,炎症波及咽鼓管或腺样体肿大,影响咽鼓管均可出现耳闷、听力下降,甚至耳痛等症状,严重可引发急性中耳炎。因鼻塞及炎症的影响,可引起急性鼻炎、鼻窦炎,出现相应的症状,如流清涕或脓涕等。患儿可有不同程度的全身症状、发热、食欲缺乏及其他全身症状。

2.体征　发热、倦怠、烦躁、进食差,鼻腔可见黏膜充血、水肿、清涕或脓涕,张口呼吸,咽部黏膜可有充血,耳部可见鼓膜充血,严重时鼓室积液等。

3.辅助检查

(1)小儿电子鼻咽镜:可见鼻黏膜充血、清或脓涕、腺样体充血、肿胀,表面可覆有渗出物,阻塞后鼻孔,影响咽鼓管咽口等。

(2)鼻咽 X 线侧位片:多提示腺样体肥大。

(3)纯音测听:多提示轻度传导性聋。

(4)声导抗:可有不同程度中耳负压存在,常呈 B 型或 C 型曲线。

**【诊断】**

病史及体征可明确诊断,但要注意是否合并的急性鼻炎、急性咽炎、中耳炎,甚至气管、支气管炎,需有完整诊断,来指导治疗。

**【治疗】**

患儿应注意休息,对症治疗。对于发热、白细胞增高,症状较重的患儿,需选用足量有效抗生素,同时针对不同的并发症采用不同的治疗方法及措施,进食差伴高热患儿需注意维持体液平衡,必要时请小儿科医师共同诊治。

## 二、腺样体肥大

腺样体肥大无论是生理发育,还是外界环境的刺激,以及周围组织炎症性疾病的影响,腺样体组织增生肥大,影响周围器官的生理功能进而形成病理性腺样体肥大。本病好发于 3～5 岁儿童,之后随年龄的增加发病率呈下降趋势。

## 【病因】

1.**解剖因素** 腺样体属咽淋巴环的一部分,位于鼻咽的顶后壁,儿童期腺样体随年龄可增大,10岁以后渐萎缩。在这一年龄段儿童本身鼻咽部空间"狭小","肿大"的腺样体占据鼻咽部,常可向前经后鼻孔突入鼻腔,堵塞鼻腔,向两侧影响咽鼓管咽口,影响咽鼓管功能出现咽鼓管功能异常。

2.**急、慢性炎症因素的反复刺激** 包括急、慢性鼻咽炎,急、慢性咽炎,扁桃体炎,急、慢性鼻炎、鼻窦炎的刺激在发病中均起到一定的作用。

## 【临床表现】

1.**症状** 肥大的腺样体阻塞相应的部位而出现相应的症状。

(1)阻塞后鼻孔,出现鼻塞,可诱发鼻炎、鼻窦炎,出现鼻炎、鼻窦炎的症状。

(2)阻塞咽鼓管咽口,影响咽鼓管的功能,鼻咽部的炎症也容易波及咽鼓管,引起急性中耳炎,从而出现耳闷、耳痛、听力下降,严重者出现的化脓性中耳炎的症状。

(3)腺样体的炎症可向下波及口咽、下咽部及喉部,引起邻近器官相应的炎症性疾病,表现为咽部不适、刺激性咳嗽、声嘶,严重者可引起气管、支气管及肺部的炎症性疾病。

(4)腺样体肥大是儿童 OSAHS 最为常见的病因之一,患儿睡眠中出现打鼾、张口呼吸、睡眠躁动,严重时可出现呼吸暂停、觉醒等症状,因睡眠质量差,患儿可出现精神倦怠、白天嗜睡、食欲缺乏,严重时影响患儿局部与全身发育。

2.**体征**

(1)严重的情况,因长期鼻塞、睡眠中张口呼吸可影响颌面骨的发育,表现为硬腭高拱,上颌骨突出,牙齿排列不齐,口唇肥厚,面部缺乏表情所谓的"腺样体面容"。

(2)鼻部查体:多可见有下鼻甲肥大,可有脓涕、干痂等,少数情况可经鼻腔观察到突入后鼻孔区肥大的腺样体。

(3)耳部查体:若合并有急、慢性中耳炎,可观察到相应的体征,如鼓膜充血、内陷、鼓室积液,严重时鼓膜穿孔等。

(4)咽部查体:腺样体肥大的患儿常伴有腭扁桃体的肥大及咽后壁淋巴滤泡的增生。

(5)长期睡眠质量差,可影响患儿的发育,出现营养不良、反应迟钝、注意力不集中等全身的症状和体征。

## 【辅助检查】

1.**小儿电子鼻咽镜或小儿鼻内镜检查** 内镜下可直接观察到鼻咽部有无腺样体的肥大、后鼻孔堵塞及咽鼓管受阻的程度,腺样体及鼻腔的黏膜是否有急、慢性炎症。

2.**鼻咽部 X 线侧位片** 简便易行,不需患儿的特殊配合,接受的放射线少,是临床最为常用的检查手段,通过鼻咽顶后壁软组织的增厚程度及对局部气道的影响可诊断腺样体肥大,不主张单纯因考虑腺样体肥大行 CT 检查,避免大剂量放射线给患儿造成不良影响。

3.**听力学检查** 纯音测听多表现为轻度传导性聋,声导抗常提示及咽鼓管功能的异常。

4.**多导睡眠监测** 对于有较明显睡眠障碍的患儿需行小儿多导睡眠监测,判定睡眠气导阻塞的性质、程度,对治疗有重要的指导意义。简便方法:可由家长提供患儿睡眠时的视频资料,对诊断也有重要的参考意义。

## 【治疗】

1.**保守治疗** 对于大部分患儿,尤其临床症状较轻的患儿,应该首选保守治疗,包括合理营养、提高抵抗力,减少上呼吸道感染性疾病的发病,小儿中医药调理等治疗。随年龄的增加,鼻咽部空间的增大及腺样体发育及增生的趋势下降,大部分病例可免于手术。

2.手术治疗 年龄>3岁,临床症状重,且保守治疗无效,患儿睡眠质量差,张口呼吸,伴睡眠呼吸暂停,打鼾明显,鼻腔通气差,严重时睡眠躁动、觉醒,PSG明显异常或反复急性中耳炎,已出现典型的腺样体面容,反复的急性鼻炎、鼻窦炎,炎症缓解期仍有明显的鼻塞,辅助检查提供肥大腺样体严重阻塞后鼻孔等多种情况均应考虑手术治疗。对于症状重,年龄<3岁患儿可适当放宽手术年龄,但要慎重选择手术及手术的方式。手术需在全麻下进行,需有充分的术前准备,手术方式主要采用鼻内镜下经口或经鼻及口腔联合完成,应用鼻动力系统或低温等离子刀,明视下"理想"切除肥大的腺样体,充分开放被肥大腺样体堵塞的后鼻孔,咽鼓管咽口及鼻咽部。腺样体手术如与扁桃体手术同期进行,需先切除肥大的扁桃体组织后再进行腺样体的手术。传统的腺样体刮除术因手术残留腺样体组织较多,手术不精细已不主张使用。

单纯腺样体手术后治疗较为简单,予以全麻术后护理常规,术后6h即可经口进流质饮食,手术当天及术后3d预防性使用抗生素,鼻腔可使用鼻腔护理液清洁,术后需严密观察伤口渗血情况,术后出血仍是最为常见的术后并发症。

(徐 伟)

# 第四节 咽部脓肿

## 一、扁桃体周围脓肿

扁桃体周围脓肿是指扁桃体周围间隙的急性化脓性炎症,多继发于急性扁桃体炎,进而形成扁桃体周围炎,炎症若仍未控,逐渐形成扁桃体周围脓肿。

【病因】

多继发于急性扁桃体炎,尤其是急性化脓性扁桃体炎,常见致病菌包括溶血性链球菌、金黄色葡萄球菌和厌氧菌等。慢性扁桃体炎反复多次急性发作,影响扁桃体隐窝的引流,急性炎症期,炎症向扁桃体实质深层侵犯,在扁桃体周围隙形成脓肿。分前上型与后上型两种,前者较多见,脓肿位于腭舌弓与扁桃体上极之间,临床最为常见,后上型脓肿位于扁桃体与腭咽弓之间,临床较为少见。严重时,脓肿可影响到颈深部间隙,形成颈深间隙的感染。

【病理】

属急性化脓性炎症伴脓肿形成,同时合并口咽、扁桃体的急性炎症改变。

【临床表现】

1.症状 因继发于急性扁桃体炎,早期表现见相关章节,但一旦形成扁桃体周围炎、周围脓肿,发热、咽痛的症状持续存在并加重。多表现为一侧明显的咽痛,吞咽时加重,疼痛可向同侧耳部放散,严重时流涎、张口困难、颈部活动受限,同侧Ⅰ、Ⅱ区淋巴结肿大,可伴有较为明显的全身症状。

2.体征 急性病容,强迫体位,表情极为痛苦,头颈部活动受限,偏向患侧,流涎、言语含糊不清,不同程度的张口受限,上颈部有时可触及肿大淋巴结伴触痛,口咽局部黏膜充血、水肿,一侧腭舌弓或腭咽弓充血、肿胀,局部隆起,触诊可有波动感。前上型脓肿挤压扁桃体,推移扁桃体至内下方,而后上型将扁桃体推移至前下方。扁桃体表面充血,伴或不伴有脓苔形成。多无吸气性呼吸困难,但若炎症波及下咽及喉部可出现相应的体征,如下咽部黏膜的水肿、喉部黏膜的充血、水肿等。全身状况差、精神差、食欲差,严重时可影响基本生命体征,如心率加快、体温升高等。

**【辅助检查】**

1.穿刺 对于怀疑扁桃体周围脓肿形成者,可诊断性穿刺,若为脓性液可明确诊断,同时也是治疗的重要方法。

2.超声检查 对诊断有一定的帮助。

3.血细胞分析 白细胞总数升高,且中性粒细胞升高。

**【诊断】**

病史、体征、局部穿刺可明确诊断,超声检查可判定有无脓肿形成。

**【鉴别诊断】**

1.咽旁脓肿 脓肿位于咽旁间隙,可表现为咽痛及上颈部的疼痛,但扁桃体及口咽部的黏膜多无明显的炎症表现,脓肿可推移扁桃体内移,同时可出现强迫体位,颈部活动受限,颈部超声及增强CT检查有助于诊断,病情未得到控制可形成颈深间隙的感染。

2.智齿冠周炎 可继发下颌阻生齿引起的冠周炎,可表现为咽痛,但查体可见阻生齿及周围牙龈的红肿、触痛,而腭舌弓黏膜的充血等,但扁桃体多无明显的炎症反应。

3.扁桃体恶性肿瘤 多表现为一侧扁桃体肿大,渐进性,伴或不伴有发热,如表面伴有溃疡形成,可出现咽痛等症状,病史较长,可伴有上颈部Ⅰ、Ⅱ区淋巴结的肿大。查体:扁桃体不同程度的肿大,多不伴有充血肿胀,触诊无波动感,表现为扁桃体实性占位,某些恶性肿瘤如淋巴瘤还可伴有全身多处淋巴结的肿大,可依据病理进行鉴别诊断。

**【并发症】**

扁桃体周围脓肿可因多种原因导致炎症的扩散,进而形成咽旁脓肿、颈深部脓肿等。近年该类疾病的发病有所增加。

**【治疗】**

1.扁桃体周围脓肿未形成前,使用足量有效的抗生素是主要的治疗方法,同时口咽部漱口促进扁桃体隐窝口的开放。

2.脓肿形成后,在原治疗的基础上,需行脓肿的充分引流,包括脓肿的穿刺引流与切开引流,穿刺常需多次进行,切开引流较为充分。相关资料报道可在切开引流的同时切除患侧扁桃体,即充分引流脓肿,又因脓肿恰好位于扁桃体周围间隙,术中易于分离扁桃体,同期完成患侧扁桃体切除术,避免Ⅱ期手术,因局部组织粘连增加手术的难度与风险。

## 二、咽后脓肿

咽后脓肿是咽后隙内的化脓性炎症。

**【病因】**

咽后脓肿分急性与慢性,两者发病机制截然不同。急性型是各种原因引起咽后间隙内咽后淋巴结的急性化脓性炎症,进而形成局部的脓肿,多见于3岁以内的婴幼儿。周围器官鼻腔、咽腔、中耳及咽鼓管、腮腺的急性炎症等均可引发本病。其致病菌以链球菌、葡萄球菌最为多见。另外也可由某些急性的传染病引发,多见于猩红热、麻疹、流感等。而慢性型是由颈椎结核在椎体与椎前筋膜之间的椎前间隙形成的寒性脓肿,严格意义上讲,脓肿所在部位不属于咽后脓肿,但临床症状类同,多见于成年人,也可见于儿童,多有全身原发结核灶,伴或不伴有明显的结核中毒症状。

## 【临床表现】

1.急性型　发病急,前期多伴有上呼吸道感染的症状,渐加重,患儿出现发热、烦躁、哭闹、拒食、吞咽时反呛,不同症状的呼吸困难。表现为鼻塞、张口呼吸、睡眠打鼾、吸气性呼吸困难等。因脓肿占据咽腔还可出现语言与哭声含糊,同时为减轻脓肿的张力,减轻疼痛,患儿可出现强迫体位,头向一侧偏斜。严重时还可继发出现腹泻、水、电解质平衡紊乱、肺炎、心力衰竭等全身多系统的并发症,如脓肿破裂,脓性液可吸入肺内引起下呼吸道的感染。严重时可引起窒息。

查体:患儿多呈急性病容,咽后壁一侧隆起,咽部黏膜充血,有时可见异物,强迫体位及不同程度吸气性呼吸困难,查体过程需尽可能轻柔,以免导致脓肿的破裂。

2.慢性型　多见于成人,病程较长,多表现为咽部异物感,吞咽时加重,多无咽痛、发热等症状,可伴或不伴有结核的全身表现,查体在咽后壁中央可见黏膜隆起,但多无黏膜的充血、水肿等。颈部 X 线或 CT 检查可见颈椎前方软组织影,提示脓肿形成,慢性型多,同时可见颈椎骨质骨破坏征象,提示颈椎结核。

普通 CT 检查,一次接受的放射剂量对婴幼儿有一定的影响,目前临床多采用锥形束计算机断层扫描技术,放射量小,可为咽后脓肿的诊断提供良好依据。

## 【诊断】

根据病史和查体,辅助颈部 X 线或 CT 检查可明确诊断。

## 【并发症】

1.呼吸困难　脓肿体积的不断增大,阻塞咽腔与喉前庭影响呼吸,或急性炎症波及喉部引起小儿急性喉炎,或脓肿破溃,脓液堵塞喉及气道均可导致呼吸困难,同时可引起吸入性肺炎,严重时可出现窒息。

2.咽旁脓肿及颈深部脓肿　咽后脓肿突入咽旁间隙引起咽旁间隙的感染,如炎症进一步扩散可波及颈深筋膜间隙引起颈深间隙的感染。

## 【治疗】

1.急性型　脓肿未形成前,治疗同急性咽炎、急性扁桃体炎,但需严密观察病情变化。如脓肿形成,充分的引流就成为治疗的最重要环节,手术多在局麻下进行,最好有麻醉医师配合,采用仰卧头低位,经口径路,直达喉镜或麻醉喉镜暴露口咽,观察脓肿情况,充分引流。操作过程中,始终要有良好的吸引装置,可先穿刺或取小的切口切开脓肿,吸引器吸引脓液后再扩大切口,以免脓液大量溢出,引起误吸。术后配合抗生素治疗及对症治疗。

2.慢性型　局部脓肿,可经口穿刺引流,同时脓腔内注射抗结核药物,可与骨科医师联合诊治,多数情况随颈椎结核的治愈,脓肿也得到控制。

# 三、咽旁脓肿

咽旁脓肿是咽旁间隙的化脓性炎症,近年来发病呈上升趋势。

## 【病因】

常见致病菌多为溶血性链球菌,其次金黄色葡萄球菌、肺炎双球菌及某些厌氧菌及耐药菌也参与发病。

1.相邻组织及器官的急性化脓性炎症　如急性咽炎、急性扁桃体炎、牙源性感染、扁桃体周围脓肿、咽后脓肿等,炎症均可波及咽旁间隙引起发病。

2.多种原因引起的损伤　比如异物,医源性的损伤(如拔牙、扁桃体切除、咽部局部注射等均可引起相应的感染,感染控制不佳则易形成咽旁间隙的感染)。

3.全身状况 如糖尿病控制不佳,长期使用激素或免疫抑制剂等在发病中也起一定的作用。

**【临床表现】**

1.症状 发病前多有原发感染灶相应的症状,随疾病的发展出现咽痛及同侧颈部的疼痛,吞咽时加重可伴有吞咽障碍、言语含糊、颈部活动受限、张口受限等症状,因属于化脓性炎症多伴有明显的全身症状,如发热、精神倦怠、乏力、头痛、食欲缺乏等。

2.查体 急性病容,多呈强迫体位,颈部活动受限,咽腔黏膜可伴有充血,患侧扁桃体及咽侧壁向中线内移,但扁桃体本身多无充血及其他炎症改变,上颈部颌下区及下颌角后方肿胀,触痛明显。随脓肿范围的扩大,颈部肿胀的范围也可增大,严重者因颈深部多间隙感染、炎症进而波及下颈部及上纵隔、胸腔等。患者可出现全身中毒体征。

**【辅助检查】**

1.颈部 B 超 可提示咽旁间隙及颈深部有无脓肿形成,脓肿的范围及主要血管的关系。

2.颈部 CT 颈部增强 CT 可明确病变的性质、范围及与周围解剖学结构的关系,尤其与血管的关系。

**【诊断】**

根据病史症状及体征,辅助颈部超声及 CT 检查可明确诊断,需与扁桃体周围脓肿、咽旁间隙的肿瘤及第二鳃裂囊肿合并感染脓肿形成等相鉴别,同时需注意感染灶的范围是否波及纵隔及胸腔,以免漏诊。

**【并发症】**

1.咽旁脓肿未得到控制,感染可波及咽后隙引起咽后隙的感染,波及颈深间隙引起颈深部多间隙的感染,进而引起纵隔感染胸腔的感染,严重时形成脓胸、脓气胸,甚至发生中毒性休克。

2.咽旁间隙的后隙内走行有颈内动脉、颈内静脉,可因感染导致大出血及深静脉的血栓形成。

**【治疗】**

根据影像学资料,明确脓肿的范围及与颈部主要血管的关系,尤其颈内动脉、颈总动脉、颈内静脉与脓肿的毗邻空间关系,确定脓肿引流的方法及路径。

1.颈外径路脓肿切开引流 对于脓肿范围大,颈部肿胀明显者多行颈外径路脓肿切开。如情况允许,手术在全麻下进行,取患侧上颈部横行切口,沿皮纹设计切口,切开皮肤、皮下组织,明确颈鞘内主要血管的位置及与脓肿的位置关系后,切开脓肿,充分引流,术腔内放置两根引流管,关闭切口,尽可能保留颈部外观。术后术腔负压引流,定期冲洗,全身使用敏感抗生素及支持治疗。个别脓肿突向咽腔者,血管向外侧移位,脓肿范围较为局限,可在全麻下经口纵行切口切开脓肿引流,该引流方法术后无法进行冲洗,引流欠充分,但避免了颈部切口。

2.全身用药及支持对症治疗 全身使用有效抗生素,积极控制全身疾患。

（宋月雷）

# 第五节 咽神经性疾病和精神性疾病

## 一、咽感觉神经功能障碍

### （一）咽异感症

咽异感症常指除疼痛以外的各种咽部异常感觉,表现多种多样,如异物感、梗阻感、痒、灼热感、憋胀感等,中医学常称之为"梅核气"。

**【病因】**

支配咽部感觉的神经极为丰富,因而咽部的感觉也极为敏感,正常咽反射起保护作用。多种诱因、多种疾病均可引起咽异感症,包括局部与全身疾病、精神性等因素,分述如下。

1.咽部与邻近器官的疾病　各种急、慢性咽炎,包括过敏性炎症,咽部的占位性病变,如咽部的乳头状瘤、咽后壁淋巴滤泡增生、鼻咽癌、口咽癌、下咽癌、舌根部良、恶性肿瘤、会厌舌面的占位如会厌囊肿等。咽部异物、咽部各种手术术后均可出现咽部异物感。

同时邻近器官疾病如急、慢性鼻炎、鼻窦炎,喉部的急、慢性炎症,口腔的各种炎症性疾病,胃咽反流、颈段气管及甲状腺的炎症及占位性病变也均可引起咽部异物症。

2.全身性疾病的影响　消化道疾病如胃咽反流综合征,阻塞性睡眠呼吸暂停综合征,心血管系统疾病如心肌供血不足、高血压性心脏病等,肺部疾病如COPD、结核等,血液系统疾病如恶性淋巴瘤、严重的缺铁性贫血、白血病等,结缔组织病及风湿性病等也可引起咽部异物感。

3.环境因素　如空气污染、烟、酒长期的刺激。

4.精神因素和功能性疾病　随着精神、心理性疾病发病率的不断升高,精神因素在咽异感症的发病中占有越来越重要的地位,并与器质性病变相互叠加。某些自主神经功能紊乱者、更年期、抑郁症、焦虑病、恐癌症等多种疾病引起的咽异感症症状非常顽固,而且治疗也非常困难。

**【临床表现】**

1.症状　可表现为咽部异物感,异物形状不明显,可呈球形、片状等,空咽时出现但不影响进食。似为咽部的分泌物,但又无法咳出。也可表现为咽部烧灼感、痒、黏着感等等。常伴有焦虑、抑郁等精神症状,恐癌症患者更为明显,多见于更年期女性患者。

2.体征　无论是功能性病变还是器质性病变引起的咽异感症,均应进行全面的查体,以明确病因,只有排除器质性病变才能考虑非器质性病变引起的咽异感症。查体应包括咽部及相邻器官的检查及全身的详细体检,以明确诊断。并根据病史、查体提示的思路有目标性选择相应的辅助检查来明确诊断。

**【诊断】**

详细询问病史、全面查体、有针对性的辅助检查如电子喉镜、胃镜检查、胸部X线、颈椎X线检查、颈部超声等多项检查,明确咽异感患者的病因,排除器质性病变的前提下方可诊断为功能性咽感觉异常。

**【治疗】**

1.病因治疗　针对各种病因进行相关的治疗。

2.心理治疗　对于由心理及精神因素导致的咽异感症,需对患者进行心理治疗,严重情况需与精神卫生科医师共同诊治。

3.对症治疗　功能性咽异感症患者,需行对症治疗,如戒烟、酒,保持口腔卫生等,同时使用中医药治疗,规律安排生活,包括工作的节奏及适当的有氧运动,合理的睡眠、饮食等内容。

## (二)咽感觉减退或缺失

**【病因】**

咽感觉减退或缺失与咽部运动障碍常同时出现,发生的原因包括中枢性病变及周围性病变两类,以中枢性最为多见。多因脑干、延髓的病变,如占位、出血、梗死、炎症等病变引发,而周围性多由颈静脉孔区病变引起后组脑神经功能异常引起。

**【临床表现】**

1.症状　单纯咽感觉减退,患者多无明显的症状,但若同时存在有喉的感觉减退则可表现为呛咳等症状。若咽部感觉消失及喉部感觉的丧失,则表现为进食时吞咽困难、反呛、误吸,严重时可引起肺部的反复感染。

2.体征 咽部检查,咽反射明显减弱或消失,若影响到喉部的感觉则同时可出现喉部反射消失。该种情况尚需注意有无软腭活动受限,有无舌下神经功能障碍,会厌及声带活动是否正常,注意有无中枢神经系统延髓、脑干疾患相应的体征,包括后组脑神经的麻痹相关体征,三叉神经功能异常的相应体征。

3.辅助检查 耳鼻咽喉头颈外科专科检查及神经系统的全面检查,包括电子鼻咽喉镜检查、头颅 MRI 和 DWI 检查,以及颈部 B 超及颈部大血管超声检查。

4.诊断 病史、体征、辅助检查可提示咽感觉异常存在,但需与神经科医师共同诊治,明确病因学的诊断。

5.治疗

(1)明确原发病的情况,如为神经系统疾病,应积极治疗原发病。

(2)耳鼻咽喉科的治疗多为对症治疗,严重情况下建立鼻饲通路维持营养,加强口腔护理等。

## 二、咽运动神经功能障碍

咽部的肌肉主要由咽丛的神经支配,因此在病因学上与咽部感觉异常有共同的病因,如前所述,主要分为咽肌麻痹与咽肌痉挛两大类。

### (一)咽肌麻痹

1.软腭麻痹 软腭麻痹常伴有同侧后组脑神经麻痹,出现相应症状,可同时有舌及喉肌的麻痹。

单侧软腭麻痹可无临床症状,而双侧的麻痹则可因软腭功能异常影响到正常的吞咽功能,吞咽时软腭不能上提,不能有效分隔鼻咽与口咽,食物经口腔进入咽腔时,可发生反呛进入鼻腔,尤其进流食时症状更为明显。如合并有舌肌的麻痹及喉肌的运动功能障碍,患者的吞咽及发音功能受到明显的影响,可出现误呛、声嘶,严重时可发生误吸,形成呼吸道异物及肺炎等,如影响到咽鼓管的功能,还可出现中耳炎的症状与体征。

2.咽缩肌麻痹 咽缩肌麻痹常与咽部其他肌肉的麻痹共同存在。咽缩肌的麻痹主要影响到正常的吞咽功能,尤其与食管相关肌肉同时麻痹时症状更为明显。除与软腭麻痹有相同病因之外,该病还常出现在流行性脊髓灰质炎患病之后。

(1)症状:主要为吞咽不畅、呛咳,尤其进流食时更为明显。若有喉肌运动障碍,则易将食物误吸形成呼吸道异物,严重时可发生窒息,是某些脑梗死患者常面临的问题。

(2)体征:多可见双侧梨状窝大量分泌物潴留,合并舌及喉肌运动障碍,则出现伸舌偏向患侧、会厌抬举活动受限、声带活动受限等。

(3)诊断:详细的询问病史和全面的查体,尤其是全面神经系统的检查,辅助电子鼻咽喉镜检查、头颅 MRI 检查,同时请神经科会诊明确诊断共同诊治。

(4)治疗

1)积极治疗原发病。

2)如吞咽功能受限可建立鼻饲通路或经皮内镜下胃造口术、空肠造口,行肠内营养治疗。

### (二)咽肌痉挛

咽肌痉挛一部分病例原因不明,慢性咽炎、长期烟酒过度、理化因素和鼻腔分泌物长期刺激咽部等可引发咽肌痉挛。另一组病例可以由多种器质性疾病引起。咽肌痉挛临床分为两类,分别为强直性咽肌痉挛与节律性咽肌痉挛。

**【临床表现】**

强直性咽肌痉挛常发生于狂犬病、破伤风、癫痫、脑膜炎和癔症等,严重者伴有牙关紧闭、张口困难等症状,轻者有吞咽障碍、咽部不适、作呕等。节律性咽肌痉挛常见于脑干特别是下橄榄区病变,软腭和咽肌发生规律性或不规律性收缩运动,发作时,患者可出现他觉性耳鸣等症状。

**【治疗】**

1.尽可能明确病因,并针对病因进行治疗。

2.包括心理疏导、暗示治疗、镇静、解痉药物的治疗等。临床疗效较差。咽部的神经性及精神性疾病发病机制复杂,可能由较为严重的器质性病变引起,不易诊断,治疗疗效差,全面完整的诊断在整个疾病的诊治中占有重要地位。

(宋月雷)

# 第六节　咽外伤及异物

## 一、咽外伤

咽外伤包括闭合性或开放性外伤,另外高温或者化学物质可导致咽部烧伤。因咽部紧邻喉部及气管,咽外伤常累及喉和气管,严重时导致患者窒息死亡,故治疗时首先注意保持呼吸道通畅。

**【病因】**

1.咽创伤　根据颈部皮肤有无伤口,可分为闭合性咽喉外伤和开放性咽喉外伤。可由交通事故、工伤或者遭受暴力攻击等引起。

2.咽烧伤　可因火焰、高热气体、食物引起,另外误吞强酸强可以引起咽部化学烧伤。

**【临床表现】**

1.疼痛和吞咽困难　咽外伤引起疼痛或者咽部水肿时可导致吞咽困难。另外,外伤后期如果咽部有瘢痕狭窄,亦可导致吞咽困难。

2.出血　出血较小时可仅表现为痰中带血,开放性损伤伤及颈动脉,可致大出血死亡。

3.呼吸困难　咽喉部紧密毗邻,外伤累及喉部时可导致呼吸困难。

**【检查】**

闭合性外伤时可见咽部黏膜淤血或者血肿形成。开放性外伤时可见咽部黏膜破溃断裂,由颈部贯穿时可合并有颈部伤口。愈合不良时可以形成瘢痕狭窄和畸形。

**【诊断】**

患者有明确的外伤史或者酸碱化学物质吞服史,伤后立即出现疼痛、出血、流涎等,伴喉水肿时,有发声障碍、呼吸困难。查体可见咽部黏膜充血、水肿、破损等。

**【治疗】**

1.局部处理　及时进行止血及局部清创缝合。

2.中和治疗　强酸或强碱所致的咽烧伤,根据不同原因,采取不同中和剂,尽量减少日后出现瘢痕狭窄引起的吞咽困难等并发症。

3.抗感染治疗 抗生素控制和预防感染。

4.激素治疗 及时运用糖皮质激素可预防和缓解水肿,抑制结缔组织增生。

5.呼吸困难处理 可应用抗生素及激素治疗,严密观察,并应做好随时进行气管切开术的准备,呼吸困难危及生命时,立即行气管切开术。

## 二、咽异物

咽异物是异物存留咽部引起,异物多见于口咽部及喉咽部,鼻咽异物少见。可发生于任何年龄。异物种类较多,最常见有鱼刺、另外有骨头、果壳、义齿等。

【病因】

1.进食不慎,误将鱼刺、肉骨、果核等卡入。

2.儿童因牙齿萌发不全,咀嚼功能尚不完善,好奇心强,易将玩物放入口中,嬉闹或跌倒时异物易坠入咽喉部。

3.老年人因牙齿脱落,咀嚼功能减退,或因义齿托板覆盖,口腔黏膜感觉下降,易吞入异物。

4.昏迷、醉酒、麻醉、痴呆、癫痫及脑外伤后遗症患者可发生误咽。

5.精神失常及自伤者有意吞咽异物。

【临床表现】

因异物大小、形状、性质、滞留部位及滞留时间不同而临床症状各异。

1.口咽部常有异物感和刺痛感,吞咽疼痛症状明显,部位大多固定并持续。

2.异物尖锐若刺破黏膜,可有少量出血,表现为血性唾液。

3.异物多存留在扁桃体窝内、舌根、会厌谷、梨状窝等处。鼻咽异物较少见。

【诊断】

患者多有明确的误咽病史,通过询问病史,口咽视诊或用间接喉镜、纤维喉镜或直接喉镜可发现口咽及喉咽异物。

【治疗】

1.口咽异物,如扁桃体窝内鱼刺,可用镊子取出。

2.位于舌根、会厌谷、梨状窝等处异物,可用间接喉镜、纤维喉镜或直接喉镜取出。

3.若异物穿入咽壁而并发咽后或咽旁脓肿时,经口或颈侧切开排脓,取出异物。

4.已继发感染者,可应用抗生素控制炎症后再取出异物。

## 三、咽狭窄及闭锁

各种原因引起软腭、腭咽弓、舌根与咽后壁粘连、挛缩而使咽部变窄称为咽狭窄,若完全不通,则称为咽闭锁。

【病因】

1.外伤 咽部重度灼伤,黏膜广泛坏死和溃疡形成,愈合后形成瘢痕性狭窄甚至闭锁。腺样体切除术、扁桃体切除术及鼻咽部肿瘤切除术等咽部手术中,若损伤黏膜及软组织过多,可继发术后瘢痕狭窄。

2.特异性感染 结核、梅毒、硬结病及麻风等均可引起咽部狭窄。

3.先天性异常 多为先天性鼻咽闭锁,常与后鼻孔闭锁并存。

**【临床表现】**

鼻咽狭窄或闭锁患者轻者可无症状,重者表现为鼻阻塞、呼吸困难、张口呼吸、发声时有闭塞性鼻音,睡眠时有鼾声,嗅觉减退,鼻腔分泌物常潴留鼻腔,不易擤出。若咽鼓管阻塞可有听力下降和耳闷等症状。口咽和喉咽狭窄者,常有吞咽和进食困难,呼吸不畅和吐字不清,病程长者有营养不良的表现。

**【诊断】**

经询问病史、临床表现、咽部视诊、鼻咽镜或间接喉镜、纤维鼻咽镜或纤维喉镜,结合 X 线片及碘油造影可明确闭锁范围及程度。电子喉镜可直视狭窄的部位及程度,而影像学(CT 或 MRI)检查可显示狭窄的部位、程度及其与周围组织的关系。疑为特异性感染者,需行血清学、病原学和病理学检查。

**【治疗】**

1.特异性感染者先治疗原发病,待病情稳定后,

2.根据病情可选用咽部黏膜瓣修复术、舌组织瓣修复术、软腭瓣修复术、胸锁乳突肌皮瓣修复术和颈阔肌皮瓣修复术等手术修复。

(宋月雷)

# 第七节　阻塞性睡眠暂停低通气综合征

睡眠呼吸障碍(SDB)包括有阻塞性睡眠呼吸暂停低通气综合征(OSAHS)、中枢性睡眠呼吸暂停低通气综合征、睡眠相关通气不足/血氧不足综合征、内科疾病引起的睡眠相关通气不足/低氧血症及其他睡眠相关呼吸障碍,OSAHS 是本章节讨论的重点内容。

**【概念】**

成人 OSAHS 是指睡眠时上气道塌陷阻塞引起的呼吸暂停和低通气,通常伴有打鼾、睡眠结构紊乱,频繁发生血氧饱和度下降、白天嗜睡、注意力不集中等症状,并可能导致高血压、冠状动脉硬化性心脏病、2型糖尿病等多器官、多系统损害的一种全身性疾病。

呼吸暂停是指睡眠过程中口鼻气流停止(较基线水平下降≥90%),持续时间≥10s。

低通气是指睡眠过程中口鼻气流较基线水平降低≥30%,并伴动脉血氧饱和度($SaO_2$)下降≥0.04,持续时间≥10s;或者是口鼻气流较基线水平降低≥50%,并伴 $SaO_2$ 下降≥0.03 或微觉醒,持续时间≥10s。

呼吸努力相关微觉醒(RERA)是指未达到呼吸暂停或低通气标准,但有≥10s 的异常呼吸努力并伴有相关微觉醒。

睡眠呼吸暂停低通气指数(AHI)是指平均每小时睡眠中呼吸暂停和低通气的次数(单位:次/h)。

睡眠呼吸紊乱指数(RDI)是指平均每小时睡眠中呼吸暂停、低通气和呼吸努力相关微觉醒的次数(单位:次/h)。

**【病因】**

OSAHS 的病因尚不完全清楚,有多种高危因素存在,目前大家公认的主要有以下因素。

1.上气道解剖结构异常导致不同平面气道的狭窄

(1)鼻腔及鼻咽部的狭窄:多种鼻部疾病如鼻中隔偏曲、下鼻甲肥大、鼻黏膜水肿、鼻息肉及其他鼻腔占位性病变等,影响鼻腔通气。另外,儿童 OSAHS 鼻咽部腺样体的肥大是引起气道阻塞的常见病因。

(2)口咽部狭窄:腭扁桃体的肥大、软腭肥厚及松弛、咽侧壁肥厚、舌根肥大、舌根的后缩、小颌畸形均可引起口咽的狭窄,肥胖患者软组织的堆积也加重了气道的狭窄,口咽部的狭窄是 OSAHS 患者的常见狭

窄部位。

（3）喉咽及喉腔的狭窄：如大的会厌囊肿、双声带的巨大息肉，喉及下咽的占位、双侧声带的麻痹、喉狭窄等，都可引起喉部平面的狭窄。

另外，上、下颌骨发育的异常也是导致气道狭窄的原因之一。

2.上气道扩张肌张力的异常　主要包括颏舌肌、咽侧壁肌肉、软腭张力的下降、肌力下降、睡眠中咽壁更容易塌陷形成气道的阻塞，但发病机制不十分清楚。

3.呼吸中枢调节功能的异常　睡眠时中枢对呼吸肌的调控减弱、呼吸肌的收缩减弱，另外睡眠时中枢对血液中 $CO_2$ 浓度变化反应性下降，通气不能相应增加，加重睡眠中氧分压的下降。其机制也存在有许多不清楚的环节。

4.肥胖　肥胖是成人 OSAHS 发病的独立危险因素，肥胖可增加咽腔及颈部软组织的"堆积"，导致上气道狭窄；同时也影响了咽壁组织的顺应性，睡眠时更易塌陷；从全身的角度肥胖可影响到呼吸泵的功能，导致典型的肥胖低通气综合征。

5.某些全身的疾患　如妊娠、甲状腺功能减退症、糖尿病等多种全身疾患在 OSAHS 发病中起有重要的作用。

随病程的发展，OSAHS 的发病常常是多因素共同作用的结果，也是临床治疗需多环节综合治疗的原因所在。

## 【病理生理】

OSAHS 患者由于睡眠时反复发生上气道塌陷阻塞而引起呼吸暂停和（或）低通气，从而引发一系列的病理生理改变。

1.低氧及二氧化碳潴留　呼吸暂停发生后，血氧分压逐渐下降，二氧化碳分压逐渐上升，严重时出现呼吸性的酸中毒。低氧可导致儿茶酚胺分泌增高，导致高血压、心律失常的形成，是睡眠中诱发猝死的原因之一。低氧还可以使促红细胞生成素升高、红细胞升高、血小板活性升高、纤溶活性下降，从而诱发冠心病和脑血栓等。低氧还可以导致肾小球滤过率增加，使夜尿增加，并且能使排尿反射弧受到影响，在儿童患者表现为遗尿。

2.睡眠结构紊乱　由于睡眠过程中反复发生呼吸暂停和（或）低通气，反复出现微觉醒，造成睡眠结构紊乱，Ⅲ、Ⅳ期睡眠和快速眼动（REM）期睡眠明显减少，使患者的睡眠质量下降，从而导致白天嗜睡、乏力、注意力不集中、记忆力减退等。

3.胸腔压力的变化　发生睡眠呼吸暂停时，吸气时胸腔内负压明显增加，由于心脏及许多大血管均在胸腔内，胸腔内压的剧烈波动会对心血管系统产生巨大影响，如心脏扩大和血管摆动等。同时由于咽腔胸腔高负压的抽吸作用，使胃内容物反流至食管和（或）咽喉部，引起反流性食管炎、咽喉炎、气管支气管炎等。在儿童患者，长期的胸腔高负压还可引起胸廓发育的畸形。

另外，OSAHS 患者往往有很高的血清瘦素水平，而高瘦素水平可影响到呼吸中枢功能，可直接引起呼吸暂停。OSAHS 患者长期缺氧和睡眠结构紊乱还可造成机体免疫功能下降。

总之，OSAHS 患者长期睡眠缺氧可影响到全身多系统多种疾病的发病。

## 【临床表现】

1.症状

（1）睡眠打鼾、呼吸暂停：随着年龄和体重的增加，鼾声可逐渐增加，同时鼾声呈间歇性，出现反复的呼吸节律紊乱和呼吸暂停的现象，严重者可有夜间憋醒现象。多数患者在仰卧位时症状加重。

（2）白天嗜睡：因睡眠质量差，患者白天精神差，嗜睡。轻者表现为轻度困倦、乏力，对工作、生活无明显影响。重者严重妨碍社交和职业活动。

(3)记忆力减退,注意力不集中,反应迟钝。

(4)晨起口干,咽干、咽喉异物感。

(5)部分重症患者可出现性功能障碍,夜尿次数增加,甚至遗尿。

(6)烦躁、易怒或抑郁等性格改变,一般见于病程较长的患者。

(7)儿童患者还可出现颌面发育畸形、生长发育迟缓、胸廓发育畸形、学习成绩下降等表现。

(8)全身多系统疾病的相应症状。

2.体征

(1)一般体征:成年患者多数比较肥胖或明显肥胖,颈部短粗,部分患者有明显的上、下颌骨发育不良。儿童患者可出现"腺样体面容",发育迟缓等。

(2)上气道征象:咽腔尤其是口咽腔狭窄,可见扁桃体肥大、软腭肥厚松弛、悬雍垂肥厚过长、舌根或和舌体肥厚、舌根淋巴组织增生,咽侧索肥厚等。小儿患者多可见腺样体及扁桃体的肥大;鼻部可见鼻阈狭窄、鼻中隔偏曲、下鼻甲肥大、鼻息肉、鼻及鼻窦的占位病变等;下咽及喉部包括会厌囊肿、双侧声带巨大息肉、声门狭窄、下咽及喉腔的恶性占位影响声带活动,影响声门裂宽畅度等。

**【辅助检查】**

1.多导睡眠监测　是目前诊断 OSAHS 最主要的依据,通过监测患者睡眠中的睡眠结构及各项生命体征的变化进行分析,确定睡眠障碍的性质程度等。

2.Miiller 检查法　应用纤维或电子鼻咽喉镜观察上气道各部位的截面积及引起狭窄的情况。嘱患者捏鼻闭口,用力吸气来模拟上气道阻塞状态,尤其是咽、喉腔塌陷的情况。是目前评估上气道阻塞部位常用的方法之一。

3.上气道持续压力测定　即应用含有微型压力传感器的导管自鼻腔置入上气道内并达食管,该导管表面含多个压力传感器,分别位于鼻咽、舌根上口咽、舌根下口咽、喉咽、食管等部位,正常吸气时全部传感器均显示一致的负压变化,如气道某一部位发生阻塞,阻塞平面以上的传感器则无压力变化,据此可判定气道阻塞的部位,是目前认为最为准确的定位诊断方法。

4.X 线检查　可以对颌面部骨性组织结构形态进行评估。

5.CT 及 MRI 检查　可拍摄上气道各平面的三维结构并可计算截面积和容积。

6.儿童 OSAHS　多可采用鼻咽 X 线侧位片或小儿鼻咽镜观察狭窄的部位。

**【诊断】**

1.OSAHS 诊断依据　患者睡眠打鼾,伴呼吸暂停、白天嗜睡、注意力不集中、情绪障碍等症状,或合并高血压、缺血性心脏病或脑卒中、2 型糖尿病等,同时 PSG 检查 AHI≥5 次/h,呼吸暂停和低通气以阻塞性为主,可诊断 OSAHS,如有条件以 RDI 为标准。

2.定位诊断及病因分析　可应用以下手段评估 OSAHS 患者上气道阻塞部位和分析可能的病因。

(1)纤维或电子鼻咽喉镜辅以 Muller 检查法:可观察上气道各部位截面积,确定引起气道狭窄的结构性原因。

(2)上气道持续压力测定:确定阻塞平面。

(3)头颅 X 线测量:拍摄定位头颅侧位片,主要用于评估骨性气道狭窄。

(4)头颅 CT、MRI:可拍摄上气道各平面的三维结构,清晰并可计算截面积。

3.OSAHS 病情程度和低氧血症严重程度判断依据　见表 24-1 和表 24-2。

表 24-1 OSAHS 病情程度判断依据

| 程度 | AHI(次/h) |
| --- | --- |
| 轻度 | 5～15 |
| 中度 | ＞15～30 |
| 重度 | ＞30 |

表 24-2 低氧血症程度判断依据

| 程度 | 最低 $SaO_2$ |
| --- | --- |
| 轻度 | ≥0.85～0.9 |
| 中度 | 0.65～<0.85 |
| 重度 | <0.65 |

注:以 AHI 为标准对 OSAHS 病情程度评判,注明低氧血症情况。例如:AHI 为 25 次/h,最低 $SaO_2$ 为 0.88,则报道为"中度 OSAHS 合并轻度低氧血症"。即使 AHI 判断病情程度较轻,如合并高血压、缺血性心脏病、脑卒中、2 型糖尿病等相关疾病,应按重度诊断并积极治疗

4.嗜睡程度判断依据 嗜睡是 OSAHS 主要的症状之一,其严重程度判定依据如下。

(1)轻度:嗜睡症状仅见于久坐时或不需多少注意力的情况下,而且不一定每天存在,对社交和职业活动仅有轻度妨碍;ESS 评分≤12 分。

(2)中度:嗜睡每天存在,发生于轻微体力活动或中等程度注意力的情况下(如开车、开会或看电影时等),对社交和职业活动有中度妨碍;ESS 评分 13～17 分。

(3)重度:嗜睡每天存在,发生于重体力活动或需高度注意力的情况下(如开车、谈话、进食或步行时等),严重妨碍社交和职业活动;ESS 评分 18～24 分。

【治疗】

根据患者主要病因、病情及全身状况,可选择不同的综合治疗方法,形成个体化综合治疗方案。

1.一般治疗 减肥、控制体重是治疗的重要环节,戒烟、戒酒及规律睡眠也有非常重要的意义。

2.无创气道正压通气治疗 包括持续正压通气治疗(CPAP)和双水平气道正压通气(BiPAP),是综合治疗的非常重要组成部分。其原理是通过一定压力的机械通气,使患者的上气道保持开放状态,保证睡眠过程中呼吸通畅。

3.口器治疗 即睡眠时佩戴特定口内装置,将下颌向前拉伸,借以使舌根前移,以扩大舌根后气道。主要适用于以舌根后气道阻塞为主、病情较轻的患者。

4.外科治疗 外科治疗是治疗 OSAHS 的重要手段之一。若鼻腔及鼻咽平面阻塞,可行鼻腔扩容术、腺样体切除术等;若口咽平面阻塞,可行悬雍垂成形术及改良术式、硬腭截短软腭前移术、Pillar 小柱植入、舌根牵引术、舌骨悬吊术、上气道低温等离子消融术;针对颌面畸形,可行颌骨前徙术等;气管切开术对于某些严重的 OSAHS 患者也是一种较好的选择。以上手术方法可单独或联合、同期或分期进行。其中,改良的悬雍垂成形术应用最为广泛,已获得较好的临床疗效。各类手术术前均需行充分的评估与术前准备。

5.其他治疗方式 包括舌下神经电刺激、药物治疗等均是近年来逐渐探索中的方法。

经上述治疗,大多数 OSAHS 患者病情可得到有效控制,生活质量有了很好的改善,而治疗更深层次的目的在于降低 OSAHS 相关全身疾病的发病率和死亡率,改善和提高患者生活质量。目前 OSAHS 的临床各环节仍存在一定的问题,需进一步研究探索。

(宋月雷)

# 第八节　咽部及咽旁肿瘤

## 一、鼻咽部肿瘤

### （一）鼻咽良性肿瘤

鼻咽部良性肿瘤远少于恶性肿瘤。有学者(1983)报告:1974 例鼻咽部肿瘤中,恶性肿瘤占 1818 例,良性肿瘤仅占 156 例。良性肿瘤以血管纤维瘤占绝大多数。

1.鼻咽部血管纤维瘤　鼻咽血管纤维瘤常发生于 16～25 岁男性青年,瘤中含有丰富血管,容易出血,故又名"男性青春期出血性鼻咽血管纤维瘤"。一般在 25 岁以后可能停止生长。发病原因不明。因其源于颅底,肿瘤生长扩张能力强,又有凶猛的大出血,故临床上虽属良性,但发展后期结果严重。

【病理】

肿瘤多原发于鼻咽部蝶骨底或枕骨,犁骨之骨膜,是青春期颅底不规则发育的结果,也有人认为肿瘤是来自鼻咽部特殊的血管纤维间质者。

镜下肿瘤主要由增生的血管及纤维结缔组织两部分组成。根据血管成分与纤维组织成分孰占优势,或称纤维血管瘤,或称血管纤维瘤,偶也可称淋巴管扩张纤维瘤。后者术前临床所见与前两者无异。在典型的病理象中,肿瘤主要由丰富的胶原纤维和由多核成纤维细胞形成的网状组织所构成,其中散布大量无收缩能力的血管,故若受到损伤,易发生大出血。瘤体根部有动脉,其分支伸入瘤体,与血管壁极薄的静脉相吻合。瘤体表面覆以正常黏膜,一般质硬,可有分支侵入翼腭窝、眼眶、鼻窦、鼻腔或口咽,亦可窜入颞窝及腮腺等处软组织之下,或经蝶骨和鼻腔顶侵入颅内,但少见。

鼻咽部血管纤维瘤的扩展方向及范围:

(1)直接扩展→蝶窦、筛窦、鼻腔及口腔。

(2)经蝶腭孔,咽鼓管咽口处→翼腭窝。

(3)经翼腭窝→眶下裂、颞下窝。

(4)经眶下裂→眼眶。

(5)经蝶窦→颅中窝。

【症状】

(1)出血:为一重要症状常表现为反复鼻腔和口腔大量出血。患者因此而有不同程度的贫血。

(2)堵塞及压迫症状:肿瘤堵塞后鼻孔导致鼻塞始为一侧性,逐渐发展为双侧。压迫咽鼓管咽口,引起耳鸣及听力下降。三叉神经受压,则出现剧烈的三叉神经痛和耳内放射性疼痛。肿瘤侵入眼眶,则发生眼球移位,运动受限。视神经受压,则出现视力障碍,甚至引起视神经萎缩。侵入翼腭窝或颞窝,则出现颊部或颞部隆起和张口受限。侵入颅内,常有剧烈头痛及脑神经受压症状,或发生颅内并发症。向下发展,可使软腭膨隆,在口咽部可见肿瘤。

【检查】

鼻咽镜检查,可见表面光滑圆形或呈结节状的肿瘤,色淡红,表面有明显的血管纹。有时可见肿瘤侵入鼻腔或推压软腭突出于口咽。手指触诊,典型者质硬如骨,不能移动,可触知根部在颅底,与周围组织可有粘连,但血管成分较多者,则质较软。

**【诊断】**

根据症状及检查结果,结合年龄和性别一般都能做出诊断。活检虽可确诊,但易引起严重出血,列为禁忌。如非作活检不能确诊,应只在突入鼻腔的部分取材,并作好止血的充分准备。术前行颈外动脉造影术,可了解肿瘤的供血来源及肿瘤的侵及范围,为制定手术方案的重要参考资料。

**【鉴别诊断】**

须与腺样体肥大、后鼻孔息肉,鼻咽部恶性肿瘤特别是淋巴肉瘤相鉴别,因后者外形与本病相似,可能导致肉眼下误诊。

**【治疗】**

应手术切除肿瘤。肿瘤较小者,可行放射治疗后再以电凝固术破坏之。

(1)减少术中出血之措施:鼻咽纤维血管瘤手术时出血凶猛,可多达 2500～3000ml。故应想方设法减少术中出血。常用而有效的方法有:

1)数字减影血管造影(DSA)+瘤体供血动脉栓塞术:在数字减影机下行颈外动脉造影可以清楚地显示肿瘤范围的大小及供血动脉,同时可用明胶海绵栓塞瘤体的供血动脉。因明胶海绵是可吸收性栓子,故此检查应在术前 2～3 天内进行。Roberson 等(1972)报告栓塞术后鼻咽纤维血管瘤切除术中出血量平均由 2400ml 降至 800ml。Pletcher 等(1975)报道局限于鼻咽部的血管纤维瘤,栓塞术后出血量由 1200ml 降至 736ml,超过鼻咽部累及上颌窦、翼腭窝的肿瘤,出血量由 3311ml 降至 1200ml。刘邦华等(1994)报告栓塞术后鼻咽纤维血管瘤术中出血量为 700～1500ml。较未栓塞病例明显减少。

2)颈外动脉结扎术:鼻咽纤维血管瘤的主要供血动脉来自颈外动脉的上颌动脉和咽升动脉,结扎同侧颈外动脉可明显减少术中出血。有人建议术中暂时阻断颈外动脉血流,术毕松开止血线。因为颈外动脉结扎后如肿瘤复发,将从颈内动脉分出多数新血管支,造成再次手术的困难,另外保留颈外动脉,可便于术后血管造影观察。

3)控制性低血压麻醉。

4)冷冻术:于肿瘤表面作十字切口,将冷冻头插入瘤体内,冷冻头迅速降温至-80℃到-198℃,维持 20～30 分钟,待肿瘤组织坏死后再分离,切除肿瘤。

(2)手术径路:鼻咽位置较深,手术操作不易,位于此处的肿瘤又常富于血管,更增加手术困难。如何能很好地暴露鼻咽以便于操作和止血,手术径路的选择是一个重要问题。鼻咽血管纤维瘤切除术,通常可分为经鼻腔和经口腔两种径路:前者包括经前鼻孔手术、鼻侧切开术和改良邓克手术,后者又有软腭切口、硬腭切口和经咽峡不作任何切口之分。倒 T 形软腭切口,即横切口在离硬腭后缘 3～4mm 处,纵切口在软腭上,直达悬雍垂基底部。据谓此切口对鼻咽血管纤维瘤暴露满意。一般对肿瘤大部分突入鼻腔者,或侵入筛窦、蝶窦、上颌窦者多取鼻侧切开径路;肿瘤主要位于鼻咽者,多取经口腔径路。肿瘤侵及翼腭窝及颞下窝者,可采用经腭唇下进路。唇下切口从梨状孔边缘至上颌骨粗隆,用手指伸入翼腭窝分离,可以游离肿瘤的外侧附着处,并送入至鼻咽腔。若肿瘤较大不能完整切除者,可分别切除。肿瘤已侵入颅内者,可用颅内颅外联合进路(与神经外科合作)切除之。

无论肿瘤已否突入鼻腔或只位于鼻咽部,我科多取经硬腭切口的径路进行切除。取其面部不留切痕,不损伤软腭功能,鼻咽、后鼻孔与鼻腔底暴露较充分,可在直视下进行操作,既易寻找肿瘤根部,又便于压迫止血。若肿瘤已侵入翼腭窝,可将同侧硬腭切口绕磨牙后区延长至唇龈沟,则翼腭窝可得良好暴露,便于采取内外夹攻的方法以切除肿瘤。对于小的鼻咽血管纤维瘤,我们过去也曾用手指或分离器经咽峡绕到鼻咽部进行剥离,同时用粗钳经鼻腔将瘤体夹住牵引,而获成功,但此种病例不多,无须作任何切口。现介绍鼻咽血管纤维瘤的两种切除术式,即硬腭径路鼻咽血管纤维瘤切除术(此为常用手术)和鼻内镜下鼻咽血管纤维瘤切除术。

### Ⅰ.硬腭径路鼻咽纤维血管瘤切除术

**【麻醉】**

宜在全麻下手术,多用气管内插管麻醉。若能应用控制性低血压麻醉法,则可减少术中出血。麻醉插管无论带有气囊与否,都需在插管后用长纱条将喉咽填塞,以防血液流入下呼吸道。

**【手术方法】**

(1)体位:仰卧位,肩下垫枕,颈伸直,头后垂,使低于肩部平面。将手术床头侧抬起,使高于足侧。手术者坐于患者头端。

(2)操作步骤

1)切口:置入开口器将口张开。为减少出血,作切口前可用 0.5% 普鲁卡因内加少量 1‰ 肾上腺素,注射于硬腭的黏骨膜下。切口呈马蹄形,自一侧第 2 磨牙开始,循牙龈内侧距离龈缘 0.5～0.7mm 处,向前延至切牙孔后方(距切牙的龈缘约 1.2～1.5cm),弯向对侧第 2 磨牙。必要时可将切口向后外延长直至两侧扁桃体腭舌弓附近。切口两端均位于腭大孔的外侧或一端位于腭大孔的内侧,避免两侧腭大动、静脉皆被切断,以防术后黏骨膜瓣发生坏死。

2)分离黏-骨膜瓣:用分离器沿切口将黏骨膜自硬腭骨板上分离直达硬腭后缘。硬腭骨板高低不平,分离不慎,易将黏骨膜瓣分破。可用盐水浸湿的短纱条从切口送入黏骨膜与硬腭骨板之间,紧贴骨面慢慢向后作钝性分离,不但可避免分破且可减少出血。越过硬腭后缘时改用弯头分离器,将鼻腔底后段的黏骨膜分离一部分。

3)咬除硬腭骨板:用咬骨钳从硬腭后缘向前咬除患侧硬腭骨板一部分。硬腭骨板有时因肿瘤压迫变薄或吸收,咬除甚易。骨板去除多少,视肿瘤的部位和大小而定,若肿瘤大部分突入鼻腔中,则可向前稍多咬除。咬除时注意不要损伤鼻腔底的黏膜。

4)暴露肿瘤:将鼻腔底黏膜切成基底在前方的黏骨膜瓣,瓣的顶端在软、硬腭交界处,可达咽鼓管圆枕前唇,肿瘤即可暴露。如肿瘤较大,为扩大手术野,可将一侧腭帆张肌腱自翼突钩处剪断,将该侧软腭拉下,或切除翼突钩、下鼻甲后端或鼻中隔后段,鼻咽即能充分暴露。经此术野可以看到中、下鼻甲,鼻中隔后部,鼻咽部顶壁、后壁及侧壁,蝶窦及后筛窦。

5)切除肿瘤:将食指自硬腭骨窗伸入,先沿肿瘤周围将其与周围组织的粘连进行分离,然后探察肿瘤根部附着部位及肿瘤的分支。在左手食指引导下,用刀或扁桃体分离器自肿瘤根部的一边切开黏骨膜,直达骨面,然后顺骨面将根部迅速用力分离。如出血较剧,可用浸透、挤干的生理盐水纱条或凡士林纱条填塞止血,以同法分离根部对侧。也可用弯头大血管钳挟住根部,再行分离。如根部基底较广,须将周围黏膜均行切开,再将根部分离,取出肿瘤。

肿瘤取出后,立即用上述纱条或纱布填塞压迫术腔止血,再详细检查鼻咽部,如有残体,应彻底清除,始可制止出血,也可避免术后复发,这是手术是否成功的重要步骤。我们曾经遇到在肿瘤取出后,由于颅底骨质破坏较大,一时形成脑压下降,间接引起血压突降的危象,经加压填塞鼻咽顶部及其他抢救措施,患者方转危为安。

若肿瘤已侵入翼腭窝,分离鼻咽部分时,可在上颌骨与翼突之间的翼腭裂附近将肿瘤切断,再沿患侧唇龈沟加作一切口,经磨牙后区与硬腭切口连接,沿上颌骨外后壁分离侵入翼腭窝的肿瘤并取出之。也可不切断肿瘤分支,将之从翼腭窝完整分离后,从蝶腭孔推入鼻咽。所有其他分支包括侵入鼻腔、鼻窦者,也皆宜先后剥离而出,连同肿瘤主体一起取出。一般尽可能采取后法,出血较少,并可观察整个瘤体,以免遗留残体。

6)填塞鼻咽及缝合切口:妥善止血后,用一块较大的凡士林纱布折叠成口袋状,袋底置于鼻咽部,袋口引出鼻腔外,袋中填以碘仿纱条,将鼻腔底及硬腭的黏骨膜瓣复位后,用肠线或丝线缝合硬腭切口。取出喉咽部的填塞纱条。

**【术后并发症】**

(1)术后出血:易发生于抽去填塞物时,如非遗留肿瘤残体与术后继发感染所致,则可能由于填塞物突然全部抽出,压力骤减而使创面血管扩张,引起出血,因此撤除填塞物时宜分期逐步抽出。

(2)继发感染:若有继发感染,易使切口愈合不良而致硬腭发生漏孔。手术前后适当应用抗生素可资预防。如鼻腔底的黏骨膜瓣愈合良好,切口纵有部分裂开,也多可自行愈合。

(3)中耳感染多因术中损伤咽鼓管咽口或鼻咽填塞过久所致,故手术时小心分离肿瘤与及时抽出填塞物,可以减少中耳并发症的发生。

(4)呼吸困难:如手术时间较长,术后软腭或舌根发生肿胀,再加鼻咽部完全填塞,鼻腔不能通气,有时术后可出现吸气性呼吸困难,但较少见。呼吸困难严重者,须行气管切开术。若在填塞鼻咽前,先将一根硬橡皮管从前鼻孔通入鼻咽以利呼吸,此种情况常可避免。

(5)颅内并发症:如肿瘤原已破坏颅底,或分离根部时损伤鼻咽顶部骨质或脑膜,致感染入颅内,均有引起颅内并发症之虞,但很少见。

**Ⅱ.鼻内镜下鼻咽血管纤维瘤切除术**

自 Karnel(1996 年)报道经鼻内镜切除鼻咽部血管纤维瘤以来,国内外学者对鼻内镜下切除鼻咽部血管纤维瘤的可行性进行了不少探讨。认为鼻内镜下切除鼻咽纤维血管瘤有以下优点:①创伤小,术后恢复快;②内镜手术较传统手术能更直观、更仔细地检查肿瘤切除是否彻底,能更便捷地对手术创面进行止血;③鼻内镜下鼻咽部血管纤维瘤切除术的失血量与传统手术的失血量相近似,平均约 800ml;④便于随诊观察是否有肿瘤复发。但是开展鼻内镜下切除鼻咽部血管纤维瘤的时间不是太长,病例数还较少。对此手术的可行性、适应证、手术方式等诸多临床问题尚有待进一步深入探讨。一般基层医院开展此手术应谨慎。

2.鼻咽部其他良性肿瘤　鼻咽部其他良性肿瘤罕见,我们曾见数例新生儿因呼吸困难就诊,经检查,分别发现为鼻咽部息肉、畸胎瘤及混合瘤。在成人,则见有鼻咽部囊肿、血管瘤、浆细胞瘤、涎腺型混合瘤等。国内尚有皮样囊肿、畸胎瘤、神经纤维瘤、颅咽管瘤及脊索瘤的报道,后者并可发生颈淋巴结转移。

脊索瘤发生于胚胎残余的脊索,鼻咽部多属继发。因此,除见鼻咽部有光滑而质硬的肿块外,常伴有脑神经症状及颅底骨质破坏。

颅咽管瘤发生于残留的颅咽管(发源于拉克袋)上皮,这种上皮在胚胎期构成颅咽管壁和垂体组织。颅咽管在出生前即已封闭,出生后仍存在者极为少见。颅咽管瘤在原颅咽管径路的各部皆可发生。肿瘤位于鞍隔以上者出现视神经及其周围脑组织和第 3 脑室受侵犯症状,位于鞍隔以下者则有垂体受侵犯症状。

**(二)鼻咽恶性肿瘤**

1.鼻咽癌　鼻咽癌为我国多发肿瘤之一,系恶性程度较高的肿瘤。鼻咽癌这一病名最早由 Durand-Fardel 于 1873 年提出。

**【流行病学特征】**

鼻咽癌在世界各大洲均有发现。欧洲、美洲、大洋洲和拉丁美洲国家较少,发病率多在 1/10 万以下。非洲为鼻咽癌中发地区。东南亚一些国家如马来西亚,新加坡,印度尼西亚等,其发病率高于非洲国家。我国是世界各大洲中鼻咽癌的最高发地区之一。侨居世界各地的华人(其中大多来自广东、广西、福建省),鼻咽癌的发病率亦居较高水平。国内鼻咽癌分布有明显的地区性差异,以广东省中部的肇庆、佛山、广州市和广西省东部的梧州地区(互相连成一片)为高发中心,向周围逐渐降低。

鼻咽癌以男性居多,约为女性的两倍。

本病可发生于各年龄段,大多在 30～50 岁之间,国内报道最小发病年龄为 3 岁,最大发病年龄为90 岁。

鼻咽癌的发病率为耳鼻咽喉科恶性肿瘤之首。在全身恶性肿瘤中,有学者(1978)报道鼻咽癌占全身恶性肿瘤的 30.97%;占头颈部恶性肿瘤的 78.08%;占上呼吸道癌的 92.99%。

**【病因】**

鼻咽癌的发病因素是多方面的。多年来临床观察及实验研究表明,以下因素与鼻咽癌的发生有密切关系。

(1)遗传因素

1)家族聚集现象:许多鼻咽癌患者有家族患癌病史。有学者(1983)报告 2 个鼻咽癌的高发家系:①江苏常州市陈氏家系,两代 20 人中有 11 人患癌症,其中 7 人为鼻咽癌(6 个同胞兄弟姊妹及其母亲);②白氏家系,三代 37 人中有 6 人患癌症。第 II 代一个同胞组 4 人有 3 人患鼻咽癌(其中 1 人之女 10 岁患白血病);母亲于 73 岁患贲门癌;姨于 53 岁患甲状腺癌。鼻咽癌具有垂直和水平的家族发生倾向。

2)种族易感性:鼻咽癌主要见于黄种人,少见于白种人;发病率高的民族,移居他处(或侨居国外),其后裔仍有较高的发病率。

3)免疫遗传标记的观察:人类白细胞抗原(HLA)中 A 位点的 $HLA-A_2$ 及 B 位点的新加坡 2(sin2)与鼻咽癌发生有关。Simons(1976)对淋巴细胞进行 HLA 分型,发现广州人有单型 $A_2-Bsin2$ 抗原存在,患鼻咽癌的相对危险性增加 1.97 倍。

(2)病毒感染:1964 年 Epstein 和 Barr 首次从非洲儿童淋巴瘤(Burkitt 淋巴瘤)的活检组织中建立了一株可以传代的淋巴母细胞株。电镜下可见疱疹型病毒颗粒。由于它具有与疱疹病毒家族其他成员不同的特性,故命名为 Epstein-Barr 病毒(EBV)。

从 Old 等(1966)首次用免疫扩散法在鼻咽癌患者的血清中检测到高滴度抗 EB 病毒抗体以来,经过大量研究,现已基本公认 EB 病毒与鼻咽癌的发生有密切关系。其主要依据是:①从鼻咽癌组织中可分离出带 EB 病毒的类淋巴母细胞株。少数还可在电镜下查到 EB 病毒颗粒;②鼻咽癌患者体内不仅存在高滴度抗 EB 病毒抗体,且其抗体水平随病情发展而变化;③低分化或未分化的鼻咽癌患者,其 EB 病毒核抗原检测几乎 100% 阳性,而头颈部其他肿瘤全部为阴性;④用受 EB 病毒感染患者的血清与淋巴结的 B 细胞培养,可见细胞增长异常迅速;而未受 EB 病毒感染者,无此现象。此种 B 细胞的无控制性生长正反映出癌细胞的生长特点;⑤将 EB 病毒接种于猴内,可诱发致死性恶性网状细胞增多症,猴的淋巴细胞在体外培养时,可被 EB 病毒引起恶变。

除 EB 病毒以外,其他病毒对鼻咽癌发生的协同作用亦引起学者们的注意。DeThe(1978)认为鼻咽癌患者感染 EB 病毒之前,鼻咽部黏膜已受损伤,因而促使 EB 病毒引起细胞恶性变。有学者观察研究鼻咽癌与冠状病毒的关系。对 3 例鼻咽癌患者的活检组织进行超微结构观察,并对鼻咽癌患者血清、传染性单核细胞增多症患者血清、对照组血清进行 IgC 检测。结果在癌细胞的胞浆内见到类似冠状病毒的微粒。三组血清的冠状病毒 IgC 滴度各组有显著差别。认为冠状病毒是否可能为鼻咽癌的致病因素，或有协同作用，值得进一步观察研究。

（3）环境因素：①Buell（1974）报告侨居美国加利福尼亚州的第 1 代中国人鼻咽癌死亡率为当地白人的 30 倍，第 2 代则降为 15 倍，第 3 代更有下降的趋势。反之，生于东南亚地区的白种人，患鼻咽癌的危险性却有所升高。提示环境因素可能在鼻咽癌的发病过程中起重要作用；②亚硝胺类化合物：流行病学调查发现，广东省鼻咽癌高发区内的婴儿，在断奶后首先接触的食物中便有咸鱼。另外鱼干，广东腊味也与鼻咽癌发病有关。这些食品在腌制中均有亚硝胺前体物亚硝酸盐。人的胃液 pH 在 1～3 时，亚硝酸或硝酸盐（需经细胞还原成亚硝酸盐）可与细胞中的仲胺合成亚硝胺类化合物。有学者（1965）用苯并芘，二甲基苯蒽及甲基胆蒽诱发出小白鼠原位鼻咽癌。有学者（1972）用二乙基亚硝胺，二甲基苯蒽及亚硝基吗福林，二亚硝基哌嗪等诱发了大鼠鼻咽癌。

（4）微量元素：某研究所等选择四会、中山县（市）代表高发区，海丰及五华县（市）代表低发区，检测居民食用的大米和井水中的 8 种微量元素的含量。结果显示鼻咽癌高发区内大米中镍的含量高于低发区，而钼、铬、镉的含量则高发区低于低发区；饮水中镍和铅的含量高发区高于低发区。某肿瘤研究所用阈下剂量的二亚硝基哌嗪（9mg）注入大鼠皮下，作为诱癌的启动因子，然后分两种途径再给硫酸镍（为促进因素）：口服硫酸镍水溶液和经鼻腔注入硫酸镍明胶达鼻咽部。实验结果表明用二亚硝基哌嗪后再加硫酸镍的两个组均发生了鼻咽癌，而单独使用二亚硝基哌嗪或硫酸镍均未诱发鼻咽癌。说明镍元素对鼻咽癌的发病有一定作用。

近年来，分子遗传学研究发现：鼻咽癌肿瘤细胞发生染色体变化的主要是 1、3、11、12 和 17 号染色体，在鼻咽癌肿瘤细胞中发现多染色体杂合性缺失区（1p、9p、9q、11q、13q、14q 和 16q）可能提示鼻咽癌发生发展过程中存在多个肿瘤抑制基因的变异。鼻咽癌在染色体 $9p^{21}$ 和 $19q^{13}$ 区的杂合性缺失与晚期鼻咽癌（T3、T4）关系密切；染色体 $12p^{11}$ 区的杂合性缺失与早期鼻咽癌（T1、T2）相关；$9p^{21}$、16q、$19q^{13}$ 等区的杂合性缺失与鼻咽癌的浸润发展有一定相关。这些研究成果对进一步探讨鼻咽癌的发生发展规律、早期诊断、制订有效的治疗策略大有裨益。

**【病理】**

鼻咽癌的病理分类目前尚未统一。1988 年我国在制订《鼻咽癌诊治规范》时，提出以下试行分类法：

（1）原位癌：上皮细胞已有癌变，但基底膜完整，鳞状和柱状上皮均可发生原位癌，但也可源于大圆形细胞。

（2）浸润癌：分为微小浸润癌，鳞状细胞癌，腺癌，泡状核细胞癌和未分化癌。

1）微小浸润癌：基底膜受癌细胞侵袭出现断裂，但浸润范围不超过光镜下（400 倍）的一个视野。

2）鳞状细胞癌

①高度分化的鳞状细胞癌。

②中度分化的鳞状细胞癌。

③低高分化的鳞状细胞癌。

3）腺癌：鼻咽腺癌极为少见，尤其在鼻咽癌的高发区。

①高度分化的腺癌。

②中度分化的腺癌。

③低度分化的腺癌。

4)泡状核细胞癌：由于形态较特殊，且放射治疗后预后较好等特点，而列为独立的类型。

5)未分化癌。

鼻咽癌的原发部位及外形：鼻咽癌多发于鼻咽顶后壁，其次为侧壁，极少发生于前壁及底壁。鼻咽癌的外形可呈结节型、菜花型、浸润型、溃疡型及黏膜下型 5 种形态。

【临床表现】

(1)常见临床表现

1)原发癌症状

①涕血和鼻出血：病灶位于鼻咽顶后壁者，用力向后吸鼻腔或鼻咽部分泌物时，轻者可引起涕血（即后吸鼻时"痰"中带血），重者可致鼻出血。肿瘤表面呈溃疡或菜花型者此症状常见，而黏膜下型者则涕血少见。

②耳部症状：肿瘤在咽隐窝或咽鼓管圆枕区，由于肿瘤浸润，压迫咽鼓管咽口，出现分泌性中耳炎的症状和体征：耳鸣，听力下降等。临床上不少鼻咽癌患者即是因耳部症状就诊而被发现的。

③鼻部症状：原发癌浸润至后鼻孔区可致机械性堵塞，位于鼻咽顶前壁的肿瘤更易引发鼻塞。初发症状中鼻塞占 15.9%，确诊时则为 48.0%。

④头痛：是常见的症状。临床上多表现为单侧持续性疼痛，部位多在颞、顶部。产生原因可以是：a.神经血管反射性痛；b.三叉神经第 1 支（眼支）的末梢在硬脑膜处受压迫或颅底骨质破坏；c.鼻部局部炎性感染；d.肿大的颈部淋巴结，既可能压迫颈内静脉导致回流障碍而产生钝性头痛，也可能侵蚀颈椎骨质或压迫神经根引起疼痛。

Ⅰ、Ⅱ期病例常见的初发症状大致如下：

Ⅰ期病例初发症状依次为涕血（32.7%），耳鸣（23.5%），头痛（19.4%），鼻塞（12.2%），听力下降（10.2%），无原发癌症状（2%）。

Ⅱ期病例初发症状依次为颈部淋巴结肿大（40.1%），头痛（13.2%），涕血（13.2%），耳鸣（12.5%），鼻塞（9.2%），听力下降（8.6%），无原发癌症状（3.2%）。

2)眼部症状：鼻咽癌侵犯眼眶或与眼球相关的神经时虽然已属晚期，但仍有部分患者以此症就诊。

鼻咽癌侵犯眼部常引起以下症状和体征：视力障碍（可失明），视野缺损，复视，眼球突出及活动受限，神经麻痹性角膜炎。眼底检查视神经萎缩与水肿均可见到。

鼻咽癌侵入眼眶的途径如下：

①经颅内侵入眼眶：鼻咽癌经颈内动脉管或破裂孔侵犯海绵窦，之后向前由眶上裂到达眼眶。大多数病例经此途径侵入。

②经颅外扩展至眼眶：

a.肿瘤由鼻咽腔经翼管进入翼腭窝，再从眶尖至眶内，这是一条自然通道。但翼管十分狭小，肿瘤不易经此而达到翼腭窝。故临床上更常见的是肿瘤先破坏翼管基底部，然后再经眶尖达眶内；b.鼻咽顶后壁之肿瘤常向前侵入鼻腔，后经蝶腭孔进入翼腭窝，再由眶尖或眶下裂侵入眼眶内；c.肿瘤向前侵入鼻腔后份时，可很容易地破坏筛窦纸样板，再进入眼眶。

3)脑神经损害症状：鼻咽癌在向周围浸润的过程中以三叉神经、外展神经、舌咽神经、舌下神经受累较多，嗅神经、面神经、听神经则甚少受累。

鼻咽癌侵犯脑神经的方式和途径如下：

①位于咽隐窝附近的肿瘤，常向上经颈内动脉管或破裂孔到达颅中窝的岩蝶区。此处有颞骨岩尖，圆

孔、卵圆孔、海绵窦区等结构,肿瘤如侵及此处,常引起动眼神经、滑车神经、三叉神经及外展神经受损的症状和体征。

②鼻咽癌侵入颅中窝后再向前方浸润,经眶上裂入眼眶,引起眼部症状,如再向前浸润也可达颅前窝使嗅神经受累,但少见。

③鼻咽癌向外侧扩展至咽旁间隙的茎突后区,使舌下神经、舌咽神经、迷走神经、副神经及颈交感神经受累;向外侧前方扩展至茎突前区内,可使下齿槽神经、耳颞神经及舌神经受累(均为三叉神经下颌支的分支)。临床上值得注意的是茎突后区的神经受损既可是鼻咽癌的直接侵犯,也可由颈深上组或咽后组转移的淋巴结所引起。对此 CT 扫描可起重要的鉴别作用。

肿瘤经破裂孔进入颅内,常先侵犯第Ⅴ及第Ⅵ对脑神经,继之可侵及第Ⅳ、Ⅲ、Ⅱ对脑神经,引起持续性头痛或三叉神经痛,患侧面部麻木、复视、视物模糊、眼睑下垂、眼外展肌麻痹、眼球固定或失明。

肿瘤在颅外向后外方发展,或因转移的颈淋巴结的压迫或侵蚀,可使第Ⅸ、Ⅹ、Ⅺ、Ⅻ对脑神经或颈交感神经受累,引起各种咽喉麻痹症状如吞咽困难、声嘶、舌半侧瘫痪和萎缩。颈交感神经麻痹可出现 Homer 综合征:眼球内陷、眼睑下垂、瞳孔缩小、额部无汗。

晚期,第Ⅶ、Ⅷ对脑神经尚可受累,出现面瘫(单侧、周围性)及耳聋。如三叉神经痛、咽鼓管闭塞及颈淋巴结肿大三者同发于一侧,而无鼻塞,为晚期鼻咽侧壁浸润性癌的特有表现。

4)颈淋巴结转移:颈淋巴结转移率高达 179.37%(单侧转移 44.20%,双侧 35.17%)。11.05% 是以颈部包块为初诊症状。转移淋巴结的分布:颈深上前组占 53.45%,颈深上后组 31.36%,颈深下组 15.76%,颈后三角组 18.48%,锁骨上组 14.71%,其他组仅占 0.18%。颈部肿大之淋巴结无痛、质硬,早期可活动,晚期与皮肤或深层组织粘连而固定。

5)远处转移:鼻咽癌确诊时远处转移率,60 年代为 2.80%,70 年代为 1.10%,80 年代后期随着 CT 和骨扫描设备的应用,上升至 4.2%。个别病例以远处转移为主诉而就诊。

鼻咽癌虽可转移至全身各个部位,但以骨、肺、肝居多。且常为多个器官同时发生。

6)恶病质:可因全身器官功能衰竭死亡,也有因突然大出血而死亡者。

(2)特殊临床表现

1)鼻咽癌合并皮肌炎:皮肌炎是一种严重的结缔组织疾病。伴发于鼻咽癌者国内早有报告(1962),有学者(1984)报告 4 例鼻咽癌患者伴发皮肌炎。恶性肿瘤与皮肌炎的关系尚未明确,但皮肌炎患者的恶性肿瘤发生率至少高于正常人 5 倍。故对皮肌炎患者,须进行仔细的全身检查,以求发现隐藏的恶性肿瘤。

2)隐性鼻咽癌:颈部肿大淋巴结经病理切片证实为转移癌,但对各可疑部位多次检查或活检仍未能发现原发癌病灶,称为头颈部的隐性癌(原发灶位于胸、腹或盆腔者不属此类)。闵华庆认为下述情况者,可按鼻咽癌进行治疗:①颈深上组的转移癌,位置在乳突尖前下方与下颌角后方之间,且质地硬实者;②病理类型属低分化或未分化癌者;③来自广东或其他高发省籍,年龄在中年以上者。治疗后必须按月进行紧密随诊,以便发现异常及时确诊再修正治疗方案。

3)检查

①前鼻镜检查:少数病例可发现新生物侵入后鼻孔,多呈肉芽组织状。

②鼻咽镜检查:对诊断极为重要。

a.间接鼻咽镜检查:须反复仔细寻找可疑之处,咽部反射敏感检查不能合作者,可表面麻醉后再检查;如仍不成功,可用软腭拉钩拉开软腭,或用细导尿管插入前鼻孔,其前端由口拉出,后端留于前鼻孔之外,将两端系紧、固定,软腭被拉向前,可充分显露鼻咽部,并可进行活检。

b.鼻咽纤维镜或电子鼻咽纤维镜检查:一种可弯曲的软性光导纤维镜。从鼻腔导入(表面麻醉后),能全面仔细地观察鼻咽部,可行照相、录像及活检,是检查鼻咽部最有效的现代工具。

③病理检查:

a.活检:可采取经鼻腔径路或经口腔径路。活检如为阴性,对仍觉可疑者需反复行之,并密切随诊。

b.颈淋巴结摘除活检或颈淋巴结细胞学穿刺涂片检查:若颈侧淋巴结肿大,且质硬者,应作颈淋巴结穿刺涂片检查。若鼻咽部无明显可疑病变,须考虑淋巴结摘除活检。

c.鼻咽脱落细胞学诊断:取材恰当,即时固定,染色和检查,可补充活检之不足。以下情况较适合本检查:治疗过程中定期检查以动态观察疗效;对于隐性癌者,可在多个部位分别取材送检;用于群体性普查,有学者(1964)认为本检查法可多次重复进行,为早期诊断鼻咽癌的方法之一,特别对病灶小,活检困难或初次活检为阴性者,较易获得阳性结果,其诊断准确率为88%,误诊率为12%,误诊之原因主要是退行性变的柱状上皮细胞与癌细胞相混淆所致。

d.细针抽吸细胞学(FNA)检查:FNA对头颈肿瘤的诊断是有价值的,此技术在欧洲和美国普遍应用。细针抽吸细胞学检查对转移性鼻咽癌的诊断是非常有价值的,如颈部淋巴结受累,用此方法可以对原发肿瘤进行评估。细针抽吸细胞学检查具有安全、简便、结果快速、可靠等优点。

④X线拍片检查:可判断有无颅底骨质破坏。对黏膜下肿瘤的诊断也有一定的帮助。

⑤CT扫描检查:CT扫描有较高的分辨率,不仅能显示鼻咽部表层结构的改变,还能显示鼻咽癌向周围结构及咽旁间隙浸润的情况,对颅底骨质及向颅内侵犯情况亦显示较清晰、准确。

⑥磁共振成像(MRI)检查:MRI对软组织的分辨率比CT高。MRI检查可以确定肿瘤的部位、范围及对邻近结构的侵犯情况。对放疗后复发的鼻咽癌,MRI有其独到的作用。它可以鉴别放疗后组织纤维化和复发的肿瘤。复发肿瘤呈不规则的块状,可同时伴有邻近骨或(和)软组织结构的侵犯以及淋巴结肿大。放疗后的纤维化呈局限性增厚的块状或局限性的不规则的斑片状结构,与邻近组织的分界不清。在 $T_1$ 加权像上,复发的肿瘤和纤维化组织多呈低信号;在 $T_2$ 加权像上,复发肿瘤为高信号,而纤维组织呈低信号。

⑦EB病毒壳抗原-IgA抗体检测:鼻咽癌患者血清中以 EB 病毒壳抗原-IgA 抗体(VCA-IgA 抗体)升高最为显著。Henle 等(1976)报道,其阳性率可达 93%,而在 Burkitt 淋巴瘤和传染性单核细胞增多症的患者中却无此抗体存在。

目前,国内广泛应用的是免疫酶法,所用试剂是由上海生物制品研究所制备的免疫酶法鼻咽癌诊断试剂。此法简便,在一般有光学显微镜的实验室均可进行。对鼻咽癌诊断特异性较高,70%以上鼻咽癌患者的抗体几何平均滴度(GMT)均在 1:20 以上。对照组的滴度平均低于 1:10。如抗体滴度>1:40 者,属鼻咽癌的高危人群,应定期复诊。

对隐性鼻咽癌的诊断:张有望等对 69 例原发病灶不明的转移癌进行血清 VCA-IgA 抗体的检测。滴度在 1:20 以上者 52 例(75.4%),经临床追踪观察发现原发病灶者 44 例,其中鼻咽癌 38 例,食管癌 2 例,扁桃体癌 1 例,下颌下腺癌 1 例,恶性淋巴瘤 1 例,颈动脉体瘤 1 例。未找到原发灶者 25 例。有学者认为抗体滴度在 1:20 以上者,应考虑鼻咽癌的可能。滴度越高,可能性越大。抗体滴度在 1:10 以下者则应考虑鼻咽癌以外的原发灶。

【诊断】

早期发现,早期诊断最为重要。能否早期发现,早期诊断与以下几点有密切关系:①肿瘤的原发部位及肿瘤的生长方式(外生性或黏膜下向深层发展);②医务人员思想重视。临床工作中,如遇到原因不明的一侧进行性咽鼓管阻塞症状;涕中带血或后吸鼻后"痰"中带血;颈侧淋巴结肿大;原因不明的偏头痛;外展神经麻痹等患者均应考虑到鼻咽癌的可能,进行详细检查;③患者本人思想重视或有无认识,因患者对鼻咽癌的知识缺乏;对医院有恐惧心理以及经济等原因,不及时到医院就诊而延误诊断者亦不乏其人。所以普及有关鼻咽癌的常识,对提高鼻咽癌的早期诊断率亦至关重要。

只要详细询问病史,仔细检查鼻咽部,作必要的辅助检查如鼻咽部活检、CT 扫描、VCA-IgA 抗体等,一般可以做出正确的诊断。

鼻咽癌的 TNM 分类:

根据肿瘤的生长范围和扩散的程度,按国际抗癌联盟(UICC,1997)和美国癌症分期联合委员会(AJCC)(2002)第五版的方案如下:

(1)解剖划分

1)后上壁:从软硬腭交界到颅底。

2)侧壁:包括咽隐窝。

3)下壁:包括软腭上面。

注:后鼻孔缘(包括鼻中隔后缘)属于鼻腔部分。

(2)TNM 临床分类

T:原发癌

$T_x$:原发肿瘤不能确定。

$T_0$:无原发肿瘤之证据。

$T_{is}$:原位癌。

$T_1$:肿瘤局限在鼻咽部。

$T_2$:肿瘤侵犯咽部软组织和/或后鼻孔。

$T_{2a}$:无咽旁组织侵犯。

$T_{2b}$:咽旁组织侵犯。

$T_3$:肿瘤侵犯骨质和/或鼻窦。

$T_4$:肿瘤侵犯颅内和/或脑神经,颞下窝,喉咽或眼眶。

注:咽旁侵犯指肿瘤突破咽基底筋膜,有咽后、咽侧壁浸润。

N:区域淋巴结转移。

$N_x$:区域淋巴结转移不能确定。

$N_0$:无区域淋巴结转移。

$N_1$:同侧淋巴结转移,淋巴结直径不超过 6cm,位于锁骨上窝以上区域。

$N_2$:双侧淋巴结转移,淋巴结直径不超过 6cm,位于锁骨上窝以上区域。

$N_3$:一个或数个淋巴结转移。

$N_{3a}$:淋巴结直径大于 6cm。

$N_{3b}$:进入锁骨上窝。

注:中线淋巴结视为同侧淋巴结。

M:远处转移。

$M_x$:远处转移不能确定。

$M_0$:无远处转移。

$M_1$:有远处转移。

（3）组织病理学分级

G：组织病理学分级。

$G_x$：组织分级不能确定。

$G_1$：高分化。

$G_2$：中度分化。

$G_3$：低分化。

（4）分期

|  | | | | |
|---|---|---|---|---|
| 0期： | $T_{is}$ | $N_0$ | $M_0$ | |
| Ⅰ期： | $T_1$ | $N_0$ | $M_0$ | |
| Ⅱ期A： | $T_{2a}$ | $N_0$ | $M_0$ | |
| Ⅱ期B： | $T_1$ | $N_1$ | $M_0$ | |
| | $T_{2a}$ | $N_1$ | $M_0$ | |
| | $T_{2b}$ | $N_0$ | $N_1$ | $M_0$ |
| Ⅲ期： | $T_1$ | $N_2$ | $M_0$ | |
| | $T_{2a}$ | $T_{2b}$ | $N_1$ | $M_0$ |
| | $T_3$ | $N_0$ | $N_1,N_2$ | $M_0$ |
| Ⅳ期A： | $T_4 N_0$ | $N_1$ | $N_2 M_0$ | |
| Ⅳ期B： | 任何T | $N_3$ | $M_0$ | |
| Ⅳ期C： | 任何$T_4$ | 任何N | $M_1$ | |

临床分型：

鼻咽癌在临床发展过程中,可见同一病理类型患者出现截然不同的临床表现;亦有不同类型基本按同一途径扩展和播散。这种现象早在30年代和40年代已经被注意到。有学者根据100例晚期鼻咽癌观察,指出鼻咽癌的这种现象是具有规律性的。临床上可分成3种类型：

（1）上行型亦称脑神经型或A型：有第Ⅱ、第Ⅲ、第Ⅳ、第Ⅴ、第Ⅵ对脑神经的侵犯和（或）颅底骨质破坏,但没有颈淋巴结转移。

（2）下行型亦称颈淋巴结广泛转移型或D型：有单侧或双侧颈淋巴结广泛转移,累及锁骨上窝淋巴结,转移灶大于8cm×8cm×8cm,但无上述脑神经的侵犯,也没有颅底骨质破坏。

（3）上下行型亦称混合型或AD型：有单侧或双侧或局限于一组的淋巴结转移,小于8cm×8cm×8cm,兼有上述脑神经的侵犯或颅底骨质破坏。

【鉴别诊断】

鼻咽癌应与鼻咽部其他恶性瘤如淋巴肉瘤及鼻咽结核,鼻咽纤维血管瘤,腺样体肥大或感染,咽旁隙肿瘤,颈部及颅内肿瘤（颅咽管瘤、脊索瘤、桥小脑角肿瘤）等相鉴别。

【治疗】

鼻咽癌大多对放射治疗具有中度敏感性,放射治疗是鼻咽癌的首选治疗方法。但是对较高分化癌,病程较晚以及放疗后复发的病例,手术切除和化学药物治疗亦属不可缺少的手段。

（1）放射治疗

1）放射线的选择：因鼻咽癌原发灶位置深在,周围有重叠的骨质包围,故应选择穿透力强,皮肤量低,吸收少的高能放射源如60钴或直线加速器的高能X线（4～9meV）作外照射。这两种设备中,又以加速器为优,因其产生的半影甚小,深部剂量较高而且均匀,周围正常组织受损小,疗效较佳。对于外照射后的残存肿瘤,可以用 X 线体腔管或后装腔内作补充治疗。

2)放射剂量和时间:外照射可采用连续法或分段法进行。虽然两种方法的远期疗效近似,但前者总的时间较短,而放疗后反应较重;后者总的放疗时间较长,但放疗后反应较轻。因此,应针对患者的具体情况作适当选择:

①连续治疗:每周 5 次,每次 2Gy,总剂量 TD60～70Gy/6～7 周。

②分段治疗:将整个疗程分两段,每周 5 次,每次 2Cy,每段约 3.5 周,总剂量 TD 为 65～70Gy。

③超分割放疗:每次 1.2Gy,每日 2 次,间隔 6 小时以上,总量 66～70Gy。

④外照射＋后装治疗:外照射 50～60Gy(5～6 周),后装治疗 2～3 次,每周 1 次,每次 8～10Gy。

⑤颈淋巴结阳性者,根治量 56～60Gy(5.5～6 周);颈淋巴结阴性者预防量 46～50Cy(2.5～3 周)。

3)放射野的设计:每个病例的照射野都需要将鼻咽部及其邻近窦腔、间隙、颅底以及颈部包括在内。但是各照射野之间勿使剂量重叠或遗漏。原则上各部位同时开始照射,但患者如有严重头痛,鼻出血等,可以先用小野进行照射以减轻症状,然后按全面的布野照射。

4)近年来一些放疗新技术:

①腔内近距离放疗:常用的放射源有 [192]铱、[137]铯等,近距离放疗的最大优点为既可增加靶区的局部放射剂量,又可减少周围正常组织的放射损伤。近距离放疗通常作为外照射的补充放疗。近年来的临床研究表明,对鼻咽局限性浅表病灶,局部控制率比常规的单纯外照射有一定提高。

②伽玛刀治疗:伽玛刀是一种三维立体定向高能聚焦的多束伽玛射线治疗装置。将肿瘤精确定位后,可用大剂量的射线一次性将肿瘤摧毁。而对周围正常组织损害很小。放射治疗后复发的鼻咽癌病例适合于伽玛刀治疗。对于初发的鼻咽癌病例应慎用伽玛刀治疗。因其治疗鼻咽癌的远期效果尚需进一步观察。

③三维适形放疗:三维适形放疗是近年来肿瘤放射治疗的最重要进展之一,它可以根据肿瘤的不同形状,将放射剂量较均匀地分布于靶区。Wolden 等报告用外照射加三维适形放疗治疗鼻咽癌 68 例(Ⅲ、Ⅳ期占 70％),5 年局部控制率为 77％。初步研究表明三维适形放疗对局部和颈部病变较晚的鼻咽癌病例的疗效比常规外照射有所提高,但其远期结果尚有待观察。

④适形强调放疗:适形强调放疗是近几年发展的一项崭新的放疗技术,被认为是 21 世纪放射治疗发展的方向,此技术可根据不同肿瘤的大小、形状和生物学行为特性授予不同的靶区不同的照射剂量,同时对肿瘤周围的重要器官有独特的保护优势。Wolden 等用该技术治疗 27 例鼻咽癌,2 年局部和区域控制率均达 100％。初步结果令人鼓舞,随着该技术的逐步推广应用及经验的积累,鼻咽癌的放疗效果可能有较大提高。

(2)化学药物治疗:主要用于中、晚期病例,放疗后未能控制及复发者,所以是一种辅助性或姑息性的治疗。化学药物治疗的主要作用:①作为化学增敏剂,以提高肿瘤对放射线的敏感度,多与放疗同时进行;②用于有远处转移的患者;③先用化疗使晚期肿瘤缩小到一定程度后,再用放疗;④在放疗后,根据细胞动力学周期,定期进行预防性化疗。常用的给药方式有 3 种。

1)全身化疗:可口服,肌肉注射,静脉注射。常用药物有氮芥、环磷酰胺、5-氟尿嘧啶、博来霉素、噻替派等。可单独用一种药物或联合用药。

2)半身化疗:是压迫腹主动脉,暂时阻断下半身血液循环,从上肢静脉快速注射氮芥的疗法,氮芥注入体内 2～3 分钟后便产生效应,15 分钟后药力可减少一半,这样既可提高上半身药物浓度,又可保护下半身骨髓造血功能。

半身化疗的禁忌证:①高血压,心脏病患者;②年老、体弱、肥胖者;③上腔静脉受压者;④肝硬化、肝肿大者;⑤肝、肾功能严重损害者;⑥白细胞数低于 $3 \times 10^9/L$ 者。

3)动脉插管化疗:可增加鼻咽部药物浓度,减少全身副作用。采用颞浅动脉或面动脉逆行插管,注入抗癌药物。对于早期(Ⅰ、Ⅱ期)包括有单个较小的颈深上组淋巴结转移病例,晚期有脑神经受累的病例,或者放疗后鼻咽部局部残存或复发病例,均有一定的近期疗效。常用的抗癌药物有 5-氟尿嘧啶,平阳霉素,顺铂等。

(3)放疗与化疗联合治疗:对于晚期鼻咽癌可用放射与化学药物联合治疗。有文献报道:联合治疗的疗效明显优于单项治疗。对提高Ⅱ期以上病例近期缓解率,减少Ⅱ、Ⅲ期病例的远处转移率,提高 3,4,5 年期生存率均有一定效果。

(4)手术治疗:非主要治疗方法,仅在少数情况下进行。其适应证如下:

1)鼻咽部局限性病变经放疗后不消退或复发者。

2)颈部转移性淋巴结,放疗后不消退,呈活动的孤立性包块,鼻咽部原发灶已控制者,可行颈淋巴结清扫术。

手术禁忌证:

1)有颅底骨质破坏或鼻咽旁浸润,脑神经损害或远处转移。

2)全身情况欠佳或肝肾功能不良者。

3)有其他手术禁忌证。

(5)免疫治疗:有干扰素诱导剂,植物血凝素-瘤苗等,但其疗效欠佳,目前仍处于探索阶段。

2.鼻咽部其他恶性肿瘤　鼻咽部恶性肿瘤以鼻咽癌占绝大多数,其他恶性肿瘤少见。国内各地报道的鼻咽部其他恶性肿瘤有以下各类:恶性淋巴瘤、纤维肉瘤、骨肉瘤,胚胎性横纹肌肉瘤,葡萄状肉瘤,血管内皮瘤,恶性纤维组织细胞瘤,恶性黑色素瘤,乳头状瘤恶变等。

(1)恶性淋巴瘤:有学者(1983)报告 1818 份鼻咽部恶性肿瘤病理资料,鼻咽癌以外的其他恶性肿瘤共 85 例。其中恶性淋巴瘤占 66 例。发病年龄较鼻咽癌早,颈淋巴结转移发生率较鼻咽癌高,多为双侧性,增长迅速。可侵及颈部各组淋巴结,甚至转移至腋下,纵隔及腹膜后等淋巴结。也有转移至肩胛、髋骨、股骨及颅内的报道。

(2)胚胎性横纹肌肉瘤:为来源于中胚层的恶性肿瘤。病理差异颇大,依其病理形态可分为 4 型:多形型、泡型、胚胎型、葡萄簇型。胚胎型最多见。

鼻咽部横纹肌肉瘤体积较大,有时外形如息肉样,多有阻塞性症状。可发生颈淋巴结及远处转移。确诊需活检。多采用手术,放疗及化学药物等综合治疗。治疗后易复发,预后较差。

# 二、节口咽部及喉咽部肿瘤

## (一)口咽及喉咽良性肿瘤

发生于口咽部及喉咽部的良性肿瘤有乳头状瘤、纤维瘤、脂肪瘤、血管瘤、各种囊肿、腺瘤等。以乳头状瘤和纤维瘤较多见。

1.乳头状瘤　为咽部最常见之良性肿瘤。可能起因于病毒感染。多发生于悬雍垂底部、软腭、腭舌弓、腭咽弓及扁桃体表面。形如桑葚,色白或淡红色,常多数聚积,单个而具蒂者少见。多无任何症状,常于检查咽部其他疾病时被发现。治疗可将其切除并于基底部用激光烧灼，以防其复发。位于扁桃体表面者，可将扁桃体一并切除。

2.纤维瘤　好发部位与乳头状瘤相似，瘤体大小不一，呈圆形突起，表面覆以正常之黏膜，质坚实，基底可广，但亦有呈蒂状者。症状视肿瘤之大小和位置而异，肿瘤大者常妨碍进食及言语，位于喉咽部者，还可引起呼吸困难。肿瘤小者可无任何症状。较小之肿瘤，可从口腔切除（口咽部）或在支撑喉镜下切除（喉咽部）。较大之肿瘤，应在气管插管全麻下经颈部切口切除肿瘤。

3.潴留囊肿　黏液腺的潴留囊肿可生长于咽后壁，咽侧壁，会厌谷，会厌游离缘。圆形，色灰黄，大小不等。常无症状，多偶然发现。囊肿小者可以不治疗或用激光烧灼破坏之，大者可用剥离法切除。

4.血管瘤　常发生于咽后壁及侧壁，为紫红色不规则的肿块。患者常感咽部不适或异物感。常有出血现象。可用冷冻，硬化剂注射，电凝固术，放射治疗。较大之血管瘤，治疗多较困难。

5.咽组织细胞瘤　组织细胞瘤是间充质肿瘤中新的一大类肿瘤，它来源于组织细胞。多发生在四肢、躯干、肺或泌尿生殖系统。头颈部的发病率较低，偶尔发生于咽旁间隙或咽后间隙。

【病理】

良性组织细胞瘤是由组织细胞和成肌细胞以不同的比率构成的肿瘤，其外围常有假性包膜，组织学上可同时见到多种细胞成分。以成肌细胞为主者则称之为纤维组织细胞瘤，瘤组织中成肌细胞呈梭形，形成胶原纤维束，呈车轮状或漩涡状排列。以组织细胞为主者则称之为组织细胞瘤。组织细胞常吞噬含铁血黄素的颗粒及脂质，形成黄瘤细胞。瘤细胞胞浆丰富，淡红色；常有不同数量的泡沫状细胞、多核细胞和杜顿巨细胞；核分裂象少见，增生的瘤细胞异型性不明显。有时一个切片的一端为纤维性肿瘤占显著优势，而另一端则呈细胞型肿瘤的特征。

恶性组织细胞瘤的特征为组织细胞和成肌细胞的异型性明显。如核大浓染、核膜增厚、外形不规则、核仁明显、核分裂象多见等。并且可见到组织细胞过渡至黄瘤细胞的各种中间形态。

【临床表现】

咽组织细胞瘤无特异的临床表现，早期多为咽异物感。随着肿瘤的逐渐增大，则可出现邻近的组织和器官受压的相应症状，如吞咽梗阻感，喝水反呛，呼吸不畅，构语不清，睡觉打鼾或耳鸣、听力下降等。严重时可出现吞咽困难。如肿瘤向下侵犯喉部，则可出现呼吸困难。

检查时，根据肿瘤发生的部位不同，可出现咽后壁或咽侧壁隆起，咽腔变小。肿瘤表面黏膜大多光滑，无溃疡，触之较硬，常固定不易移动，无触痛。偶尔在颈部也可触及肿块。恶性组织细胞瘤可出现颈淋巴结和远处转移。

【诊断】

1.X线拍片检查　颈部侧位X线拍片不仅可排除颈椎结核所引起的咽后脓肿，而且还可大致了解肿瘤的范围。

2.CT或MRI检查　CT和MRI检查能清楚地显示肿瘤的大小、范围与周围的血管和邻近器官的关系。

3.细胞学检查　肿块穿刺细胞学检查是一种简单、安全、方便和基本可靠的诊断方法。它可大致确定肿瘤的良恶性质及类型。

4.病理检查　该病的确诊有赖于病检。但咽部钳取活检阳性率较低。临床上亦不主张从咽部作切口取材活检，以免损伤血管、神经或造成局部粘连，增加手术的困难。

【治疗】

咽部良性组织细胞瘤最好的治疗方法是手术彻底切除肿瘤。手术多采用颈侧径路，以便彻底暴露和完整切除肿瘤。组织细胞瘤多无明显的包膜，与周围组织界线不清，手术不易彻底，术后复发率较高。恶性组织细胞瘤术后应补充放疗或化疗。

### （二）口咽恶性肿瘤

口咽部及喉咽部恶性肿瘤以鳞状细胞癌（简称鳞癌）为多见，但腺癌及淋巴肉瘤亦可发生。

扁桃体恶性肿瘤为口咽部的常见恶性肿瘤。有学者（1983）分析 10220 例耳鼻咽喉科肿瘤的病理资料，口咽部恶性肿瘤 370 例。其中发生于扁桃体者 214 例，占口咽部恶性肿瘤的 57.8％。可见口咽部恶性肿瘤半数以上发生于扁桃体。扁桃体恶性肿瘤多发生于男性，男女之比为 2～3：1。

扁桃体恶性肿瘤之病因尚不清楚，可能与嗜烟、酒有关。Givens 等（1981）分析 162 例扁桃体癌，吸烟较多者占 95％，饮酒量较大者占 50％。

【病理】

扁桃体表面被覆鳞状上皮，其内为淋巴组织，可发生相应的恶性肿瘤，如鳞状上皮癌，淋巴上皮癌及各种类型之恶性淋巴瘤（淋巴肉瘤，网状细胞肉瘤，霍奇金病等）。国内报道，以癌肿稍多，恶性淋巴瘤略少。

各类恶性肿瘤的表现及发展情况各有其特点，鳞癌多为外生型肿物，表面易溃烂，呈菜花形，易转移至颈上淋巴结，以后向下颈部、纵隔及腋下淋巴结转移。淋巴上皮癌发生于黏膜下，在浅层扩展，很少浸润深部组织，至晚期可发生溃疡；早期即可转移至颈淋巴结。恶性淋巴瘤亦发生于黏膜下，瘤体大而无溃疡，呈硬结节状或充血肿胀，可出现以下 3 种临床类型：①阻塞型，生长迅速，无溃疡，瘤体大，妨碍吞咽及呼吸；②炎症型，反复炎症发作，体温升高，犹如扁桃体周围炎，但不易完全消退；③早期转移型，局部病变不显著，早期有颈淋巴结转移。淋巴肉瘤可同时发生于双侧扁桃体，或发展为肉瘤白血病。

【症状】

早期可无任何症状。Givens 等（1980）分析：10％的患者无自觉症状。一般常见症状有咽部异物感，咽喉疼痛，颈部肿块，一侧扁桃体迅速肿大可致吞咽和呼吸困难。肿瘤表面溃破可有痰中带血。

【检查】

可见一侧扁桃体肿大，表面可呈结节状；菜花状、表面溃疡；或表面光滑，扁桃体呈球形肿大。

颈淋巴结转移：扁桃体恶性肿瘤之颈部淋巴结转移发生率较高，发生转移的时间较早，转移部位从颈上部至锁骨上窝的淋巴结均可发生。Kuruvilla（1983）报告 142 例扁桃体恶性肿瘤，以颈部包块为首发症状者 45 例，占 31.6％，加上以后发生转移者，单侧转移 110 例（77.5％），双侧转移 21 例（14.8％）。转移部位大多在颈深上部，颈总动脉分叉处。也有位于下颌下部，颏下部，锁骨上窝等部位。

【诊断】

单侧扁桃体迅速肿大或有溃疡，伴有同侧颈部淋巴结肿大，而无明显急性炎症者，应考虑是否为扁桃体恶性肿瘤，必要时行扁桃体活检。

【治疗】

手术切除结合放射治疗为主要治疗方法，放射治疗多用颈部外照射。

通过全身注射或局部动脉灌注抗癌药物（化疗）仅为辅助治疗措施。

如怀疑扁桃体恶性肿瘤，而多次活检未证实者，可切除扁桃体送病检，必要时再加放疗。

### （三）喉咽部恶性肿瘤

喉咽，又称下咽，位于喉的后面及两侧，起于舌骨延长线以下，下端在环状软骨下缘平面连接食管，相当于第 3～6 颈椎的前方。喉咽部在临床上分为 3 个解剖区。

1.梨状窝　梨状窝位于喉的两侧。上缘起自咽会厌襞，由外侧壁及内侧壁组成。下方狭窄，成为梨状窝尖，向下移行至环后食管。其内侧为杓会厌襞和环状软骨，和喉侧壁相邻；外侧上部为舌甲膜，下部为甲状软骨翼板。

2.环状软骨后区　简称环后区,相当于环状软骨上缘与下缘间的喉咽前壁。位于环状软骨后面和环咽肌区。起自杓状软骨及杓间区,下至环状软骨背板下缘与颈段食管相接,两侧与梨状窝内侧襞相连。

3.喉咽后壁区　为覆盖于椎前的喉咽壁。起自会厌平面,下接食管入口。

原发于喉咽部的恶性肿瘤少见。在原发性喉咽恶性肿瘤中,绝大多数(约95%)为鳞状细胞癌,约70%为低分化鳞癌。国外资料(1989)统计,喉咽癌的发病率为0.8/10万。某市(1986)的统计资料显示:男性的发病率为0.15/10万,女性为0.02/10万。中国医学科学院肿瘤医院在收治病例统计中发现,喉咽恶性肿瘤占头颈部恶性肿瘤的1.4%,占全身恶性肿瘤的0.2%。某耳鼻咽喉研究所(1983)根据病理资料分析发现,喉咽癌占耳鼻咽喉肿瘤的1.9%。

喉咽癌多发生在梨状窝,其次为喉咽后壁,环后区最少。梨状窝癌和喉咽后壁癌多发生在男性,而环后癌则多发生在女性。

喉咽癌的好发年龄为50~70岁。

【病因】

喉咽癌的病因仍不清楚,可能与下列综合因素有关。

1.吸烟　长期大量吸烟可导致呼吸道癌肿已成共识。在烟草燃烧时所产生的烟草焦油中的苯丙芘有致癌作用,吸烟可导致染色体畸变。喉咽癌的患者中大多数都有长期吸烟的病史,而且吸烟的量较大,不少患者还同时酗酒。酒不仅能刺激黏膜,诱发黏膜上皮营养不良,而且有促进烟的致癌作用。

2.营养不良　缺血性贫血常导致喉咽部黏膜变化,如黏膜变薄,黏膜生发层表皮钉突消失,细胞内糖原减少或缺乏,咽、食管黏膜广泛萎缩,咽下困难,出现Plummer-Vinson综合征(本征一般发生于低血红蛋白性贫血的中年妇女,主要特征为口角裂开或裂缝,舌痛伴丝状乳头、继以蕈状乳头萎缩,并因食管狭窄或食管蹼而致咽下困难)。国外文献报道,Plummer-Vinson综合征患者易发生环后癌。

3.病毒感染　在一定的条件下,EB病毒、人类乳头状瘤病毒都可能引起咽喉部黏膜的癌变。

4.其他因素　某些维生素或微量元素的缺乏、某些工业性或职业性损害、环境污染等,都可能成为促癌因素。

【病理】

95%以上为鳞状细胞癌,肉瘤及恶性淋巴瘤少见。

1.肿瘤的生长与扩展　喉咽癌大体以外突型为主,常有中心溃疡。梨状窝癌多呈浸润性生长,易于在黏膜下广泛扩散。肿瘤发生在梨状窝外侧壁时,常侵犯甲状软骨板,甚至可穿破甲状软骨板而累及喉外组织、甲状腺、皮肤及颈部血管等。肿瘤生长在梨状窝内侧壁时,常向内侵犯喉部,累及声带、室带,并可向后累及环后区,亦可经梨状窝前壁直接侵入声门旁间隙,造成患侧声带固定。梨状窝癌向上扩展则可侵犯舌根部,甚至腭扁桃体。梨状窝底部病变可侵犯声门下,晚期可侵入皮下,但很少侵犯颈段食管。环后癌多呈结节状,易侵犯环杓后肌和环状软骨,且常向下侵犯颈段食管。由于梨状窝与其接近,因此常早期受累。肿瘤晚期可侵犯环后全周、甲状腺和气管。喉咽后壁癌多呈外突或浸润性生长,常沿后壁在黏膜下向上、下广泛扩散,因而可出现多发癌灶,向下可在食管中段产生跳跃性病变。肿瘤甚至可侵犯口咽和鼻咽,但很少侵犯椎前筋膜。

2.转移　喉咽癌颈淋巴结转移率较高,就诊时约50%~60%有颈淋巴结转移,其转移部位约60%为沿颈内静脉走行的上、中颈淋巴结;其次为咽后淋巴结和颈后淋巴结(脊副神经淋巴结链)。喉咽癌中,梨状窝癌的颈淋巴结转移率最高,可达60%~70%。喉咽后壁癌和环后癌的转移率约为40%左右,但常出现双侧的颈淋巴结转移。喉咽癌晚期可发生远处转移。

**【临床表现】**

1.喉咽部异物感　喉咽部异物感是喉咽癌患者最常见的初发症状,患者常在进食后有食物残留感。此症状可单独存在达数月之久,因而常易被患者或医师所忽视而误诊或误治。

2.吞咽疼痛　初起疼痛较轻,以后逐渐加重。梨状窝癌或喉咽侧壁癌多为单侧咽痛,且多能指出疼痛部位。癌肿侵犯软骨或软组织,或肿瘤合并感染时,则疼痛加剧,且可向耳部放射。

3.吞咽不畅或进行性吞咽困难　肿瘤增大到一定体积,阻塞喉咽腔或侵犯食管入口时常出现吞咽不畅感或进行性吞咽困难,合饼颈段食管癌时更明显。

4.声嘶　肿瘤侵犯喉部,累及声带;或侵犯声门旁间隙;或侵犯喉返神经时均可出现声嘶,且常伴有不同程度的呼吸困难。

5.咳嗽或呛咳　因声带麻痹、喉咽组织水肿或肿瘤阻塞咽腔,在吞咽时唾液或食物可误入气管而引起呛咳,严重时可发生吸入性肺炎。肿瘤组织坏死或溃疡时常出现痰中带血。

6.颈部肿块　约1/3的患者因颈部肿块作为首发症状而就诊。肿块通常位于中颈或下颈部,多为单侧,少数为双侧。肿块质硬,无痛,且逐渐增大。

7.喉咽癌晚期时　患者常有贫血、消瘦、衰竭等恶病质的表现。肿瘤侵犯颈部大血管时可发生严重的出血。

**【诊断】**

喉咽癌早期由于缺乏特异性临床表现,因而易被误诊为咽炎或咽喉神经官能症。因此,凡年龄在40岁以上,长期咽部异物感或吞咽疼痛,尤其是伴有颈淋巴结肿大者,均需常规检查喉咽、喉部,尤其是要仔细观察喉咽各解剖区有无肿瘤,注意局部黏膜有无水肿,梨状窝有无饱满及积液。必要时需行 X 线拍片、CT、MRI 检查,以便早期发现病变,避免误诊。

1.颈部检查　先观察喉外形,注意有无喉体增大或不对称。然后将喉体对着颈椎左右移动,了解喉摩擦音是否消失,有无软垫子样感觉。在喉周围触诊,了解喉、气管旁有无肿块,甲状腺是否肿大。颈部有无淋巴结肿大。喉咽癌时常出现一侧或两侧中、下颈深淋巴结肿大,且质硬、固定。

2.喉咽部检查　患者出现以上症状时,除检查口咽部外,应常规行间接喉镜检查。注意观察喉咽及喉部、梨状窝、环后、喉咽后壁等处有无菜花样或溃疡型新生物;一侧梨状窝有无积液或食物滞留;喉咽黏膜有无水肿等。早期环后或梨状窝肿瘤间接喉镜检查不易发现,对可疑病例应行内镜检查。

3.内镜检查　包括直接喉镜、纤维或电子喉镜及食管镜检查。在行纤维喉镜检查时如采用吹喇叭鼓气法则可发现喉咽的早期病变。具体方法是从鼻腔插入纤维喉镜到达喉咽时,嘱患者将食指放入口中,闭口用力鼓气。在梨状窝、食管入口瞬间开放时,则可发现环后、梨状窝及喉咽后壁的微小病灶。直接喉镜检查和食管镜检查时患者比较痛苦,但能发现隐蔽的早期病变,还可及时活检,因而仍是目前常用的检查方法。

4.影像学检查

(1)常规 X 线检查:喉及颈侧位 X 线拍片可以观察喉内及椎前软组织情况。梨状窝肿瘤时则表现为梨状窝密度增高。肿瘤位于咽后壁、环后时则可以看到椎前软组织明显增厚,将气管推向前。喉受侵犯则声带和室带变形,喉室消失,会厌及杓状软骨变形,甲状软骨向外移位。

(2)喉咽、喉 X 线体层拍片:可以观察梨状窝情况,了解肿瘤喉内浸润的程度。

(3)喉咽、食管 X 线造影:用碘油或钡剂作 X 线对比造影来观察梨状窝、食管有无充盈缺损,钡剂是否通过缓慢、变细等,能发现梨状窝、环后及食管的病变,了解肿瘤的范围。

(4)CT 及 MRI:CT 能很好地显示肿瘤侵犯的程度及范围,并能发现临床上难发现的早期颈淋巴结转移。MRI通过三维成像,可立体的了解肿瘤侵犯的范围,区分肿瘤与其他软组织影,了解肿瘤与周围血管的关系,以及有无颈淋巴结转移等。

5.细胞学检查　颈淋巴结穿刺细胞学检查可确定转移癌,有利于及时寻找和发现原发病灶。

6.病理检查　病理检查是肿瘤确诊的依据,因此一旦发现喉咽的病变应及时活检。活检可在间接喉镜或直接喉镜下进行,而有反复出血或呼吸困难者在取活检时应慎重。

**【鉴别诊断】**

1.咽炎及咽神经官能症　喉咽癌早期常表现为咽异物感和咽喉疼痛,同时由于喉咽部位隐蔽,原发灶较难发现,因而极易误诊为咽炎或咽神经官能症。故此,凡咽部症状持续,或出现进行性吞咽困难者,应常规做间接喉镜或纤维喉镜检查,必要时需做喉咽、食管X线造影,或行纤维或电子食管镜检查以排除喉咽或食管恶性肿瘤。

2.喉咽部良性肿瘤　甚少见。有血管瘤、脂肪瘤、神经纤维瘤及食管平滑肌瘤等。

3.颈淋巴结核　喉咽肿瘤以颈部肿块而作为首诊时常易误诊为颈淋巴结核。因此,凡40岁以上的患者,以颈部肿块就诊时,应仔细检查鼻咽、口咽、喉咽、喉及食管等处,并常规行胸部X线拍片。发现颈部肿块应及时穿刺行细胞学检查,以免误诊。

**【喉咽癌的临床分类及分期】**

国际抗癌联盟(UICC)1997年TNM分类分期:

喉咽的解剖分区:喉咽(喉咽有三个分区)

1.咽食管交界(环后区)　从杓状软骨水平以下至环状软骨下缘。形成喉咽前壁。

2.梨状窝　自咽会厌襞至食管上端。外界为甲状软骨板,内界为杓会厌襞外侧面、杓状软骨及环状软骨。

3.喉咽后壁　自舌骨水平(会厌谷底)至环杓关节,自一侧梨状窝尖至对侧。

TNM临床分类:

T:原发肿瘤。

$T_{is}$:原位癌。

$T_1$:肿瘤限于喉咽部一个分区,最大径≤2cm。

$T_2$:肿瘤超过一个分区或一个临近部位,最大径大于2cm,≤4cm,无喉固定。

$T_3$:肿瘤最大径超过4cm或有半喉固定。

$T_4$:肿瘤侵犯附近结构,如甲状软骨/环状软骨、颈总动脉、颈部软组织、椎前筋膜/肌肉,甲状腺或(和)食管。

N:区域淋巴结。分级同喉癌。

M:远处转移。分级同喉癌。

分期原则同喉癌。

喉咽癌的临床分期同喉癌。

**【治疗】**

喉咽癌的治疗方法有单纯放疗、单纯手术、手术加放疗、化疗和免疫治疗等。早期喉咽癌可单纯放疗或单纯手术,单纯手术的疗效优于单纯放疗。但对Ⅲ及Ⅳ期患者,应采用综合治疗。目前普遍认为,在综合治疗中,手术加放疗是最有效的治疗方法,其疗效明显优于单纯放疗和单纯手术。

1.放射治疗　单纯放疗仅适用于肿瘤局限的$T_1$病变。对于因手术禁忌证而不能手术者,放疗可作为一种姑息性治疗。喉咽癌单纯放疗5年生存率为10%～20%。

在综合治疗中,根据各人的习惯可选用术前放疗或术后放疗。术前放疗量在 40～50Gy,放疗后休息 2～4 周再手术。主张术前放疗者认为,术前放疗可消除超过外科切除线上的亚临床灶,控制手术野以外的转移淋巴结,缩减肿瘤浸润,使瘤床微血管、淋巴管闭锁,肿瘤内的活瘤细胞数目减少,增加手术切除的机会,避免术中的肿瘤种植,提高患者的生存率。术前放疗的缺点是模糊了肿瘤的原始边界,增加了准确切除肿瘤的困难,且使伤口愈合受到影响。主张术后放疗者认为,手术已将实体瘤切除,对病变的范围也已心中有数。在实施术后放疗时,对高度怀疑的部位,可给集中小靶区照射,而且可以比术前照射给予更高的剂量。术后放疗既可消灭术中脱落的癌细胞、消除区域淋巴结中之亚临床灶,而且可作为对术后病理证实切缘有肿瘤浸润者治疗的一种补救措施。术后放疗的剂量为 60～70Gy。

2.化疗　喉咽癌的辅助性化疗能否提高 5 年生存率,目前仍无结论性报道。姑息性化疗对晚期及复发性肿瘤有一定的效果,但作用的时间短暂。近年来有些学者主张诱导化疗,即在手术或放射治疗之前给予冲击量化学药物,以缩小或消灭肿瘤,然后再手术或放疗,以期达到既能有利于手术切除,防止术中肿瘤种植,又可减少肿瘤的复发、转移,提高患者生存率的目的。所用的药物有氨甲喋呤、博来霉素、长春新碱、5-氟尿嘧啶等。单一化疗药物治疗效果较差,目前多主张联合用药。

3.手术治疗　喉咽部恶性肿瘤的手术治疗。

4.免疫治疗　见喉癌的治疗。

【预后】

喉咽癌在头颈部肿瘤中属于比较难治,疗效较差的肿瘤。如肿瘤能早期发现,无论是单纯手术或是单纯放疗,其疗效都较好。但因喉咽位置隐蔽,临床发现时多为晚期肿瘤,故此预后较差。一旦出现淋巴结转移,其根治机会将下降 30%～50%。喉咽癌中以梨状窝癌治疗效果最好。有报道称女性手术后疗效明显较男性为佳。单纯放疗,喉咽癌的 5 年生存率为 10%～20%左右;单纯手术 5 年生存率约为 30%～40%;而综合治疗者其 5 年生存率可达到 40%～60%。由此可见,综合治疗的生存率明显优于单纯放疗和单纯手术,故此应积极提倡有计划的综合治疗。

# 三、咽旁间隙肿瘤

咽旁间隙肿瘤的发病率不高,Stell 等报道原发于咽旁间隙的肿瘤仅占头颈部肿瘤的 0.5%。Hamza 等报道咽旁间隙肿瘤中,95%为原发性肿瘤,其中 80%为良性肿瘤,恶性肿瘤中绝大多数为转移性肿瘤。原发良性肿瘤中,50%源于涎腺,大部分为源于腮腺深叶的多形性腺瘤;30%为神经源性肿瘤,多数为源于Ⅸ～Ⅻ对脑神经和交感神经的神经鞘瘤、神经纤维瘤及副神经节瘤。20%为软组织瘤,包括血管瘤、脂肪瘤、畸胎瘤、横纹肌瘤和纤维瘤。我科从 1988 年～2005 年共收治咽旁间隙肿瘤 138 例,良性肿瘤 121 例占 87.68%,恶性肿瘤 17 例,占 12.32%。良性肿瘤中以多形性腺瘤和神经源性肿瘤为多见。

【病理类型】

绝大多数为良性肿瘤(80%以上),少数为恶性肿瘤。

根据肿瘤来源良性肿瘤可分为以下 3 类:

1.源于涎腺者　可来源于腮腺,下颌下腺,舌下腺及所有其他较小的涎腺,以多形性腺瘤最常见。来自腮腺浅叶的多形性腺瘤,一般不侵入咽旁间隙,且早期即在耳下有包块可见或扪及,故易发觉。发生于腮腺深叶或腮腺尾部的肿瘤则易向咽旁隙发展。多形性腺瘤发展较慢,质韧而光滑,与咽黏膜无粘连。

2.神经源性肿瘤　多来自颈交感神经节或周围感觉神经,次为来自Ⅸ、Ⅹ、Ⅺ、Ⅻ等脑神经的颅外段或膈神经。按病理分类,可分为来自施万鞘的施万瘤,也称神经鞘(膜)瘤,来自神经其他鞘膜层的神经纤维瘤,以及来自交感神经节、含有神经节细胞和轴突的神经节瘤,以上均属于良性肿瘤。成交感神经瘤虽也来自交感神经,但含未成熟细胞,则属高度恶性,多见于儿童。此外,交感神经节、颈动脉体、颈静脉球体、迷走神经的结状神经节、舌咽神经的神经节等处的副神经细胞,也可在咽旁隙发生肿瘤,统称为副神经节瘤,分称则有颈动脉体瘤,颈静脉球体瘤等,视其来源而定。咽旁隙神经鞘瘤及神经纤维瘤生长很慢,有完整包膜,质较硬,表面光滑,常不能移动,多见于颈部中段深处。神经节瘤则较软,生长迅速,有恶变倾向。

3.其他较少见肿瘤　　有脂肪瘤、纤维脂肪瘤、副甲状腺肿瘤、黏液瘤、淋巴瘤、脊索瘤、畸胎瘤、黏液脂肪瘤、血管平滑肌瘤以及各种原发性或继发性恶性肿瘤等。皮样囊肿、先天性颈侧囊肿、颈内动脉瘤、颈淋巴结炎等虽非肿瘤,但因也发生于颈深间隙内,应该善加鉴别。

恶性肿瘤:咽旁间隙恶性肿瘤较少见。Seth 等(2005 年)报告 166 例咽旁间隙肿瘤,恶性肿瘤 21 例,Hughes 等(1995 年)报告 172 例咽旁间隙肿瘤,恶性肿瘤 35 例。以恶性涎腺肿瘤、腺样囊性癌、鳞状细胞癌、恶性淋巴瘤等较常见。

**【症状】**

咽旁间隙肿瘤引起的局部症状,与肿瘤的部位、性质、生长速度及患者年龄等有关。大致可分为邻近器官受累及神经受累两类症状。

1.邻近器官受累症状

(1)咽部不适感或异物感。

(2)肿瘤较大,则发生咽下困难,发声不清或有鼻音。

(3)肿块侵及鼻咽则发生耳鸣、听力减退或鼻塞,阻塞咽腔或压迫喉部,则出现呼吸困难。侵入翼腭窝或位于下颌骨升支与颈椎横突之间,即有张口困难。颈部运动可能发生障碍。

2.神经受累症状　　在良性肿瘤多出现较晚。因神经受压、被牵拉或肿瘤原发于神经之故。

(1)颈部疼痛、咽痛或一侧耳痛,均较少见。

(2)颈交感神经受累,出现同侧颈交感神经麻痹综合征。迷走神经受累,出现同侧声带麻痹,发声嘶哑。舌下神经受累则舌半侧麻痹,可能出现说话不清。舌咽神经及副神经受累者少见。

**【检查及诊断】**

1.如为良性肿瘤,则在咽侧壁、颈侧,或在以上两处可见局部膨隆,有时则见下颌下三角区或腮腺部位隆起。表面光滑,无炎症表现。双手扪诊,肿块稍可移动,偶有触痛。

2.注意有无颈交感神经或脑神经受累症状。

3.影像学检查:CT、MRI 可提供肿瘤的位置、大小、范围,肿瘤边缘是否光滑等重要信息。磁共振血管造影(MRA)可以清楚地显示肿瘤与颈部大血管的关系,对制定手术方案有重要的参考价值。

4.病理检查:可以确定肿瘤的性质及种类。切开肿瘤采取标本一法,因须切开肿瘤包膜,有引起肿瘤扩散及发生术后粘连之虞,为以后施行根治手术造成困难,故一般不予采用。细针穿刺抽吸细胞学检查可获得较高诊断率,此法安全、快捷。如通过病史及临床检查,已可大致判断为良性肿瘤,术前可不作病理检查,经行手术加以完整切除,再送病理检查。

**【治疗】**

咽旁间隙肿瘤的治疗以手术切除为主。手术径路有经口径路、颈侧径路、颈腮腺径路、下颌骨裂开外旋径路、上颌骨外旋径路。手术径路选择的原则是:最大限度地暴露肿瘤以便完整切除之.而对功能及外形美观则损害的程度最小。在遵循上述原则的前提下,根据肿瘤的位置、大小、性质、侵犯范围、与神经血管之关系及临床医师的经验,选择适当径路切除肿瘤。

1.经口径路　　切除咽旁间隙肿瘤采用经口径路,有操作简单、损伤小、颈部不留瘢痕等优点;但其缺点更为突出：术野窄小，暴露困难，术中多凭手指感觉分离，颈部重要神经血管不在医师的直视及掌控范围内，难免伤及，而且一旦损伤大血管，难以止血。肿瘤较大，位置较高就难以完整切除肿瘤。现在一般已不用此径路。

2.颈侧切开术　如切开咽黏膜，进入咽腔则称为咽侧切开术，是切除喉上部、喉咽及食管上端肿瘤的常用手术方法之一。切除咽旁隙肿瘤时也常用之。手术多取胸锁乳突肌前缘径路，切除部分舌骨及甲状软骨进入喉咽。肿瘤位于咽旁间隙者，则不切开咽黏膜，以免引起感染或发生咽漏。

**【适应证】**

1.声门上区癌，肿瘤较小，仅侵及会厌或杓会厌襞者。或喉咽癌，肿瘤较小，且局限于咽会厌襞或梨状窝者，可行颈（咽）侧切开术，将肿瘤及其周围一定范围内的健康组织一并切除。

2.喉咽部巨大良性肿瘤不能经口内径路切除者。

3.较大的咽旁良性肿瘤，不能经口内径路切除者。

4.局限于喉咽后壁、侧壁或颈段食管较小的恶性肿瘤，未侵及喉体，为保留喉部而只作喉咽或颈段食管切除者。

5.喉咽或食管上段黏膜下埋藏性异物，或异物已穿入颈深间隙形成颈深部脓肿者。

**【术前准备】**

除按常规准备外，术前须作间接和直接喉镜检查，必要时还须作食管上段镜检，配合 X 线拍片或 CT 扫描，了解肿瘤或异物的位置和范围，以便选作适当切口及皮瓣。

**【麻醉】**

大多采用全身麻醉。视具体情况，麻醉前可先行气管切开术，经气管切开口使用带气囊的气管套管进行静脉复合麻醉，以防血液及分泌物流入下呼吸道。咽旁肿瘤不需切开咽腔者，事先可不行气管切开术，而采用气管内插管术。

**【操作步骤】**

有以下 3 种不同的手术方法

1.第 1 种手术方法　位于会厌、杓会厌襞、咽会厌襞、梨状窝、喉咽后壁或侧壁的癌，其操作步骤如下：

(1)切口：有以下作法。

1)第 1 切口在患侧胸锁乳突肌前缘，上起下颌角，下止环状软骨平面。如此切口不够用，再从第 1 切口的起点与舌骨平行切至颈中线作第 2 切口。如术前估计手术范围较大（如侵犯食管上端）或需同时清扫颈部淋巴结者，须将第 1 切口向下延长至胸骨上窝，第 2 切口则改自甲状软骨切迹高度水平向外与第 1 切口联结，略成 T 字形。在颈阔肌下分离皮瓣并予牵开，术野得以扩大。

2)切口起自下颌角，沿胸锁乳突肌前缘切开，至相当于癌肿所在部位高度向前作一舌形皮瓣，再折回胸锁乳突肌前缘，切口下端止于胸骨上窝。舌形皮瓣的大小视咽部黏膜可能发生缺损的范围而定，皮瓣的基底须较其顶端为宽，分离时需包含颈阔肌，将皮瓣向后外翻转。

(2)清扫颈部淋巴结：颈部淋巴结已受侵犯者，需先作颈部淋巴结清扫术。

(3)暴露咽壁：必要时分离并切断附丽于舌骨的舌骨舌肌及胸骨舌骨肌，用骨剪切除同侧舌骨大角。分离并切断附丽于患侧甲状软骨板的甲舌骨肌及胸骨甲状肌。将同侧咽下缩肌自甲状软骨板附丽处分离。必要时在甲状软骨板的后缘切开软骨膜，将后 1/3 的软骨膜剥离后，切去甲状软骨板的后 1/3。将咽下缩肌向后外方牵引，咽壁即行暴露。

(4)切开咽腔，暴露肿瘤：于肿瘤周围的正常组织切开咽侧壁，进入咽腔。视肿瘤大小向上下扩大咽壁切口，使肿瘤充分暴露。

(5)切除肿瘤:良性肿瘤则从其根部切除。如为恶性,还需要包括一定范围的健康组织,尽量于距肿瘤边界约1cm处切除肿瘤。

(6)修补咽壁:肿瘤切除后黏膜缺损不多者,可直接将咽壁切缘对合缝合咽壁,关闭咽腔,然后逐层缝合颈侧切口。如缺损稍大,也可植入替尔什皮片或裂层皮片,修补咽壁缺口。若缺损范围太大,可将皮瓣翻入咽腔,将黏膜切缘与皮瓣边缘相对缝合,暂时留一个咽口留待以后修补。其法如下:

1)T形切口者,用肠线将切口前上部皮瓣缝于舌黏膜切缘;前下部皮瓣缝于喉黏膜切缘;后部皮瓣则覆盖胸锁乳突肌,缝合于咽后或咽侧黏膜切缘。

2)舌形皮瓣切口者,将舌形皮瓣翻入咽腔,将咽黏膜与皮瓣切缘缝合,如颈段食管作了部分切除,也可用皮瓣修补。

咽壁修补后,插一个鼻胃管于食管中,用碘仿纱条填塞遗留于颈侧的漏口。术后1周,如无喉阻塞,可将气管套管拔除。

(7)二期缝合:术后3~4周,创口如无感染,可视颈侧漏口大小,于漏口周围边缘相当距离处切开皮肤(如瘘管直径为4cm,则距离漏口周围边缘2cm处切开),分离皮下,作成两个舌形带蒂皮瓣,将皮面向内翻转,创缘彼此缝合,再自创面周围作皮下分离,将颈部皮肤切口拉拢缝合,覆盖皮瓣,从而闭合颈侧漏口。

2.第2种手术方法　处理咽旁隙良性肿瘤或颈深部异物,操作步骤如下:

(1)体位:仰卧,肩下垫枕,头尽量后伸并偏向健侧。

(2)切口:胸锁乳突肌前缘切口。长短视病变部位及范围而定。

(3)暴露肿瘤:沿切口分离皮下组织及颈阔肌,暴露胸锁乳突肌,将其向外后方牵开。必要时结扎切断部分向前分支的血管,肿瘤即可暴露。如肿瘤位置较高,可用拉钩将下颌骨升支向前拉开,使下颌骨半脱位,术野得以扩大。对暴露特别困难的高位肿瘤,可将下颌骨(宜在下颌骨角处)予以暂时切断,以便术野获得充分暴露。

(4)切除肿瘤:详细检查肿瘤包膜与周围组织的粘连情况,用手指于肿瘤包膜外面进行钝性分离,注意不要损伤颈部重要血管与神经。腮腺深叶肿瘤通常位于茎突前间隙,切除时,可循下颌角进入,用手指在茎突及附丽其上的肌肉的前方进行分离,将肿瘤的后界分开。某些血管源性的肿瘤(如颈动脉体瘤),如血管壁与肿瘤包膜粘连较紧,要切开部分粘连的包膜,任其遗留于血管上,再分离瘤体,即可避免损伤血管。对某些神经源性肿瘤(如神经鞘瘤),如系来自一根细小又不很重要的神经,纵加切断,也无大碍,但重要神经如遭受损伤,则可引起严重后果,特别是Ⅶ、Ⅸ、Ⅹ、Ⅺ、Ⅻ对脑神经,要小心分离,避免损伤。如肿瘤位于茎突后间隙,须沿颈动脉鞘向上分离,入茎突后间隙后以手指分离肿瘤。分离肿瘤内侧时,如舌骨、甲状软骨或腮腺阻碍操作,必要时可将上述组织加以部分切除。分离时宜尽量贴近肿瘤包膜,勿损伤咽、喉黏膜。肿瘤周围组织完全分离后,即可完整取出。

(5)缝合切口:详查伤口,妥善止血,置橡皮引流条,然后缝合。咽、喉黏膜未破损者,不需置入鼻胃管。

**【术后并发症】**

以颈深部感染较为常见。手术前后适量应用抗生素,术后保持口腔清洁,勤换伤口敷料,多可预防。如重要神经受到损伤,术后可能出现颈交感神经麻痹综合征、面神经下支麻痹、软腭及咽肌麻痹、舌下神经麻痹,轻者可自愈,重者不易恢复。术中因损伤大血管而出现险象者,也时有报告。

3.第3种手术方法　下颌骨裂开径路咽旁间隙肿瘤切除术。

**【适应证】**

(1)位于咽旁间隙上部,接近颅底较大的良性肿瘤或包绕颈内动脉孔的血管源性肿瘤。

（2）咽旁间隙原发性或转移性恶性肿瘤。

（3）侵犯咽旁间隙的口咽、喉咽癌，无远处转移者。

（4）全身情况良好，能耐受全身麻醉及手术。

## 【麻醉】

气管插管全身麻醉。

## 【操作步骤】

（1）切口：将胸锁乳突肌前缘切口，沿下颌骨体下缘向前延长至颏下。

（2）分离皮瓣：沿下颌体外骨膜表面分离面颊部皮瓣，至缩肌前缘。拔除第 2 磨牙。用电锯锯开下颌体，于下颌骨锯断后端，沿着舌侧牙龈与其平行并相距约 0.8～1.2cm 处行后切开口底黏膜，达咽侧壁黏膜。向外牵拉下颌骨，充分暴露咽旁间隙肿瘤。在直视下沿肿瘤边缘分离，完整切除肿瘤。

（3）缝合咽侧壁黏膜：用多孔钛板固定下颌骨，置负压引流管一根，还原缝合皮下组织、皮肤。

（刘春丽）

# 第五篇　喉科学

# 第二十五章　喉科学基础

## 第一节　喉的应用解剖

喉是呼吸的重要通道,下呼吸道的门户,上通喉咽,下连气管。喉位于颈前正中,舌骨之下,上端是会厌上缘,下端为环状软骨下缘。成人喉的位置相当于第 3～5 颈椎平面,女性及儿童喉的位置较男性稍高。喉由软骨、肌肉、韧带、纤维结缔组织和黏膜等构成。喉的前方为皮肤、皮下组织、颈部筋膜及带状肌,两侧有甲状腺上部、胸锁乳突肌及其深面的重要血管神经,后方是喉咽及颈椎。

### 一、喉的软骨

软骨构成喉的支架。单块软骨为甲状软骨、环状软骨和会厌软骨,成对的软骨为杓状软骨、小角软骨和楔状软骨,共计 9 块。小角软骨和楔状软骨很小,临床意义不大。

甲状软骨是喉部最大的软骨,由两块对称的四边形甲状软骨板在前方正中融合而成,和环状软骨共同构成喉支架的主要部分。男性甲状软骨前缘的角度较小,为直角或锐角,上端向前突出,形成喉结,是成年男性的特征之一。女性的这一角度近似钝角,故喉结不明显。甲状软骨上缘正中为一 V 形凹陷,称为甲状软骨切迹。甲状软骨板的后缘上、下各有一个角状突起,分别称为甲状软骨上角和下角。上角较长,下角较短。两侧下角的内侧面分别与环状软骨的后外侧面形成环甲关节。

环状软骨位于甲状软骨之下,第一气管环之上,它的形状经典的描述为印章戒指,前弓厚 3～7mm,后弓厚 20～30mm。下界几乎是水平的,借助环气管韧带与第一气管软骨连接。环状软骨的前部较窄,为环状软骨弓;后部较宽,为环状软骨板。该软骨是喉气管中唯一完整的环形软骨,对保持喉气管的通畅至关重要。如果外伤或疾病引起环状软骨缺损,常可引起喉狭窄。

会厌软骨通常呈叶片状,稍卷曲,较硬,其上有一些小孔,有小的血管和神经通过,并使会厌喉面和会厌前间隙相通。该软骨下部较细,称为会厌软骨茎。会厌软骨位于喉的上部,其表面覆盖黏膜,构成会厌。吞咽时会厌盖住喉入口,防止食物进入喉腔。会厌可分为舌面和喉面,舌面组织疏松,感染时容易出现肿胀。会厌舌面正中的黏膜和舌根之间形成舌会厌皱襞,其两侧为舌会厌谷。小儿会厌呈卷曲状。会厌结节是会厌黏膜及其下的结缔组织形成的隆起,位于会厌喉面的根部,紧接室襞在甲状软骨附着处的上方。

杓状软骨形似三棱锥体,骑跨于环状软骨板上缘的外侧,两者之间构成环杓关节。杓状软骨的基底呈三角形,前角名声带突,是声韧带及声带肌的附着处;外侧角名肌突,环杓侧肌及部分甲杓肌外侧部的肌纤维附着于其前方,环杓后肌附着于肌突的后方。

小角软骨和楔状软骨小角软骨和楔状软骨是小的成对的纤维弹性软骨。小角软骨位于杓状软骨的顶部,居杓会厌皱襞之中后端。楔状软骨形似小棒。在小角软骨的前外侧,杓会厌皱襞的黏膜之下,形成杓会厌皱襞上白色隆起,称之为楔状结节。

## 二、喉的韧带及膜

喉的各软骨之间,喉和周围组织如舌骨、舌及气管之间均由纤维韧带相连接。

1.甲状舌骨膜　又称甲舌膜或舌甲膜,为连接甲状软骨上缘和舌骨下缘之间的弹性纤维韧带组织。膜的中央部分增厚,名舌骨甲状中韧带,两侧较薄,喉上神经内支与喉上动脉、喉上静脉经此穿膜入喉。膜的后外侧缘名舌骨甲状侧韧带。

2.环甲膜　是环状软骨弓上缘与甲状软骨下缘之间的纤维韧带组织,中央部分增厚,称为环甲中韧带。

3.甲状会厌韧带　连接会厌软骨茎和甲状软骨切迹后下方,由弹性纤维组成,厚而坚实。

4.环甲关节韧带　为环甲关节外表面的韧带。

5.环杓后韧带　为环杓关节后面的纤维束。

6.舌骨会厌韧带　为会厌舌面、舌骨体与舌骨大角之间的纤维韧带组织。会厌、舌骨会厌韧带和甲状舌骨膜的中间部分构成会厌前间隙其内为脂肪组织。

7.舌会厌韧带　为会厌软骨舌面中部与舌根之间的韧带。

8.环气管韧带　为连接环状软骨与第一气管环上缘之间的纤维膜。

9.喉弹性膜　为一宽阔的弹性纤维组织,属喉黏膜固有层的一部分,左右各一,被喉室分为上、下两部,自喉入口以下至声韧带以上者为上部又名方形膜,较薄弱;在室襞边缘增厚的部分,名室韧带。室韧带前端附着于甲状软骨交角内面,声韧带附着处的上方,后端附着于杓状软骨前外侧面的中部。

下部为弹性圆锥,为一层坚韧而具弹性的结缔组织薄膜,其下缘分为两层,内层附着于环状软骨的下缘,外层附着于环状软骨的上缘。向上,此膜前方附着于甲状软骨交角内面的近中间处,后附着于杓状软骨声带突,其上缘两侧各形成一游离缘,称声韧带。在甲状软骨下缘与环状软骨弓上缘之间,弹性圆锥前部的、可伸缩的、裸露在两侧环甲肌之间的部分,名环甲膜,其中央增厚而坚硬的部分称为环甲中韧带,为环甲膜切开术入喉之处。

## 三、喉的肌肉

喉肌分为喉外肌和喉内肌。喉外肌位于喉的外部,是喉与周围结构相连并使喉上、下运动及固定的肌肉。喉内肌位于喉的内部(环甲肌例外),是与声带及会厌运动有关的肌肉。

1.喉外肌　按其功能分为升喉肌群及降喉肌群,前者有甲状舌骨肌、下颌舌骨肌、二腹肌、茎突舌骨肌;后者有胸骨甲状肌、胸骨舌骨肌、肩胛舌骨肌、咽中缩肌及咽下缩肌。

2.喉内肌　按其功能可分为5组:

(1)声带外展肌:环杓后肌,起自环状软骨板背面的浅凹,止于杓状软骨肌突的后面。该肌收缩时使杓状软骨向外、稍向上,使声带外展,声门变大。

(2)声带内收肌:为环杓侧肌和杓肌,杓肌又由横行和斜行的肌纤维组成(也有称为杓横肌和杓斜肌)。环杓侧肌起于同侧环状软骨弓上缘,止于杓状软骨肌突的前外侧。杓肌附着在两侧杓状骨上。环杓侧肌和杓肌收缩使声带内收声门闭合。

(3)声带紧张肌:为环甲肌,该肌起自于环状软骨弓前外侧,止于甲状软骨下缘,收缩时以环甲关节为支点,甲状软骨下缘和环状软骨弓之间距离缩短,使甲状软骨前缘和杓状软骨之间的距离增加,将声韧带拉紧,使声带紧张度增加。

(4)声带松弛肌:为甲杓肌,该肌起于甲状软骨内侧面中央前联合,其内侧部止于杓状软骨声带突,外侧部止于杓状软骨肌突。收缩时使声带松弛,同时兼有声带内收、关闭声门的功能。

(5)使会厌活动的肌肉:有杓会厌肌及甲状会厌肌。杓会厌肌收缩将会厌拉向后下方使喉入口关闭,甲状会厌肌收缩将会拉向前上方使喉入口开放。

## 四、喉的黏膜

喉的黏膜大多为假复层柱状纤毛上皮,仅声带内侧、会厌舌面的大部以及杓会厌皱襞的黏膜为复层鳞状上皮。会厌舌面、声门下区、杓区及杓会厌皱襞处有疏松的黏膜下层,炎症时容易发生肿胀,引起喉阻塞。除声带外的喉黏膜富有黏液腺,会厌喉面、喉室等处尤为丰富。

## 五、喉腔

喉腔上界为喉入口,它由会厌游离缘、两侧杓会厌皱襞和杓区以及杓间区构成;其下界是环状软骨下缘。喉腔侧壁上有两对软组织隆起,上一对称为室带,又称假声带,下一对称为声带。室带与声带之间的间隙名为喉室。

声带的组织学结构如下:声带内侧游离缘附近的黏膜为复层鳞状上皮,其外侧为假复层柱状纤毛上上皮。黏膜下的固有层可分为3层:浅层为任克间隙,是一薄而疏松的纤维组织层(又称Reinke间隙)。中层为弹力纤维层,深层为致密的胶原纤维层。固有层下为肌层(即甲杓肌的内侧部)。上皮质和浅固有层构成声带的被覆层,中固有层和深固有层构成声韧带。声韧带和其下的肌层为声带的体部。

以声带为界可将喉腔分为声门上区、声门区、声门下区。

1.声门上区　声带以上的喉腔称为声门上区,其上界为杓状隆突、杓会厌皱襞及会厌游离缘组成的喉入口。

2.声门区　两侧声带之间的区域称之为声门区。

3.声门下区　声带以下喉腔称为声门下区,其下界相当于环状软骨下缘,声门下区和气管相连。

## 六、喉的血管、淋巴及神经

### 1.喉的动脉

(1)甲状腺上动脉分出的喉上动脉和环甲动脉:喉上动脉和喉上神经内支及喉上静脉伴行穿过舌甲膜进入喉内,环甲动脉穿过环甲膜进入喉内。喉上部的供血主要来自喉上动脉,环甲膜周围的供血主要来自环甲动脉。

(2)甲状腺下动脉的分支喉下动脉和喉返神经、伴行在环甲关节的后方进入喉内,喉下部的供血主要来自喉下动脉。

2.喉的静脉　和各同名动脉伴行,分别汇入甲状腺上、中、下静脉,最终汇入到颈内静脉。

3.喉的淋巴　以声门区为界,分为声门上区组和声门下区组。声门上区的组织中有丰富的淋巴管,汇集于杓会厌皱襞后形成较粗大的淋巴管,穿过舌甲膜与喉上动脉及静脉伴行,主要进入颈内静脉周围的颈深上淋巴结,有少数淋巴管汇入颈深下淋巴结或副神经链。声门区的声带组织内淋巴管甚少。声门下区组织中的淋巴管较少,汇集后通过环甲膜,进入喉前淋巴结、气管前和气管旁淋巴结、再进入颈深下淋巴结。

4.喉的神经　喉的神经为喉上神经和喉返神经,两者均为迷走神经分支。

(1)喉上神经:是迷走神经在结状神经节发出的分支为以感觉为主的混合神经,下行约 2cm 到达舌骨大角平面处分为内、外两支。内支主要司感觉,外支主要司运动。内支和喉上动、静脉伴行穿过舌甲膜,分布于声门上区黏膜,司该处黏膜的感觉。外支支配环甲肌运动。

(2)喉返神经:是以运动为主的混合神经。迷走神经进入胸腔后在胸腔上部分出喉返神经,左侧喉返神经绕主动脉弓,右侧绕锁骨下动脉,继而上行,行走于甲状腺深面的气管食管沟内,在环甲关节后方入喉,入喉后又分为前支及后支,前支支配除环甲肌以外的喉内各肌的运动,后支沿环杓后肌表面上行,与喉上神经一个降支吻合构成嘎氏神经吻合支,司声门下区黏膜的感觉。

## 七、喉的间隙

1.会厌前间隙　位于会厌软骨前缘,舌骨、舌骨会厌韧带下方,舌骨甲状中韧带后方,内含少量脂肪及淋巴管。声门上型喉癌有时累及会厌前间隙。

2.声门旁间隙　前外界是甲状软骨,内下界是弹性圆锥,后界为梨状窝黏膜。原发于喉室的癌肿,甚易向外侧的声门旁间隙扩散。

3.任克间隙　位于声带黏膜固有层浅层,是一薄而疏松的纤维组织层(又称 Reinke 间隙),过度发声或喉炎时易在该处造成局限性水肿,形成声带息肉。

## 八、小儿喉部的解剖特点

小儿喉部的解剖与成人有不同之处,其主要特点是如下。

1.小儿喉部黏膜下组织较疏松,炎症时容易发生肿胀。小儿喉腔尤其是声门区又特别窄小,所以小儿发生急性喉炎时容易发生喉阻塞,引起呼吸困难。

2.小儿喉的位置较成人高,3 个月的婴儿,其环状软骨弓相当于第 4 颈椎下缘水平;6 岁时降至第 5 颈椎。

3.小儿喉软骨尚未钙化,较成人软,行小儿甲状软骨和环状软骨触诊时,其感觉不如成人的明显。

(崔　勇)

# 第二节　喉的生理学

喉的生理功能主要有 4 个方面,现分述如下。

1.呼吸功能　喉是呼吸通道的重要组成部分,喉的声门裂又是呼吸通道最狭窄处,正常情况下中枢神经系统通过喉神经控制声带运动,调节声门裂的大小。当人们吸气时声带外展,声门裂变大,以便吸入更多的空气。反之呼气及发音时声带内收关闭,以利于发音。

2.发声功能　喉是发声器官,人发声的主要部位是声带。但喉如何发出各种声音的机制尚未完全清楚,目前多数学者认为:发声时中枢神经系统通过喉神经使声带内收收,再通过从肺呼出气体使声带发生振动,经咽、口、鼻的共鸣,舌、软腭、齿、颊、眉唇的运动,从而发出各种不同声音和言语。

关于声带是如何振动有不同的学说,目前比较公认的是"体-被覆层"黏膜波学说。其主要原理:时声带内收,声门闭合。声韧带和其下肌层构成声带体部,起固定声带、保持声带一定张力、维持声门一定阻力的作用。由于声门下管气流的力作用,冲开上皮质和浅固有层构成的被覆层,引起声门开放、关闭、再开放、再关闭。被覆层在开放关闭时形成的黏膜波可被动态喉镜观察到。

3.保护下呼吸道功能　喉对下呼吸道有保护作用。吞咽时,喉被上提,会厌向后下盖住喉入口,形成保护下呼吸道第一道防线。两侧室带内收向中线靠拢,形成第二道防线。声带也内收、声门闭合,形成第三道防线。在进食时,这三道防线同时关闭,食管口开放,食物经梨状窝进入食管。偶有食物或分泌物进入喉腔或下呼吸道,则会引起剧烈的反射性咳嗽,将其咳出。

4.屏气功能　当机体在完成某些生理功能时,例如咳嗽、排便、分娩、举重物等时,需增加胸腔和腹腔内的压力,此时声带内收、声门紧闭,这就是通常所说的屏气。屏气多随吸气之后,此时呼吸暂停,胸腔固定,膈肌下移,胸廓肌肉和腹肌收缩。声门紧闭时间随需要而定,咳嗽时声门紧闭时间短,排便、分娩、举重物等时声门紧闭时间较长。

(崔　勇)

# 第二十六章　喉的检查法

## 第一节　喉的外部检查法

喉的外部检查包括喉的视诊、触诊、听诊。

1.喉部视诊　首先观察喉的外观是否正常,位置是否在颈前正中,两侧是否对称。平静呼吸时,喉体无上下移动,深呼吸时,吸气相喉体下降,呼气时上升。

2.喉部触诊　用拇指、食指捏住喉体向两侧推移以检查喉体活动度,并稍向后压使与颈椎摩擦,以检查其摩擦音。另外注意喉部有无触痛;有无血管搏动。

3.喉的听诊　借助听诊器在正常人甲状软骨板两侧可听见柔和平缓的呼吸音;喉阻塞者可闻及明显喉喘鸣音;下呼吸道活动性异物可闻及异物撞击声门的拍击音,下气道分泌物潴留可闻及痰鸣音。

（崔　勇）

## 第二节　喉镜检查法

### 一、间接喉镜检查法

间接喉镜检查是临床最常用、最简便的喉部检查法。受检者取坐位,上身微向前倾,头稍后仰,张口,将舌伸出。检查者坐其对面,将间接喉镜置于口咽部,观察镜中喉部的影像。

检查者先对光,调整额镜使焦点光线能照射到悬雍垂,然后用无菌纱布包裹舌前1/3,以左手拇指和中指夹持舌部,食指向上推开上唇,无名指和小指托于颏部轻轻上抬,把舌拉向前下。用右手执笔式持间接喉镜,稍加热镜面,使不受水气附着,以手背试测,切勿过热。①将喉镜伸入咽内,镜面与水平面呈45°,镜背紧贴悬雍垂,将悬雍垂及软腭推向上方,注意避免接触咽后壁引起恶心。检查者可根据需要,转动和调整镜面的角度及位置。嘱受检者发“一”的声音,使会厌上举,此时可观察到会厌、喉口、杓会厌襞、杓间区、室带及声带运动情况,有时面对会厌蜷缩或抬举受限受检者,为窥及前联合,可请助手于颈前牵拉喉体,便于检查。

对于咽反射敏感者,可于悬雍垂、软腭和咽后壁处喷以1%丁卡因2～3次,表面麻醉黏膜后再进行检查。

在正常情况下,喉腔黏膜淡红色,表面光滑,会厌无肿胀,抬举可,声带呈白色条状,运动良好。梨状窝左右对称,无积液。

间接喉镜检查不成功,可使用直接喉镜、喉纤维内镜、电子喉镜或喉动态镜检查。

# 二、直接喉镜检查法

直接喉镜检查属于喉的特殊检查方法,其原理是通过使用直接喉镜,使口腔及喉腔处于同一条直线上,利于直接观察喉部并进行治疗。

## (一)适应证

1.间接喉镜检查不成功或未能详尽者。

2.喉部活组织标本采取或直接涂拭喉部分泌物检查。

3.气管插管,用于全麻插管和抢救喉阻塞患者。

4.部分喉部及声门上手术,如声带息肉切除术,喉异物取出术等。

## (二)检查方法

1.检查前准备　禁食 4~6h,必要时术前 30min 予以患者地西泮 10mg、阿托品 0.5mg 肌内注射;嘱患者平静、规律呼吸。

2.麻醉　多采用局麻,予以 1% 丁卡因喷雾行黏膜表面麻醉,可重复 3 次,每次间隔 5min;必要时可于间接喉镜下,嘱患者发“一”时将 1% 丁卡因滴入喉腔及声带表面。

3.体位和检查法　受检者行平卧仰头位,检查者站在患者头端,用纱布保护上切牙,左手持镜,右手食指轻推开上唇,沿舌背右侧将镜送入口腔,并渐移入中线,到达舌根时稍向下压,从喉镜中看到会厌缘,提起会厌,左手以平行向上的力量提起喉镜,加压于会厌,使其完全提起,暴露声门,观察声门情况,右手可从事相应的操作。

4.退镜　检查完毕,缓慢退镜,再一次观察喉咽部及口咽部,注意有无口腔黏膜损伤,或软腭拉伤,严重者需予以处理。

## (三)注意事项

1.对体质十分虚弱、严重高血压、严重心脏病、妊娠晚期、急性上呼吸道感染、严重颈椎病患者需十分谨慎。

2.如发生喉痉挛,应立即停止手术,撤出喉镜,嘱受检者有规律深呼吸或予以吸氧,好转后决定是否继续手术。

# 三、电子、纤维喉镜检查法

喉纤维喉镜又称纤维喉镜,是目前在耳鼻咽喉头颈外科应用最广的导光显微内镜,它可经前鼻孔插入而检查鼻咽、口咽、喉咽和喉部,故又称为纤维鼻咽喉镜。

电子喉纤维内镜,全称电子计算机辅助的光导纤维鼻咽喉镜,它的外形与纤维喉镜相似,但采用电子导像系统替代导光纤维束,能实时进行动态处理、重建放大,从而获得高清晰的图像。

## (一)适应证

相对直接喉镜,除了包括其适应证,由于其独特优点还适用于以下两种受检者,①咽部敏感、牙关紧闭、张口困难、颈椎强直等不宜行间接喉镜或直接喉镜检查者。②怀疑鼻咽及喉咽部皆有病变者。

### （二）检查方法

1.术前准备　予以 1‰ 丁卡因喷雾行鼻腔及喉腔黏膜表面麻醉,可重复 3 次,每次间隔 5min,方法同直接喉镜检查。

2.体位和检查法　检查时患者取坐位或仰卧位。检查者左手握镜柄的操纵体,右手持镜体的远端,轻轻送入鼻腔,沿鼻底经鼻咽部,进入口咽,调整远端伸入喉部。可依次观察鼻咽部、舌根、会厌、会厌谷、构会厌壁、梨状窝、室带、喉室、声带、前连合、后连合及声门下区,观察喉黏膜的颜色、形态、有无溃疡、充血及新生物。需要时活检钳可插入通道,进行局部活检。

### （三）注意事项

对上呼吸道有急性炎症伴有呼吸困难者,心肺有严重病变者,丁卡因过敏者禁用。另外,由于喉纤维内镜物镜镜面较小,镜管较长,易产生鱼眼效应,图像容易失真变形,颜色保真程度较低。

## 四、喉动态镜检查法

喉动态镜作为嗓音功能检查的重要手段之一,主要用于观察发声时声带活动形态,借以研究发声障碍和声带振动之间的关系。频闪喉镜下观察的指标包括声带的振动方式、振动对称性及周期性、黏膜波特点、声门闭合特点、声门上结构代偿情况等。黏膜波是评价声带振动的重要特征。通过观察声带振动的振幅、频率及黏膜波,发现声带的早期病变。

### （一）适应证

1.导致发声障碍的声带良恶性病变。

2.协助音域测定及发声生理研究。

### （二）检查方法

1.麻醉　行 1‰ 丁卡因溶液咽喉部喷雾,做黏膜表面麻醉。

2.体位和检查法　受检者取坐位,上身前倾,摆正头部,颈部放松,左右对称;打开喉动态仪电源,放置微音器麦克风于喉部,将喉内镜置于声门位置,嘱受检者发"一"的声音,观察声带运动;通过脚踏控制器,可调节频闪光源频率,观察声带细微变化,看到声带边缘形状及表面黏膜波的形状。

### （三）注意事项

受检者配合欠佳,会厌抬举差,会影响检查结果。对检查者要求较高,需掌握正常声带运动规律,才能识别声带病理活动。

（徐　伟）

# 第二十七章　喉部疾病

## 第一节　喉的先天性疾病

### 一、喉软骨及声门裂等畸形

#### （一）喉软骨畸形

1.会厌软骨　会厌软骨为第4鳃弓的咽下隆起发育自两侧向中线融合而成。其融合不良或完全未融合，则形成会厌分叉或会厌两裂。会厌分叉一般无症状。会厌两裂多伴有会厌松弛，吸气时易被吸到喉入口，引起喉鸣和呼吸困难，饮食时引起呛咳，此时，可在直接喉镜下行会厌部分切除术。会厌过大，多甚柔软并过度后倾，吸气时被吸向喉入口引起喉鸣和呼吸困难，可在局部麻醉下行会厌部分切除术。会厌过小或无会厌一般无症状，可不作治疗，但饮食不要过急，以免引起呛咳。胚胎后期及出生后营养不良者，可产生各种形状不同的会厌，一般不引起症状。

2.甲状软骨　甲状软骨为第4鳃弓形成的两翼板发育自上而下在中线融合而成，若发育不全，可发生甲状软骨前正中裂、甲状软骨软化或部分缺如、甲状软骨板不对称等。吸气时软骨塌陷，喉腔缩小，引起喉鸣和呼吸困难，常需行气管切开术。甲状软骨未发育者少见。

3.环状软骨　胚胎6、7周时，环状软骨首先在背侧然后在腹侧逐渐在中线接合。若接合不良，留有裂隙，则形成先天性喉裂。环状软骨先天性增生或未成环者，可致声门下梗阻或喉闭锁，引起呼吸困难或窒息，有时新生儿需行紧急气管切开术，预后不良。环状软骨完全未发育者极少见。

4.杓状软骨　形状、大小可有变异。位置异常者多为向前移位，单侧或双侧性，可为先天性，亦可因分娩时喉部外伤引起。因杓状软骨移位，声带松弛，患者症状以声嘶为主，严重者可发生呼吸困难。喉镜检查时可见杓状软骨向前移位及其后上缘突起，声带松弛无力，发声时杓状软骨不动或微动，两声带不能闭合。若两侧移位，喉后部为异位杓状软骨占据，声门甚小。先天性杓状软骨移位治疗甚困难，有呼吸困难者，先行气管切开术，待患儿稍大后，再行杓状软骨移位术。

#### （二）喉软骨软化

喉软骨的形态正常或接近正常，但极为软弱，每当吸气时喉内负压使喉组织塌陷，两侧杓会厌襞互相接近，喉腔变窄成活瓣状震颤引起喉鸣和呼吸困难，称喉软骨软化。如伴有气管软骨软化，称喉气管软化。本病并不少见，多为妊娠期营养不良，胎儿缺钙及其他电解质缺少或不平衡所致。

【症状】

常发生于出生后不久，偶见于急性呼吸道感染后较大儿童，亦有发生于成人的报道。吸气时喉鸣和胸骨上窝、肋间、上腹部凹陷为其主要症状,严重者可有发绀或呼吸困难。喉鸣属低频音,呈经常性,可有间歇性缓解,睡眠、安静时无症状,受惊、哭闹时明显。有的与体位有关,仰卧时明显,俯卧时减轻。患者一般情况良好,进食、哭声、咳嗽声正常,无声嘶现象。

**【诊断】**

除详细了解病史,如妊娠分娩情况、喉鸣开始时间、喉鸣性质、与体位的关系,以及咳嗽和哭时声音外,直接喉镜检查很重要。检查时见会厌软弱,吸气时会厌两侧和杓状会厌襞互相接近甚至接触,杓状软骨上的松弛组织向声门坠陷,阻塞声门,呼气时挤在一起的组织被气流冲开。用直接喉镜前端挑起会厌后喉鸣消失即可确定诊断。

本病可与其他喉发育异常合并存在,许多疾病如先天性喉、气管发育异常;先天性小颌;舌根囊肿;胸腺肥大;纵隔大血管异常;新生儿抽搐症;喉部炎症、外伤、异物等都可以引起喉鸣,诊断时应予鉴别、排除。直接喉镜检查对诊断喉部疾病引起的喉鸣很重要,但不能检查气管病变所引起者,此时可用电子喉镜或支气管镜检查气管。影像学检查可鉴别纵隔大血管、胸腺肥大、咽后脓肿等异常。

**【治疗】**

一般不需特殊治疗,多数患儿随着喉腔渐大,喉腔变硬,至2～3岁时喉鸣自行消失。平时注意营养,预防受凉、受惊,以免发生呼吸道感染和喉痉挛,加剧喉阻塞。有呼吸困难时,可取俯卧或侧卧减轻症状。必要时可考虑行气管切开术或杓会厌成形术,以免引起慢性缺氧、心脏扩大、漏斗胸等。在显微镜下精细切除(或用激光切除)杓状软骨、杓状会厌襞处过多的松弛水肿黏膜,勿伤后联合黏膜,用可吸收线缝合黏膜边缘;如果会厌过度摆动,须切除或汽化会厌舌面下半部及舌根部相应区域的黏膜,将会厌与舌根作缝合。用$CO_2$激光切除病变,可减少术后喉梗阻、伤口出血、感染等并发症发生。激光能量6～9W,光斑直径0.5mm。

### (三)先天性喉裂

喉发育异常,在喉后部中线处有一先天性缺损,称为先天性喉裂。喉裂程度不一,轻者仅在两侧杓状软骨间有一裂隙,重者则整个喉后部、气管上段裂开(称为喉气管裂),严重者累及气管大部或全部、喉、气管、食管成一大腔(称为喉气管食管裂)。可伴有其他部位先天性畸形,如唇裂、腭裂、气管食管瘘、耳畸形等。其发生原因与喉组织接合不良有关,遗传亦为发生之因素。

**【临床表现】**

轻度喉裂一般无症状,重度喉裂常有喉鸣、吞咽困难、呛咳、呼吸困难、反复发作肺炎和支气管炎,哭声小或无声,诊断不及时常因肺炎、肺不张而死亡。

**【诊断】**

出现喉鸣、吞咽困难或进食呛咳的患儿,无论有无其他畸形,行直接喉镜检查时应注意杓状软骨间的情况,仔细检查喉后部是否有裂隙存在。食管造影不能明确诊断,且有一定危险,CT、磁共振可帮助诊断。

**【治疗】**

轻度喉裂,尤其是喉功能保护良好者,不需特殊治疗,但饮食不可过急。常发生呛咳者,应用鼻饲饮食,尽早行手术缝合,可在支撑喉镜下行显微修补术。重度者明确诊断后,尽早行低位气管切开术以保护呼吸道;手术时根据缺损范围,切开甲状软骨、环状软骨、气管软骨环,修补喉气管食管裂。严重者鼻饲管易引起逆流和误吸,并有经裂口进入气管之风险,宜行胃造瘘,手术经颈及开胸暴露全部病变,在体外循环下修补。

### (四)喉下垂

新生儿环状软骨位于第4颈椎平面,6岁时位于第5颈椎平面,13岁时位于第6颈椎平面,由于先天性发育异常,喉原始位置低于正常,若继续下降,则形成下垂。气管第 1 环位于胸骨上缘平面者称喉下垂。严重病例,整个喉部位于胸骨后,在胸骨上窝仅能触及甲状软骨上切迹。

喉下纤维组织、肿大淋巴结、动脉瘤、新生物的牵引或推压,可引起后天性喉下垂。

【症状】

一般无症状,如有,则仅为声音的改变。患者声音单调、低沉、不能发高声。

【诊断】

颈部触诊觉喉位或甲状软骨甚低,或位于胸骨后,视诊可能发现喉随主动脉的搏动而振动。喉镜检查见喉内各部无变化,但可见声带位置甚低,经声门很容易看到气管隆突。颈侧 X 线拍片、CT、MRI 检查可见喉低位,并可查知有无其他先天异常,如胸骨后甲状腺肿或胸腺肥大。

【治疗】

先天性喉下垂不需治疗,后天性者应处理原发病。因其他疾病需做气管切开术时因不易找到气管,并易发生气胸、纵隔气肿、喉狭窄等并发症,此时宜行喉内插管术。

### (五)喉蹼

喉腔内有一先天性膜状物,称为先天性喉蹼。其发生与喉发育异常有关,喉发生经历了喉的上皮增生、融合致喉腔关闭到封闭上皮溶解、吸收,喉腔重新建立的过程,若溶解、吸收过程受阻,则在喉腔内遗留一层上皮膜,是为喉蹼。本病可伴有其他先天性畸形,亦有一家中数人发生的报告。喉蹼按发生的部位分为声门上蹼、声门间蹼、声门下蹼 3 型,以声门间蹼最为常见。绝大多数在喉前部,仅 1%～2% 为杓间蹼。Gerson(1983)报道一种新的畸形称为喉咽蹼,此蹼起自会厌侧后缘,伸向咽侧壁、后壁,构成钥匙孔样声门。

喉蹼为一层结缔组织,上面覆有鳞状上皮,下面为喉黏膜和黏膜下组织。厚薄不一,薄者半透明,呈蛛网状,厚者坚实多纤维组织。一般前部较厚,后部游离缘较薄。大小不一,有的甚小,仅在前联合处,有的甚大成一隔膜,将喉腔大部分封闭,称为喉隔。若隔膜将喉腔完全封闭,称为先天性喉闭锁。

【临床表现】

婴幼儿喉蹼与儿童或成人喉蹼症状不全相同,亦随喉蹼大小而异。婴幼儿喉蹼:喉蹼较小者可无症状或出现哭声低哑,但无呼吸困难。喉蹼较大者可出现:①先天性喉鸣,通常为吸气性或双重性;②呼吸困难,程度不等,吸气、呼气均有困难,夜间及运动时加剧;③声嘶或无哭声,吮乳困难。上述症状常在哭闹或发生呼吸道感染时加重。喉闭锁患儿生下时无呼吸和哭声,但有呼吸动作,可见四凹征,结扎脐带前患儿颜色正常,结扎不久后出现新生儿窒息,常因抢救不及时而致死亡。

较大儿童或成人喉蹼一般无明显症状,有时有声嘶或发声易感疲倦,活动时有呼吸不畅感。

【诊断】

根据上述症状,行喉镜检查可明确诊断。婴幼儿或新生儿必须用直接喉镜检查,检查时需准备支气管镜和行气管切开术。喉镜下见喉腔有灰白色或淡红色膜样蹼或隔,后缘整齐,多呈弧形,少数呈三角形。吸气时膜扯平,在哭或发音声门关闭时,蹼向下隐藏或向上突起如声门肿物。喉部完全闭锁较为罕见。

【鉴别诊断】

婴幼儿先天性喉蹼应与其他先天性喉发育异常,如先天性声门下狭窄、喉软骨软化等鉴别。喉蹼患儿哭声弱而发声嘶,后两者正常,直接喉镜检查可鉴别。

先天性喉蹼还应与产钳引起的杓状软骨脱位或声带麻痹相鉴别,除根据病史外,喉镜检查时应仔细检查杓状软骨的位置及声带运动情况。

较大儿童或成人喉蹼应根据病史鉴别是先天性还是后天性。后天性喉蹼多因患白喉、结核、狼疮、喉软骨膜炎等病或喉外伤、喉手术、气管插管引起。

**【治疗】**

婴幼儿喉蹼属结缔组织,治疗后多不再形成,而且早日治疗对喉腔正常发育有裨益,并可减少呼吸道感染,因此,不论有无症状,均宜尽早治疗。此种患儿喉蹼可在喉镜下剪开,或用 $CO_2$ 激光切除;喉闭锁患儿应立即在直接喉镜下插入支气管镜将隔膜穿破,吸除气管、支气管内分泌物,人工呼吸,可救活患儿。据报导,隔膜有时可为骨性,此时应立即行气管切开术。

较大儿童或成人喉蹼因炎症反应多较厚,并已发生纤维化,治疗不易成功,易于复发,无明显症状者可不予治疗,声嘶明显或影响呼吸者须行手术治疗。手术治疗有下述几种方法:

1.喉显微镜下切除或激光切除喉蹼有时需置扩张管。

2.沿一侧声带边缘将喉蹼切开,切开的蹼修剪后将游离缘缝于对侧,以免重新粘连。

3.喉裂开术切除喉蹼主要适用于完全性喉蹼和靠后部的喉蹼。为防止粘连,可取下唇黏膜移植于声带两侧之黏膜缺损区,若术前有呼吸困难,须放置扩张管。

杓间蹼目前尚无公认的好的治疗方案,治疗包括长期插管、切除或激光切除喉蹼、气管切开、杓状软骨切除等。

因呼吸困难行气管切开术,但未处理喉蹼,经戴管数年,患儿喉发育不良,气管上端梗阻,应按喉和气管梗阻处理。可用硅胶喉内模扩张法。模塞大小、位置要合适,使喉和气管扩张,但不可太紧。每 2 周换一次模塞,共 3～4 个月,直到形成足够大喉腔后,再换小一号模塞,再维持 2～3 个月,以促进上皮生长。

## (六)先天性声带发育不良

声带发育不良或缺如,喉室带活动或发育过度而替代声带发声者,又称新生儿喉室带发声困难。

**【临床表现】**

出生时小儿无哭声,几天后哭声粗糙、嘶哑,为由喉室带发声所致。以后发育不良的声带逐渐发育,则出现复音或双音,即由喉室带发出的粗糙低音中,杂有由声带发出的高音,这种双音常有改变,并无规律。多数患儿有先天性喉鸣,活动或哭闹时可有呼吸困难。

**【诊断】**

在无麻醉下用婴儿型前联合喉镜将会厌挑起,可见两侧喉室带互相靠近,看不见声带。将两侧喉室带分开,可见声带发育不全、不对称或完全缺如,有的声带似正常,但内收或外展运动皆迟缓。

**【治疗】**

不需外科治疗,应尽量使患儿不哭,避免大喊大叫。以后患儿用低声讲话。在儿童期若能尽早矫正发声,则以后可能有正常发声,若任其用室带发声,则可致永久性发声不良。

## (七)先天性声门下血管瘤

先天性声门下血管瘤为一少见的先天性疾病,出生后不久即出现,8～18 个月迅速增生,5～8 年逐渐消退。常发生在声门下腔后部黏膜下较深处,女性多见,约半数伴有其他部位(如皮肤、口腔)的先天性血管瘤。按组织分类可分为毛细血管瘤、海绵状血管瘤及两者的混合型,其中以毛细血管瘤多见。

**【症状】**

出生时或出生后半年出现吸气性喉鸣,伴轻重不等的呼吸困难,哭闹时加重,偶见发声含糊、微弱或声嘶。

**【诊断】**

主要诊断方法是在直接喉镜或纤维喉镜检查。检查见声门下区有广基、光滑、质软之肿物或黏膜下隆起,呈紫红色或蓝色,界线不清楚,颈部影像学检查可见声门下区不对称性肿块。因极易出血,不宜行活体组织检查。

**【治疗】**

可自行消退,若无症状可暂不治疗。如果呼吸困难严重,以前常行气管切开术维持呼吸,待其自然消退,现可选用 $CO_2$ 激光治疗,根据病变范围一次或分次完成,70%可避免气管切开。治疗过程中注意给光时间,并随时清除焦化颗粒,以免周围组织受热过度,继发呼吸道瘢痕性狭窄。气管周围粘连或多发性血管瘤,常仍须行气管切开,气管切开时应避开声门下区血管瘤的部位,以免引起出血。其他可供选择的方法有硬化剂局部注射、病灶内注射泼尼松龙 20～40mg、口服泼尼松 2～3mg/(kg・d)5 个月等。

# 二、先天性喉囊肿

先天性喉囊肿可分为喉小囊囊肿和喉气囊肿,两者均来源于喉小囊。喉小囊亦称喉室小囊,系胚胎第 2 个月末时喉腔向外突起形成的盲囊,囊腔呈卵圆形,含有黏液腺,介于室带与声带之间,位于喉室顶部前 1/3 处。喉小囊的内侧和外侧均有纤柔、内在的喉肌,其开口仅约 0.5～1mm 大小,通向喉室;喉小囊的皱襞有助于贮藏黏液,而其内、外侧的喉肌被认为可压缩喉小囊,使囊内的黏液由开口向后内侧排出,以润滑声带。新生儿的喉小囊较大,6 岁时缩小,一般到成年后仅留残迹,但亦有仍存留者。Broyles(1959)发现 75%的喉小囊长 6～8mm,25%的长度大于 10～15mm。胎儿的喉小囊有 25%可伸展高达甲状舌骨膜。

## (一)先天性喉小囊囊肿

先天性喉小囊囊肿是喉小囊膨胀扩大并充满黏液所致,它不与喉腔相通,不向喉腔引流。喉小囊囊肿亦被称为先天性喉囊肿、喉黏液囊肿及喉小囊黏液囊肿。

**【分型】**

本囊肿可分为 2 型:

1.喉侧型喉小囊囊肿　常扩展到室带和杓会厌襞、会厌或喉侧壁,和喉内型的喉黏液囊肿是同一病变。

2.喉前型喉小囊囊肿　位于室带和声带之间,比较小,向内伸展到喉腔。

**【发病率】**

先天性喉囊肿较少见。喉小囊囊肿在婴儿期较多见,喉侧型喉小囊囊肿又较喉前型喉小囊囊肿为多。Suehs 等(1967)报道,此类囊肿几乎有 50%是在婴儿窒息死亡之后于尸体解剖时才得到诊断的,彼等报告了 27 例先天性喉囊肿。

**【症状和体征】**

先天性喉囊肿约 40%是在出生后数小时内被发现,95%的患儿在出生后 6 个月之前均有症状(Mitchell 等,1987)。常见的症状为喉喘鸣,虽然可为双相性的,但主要是吸气性喉喘鸣。有些婴儿,当伸展其头时喘鸣可以减轻。另可引起严重的呼吸困难、呼吸暂停和发绀,听不见的或低沉的哭声,有时声音嘶哑或正常。偶有咽下困难。由于伴有喂养问题,致使大部分患儿的发育受到影响。

**【诊断】**

颈部侧位软组织及气道 X 线拍片和 CT 扫描,可以显示囊肿。明确的诊断有赖于直接喉镜检查。在进行喉内镜检查时,应备有一长柄大孔抽吸针、气管切开盘和硬管支气管镜,以备急需。喉小囊囊肿有 2 型,其病变部位有所不同,应予注意,且大多是无蒂的。

**【治疗】**

约有 20%的患儿需要紧急处理,有时需行紧急气管切开术。通常可在喉内镜直视下抽吸囊内液体或切开引流,亦可用杯状喉钳咬除部分囊壁。复发的病例(尤其是单纯抽吸后较易复发)需重复进行处理。

对婴儿一般不施行喉外切开的手术治疗,少数难处理的病例可行喉裂开术切除囊肿,达到根治目的。麻醉诱导可导致严重的气道阻塞,须予警惕和注意。

### （二）喉气囊肿

喉气囊肿,亦称喉膨出,为喉小囊异常的病理性囊性扩张所致;因与喉腔相通,故当喉内压升高如咳嗽、哭喊、吹奏、歌唱等时,便可使囊内充气而扩大,出现(暂时性)相应的症状。喉气囊肿常见于成年人,并与喉腔相通;而喉小囊囊肿多见于新生儿和婴儿,不与喉腔相通,这是两者的主要区别,但两者都来源于喉小囊,是为其相同点。若囊肿腔内积液并发感染化脓,则称为喉脓囊肿。

【分型】

根据喉小囊扩张的范围,可将喉气囊肿分为 3 型。

1.喉内型　含气扩张的喉小囊位于甲状软骨板与喉腔黏膜之间,表现为一侧声带以上的喉腔壁向内膨出。

2.喉外型　喉小囊沿着甲状软骨板内侧向上,通过甲状舌骨膜向外疝出于颈部,于颈侧出现囊性隆起;喉小囊亦可通过咽中缩肌与咽下缩肌之间的缝隙向颈外扩展。

3.混合型　气囊肿同时出现于喉内和颈部,于甲状舌骨膜处有一峡部相连,似哑铃状。

一般认为喉内型最多见,混合型较少;但也有报告混合型居多的,作者所遇 2 例,均为混合型。

【发病率】

到 1977 年为止,世界文献共报道本病 300 例;很少见于婴儿和儿童,多见于成人,尤以 50～60 岁之间的人更多见(Canalis 等,1977)。Holinger 等(1967)记载的 12 例先天性喉气囊肿都是婴儿。由于喉癌等病变引起喉小囊阻塞,以致喉气囊肿的发生率增多。

【症状和体征】

喉气囊肿的症状只有当充满空气(或液体)时才出现,故症状多为间歇性的。

喉内型者主要为声嘶、呼吸不畅与喘鸣。作 Valsalva 操作时,可因喉内囊肿扩大阻塞声门而出现严重的呼吸困难,有时需行紧急气管切开术。

喉外型者,可见患侧颈部出现隆起,多在舌骨水平;亦可位于甲状软骨下方或颈部其他部位。作 Valsalva 操作、深呼吸、剧烈咳嗽或用力吞咽时,颈部隆起处可增大。压迫肿胀区,可使其体积缩小;此时进行喉部听诊,尚可听到排气声。囊肿大者,可影响头颈部静脉血液回流,出现头痛或局部不适。

混合型者,同时出现喉内隆起与颈部肿胀,以及其引起的与喉内型和喉外型同时出现的相应症状。

【诊断】

由于喉气囊肿可以快速充气和泄气,喉、颈部的影像学检查需要多次进行,才可能显示出病变。囊腔内若充满液体,则难以和黏液囊肿鉴别。喉内型者需经直接喉镜检查才能明确诊断,但因其症状与体征的出现是间歇性的,故需多次检查和窥视,才可能获得阳性结果。喉外型者因颈侧出现时消时现的肿胀区,触之柔软,影像学检查显示为含气阴影,作 Valsalva 操作时,肿胀区扩大,用力压迫时则缩小,即可做出诊断。

【治疗】

本病多见于成年人,一般认为无论何种类型,尤其是喉外型和混合型,应以颈外进路彻底切除为佳。即选用颈侧切开术或舌骨下咽正中切开术,喉部黏膜应完整保留。术前施行气管切开术,并用气管插管全麻下施术较为安全。喉内型,尤其是在婴幼儿症状严重者,可于喉内镜下穿刺抽气、切开排气或咬除部分囊壁,以缓解或消除症状。必要时,亦可施行喉裂开术予以切除。

若因继发感染形成脓囊肿者,可先行切开排脓并引流,待感染控制后,再行囊肿切除手术。

### 三、婴幼儿喉喘鸣

婴幼儿喉喘鸣是指从新生儿到幼小儿童的喉部喘鸣性疾病而言的。成人喉部疾病突出的症状为声嘶,婴幼儿喉部病变突出的症状为喘鸣。喘鸣是一种刺耳的高声调呼吸声,喉部病变常引起吸气性喘鸣;其机制可从流体物理学的伯努利原理得到解释。该原理指明:气体(或液体)压力随着流速增加而减小。这种流体动力学现象最常见到的例子就是机翼,其上面的弯曲度即曲率较下面大,沿翼顶流过的气流速度快而压力较小,沿翼底流过的气流流速较慢而压力较大,由于上下面的压力差,机翼得以上升。

#### (一)喘鸣发生的部位及其特征

喘鸣可以是从声门上、喉或气管发出的呼吸声。喘鸣的特征随着阻塞部位和程度的不同而有异,在呼吸周期中喘鸣的时相和特点有助于确定阻塞的部位。

1.声门上病变引起的喘鸣 声门上病变引起的喘鸣,可称为声门上喘鸣,因其常发生在吸气期,故又称吸气性喘鸣。究其原因,可从上述的伯努利原理中得知:当气体在呼吸道流动时施加于气道壁的压力随气流速度的加快而减小,如所示,若阻塞的部位是在无坚实组织固定或支撑的声门上或喉部(婴幼儿喉部组织更柔软),当吸入的空气流速加大通过喉腔时,就会产生相应的负压,牵拽杓会厌襞和楔状软骨凹陷入气道,因而造成气道变窄或关闭,产生吸气性喘鸣或吸气性呼吸困难。患儿呼吸越费力,吸入气流速度就越快,产生的负压也就愈大,其净效应就是气道进一步减少,呼吸困难加重。在吸气期产生的负压还引起锁骨上窝、胸骨上窝和肋间隙凹陷以及鼻翼扇动。

2.声门病变引起的喘鸣 声门病变引起的喘鸣称声门性喘鸣,可为吸气性或呼气性,视具体病变而定。喉蹼原发于声门前部,而且较为固定,喘鸣一般呈双相性,但吸气性喘鸣较显著,因为吸气期气流速度较大。而喉膨出或喉囊肿所引起的阻塞可能是间歇性的,主要表现为吸气期喘鸣。

3.声门下病变引起的喘鸣 声门下的病变常常是固定的,出现双相性喘鸣。但吸气性喘鸣常较明显,因为吸气相的气流速度较大。由于呼气相气流速度较小,呼气性喘鸣不够响亮;若以听诊器置于喉部进行听诊,便可听到并证实呼气性喘鸣声。

4.胸段气管管腔内病变引起的喘鸣 胸段气管管腔内的病变,则以呼气性喘鸣为主,因为在呼气期产生的正压可使气道变窄。

#### (二)引起婴幼儿喘鸣的相关性疾病

引起婴幼儿喘鸣的疾病较多,且大多都在有关章节中分别作了阐述,此处仅按先天性和后天性两类疾病陈述病名。引起婴幼儿喘鸣者则以先天性疾病为主因。

1.先天性疾病 可按喘鸣发生于喉部的内在性喘鸣性疾病和喘鸣发生于喉以外部位的外在性喘鸣性疾病分为两类。

(1)内在性喘鸣性疾病:喉软骨软化、喉蹼、两歧会厌、会厌过度发育、喉膨出、喉囊肿、声带麻痹、喉裂、声门下狭窄如声门下血管瘤等。

(2)外在性喘鸣性疾病:先天性甲状腺肿、气管软骨软化、气管食管瘘、食管受压性咽下困难(降主动脉发出的异常右锁骨下动脉在食管后方通过,压迫食管,引起咽下困难,亦可影响气道)、小颌、舌下垂、舌肌软弱、巨舌及甲状舌管囊肿等。

2.后天性疾病 亦可分为内在性喘鸣性疾病和外在性喘鸣性疾病两类。

(1)内在性喘鸣性疾病:喉乳头状瘤、急性喉炎、急性喉气管支气管炎、喉痉挛、急性会厌炎、血管神经性水肿、白喉、假膜性声门下喉炎、喉结核、疹热病(麻疹、百日咳)、声门下或气管活动性异物、分娩引起的喉外伤、产后外伤(如气管插管引起的声带水肿或肉芽肿)等。

(2)外在性喘鸣性疾病:咽后脓肿、咽侧脓肿、食管上段异物、胸腺肥大、水囊瘤、舌甲状腺、甲状腺肿所引起的喉和气管外部受压、气管狭窄或痂皮、分泌物堵塞及阻塞性睡眠呼吸暂停综合征等。

### (三)婴幼儿喘鸣性疾病的检查和诊断要点

1.病史采集　首先要了解患儿发病年龄,如出生后立即发生喘鸣,大多可能为声带麻痹或后鼻孔闭锁;而出生后最初的4～6周发生的喘鸣,则可能为喉软化所致。在1～3个月之间出现的呼吸困难或喘鸣可能为声门下良性病变,如血管瘤。在半岁以内未必会发生假膜性喉炎。异物所致的气道阻塞大都发生于1～3岁,应注意询问有无吸入或咽下异物的病史。腺样体、扁桃体肥大一般多在3～8岁出现。

喘鸣程度的变化对阻塞部位的探寻提供了很好的线索。如当哭叫、激动或喂养等增加气道的需要量时喘鸣就加重,这可能是喉软化或声门下血管瘤引起的。若在睡眠时喘鸣加重,大多可能为腺样体、扁桃体肥大或喉软化。如在张口或哭叫时喘鸣减轻,阻塞部位大多可能为腺样体肥大、后鼻孔闭锁或鼻窦炎。

母亲妊娠、分娩的情况亦应询问了解。是否为早产婴儿,分娩时有无出现呼吸困难,若有插管抢救的历史尤为重要。拔管后出现的喘鸣可能为声门下水肿或黏液性分泌物阻塞所致。若在拔管后2～3周出现喘鸣与呼吸困难,则可能为声带肉芽肿形成或声门下狭窄的早期表现。出生后头3周内的气道阻塞就要想到喉软化或先天性声门下狭窄。

2.体格检查　注意喘鸣声在呼吸周期出现的时相,以确定为吸气性喘鸣亦为呼气性喘鸣,或双相性喘鸣。必要时可在喉部进行听诊,以检查声音较弱小的呼气性喘鸣声或气管内活动性异物对喉部的撞击声。患儿若有烦躁不安,是低氧症的表现,应注意及时给氧和设法改善气道通气状况。发绀一般出现较晚,若等待发绀发生后才作处理,将会贻误抢救时机。

在患儿安静状态下测量呼吸频率。小儿呼吸频率的特点是年龄愈小,频率愈快。据中国医科大学(1964)对1579名健康小儿检查的结果,我国新生儿(1个月以内者)的呼吸频率一般为40～44次/min,1个月～1岁(婴儿)呼吸频率平均为30次/min,1～3岁(幼儿)为24次/min,3～6岁(学龄前期)为22次/min。如患儿的呼吸频率比上述相应年龄组明显增快,即为呼吸急促。这可见于烦躁不安、高热、严重贫血、代谢性酸中毒或呼吸性碱中毒等情况;亦可见于肺炎、胸膜积液、哮喘或肺水肿等病变。若患儿的呼吸频率与相应年龄组正常儿童者相比明显减慢,即为呼吸徐缓,可发生于代谢性碱中毒、呼吸性酸中毒及某些中枢神经系统疾病。患有喘鸣性疾病的婴幼儿若出现或伴有以上某些症征或病变,必须注意检查与鉴别。

胸部听诊,以了解两侧呼吸音是否对称,有无增强或减弱区域,有无喘鸣声,并确定最大强度的部位。

如患儿能合作,可将其下颌骨轻轻地向前推移,此时若喘鸣声减轻,则可能表明病变是在口腔或喉咽部。将患儿置于俯卧位,使咽喉部松软组织向前坠移,有助于减轻喉软化的喘鸣。

用棉花纤维分别置于左右前鼻孔,观察有无空气出入,以排除后鼻孔闭锁或鼻腔病变。用压舌板压舌根以检查口咽部,但对怀疑为会厌水肿或有明显呼吸困难的患儿应特别小心或避免作此检查。

3.辅助检查　对病情比较稳定的患儿可考虑作进一步的检查,以较全面地掌握病情,明确诊断:

(1)影像学检查:颈部正、侧位X线透视和拍片。如会厌和杓状软骨突处水肿是声门上炎的特征,在颈部侧位X线片上,可显示水肿性肿胀的会厌及杓状软骨突向后肿起。声门下狭窄在颈部正位和侧位X线片上均可显示出来。一侧声带麻痹在颈部前、后位X线片上的显示,如同该侧声门下肿块。喉膨出、气管管腔内增生性病变、咽后脓肿或肿物等均可经X线拍片显示出来。CT扫描可更清晰显现上述病变。

(2)实验室检查:如血液常规分析包括红细胞计数、血红蛋白测定、白细胞计数及分类计数和血细胞比容等检测,血气分析及血氧饱和率测定等,以了解有无贫血、感染、酸碱平衡状态或呼吸性酸碱平衡失常,以及低氧血症等。

（3）喉镜检查：必要时可采用坐位（即让家长或助手抱着）或仰卧位行小儿直接喉镜检查,察看喉咽和喉部情况,以利于明确诊断。但必须作好充分准备,谨慎操作;对适应证亦应从严掌握,不可麻痹大意,匆忙行事,以免加重呼吸困难,危及生命。

### （四）婴幼儿喉喘鸣的治疗

前已述及,引起婴幼儿喉喘鸣的疾病较多,症征不尽相同,但轻重不一的喘鸣声与程度不等的呼吸困难则是共有的症状,也是必须处理的主要问题。

一般而言,患儿若症状较轻,无明显呼吸困难者,可不必急于处理,但需密切观察病情,给予充足而合理的营养,待其逐步发育成长达 2 岁左右,症状多可自行消除而自愈。

若患儿症状明显,呼吸困难较重,首先应设法减少患儿哭闹,适当给氧,情况允许时,应作相关部位的影像学检查,或立即进行直接喉境（包括纤维喉镜或电子喉镜）检查,以探寻和发现病因,以便治疗。如发现为喉囊肿,即应穿刺抽液后,咬去部分囊壁。如为会厌过大或过软,可行会厌部分切除术。如为喉蹼,可在直接喉镜下予以剪开或切除。严重喉软骨软化者,可在喉内镜下切除杓会厌襞,以缓解呼吸困难和吞咽困难。

个别患儿呼吸困难严重,而病因一时难以明确,或病因虽已明确,但短期内难以解除者,应考虑施行气管切开术,以避免发生窒息,挽救患儿生命。随后积极诊治病因。

（徐　伟）

# 第二节　喉外伤

## 一、闭合性喉外伤

闭合性喉外伤指颈部皮肤及软组织无伤口,喉气管管腔与颈部伤口无贯通的损伤,轻者仅有颈部软组织损伤,重者可发生喉软骨移位、骨折、喉软骨骨膜、喉黏膜损伤。包括挫伤、挤压伤、扼伤等。

【病因】

颈部遭受外来暴力直接打击,如拳击、交通事故、工伤事故、钝器打击、扼伤、自缢等。偶尔强烈张口与剧烈呕吐可致环甲关节与环杓关节脱位而至喉损伤。喉部损伤程度可因外力大小及作用方向而有很大差别。来自侧方的外力,因喉体可向对侧移动,故伤情多较轻,常无骨折、仅有黏膜损伤、环杓关节脱位等;来自正前方的外力多损伤较重,因此时头或颈部处于相对固定状态,外力由前向后将喉部推挤到颈椎上,常造成甲状软骨中部及上角处骨折,环状软骨骨折较少见,但可造成喉黏膜损伤、环甲关节及环杓关节脱位。

【临床表现】

1.疼痛　喉及颈部为著,触痛多明显。随发声、吞咽、咀嚼、咳嗽而加重,且可向耳部放射。

2.声音嘶哑或失声　因声带、室带充血、肿胀、软骨脱位、喉返神经损伤所致。

3.咳嗽及咯血　由于挫伤刺激而引起咳嗽,喉黏膜破裂轻者仅有痰中带血,重者可致严重咯血。

4.颈部皮下气肿　喉软骨骨折、黏软骨膜破裂的严重喉挫伤、咳嗽时空气易于进入喉部周围组织,轻者气肿局限于颈部,重者可扩展到颈颌下、面颊、胸、腰部,若累及则出现严重呼吸困难。

5.呼吸困难　喉黏膜出血、水肿、软骨断裂均可致喉狭窄,双侧喉返神经损伤可引起吸气性呼吸困难。

若出血较多,血液流入下呼吸道,引起呼吸喘鸣,重则可导致窒息。

6.休克　严重喉挫伤(喉气管离断)可导致外伤性或出血性休克。

【检查】

1.查体　颈部肿胀变形,皮肤片状、条索状淤斑。喉部触痛明显,可触及喉软骨碎片之摩擦音,有气肿者可扪及捻发音。

2.间接喉镜检查和纤维喉镜检查　常见喉黏膜水肿、血肿、出血、撕裂、喉软骨裸露及假性通道等。声门狭窄变形、声带活动受限或固定。

3.影像学检查　颈部正侧位片、体层片可显示喉骨折部位、气管损伤情况。胸部 X 线片可显示是否有气胸及气肿。颈部 CT 扫描对诊断舌骨、甲状软骨及环状软骨骨折、移位及喉结构变形极有价值。颈部 MRI 对喉部、颈部软组织、血管损伤情况的判断具有重要价值。

【诊断】

根据外伤史、临床症状及检查所见多不难确诊。如仅有颈部皮肤红肿和淤斑,则难以确立诊断,若有咯血则可确定诊断。喉部 X 线片、CT 扫描、MRI 对确定诊断有重要价值。

【治疗】

1.按一般外科挫伤治疗　适于仅有软组织损伤,无咯血、无喉软骨移位或骨折及气道阻塞的喉部外伤。让患者保持安静、颈部制动、进流质或软食、减少吞咽动作。疼痛剧烈者可给予止痛剂、喉黏膜水肿、充血者可给予抗生素及糖皮质激素。严密观察患者呼吸及皮下气肿变化情况,做好气管切开术准备。

2.气管切开术　有较明显吸气性呼吸困难者应行气管切开术。极危急情况下可行喉内插管术或环甲膜切开术,但要尽快施行标准的气管切开术。

3.直接喉镜下喉软骨固定术　适用于中度喉挫伤、有喉软骨骨折及轻度移位的患者。先行气管切开术,然后行直接喉镜或支撑喉镜检查,将移位的喉软骨复位,最后经喉镜放入塑料或硅胶制的喉模,上端用丝线经鼻腔引出固定,下端经气管造口固定于气管套管。

4.喉裂开喉软骨复位术　适用于喉挫伤严重、喉软骨破碎移位、颈部气肿、呼吸困难及直接喉镜下复位固定术失败的患者。先行气管切开术,然后行喉裂开术,将破裂的软骨尽量保留,复位、仔细缝合黏膜。局部组织瓣或会厌、颊黏膜游离黏膜瓣、颈前肌肌膜瓣均可用于修复喉内黏膜缺损。如果一侧杓状软骨完全撕脱并移位,可予以切除。部分杓状软骨撕裂可行复位并用黏膜修复之。将喉软骨骨折进行复位,用钢丝或尼龙线固定,喉内放置喉模,其上端丝线经鼻腔引出,下端经气管切开口引出,并分别加以固定,以扩张喉腔,防止术后喉狭窄的发生。术后 8~12 周经口取出喉模,继续随访。如有狭窄趋势,可行喉扩张术。

5.鼻饲饮食　伤后 10d 内应给予鼻饲饮食,以减少喉部活动,减轻疼痛及呛咳,以利于创面愈合。

# 二、开放性喉外伤

开放性喉外伤指喉部皮肤和软组织破裂,喉气管伤口与外界相通的喉外伤。可伤及喉软骨、软骨间筋膜,穿通喉内,包括切伤、刺伤、炸伤、子弹伤等。开放性喉外伤易累及颈动脉及颈内静脉,发生大出血,枪弹伤则易形成贯穿伤,且可伤及食管及颈椎,战时较多见。

【病因】

1.战时火器伤,包括枪炮伤、弹片及刺刀伤、子弹所致喉部贯通伤等。

2.工矿爆破事故或车间工作时为碎裂物击伤。

3.交通事故中,破碎风挡玻璃及铁器等物撞伤。

4.匕首、砍刀等锐器伤。

5.精神病患者或自杀者用刀剪等锐器自伤。

**【临床表现】**

1.出血 因颈部血运丰富,出血较凶猛,易发生出血性休克。若伤及颈动脉、颈内静脉,因出血难以控制,多来不及救治而立即死亡。

2.皮下气肿 空气可通过喉内及颈部伤口进入颈部软组织内,产生皮下气肿,若向周围扩展,可达面部及胸腹部,向下可进入纵隔,形成纵隔气肿。

3.呼吸困难 其成因:①喉软骨骨折、移位,喉黏膜下出血、肿胀所致喉狭窄、梗阻;②气肿、气胸;③喉内创口出血流入气管、支气管,造成呼吸道阻塞。出血、呼吸困难、休克是开放性喉外伤的三个危机现象,应给予高度重视。

4.声嘶 声带损伤、环杓关节脱位、喉返神经损伤均可导致声嘶乃至失声。

5.吞咽困难 喉痛、咽损伤所致吞咽疼痛,使吞咽难以进行。若伤口穿通咽部、梨状窝或颈部食管,吞咽及进食时则有唾液和食物自伤口溢出,造成吞咽障碍。

6.休克 若伤及颈部大血管,将在极短时间内丢失大量血液而引起失血性休克。

**【检查】**

1.常规检查 患者的意识、呼吸、脉搏、血压等情况。

2.伤口情况 注意观察伤口部位、大小、形态、深浅及数目。如果伤口未与喉、咽相通,则与一般颈部浅表伤口相同。若伤口与咽喉内部相通则可见唾液从伤口流出。由伤口可见咽壁、喉内组织及裸露的血管及神经。伤口内的血凝块及异物不可轻易取出,以免发生大出血。

**【治疗】**

1.急救措施

(1)控制出血:找到出血血管并将其结扎。如果找不到,可用纱布填塞止血。已贯穿喉腔的伤口不可加压包扎,以防发生喉水肿或加重脑水肿及脑缺氧。出血凶猛者,可用手指压迫止血,并探查颈部血管,如果动脉有裂口可行缝合术或血管吻合术;如果颈内静脉破裂,可于近心端将其结扎。颈总或颈内动脉结扎术仅万不得已时方可施行。因其可以引起严重的中枢神经系统并发症,如偏瘫、昏迷甚至死亡。

(2)呼吸困难的处理:解除呼吸困难或窒息极为重要,应先将咽喉部血液、唾液吸出,同时给予吸氧,取出异物。紧急情况下,可行环甲膜切开术,待呼吸困难缓解后再改行正规气管切开术。危急情况下可将气管插管或气管套管由伤口处插入,插管或套管气囊应充足气,伤口内填以纱布,以防止血液流入气道。预防性气管切开术可视患者具体情况而定。有气胸时,可行胸腔闭式引流术。

(3)休克的处理:多为失血性休克,应尽快给予静脉输入葡萄糖液、平衡盐溶液、代血浆和全血,并给予强心剂。

(4)全身用药:全身应用抗生素、糖皮质激素、止血药物、注射破伤风抗毒素。

2.手术治疗

(1)咽喉浅表伤:伤后时间短、无污染者,用苯扎溴铵、过氧化氢和生理盐水反复清洗伤口,清创,将筋膜、肌肉、皮下组织、皮肤逐层缝合。有可能污染者,彻底清创后延期缝合。

(2)咽喉切伤及穿通伤:应尽量保留受损的喉软骨,并用黏膜覆盖裸露的软骨,按解剖关系将黏膜、软骨、肌肉逐层对位缝合。如有咽及/或食管瘘,将其周边黏膜严密缝合。喉腔内置塑料或硅胶喉模并加以固定,防止形成喉狭窄。如有喉返神经断裂伤,在具备条件的情况下,可一期进行喉返神经吻合术。

(3)异物取出术:浅表异物可于手术中取出。X线片可明确显示异物的位置及与周围各种解剖结构如颈动脉等的关系,充分估计手术危险性和复杂性,做好充分准备后再予以取出。

3.营养支持治疗　在关闭咽喉部伤口前,在明视下由前鼻孔插入鼻饲管。必要时,可行颈部食管造瘘术或胃造瘘术,以保证营养供给并减少吞咽动作,以利伤口愈合。

# 三、喉烫伤及烧灼伤

喉、气管、支气管黏膜受到强的物理因素刺激或接触化学物质后,引起局部组织充血、水肿,以至坏死等病变,称为喉部与呼吸道烧伤。它包括物理因素所致的喉烧灼伤、喉烫伤、放射损伤及化学物质腐蚀伤。呼吸道烧伤占全身烧伤的 2%～3%。由于声门在热气、有毒烟雾或化学物质刺激下反射性关闭,因而上呼吸道烧灼伤较下呼吸道者多见且伤情较重。

## 【病因】

1.咽、喉与气管直接吸入或喷入高温液体、蒸气或化学气体。

2.火灾时吸入火焰、烟尘及氧化不全的刺激物等。

3.误吞或误吸化学腐蚀剂,如强酸、强碱、酚类等。

4.遭受战用毒剂如芥子气、氯气等侵袭。

5.放射线损伤,包括深度 X 线、钴 60、直线加速器等放射治疗时损伤及哉时核武器辐射损伤。

## 【发病机制】

上呼吸道黏膜具有自然冷却能力,可吸收热气中的热能。当上呼吸道受热力损害时,声门可反射性关闭,保护支气管和肺。蒸气在声门反射未出现前即进入下呼吸道,故下呼吸道受损害较重。烧伤后表现为鼻、口、咽、喉及下呼吸道黏膜充血、水肿及坏死,可累及黏膜下层、软骨,引起窒息、肺不张、肺感染。放射性损伤早期有炎症反应,数月后可发生纤维化、放射性软骨炎、软骨坏死。

## 【临床表现】

1.轻度　损伤在声门及声门以上。有声音嘶哑、喉痛、唾液增多、咽干、咳嗽多痰、吞咽困难等。检查可见头面部皮肤烧伤、鼻、口、咽、喉黏膜充血、肿胀、水疱、溃疡、出血及假膜形成等。吞食腐蚀剂及热液者可见口周皮肤烫伤,食管、胃黏膜烧灼伤及全身中毒症状。

2.中度　损伤在隆突以上。除上述症状外,有吸气性呼吸困难或窒息,检查除轻度烧灼伤所见外,还可有喉黏膜水肿和糜烂,听诊肺呼吸音粗糙,闻及干啰音及哮鸣音。常伴有下呼吸道黏膜烧伤,易遗留喉瘢痕狭窄。

3.重度　损伤在支气管、甚至达肺泡。除有上述喉烧伤的表现外,有下呼吸道黏膜水肿、糜烂及溃疡,甚至坏死。患者呼吸急促、咳嗽剧烈,可并发肺炎或膜性喉气管炎,可咳出脓血痰和坏死脱落的气管黏膜。误吞腐蚀剂者可致喉、气管、食管瘘。若烧伤范围广泛,可导致严重而广泛的阻塞性肺不张、支气管肺炎、肺水肿,进而出现呼吸功能衰竭。

## 【治疗】

1.急救措施

(1)早期处理:热液烫伤可口含冰块或冷开水漱口、颈部冷敷。强酸、强碱烧伤者应立即用清水冲洗口腔、咽部并采用中和疗法。强酸烧伤者可给予牛奶、蛋清或 2%～5%苯酚氢钠溶液;强碱烧伤者可给予食醋、1%稀盐酸或 5%氯化氨等涂布伤处或吞服、用中和药物雾化吸入。

(2)全身治疗:充分补液,维持水、电解质平衡,吸氧。重度者需行紧急气管插管,也可给予高压氧治疗。纠正休克、保护心肺功能。全身应用抗生素预防感染,糖皮质激素防止呼吸道黏膜水肿。

2.保持呼吸道通畅

(1)上呼吸道阻塞、分泌物多而咳出困难者,为防止窒息,可行气管内插管或气管切开术。

(2)应用解痉药物,以解除支气管痉挛。

(3.)每日雾化吸入,气管内滴入抗生素生理盐水,以防气道被干痂阻塞。

3.放置胃管　给予鼻饲饮食,改善营养。在强酸、强碱烧伤时,放置胃管可防止下咽和食管因瘢痕挛缩而封闭。

## 四、喉插管损伤

喉插管损伤多发生于全身麻醉、危重患者抢救等需要经口、经鼻行喉气管插管术的情况下。因此,近年来此类喉部损伤日渐增加;长期留置鼻饲管亦可造成环后区黏膜损伤。其发病率国内外报道在10%～60%之间。

【病因】

1.插管技术不熟练,操作粗暴,声门暴露不清时盲目地强行插入;清醒插管时,表面麻醉不充分,致使患者频频咳嗽或声门痉挛;插管过程中过多地搬动患者头部;插管过浅,气囊压迫声带黏膜;经鼻腔盲目插管时,更易造成喉腔内损伤。

2.选用插管型号偏大、过长;套管外气囊充气过多。

3.插管时间久、喉黏膜受压迫、摩擦时间过长。

4.插管质量不佳,质地过硬,或管壁含有对黏膜有害的成分,压迫、刺激喉气管黏膜。

5.鼻饲管留置时间过长,摩擦环后区黏膜,造成局部损伤。

6.患者呕吐物或鼻咽分泌物吸入喉腔,对喉黏膜产生刺激。

7.患者自身有过敏体质,对外界刺激反应敏感而强烈。

【临床表现】

1.溃疡及假膜形成　由于插管损伤乃至撕裂喉黏膜,上皮剥脱并继发感染而形成溃疡,多见于声带后部,位于杓状软骨声带突处,继而发生纤维蛋白及白细胞沉积,形成假膜。表现为喉部不适、声嘶、喉痛、咳嗽及痰中带血。喉镜检查可见喉黏膜水肿、充血、局部溃疡及假膜。

2.肉芽肿　系在上述喉黏膜溃疡及假膜基础上发生炎症及浆细胞浸润,大量成纤维细胞及血管内皮细胞增生而形成的。喉镜检查可见声带后联合区肉芽肿,表面光滑、色灰白或淡红,如息肉样。患者感喉部不适,有异物感,发声嘶哑,经久不愈。若肉芽肿过大,可阻塞声门,引起呼吸困难。

3.环杓关节脱位　患者拔管后即出现声嘶,说话无力、咽部疼痛,且长期不愈。多为一侧脱位,双侧同时脱位者罕见。杓状软骨可向前或向后移位,但以向前并向外侧移位者多见。喉镜检查可见一侧杓状软骨和杓会厌襞充血、水肿,且突出于声门上,掩盖声门的后部。声带运动受限,发声时杓状软骨多不活动,使声门不能完全闭合。

4.声带瘫痪　由于膨胀的气囊位于喉室部而未完全到达气管内,因而压迫喉返神经前支所致。患者术后即出现声嘶。喉镜检查见一侧声带固定于旁正中位。

【治疗】

1.插管术后发现喉黏膜有溃疡及假膜形成时,应嘱患者少讲话,禁烟酒,不要作用力屏气动作。给予抗生素、糖皮质激素等超声雾化吸入。

2.肉芽肿形成者,有蒂者可于喉镜下钳除;无蒂者可于全麻下行支撑喉镜下切除;若采用纤维内镜或支撑喉镜下激光切除,效果更佳。

3.环杓关节脱位者,应尽早于间接喉镜下行环杓关节复位术,以免形成瘢痕后不易复位。

4.声带瘫痪者,可行音频物理疗法并给予神经营养药物,以促进其恢复。长期单侧声带麻痹而声嘶严重者,可考虑行声带注射术或甲状软骨成形声带内移术以改善声嘶症状。

(崔　勇)

# 第三节　喉炎性疾病

## 一、急性会厌炎

急性会厌炎是一种特殊的、主要累及喉部声门上区的会厌及其周围组织(包括会厌谷、杓会厌襞等)的急性炎症病变,以会厌高度水肿为主要特征。可分急性感染性会厌炎和急性变态反应性会厌炎二类。

### (一)急性感染性会厌炎

急性感染性会厌炎为一以会厌为主的声门上区喉黏膜急性非特异性炎症。Woo利用纤维喉镜观察,炎症不仅累及会厌,同时或多或少地波及声门上区各结构,因此称为"急性声门上喉炎"。成人、儿童皆可发生,男性多于女性,男女之比(2～7):1,早春、秋末发病者多见。

**【病因】**

1.细菌或病毒感染　最常见的原因,以B型嗜血流感杆菌最多,血培养阳性率儿童为80%～90%,成人为16%～70%。身体抵抗力降低,喉部创伤、年老体弱者均易感染细菌而发病。其他常见的致病菌有金黄色葡萄球菌、链球菌、肺炎双球菌、奈瑟卡他球菌、类白喉杆菌等,也可与病毒混合感染,如呼吸道合胞病毒、鼻病毒及A型流感病毒。各种致病微生物可由呼吸道吸入,也可由血行感染,或由邻近器官蔓延。

2.创伤、异物、刺激性食物、有害气体、放射线损伤　这些都可引起声门上黏膜的炎性病变。

3.邻近病灶蔓延　如急性扁桃体炎、咽炎、口腔炎、鼻炎等蔓延而侵及声门上黏膜。亦可继发于急性传染病后。

**【病理】**

声门上区如会厌舌面与侧缘、杓会厌襞、声门下区等黏膜下结缔组织较疏松,炎症常从此处开始,引起会厌高度的充血肿胀,有时可增厚至正常的6～10倍。炎症逐渐延及杓状软骨或室带,严重者可向杓会厌皱襞、咽侧邻近组织及颈前软组织蔓延。因声带黏膜附着声带黏膜下层较紧,故黏膜下水肿常以声带为界,声门上区炎症一般不会向声门下扩展。

病理组织学的改变可分3型:

1.急性卡他型　黏膜弥漫性充血、水肿,有单核及多形核细胞浸润,会厌舌面之黏膜较松弛,肿胀更明显,可增厚到正常的6～10倍。

2.急性水肿型　会厌显著肿大如圆球状,间质水肿,炎性细胞浸润增加,局部可形成脓肿。

3.急性溃疡型　较少见,病情发展迅速而严重,病菌常侵及黏膜下层及腺体组织,可发生化脓、溃疡。血管壁如被侵蚀,可引起糜烂出血。

**【临床表现】**

1.症状

(1)发病情况:起病急骤,常在夜间突然发生,病史很少超过6～12h。多数患者入睡时正常,半夜突感咽喉疼痛或呼吸困难而惊醒。

(2)畏寒、发热：成人在发病前可出现畏寒发热，多数患者体温在 37.5～39.5℃，少数可达 40℃以上。患者烦躁不安，精神萎靡不振，全身乏力。发热程度与致病菌的种类有关，如为混合感染，体温大多较高。幼儿饮水时呛咳、呕吐。

(3)咽喉疼痛：为其主要症状，疼痛剧烈，吞咽时加重。

(4)吞咽困难：吞咽动作或食团直接刺激会厌，导致咽喉疼痛，口涎外流，拒食。疼痛时可放射至下颌、颈、耳或背部。如会厌及杓状软骨处黏膜极度肿胀，可发生吞咽困难。

(5)呼吸困难：因会厌黏膜肿胀向后下移位，同时杓状软骨、杓会厌襞、咽后壁等处黏膜也水肿，使喉入口明显缩小，阻塞声门而出现吸气性呼吸困难。如病情继续恶化，可在 4～6h 内突然因喉部黏痰阻塞而发生窒息。患者虽有呼吸困难，但发音多正常，声音低钝、含糊，很少发生嘶哑。

(6)昏厥、休克：患者可在短时间内出现昏厥或休克，表现为呼吸困难、精神萎靡、体弱、四肢发冷、面色苍白、脉快而细、血压下降等。因此要密切观察，做好抢救准备，一旦出现上述情况，应立即抗休克治疗。

(7)颈淋巴结肿大：一侧或两侧颈深淋巴结肿大、压痛，有时向耳部放射。

2.检查

(1)喉外部检查：先观察颈部外形，再进行触诊。急性会厌炎严重者炎症可向邻近组织扩散，出现颈前皮下红肿、甲状舌骨膜处压痛。一侧或两侧颈深上群淋巴结肿大伴压痛。手指触压颈部舌骨和甲状软骨上部时压痛明显。

(2)咽部检查：由于幼儿咽短、会厌位置较高，张大口时稍一恶心，约 30% 可见红肿的会厌。压舌根检查时宜轻巧，尽量避免引起恶心，以免加重呼吸困难而发生窒息。切勿用力过猛，以免引起迷走神经反射发生心跳停止。卧位检查偶可引起暂时窒息。

(3)间接喉镜检查：可见会厌舌面弥漫性水肿，重者如球形，如有脓肿形成，常于会厌舌面的一侧肿胀，急性充血，表面出现黄色脓点。室带、杓状突黏膜充血肿胀。由于会厌明显肿胀，使声带、声门无法看清。

(4)硬质喉内镜或纤维喉/电子镜检查：一般可以看到会厌及杓状软骨，检查时应注意吸痰、吸氧，减少刺激。最好在有立即建立人工气道的条件下进行，以防意外。

(5)实验室检查：白细胞总数增加，常在 1.0 万～2.5 万/mm³，中性粒细胞增多，有核左移现象。

(6)影像学检查：必要时可行影像学检查，CT 扫描可显示会厌等声门上结构肿胀，喉咽腔阴影缩小，界线清楚，喉前庭如漏斗状缩小，会厌谷闭塞。CT 扫描还有助于识别有无脓肿形成。

【诊断】

对急性咽痛、吞咽时疼痛加重，口咽部检查无特殊病变，或口咽部虽有炎症但不足以解释其症状者，应考虑到急性会厌炎，应行间接喉镜检查。咽痛和吞咽困难是成人急性会厌炎最常见的症状，呼吸困难、喘鸣、声嘶和流涎在重症患者中出现。成人急性会厌炎亦有缓慢型和速发型之分。呼吸道梗阻主要见于速发型，在病程早期出现，一般在起病后 8h 内。可危及生命，因而早期诊断十分重要。

【鉴别诊断】

此病易与其他急性上呼吸道疾病混淆，必须与以下疾病鉴别。

1.急性喉气管支气管炎　多见于 3 岁以内的婴幼儿，常先有轻微咳嗽，随后出现哮吼性干咳、喘鸣、声音嘶哑及吸气性呼吸困难。检查可见鼻腔、咽部和声带黏膜充血，声门下及气管黏膜亦显著充血肿胀，会厌及杓状软骨正常。

2.喉白喉　常见于儿童，约占白喉的 20%，起病较缓慢，全身中毒症状较重，常有"空空"声咳嗽，进行性呼吸困难，声嘶或失声。白喉杆菌外毒素可致上皮坏死，白细胞浸润，渗出的大量纤维蛋白和细菌一起在咽喉部形成片状灰白色白膜,不易擦去,强行剥离易出血。颈部淋巴结有时肿大,重者呈"牛颈"状。咽喉部拭子涂片及培养可找到白喉杆菌。

3.会厌囊肿　发病缓慢,无咽痛、无全身症状。检查会厌无炎症或水肿表现,多见于会厌舌面。会厌囊肿合并感染时,局部有脓囊肿表现。

【治疗】

成人急性会厌炎较危险,可迅速发生致命性呼吸道梗阻。欧美国家均将急性会厌炎患者安置在监护病房内观察和治疗,必要时行气管切开或气管插管取半坐位。治疗以抗感染及保持呼吸道通畅为原则。门诊检查应首先注意会厌水肿程度、声门大小和呼吸困难程度等。患者应急诊收入住院治疗,床旁备置气管切开包。

1.控制感染

(1)使用足量强有效的抗生素和糖皮质激素:一旦确诊为急性会厌炎,应首先选择足量的糖皮质激素,可在第一时间予以肌内注射地塞米松 5～10mg,应用黏膜表面激素、布地奈德混悬液 2mg 雾化吸入,快速建立静脉输液通路后,持续使用激素静脉滴注。因其致病菌常为 B 型嗜血流感杆菌、葡萄球菌、链球菌等,故首选头孢类抗生素。

(2)局部用药:局部用药的目的是减轻水肿、保持气道湿润、稀化痰液及消炎。用喷雾器喷入咽喉部或氧气、超声雾化吸入,每日 2 次。

(3)切开排脓:如会厌舌面脓肿形成,可在吸氧、保持气道通畅的前提下,切开引流。体位多采用仰卧头低位。感染病灶尚未局限时,不可过早切开,以免炎症扩散。不能合作者应用全麻,成人可用表面麻醉。

2.保持呼吸道通畅　建立人工气道(环甲膜切开、气管切开或气管插管)是保证患者呼吸道通畅的重要方法,应针对不同患者选择不同方法。有下述情况者,应考虑行气管切开术:

(1)起病急骤,进展迅速,且有Ⅱ度以上吸气性呼吸困难者。

(2)病情严重,咽喉部分泌物多,有吞咽功能障碍者。

(3)会厌或杓状软骨处黏膜高度充血肿胀,经抗炎给氧等治疗,病情未见好转者。

(4)年老体弱、咳嗽功能差者。

出现烦躁不安、发绀、三凹征、肺呼吸音消失,发生昏厥、休克等严重并发症者应立即进行紧急气管切开术。

实施气管切开术时,注意头部不宜过于后仰,否则可加重呼吸困难或发生窒息。因会厌高度肿胀,不易插管。进行气管切开也有一定危险,在有限的时间内也须做好充分准备。环甲膜位置表浅而固定,界限清楚,对于严重呼吸困难高龄的喉下垂,颈短肥胖,并有较重的全身性疾病的患者,选用环甲膜切开具有快速、反应轻等优点。

3.其他　保持水、电解质酸碱平衡,注意口腔卫生,防止继发感染,鼓励进流汁饮食,补充营养。

## (二)急性变态反应性会厌炎

【病因】

急性变态反应性会厌炎属Ⅰ型变态反应,当抗原进入机体后,产生相应的 IgE 抗体,再次接触相同的抗原时,发生肥大细胞和嗜碱细胞脱颗粒,释放大量血管活性物质,引起血管扩张,通透性增加。抗原多为药物、血清、生物制品或食物。药物中以青霉素最多见,阿司匹林、碘或其他药物次之;食物中以虾、蟹或其他海鲜多见,个别人对其他食物亦有过敏。多发生于成年人,常反复发作。

【病理】

会厌、杓会厌襞,甚至杓状软骨等处的黏膜及黏膜下组织均高度水肿,有时呈水泡状,黏膜苍白增厚,甚至增厚达正常的6～7倍。活体组织检查可见黏膜水肿、增厚,嗜酸性粒细胞浸润,其基底膜破坏,嗜碱性粒细胞和肥大细胞增多。

【临床表现】

1.症状　发病急,常在用药0.5h或进食2～3h内发病,进展快。主要症状是喉咽部堵塞感和说话含混不清,但声音无改变。无畏寒发热,亦无疼痛或压痛,全身检查多正常。间接喉镜、硬喉内镜和纤维/电子喉镜检查可见会厌明显肿胀。本病虽然症状不很明显,但危险性很大,有时在咳嗽或深吸气后,甚至患者更换体位时,水肿组织阻塞声门裂,突然发生窒息,抢救不及时可致死亡。

2.体征　检查可见会厌水肿明显,有的成圆球状,颜色苍白,组织疏松。杓会厌襞以及杓状软骨处亦多呈明显水肿肿胀。声带及声门下组织可无改变。

【辅助检查】

实验室检查可见:末梢血或会厌分泌物涂片检查嗜酸性粒细胞增多至3%～7%,其他血细胞均正常;变应原皮内试验多呈阳性。

【诊断】

询问有无变态反应性疾病的过去史和家族史。诊断不难,但症状不典型时易漏诊或误诊(表27-1)。

表27-1　急性感染性会厌炎与急性变态反应性会厌炎的鉴别诊断

| 鉴别点 | 急性感染性会厌炎 | 急性变态反应性会厌炎 |
| --- | --- | --- |
| 病因 | 细菌或病毒感染 | 过敏反应 |
| 症状 | 喉部疼痛 | 喉部堵塞感 |
| 压痛 | 舌骨及甲状软骨处有压痛 | 无压痛 |
| 体温 | 升高 | 正常 |
| 实验室检查 | 白细胞总数增多 | 白细胞总数正常或略低 |
|  | 中性粒细胞增多 | 嗜酸性粒细胞增多 |
| 局部检查 | 会厌红肿 | 会厌水肿 |
| 治疗 | 抗生素为主 | 糖皮质激素为主 |
| 预后 | 积极抗感染治疗,预后较好 | 可突然窒息,抢救不及时可致死亡 |

【治疗】

首先进行抗过敏治疗,成人皮下注射0.1%肾上腺素0.1～0.2mL,同时肌内注射或静脉滴注氢化可的松100mg或地塞米松10mg,或氟美松5mg。会厌及杓会厌襞水肿非常严重者,应立即在水肿明显处切开1～3cm,减轻水肿程度。治疗中及治疗后应密切观察。1h后,若堵塞症状不减轻或水肿仍很明显,可考虑作预防性气管切开术。因声门被四周水肿组织堵塞而较难找到,可用喉插管或硬管支气管镜使气道通畅,也可选择紧急气管切开术或环甲膜切开术,如窒息应同时进行人工呼吸。

【预防及预后】

采用嗜血流感杆菌结合菌苗接种可有效地预防婴幼儿急性会厌炎及其他嗜血流感杆菌感染疾病(脑膜炎、肺炎等)。

预后与患者的抵抗力、感染细菌的种类及治疗方法密切相关。如能及时诊断、治疗,一般预后良好。

## 二、喉炎

### （一）小儿急性喉炎

小儿急性喉炎是小儿以声门区为主的喉黏膜的急性炎症,常累及声门下区黏膜和黏膜下组织,多在冬春季发病,1～2月为高峰期,婴幼儿多见,其易于发生呼吸困难,因为:①小儿喉腔较小,喉内黏膜松弛,肿胀时易致声门阻塞;②喉软骨柔软,黏膜与黏膜下层附着疏松,罹患炎症时肿胀较重;③喉黏膜下淋巴组织及腺体组织丰富,炎症易发生黏膜下肿胀而使喉腔变窄;④小儿咳嗽反射较差,气管及喉部分泌物不易排出;⑤小儿对感染的抵抗力及免疫力不如成人,故炎症反应较重;⑥小儿神经系统较不稳定,容易受激惹而发生喉痉挛,加重喉梗阻。

**【病因及发病机制】**

常继发于急性鼻炎、咽炎。大多数由病毒引起,最易分离的是副流感病毒,占 2/3。此外还有腺病毒、流感病毒、麻疹病毒等。病毒入侵之后,为继发细菌感染提供了条件。感染的细菌多为金黄色葡萄球菌、乙型链球菌、肺炎双球菌等。小儿营养不良、抵抗力低下、变应性体质,以及上呼吸道慢性病,如慢性扁桃体炎、腺样体肥大、慢性鼻炎、慢性鼻窦炎,易诱发喉炎。

小儿急性喉炎亦可为流行性感冒、肺炎、麻疹、水痘、百日咳、猩红热等急性传染病的前驱症状。

**【病理】**

病变主要发生于声门下区,炎症向下发展可累及气管。声门下区黏膜水肿,重者黏膜下可发生蜂窝织炎,化脓性或坏死性变。

**【临床表现】**

发病较急,多有发热、声嘶、咳嗽等。早期以喉痉挛为主,声嘶多不严重,表现为阵发性犬吠样咳嗽或呼吸困难,继之有黏稠痰液咳出,屡次发作后可能出现持续性喉梗阻症状,如哮吼性咳嗽,吸气性喘鸣。也可突然发病,小儿夜间骤然重度声嘶、频繁咳嗽、咳声较钝、吼叫。严重者,吸气时有锁骨上窝、肋间隙、胸骨上窝及上腹部显著凹陷,面色发绀或烦躁不安,呼吸变慢,10～15 次/min,晚期则呼吸浅快。如不及时治疗,进一步发展,可出现发绀、出汗、面色苍白、呼吸无力,甚至呼吸循环衰竭、昏迷、抽搐、死亡。

**【诊断】**

根据其病史、发病季节及特有症状,如声嘶,喉喘鸣,犬吠样咳嗽声,吸气性呼吸困难,肺部无明显体征,可初步诊断。对较大能配合的小儿可行间接喉镜检查。如有条件可行电子喉镜检查。血氧饱和度监测对诊断亦有帮助。

**【鉴别诊断】**

1.气管支气管异物　起病急,多有异物吸入史。在异物吸入后,可出现剧烈呛咳,不同程度吸气性呼吸困难和发绀等初期症状。

2.小儿喉痉挛　常见于较小婴儿。吸气期喉喘鸣,声调尖而细,发作时间较短,症状可骤然消失,无声嘶。

3.先天性喉部疾病　如先天性喉软化症等。各种喉镜检查和实验室血常规、咽喉拭子涂片或分泌物培养等检查均有助于鉴别。

此外,还应注意与喉白喉、麻疹、水痘、百日咳、猩红热、腮腺炎的喉部表现相鉴别。

**【治疗】**

1.治疗的关键是解除喉梗阻,及早使用有效、足量的抗生素控制感染。同时给予糖皮质激素,常用泼尼松口服,1～2mg/(kg·d);地塞米松肌内注射或静脉滴注0.2～0.4mg/(kg·d)。

2.可用超声雾化吸入或经鼻给氧。若声门下有干痂或假膜及黏稠分泌物,经上述治疗呼吸困难不能缓解,可在直接喉镜下吸出或钳出。

3.对危重患儿应加强监护及支持疗法,注意全身营养与水、电解质平衡,保护心肺功能,避免发生急性心功能不全。

4.安静休息,减少哭闹,降低耗氧量。

5.重度喉梗阻或经药物治疗后喉梗阻症状未缓解者,应及时作气管切开术。

### (二)成人急性喉炎

成人急性喉炎,指以声门区为主的喉黏膜的急性弥漫性卡他性炎症,亦称急性卡他性喉炎,是成人呼吸道常见的急性感染性疾病之一,占耳鼻咽喉头颈外科疾病的1%～2%。急性喉炎可单独发生,也可继发于急性鼻炎和急性咽炎,是上呼吸道感染的一部分,或继发于急性传染病。男性发病率较高,多发于冬、春季。

**【病因】**

1.感染　为其主要病因,多发于"感冒"后,在病毒感染的基础上继发细菌感染。常见感染的细菌有金黄色葡萄球菌、溶血性链球菌、肺炎双球菌、卡他莫拉菌、流感杆菌等。

2.有害气体　吸入有害气体(如氯气、氨、硫酸、硝酸、二氧化硫、一氧化氮等)及过多的生产性粉尘,可引起喉部黏膜的急性炎症。有作者报道空气中灰尘、二氧化硫、一氧化氮浓度高的地区急性喉炎发病率明显升高。

3.职业因素　如使用嗓音较多的教师、演员、售货员等,发声不当或用嗓过度时,发病率常较高。

4.喉创伤　如异物或器械损伤喉部黏膜。

5.烟酒过多、受凉、疲劳　这些因素导致机体抵抗力降低易诱发急性喉炎。空气湿度突然变化,室内干热也为诱因。

**【病理】**

初起为喉黏膜急性弥漫性充血,有多形核白细胞及淋巴细胞浸润,组织内渗出液积聚形成水肿。炎症继续发展,渗出液可变成脓性分泌物或成假膜附着。上皮若有损伤和脱落,也可形成溃疡。炎症若未得到及时控制,则有圆形细胞浸润,逐渐形成纤维变性。有时病变范围深入,甚至可达喉内肌层,也可向气管蔓延。

**【临床表现】**

1.症状

(1)声嘶:是急性喉炎的主要症状,多突然发病,轻者发声时音质失去圆润和清亮,音调变低、变粗。重者发声嘶哑,甚至仅能耳语或完全失声。

(2)喉痛:患者喉部及气管前有轻微疼痛,发声时喉痛加重,感喉部不适、干燥、异物感。

(3)喉分泌物增多:常有咳嗽,起初干咳无痰,呈痉挛性,咳嗽时喉痛,常在夜间咳嗽加剧。稍晚则有黏脓性分泌物,因较稠厚,常不易咳出,黏附于声带表面而加重声嘶。

(4)全身症状:一般成人全身症状较轻。重者可有畏寒、发热、疲倦、食欲缺乏等症状。

(5)鼻部、咽部的炎性症状:因急性喉炎多为急性鼻炎或急性咽炎的下行感染,故常有鼻部、咽部的相应症状。

2.体征　喉镜检查可见喉黏膜的表现随炎症发展于不同时期而异,其特点为双侧对称,呈弥漫性改变。黏膜红肿常首先出现在会厌及声带,逐渐发展至室带及声门下腔,但以声带及杓会厌襞显著。早期声带表面呈淡红色,有充血的毛细血管,逐渐变成暗红色,边缘钝成梭形,声门下黏膜明显红肿时,托衬于声带之下,可呈双重声带样。发声时声门闭合不全,偶见喉黏膜有散在浅表性小溃疡,黏膜下淤斑。喉黏膜早期干燥,稍晚有黏液或黏液脓性分泌物附着于声带表面时声嘶较重,分泌物咳出后声嘶减轻。鼻、咽部也常有急性炎症的相应表现。

**【诊断及鉴别诊断】**

根据症状及检查,可初步诊断,但应与喉结核鉴别:喉结核多继发于较严重的活动性肺结核或其他器官结核。病变多发生于覆有复层鳞状上皮处的喉黏膜,如喉的后部(杓间区、杓状软骨处),以及声带、室带、会厌等处。喉结核早期,喉部有刺激、灼热、干燥感等。声嘶是其主要症状,初起时轻,逐渐加重,晚期可完全失声。常有喉痛,吞咽时加重,当喉软骨膜受累时喉痛尤为剧烈。

**【治疗】**

1.使用抗生素和激素 及早使用足量广谱抗生素,充血肿胀显著者加用糖皮质激素。雾化吸入可使用布地奈德混悬液超声雾化 $1\sim2mg/$次,2次/d。

2.护理和全身支持疗法 嗓音休息,随时调节室内温度和湿度,保持室内空气流通,多饮热水,注意大便通畅,禁烟、酒等。

**【预后】**

急性单纯性喉炎的预后一般良好,很少引起喉软骨膜炎、软骨坏死和喉脓肿。成人急性喉炎一般也不会发生喉梗阻。

### (三)慢性喉炎

慢性喉炎是指喉部黏膜的非特异性病菌感染所引起的慢性炎症。本病是最常见的喉科疾病之一,主要表现为双侧声带黏膜炎性病变,发病率有增加趋势。根据病变程度、特性的不同,一般可分为慢性单纯性喉炎、慢性萎缩性喉炎和慢性增生性喉炎。

1.慢性单纯性喉炎 慢性单纯性喉炎,是主要发生在喉黏膜的慢性非特异性炎性病变,可累及黏膜下组织,临床常见,多见于成人。

**【病因】**

(1)鼻炎、鼻窦炎、慢性扁桃体炎、慢性咽炎等邻近部位炎症直接向喉部蔓延或炎性分泌物的刺激,下呼吸道分泌物的刺激也是常见的病因,在慢性喉炎的发病中起重要作用。

(2)鼻腔阻塞,张口呼吸,使咽喉黏膜易干燥、充血。

(3)有害气体(如氯气、氨、硫酸、硝酸、二氧化硫、一氧化氮等)及烟、酒、灰尘等长期刺激。

(4)胃食管咽反流及幽门螺杆菌感染。

(5)用声过多或发音不当。

(6)全身性疾病如糖尿病、肝硬化、心脏病、肾炎、风湿病、内分泌紊乱等使全身抵抗力下降。

**【病理】**

喉黏膜血管扩张,炎细胞浸润,上皮及固有层水肿及以单核细胞为主的炎性渗出。继而黏膜肥厚,腺体肥大。多数患者喉内肌亦呈慢性炎症。黏液腺受刺激后,分泌物增加,有较稠厚的黏痰。

**【临床表现】**

(1)症状

1)不同程度的声音嘶哑为其主要症状,初为间歇性,逐渐加重成为持续性,如累及环杓关节,则在晨起或声带休息较久后声嘶反而显著,但失声者甚少。

2)喉部微痛及紧缩感、异物感等,常做干咳以缓解喉部不适。

(2)体征:间接喉镜检查可见喉黏膜弥漫性充血,两侧对称。声带失去原有的珠白色而呈浅红色,声带表面常见扩张的小血管,与声带游离缘平行。黏膜表面可见有稠厚黏液,常在声门间形成黏液丝。杓间区黏膜充血增厚,在发音时声带软弱,振动不协调,两侧声带闭合不好。

根据病变的轻重不同,电声门图和动态喉镜检查可出现相应的改变:电声门图(EGG)在声带病变较轻时可保持基本波形,声带慢性充血时可见闭相延长,开相缩短。动态喉镜又称喉闪光镜或频闪喉观察仪,在声带水肿时振幅、黏膜波、振动关闭相可增强,对称性和周期性不定。

【诊断及鉴别诊断】

根据上述症状及体征可作出诊断,但应考虑鼻、咽、肺部及全身情况,查出病因。对声嘶持续时间较长者,应与喉结核、早期喉癌等鉴别,必要时行纤维/电子喉镜检查或活检。

【治疗】

(1)积极治疗鼻炎、鼻窦炎、咽炎、肺部及全身疾病,对发音不当者,可进行发音训练。

(2)局部使用抗炎药物。

(3)改变不良的生活习惯,去除刺激因素,包括戒除烟酒、声休。

(4)氧气或超声雾化吸入,黏膜表面激素雾化,必要时加用抗生素。

(5)直流电药物离子(碘离子)导入或音频电疗、超短波、直流电或特定电磁波等治疗。

(6)发声矫治包括有声练习和发声练习等,不少国家具有专业语言矫治师、言语疾病学家进行矫治。

(7)有胃食管咽反流者,成人给予:①西咪替丁 0.8g 静脉滴注/d:②奥美拉唑 20mg 睡前服用;③西沙必利 5～10mg,3 次/d。剂量可酌情增减。

【预防】

(1)锻炼身体,增强体质,提高对外界气候的适应能力。

(2)积极治疗全身疾病。

(3)注意休息,尤其是嗓音休息。

2.慢性萎缩性喉炎 萎缩性喉炎亦名干性喉炎或臭喉症,因喉黏膜及黏液腺萎缩,分泌减少所致。中老年女性多见,经常暴露于多粉尘空气中者更为严重。

【病因】

分为原发性和继发性两种。

(1)原发性:目前病因仍不十分清楚,多数学者认为是全身疾病的局部表现,可能与内分泌紊乱、自主神经功能失调、维生素及微量元素缺乏或不平衡有关。或因各种原因导致黏膜及黏膜下组织营养障碍,分泌减少。

(2)继发性:多为萎缩性鼻炎、萎缩性咽炎、咽喉部放疗及长期喉部炎症引起。也可为 Sjogren 综合征的一部分。

【病理】

喉黏膜及黏膜下层纤维变性,黏膜上皮化生,柱状纤毛上皮渐变为复层鳞状上皮,腺体萎缩,分泌减少,加之喉黏膜已无纤毛活动,故分泌液停滞于喉部,经呼吸空气蒸发,可变为脓痂。除去痂皮后可见深红色黏膜,失去固有光泽。可有浅表的糜烂或溃疡。病变向深层发展可引起喉内肌萎缩。炎症向下发展可延及气管。

【临床表现】

(1)症状

1)喉部有干燥不适,异物感,胀痛。

2)声嘶,因夜间有脓痂存留,常于晨起时较重。

3)阵发性咳嗽为其主要症状。分泌物黏稠、结痂是引起阵发性咳嗽的原因,常咳出痂皮或稠痰方停止咳嗽,咳出的痂皮可带血丝,有臭气。咳出脓痂后声嘶稍有改善,但常使喉痛加剧。

(2)检查:间接喉镜检查可见喉黏膜慢性充血、发干,喉腔增宽,黄绿色脓痂常覆于声带后端、杓间区及喉室带等处,去除后可见喉黏膜呈深红色,干燥发亮如涂蜡状。如喉内肌萎缩,声带变薄、松弛无力,发音时两侧闭合不全,故发声漏气,声音沙哑,说话费力。少数患者气管上端亦显相同病变。继发于萎缩性鼻炎、咽炎者可见鼻腔、咽腔增宽,黏膜干燥。也可进一步用纤维喉镜、电子喉镜或频闪喉镜观察。

【诊断】

根据以上特点,常易诊断,但应积极寻找病因。

【治疗】

一般治疗可予碘化钾 30mg,3 次/d,或氯化钾口服,刺激喉黏液分泌,减轻喉部干燥。蒸气雾化或用含有芳香油的药物,口服维生素 A、维生素 E、维生素 $B_2$ 等。有痂皮贴附时可在喉镜下湿化后取出。

3.慢性增生性喉炎　慢性增生性喉炎,为喉黏膜一种慢性炎性增生性疾病。

【病因】

病因与慢性单纯性喉炎相同,多由慢性单纯性喉炎演变发展。有人认为慢性喉炎,尤其是增生性喉炎可能与 EB 病毒、单纯疱疹病毒和肺炎支原体的感染有关。

【病理】

黏膜上皮不同程度增生或鳞状化生、角化,黏膜下淋巴细胞和浆细胞浸润,喉黏膜明显增厚,纤维组织增生、玻璃样变性导致以细胞增生为主的非炎性病变。增生性改变可为弥漫性或局限性。

【临床表现】

(1)症状:同慢性喉炎,但声嘶较重而咳嗽较轻,急性或亚急性发作时喉痛明显。

(2)体征:除慢性喉炎的表现外,喉黏膜广泛增厚,杓状软骨处黏膜及杓会厌襞常增厚,以杓间区显著,其中央部隆起或呈皱褶,常有稠厚的黏液聚集。声带充血,边缘圆厚,表面粗糙不平,可呈结节状或息肉样。如病变发展至声门下区,两侧声带后端靠拢受阻而出现裂隙。室带亦常肥厚,粗糙不平,有时轻压于声带上,掩蔽声带。

【辅助检查】

电声门图多表现为闭相延长,开相缩短。动态喉镜观察可见对称性和周期性差,严重者振幅和黏膜波消失,声带闭合差。

【诊断及鉴别诊断】

根据以上症状和体征,一般诊断不难,但应与喉癌、梅毒、结核等鉴别,活检有助于鉴别。

【治疗】

治疗原则同慢性喉炎。对声带过度增生的组织早期可加用直流电药物离子(碘离子)导入或音频电疗,局部理疗有助于改善血液循环、消炎、软化消散增生组织。重者可在手术显微镜下手术或激光烧灼、冷冻治疗,切除肥厚部分的黏膜组织,但注意勿损伤声带肌。

4.反流性咽喉炎　反流性喉炎,以往称为酸性喉炎,是因食管下端括约肌短暂松弛,导致含有胃酸的胃液向食管反流达到喉部所致,可能与胃酸的直接刺激和通过迷走神经反射引起慢性咳嗽有关。

【病因】

(1)直接刺激:反流液直接刺激咽喉黏膜引起损伤及不适主诉。正常的喉部上皮中具有保护作用的物质在喉咽反流患者中缺失,共同减弱了黏膜防御机制。同时,咽部黏膜缺乏食管的运动廓清能力及唾液中和作用,故较后者明显对反流刺激更敏感。

(2)迷走反射:反流的物质可以刺激远端食管,引起迷走反射,引发的慢性咳嗽和清嗓可以对声带黏膜造成损伤,同时可以引起食道上括约肌的松弛反射,而使反流物进入到咽喉部引起损伤。

**【临床表现】**

(1)症状:咽异物感;慢性咳嗽:多为刺激性干咳;还有清嗓、咽痛、发音困难、口臭、咽部黏性分泌物增多、咽干等症状,其中前两者被认为尤其常见。

(2)体征:喉咽反流患者在喉镜下有一些特定表现,杓间水肿、假声带沟、环后区水肿红斑、黏膜肥厚、声带息肉和溃疡、喉室变浅或消失、咽部卵石样改变、弥漫性喉炎、喉肉芽肿等被认为在喉咽反流患者中经常出现。但目前尚缺乏公认的可用于明确诊断的特异性镜下表现。

**【辅助检查】**

(1)pH 监测和阻抗监测:目前认为,可活动多通道腔内阻抗和 pH 监测设备是对喉咽反流较好的诊断方法,因为其可以对两个金属电极之间不同的流动物质(气体、液体、团块)的阻抗变化及 pH 监测结合,能对酸反流、非酸反流、液体、气体等有一个完整的描述和较为客观真实的记录。

(2)行为改变及经验治疗有效:有学者认为质子泵抑制剂的经验性治疗诊断喉咽反流有较高的敏感性,但对抑酸治疗无反应的患者,不能就此认为不存在喉咽反流疾患。

(3)无线 Bravo 胶囊 pH 监测器:通过鼻腔将胶囊探测器置入环咽肌下方,可以避免导管置入引发的鼻出血、咽喉部不适、吞咽困难等并发症,尤其适于无法耐受置管的患者。对正常活动影响较小,为诊断提供了新的方式。

(4)嗓音学分析:可以提供重要的辅助信息:专业的嗓音功能评估主要包括声带振动特征评价,发音质量的主、客观评估,气流动力学喉功能评估,喉神经肌肉电功能评估等。嗓音喉咽反流的患者常有声嘶、间断的发音困难或发音易疲劳等,因为炎症和声带水肿增加了声带的质量,张力减低,僵硬度增加,减弱了其运动,患者声音质量和发音功能受限,测量嗓音学参数可有异常。所以,嗓音学分析可以为喉咽反流的诊断提供有效地辅助信息。

**【诊断及鉴别诊断】**

根据患者的症状以及辅助检查可以对喉咽反流患者进行诊断。目前喉咽反流的诊断仍然需要依靠综合上述多种方法做出。

与胃食管反流的鉴别:喉咽反流虽然常和胃食管反流并存,但目前仍然倾向于认为喉咽反流和胃食管反流是两个不同的整体。譬如,喉咽反流常发生于白天,站立或坐位,常以发音困难、声嘶、清嗓、咽异物感、长期咳嗽、喉部分泌物多、吞咽不畅感等为主要症状,纤维喉镜有相应的杓区及声带的特异表现,和上食管括约肌功能不良有关,而胃食管反流常发生于夜间平卧时,以反酸、烧心、胸痛、吞咽困难等为主要不适,胃镜可见食管炎、胃食管疝、Barrett 食管等相应表现,主要与下食管括约肌功能异常有关。

**【治疗】**

(1)抑酸治疗联合生活方式改变:仍然是目前主流的治疗方法:后者主要包括避免睡前进食、抬高床头、减少晚餐摄入、避免过食、戒烟酒浓茶咖啡及高脂类食物、甜食、酸性水果(橘子,杨梅等)、减重等,前二者被认为尤为重要,甚至研究发现单纯生活方式改善即可以使咽喉部不适症状获得明显缓解,从而提出把生活方式的改善作为主要治疗的观点。

1)质子泵抑制剂:质子泵驱动细胞内 $H^+$ 与小管内 $K^+$ 交换,质子泵抑制剂阻断了该交换途径,抑酸作用强且时间长、服用方便。因此,在喉咽反流的抑酸治疗中占据主导地位,治疗有效后应逐渐减量。

2)$H_2$ 受体阻滞剂:用于拮抗组胺引起的胃酸分泌,主要有西咪替丁、雷尼替丁、法莫替丁等。常在睡前应用。

（2）复发或疗效不佳病例的治疗：对质子泵抑制剂疗效不佳的病例，需要考虑是否存在非酸反流，可添加组胺受体阻滞剂、促胃动力剂等，并调整生活方式。

（3）嗓音治疗：最近的研究发现，对于喉咽反流的患者，加用嗓音治疗，可以增强喉咽反流的治疗效果，声嘶、气短等症状以及部分嗓音学参数可以获得令人满意的改善。

嗓音治疗包括间接嗓音治疗和直接嗓音治疗。其中前者指以嗓音教育为目的，为患者讲授正常声带解剖和嗓音病理的知识以及嗓音卫生相关知识。直接嗓音治疗的目的是提高患者的说话技巧，以达到增加发声效率和改善嗓音质量的目的。包括嗓音休息、共鸣训练、腹式呼吸、增加软起声、减少硬起声、气流训练、咬音训练以及局部的喉部按摩等方法。

（4）外科治疗：有症状的非酸反流（在职业用声者中常见）、药物及生活方式联合疗效不佳、反流严重、下食管括约肌功能不良、不良反应严重、年轻患者避免长期用药或经济原因等均作为外科治疗的适应证。胃底折术是最常见的术式，现在多采用在腹腔镜下进行操作。将胃底部的黏膜折叠环绕于下端食管，从而加强食管括约肌，来达到控制反流的目的。

# 三、小儿急性喉气管支气管炎

急性喉气管支气管炎为喉、气管、支气管黏膜的急性弥漫性炎症。多见于5岁以下儿童，2岁左右发病率最高。冬、春季发病较多，病情发展急骤，病死率较高。按其主要病理变化，分为急性阻塞性喉气管炎和急性纤维蛋白性喉气管支气管炎，二者之间的过渡形式较为常见。

## （一）急性阻塞性喉气管炎

急性阻塞性喉气管炎，又名假性哮吼，流感性哮吼，传染性急性喉气管支气管炎。

【病因】

病因尚不清楚，有以下几种学说：

1.感染　病毒感染是最主要的病因。本病多发生于流感流行期，故许多学者认为与流感病毒有关，与甲型、乙型和亚洲甲型流感病毒以及Ⅴ型腺病毒关系较密切。也有学者认为副流感病毒为主要致病因素。除流感外，本病也可发生于麻疹、猩红热、百日咳及天花流行之时。病变的继续发展，与继发性细菌感染有密切关系。常见细菌为溶血性链球菌、金黄色葡萄、肺炎双球嗜血流感杆菌等。

2.气候变化　本病多发生于干冷季节，尤其是气候发生突变时，故有些学者认为与气候变化因呼吸道纤毛的运动和肺泡的气体交换均须在一定的湿度和温度下进行，干冷空气不利于保持喉、气管和支气管正常生理功能，易罹患呼吸道感染。

3.局部抵抗力降低　呼吸道异物取出术，支气管镜检查术，以及呼吸道腐蚀伤后也易发生急性喉气管支气管炎。

4.体质状况　体质较差者，如患有胸肺疾病（如肺门或气管旁淋巴结肿大），即所谓渗出性淋巴性体质的儿童易患本病。

【病理】

本病炎症常开始于声门下区的疏松组织，由此向下呼吸道发展。自声带起始，喉、气管、支气管黏膜呈急性弥漫性充血、肿胀，重症病例黏膜上皮糜烂，或大面积脱落而形成溃疡。黏膜下层发生蜂窝织炎或坏死性变。初起时分泌物为浆液性，量多，以后转为黏液性、黏脓性甚至脓性，有时为血性，由稀而稠，如糊状或粘胶状，极难咳出或吸出。

基于小儿喉部及下呼吸道的解剖学特点,当喉、气管及支气管同时罹病时,症状较成人更为严重。气管的直径在新生儿为4～5.5mm(成人为15～20mm),幼儿每公斤体重的呼吸区面积仅为成人的1/3,当气管、支气管黏膜稍有肿胀,管腔为炎性渗出物或肿胀的黏膜所阻塞时,即可发生严重的呼吸困难。

**【临床表现】**

1.症状

一般将其分为3型。

(1)轻型:多为喉气管黏膜的一般炎性水肿性病变。起病较缓,常在夜间熟睡中突然惊醒,出现吸气性呼吸困难及喘鸣,伴有发绀、烦躁不安等喉痉挛症状,经安慰或拍背等一般处理后,症状逐渐消失,每至夜间又再发生。常在夜间发病的原因,可能与常伴有急性或亚急性鼻咽炎,潴留于鼻咽部的黏液夜间向下流入喉,入睡后黏液积聚于声门,引起喉痉挛有关。若及时治疗,易获痊愈。

(2)重型:可由轻型发展而来,也可以起病为重型,表现为高热,咳嗽不畅,有时如犬吠声,声音稍嘶哑,持续性渐进的吸气性呼吸困难及喘鸣,可出现发绀。病变向下发展,呼吸困难及喘鸣逐渐呈现为吸气与呼气均困难的混合型呼吸困难及喘鸣。呼吸由慢深渐至浅快。患儿因缺氧烦躁不安。病情发展,可出现明显全身中毒症状及循环系统受损症状,肺部并发症也多见。

(3)暴发型:少见,发展极快,除呼吸困难外,早期出现中毒症状,如面色灰白,咳嗽反射消失,失水,虚脱,以及呼吸循环衰竭或中枢神经系统症状,可于数小时或一日内死亡。

2.检查 局部检查咽部不一定有急性炎症表现。小儿电子喉镜或纤维支气管镜检查,可见自声门以下,黏膜弥漫性充血、肿胀,以声门下腔最明显,正常的气管软骨环显示不清楚。气管支气管内可见黏稠分泌物。喉内镜检查不仅可使呼吸困难加重,还有反射性引起呼吸心搏骤停的危险,因此,最好在诊断确有困难并做好抢救准备时使用。血氧饱和度检测对诊断很有帮助。胸部听诊呼吸音减低,间有干啰音。肺部透视有时可见因下呼吸道阻塞引起的肺不张或肺气肿,易误诊为支气管肺炎。同时应行分泌物及血液的细菌培养加药敏试验,以便选用敏感的抗生素。

**【诊断】**

根据上述症状,尤其当高热传染病之后,患儿出现喉梗阻症状,表明病变已向下发展。结合检查,常可明确诊断。

**【鉴别诊断】**

需与气管支气管异物、急性细支气管炎、支气管哮喘、百日咳、流行性腮腺炎、猩红热等相鉴别。

1.气管支气管异物 起病急,多有异物吸入史。在异物吸入后,立即出现哽噎,剧烈呛咳,吸气性呼吸困难和发绀等初期症状。气管内活动性异物胸部触诊可有撞击感,听诊可闻及拍击声。对不透X线的异物,X线片可显示异物形状和存留部位。支气管部分阻塞可引起肺叶(段)气肿,完全阻塞可使肺叶(段)不张。

2.急性细支气管炎 多见于婴儿,有发热、咳嗽、多痰、气急及呼吸困难,临床症状酷似急性喉气管支气管炎,但一般无声嘶,呼气时相较吸气时相明显增长。可闻及呼气哮鸣音及中小湿啰音,无明显的喉梗阻症状。

3.支气管哮喘 患儿有反复发作病史,常突然发作,有哮喘及呼气性呼吸困难,无声音嘶哑,可闻及呼气哮鸣音。麻黄碱、氨茶碱等支气管扩张剂药能使之缓解。

4.百日咳 百日咳杆菌侵入呼吸道后,先附着在喉、气管、支气管、细支气管黏膜上皮细胞的纤毛上,在纤毛丛中繁殖并释放内毒素,导致柱状纤毛上皮细胞变性,增殖的细菌及产生的毒素使上皮细胞纤毛麻痹,蛋白合成减少,使黏稠分泌物不易排出。滞留的分泌物又不断刺激呼吸道末梢神经,引起痉挛性咳嗽。

临床上以日益加重的阵发性痉挛性咳嗽为特征。咳嗽发作时,连续 10 余声至数十声短促的咳嗽,继而深长的吸气以满足肺换气的需要,吸气时空气急速通过痉挛狭窄的声门而发出犬鸣样吸气声,紧接着又是一阵痉挛性咳嗽,如此反复发作,可持续数分钟,直到排出大量潴留的黏稠痰液。咳嗽一般以夜间为多,多为自发,也可因受寒、劳累、吸入烟尘、情绪波动、进食、通风不良、检查咽部等诱发。咳嗽发作前可有喉痒、胸闷等不适,痉挛性咳嗽发作时常使患者恐慌。年龄小、体质弱、咳嗽重者常易并发支气管炎及肺炎、百日咳脑病、心血管损害而危及生命。很少并发急性喉炎。由于咳嗽剧烈,可引起喉部不同程度的损伤。治疗首选红霉素和大环内酯类抗生素,镇静剂能减少因恐惧、忧虑、烦躁而诱发的痉挛性咳嗽。

**【治疗】**

对轻型者,治疗同小儿急性喉炎,但须密切观察。对重症病例,治疗重点为保持呼吸道通畅。

1.吸氧、解痉、化痰、解除呼吸道阻塞:对喉梗阻或下呼吸道阻塞严重者需行气管切开术,并通过气管切开口滴药及吸引,清除下呼吸道黏稠的分泌物。中毒症状明显者,需考虑早行气管切开术。

2.使用足量敏感的抗生素及糖皮质激素:开始剂量宜大,呼吸困难改善后逐渐减量,至症状消失后停药。

3.抗病毒治疗。

4.室内保持一定湿度和温度(湿度 70％以上,温度 18～20°为宜)。

5.忌用呼吸中枢抑制剂(如吗啡)和阿托品类药物,以免分泌物更干燥,加重呼吸道阻塞。

### (二)急性纤维蛋白性喉气管支气管炎

急性纤维蛋白性喉气管支气管炎,也称纤维蛋白样-出血性气管支气管炎,纤维蛋白性化脓性气管支气管炎,流感性(或恶性,超急性)纤维蛋白性喉气管支气管炎,急性膜性喉气管支气管炎,急性假膜性坏死性喉气管支气管炎等。多见于幼儿,与急性阻塞性喉气管炎虽同为喉以下呼吸道的化脓性感染,但病情更为险恶,病死率很高。

**【病因】**

1.阻塞性喉气管炎的进一步发展。

2.流感病毒感染后继发细菌感染。

3.创伤、异物致局部抵抗力下降,长时间气管内插管,呼吸道烧伤后易诱发。

**【病理】**

与急性阻塞性喉气管炎相似,但病变更深。主要特点是喉、气管、支气管内有大块或筒状痂皮、黏液脓栓和假膜。呼吸道黏膜有严重炎性病变,但无水肿,黏膜层及黏膜下层大片脱落或深度溃疡,甚至软骨暴露或发生软化。因黏膜损伤严重,自组织中逸出的血浆、纤维蛋白与细胞成分凝聚成干痂及假膜,大多易于剥离。

**【临床表现】**

也如急性阻塞性喉气管炎,但发病更急,呼吸困难及全身中毒症状更为明显。

1.突发严重的混合性呼吸困难。可伴有严重的双重性喘鸣。咳嗽有痰声,但痰液无法咳出。如假膜脱落,可出现阵发性呼吸困难加重,气管内有异物拍击声,哭闹时加剧。

2.高热,烦躁不安,面色发绀或灰白。可迅速出现循环衰竭或中枢神经系统症状,如抽搐、惊厥、呕吐。发生酸中毒及水、电解质失衡者也多见。

**【检查及诊断】**

检查参见急性阻塞性喉气管炎,常有混合性呼吸困难,胸骨上窝、肋间隙、上腹部等处有吸气性凹陷,伴以锁骨上窝处呼气性膨出。呼吸音减弱或有笛音,甚至可闻及异物拍击声。气管切开后可咳出大量黏稠的纤维蛋白性脓痰及痂皮,咳出后呼吸困难可明显改善。如行支气管镜检查,可见杓状软骨间切迹、气管及支气管内有硬性痂皮及假膜。

**【治疗】**

同急性阻塞性喉气管炎,应及早进行血氧饱和度监测和心电监护。较严重些,需行气管切开术,术后通过气管套管内点药消炎稀释,一般的吸痰方法常不能将阻塞于下呼吸道的痂皮及假膜顺利吸出。有时需反复施行支气管镜检查,将痂皮及假膜钳出和吸出,才能缓解呼吸困难。

# 四、声带息肉及声带小结

## （一）声带息肉

喉息肉发生于声带者称为声带息肉,喉息肉的绝大多数均为声带息肉。

**【病因】**

1.机械创伤学说　过度、不当发声的机械作用可引起声带血管扩张、通透性增加导致局部水肿,局部水肿在声带振动时又加重创伤而形成息肉,并进一步变性、纤维化。

2.循环障碍学说　声带振动时黏膜下血流变慢,甚至停止,长时间过度发声可致声带血流量持续下降,局部循环障碍并缺氧,使毛细血管通透性增加,局部水肿及血浆纤维素渗出,严重时血管破裂形成血肿,炎性渗出物最终聚集、沉积在声带边缘形成息肉;若淋巴、静脉回流障碍则息肉基底逐渐增宽,形成广基息肉或息肉样变性。

3.炎症学说　声带息肉是因局部慢性炎症造成黏膜充血、水肿而形成。

**【病理】**

声带息肉的病理改变主要在黏膜固有层,弹力纤维和网状纤维破坏,间质充血水肿、出血、血浆渗出、血管扩张、毛细血管增生、血栓形成、纤维蛋白物沉着黏液样变性、玻璃样变性、纤维化等。间质黏液变性(主要为酸性黏多糖类)最多见。可有少量炎细胞浸润,偶见有钙化。黏膜上皮呈继发性改变,大多萎缩、变薄,上皮较平坦。PAS染色示上皮内糖原显著减少。

**【临床表现】**

1.症状　主要为声嘶,因声带息肉大小、形态和部位的不同,音质的变化、嘶哑的程度也不同。轻者为间歇性声嘶,发音困难,发声易疲劳,音色粗糙,重者沙哑、甚至失声。巨大的息肉位于两侧声带之间者,可完全失声,甚至可导致呼吸困难和喘鸣。息肉垂于声门下腔者常因刺激引起咳嗽。

2.体征　喉镜检查常在声带游离缘前中份见有表面光滑、半透明、带蒂如水滴状新生物。有时在一侧或双侧声带游离缘见呈基底较宽的棱形息肉样变,亦有遍及整个声带呈弥漫性肿胀的息肉样变。息肉多呈灰白或淡红色,偶有紫红色,大小如绿豆、黄豆不等。声带息肉一般单侧多见,亦可两侧同时发生。带蒂的声带息肉可随呼吸气流上下活动,有时隐匿于声门下腔,检查时容易忽略。

**【治疗】**

以手术切除为主,辅以糖皮质激素、抗生素、维生素及超声雾化等治疗。

声门暴露良好的带蒂息肉,可在间接喉镜下摘除。若息肉较小或有蒂且不在前联合,可在电子喉镜下行声带息肉切除术。局麻不能配合者,可在全麻气管插管下经支撑喉镜切除息肉,有条件者可行显微切除或激光显微切除术。

术中避免损伤声带肌,若双侧声带息肉样变,尤其是近前联合病变,视情况宜先做一侧,不要两侧同时手术,以防粘连。切除的组织常规送病理检查,明确诊断,防止肿瘤性病变的误诊。

### （二）声带小结

声带小结发生于成人者又称歌唱者小结,发生于儿童者称喊叫小结,是慢性喉炎的一型更微小的纤维结节性病变,常由炎性病变逐渐形成。

**【病因】**

与声带息肉相似,多数学者倾向"机械刺激学说"。

1.用声不当与用声过度　声带小结多见于声带游离缘前中 1/3 交界处,因为:①该处是声带发声区膜部的中点,振动时振幅最大而易受损伤,还可产生较强的离心力,发声时此处频繁撞击致使疏松间质血管扩张,通透性增强,渗出增多,在离心力的作用下渗出液随发声时声带震颤聚集至该处形成突起,继之增生、纤维化;②该处存在振动结节,上皮下血流易于滞缓;③该处血管分布与构造特殊,且该处声带肌上下方向交错,发声时可出现捻转运动,使血供发生极其复杂的变化。声带振动时血流变慢,甚至可停止。如振动剧烈可发生血管破裂形成血肿。到一定程度,继发炎性细胞浸润。也有学者认为发假声过度容易发生声带小结。

2.上呼吸道病变　感冒、急慢性喉炎、鼻炎、鼻窦炎等可诱发声带小结。

**【病理】**

声带小结外观呈灰白色小隆起。其病理改变主要在上皮质,黏膜上皮局限性棘细胞增生,上皮表层角化过度或不完全角化,继发纤维组织增生、透明样变性,基底细胞生长活跃,上皮脚延长、增宽;固有层水肿不明显。弹性纤维基本完整。

**【临床表现】**

1.症状　早期主要是发声易疲倦和间隙性声嘶,声嘶每当发高音时出现。病情发展时声嘶加重,由沙变哑,由间歇性变为持续性,在发较低调音时也出现。

2.体征　喉镜检查初起时可见声带游离缘前、中 1/3 交界处,发声时有分泌物附着,此后该处声带逐渐隆起,成为明显小结。小结一般对称,也有一侧较大,对侧较小或仅单侧者。声带小结可呈局限性小突起,也可呈广基梭形增厚,有些儿童的声带小结,当声带松弛时呈广基隆起,声带紧张时呈小结状突起。

**【诊断】**

根据病史及检查,常易作出诊断。但肉眼难予鉴别声带小结和表皮样囊肿,常需手术切除后病理检查方可确诊。

**【治疗】**

注意声带休息,发声训练,手术和药物治疗。

1.声带休息　早期声带小结,经过适当声带休息,常可变小或消失。较大的小结即使不能消失,声音亦可改善。若声带休息 2～3 周,小结仍未明显变小,应采取其他治疗措施,因声带肌长期不活动反而对发声不利。

2.发声训练　国外报道声带小结成功的治疗主要通过语言疾病学家指导发声训练完成,经过一段时间(约 3 个月)的发声训练,常可自行消失。发声训练主要是改变错误的发音习惯。此外,应忌吸烟、饮酒和吃辛辣刺激食物等。

3.药物治疗　对于早期的声带小结,在声带休息的基础上,可辅以中成药治疗,如金嗓开音丸、金嗓散结丸等。

4.手术切除　对不可逆较大、声嘶明显的小结,可考虑手术切除,在手术显微镜下用喉显微钳咬除或剥除。操作时应特别小心,切勿损伤声带肌。术后仍应注意正确的发声方法,否则可复发。除此,可适当使用糖皮质激素。儿童小结常不需手术切除,至青春期可以自然消失。

（崔　勇）

# 第四节　咽神经性疾病和精神性疾病

## 一、喉感觉神经性疾病

喉部单纯的感觉神经性障碍较少见，常伴有运动性障碍。喉感觉神经性疾病有感觉过敏、感觉异常和感觉减退、麻痹两种。

### （一）喉感觉过敏及感觉异常

喉感觉过敏为喉黏膜对普通刺激特别敏感，如平时的食物与唾液等触及喉部时，常引起呛咳及喉痉挛。喉感觉异常是喉部发生不正常感觉，如刺痛、瘙痒、烧灼、干燥或异物感等异常感觉。多因急、慢性喉炎，长期嗜烟嗜酒，及咽喉部疾病通过迷走神经的反射作用所致。也常见于神经衰弱、癔症、贫血、更年期等患者，亦可发于用声较多的演唱人员、教师培训人员、营销客服人员等。

【临床表现】

患者觉喉内不适、灼痛感、蚁行感、瘙痒感、异物感等，频繁咳嗽、吐痰或吞咽等动作企图清除分泌物，易发生反射性呛咳。

【检查】

喉镜检查可有慢性咽喉炎的表现，或无明显异常发现。应注意梨状窝有无积液，环状软骨后方有无病变，排除环后区、下咽部肿瘤。

【治疗】

进行认真检查，治疗原发疾病，合理用嗓，详细解释病情，消除患者顾虑。

### （二）喉感觉麻痹

喉感觉麻痹一般为喉上神经病变，分单侧性、双侧性，部分感觉麻痹或完全感觉麻痹，常伴有喉肌瘫痪。

【病因】

影响到喉感觉神经中枢、通路及末梢感受器的疾病均可引起喉黏膜感觉障碍，包括以下几种。

1.中枢神经性疾病　颅内肿瘤、颅脑外伤、脑出血、脑血栓、癫痫、延髓型脊髓灰质炎、多发性硬化症、意识丧失等。

2.外周神经疾病与损伤　喉或其他头颈部手术及创伤、颅底或颈部肿瘤、急性神经炎症性疾病等。其中以甲状腺手术误伤喉上神经及喉返神经为多见，常伴有喉运动神经麻痹症状。

3.其他因素　食管反流、喉插管黏膜损伤、头颈部放射线治疗损伤、中毒等，以及缺氧、遗传、年龄因素等。

【临床表现】

单侧喉感觉麻痹可无症状。两侧麻痹者，饮食时因失去反射作用，而易误呛入下呼吸道，故有吞咽呛咳；气管切开的患者气管分泌物中含有大量的唾液和食物，将唾液或食物的颜色标记亦有助于明确诊断。

【检查】

喉镜检查如以探针触及喉黏膜，可发现喉黏膜反射减退或消失。胸部 X 线片有时可发现吸入性肺炎和肺不张。目前空气脉冲刺激喉上神经分布区黏膜来进行喉感觉功能评估的方法最为客观，空气脉冲刺激经前端有孔的纤维喉镜释放,对梨状窝和杓会厌襞黏膜进行刺激,测定喉咽感觉阈值。

**【治疗】**

轻症患者于饮食、吞咽时,宜少用流质,采用糊状黏稠团块状食物,进行吞咽锻炼。重症者留置胃管行鼻饲法。同时查出病因,予以治疗,以促使喉部感觉的恢复。抗病毒类药物的应用,维生素 $B_1$、维生素 $B_{12}$、甲钴胺等神经营养剂、三磷腺苷及改善血管微循环障碍药物的临床应用也有一定意义。目前,喉感觉神经的重建,包括耳大神经与喉上神经吻合术等取得了一定的进展。

## 二、喉运动神经性疾病

支配喉肌的运动神经受损,引起声带运动障碍,称为喉瘫痪或喉麻痹,也可称为声带麻痹。喉内肌除环甲肌外均由喉返神经支配,当喉返神经受压或损害时,外展肌最早出现麻痹,次为声带张肌,内收肌麻痹最晚。喉上神经分布到环甲肌,单独发生麻痹少见。喉瘫痪是一种临床表现,而不是一个独立的疾病。

**【病因】**

按病变部位分中枢性、周围性两种,周围性多见,两者比例约为1：10。由于左侧迷走神经与喉返神经行径长,故左侧发病者较右侧约多一倍。

1.中枢性　每侧大脑皮质的喉运动中枢有神经束与两侧疑核相联系,故每侧喉部运动接受两侧皮质的冲动,因此皮质引起喉麻痹者极罕见。常见的中枢性病因如脑出血、脑血栓形成、脑肿瘤、脑脓肿、脑外伤、脑脊髓空洞症、延髓肿瘤、小脑后下动脉血栓栓塞等。迷走神经颅内段位于颅后窝,可因肿瘤、出血、外伤、炎症等,引起喉麻痹。

2.周围性　因喉返神经以及迷走神经离开颈静脉孔至分出喉返神经前的部位发生病变,所引起的喉麻痹。按病因性质可分:①外伤:包括颅底骨折、颈部外伤、甲状腺等颈胸部手术损伤等。②肿瘤:鼻咽癌向颅底侵犯时,可压迫颈静脉孔处的迷走神经而致喉麻痹;颈部转移性淋巴结肿大、甲状腺肿瘤、霍奇金病、颈动脉瘤等亦可压迫喉返神经而发生喉麻痹;胸腔段喉返神经可由主动脉瘤、肺癌、肺结核、食管癌、纵隔肿瘤等压迫而发生麻痹。③炎症:原因不明或特发性功能障碍如白喉、流行性感冒等细菌或病毒感染性疾病;铅、砷、乙醇等中毒引起;急性风湿病、麻疹、梅毒等也可发生喉返神经周围神经炎而致喉麻痹。

**【临床表现】**

声带运动时会处于不同的位置。(表 27-2)由于神经受损伤程度不同,可出现4种类型麻痹。

表 27-2　声带不同位置

| 位置 | 声门宽度(mm) | 功能 | 作用喉肌 | 瘫痪喉肌 |
| --- | --- | --- | --- | --- |
| 完全外展 | 19 | 深吸气 | 外展肌 | 无 |
| 轻外展位 | 13.5 | 平静呼吸 | 外展肌 | 内收肌 |
| 正中位 | 0 | 发音 | 内收肌 | 外展肌 |
| 旁中位 | 3.5 | 耳语 | 环甲肌 | 内收肌、外展肌 |
| 中间位 | 7 | 发音困难无 | 全部 | |

1.喉返神经不完全麻痹　单侧麻痹者症状不显著,常在体检中发现。曾有短时期的声嘶,随即恢复。除在剧烈运动才可出现气促外,常无呼吸困难。间接喉镜检查,在吸气时,患侧声带居旁正中位不能外展,而健侧声带外展正常。发音时声门仍能闭合。

双侧喉返神经不完全麻痹,因二侧声带均不能外展,可引起喉阻塞,呼吸困难为其主要症状,如不及时处理,可引起窒息。间接喉镜检查见二侧声带均居旁正中位,其间仅留小裂缝。发音时,声门仍可闭合。

2.**喉返神经完全麻痹**　单侧麻痹发音嘶哑,易疲劳,说话和咳嗽有漏气感。后期有代偿作用,发音好转。间接喉镜检查,因患侧除环甲肌以外的外展及内收肌的功能完全丧失,患侧声带固定于旁正中位.即介于中间位(尸位)与正中位(发声位)之间。初期发音时,健侧声带闭合到正中位,两声带间有裂隙,后期出现代偿,健侧声带内收可超越中线向患侧靠拢,发音好转。呼吸时,因健侧声带运动正常,故无呼吸困难。

两侧喉返神经完全麻痹时,发音嘶哑无力,音频单调,说话费力,犹如耳语声,不能持久。自觉气促,但无呼吸困难。因声门失去正常的保护性反射,不能关闭,易引起误吸和呛咳,气管内常积有分泌物,且排痰困难,呼吸有喘鸣声。间接喉镜检查,双侧声带固定于旁中位,边缘松弛,不能闭合,也不能外展。

3.**喉上神经麻痹**　喉上神经麻痹后声带张力丧失,不能发高音,声音粗而弱。间接喉镜检查,声带皱缩,边缘呈波浪形,但外展、内收仍正常。单侧性者,对侧喉黏膜的感觉仍存在。两侧麻痹者因喉黏膜全麻木,饮食、唾液误吸入下呼吸道,可发生吸入性肺炎。

4.**混合性喉神经麻痹**　系喉返神经及喉上神经全部麻痹,单侧麻痹者常见于颈部外伤、手术损伤。发音嘶哑更为显著。喉镜检查见患侧声带固定于中间位。以后因健侧声带代偿,发音稍好转。双侧麻痹者两侧声带均呈中间位。

【诊断】

喉瘫痪表现多样,病因复杂,容易漏诊误诊。因此应注意诊疗程序及策略。

1.**仔细询问病史**　是声音嘶哑还是发音过弱,是否伴随吞咽困难和误吸,是否伴随呼吸困难,是否有肺部症状,有无神经源性的无力、震颤、发音困难等。有无手术、外伤史,吸烟史。是否接触神经毒性药物等。

2.**体格检查**　颈部体检,仔细检查甲状腺、喉体、气管、双侧颈部淋巴结等,是否有肿块存在及肿物的大小、位置、质地等;咽喉专科检查:间接喉镜下仔细检查喉腔的各结构形态及运动;脑神经专科检查,尤其后组脑神经需重点检查。

3.**咽喉专科检查**　电子喉镜、频闪喉镜等可更精确了解声带的运动、声带肌是否饱满,杓状软骨的动度及位置,是否向内脱入喉入口,双侧声带是否在同一平面。

4.**影像学检查**　需行喉神经全程部位从颅底到主动脉弓或右侧锁骨下层面的 CT 或 MRI 等影像学检查。

5.**喉肌电图**　对 6 个月内的声带麻痹可提供预后信息,可为神经源性和机械性声带麻痹的鉴别提供一定依据。

【治疗】

1.**病因治疗**　对有明确病因者,给予相应的治疗,积极解除病因。

2.**气管切开术**　对双侧声带麻痹引起急性呼吸困难者,要及早行气管切开术,以改善患者呼吸状况。

3.**喉返神经的恢复治疗**

(1)药物治疗:对病毒感染或其他无明确病因的单侧喉返神经麻痹,随着时间的推移有自我改善倾向。可以根据情况应用神经营养药、糖皮质激素及扩张血管的药物,对神经功能恢复有一定辅助作用,当患者存在严重的吞咽困难、误吸现象,则需要手术干预。

(2)手术治疗:对于完全声带麻痹后半年甚至更长时间,仍未改善,如有手术适应证的患者可行喉返神经探查,行喉返神经两断端的直接神经吻合术、神经肌蒂移植术、舌下神经或舌下神经降袢喉返神经吻合术、膈神经喉返神经吻合术等治疗,是恢复声带张力、促进自主运动的最积极办法。但临床观察,神经移植手术后通常能够增加声带的体积和张力,却很难恢复声带的正常生理运动。

4.**恢复和改善喉功能的治疗**　对半年以上,神经功能无恢复可能性者可行以下治疗:

对于双侧喉返神经麻痹,观察 12 个月以上无恢复者,可行经支撑喉镜显微镜下 $CO_2$ 激光单侧声带后端切除术,无条件做激光手术的单位可行杓状软骨切除术或声带外展移位固定术,使声门后部开大,改善呼吸功能。如 3 个月后仍无改善,可再次行对侧经支撑喉镜显微镜下 $CO_2$ 激光声带后端切除术。

对单侧喉返神经麻痹的患者,可行声带黏膜下脂肪组织或胶原蛋白等充填术、甲状软骨成形术,使声带向内移位,改善发音。

## 三、喉痉挛

小儿喉痉挛是喉肌痉挛性疾病,好发年龄为 2～3 岁,男孩多于女孩。

**【病因】**

多发生于体弱、营养不良、发育不佳的儿童,可能和血钙过低有关。此外如受惊、便秘、肠道寄生虫、腺样体肥大及消化道疾病等也与本病有关。

**【临床表现】**

往往于夜间突然发生呼吸困难,吸气时有喉鸣声,患儿惊醒,手足乱动,头出冷汗,面色发绀,似将窒息。但每在呼吸最困难时作一深呼吸后,症状骤然消失,患儿又入睡。发作时间较短,仅数秒至 2min。频发者一夜可以数次,也有一次发作后不再复发者,患儿次日晨醒来往往犹如平常。如作喉镜检查,多无异常可见。

**【诊断】**

应与喉异物、先天性喉鸣等相鉴别。异物病例常有异物史。先天性鸣患者出生后症状即已存在,且发作多在白天,2～3 岁后多可自愈。

**【治疗】**

对体弱、易发喉痉挛的患儿,给予钙剂及维生素 D,多晒太阳。扁桃体炎、腺样体肥大等病灶应予处理。发作时应保持镇静,解松患儿衣服,以冷毛巾覆盖面部,必要时撬开口腔,使其做深呼吸,症状多可缓解,有条件时可给氧气吸入。

## 四、癔症性失声

癔症性失声亦称功能性失声,是一种以癔症为病因的暂时性发声障碍。以青年女性居多。

**【病因】**

癔症性失声是癔症的一种喉部表现。一般均有情绪激动或精神刺激的病史,如过度悲哀、恐惧、忧郁、紧张、激怒等。

**【临床表现】**

常表现为突然发作的发声障碍。患者于受到精神刺激后,可立即失去正常发音功能,轻者仍可低声讲话,重者仅能发出虚弱的耳语声,但很少完全失声。失声主要表现在讲话时,但咳嗽、哭笑时声音仍正常,呼吸亦完全正常。发声能力可以骤然恢复正常,但在某种情况下又可突然复发,说明此为功能性疾病。

**【检查】**

间接喉镜检查可见声带的形态、色泽并无异常,吸气时声带能外展,声门可以张开,但在发"衣"声时声带不能向中线合拢。嘱患者咳嗽或发笑时,可见声带向中线靠拢,此点可与真性内收肌瘫痪相鉴别。

**【诊断】**

检查前应详细了解患者有无精神受到刺激的病史,有无癔症病史。检查时必须详细观察喉的各处,尤其是有无声带小息肉、声门下肿瘤或环杓关节的病变。对有器质性病变可疑者应密切观察,直至完全排除为止,不可轻易作出癔症性失声的诊断。

【治疗】

多采用暗示疗法,首先要使患者建立定能治愈的信心。有信心者经治疗常迅速见效。可供选用的暗示疗法有颈前注射、针刺、共鸣火花等。

最简单的方法是用 2mL 注射用水,在颈前作皮下注射,一面注射,一面嘱患者大声读 1、2、3、4、5 等数字。并在注射前暗示患者,此为特效药物,大部分患者能在注射中立即见效。

亦可选用针刺廉泉穴。边捻针,边发音,常能见效。理疗多选用共鸣火花疗法,在颈前皮肤作共鸣火花的同时,令其讲话,常能发出声音。

亦可在作间接喉镜检查时鼓励发声,嘱患者咳嗽,或用力发"衣"声,此时如能发出声音,即抓住时机,嘱其数 1、2、3、4、5 等数字。继之,嘱其连续高声发音,鼓励谈话,发声功能常可恢复正常。

同时还需根据患者的具体发病情况,向患者解释此病完全可以治愈,以解除其忧虑、恐怖或不安情绪,以免日后复发。亦可适当给予镇静药物。

(崔　勇)

# 第五节　喉部肿瘤

## 一、喉部良性肿瘤

喉部的良性肿瘤包括:喉乳头状瘤、血管瘤、纤维瘤、神经纤维瘤、神经鞘膜瘤、软骨瘤、脂肪瘤、淋巴管瘤等多种。其中,喉乳头状瘤最为常见。

### (一)喉乳头状瘤

喉乳头状瘤是喉部最常见的良性肿瘤,约占喉部良性肿瘤的 80%。根据发病年龄的不同,分为成人型喉乳头状瘤和儿童型喉乳头状瘤两种。成人喉乳头状瘤的发病率男女无明显差别,可发生于任何年龄,多为单发,有恶变倾向。儿童型喉乳头状瘤好发于 2~4 岁儿童,常为多发,生长较快,易复发。

【病因】

目前认为该病与人类乳头状瘤病毒(HPV)感染密切相关。现已检出 HPV 病毒的亚型有 90 多种,其中 $HPV_{16}$ 和 $HPV_{11}$ 是人类喉乳头状瘤的主要致病病毒。可能发病机制:HPV 病毒通过进入上皮的基底层细胞转录 RNA 并翻译病毒蛋白而致病。在病灶周围外观正常的黏膜中也发现了 HPV 病毒颗粒,可能是术后易复发的病理基础。

【病理】

为来自上皮组织的良性肿瘤,由复层鳞状上皮及上皮下的结缔组织向表面呈乳头状生长而成,基底膜完整,中心可富含血管。可单发或多发。

【临床表现】

儿童型喉乳头状瘤多见于 2~4 岁发病,75% 的儿童型喉乳头状瘤在 4 岁前发病,女性多见。其临床表现与成人型相比更易复发,且发病年龄越小,复发、进展性越强。成人型喉乳头状瘤可发生于任何年龄,多见于 20~40 岁,其发病率低于儿童型。部分患者也可表现为复发和进展性,并有恶变倾向。

喉乳头状瘤典型的临床表现为:进行性声嘶,可伴有咳嗽,吸气性喉喘鸣和吸气性呼吸困难。儿童型常因多发,生长较快,易出现喉阻塞。

喉镜下可见肿瘤呈苍白、淡红或暗红色,表面不平,呈乳头状增生。

【诊断】

据患者症状和喉镜检查可诊断,确诊需依据病理。幼儿患者常多部位发生,基底较广,常发生于声带、室带和声门下区,可扩展至咽或气管、支气管。成人多次手术而复发者,应注意恶变的可能。

【治疗】

1.外科治疗　其治疗原则是在尽可能保留喉功能的前提下,切除病变以改善和保留呼吸道的通气功能。

外科手术方法包括:显微支撑喉镜手术、$CO_2$激光切除术、低温等离子射频消融术、微型吸切器手术。其中 $CO_2$激光切除术为目前主流的手术方法。

2.辅助治疗　对于喉乳头状瘤反复复发或一年内多次手术的患者,建议加用辅助药物治疗。常用的药物为:干扰素、吲哚-3-甲醇、阿昔洛韦、异维酸、甲氨蝶呤、利巴韦林等。

【预后】

儿童喉乳头状瘤可引发喉梗阻,侵及气管、支气管危及患儿生命,成人多次复发病例有一定的恶变率。

## (二)其他良性肿瘤

喉部血管瘤较为少见,病理上分为:毛细血管瘤、海绵状血管瘤和蔓状血管瘤三种类型。以毛细血管瘤最为多见。其病变由成群的薄壁血管组成,间以少量的结缔组织。若结缔组织较多,则称为纤维血管瘤。毛细血管瘤可发生于喉的任何部位,但以发生于声带者多见,有蒂或无蒂,色红或略紫,大小不一。海绵状血管瘤多见于婴幼儿,有人认为该病系先天性的,由窦状血管构成,质软如海绵,无蒂色暗红,表面不光滑,病变广泛者侵及颈部皮下组织而呈青紫色。蔓状血管瘤又称静脉血管瘤,除了具有海绵状血管瘤的临床表现外,因其病理特点是动静脉沟通丰富,往往有较粗的动脉,所以触摸常有搏动感。

喉血管瘤患者症状多不显著,发生于声带者可有声嘶,婴幼儿血管瘤可因体积大而有呼吸困难。如有损伤可有程度不等的出血。

喉血管瘤无症状者可暂时不予治疗。症状明显者可行显微激光手术、硬化剂注射、冷冻手术,也可采用平阳霉素局部注射。对于巨大喉部血管瘤需行颈部入路肿物切除,并做好术前备血和术中的止血措施。

# 二、喉部恶性肿瘤

## (一)喉癌

喉癌是头颈部常见的恶性肿瘤,发病率约占全身恶性肿瘤的 2.1%,占头颈肿瘤的 12%～14%,且近年有明显增长趋势。喉癌患者以男性居多,男女之比为(7～10):1,好发于 40～70 岁。从喉癌的原发部位来看:声门区最多见,占 50%～70%,声门上区次之,约占 30%,声门下区为 5%左右。

【病因】

迄今仍未明确,可能与下列因素有关,是多种致癌因素共同作用的结果。

1.吸烟　大部分喉癌患者均有长期大量吸烟史,烟草燃烧时产生的焦油中含有致癌物苯并芘,可使呼吸道纤毛运动迟缓或停止,黏膜充血水肿,上皮增生和鳞状上皮化生,成为致癌的基础。

2.饮酒　尤其声门上区癌可能与饮酒有关。当吸烟与饮酒共同存在时,可产生相互叠加致癌作用。

3.空气污染　空气质量的下降与呼吸道疾病的发病密切相关,尤其长期大量接触有毒化学物质、吸入生产性粉尘或废气,如石棉、芥子气、镍等,有致癌的可能。

4.病毒感染　HPV-16、18已被认为与喉癌的发生,发展有关。

5.癌前期病变　所谓癌前病变是指具有癌变潜能的良性病变,喉的癌前病变主要有喉角化症、喉白斑病、成人慢性肥厚性喉炎及成人有明显复发倾向的喉乳头状瘤等。

6.微量元素缺乏　某些微量元素是体内一些酶的重要组成部分,缺乏可能会导致酶的结构和功能改变,影响细胞分裂增殖,发生基因突变。

7.性激素及其受体　喉癌的发病可能与性激素及其受体相关。

8.放射线　长期接触放射性核素,如镭、铀、氡等可引发恶性肿瘤。

9.胃食管反流　近年来,胃食管反流对咽、喉部疾病的影响受到大家的关注,认为胃食管反流对喉癌的发病有一定的影响。

【病理】

鳞状细胞癌占全部喉癌的93%～99%。腺癌,未分化癌等极少见。在鳞状细胞癌中以分化较好(Ⅰ-Ⅱ级)者为主。

镜下所见:组织学上分为高、中、低分化三种类型,高分化鳞状细胞癌最常见,癌细胞呈多角形或圆形,胞浆较多,有明显角化和细胞间桥,可见少量核分裂。中度分化的鳞状细胞癌较少见,癌细胞呈圆形、卵圆形或多角形,细胞大小形态不～,核分裂常见,可见少量细胞角化,一般看不到细胞间桥。低分化鳞癌少见,癌细胞呈梭形,椭圆形或不规则形,体积及胞浆较少,核分裂常见,未见角化和细胞间桥。

喉癌的大体形态可分为:溃疡型、结节型、菜花型、包块型。

喉部转移癌较少见,一般系直接从邻近器官,如喉咽或甲状腺等的癌肿浸润而来。

【扩散转移】

喉癌的扩散转移与肿瘤的原发部位,肿瘤细胞的分化程度,癌肿的大小及患者对肿瘤的免疫力等密切相关,其途径有如下。

1.直接扩散　喉癌易循黏膜表面,或黏膜下浸润。原发于会厌喉面的声门上型喉癌可经会厌软骨上的血管神经小孔或破坏会厌软骨向前侵犯会厌前间隙、会厌谷、舌根。杓会厌皱襞癌向外扩散至梨状窝,喉咽侧壁。声门型喉癌易向前侵及前联合到对侧声带;亦可向前破坏甲状软骨,使喉体膨大,并侵犯颈前软组织。声门下型喉癌向下蔓延至气管,向前外可穿破环甲膜至颈前肌层,向两侧侵及甲状腺;向后累及食管前壁。

2.淋巴转移　喉癌颈淋巴结转移与肿瘤的原发部位、肿瘤的分化程度以及患者对肿瘤的免疫力密切相关。一般来讲,肿瘤分化越差,患者免疫力越低,则发生颈淋巴结转移越早。肿瘤所在部位淋巴管越丰富,颈淋巴结转移率越高。声门上型喉癌多数分化程度较低声门上区淋巴管丰富,因而易早期发生颈淋巴结转移。声门型喉癌因多数分化程度较高,而且声门区淋巴管稀少、早期很少发生转移。转移的部位多见于颈深淋巴结上群,之后再沿颈内静脉转移至颈深淋巴结下群。声门下型喉癌多转移至喉前及气管旁淋巴结。

3.血行转移　少数晚期患者可发生血行转移至肺、肝、骨、肾、脑等。

【临床表现】

据病变部位和发生的情况,不同类型喉癌都有其特有症状。

1.声门上型　初期无明显症状,或仅表现为感到咽部不适和/或异物感。肿物表面溃烂,则患者可有轻度咽喉疼痛,随病情的进展可逐渐加重。当癌肿向喉咽部发展时,疼痛可放射到同侧耳部,并可影响进食,但和喉结核相比,疼痛要轻。可有咳嗽,但不剧烈。癌肿溃烂后,常痰中带血,并有臭痰咳出,多见于晚期患者。早期无声音嘶哑,当肿瘤侵及声带,则有声音改变。因癌肿阻塞所致呼吸困难,多在晚期才出现。声门上区癌多发生于会厌喉面根部,室带及杓会厌襞。

声门上型喉癌的淋巴结转移较早,常发生于同侧颈总动脉分叉处颈静脉链淋巴结转移,无痛、质硬,逐渐长大,并可向上、下沿颈内静脉深处的淋巴结发展。由于此型喉癌在早期无明显症状,不易引起注意,确诊时患者多晚期。

2.声门型 是最常见的类型。声带癌好发于声带前、中 1/3 交界处的边缘,肿瘤很小就可以影响到声带的闭合和发声,所以声音嘶哑出现最早。肿瘤的发展较为缓慢,开始声嘶时轻时重,随癌肿增长,影响声带闭合,声嘶逐渐加重。癌肿表面出现溃烂,则痰中可带血,但很少有大量咯血。声门为喉腔最狭窄的部位,癌肿长到一定体积,就可以阻塞声门,引起呼吸困难。声带癌局限于声带时,颈部转移极少;当癌肿向声门上、下区发展,到疾病的晚期,也可发生颈深淋巴结及,或喉前、气管前淋巴结转移。

3.声门下型 病变比较隐匿,早期常无症状,间接喉镜检查不易发现。40% 以上的患者就诊时已有颈淋巴结转移或/和甲状腺受累。可有刺激性咳嗽,痰中带血。如癌肿向上发展,侵犯声带深层组织,或侵及喉返神经或环杓关节,影响声带活动,则出现声音嘶哑。癌肿继续增大,也可堵塞气道,引起呼吸困难。位于后壁的癌肿,易侵及食管前壁可以影响吞咽,预后较差。

**【检查及诊断】**

喉癌的诊断应综合患者病史,症状及体征及相应辅助检查,并应与其他疾病相鉴别。询问病史后,应对患者进行详细的检查。

1.颈部的检查

(1)望诊:观察注意外喉是否饱满对称。可因癌肿侵蚀甲状软骨板,并可向颈前软组织侵犯所致。此外,还应注意颈侧有无肿大的淋巴结,有无吸气性呼吸困难相关体征。

(2)听诊:主要是听患者的发声。早期,声嘶常轻微,可以时轻时重,随病情发展逐渐加重,很难好转。晚期的患者因喉狭窄还可以听到不同程度的喉喘鸣音。

(3)触诊:触诊也很重要。先摸清舌骨和甲状软骨上缘连接处,如有饱满现象,提示癌肿可能已侵及会厌前间隙;若甲状软骨一侧隆起,可能癌肿已经穿破翼板;环甲膜常为癌肿穿破之处,检查时不可遗漏。也应注意甲状腺的大小和硬度,一旦甲状腺肿胀或质地变硬,常为癌肿侵及的后果。若正常的软骨摩擦音消失,提示癌肿已到晚期。

颈部淋巴结的检查非常重要,在患侧舌骨平面,应特别注意颈总动脉分叉处的淋巴结是否有转移及全颈淋巴结的情况,仔细检查淋巴结的大小、硬度、数目及活动度。

2.辅助检查

(1)间接喉镜检查:是基本的检查方法,可以初步了解喉部病变的外观、范围。为喉癌的分期、分型提供资料。

(2)纤维、电子喉镜检查:最为直接的检查方法,局麻下进行,坐位或卧位均可经鼻或口腔导入喉镜,同时可以拍片、录像、病理组织活检,窄带成像技术(NBI)可提示早期病变。镜下所见如下。

1)声门上型:可分为会厌癌、室带癌、杓会厌皱襞癌和喉室癌 4 种。①会厌癌发生于会厌喉面的癌肿,外观可呈菜花样、结节样或块状的癌肿病变,有时表面出现溃疡。随癌肿逐渐长大,癌组织常超出会厌边缘,此时诊断较容易。会厌癌易侵入会厌前间隙,会厌谷有结节状肿块,逐渐长大,并向舌根部扩展。②室带癌主要表现为一侧室带红肿,外观呈结节样或菜花样,有时发生表面溃疡,也可向前侵及会厌根部,或绕至对侧。由于室带的隆起,同侧声带常被遮挡。③杓状会厌襞癌多数是由会厌或室带癌发展而来,原发于本区的癌肿极少。检查时可见杓状会厌襞出现隆起,表面可能呈菜花样或结节样,如侵及杓状软骨,则声带运动受到阻碍,进而患侧声带固定,晚期可发生溃疡,侵及梨状窝。④典型的喉室癌在喉镜下可看到有乳头样新生物自喉室突出,声带和室带间距离增宽,如癌肿发生于喉室深部,从喉室小囊向上发展,则可见喉室带肿起,但表面光滑,为正常黏膜所覆盖,活检时不易取到癌肿组织。如癌肿向后发展则在喉镜中看到同侧梨状窝内壁肿起,使其变窄,但黏膜表面很少出现溃疡。

2)声门型:早期病变为声带边缘粗糙、增厚,随后发展成乳头状粉红色或灰白色新生物。其基底部声带略有充血,声带活动正常,但闭合不紧密。少数癌肿表面光滑,基底较宽,癌肿可向前发展,超越前联合达对侧声带;向后近后联合时,声带运动常受限,最后固定。局限于声带部位的癌肿,以乳头状或结节状为多见,极少出现溃疡。

3)声门下型:早期声门下癌因被声带所遮挡,喉镜检查不易发现。待癌肿逐渐长大,可在声带边缘露出乳头状或块状新生物。如发现一侧声带固定,应排除有声门下癌的可能性。

(3)CT检查:颈部增强CT有非常重要的诊断价值,是喉癌诊断必不可少的内容,可明确病变的范围及与周围组织的关系,并对治疗有直接的指导意义。

【鉴别诊断】

喉癌应与以下疾病相鉴别:

1.喉结核 主要症状为声嘶及咽喉部疼痛,声音哑而低弱,疼痛较剧烈,常影响进食。多发生于喉的后部,喉镜检查可见喉黏膜苍白、水肿,有多个浅表溃疡,呈"虫蚀状"。多有全身结核原发灶存在,喉部活检可确诊。

2.喉乳头状瘤 主要表现为声嘶。对发生于中年以上的乳头状瘤应注意与喉癌鉴别。乳头状瘤可单发或多发。乳头状瘤仅发生于黏膜表层,一般无声带活动障碍。病理学检查可以确诊。

3.喉角化症 多发于声带游离缘,有长期声音嘶哑。病变为扁平或疣状白色斑块,边界清楚,不影响声带活动。活检病理确诊。

4.梅毒 梅毒瘤多发于喉的前部,常有梅毒结节形成的局部隆起或深溃疡,喉痛轻,有性病史、血清学检查及喉部活检可明确诊断。

5.喉淀粉样变 是由于慢性炎症、血液和淋巴循环障碍,新陈代谢紊乱引起。检查见声带、喉室或声门下区有暗红色肿块,其表面光滑,可引起声带活动障碍,外观不易与癌肿相鉴别,质地较硬,活检可确诊。

6.喉部其他恶性肿瘤 如淋巴瘤、肉瘤以及其他细胞类型的恶性肿瘤等。

7.喉返神经麻痹或环杓关节炎 表现为声带活动受限或固定,亦有可能被误认为喉癌。

8.其他疾病 如声带息肉、喉黏膜白斑病、呼吸道硬结病、异位甲状腺、喉气囊肿,喉软骨瘤,喉 Wengemer 肉芽肿等,需结合病史、检查尤其是活检相鉴别。

【治疗】

喉癌的治疗包括有手术、放疗、化疗、心理、生物学等多方面,需根据肿瘤的分期、患者的状况综合治疗,目前手术治疗仍然是喉癌的主要治疗手段。

1.手术治疗 手术治疗是喉癌的主要治疗手段。原则上应根据肿瘤的部位、范围、患者的年龄以及全身状况选择适当的手术方式,要求在彻底切除癌肿的前提下,尽可能保留或重建喉的功能,以提高患者的生存质量。

喉部分切除术是指在彻底切除喉癌病变的基础上将喉的正常部分安全地保留下来,经过整复恢复喉的生理功能的手术。包括:喉显微 $CO_2$ 激光手术、喉裂开声带切除术、喉垂直部分切除术、喉额侧部分切除术、喉扩大垂直部分切除术、喉声门上水平部分切除术、喉水平垂直部分切除术(3/4)、环状软骨上喉部分切除术等多种术式。全喉切除术仍然是治疗晚期喉癌的良好选择。手术治疗还应包括颈淋巴结转移癌的手术治疗:分区性颈淋巴结清扫术、功能性颈淋巴结清扫术,常被用于喉癌的手术治疗,根治性颈淋巴结清扫术针对晚期颈部转移灶。

2.喉癌的放射治疗　放射治疗在喉癌的治疗中占重要的地位,尤其近年放射技术的提高,放疗的适应证有了进一步的扩展。

(1)根治性放疗:以声门上癌和声门癌早期病变($T_1$、$T_2$)为主要治疗对象。

(2)术前放疗:声门癌及声门上癌术前放疗的价值尚有争议,为减少术后局部复发,提高治愈率可考虑行术前放疗。主要适用于 $T_3$、$T_4$ 患者。

(3)术后放疗:对难以彻底切除的病变或术中切除不满意时,常在术后附加放疗,应在术后 2～4 周进行。

(4)姑息性放疗:极晚期病例,患者全身状况差,无法接受其他治疗可行姑息治疗延缓病情发展,提高患者的生存质量。

3.喉癌的综合治疗综合治疗　是恶性肿瘤治疗的最新理念。根据喉癌的治疗指南,目前喉癌的综合治疗是根据肿瘤的分期及患者的全身状况,采用包括手术、放疗、化疗、靶向治疗的有机结合来确定治疗方案。

**【预后】**

喉癌整体预后较全身其他部位恶性肿瘤为好。声门型喉癌 5 年生存率 80%～85%,声门上型为 65%～70%,声门下型最差,约为 40%。影响喉癌预后的主要因素有:TNM 分期,患者年龄、全身状况,手术并发症,肿瘤切缘是否安全,是否有转移淋巴结等。

(崔　勇)

# 第六节　喉阻塞

喉阻塞亦称喉梗阻,是指因喉部或其邻近组织的病变,使喉部通道(特别是声门处)发生狭窄或阻塞,引起呼吸困难的一组临床症状。

**【病因】**

1.喉部急性炎症　如小儿急性喉炎、急性会厌炎、急性喉气管支气管炎、喉白喉等。

2.喉外伤　喉挫伤、切割伤、烧灼伤、火器伤、高热蒸气吸入或毒气吸入。

3.喉水肿　如喉血管神经性水肿,药物过敏反应等致喉黏膜高度水肿,声门狭窄,影响呼吸。

4.喉异物　喉异物或下气道异物不仅造成机械性阻塞,还可引起喉痉挛。

5.肿瘤　喉癌、多发性喉乳头状瘤、甲状腺肿瘤、喉咽肿瘤等。

6.先天性畸形　较少见,如喉蹼、喉软骨畸形、先天性喉鸣。

7.声带瘫痪　各种原因引起的双侧声带外展麻痹,声带固定于中线,不能外展,可引起严重喉阻塞。

**【临床表现】**

1.吸气性呼吸困难　是喉阻塞的主要症状。吸气时气流将声带斜面向下向内推压,使声带向中线靠拢,正常情况下,声带外展,使声门裂开大保持正常呼吸,而当喉部黏膜肿胀或声带固定时,声门裂随吸气动作进一步狭窄,呼吸困难进一步加重。而呼气时气流向上推开声带,声门裂开大,故呼吸困难相对吸气较轻。

2.吸气性喘鸣　吸入的气流,挤过狭窄的声门裂,形成气流漩涡冲击声带,气流的摩擦和声带的颤动发出的一种尖锐的喉鸣音。

3.吸气性软组织凹陷　因吸气时空气不易通过声门进入肺部,为助呼吸进行,胸腹辅助呼吸肌代偿运动加强使胸廓扩张,而肺叶不能相应的膨胀,故胸腔内负压增加,将胸壁及其周围软组织吸入,乃出现胸骨上窝、锁骨上、下窝、肋间隙、剑突下和上腹部吸气性凹陷,称为三凹征或四凹征。

4.声音嘶哑　常有声音嘶哑,严重者甚至失声。

5.缺氧症状　初期症状不明显,随着阻塞时间延长,程度加重,开始出现呼吸快而深,心率加快,血压上升;若进一步加重,则出现缺氧而坐卧不安、烦躁、发绀;终末期出现有大汗淋漓、脉搏微弱,快速或不规则,呼吸快或浅表,惊厥,昏迷,甚至呼吸循环骤停。

【临床分期】

根据呼吸困难程度将病情分为 4 度。

Ⅰ度:安静时无呼吸困难表现,活动时或哭闹时有轻度吸气性呼吸困难,有轻度吸气性喉喘鸣和吸气性胸廓周围软组织凹陷。

Ⅱ度:安静时也有轻度吸气性呼吸困难、吸气性喉喘鸣和吸气性胸廓周围软组织凹陷,活动或哭闹时加重,但不影响睡眠和进食,亦无烦躁不安等缺氧症状。脉搏尚正常。

Ⅲ度:吸气性呼吸困难明显,喉喘鸣声较响,胸骨上窝、锁骨上窝、锁骨下窝、上腹部、肋间等处软组织吸气凹陷明显。并因缺氧而出现烦躁不安、不愿进食、不易入睡、脉搏加快等症状。

Ⅳ度:呼吸极度困难。由于缺氧及二氧化碳增多,患者坐卧不安、手足乱动、出冷汗、面色苍白或发绀,定向力丧失,心律失常,脉搏细弱,血压下降,大小便失禁等。如不及时抢救,可因窒息、昏迷及心力衰竭而死亡。

【诊断及鉴别诊断】

根据病史、症状和体征,对喉阻塞不难做出诊断,一旦诊断明确,首要判断喉阻塞的分期,至于病因查明可根据疾病的轻重和发展速度而定。轻者,可做喉镜检查以明确喉部病变情况及声门裂大小,喉部侧位X线摄片也可帮助了解声门受累情况。重者要先行解除喉梗阻,再行病因的追查和诊治。

喉梗阻引起的呼吸困难,临床上还必须与支气管哮喘、气管支气管炎等引起的呼吸性、混合性呼吸困难相鉴别(表 27-3)。

表 27-3　呼吸困难的鉴别诊断

| 鉴别点 | 吸气性呼吸困难 | 呼气性呼吸困难 | 混合性呼吸困难 |
| --- | --- | --- | --- |
| 病因 | 气管上段及咽喉的阻塞性疾病如咽后脓肿、喉炎、肿瘤、异物白喉,双侧声带外展受限 | 小支气管阻塞性疾病,如支气管哮喘,肺气肿 | 气管中下段或上下呼吸道同时患阻塞性疾病,如喉支气管炎,气管肿瘤 |
| 呼吸深度和频率 | 吸气运动增强,吸气相延长,呼吸频率基本不变或减慢 | 呼气相延长,呼气运动增强,吸气运动略增强 | 呼气和吸气均增强 |
| 胸壁周围软组织凹陷 | 明显三凹征或四凹征 | 无 | 不明显,以吸气性呼吸困难者为主者可见 |
| 肺部听诊 | 吸气性喉喘鸣;咽喉部有阻塞性病变,肺部有充气不足体征 | 呼气性哮鸣肺部有充气过多体征 | 一般不伴发明显声音,可闻及呼气期哮鸣音 |

【治疗】

对急性喉梗阻患者的治疗要依据患者呼吸困难的程度选择合理的治疗方法。

1.Ⅰ度　明确病因,进行积极治疗,一般不必行气管切开。由炎症引起者,使用足量糖皮质激素和抗生素控制炎症。

2.Ⅱ度　炎性病变者,及时使用糖皮质激素和抗生素药物治疗,多可避免做气管切开,并做好气管切开的准备工作;若为异物,应予以立即手术取除;如为肿瘤,双侧声带麻痹,可考虑行气管切开术。

3.Ⅲ度　较短时间的炎症病变尚可先用药物治疗,严密观察病情,做好气管切开术的准备。若药物治疗不好转,且全身状况较差者,宜早行气管切开术。若为肿瘤,则立即行气管切开。

4.Ⅳ度　立即行气管切开术,情况十分危急时,先行环甲膜切开术。

（崔　勇）

# 第七节　喉的其他疾病

## 一、喉异物

喉异物是一种非常危险的疾病,多发生于学龄前儿童,严重时可造成喉痉挛,引起呼吸道完全梗阻而危及生命。喉部异物种类甚多,花生米、各种豆类等坚果最多见;其次是鱼骨、果核、骨片等;大头钉、笔帽等也不少见。

【临床表现】

1.症状　异物进入喉腔可有咽喉部异物感,堵塞声门可引起剧烈咳嗽、憋气、喘鸣、声嘶,异物较大者失声甚至呼吸困难,严重者可于数分钟内窒息死亡。

2.检查　喉镜检查常可见声门上异物。声门下异物常呈前后位,多为声带所遮盖而不易发现。听诊可闻及吸气时喉鸣音。

【诊断】

依据异物吸入史、间接喉镜检查、喉影像学检查、喉纤维内镜检查等多可确诊。

【治疗】

1.海姆利希手法　紧急情况下使用,急救者从背后环抱患者,双手一手握拳,另一手握紧握拳的手,于患者上腹部向内上方推压,通过瞬间上抬的横膈,增加胸腔及气管内压力使嵌顿于喉部的异物排出。

2.间接喉镜或喉纤维内镜下喉部异物取出术　适用于异物位于声门以上,较小、不影响呼吸的异物,患者配合良好,表面黏膜麻醉后,间接喉镜下以喉钳或喉纤维内镜下直接取出异物。

3.直接喉镜下取出术　多用于间接喉镜或喉纤维内镜无法取出者,成人、儿童均可采用,可给予全身麻醉,术前注射阿托品减少唾液分泌。对于较大的异物,气道严重阻塞,呼吸困难严重的病例,估计难以迅速在直接喉镜下取出时,可先行气管切开术,呼吸困难症状缓解后,再于直接喉镜下取出。

4.喉异物取出术前伴随感染或术后损伤较重者　可给予抗生素、激素雾化吸入等治疗。

【预防】

教育儿童进食时不要嬉笑打闹;注意生活习惯,不要将笔帽、硬币等物含在口中;幼儿进食鱼肉及可能混有碎骨的食物等,家属需谨慎。

## 二、喉癌前病变

喉癌前病变是一些具有恶变潜能的喉部良性疾病,主要包括喉角化症、喉黏膜白斑病、慢性肥厚性喉炎和成人喉乳头状瘤等。正常上皮由增生逐步发展成为恶性肿瘤,要经过一个由量变到质变的过程,组织病理学改变的顺序为:正常上皮→单纯增生→异常增生→非典型增生→癌变。

喉角化症包括喉白斑病和喉厚皮病,主要症状是持续性声音嘶哑,临床上喉白斑病较为常见。病变可以发生于喉内不同部位,最多见于声带,其次为室间区。黏膜表面呈白色斑块状隆起,也可呈白色点状锥形突起,主要病理变化为喉黏膜上皮增生,并有不全角化,黏膜下组织有轻度增生但基底膜完整。目前认为本病的治疗多采用喉显微手术,如 $CO_2$ 激光行声带黏膜剥脱手术。术后注意休声,忌烟酒,定期随访。

慢性肥厚性喉炎主要症状为声音嘶哑,喉部发干。喉部表现为单侧或双侧声带和(或)室带肥厚,有的伴有充血,一般表面光滑,部分出现隆起或浅溃疡。主要病理变化为喉部黏膜上皮增生,上皮下多有广泛的炎症细胞浸润。

成人喉乳头状瘤是喉部最常见的良性肿瘤,好发于一侧声带边缘或声带前连合,肿瘤可呈苍白、淡红或暗红色,表面粗糙不平或呈桑葚状,有的带蒂,随呼吸气流上下移动。发病缓慢,常见症状为声嘶或失声,病程难以预计,常可向下侵犯气管、支气管、甚至肺部。主要病理变化是多层鳞状上皮及其下的结缔组织向表面呈乳头状突起生长。本病的治疗以手术切除为主,尽可能完整切除肿物。目前多采用显微镜下 $CO_2$ 激光精确切除肿瘤,术中视野清楚,损伤小,出血量少,但易复发。对于范围较广或侵犯黏膜下层的多发肿瘤,或青春期后多次复发的病例,可行喉裂开术。辅助治疗可选用 α-干扰素,也有一定疗效。

喉淀粉样变又称淀粉样瘤,是淀粉样组织沉积于喉组织的一种病变,非真性肿瘤。喉淀粉样变以室带、喉室、声门及声门下区多见也可多个位置同时出现。临床表现为声嘶、喉干燥感、刺激性咳嗽,严重时可引起呼吸困难。专科检查可见声带、喉室、声门下区或杓会厌襞有暗红色或橘红色肿块,息肉样或肉芽样,也可表现为弥漫性上皮下浸润,致声带变窄或运动受限。治疗以手术切除为主;肿瘤基底不广泛时,可于喉镜下切除或 $CO_2$ 激光切除;范围较广者,宜行喉裂开术,严重病例,术后可并发喉狭窄。对于呼吸困难患者,可先行气管切开,解决气道梗阻后,再行手术切除肿瘤。

## 三、喉气管狭窄

喉气管狭窄是指由各种原因所致喉部及颈段气管瘢痕组织形成,使喉及气管腔变窄甚至闭锁,从而影响通气和发音功能的一种病理状态。

**【病因】**

1.外伤　包括喉开放性外伤和闭合性外伤。其中开放性外伤切割伤、爆炸伤等尚且能引起人们重视,而闭合性外伤如车祸伤、拳击伤等,伤后虽有呼吸困难,但行气管切开后,症状缓解,喉内部情况极易被忽略,导致遗留喉狭窄,故建议术前行喉部 CT 明确损伤程度、术中行支撑喉镜喉咽部探查,防止遗漏。

2.医源性损伤　气管插管损伤、喉部手术喉裂开、各种喉部分切除术后、高位气管切开术等,引起喉支架或喉内软组织破坏导致喉腔狭窄,气管插管时间过长或压力过高引起喉气管黏膜局部缺血坏死,局部瘢痕形成,也可引起狭窄。

3.慢性炎症　如喉梅毒、喉结核、白喉、麻风病、喉硬结病等特异性炎症,愈合后瘢痕形成。

4.系统性疾病　如 Wegener 型恶性肉芽肿、肉瘤样病、淀粉样变、胃食管反流、复发性多发性软骨膜炎等均可引起喉气管狭窄。

5.原因不明　多为声门下区狭窄,较少见。

**【临床表现】**

1.呼吸困难、喉喘鸣　不同程度的呼吸困难,平静时轻,活动后加重,严重者可闻及喉喘鸣音。对已行气管切开的患者,主要表现为不能堵管和拔管困难。

2.声音嘶哑、发声无力或失声　主要表现为声音嘶哑、发音无力或失声,有时可伴有进食呛咳。

3.阵咳　分泌物潴留可引起阵发性咳嗽。

4.全身症状　严重喉气管狭窄可并发全身症状,如酸中毒,右心积血、肺淤血、烦躁、发绀等症状。

**【专科检查】**

喉部或气管内有带状、膜状或环状瘢痕组织,遮盖或闭锁声门,声带固定,或在声门下区粘连,颈段气管狭窄,仅有小的孔隙或完全不通。

**【辅助检查】**

喉及气管正侧位 X 线片、喉螺旋 CT 扫描及多层面重建、喉 MRI 对诊断和治疗均有重要帮助。

**【诊断】**

喉气管狭窄病史缓慢,其诊断并不困难,可结合病史、临床表现,喉镜及影响学检查做出诊断。

**【治疗】**

喉气管狭窄的治疗十分复杂,治疗方案需取决于患者的年龄、病因,狭窄的部位、范围和程度,下面介绍一下几种常见的治疗方法。

1.气管切开术　适用于危重性喉狭窄,尤其是颈段气管狭窄,切除气管腔内瘢痕组织,尽量保留腔内黏膜,但高位气管切开会造成新的瘢痕狭窄。气管切开术后能拔管则是治疗成功的标志。

2.激光治疗　显微镜下二氧化碳激光切除瘢痕组织是近年来最常用的治疗方法。优点:术野清晰,定位准确,出血少、恢复快等。

3.T 形管扩张术　T 型管多用于声门下及颈段气管瘢痕狭窄,T 型管上端置于狭窄的声门下,下端置于颈段气管内,而侧管从气管切开口处穿出。

4.喉成形术　多行喉裂开径路,术中切除瘢痕狭窄组织,必要时依据情况行创面皮肤或黏膜移植,移植物覆盖创面,减少肉芽形成,预防再狭窄。移植物可选用舌骨、第 5、第 6 肋软骨等。

5.喉气管吻合术　适用于颈段气管狭窄的患者;该术式包括气管与环状软骨吻合术、气管与甲状软骨吻合术。将狭窄的气管段于气管环游离后切除,行断端吻合。但仅限于气管狭窄上下长度不超过 5cm 的患者,气管软化或周围组织被纤维组织包绕、术中难以松解游离者不适用。

（崔　勇）

# 第二十八章　呼吸困难

　　呼吸困难是指患者(或正常人)主观上有呼吸费力、空气不足和不适的感觉,客观上有呼吸的频率、深度或节律发生改变,此时辅助呼吸肌也参与呼吸运动。

　　呼吸困难是很多疾病的一种常见症状,也是机体缺氧的严重表现之一。这类患者常至内科、耳鼻咽喉科、胸外科或小儿科等就诊或急诊,往往病情紧急,常需立即处理,甚至需要争分夺秒地进行抢救。因此,在耳鼻咽喉科的临床实践中,认识呼吸困难的各种病因,鉴别呼吸困难的不同性质和特点,对于呼吸道阻塞患者的诊断和治疗有着重要的意义。

## 一、呼吸运动的调节

　　呼吸是维持生命的必要功能之一。呼吸运动是许多呼吸肌肉的协同性活动。平静时,人们几乎不自觉地在呼吸,实际上却一直在毫无间断地、有节律地进行呼吸运动,并不因睡眠或一般活动而停止或发生紊乱。这主要是由于脑干中的呼吸中枢具有调节呼吸的作用,而脑干呼吸中枢又受大脑皮层的支配。呼吸中枢的功能受很多因素影响,在正常情况下,呼吸运动的调节主要是通过外周感受器和体液因素的作用。外周感受器主要有肺牵张感受器,主动脉体及颈动脉体化学感受器。体液因素主要是体液中的氧张力、二氧化碳张力和氢离子浓度。

### (一)呼吸中枢

　　产生与调节节律性呼吸运动的神经中枢称为呼吸中枢,其最基本部分在延髓。其神经元位于延髓背侧部的网状结构中,左右对称;在网状结构中的腹侧部分者为吸气中枢,背侧部分者为呼气中枢,彼此有着密切的功能性联系。在脑桥上部,还有呼吸调节中枢。它不依赖迷走神经,对延髓吸气中枢有抑制作用,而有节律地抑制吸气,防止过长过深的吸气,并促进呼吸有节律地进行。在脑桥下部有长吸中枢,当呼吸调节中枢和迷走神经都失去作用时,长吸中枢的作用便显示出来,结果造成吸气的延长。下丘脑也参与呼吸调节。可以认为呼吸中枢不仅是局限在延髓的一群神经细胞,而是上自大脑,下至脊髓(从脊髓有神经发出以调节横膈和呼吸肌的功能),均参与呼吸运动的调节。

　　大脑皮层在呼吸的调节上具有重要作用,其所产生的冲动能使呼吸节律根据需要(如说话、吞咽、屏息等)随意改变。喜悦,惊愕等情感因素,也能通过大脑皮层的作用而改变呼吸节律。

### (二)呼吸运动的反射性调节

#### 1.外周感受器的反射

　　(1)肺牵张感受器:位于肺泡壁的肺牵张感受器所传入的冲动,是正常时调节呼吸频率的主要冲动来源。冲动经迷走神经传入纤维进到中枢。当吸气中枢发生兴奋,引起肺泡扩张(吸气)时,肺牵张感受器受到刺激而引起冲动传入中枢;传入冲动的频率随肺的扩张而愈高,对吸气中枢的抑制作用就愈大,最后使吸气中枢的兴奋被完全抑制,吸气肌肉停止收缩,从而导致被动地呼气,肺便缩小。肺缩小(平静呼气)时,则肺牵张感受器不受刺激,停止发放冲动,对吸气中枢的抑制作用因而解除,于是吸气中枢再一次发放兴奋。但当肺泡极端缩小(深呼气)时,也可对肺牵张感受器产生有效刺激,故也有冲动传入中枢而引起吸气,中止呼气。这种肺泡扩张(吸气)时所引起的抑制吸气的反射和肺泡极端缩小(深呼气)时所引起的兴奋吸气的反射,称为肺牵张反射(简称肺反射)或赫-伯反射(即迷走神经反射)。平静呼吸时,只有肺泡扩张的反射起作用;此时,肺泡缩小的程度还不足以成为有效刺激,故不引起反射。亦即在平静呼吸中,呼气只是被动的活动,表现为吸气动作的抑制,只有在深呼吸及呼吸困难时,才出现主动的呼气动作。

任何使肺泡壁弹性减弱的病变如肺的充血、水肿、气肿或实变时,都会使肺反射敏感,即肺牵张感受器发放冲动的频率增加,而致呼吸变浅变快。当切断两侧迷走神经后,肺泡扩张的刺激冲动不能上达中枢,呼吸就加深变慢。

(2)主动脉体及颈动脉体化学感受器:血液中缺氧、二氧化碳积聚或氢离子浓度增加,均可刺激主动脉体(或球)与颈动脉体(或球)产生冲动,经减压神经及窦神经(属舌咽神经)反射性地兴奋呼吸中枢,引起呼吸加深变快。其中以血液显著缺氧时对化学感受器的刺激最明显,其对呼吸中枢所发放的反射性冲动最为重要。对呼吸的调节来说,颈动脉体的作用远较主动脉体的大。

此外,位于主动脉弓及颈动脉窦壁内的压力感受器,当血压升高而受刺激时,能抑制呼吸运动,使肺换气量减少;血压降低时则能刺激呼吸运动,使肺换气量增加。但从临床意义来说,这种压力感受器的作用远较化学感受器的作用为次要。

(3)其他神经反射:呼吸的频率、深度和节律还可受到机体的很多部位发生的反射性影响。由这些部位产生的各种冲动经传入神经,如经鼻黏膜的三叉神经,经咽黏膜的舌咽神经,经喉黏膜的喉上神经或喉返神经的感觉神经纤维,经颈交感神经,以及诸内脏感觉神经等传入呼吸中枢。如打喷嚏、咳嗽或吞咽等,都可反射性地暂时停止或增强呼吸。又如以往所用乙醚麻醉的初期,乙醚蒸气对呼吸道黏膜的刺激往往引起很长时间的呼吸抑制。肌肉运动时,来自其内部本体感受器的神经冲动能刺激呼吸中枢,而致呼吸运动增强加快。

2.体液因素对呼吸中枢的直接作用　血液中一定的二氧化碳张力(或称分压)、氢离子浓度及氧张力,是直接地或反射性地维持呼吸中枢兴奋的节律性所必需的。二氧化碳张力升高或氢离子浓度增加.均可直接刺激呼吸中枢,促使呼吸加深加快,增加通气量;反之,则呼吸变慢,通气量减少,甚至引起呼吸停止。二氧化碳是呼吸中枢的强力兴奋剂,对呼吸中枢的影响比氧明显。在呼吸中枢抑制时,它对高浓度的二氧化碳失去敏感性;此时,缺氧反而是(反射性地)维持呼吸中枢兴奋性的主要因素。

总之,血液中二氧化碳积聚,缺氧及氢离子浓度增加,都能刺激呼吸。二氧化碳主要直接作用于呼吸中枢,但也有人认为二氧化碳对呼吸的精细调节还有赖于通过外周化学感受器的反射机制加以补充。缺氧则刺激外周化学感受器反射性地影响呼吸,但氧张力必须降低到一定程度(较明显)时,呼吸运动才明显增强。氢离子浓度对呼吸中枢和外周化学感受器都有刺激作用,但一般认为中枢神经细胞对氢离子浓度的变化较为敏感。

## 二、呼吸困难的分类

呼吸困难尚无统一分类法。随着起因的不同,呼吸困难的性质也各异。首先可分为生理性与病理性两类。生理性者如正常人在剧烈运动时即可出现呼吸困难。病理性呼吸困难的性质由于病因不同而各异。一般而言,临床上常见者为呼吸增快而表浅,较为少见者为呼吸变慢而加深。耳鼻咽喉科常见的急性喉阻塞,则为呼吸频率基本不变而吸气加深延长。快而浅的呼吸对机体的能量消耗较大,且不能充分利用肺泡的全部呼吸面。慢而深的呼吸对机体的影响较小或较为有利,因此时肺泡换气量增多,由于呼吸肌活动所消耗的能量也较少。现将病理性呼吸困难的常见类型分述如下。

### (一)中枢性呼吸困难

多由于呼吸中枢缺氧所引起。缺氧时,先是由于刺激化学感受器,反射性地影响呼吸中枢,使呼吸运动得以维持;如缺氧时间较久,程度较重,呼吸中枢的机能即不能维持正常而发生紊乱,严重时可出现周期性呼吸或其他形式的呼吸。

1.潮式呼吸　潮式呼吸又称切-斯呼吸,表现为呼吸逐渐增强、逐渐减弱和呼吸暂停三者有规律地交替出现。即呼吸由浅入深,达到极点后又由深至浅而暂停,如是周而复始。这可能是因为呼吸中枢已处于衰竭状态,在深呼吸或呼吸过度时,二氧化碳被呼出,呼吸中枢进一步受到抑制,因而出现呼吸暂停。当呼吸暂停时又由于血液中二氧化碳积聚刺激了呼吸中枢,使呼吸逐渐恢复,并由浅入深,进而发展为过度呼吸。随后又因过度呼吸而将二氧化碳呼出,呼吸又复变浅而暂停。这种呼吸困难常见于脑部疾病(如脑溢血、脑膜炎、脑脓肿、脑疝等)、颅内压增高、中毒(尿毒症或药物中毒)、心循环系统疾病(心力衰竭)等,亦可谓主要见于神经中枢病变引起的昏迷,表示预后不佳。

2.比奥呼吸　比奥呼吸呼吸的深度与速度基本一致,但呼吸数次,停顿几秒钟或10多秒钟,又呼吸数次,接着又停顿,如是交替发生。亦可谓大约4～5次相等深度的呼吸与有规律的呼吸暂停期交替出现;这种呼吸多见于脑炎、脑膜炎等颅内病变及颅内压增高患者或某些中毒情况。产生机制也与呼吸中枢的功能障碍有关,但较潮式呼吸时更为严重。此时呼吸中枢对二氧化碳的刺激几乎丧失了敏感性(潮式呼吸时,呼吸中枢只是对二氧化碳直接刺激的兴奋性降低),而只对缺氧发生间接的反应。在呼吸暂停后突然出现的呼吸,是由于血氧张力的明显降低刺激了血管化学感受器,反射性地引起呼吸中枢的兴奋所致;当呼吸数次,血氧张力稍为升高时,呼吸中枢又立刻转入抑制。

3.库斯莫尔呼吸　库斯莫尔呼吸又称酸中毒深大呼吸。最初,呼吸可以加深变快,随着呼吸中枢功能障碍的加重,则表现为呼吸深大而慢,伴有鼾声,无发绀。这种呼吸困难可见于尿毒症、糖尿病昏迷及子痫等,标志着呼吸中枢功能的严重障碍。

4.波浪状呼吸　波浪状呼吸或称齿轮状呼吸表现为深呼吸之后,继以浅呼吸,呈波浪式交替,节律一致,但无呼吸暂停现象,故与潮式呼吸有别。也为呼吸中枢衰竭的表现。

5.中枢性换气过度　表现为呼吸深快而均匀,无何间歇,伴有鼾声或吸气性凹陷。这种呼吸困难提示中脑病变,如小脑幕切迹疝形成。

6.慢而不规则的呼吸　表现为呼吸慢而不规则,每分钟呼吸频数常在12次以下,呼吸的深度与间隔均不规则,并有短暂的间歇期。这种呼吸困难可见于枕骨大孔疝等延髓受压的病变,须与潮式呼吸区别。

7.一时性(或长短不一的)呼吸暂停　短时间(数十秒到1～2分钟)的呼吸停止称为呼吸暂停,可见于生理性或病理性的情况,如情绪激动时,肺换气过度之后,吸入氨及毒性气体时,血压急剧上升(如注射肾上腺素后),剧痛时以及某些新生儿等。呼吸暂停是由于延髓的呼吸中枢发生了一时性的抑制所致。如肺换气过度或在某些严重吸气性呼吸困难患者行气管切开术时,由于血液中氧突然增多和二氧化碳一时性显著减少,就不能对血管化学感受器和呼吸中枢产生刺激而致呼吸暂停。在吸入氨及毒性气体时,由于来自上呼吸道的感受器的冲动可引起呼吸中枢抑制,故呼吸暂停。

8.临终性呼吸　见于临床死亡期出现呼吸停止之前,表现为呼吸极稀,且不规则,呼气及吸气均加强,辅助呼吸肌也参与活动,吸气时口张大(好像在吞咽空气似的),有时还伴有全身性痉挛,以后呼吸渐弱而停止。这种呼吸的出现意味着延髓以上的高位呼吸中枢处于深度的抑制状态。

### (二)阻塞性呼吸困难

广义者是指呼吸器官(口、鼻、咽、喉、气管、支气管、细支气管及肺泡)的任何部位发生狭窄或阻塞,阻碍气体交换而引起的呼吸困难。狭义者系指气管隆嵴以上的呼吸道发生狭窄或阻塞所引起的呼吸困难。广义的阻塞性呼吸困难的表现形式,视主要病变所在部位而定,常表现为呼吸加深或变浅,吸气时相或呼气时相延长,或两者同时延长,辅助呼吸肌也参与活动。阻塞性呼吸困难可分下列两种主要类型。

1.吸气性呼吸困难　吸气性呼吸困难主要表现为吸气运动加强、吸气时相延长,故吸气深而慢。这一方面由于气道狭窄,吸气时空气进入肺泡的速度减慢(肺牵张感受器),经肺牵张感受器引起的反射性吸气抑制延迟;另方面由于肺泡扩张变慢,肺牵张感受器产生一定的适应,即其兴奋阈值提高,只有当肺泡更充分扩张时,其发放的冲动才能引起吸气抑制,所以使呼吸变深变慢。有些学者还证明:当呼吸道阻塞时,呼吸肌收缩时所受阻力增加,使呼吸肌张力改变,因而肌肉本体感受器(肋间肌及膈肌)的传入冲动增加,呼吸中枢兴奋性增高,致使呼吸加深。这种呼吸困难常见于上呼吸道狭窄或阻塞时。吸气时可有喘鸣及三(或四)凹征(胸骨上窝,锁骨上窝,肋间隙及剑突下窝呈现凹陷),呼吸费力,但换气量并不增加。

2.呼气性呼吸困难　呼气性呼吸困难主要表现为呼气运动增强,呼气时相延长,呼气由被动动作变为主动动作,辅助呼气肌也参与呼气动作,吸气运动稍为加强。呼气时可伴有哮鸣声。产生这种呼吸困难的主要原因是:吸气时由于支配小支气管平滑肌的迷走神经张力降低及胸膜腔负压加大使小支气管口径变大,狭窄程度减轻;加之吸气是主动动作,力量较大,故吸气困难较小。相反,呼气时迷走神经张力升高及胸内负压加大使小支气管狭窄更甚,而呼气通常是由肺组织弹性回缩力完成的被动过程,力量较小,故呼气困难较大。此种呼吸困难见于呼气运动受阻时,如小支气管平滑肌痉挛(如支气管哮喘)、肺弹性减弱(如肺气肿)及小支气管阻塞(如细支气管炎)等。

### (三)血源性呼吸困难

主要由于血液中氢离子浓度增高或缺氧所引起。

1.血液氢离子浓度增高性呼吸困难　表现为呼吸加深而速度变快。血液中氢离子浓度增加是由于二氧化碳、乳酸或其他酸类的蓄积。如在肾炎时非挥发性酸的排泄发生障碍者,则血液中的氢离子浓度上升。

2.血液缺氧(低氧血症)性呼吸困难　轻度缺氧时,表现为呼吸加快、加深并伴有心搏加快、加强,此为适应性反应,具有代偿作用。严重缺氧时,则出现呼吸表浅、加快,发绀,伴有心搏减弱、血压下降等症状,这表明引起了大脑高级部位、呼吸中枢和血循环的损害或严重损害。这种呼吸困难常见于攀登高山、高空飞行(海拔5000m以上而又无供氧设备时)或久居密室时,也可见于呼吸系统疾病如呼吸道阻塞、肺炎及肺水肿等病变而引起通气或换气功能障碍者。

### (四)心脏性呼吸困难

常表现为呼吸表浅、加快,是由于心力(左心)衰竭引起肺部淤血所致;①肺淤血时,牵张感受器受到刺激,发放冲动的频率增加,反射性地引起呼吸困难;②肺淤血时,使血流迟缓,肺泡的弹性降低,肺活量减少,影响肺的换气过程。心力衰竭的早期,肺淤血所引起的反射在呼吸困难的机制中起主要作用;晚期由于肺换气量减少,血液中缺氧及二氧化碳积聚是引起呼吸困难的更重要的原因。由于心力衰竭的程度不一,可以引起几种不同的呼吸困难。

1.运动性呼吸困难　早期,在运动或劳动后出现呼吸困难。

2.经常性呼吸困难　晚期,除运动或劳动外,休息时也有呼吸困难。

3.端坐呼吸　呼吸困难于平卧时加重,在直坐或半卧位时减轻或消失。这是由于平卧时下肢静脉回流加多,肺淤血加重;同时腹腔器官和膈的位置较高,影响呼吸运动,故使呼吸困难加重。

4.阵发性呼吸困难　常于夜间睡觉后不久或深夜突然发生呼吸困难,需立即起床端坐,以求缓解,呼吸急促往往伴有哮鸣音,故又称心源性哮喘。其发生机制可能与下列因素有关:①平卧时肺淤血加重;②睡眠时呼吸中枢的兴奋性降低,呼吸变慢,容易引起血氧不足及二氧化碳增多,这种血液气体成分改变达到一定程度时,即可引起呼吸中枢的兴奋;③睡眠时迷走神经中枢兴奋性增高,引起支气管平滑肌痉挛。这些因素共同作用,导致心源性哮喘。

### (五)功能性呼吸困难

表现为来势甚急的呼气性和吸气性呼吸困难,呼吸加深增快,此时往往不能发现引起呼吸困难的客观原因。这种呼吸困难可见于癔病、悸惧性精神病等患者,是由于高级中枢,尤其是大脑皮层冲动的结果。

## 三、阻塞性呼吸困难的病因

### (一)新生儿与婴儿

1.上呼吸道

(1)吸入羊水或胎粪。

(2)双侧先天性后鼻孔闭锁。

(3)鼻咽部先天性良性肿瘤:我们曾见畸胎瘤、息肉、囊肿等,因堵塞鼻咽或悬挂于口咽,引起严重呼吸困难。

(4)先天性小颌。

(5)先天性舌根囊肿或先天性喉囊肿。

(6)喉的先天性疾病。

1)喉软骨软化(喉软骨及声门裂等畸形)。

2)喉蹼。

3)会厌异常松弛症。

(7)出生时或出生后(如插管)喉部外伤。

2.下呼吸道

(1)先天性气管畸形

1)气管蹼或纤维组织阻塞。

2)气管软骨环缺如。

3)气管软骨软化。

4)气管食管瘘。

(2)新生儿特发性呼吸窘迫综合征:又称新生儿肺透明膜病,主要发生在早产儿,新生儿体重越轻发生率越高,为早产儿呼吸衰竭的最常见病因。发病原因主要为肺泡表面活性物质(活性磷脂)缺乏所致。死亡率视体重不同,过去曾占早产儿死亡率总数的5%～33%。糖尿病母亲所生的新生婴儿发病率及死亡率均较高。近年来由于对本病的防治均取得显著进展,病死率已明显下降。病理改变主要为肺泡壁及细支气管壁上附有嗜伊红性透明膜和范围不等的肺不张为特征。

临床表现为新生儿出生后几小时内即出现呼吸困难,并可逐渐加剧,鼻翼搧动及发绀等。病情重者可有呼吸暂停,肌张力低下,低血压等表现;严重肺不张时则胸廓塌陷,甚至可呼吸衰竭而死亡。轻者发病较晚,呼吸困难较轻,偶有呼吸呻吟声,经过 3～4 天后随表面活性物质的合成而好转。若出生后已正常呼吸 8～12 小时,一般不再存在发生此征的危险。

(3)新生儿肺不张:胎儿的肺是固实而不张开的,出生时在正常情况下经过多次呼吸后,肺即张开,但正常新生儿需 2～3 天后肺才充分扩张。在肺逐渐扩张的过程中,如因脑发育不成熟或脑畸形,早产和难产引起脑出血或脑水肿,分娩时过分地施用镇静剂或麻醉剂等缘故而致呼吸中枢功能不全,或因羊水、黏液、血液、胎粪或胎儿皮脂等堵塞支气管,皆可使新生儿的部分肺叶不能扩张。其表现为在出生时或 1～2 天后出现进行性呼吸困难和发绀,哭闹时加重,起初或为间歇性,以后则是持续性呼吸困难。部分或一侧肺呼吸音减弱并有粗湿啰音。胸部 X 线拍片或 CT 扫描可发现一叶或多叶肺不张,便可确诊。若经给氧、保暖治疗后呼吸困难无缓解,而呼吸道内有液体潴留时,应考虑行导管吸引或支气管镜检查和吸引术。使用适当方法引使婴儿啼哭,可刺激肺部扩张,必要时可于每 2～3 小时哺乳前施用一次,但以不加重呼吸困难为度。

## (二)儿童与成人

某些上已述及的先天性疾病不另列叙述。

1.上呼吸道疾病

(1)咽部及其以上部位

1)咽部脓肿及脓性下颌下炎:如咽后脓肿、咽旁脓肿、扁桃体周脓肿及脓性下颌下炎等。

2)舌根脓肿。

3)口咽、喉咽肿瘤(良性或恶性)。

4)面部中段骨折。

5)腺样体或扁桃体肥大。

6)异物。

(2)喉部

1)异物。

2)肿瘤(良性或恶性)。

3)感染(非特异性或特异性)。

4)外伤。

5)灼伤。

6)两侧声带外展肌麻痹。

7)喉痉挛。

8)喉水肿:血管神经性水肿,药物反应,气管内插管或支气管镜检后等。

9)鼾声皱襞:本病是位于一侧或两侧构会厌襞上的局限性黏膜突起,可随呼吸来回活动,Killian(1919)首先对此加以描述。儿童或成人均可发生。常表现为声音嘶哑,呼吸带鼾声,吸气时此种黏膜突起可被吸入喉内,阻塞声门裂而出现喉阻塞现象。Minrugerode(1965)认为,引起这种病变的基本原因为喉咽前部的一个静脉网中经常存在有动脉性或静脉性充血,此外尚有下列诱因:①声门裂上或声门裂下有阻塞性病变;②上呼吸道或下呼吸道有炎性病变;③说话肌肉的运动过强性动力失调。Moritsch(1965)报告 87 例有明显呼吸困难的喉、气管阻塞病儿中,患本病者 9 例,应用氢化可的松和抗生素数日后即明显缩小。引起喉阻塞现象者,可在喉内镜下切除肿胀的黏膜;注意发声训练,矫正说话、发声肌肉运动过强现象。在国内文献上尚未见到"鼾声皱襞"似的报道,这可能是将此种构会厌襞上的局限性黏膜突起当作一般的黏膜肿胀或赘生物,未引起关注之故。

10)急性会厌炎或会厌脓肿。

**2.下呼吸道疾病**

(1)气管(包括气管壁、气管内和气管外的疾病)

1)气管软骨软化:此病是气管软骨环变软及肌肉弹力组织张力减弱所致,因而使管腔变窄呈裂隙状或剑鞘状。可分原发性与继发性两类。原发性者为先天发育不良,常单独存在,也可与其他畸形并存,多于2岁后自愈。继发性者多发生于老年人,原因未明。出现呼吸困难与喘鸣,常有干咳或阵发性发绀。肺部听诊清晰,偶可闻及粗糙呼吸音或喘鸣声。X线胸部检查或CT扫描,呼吸时多在第1、2胸椎平面发现气管狭窄及塌陷。因甲状腺瘤引起气管软骨软化者,常于肿瘤切除术后始出现呼吸困难(术前不一定有呼吸困难)。

2)颈深部感染:发生于颈深筋膜间隙的炎性肿胀或脓肿可压迫喉与气管,引起不同程度的甚至严重的呼吸困难。

3)颈部肿块:如甲状腺瘤或癌,以及其他颈部原发性或转移性肿块增大时,均可压迫气管引起呼吸困难。

4)胸骨后甲状腺肿或胸腔内甲状腺肿:间有甲状腺肿下缘越过胸骨柄伸入胸骨之后者,称为胸骨后甲状腺肿。可压迫气管,引起呼吸困难。发生于纵隔内的胸腔内甲状腺肿,系由先天性异位于胸腔内的甲状腺肿大所致,与正常颈部的甲状腺或有联系,或无联系。肿瘤过大者,可严重压迫气管下段引起呼吸困难。此病与纵隔肿瘤鉴别较难,在CT扫描或X线拍片上与纵隔恶性肿瘤比较,胸腔内甲状腺肿的境界较清楚,因压迫气管较明显,可见气管弯曲较明显。

5)胸腺肿大:胸腺位于胸骨和肋软骨之后,心包和主动脉弓之前,上端可达位置正常的甲状腺下缘或与其接触,下缘可至第4肋软骨之后。初生时最大(就胸腺与体重相比较而言),以后随体重的增加继续增大,8岁以后渐趋萎缩和退化,然也有个别不退化者。有胸腺淋巴质型的患儿,胸腺肿大与全身淋巴组织(如扁桃体、脾及淋巴结)肿大同时存在。因肿大的胸腺压迫气管,可引起呼吸困难及喘鸣。与气管软骨软化症的鉴别,在于本病当呼气时气管管腔正常并较直,吸气时则气管因受压而有内陷现象。CT扫描或X线检查或可显示胸腺阴影。X线放射治疗可使胸腺萎缩。

6)先天性血管畸形:如①双主动脉弓,可有两种异常变化:第1种为主动脉弓分为左、右两支,左支经过气管前面,右支经过食管后面,然后两支又结合成为降主动脉,构成一收缩性"血管环";第2种变化是一个弓萎缩,但遗留一残余的系带,能与开放的弓连成一缩窄性环,可同时压迫气管与食管;②头臂动脉干(无名动脉)在较远处由主动脉弓分出,这样它必须绕过气管前面而达右侧胸顶部;③左颈总动脉由主动脉弓分出较偏右,这样它必须绕过气管前面而至左侧上行。以上畸形,均可压迫气管,引起轻重不一的症状,从轻度喘鸣至严重的呼吸困难,甚至引起呼吸暂停。患者较易反复发作肺部感染,进食困难也较常见。

(2)支气管

急性阻塞性细支气管炎是一种极为危重的下呼吸道感染,主要病理变化为细支气管黏膜的炎性肿胀、大量黏稠渗出物潴留及平滑肌发生非变态反应性痉挛,因而导致下呼吸道阻塞。见于婴幼儿及老年人的有肺功能不全、咳嗽反射不良、支气管排出功能低下者,常继发于呼吸道感染之后而很少独立出现。其特点为急起的呼吸困难及严重的中毒症状。检查时,早期可见呼气性呼吸困难伴呼气性喘鸣。可出现肺源性心脏损害及中枢神经系统症状。肺部X线片或CT扫描可示肺不张、肺气肿、肺纹理加重或沿纹理出现小点片状阴影。也有首先只出现中枢症状者,则诊断困难。

抢救方法,除如同急性阻塞性喉气管炎外,对成人可加用氨茶碱类药物以缓解平滑肌痉挛。对施行气管切开术后呼吸困难毫无好转者,以导尿管通过气管套管深入各支气管内吸出黏稠的分泌物一法非常重要。必要时须在支气管镜下吸痰。支气管痉挛严重者,可经支气管镜吹入氧气或使用松弛剂,可收到治疗效果。

(3)肺部(包括肺本身及不利于肺扩张的胸腔内疾病)

1)肺不张、肺气肿、肺纤维化等。

2)肺源性心脏病。

3)纵隔疾病:肿瘤、气肿、淋巴结肿大等。

4)胸膜炎并发胸膜腔大量积液。

5)气胸。

3.呼吸系统以外的疾病　呼吸系统以外的疾病引起阻塞性呼吸困难的主要原因是由于全身或局部的病变或毒素的作用,影响了舌咽神经、迷走神经、膈神经、肋间神经等神经或神经中枢的正常功能,引起咽、喉肌及呼吸肌等的运动障碍(麻痹、减弱或痉挛),致使呼吸、吞咽运动与咳嗽反射等减弱或消失,因而分泌物积留于喉咽部或吸入喉和气管内,加之下呼吸道的分泌物又不易排出,故致呼吸道阻塞。其次,各种对呼吸运动的反射性或机械性影响,除可直接引起呼吸困难外,也可导致咳嗽反射减弱,发生下呼吸道分泌物潴留,加重呼吸困难。

(1)引起呼吸、吞咽与咳嗽等反射麻痹的疾病

1)脊髓灰质炎。

2)传染性多发性神经炎。

3)颅脑损伤;脑干脑炎。

4)脑血管疾患。

5)肉毒中毒:肉毒杆菌毒素主要侵犯神经系统,常因咽、喉肌麻痹而发生吞咽、咀嚼和言语障碍。也可引起呼吸肌麻痹。

6)重症肌无力:此症由于神经-肌肉传导阻滞,致使某些横纹肌容易疲劳,并产生暂时性瘫痪。常累及面肌,咀嚼肌,咽、喉肌等而引起咀嚼与吞咽困难。胸部肌肉也可遭受侵犯而出现严重的呼吸困难。

(2)引起咽、喉肌,呼吸肌痉挛的疾病

1)破伤风:破伤风杆菌自伤口侵入人体后,在厌氧环境下发育繁殖,并产生痉挛毒素与溶血毒素,而以痉挛毒素为主。这种毒素作用于神经系统,使机体反应性增强,因而各种刺激均可引起全身与局部的肌肉痉挛。由于咀嚼肌痉挛而出现牙关紧闭,咽、喉肌痉挛,引起呼吸和吞咽困难,呼吸肌痉挛可发生窒息。

2)手足搐搦症:本症多见于1岁以内的婴幼儿,主要是由于维生素D缺乏,血中的钙含量因而降低,从而增加了神经肌肉兴奋性之故。2岁以下患儿可出现阵发性喉痉挛及咽肌痉挛,引起吸气性呼吸困难和咽下困难,有痉挛性吼声。也可出现膈肌和肋间肌的痉挛,发生严重的呼吸困难。

(3)反射性或机械性因素引起呼吸运动与咳嗽反射障碍的疾病

1)肋骨骨折:疼痛是肋骨骨折最主要的症状,深呼吸和咳嗽时疼痛加剧。故患者往往自我限制呼吸,不愿咳嗽排痰,因而引起下呼吸道分泌物潴留。如为多根、多处骨折时,可出现胸壁反常呼吸运动(吸气时内陷,呼气时外突),发生严重的呼吸困难和发绀。

2)胸部或腹部手术后疼痛:与肋骨骨折时因疼痛而影响呼吸与咳嗽功能的机制相似。

3）横膈的疾病：膈疝和膈膨出。前者因部分腹腔脏器穿过膈肌缺损或食管裂孔等处进入胸腔；后者因膈肌纤维发育不良或萎缩、膈的位置上移，可使肺、心等受压而出现气急、呼吸困难及心悸等症状。

4）腹部疾患：膈下脓肿、腹膜炎、腹水、腹部肿瘤等。

## 四、阻塞性呼吸困难的诊断及鉴别诊断

呼吸困难的诊断不难，有时一见患者甚至隔室闻声便可大致明确，但应详询病史，细察病情、探究病因。除耳鼻咽喉科专科检查外，如属需要而病情允许者，尚应进行胸部 X 线检查或（和）CT 扫描。首先要确定呼吸困难的类型或病因。如为阻塞性呼吸困难，则应鉴别为吸气性或呼气性呼吸困难，抑为两者兼有的混合性呼吸困难，以判断病变是位于上呼吸道或下呼吸道，便于采取针对性强的有效抢救与治疗措施。

应该指出，绝对单一的呼吸困难形式或类型往往少见。以吸气困难为主者，也可伴有极轻的呼气障碍，反之亦然。混合性者系指吸气与呼气所出现的困难均较明显，但其程度也可稍异。随着病情的发展，原表现为吸气性或呼气性困难者尚可演变为混合性；或原为阻塞性呼吸困难者，由于血液中缺氧和二氧化碳潴留，也可引起血源性呼吸困难。缺氧和二氧化碳潴留对机体组织，特别是对脑、心、肺、肾等组织的危害很大。如脑组织缺氧可使脑血管渗透性增加，发生脑水肿，而出现中枢性呼吸困难，甚至呼吸衰竭。

呼吸困难的病因虽多，表现也有不同，而同一病因引起者，也可有轻重之别，但无论何种病因引起的呼吸困难，必还具有一定的或特殊的伴发症状。故除仔细区别呼吸困难的类型或形式外，注意辨认这些伴发症状，对诊断与鉴别诊断颇为重要。

### （一）喉咽部病变

逐渐加重的吸气性呼吸困难与吞咽困难，有变声而无声嘶，一般无咳嗽。咽部唾液较多，说话不清晰，似有物含于口中。如咽后脓肿、咽旁脓肿、喉咽肿瘤等。

### （二）喉阻塞

突发的或逐渐加重的吸气性呼吸困难，具有典型的症状和体征。呼吸时，喉也随着上、下移动。

此外，尚应注意喉阻塞的两种特殊形式：①喉痉挛：吸气性呼吸困难，突然发作，骤然消失，发作时惊恐不安、面色发绀。有反复发作史。如先天性喉喘鸣、蝉鸣性喉痉挛、破伤风、狂犬病、手足搐搦症、癫痫等；②喉麻痹：早期喉返神经疾患所致的双侧外展肌麻痹，可出现明显的吸气性呼吸困难，但无声音嘶哑，或有轻微嘶哑，也不易察觉。

### （三）气管阻塞或压迫

病变位于颈段气管者，常为吸气性呼吸困难；位于胸段气管尤其是靠近气管隆嵴者，则吸气与呼气均有困难，并逐渐加重。呼吸时可产生从高声调的喘鸣至低声调的杂声。喘鸣在深呼吸时特别明显，杂声则在平静呼吸时也可听及。病变愈近喉部，呼吸时的喘鸣声和喉随呼吸上下移动愈明显。此时如触诊颈段气管或其周围、叩诊胸部正中或作 X 线纵隔拍片及 CT 扫描，可得阳性体征。如气管异物或肿瘤、颈部或纵隔肿瘤等。

### （四）支气管、细支气管和肺部病变

混合性呼吸困难，逐渐加重，以细支气管病变为主者则呼气困难明显。呼吸速率缓慢，端坐时呼吸较好。发声微弱低沉，但无声嘶。咳嗽剧烈，但无喘鸣。呼吸时喉头不上下移动。叩诊、听诊或 X 线胸部检查及 CT 扫描可得阳性体征。如支气管肺炎、百日咳、硅肺及肺部干酪化淋巴结破溃入支气管等。

### （五）肺受压迫呼吸量减低

呼吸表浅、快速,呈混合性呼吸困难。因辅助呼吸肌需大力作用于扩张胸腔,增加呼吸深度并使肺泡易于充气,故吸气性呼吸困难可表现较明显。发声正常,间有咳嗽和胸部紧迫感。胸部物理检查可得阳性体征。如气胸、血胸、渗出性胸膜炎、膈疝、腹部异常膨胀(大量腹水或气腹等可使膈向上移位)。

### （六）左心衰竭

表现为呼吸急速、劳动后呼吸困难和心慌加重,严重者不能平卧(端坐呼吸),可有夜间发作性呼吸困难(心源性哮喘)。无喘鸣,呼吸时喉部无移位。有心脏病史,常有心慌,气急,咳嗽,下肢水肿等。检查可发现发绀,心脏扩大及心脏杂音等。如高血压及动脉硬化性心脏病、左房室瓣狭窄或闭锁不全、主动脉瓣疾患等。

### （七）低氧血

根据缺氧的原因和血氧变化的特点,可分为①氧分压过低性缺氧,②贫血性缺氧;③淤血性缺氧;④组织中毒性缺氧。各种缺氧所引起的机体变化既各具特点,但又有相似之处;如其呼吸道通畅无阻,但都可有呼吸困难,或呼吸快速、深长,或呼吸表浅、加快,出现发绀、心率增快等;应根据病史和其他体征,注意鉴别。如氧分压过低性缺氧主要为动脉血氧分压降低,氧含量减少,以致动脉血供应组织的氧不足所致(如在海拔 3000m 以上的高山或空气被惰性气体或麻醉剂稀释时)。此时测定动脉血氧饱和度,若低于 90% 以下,即可确诊;或试用正压给氧,若呼吸改善,心率减慢,则有助于诊断。

### （八）功能性疾病

突然发作的呼吸困难,呼吸深快,有心悸,但脉搏正常,一般情况良好,心肺检查无阳性体征,长期观察无异常发现。如癔病或伴有自觉呼吸困难的神经官能症等。

## 五、呼吸困难的治疗

由于引起呼吸困难的病因不同,治疗方法各异,一般可分为病因治疗与对症治疗。

### （一）病因治疗

最根本的治疗方法是设法消除引起呼吸困难的病因。当诊断确立后,即可进行病因治疗。如及时取出呼吸道异物,解除喉痉挛,切除新生物,切开并引流咽部脓肿,控制哮喘发作,处理心力衰竭,抽出胸膜腔积液或积气等。

### （二）对症治疗

呼吸困难的病因,有的一时难以确定,或虽找到了病因,但不易迅速消除,故对症治疗常常是十分重要的处理方法和抢救措施。应当根据呼吸困难的程度、发病原因、患者情况、有无并发症或业已采用的疗法效果如何,结合具体条件,酌情选用下列方法。有的方法(如某些镇静剂、呼吸兴奋剂等)对某些患者可能疗效显著,而对另一些患者则可能是有害无益。故须选择适当,方能奏效。

1.一般治疗　须保持安静、取半坐位、吸痰。酌情适当补液,防止失水。有严重贫血者,注意纠正贫血,提高携氧能力等。

2.氧治疗

(1)氧治疗的作用:氧治疗的主要作用是提高动脉血氧饱和度,改善低氧血症,减轻因代偿缺氧所增加的呼吸和循环负担。引起缺氧的原因不同,氧治疗的效果亦有较大差异。凡因呼吸道通气功能障碍或肺组织病变影响弥散功能而引起的低氧血症,氧治疗效果较好。凡因循环功能障碍或贫血引起的氧运输障碍,输氧有一定效果,但难以根本解决缺氧问题。凡由于静脉血分流入动脉(如青紫型先天性心脏病)引起的动脉血氧合不足,氧治疗的效果极为有限。概言之,氧治疗只能预防低氧血症可能导致的并发症,如低氧的精神症状和肺性脑病、心律失常、乳酸中毒、组织坏死等,而不能消除低氧血症的原因。因此,氧治疗只是预防组织缺氧的一种暂时性措施,它不能代替对根本病因的治疗。

(2)氧治疗的临床指征

1)呼吸困难:缺氧早期,一般呼吸费力,呼吸次数常会加快;病情较重,濒于呼吸衰竭者,则呼吸无力,呼吸次数减慢;以及频繁发生呼吸暂停者,都是给氧的指征。

2)烦躁不安、意识障碍:严重急性缺氧时可使患者烦躁不安,若不及时改善缺氧状况,而导致脑组织严重缺氧者,便可出现意识障碍,甚至引起昏迷、抽搐。

3)心率加快、血压升高:这是缺氧的早期征象,但非特异性表现。若长时间不能解决缺氧状况,则心率和血压均可下降。

4)皮色改变、出现发绀:面色青紫时,动脉血氧分压大多明显下降,是给氧的指征。一般说来,口唇及甲床发绀是缺氧程度较重的表现。但发绀与低氧血症的程度可不完全一致,如严重贫血时,虽缺氧可不出现发绀。

5)严重高热:高热时,机体代谢增强,氧耗量增多,有低氧表现时,应给予氧治疗。

亦可根据血气分析结果确定给氧指征:如动脉血氧分压($PaO_2$)<10.66kPa(80mmHg)或动脉血氧饱和度($SaO_2$)<95%时应给予氧治疗。

(3)给氧方法常用者有下列几种

1)鼻导管法或鼻塞给氧:可用细软的导尿管或特制鼻导管插入前鼻孔内约1cm,予以固定。氧气流量婴幼儿每分钟0.5~1L,小儿每分钟1.5~2L,成人每分钟5~10L;氧浓度为25%~35%。鼻塞法比插入鼻导管要舒适些,并且给氧的效果与鼻导管法相近,因此鼻塞法在临床上较为常用。

此种方式给氧主要用于轻度或中度呼吸困难的患者;其优点是简便、实用、价廉且无重复呼吸,但易受到给氧流速、潮气量、呼吸频率及张口呼吸等因素的影响。

2)鼻咽导管法:即用一导管或导尿管经患者一侧鼻腔插至鼻咽部(一般以鼻尖至外耳道口的长度为准),以经口腔刚刚看到管端在软腭下方为适度,氧气即可经导管吸入。此法的适用范围及主要优点与鼻导管法或鼻塞给氧相同。氧流量成人3~5L/分钟,氧浓度与上述成人的浓度相近。已行气管切开术者,经气管套管放置导管或漏斗给氧,可获得更高的氧浓度。

3)面罩法给氧:此法适用于轻度、中度及部分重度乏氧性低氧血症,对伴有高碳酸血症的患者应慎重使用。有开放式面罩和密闭式面罩两种方法。一般应用开放式面罩,将其置放于口鼻前方并略加固定,但不密闭。氧浓度的高低可通过氧流量的大小和面罩的远近来调节。此法可以获得较高的氧浓度,达到氧治疗的目的。但要注意保持面罩开放,不可密闭;给氧时氧流量要大,每分钟4~5L以上,否则呼出的气体会有相当大的部分聚积在面罩内而被重复吸入,导致$CO_2$蓄积。

在不漏气的情况下,密闭式面罩法给氧的氧流量要在每分钟5L以上,否则会引起$CO_2$潴留。此法在小儿应用较少,因其消耗呼吸功量相对甚大。

目前,应用的成品面罩有:简单面罩、通气面罩(venturi面罩)、部分或无重复呼吸面罩,活瓣面罩、带有T形管的给氧面罩等。

4)氧帐法或头罩法给氧:将氧输入一特制的塑料薄膜帐内,患者位于帐幕中而不与供氧的机械装置接触,就可给需要吸入较高浓度的氧疗患者供氧。此法因需特殊设备,而且必须给予高流量(每分钟10L)的氧,才能提高帐内氧浓度,故不易推广应用。

氧气头帐或头罩:即将头部置于头帐或头罩内吸氧。使用时增加氧流量可提高氧浓度;每分钟给氧10L以上,氧浓度可提高到60%~70%。头帐或头罩内温度较高,高热患者或高温季节不宜使用。

5)人工呼吸器给压给氧法:此法主要用于各种原因所致的急性或慢性呼吸衰竭患者。需通过气管插管或气管切开与呼吸器连接给氧。其优点是既可解除低氧血症,也可消除二氧化碳潴留。通常采用的机械呼吸方法有:

①间歇正压呼吸:在吸气时以适当的压力将气体压入肺内,呼气时不加压,依赖患者的自主呼吸维持,让患者能逐渐锻炼其呼吸能力,有利于呼吸肌功能的恢复。常用于撤离控制呼吸的过渡阶段,缩短撤离时间。它还具有以下特点:a.较低的平均气道压,不易并发气胸;b.由于肺内压增加少,对循环影响小;c.呼吸性碱中毒发生率低;d.但因保留自主呼吸,可能导致呼吸肌疲劳,增加呼吸功能和氧耗量,有增加二氧化碳潴留之虞。

②呼气终末正压呼吸(PEEP):即在用呼吸机通气时,除吸气期给正压,将气体压入肺脏外,呼气终末时,亦保持呼吸道压力高于大气压,通常为$0.49\sim1.47kPa$($5\sim15cmH_2O$)。由于吸气与呼气时均为正压,为持续正压呼吸。此因呼气的正压可使闭合的肺泡开放,并可防止呼气终末气道关闭,增加功能残气量,防止和治疗肺泡萎陷。主要用于治疗难以纠正的低氧血症。

③持续正压通气(CPAP)或持续正压呼吸(CPPB):即吸气与呼气时均为正压,其氧合作用机制与上述PEEP相同,常用于阻塞性睡眠呼吸暂停低通气综合征(OSAHS)及急性呼吸窘迫综合征(ARDS)。

关于机械呼吸的详细作用机理和呼吸机的类型及其特点等就不赘述了。

(4)氧治疗注意事项

1)长时间呼吸功能不良的患者,其呼吸中枢对$CO_2$已不敏感,依靠低氧刺激颈动脉体和主动脉体的化学感受器来维持呼吸中枢的兴奋。若突然给予高浓度高流量的氧,就会使低氧兴奋化学感受器的作用减弱,通气量更减少,$CO_2$潴留更多,加重呼吸性酸中毒,使呼吸更受抑制,甚至呼吸停止。故此时宜施用控制性给氧,即只给予低浓度、低流量的氧吸入。必要时检查$PaCO_2$,以防止$CO_2$潴留增多导致昏迷。

2)长时间的氧治疗,不论采用何种方式给氧,氧气均需湿化,以避免干燥氧气对呼吸道黏膜的刺激。

3)氧治疗时应特别注意安全。治疗环境内要严防点火、吸烟等各种火苗,保持室内空气流通。平时注意检查氧气开关,防止漏气。

4)注意防止氧中毒:氧也是一种药物,用量过大、时间过长也会引起氧中毒。吸氧浓度大于40%($FiO_2$＞0.4)称为高浓度氧;吸氧浓度低于40%($FiO_2$＜0.4)称为低浓度氧。长时间吸入高浓度氧,可造成肺泡壁增厚,肺间质水肿,肺毛细血管上皮肿胀、增生,黏液纤毛功能抑制等变化。在气道不充分通畅时,吸入高浓度氧容易造成肺不张(平时氮气在肺泡中起支撑作用,吸入高浓度氧时氮即减少,氧弥散入血液运走,而气体又不能及时补充时,即易造成肺不张)。在早产儿,可引起眼睛的晶状体后纤维增生,造成严重的视力障碍。与肺氧中毒不同,即使吸入低浓度氧,只要血氧分压长时间增高,即可造成眼的损害。由此可知,当患者缺氧情况明显改善后,即应停止给氧。

(5)高压氧治疗:Hanshaw(1662)开始应用高压氧治疗以来,已有300多年历史。所谓高压氧是指比1个绝对大气压(ATA)高的压力,临床应用一般不超过3ATA。高压氧治疗的特点是大大提高了血液内氧的溶解量;平时血氧大部分与血红蛋白结合,物理溶解的氧仅$0.3ml\%$;吸入100%氧,氧含量的升高主要是溶解氧上升至$2ml\%$,只能改善某些低氧血症;而在3ATA的高压下吸氧,可使血液内溶解氧增至4.5~

6ml％,已可维持一般组织对氧耗的需要,能使大多数低氧血症得到改善。

高压氧治疗对一氧化碳中毒、空气栓塞、减压病、气性坏疽等有良好效果;对休克、复苏后急性脑缺氧、血栓闭塞性脉管炎、冠心病等效果亦较好;对脑缺血性疾病、突发性聋、中毒性脑病、破伤风、新生儿窒息等可有帮助。总之,高压氧治疗为缺氧性疾患或其他一些疾病开辟了新的治疗途径,但因其作用机制比较复杂,可引起如升压或减压反应所导致的气栓、气压创伤性鼻窦炎、中耳炎、鼓膜穿孔等,以及氧中毒等并发症,故应慎重选择适应证,密切注意治疗反应,不可盲目应用。

3.药物治疗

(1)镇静剂:因烦躁不安而加重呼吸困难或严重影响呼吸困难缓解和呼吸机能改善,故对无呼吸抑制或衰竭征象者,可酌情给予镇静剂。镇静剂的应用要慎重,剂量要适当。使用不当或过量,均可出现呼吸抑制或发生呼吸暂停,有时尚可因应用镇静剂后造成假象,延误诊断和抢救、治疗。使用时应密切观察呼吸和脉搏等。有些镇静药(如苯巴比妥、异戊巴比妥)是在肝内破坏,经肾排泄,故肝、肾功能不良者慎用。

1)苯巴比妥(鲁米那):肌肉注射,成人每次 0.1～0.2g,小儿每次 1～2mg/kg。

2)异戊巴比妥(阿米妥):肌肉注射,成人每次 0.05～0.2g,小儿每次 1～2mg/kg。

3)异丙嗪:肌肉注射,成人每次 25～50mg,小儿每次 0.5～1mg/Kg。或氯丙嗪,用法与用量同异丙嗪。此类药物若使用得当,可有效地解除支气管痉挛,保证镇静,而对呼吸功能无不良影响。

4)安定:成人口服每次 2.5～5mg,肌注、缓慢静注或静滴每次 5～10mg。小儿口服每次 0.1～0.3mg/kg,肌肉注射、缓慢静注或静滴每次 0.25～0.5mg/kg。

对呼吸困难的患者,除非在辅助呼吸或人工呼吸控制下,一般禁用吗啡类药物,以防抑制呼吸。

(2)呼吸兴奋剂:一般呼吸困难无须使用呼吸兴奋剂,但呼吸困难严重并伴有发绀,或有呼吸衰竭征象时,宜使用之。然呼吸兴奋剂对呼吸道机械性阻塞所引起的严重呼吸困难效果不佳,因呼吸道阻力太大,呼吸肌和辅助呼吸肌已接近其最大能力的运动,故此时呼吸兴奋剂的使用,不能使通气量有明显增加,或是由于如此呼吸时,氧消耗太多,呼吸困难不易改善。

1)洛贝林(山梗菜碱):刺激颈动脉体和主动脉体的化学感受器,反射性地兴奋呼吸中枢,对延髓的迷走神经中枢和血管运动中枢也有兴奋作用。毒性低,作用快,但持续时间短。成人每次 3mg,静脉注射;或 10mg,肌肉或皮下注射。小儿每次 0.3～3mg,静脉注射,必要时每隔 30 分钟可重复使用;或 1～3mg 肌肉或皮下注射。洛贝林可与尼可刹米并用,前者一次剂量一般应用 6～9mg。

2)可拉明(尼可刹米):兴奋延髓呼吸中枢,使呼吸运动加深加快,同时也有颈动脉体和主动脉体化学感受器的反射作用,对大脑皮层及循环中枢也有兴奋作用。成人每次 0.25～0.5g,皮下、肌肉注射或静脉注射,必要时每 2～3 小时重复注射一次。1 岁小儿,每次 75mg;4～7 岁,每次 175mg,用法同成人。此药作用温和,毒性小,安全范围较宽,故较常用。并可与洛贝林、安钠咖等交替或合用使用。

3)安钠咖:能增强大脑皮层的兴奋性,兴奋延髓呼吸、血管运动中枢及迷走神经中枢。肌肉或皮下注射,成人每次 0.25～0.5g,小儿每次 6～12mg/kg,必要时 2～4 小时后可重复注射。成人一次极量 0.8g,1 日极量 3g。

4)二甲弗林(回苏灵):是中枢神经兴奋剂,对呼吸中枢有强大的兴奋作用,其效力强于尼可刹米、美解眠等。静脉注射后能迅速增大通气量,对通气、换气功能障碍和高碳酸血症均有兴奋作用;具有起效快、作用时间短、疗效明显等特点。成人每次 8～16mg 肌肉或缓慢地静脉注射,也可用葡萄糖或生理盐水稀释后静脉滴注或注射。

5)盐酸哌醋甲酯(利他林):对呼吸中枢的兴奋作用较缓和,毒性较小。因能降低呼吸中枢对血液二氧化碳的兴奋阈,故易引起呼吸中枢兴奋。常用 20~40mg,肌肉或静脉注射。剂量较大时,有明显的升压作用。

6)贝美格,又称美解眠:主要兴奋脑干,对呼吸中枢的作用明显、迅速,维持时间短。成人每次 50mg,用 5%葡萄糖溶液稀释后,静脉滴入,约 3~5 分钟滴完。视病情需要,可重复给药。小儿每次 1mg/kg,用法同成人。剂量过大,静注太快,可引起恶心、呕吐乃至震颤、惊厥等中毒症状。

7)多沙普仑(吗乙苯吡酮)(多普兰):可直接兴奋延髓呼吸中枢和血管运动中枢,也可通过兴奋颈动脉体的化学感受器而兴奋呼吸中枢,具有起效快、作用时间短的特点,安全范围较大。主要用于麻醉后呼吸抑制和急性呼吸衰竭的抢救。静脉注射,成人每次 0.5~1mg/kg,必要时可重复注射,每日极量为 2mg/kg。静脉滴注,成人 1~3mg/min,极量为 4mg/kg。静脉注射 20~40 秒起效,1~2 分钟达最大效果,维持约 5~12 分钟。

所谓"呼吸三联针",即将洛贝林 12mg、二甲弗林 16mg、盐酸哌醋甲酯 20mg 加 10%葡萄糖溶液 250~500ml,静脉滴注。

(3)肾上腺皮质激素类药物:此类激素制剂已常用于控制呼吸道的病变,尤其是对于急性感染时分泌物较多的喉、气管、支气管病变,或伴有支气管痉挛者。通过激素的作用,除改善患者一般状况外,其抗炎、解痉作用,有利于肿胀的消退和分泌物的减少,改善呼吸道通气情况。通气改善,二氧化碳张力下降,也往往可使支气管痉挛减轻或消失。对于活动性肺结核、心力衰竭、严重高血压、肾功能衰竭与糖尿病等患者应慎用或禁用。

1)泼尼松:成人每次 5~10mg,口服,每日 3~4 次;儿童每日 1~2mg/kg,分 3~4 次口服。

2)醋酸可的松:成人每次 50~100mg,肌肉注射,每日 2~3 次;儿童每日 5~10mg/kg,分 2~3 次肌肉注射。

3)氢化可的松:成人每次 100~200mg,儿童每日 4~8mg/kg,静脉滴注。

4)地塞米松:口服,成人每次 0.75~1.5mg,每日 2~4 次。小儿每天 0.1~0.25mg/kg,分 3~4 次口服。肌肉注射或静脉滴注,成人每次 5~10mg,小儿每次 1~2.5mg。

(4)抗生素及其他药物:对呼吸困难的患者,必须有效地使用抗生素,以防治呼吸道感染。在成人心率超过 120 次/min,持续 6 小时以上,或尚伴有肝脏肿大者(多见于小儿的心力衰竭),可酌情使用洋地黄制剂或毛花苷丙(西地兰)等,以防心力衰竭。

4.手术治疗　主要目的是保证呼吸道通畅及维持有效的空气交换量,以纠正缺氧及保证二氧化碳排出。

(1)气管切开术:此术对上呼吸道阻塞性呼吸困难所起的拯救生命的作用是众所公认的。现在,还较多地应用于因呼吸功能不全、下呼吸道分泌物潴留所致的呼吸困难。气管切开术的主要作用在于:减少呼吸道解剖无效腔量的 50%以上,增加有效的通气量,有利于氧吸入和二氧化碳排出。减少经鼻呼吸的呼吸道阻力,减轻患者体力消耗。便于经气管套管随时清除下呼吸道分泌物,使呼吸道保持通畅;保证肺泡的气体交换,减轻肺内压,改善血循环,有利于肺部病变的恢复。必要时可通过气管套管进行人工辅助呼吸、加压给氧及有利于局部用药等。

关于气管切开时机的选择,须考虑到呼吸困难的病因、治疗经过、呼吸困难的程度、全身状况、年龄和对病情发展的估计等。对比较严重的进行性阻塞性呼吸困难而病因一时无法解除者,原则上应尽早地施行气管切开术。争取在患者情况较好时,手术按常规步骤进行。这样既可防止或减少并发症,同时机体内由于缺氧和二氧化碳积蓄所引起的生物化学改变,也尚处于可逆状态,有利于机体的恢复。对于各种原因引起的呼吸道分泌物潴留或呼吸功能不全的患者,凡临床确认有施行气管切开术的适应证而无禁忌证,且用其他方法不能长时间维持呼吸道通畅者,均宜早期考虑气管切开术。尽量避免在濒临呼吸衰竭或窒息的状况下仓促手术。

(2)气管内插管术:此法操作简单,迅速有效,可保证呼吸道通畅,减少呼吸道的解剖无效腔量,便于气管内分泌物的吸引,必要时还可作加压人工呼吸,对于抢救严重的呼吸困难是一个很重要的方法。但气管插管留置过久,易致声带水肿。虽有经验证明经鼻腔插管可历时 5 天而无声带水肿者,但一般留置时间仍不宜超过 48~72 小时。如超过 2~3 天,以改用气管切开术为宜。

一般主张在气管切开术前有条件者可先行气管内插管,建立安全通气道,吸出呼吸道分泌物,改善缺氧状态后再行气管切开术,可保证手术顺利进行,减少并发症的发生。在某些非异物或非肿瘤所致的阻塞性呼吸困难的急诊病儿,施行气管切开术前,应用气管内插管术则更属重要。它有利于寻找气管,消除或减轻胸腔内负压,从而可减少气胸或纵隔气肿的发生;由于呼吸和循环改善,出血也可减少;尚可基本消除手术中发生窒息的危险。有时可能遇到插管困难(如声带显著水肿、牙关紧闭、颈部过于粗短)或插管意外(如导管阻塞、扭曲等),必须注意。气管切开后即除去插管。

(3)支气管镜检查:此检查在阻塞性呼吸困难的抢救和诊治中有其重要意义。它除设备和操作较气管内插管术略为复杂、需时可能稍多外,具有气管内插管的各种功能;并能直接观察呼吸道情况,有助于明确诊断或消除病因,为气管内插管术或气管切开术所不及。用以吸引呼吸道分泌物也较气管内插管术可靠而有效,且无导管扭曲或堵塞之虞。下列情况所发生的呼吸困难均可考虑施以支气管镜检查进行抢救或诊治:

1)呼吸道阻塞物或伴有原因不明的支气管阻塞征:呼吸道阻塞物,如异物、肿瘤、肉芽、假膜等,在支气管镜下取出或切除,便可立即解除或减轻呼吸困难。

支气管阻塞症,如阻塞性肺气肿或肺不张,往往多见于支气管内黏稠分泌物积聚或上述异物、肿瘤等的阻塞。此时施行支气管镜检查,往往可以明确或除去病因,缓解呼吸困难。

2)颈部或纵隔肿块、脓肿等压迫气管:可先导入支气管镜解除呼吸困难,立即作进一步处理,以保安全。

3)呼吸道分泌物多量潴留或急性潴留:各种原因引起的呼吸道分泌物多量潴留,尤其在胸部或腹部手术后、呼吸道腐蚀伤、头部损伤后昏迷、药物中毒、神经外科手术后、胸部外伤等所引起的急性分泌物潴留,可在支气管镜明视下行吸引术,能更有效地解除呼吸困难。

4)咳血引起的严重呼吸困难和窒息:咳血为胸腔疾患的重要症状之一,以肺结核患者最常见。其直接死于失血过多者较少,主要由于大量咳血,血液不能及时咳出,阻塞呼吸道引起呼吸困难和窒息而死亡。此时如能立即施行支气管镜吸引术,除去呼吸道阻塞物,使窒息及时解除,即可挽救患者生命。

5)原因不明的阻塞性呼吸困难:此种情况常可采用支气管镜检查确定诊断,清除病因,改善呼吸。我们曾遇 2 例具有典型吸气性呼吸困难的成年患者,均经气管切开术后戴上普通气管套管,呼吸困难未解除,改用特制长号套管,则呼吸改善。经支气管镜检查发现并最后确诊,1 例为气管内腺样囊性癌,另 1 例为胸骨后甲状腺癌压迫气管。经手术切除肿瘤后,呼吸困难方得解除。又 1 例严重呼吸困难的 3 岁病儿,X 线拍片见左侧阻塞性肺气肿(右上又见有肺大泡,故呼吸困难严重),气管切开术后呼吸困难无明显改善;经行支气管镜检查,发现并切除左主支气管口炎性息肉后,呼吸困难明显缓解,以后完全恢复正常。另 1 例 52 岁的女患者,因咳嗽、气喘 1 年余,内科臆断为"支气管哮喘";继因声嘶而于间接喉镜下发现左侧声带麻痹,声门下隐约可见新生物。后因吸气性呼吸困难严重而行气管切开术,当切开气管前壁时,突然出血引起窒息,呼吸停止约 4～5 分钟。经行人工呼吸与通过气管切口插入支气管镜,吸出血液后呼吸恢复,发现并逐步取出气管与两侧主支气管开口处散在性新生物,病检报告为乳头状瘤。又经多次支气管镜下切除新生物并行放射治疗,追踪观察近 20 年情况良好。

新生儿和婴幼儿原因不明的呼吸困难,有时需行支气管镜检查才能发现呼吸道本身或其周围的先天性异常,设法根除病因,方得恢复正常呼吸。

6)气管切开术时先插入支气管镜:其作用与气管切开术前先行气管内插管相同。

此术的主要缺点是留置时间不宜过久。对一般清醒患者操作与留置支气管镜的时间不宜超过 1 小时。过久,不但引起患者不必要的痛苦,且因呼吸逐渐改善,患者躁动、刺激黏膜,可致剧烈咳嗽,易引起喉水肿等并发症。对原有咳血的患者,也有重新诱发出血的可能。剧烈或持续的咳嗽,致肺泡内压升高,可使肺循环受阻,将引起肺泡与血液之间的气体交换障碍。还可能因肺循环阻力的增大引起右心衰竭。此外,若有支气管镜检查的严重禁忌证者,不宜施行此术。严重的呼吸困难并有生命危险之虞者,则须权衡矛盾主次和利弊关系审慎选用。

气管切开术等虽为抢救呼吸困难或呼吸性酸中毒的重要措施之一,但有时单行气管切开术或气管内插管术尚不能完全纠正通气情况。此时,辅助呼吸(人工呼吸或机器呼吸)即为增加通气量最有效的措施。辅助呼吸的方法很多,并有各种类型的辅助呼吸器。对阻塞性通气障碍的治疗,多倾向于采用间歇正压呼吸(IPPB),认为它能:①克服呼吸道阻力;②改善肺泡通气;③有利于支气管舒张;④使气体分布较均匀;⑤减低呼吸肌功率。在进行辅助呼吸时,因给予的氧极为干燥,故须注意呼吸道内应保持一定的湿润度。

(宋月雷)

# 第二十九章　气管插管术及气管切开术

## 一、气管插管术

### （一）概念

气管插管术为紧急解除上呼吸道阻塞、清理下呼吸道分泌物和进行辅助呼吸的有效急救方法，一般常用于患者静脉全身麻醉时保证呼吸道通畅。

### （二）适应证

1.病情十分紧急，患者不能耐受气管切开者，可用气管插管，迅速解除呼吸困难。

2.呼吸困难预计短期可缓解，而不必做气管切开术。

3.紧急气管切开术：预先置入气管插管，为气管切开术争取时间及减少并发症。

4.辅助正压呼吸：各种原因所致的呼吸衰竭，需进行人工呼吸者。

5.下呼吸道分泌物储留：如各种呼吸系统疾病、循环系统疾病、神经系统疾病、破伤风等。

6.各种手术需实施静脉全身麻醉者。

### （三）禁忌证

喉部严重水肿、喉部肿瘤或有异物存留及严重的喉外伤、喉结构紊乱及明显喉狭窄致插管困难者，不易采用气管插管术。下呼吸道分泌物不易经气管插管清理，需行气管切开。鼻道不通畅、鼻咽部纤维血管瘤、鼻息肉或有反复鼻出血者，禁忌经鼻气管内插管。

### （四）手术方法

患者取仰卧，头后仰，根据不同的插管目的，行相应的插管前准备。术者左手持喉镜压迫舌根挑起会厌暴露声门中后部分，右手持管经右侧口角轻巧地过声门插入气管。拔出气管芯，双上肺听诊，确定已插入气管后，插入气管的深度，以双肺呼吸音对称为宜；将导管和牙垫固定于颊部，防止脱出，建立有效呼吸通道。本方法操作简单，但妨碍吞咽，不易固定。

### （五）并发症

1.插管时动作粗暴所致，有上切牙松动、鼻腔及喉腔黏膜损伤、撕裂。

2.喉腔内肉芽肿形成。

3.环构关节脱位。

4.喉部水肿，拔管后出现喉鸣、声嘶，严重者甚至呼吸困难。

术者应具有熟练的插管技术，为减少并发症，在保证呼吸的前提下，尽量选用管径较小的导管；导管保留的时间不宜超过48h；带有套囊的导管，不宜充气过多，且应定时释放气囊内气体，避免发生局部压迫性缺血、坏死。

## 二、气管切开术

气管切开术是一种切开颈段气管前壁、造口插入气管套管,建立临时或长期呼吸通路的一种抢救或预防性手术,具有解除喉阻塞、清理下呼吸道分泌物和麻醉给氧、预防手术后呼吸道阻塞的治疗作用。

### (一)解剖结构

颈段气管位置较浅,位于颈部正中,上接环状软骨下缘,下至颈静脉切迹平面,环状软骨水平线以下与双侧胸锁乳突肌前缘、胸骨上窝构成的倒置三角区,即气管切开术的操作区,称安全三角区,可避免伤及颈部重要血管神经。气管前面覆有皮肤、皮下组织及筋膜,两侧胸骨舌骨肌及胸骨甲状肌借颈深筋膜于颈前中线处相连形成白色筋膜线,术时沿此分离肌肉,可使手术限于中线,较易暴露气管。

颈段气管有7~8个"C"形气管环,软骨环的缺口向后,构成气管后壁,与食管前壁相接。术中切开气管时,切入不宜过深,以免伤及气管后壁和食管。气管前方有颈前静脉及其吻合支,术时可拉向两侧或结扎。甲状腺峡部一般位于第2~4气管环前,为气管前筋膜所包绕,手术时可将甲状腺峡部向上或向下推移,必要时需切断、缝扎。

颈部气管环根部前方与甲状腺下动、静脉或无名动、静脉邻近,损伤后可引起严重的大出血,故切开气管的位置应在第2~4气管环之间进行,不应低于第5环。两侧肺尖的胸膜顶可随呼吸向颈根部膨出而高出第1肋骨,小儿尤为常见,术时分离不宜过于向下,以免损伤胸膜,并发气胸。

### (二)适应证

1.上呼吸道梗阻,喉阻塞　如喉部炎症水肿、外伤、肿瘤、异物等或喉旁组织病变引起的上呼吸道狭窄,病因不能迅速解除时应及时行气管切开术。

2.下呼吸道分泌物潴留　如昏迷、颅脑病变、呼吸肌麻痹、胸部外伤或胸腹部手术后,吞咽与咳嗽反射减弱或消失,多种原因致使呼吸功能减退,分泌物潴留,行气管切开术可吸出分泌物,维持下呼吸道的通畅。

3.某些头颈部手术的前置手术　如颌面部、舌、口底、下咽、喉或颈部食管、气管等多种手术,为保持术中、术后呼吸道通畅,可先行气管切开术,建立临时或长期呼吸通路。

4.辅助呼吸　病情需长时间的辅助呼吸。

5.经气管切开途径取出气管异物　有时可从气管切开处插入支气管镜进行检查或支气管异物取出术。

### (三)手术方法

1.术前准备

(1)备好气管切开包、吸引器等。

(2)选择适宜型号的气管套管。成年男性一般选用10mm管径套管,成年女性选用9mm管径套管,7mm以下用于儿童。

2.麻醉　一般采用局麻。1%利多卡因于颈前中线做皮下及筋膜下浸润注射。

3.手术过程

(1)体位:一般取仰卧位,垫肩,头后仰,保持正中位。如垫肩呼吸困难加重,可先取平卧位,待暴露气管后,再垫肩切开气管。如呼吸困难严重,患者不能仰卧,可在半卧位或坐位进行手术。

(2)消毒与麻醉:按外科手术方法消毒颈部皮肤。麻醉一般采用局部麻醉,通常用1%普鲁卡因或1%利多卡因做颈前中线皮下及筋膜下浸润麻醉。紧急情况(病情危急或昏迷)可不予麻醉。

(3)切口:有纵、横两种。纵切口:从环状软骨上缘至胸骨上窝上一横指处,沿颈正中线纵行切开皮肤、皮下组织,并分离、结扎血管,暴露颈前正中白线。横切口:在环状软骨下约 3cm 处横行切口。

(4)分离颈前带状肌:用小圆刀沿颈前白线锐性切开或以止血钳沿颈中线钝性分离。用甲状腺拉钩将胸骨舌骨肌、胸骨甲状肌从中线用相同力量拉向两边,防止偏斜。

(5)暴露气管:甲状腺峡部覆盖于第 2~4 环气管前壁,用左手示指触摸气管前壁,遇甲状腺峡部时,可沿其下缘稍行分离,向上牵拉或将其切断、缝扎暴露气管。不宜过多分离气管前筋膜和向气管两侧分离,避免发生气肿。

(6)确认气管并切开气管:暴露气管前筋膜后,可隐约地看到气管环,用手指摸到环形的软骨结构,可用带液体的注射器穿刺,视有无气体抽出,避免把颈部大血管或食管误以为气管。并向气管腔内注射 1% 利多卡因 1~2mL。在第 2~4 气管环范围内,用尖刀刀尖向上挑开 2 个气管环软骨,也可以"∩"形切开气管前壁,形成一个舌形气管前壁瓣。将该瓣与皮下组织缝合固定一针,防止气管套管脱出后,或换管时不易找到气管切开的位置。

(7)插入气管套管:插入大小适合的带有管芯的气管套管,迅速抽出管芯,即有分泌物咳出,吸出分泌物,并置入套管内管。如无分泌物咳出,可用少许纱布纤维置于管口,视其是否随呼吸飘动,如无飘动,则套管不在气管内,应拔出套管,重新插入。

(8)固定气管套管:将两侧系带缚于颈部,其松紧要适当,以免套管脱出。

(9)缝合切口:检查术区,充分止血,纵行切口仅缝合套管上方的切口 1~2 针,套管下方的切口不予缝合,以免发生气肿。

### (四)术后并发症

1.皮下气肿 术后最常见的并发症,其发生原因主要有:①气管周围软组织分离过多;②气管切口过长或气管前筋膜小于气管切口;③切开气管或插入套管时发生剧烈咳嗽;④皮肤切口缝合过紧。一般不需要特殊处理,数日后可逐渐自行吸收。

2.纵隔气肿 由于过多分离气管前筋膜,致使气体自气管切开口逸出进入纵隔形成。严重时沿气管前下区向下分离,放出纵隔气体,必要时请胸外科协助诊治。

3.出血 因术中止血不彻底或患者凝血功能障碍等所致。少量渗血可以凡士林纱条或碘仿纱条压迫止血;如出血较多,需打开伤口结扎止血。

4.气胸 手术暴露气管时过于向下分离,损伤胸膜顶引起;或呼吸极度困难,胸膜腔内负压过高,剧烈咳嗽使肺泡破裂,形成自发性气胸。轻度气胸可自行吸收,气胸明显时应抽除积气,或于锁骨中线第 2 肋间处做胸腔闭式引流术。

5.拔管困难 切除气管环位置过高伤及环状软骨;过多切除气管环造成前壁塌陷;多次进行气管切开导致瘢痕增生狭窄;气管造瘘口肉芽组织形成;原发疾病未彻底治愈;套管型号偏大,患者依赖性心理等,都可造成拔管困难。

## 三、环甲膜切开术

环甲膜切开术适用于病情危重、需紧急抢救的喉阻塞者,一般经此手术待呼吸困难缓解后,为常规气管切开术赢得时间。

1.确定甲状软骨与环状软骨的位置后,用左手拇指和中指固定,于环状软骨与甲状软骨之间做一个长

3～4cm 的横切口,分离颈前肌,用小尖刀于环甲膜做 1cm 横切口,以止血钳撑开切口,插入塑料套管并固定,以不超过 24h 为宜,尽早行常规气管切开术。术中避免选用金属套管,以免磨损环状软骨,造成喉狭窄。

2.紧急情况下,可用环甲膜穿刺器或粗大的静脉注射针头进行环甲膜穿刺,恰当掌握穿刺深度,可迅速缓解喉阻塞症状。

(宋月雷)

# 第六篇　气管食管学

# 第三十章　气管食管学基础

## 第一节　气管食管的应用解剖

### 一、气管、支气管的临床解剖学

#### （一）气管

气管是由弹性透明软骨、平滑肌、黏膜和结缔组织构成的腔管。计有 16～20 个气管环，1～8 环位于颈部，其余各环位于胸部。上起第 6 颈椎平面，上端与环状软骨下缘相接，内腔相通。下达第 5 胸椎上缘高度，分叉为左、右主支气管。气管环之间有结缔组织连接。气管软骨环呈马蹄形向后开放，气管环缺口由纵行的弹性结缔组织纤维和大部分横行、小部分斜行的平滑肌加以封闭，组成气管后壁。并与食管前壁紧密附着。气管环缺口约占气管横断面周长的 1/3。成人气管长度为 10～12cm，左、右径约 2～2.5cm，前后径约 1～2cm。气管长度及内径依年龄、性别而有不同，呼吸时，内径长度也可变化。中国人气管长度和内径调查统计结果见（表 30-1）。

表 30-1　中国人气管的长度和内径（mm）

| 年龄 | 长度 | 前后径 | 横径 |
| --- | --- | --- | --- |
| 1 个月 | 40 | 4 | 6 |
| 3 个月 | 42 | 5 | 6.5 |
| 5 个月 | 43 | 5.5 | 7 |
| 1 岁 | 45 | 7 | 8 |
| 3 岁 | 50 | 8 | 9 |
| 5 岁 | 53 | 8.5 | 9.5 |
| 7 岁 | 60 | 9 | 10 |
| 12 岁 | 65 | 10 | 11 |
| 成人男 | 103 | 15 | 16.6 |
| 成人女 | 97 | 12.6 | 13.5 |

第 1、2 气管环常连在一起，其后部分叉；最下一个气管环呈三角形突起，位于左、右两侧主支气管交角处，组成气管杈。其内形成一矢状位的突起，称气管隆嵴，边缘锐利光滑，是支气管镜检查定位的重要标志。

气管、支气管内被覆假复层纤毛柱状上皮,在上皮细胞之间夹有杯状细胞,在黏膜层及疏松的黏膜下层含有黏液腺及浆液腺。

气管之血供来自甲状腺下动脉,主要分布在颈前气管的前面。静脉回流于甲状腺下静脉。

支配气管、支气管的神经为交感神经和副交感神经。交感神经来自颈胸交感神经节,分布于气管、支气管的平滑肌,司理气管、支气管的扩张。副交感神经来自迷走神经,司理支气管的收缩。

气管、支气管的淋巴分布:主要分布在气管与主支气管两旁。在气管杈处右侧有 3～6 个,左侧有 4～5 个淋巴结。

气管除气管杈处比较固定外,其余部分较易移动;可随着喉头而上下移动,亦可随头颈向左、右移动或扭转。故在气管切开时,头后仰,气管位置向上、向前移位,可暴露较多的气管环,手术操作较容易;但易造成低位气管切开,也易伤及大血管及胸膜顶。而头抬高、向前倾时,较多气管环进入胸部,位置较深,手术操作较难,易形成高位气管切开。

气管与邻近结构的关系:颈部气管前覆有皮肤、皮下脂肪、筋膜、胸骨舌骨肌、胸骨甲状肌,在第 2～3 气管环前面有甲状腺峡部横行,是气管切开术中重要解剖标志之一。幼儿在第 5～6 气管环前可见胸腺。下段气管前壁在胸骨后与主动脉弓相交,两旁与胸膜相接近。左侧喉返神经经过气管与食管间的沟槽;右侧喉返神经与气管侧壁毗邻。气管在胸骨上窝水平处前面还与无名动脉及左无名静脉邻近。因此,气管切开位置过低或套管弯曲度不适合,或伤口严重感染累及上述血管,可并发严重出血,亦可伤及胸膜顶而危及生命。

### (二)支气管

支气管之结构与气管相似。由软骨、黏膜、平滑肌及结缔组织组成。从气管杈开始分为左、右主支气管,进入肺门,如树枝状逐级分支,故称支气管树。

1.主支气管(一级支气管)　入左、右肺。

2.肺叶支气管(二级支气管)　入肺叶,右侧分 3 支,左侧分 2 支。

3.肺段支气管(三级支气管)　入各肺段,左、右肺共计各有 10 个肺段。再继续分支,最终以呼吸性细支气管通入肺泡管及肺泡。

右侧主支气管粗短,约长 2.5cm,与气管纵轴约成 25°角,因此异物容易进入右侧主支气管。左侧主支气管细而长,约长 5cm,与气管纵轴约成 45°角。左、右主支气管交角平均约 63°～79°。儿童夹角较小,女性稍大于男性。

在支气管镜下所见各种肺叶开口情况:从气管隆嵴向右下 1cm 于时钟 2～4 点处,可见上叶支气管开口,与右主支气管几乎成 90°角。上叶开口向下约 2.5cm,在支气管前壁 11～1 点处,可见一个半圆形中叶支气管开口。在前壁中叶开口小嵴的下方即为下叶支气管开口。左主支气管向下、向左距离气管隆嵴 3～3.5cm 处可见垂直面小嵴,其外侧 8～10 点位置为上叶支气管开口,内侧即为下叶支气管。

## 二、食管的临床解剖学

食管是由黏膜衬里的肌性管道,上与喉咽下端相连,起于环咽肌下缘,下通至胃的贲门处。成人食管入口位于第 6 颈椎平面,贲门位于第 11 胸椎平面。食管平均长度约 25cm,自上切牙至贲门约为 40cm。在发育时期,其长度随年龄增加而增长;食管之横径约 2cm,吞咽时可作不同程度的扩张。平时其前、后壁几乎相贴,在食管镜下呈海星状动物外观。

在食管入口处由咽下缩肌最下部分横行纤维构成环咽肌、附在环状软骨板两侧,有较强的收缩力,因此在后壁形成唇状隆起。在环咽肌上、下方各形成一三角形间隙。居上者称环咽肌上三角（Killian 三角），在喉咽部。居下者称环咽肌下三角（Laimer 三角），在食管入口下方，也是食管入口处后壁最柔弱和易受损伤的部位。在环咽肌上三角两侧为咽下缩肌的斜行纤维，下界为环咽肌上缘，因其前方为环状软骨、后方为颈椎体，当食管镜插入经过此处时可遇到困难，必须细心操作，避免损伤。两侧下界为过渡入食管肌层的环咽肌斜行纤维，上界为环咽肌下缘。

食管有 4 个生理狭窄部位：第 1 狭窄是食管入口部，前有环状软骨弓，后有环咽肌强有力的收缩，是各狭窄中最狭窄处，也是食管异物最好发的部位；通常关闭呈一额状位隙缝，在吞咽时才开放。第 2 狭窄相当于第 4 胸椎高度，是主动脉弓横过食管前方之处。第 3 狭窄相当于第 5 胸椎高度，是左主支气管横过食管前壁之处。因第 2、3 狭窄距离甚近，并且第 3 狭窄处常不明显，故临床上亦常将两者合称为第 2 狭窄。第 4 狭窄（临床常称为第 3 狭窄）相当于第 10 胸椎高度，是食管穿过膈的食管裂孔，为膈脚压迫处。以上这些狭窄部位是异物容易嵌顿存留之处。食管损伤和癌肿也较多发生于这些狭窄部位。由于脊椎和膈的影响，食管径路不完全居于正中线上。食管上端位于脊柱与气管之间，居正中位；下行到胸上段食管稍偏左后，继向右下行至第 4 胸椎处，移行至中线；下行至第 7 胸椎处又再向左前方偏斜，于第 10 胸椎处穿过膈孔入胃。

成人食管壁的厚度约 3～4mm，由黏膜层、黏膜下层、肌层与纤维层构成。黏膜属复层鳞状上皮，黏膜下层含有腺体；肌层由内环形、外纵形 2 种肌纤维组成。食管上 1/3 段肌层为横纹肌，下 1/3 段为平滑肌，中 1/3 段含上述 2 种肌纤维。肌层外为薄层结缔组织形成食管外膜，但不存在浆膜层，因此较肠壁容易穿破，且手术缝合亦较困难。

食管之血供十分丰富。甲状腺下动脉、胸主动脉及腹主动脉等均有分支分布于食管壁。食管上段之静脉经甲状腺下静脉汇入上腔静脉；中段回流至奇静脉，下段处之静脉则注入门静脉系统。当肝硬化门静脉血流受阻，门静脉高压时，食管下段静脉则充盈怒张。

食管的交感神经、副交感神经纤维主要来自上、下颈交感神经节和迷走神经。

（徐　伟）

# 第二节　气管食管生理学

## 一、气管、支气管的生理学

气管、支气管是肺泡进行气体交换的通道、被吸入进气管、支气管的空气在其内进一步被加温、加湿。所吸入的空气在到达终末细支气管时，可加温约 2℃ Perwitzschky（1989）测得支气管内的湿度平均约 84%。

### （一）清除吸入颗粒、保护机体功能

气管、支气管的黏膜由假复层纤毛柱状上皮组成，除纤毛细胞外，还有杯状细胞、浆液细胞等多种分泌性上皮细胞，其分泌的浆液和黏液及纤毛细胞的纤毛组成黏液纤毛运载系统。随空气被吸入的尘埃、细菌及其他微粒，沉积于黏液层上，通过纤毛波浪式的向喉部的单向运动，被排除体外，每个纤毛细胞的顶部约有 200 根长 5μm 的纤毛，其以每分钟 1000～1500 次的频率作击拍式摆动，运送速度可达每分钟 1～3cm。沉积在较大气道内的颗粒一般均能在 24 小时内被排出，气道内的颗粒可在吸入后 1 小时被排出。黏液纤

毛运载系统是呼吸道最重要的防御机制之一。

### （二）免疫功能

呼吸道的免疫功能包括非特异性免疫和特异性免疫。非特异性免疫以黏液纤毛廓清作用和非特异性可溶性因子的抗感染作用最为重要。黏液纤毛廓清作用即将随呼吸而吸入到下呼吸道的各种微粒,被黏液纤毛运载系统排出体外的过程。

非特异性可溶性因子包括溶菌酶、乳铁蛋白、补体和 $\alpha_1$-抗胰蛋白酶。溶菌酶能溶解多种细菌,乳铁蛋白可抑制细菌生长,当病原体侵入下呼吸道时,可被黏膜部位的吞噬细胞吞噬。补体被抗原抗体复合物激活后,有溶菌、杀菌、灭活病毒作用。$\alpha_1$-抗胰蛋白酶可抑制因炎症或感染所产生的多种蛋白酶对肺组织的破坏。

呼吸道的特异性免疫包括体液免疫和细胞免疫。体液免疫是指 B 细胞在抗原刺激下增殖,分化形成浆细胞,产生并释放各类免疫球蛋白,发挥其免疫功能。呼吸道分泌物中含有 IgA、IgG、IgM 和 IgE,以免疫球蛋白 A 较多,这些免疫球蛋白可凝集颗粒、调理细菌、激活补体、中和毒素和病毒,有些免疫球蛋白如 IgG 在有补体存在时,还能溶解细菌,因此在防止下呼吸道感染中起到重要作用。

细胞免疫是指 T 细胞在抗原刺激下增殖,所产生的各种淋巴因子和致敏淋巴细胞本身的免疫作用。呼吸道细胞免疫的主要对象是支气管淋巴细胞。Waldmann 等(1989)用豚鼠所做的动物试验发现支气管肺泡淋巴细胞能产生巨噬细胞移动抑制因子(MIF),证明下呼吸道细胞免疫的存在,并支持呼吸道局部能产生细胞免疫的观点。

### （三）防御性呼吸反射

1.咳嗽反射　气管上皮的激惹感受器受到刺激引起咳嗽反射,咳嗽反射的中枢可能在延髓,刺激沿迷走神经传入,至中枢后再经传出神经到声门和呼吸肌等处,发生咳嗽动作。这种防御性咳嗽反射可防止灰尘和分泌物进入肺泡,有助于保持呼吸道的清洁与通畅。如长期频繁的咳嗽则对机体不利。

2.摒气反射　突然吸入冷空气或刺激性化学气体可反射性引起呼吸暂停,声门关闭,支气管平滑肌收缩。另在支气管与细支气管上皮细胞之间有刺激性感受器。当支气管壁突然扩张或塌陷,支气管平滑肌收缩,肺不张或肺的顺应性增加时,这些感受器接受冲动而反射性地引起过度通气和支气管痉挛。这被认为是造成呼吸困难的病理生理基础。

## 二、食管的生理学

食管是输送食团从下咽部到胃的通道。食管上段为骨骼肌,中段由骨骼肌和平滑肌组成,下段为平滑肌。

当食团到达下咽部时,环咽肌反射性一过性的弛缓,致口腔、喉咽部内压升高,有助食团通过食管入口而下行。食团进入食管刺激食管壁,引起食管蠕动,不断将食团向下推进。食管蠕动是食管肌肉按顺序收缩的过程,为一反射活动。当食团通过食管时,刺激了各该部位的感受器,产生传入冲动,通过延髓再向食管发出传出冲动所引起。

食管蠕动是使食团向下推进的主要动力,但食团下行的速度还与食团的大小、形态、表面状态、温度及体位有关。食团通过食管到达贲门所需的时间流体食物约需 3～4 秒,糊状食物平均约需 5 秒,固体食物为6～8 秒,一般不超过 15 秒。倒立时,如做吞咽动作,固体食物同样可因食管蠕动而被送入胃内。

当食管蠕动时,肌肉收缩所产生的第 1 波从食管入口开始,随食团推进所到达的食管部分便扩张,该部食管肌肉弛缓,出现第 2 辅助波。除此,还可由环形平滑肌非同步的收缩而产生第 3 收缩波此波多见于高龄者。

食管与胃之间无括约肌,在贲门以上的食管有一段长约4～6cm的高压区。其内压力一般比胃高出约0.61～1.33kPa(5～10mmHg),是正常情况下阻止胃内容物逆流入食管的屏障,起到类似生理括约肌的作用。胃的贲门通常是关闭的,受机械刺激而开放。迷走神经兴奋,贲门开放;交感神经兴奋,贲门则关闭。食管亦参与完成呃逆和呕吐等动作。

食管黏膜的感觉迟钝,轻微的病变一般无明显症状。食管上1/2的感觉反应区在喉平面高度,下1/2的感觉反应区在两季肋区。

（徐　伟）

# 第三节　内镜检查法

耳鼻咽喉科常用的内镜检查法,包括直接喉镜、支气管镜及食管镜检查法。近几十年来,随着光导纤维的发展,纤维内镜已广泛应用于临床。由于冷光源的配备、器械的改进、麻醉方法及检查技术的提高,使内镜更为广泛、安全地应用于喉、气管、支气管、肺及食管疾病的诊断和治疗。检查者在实施内镜检查前应熟悉喉、气管、支气管及食管的解剖,详细了解病情,正确选择内镜的种类和大小,同时应熟悉器械的使用方法以及消毒和保养等相关知识。术中要严格遵守操作规程,动作应轻柔,避免不必要的损伤。初学者如能在尸体或动物身上先行练习操作,对较快地掌握该检查法有所帮助。

## 一、器械、术前准备、麻醉方法及体位

**【器械】**

1.内镜　常用者有2类,即硬管内镜和纤维内镜。硬管内镜为金属制的直管,具有体轻、光滑、壁薄等条件。纤维内镜是一种由导光玻璃纤维制成、可弯曲的软性细长形内镜。

(1)直接喉镜。

(2)硬管支气管镜:支气管镜镜管细长,远端开口呈斜坡形,边缘圆钝光滑,通过声门时可减少对声带的损伤。远端一段管壁上有几个小孔,检查时有利于各支气管的通气。近端有一镜柄,与远端斜坡形开口所对方向正好相反,对斜坡形开口有定向作用。靠镜柄的管壁内有一条与镜管同长的细管,为插入灯杆作照明之用。现用的硬管支气管镜使用冷光源,环形光源置于镜管的远端。与柄相对处附有一短的斜向旁管,可经之输氧。

硬管支气管镜主要有3种类型:

1)杰克逊式:国产支气管镜多仿此式。镜管粗细一致,照明灯泡由灯杆通过管壁内的细管送至镜管远端。因该镜内径较小,手术时视野受限。

2)尼格司式:远端管径与杰克逊式相同,但近端内径较大,视野较广。目前这两种支气管镜都配有灯杆式或软管式冷光源照明,效果良好。

3)附有Hopkins潜窥镜的支气管镜:目前国内各大医院基本上都已配备Storz生产的带有先进照明和放大作用的支气管镜。该套设备包括冷光源、纤维导光束、棱镜折光镜、支气管镜和直视异物钳等。其支气管镜的管壁薄、管腔大,支气管镜近端的棱镜折光镜可以调节,冷光源的光亮度强,亮度可调。潜窥镜有0°、30°、70°、90°及120°各种角度,观察视野大、清晰。并配有各种异物钳和活检钳,可在清晰的视野下较安

全的将异物取出。该支气管镜备有现成的吸引和供氧通道,并配有教学镜及照相、电视和录像等设备。做支气管镜检查时须按年龄的大小选用较支气管为细的支气管镜,以免造成损伤。一般支气管镜的直径为3mm 至 9mm。下表可作选用支气管镜时的参考(表 30-2)。

表 30-2　依患者年龄选用支气管镜大小

| 患者年龄 | 支气管镜 | |
| --- | --- | --- |
| | 内径(mm) | 长度(mm) |
| ＜3 个月 | 3.0 | 200~250 |
| 4~6 个月 | 3.0~3.5 | 250 |
| 7 个月~2 岁 | 3.5~4.0 | 250 |
| 3~5 岁 | 4.0~4.5 | 250 |
| 6~12 岁 | 5.0 | 300 |
| 13~17 岁 | 5.0~7.0 | 300 |
| 成人 | 7.0~9.0 | 300~400 |

注:表中支气管镜之大小,参照《医疗器械规范》(中华人民共和国卫生部,1964)规格

(3)硬管食管镜:食管镜的构造和形状大致与支气管镜相同,其远端开口亦为一斜面,斜口边缘圆钝光滑,便于通过环咽肌的狭窄处。管壁上没有小孔,管腔也较支气管镜大。管壁上也有一条为插入灯杆用的小管,光源在远端。近端的柄较大,借螺丝固定于镜管上,可以随时装配或取下。国内常用食管镜也有两种形式:一为杰克逊式:管腔呈圆形,除远端一段无小孔外,外观基本与支气管镜同。由于照明的范围较小,光线极易被血或黏液所遮住,是其缺点。另一种为管腔椭圆或扁圆的食管镜,左右径大于上下径,操作比前者方便,容易通过食管入口,视野也大。管壁上附有刻度,检查中,借以判断食管镜远端至上切牙的距离,故为临床所乐用。表 30-2 可作选用食管镜时的参考。

表 30-2　依患者年龄选用食管镜大小

| 患者年龄 | 食管镜 | |
| --- | --- | --- |
| | 内径(cm) | 长度(cm) |
| 2 岁以下 | 0.6×1 | 18~20 |
| 3~5 岁 | 0.7×1 | 20 |
| 6~10 岁 | 0.8×1.1 | 20~25 |
| 11~15 岁 | 0.9×1.3 | 20~25~35 |
| 成人 | 1×1.4 | 35~40~45 |
| 取食管上段较大异物 | 1.3×2 | 20~30 |

新型内镜由合金材料制成,管壁薄,管腔宽,采用冷光源照明,为环周光,视野大而清晰,并且可以插入相应的潜窥镜进行更深入、细致的观察和操作。其潜窥镜具有放大作用,视角大,分辨率高。在潜窥镜的目镜处可接放大镜,教学镜,照相机和摄、录像装置,有利于教学和科研。

(4)纤维内镜:近 30 年来,利用导光纤维的许多特殊优点,如可在弯曲的条件下导光、导像,导光性能强,外界干扰小,装置灵活等,制造出了各种规格的用以窥视人体各部腔洞的纤维内镜,目前已广泛应用于临床。根据检查部位的不同,可使用不同规格和型号的纤维内镜。它们的主要区别在于镜体的长短不一,粗细不等或管腔的内径有异。纤维内镜主要由镜柄和镜体两部分所组成。镜柄,即操纵部,上方装有供观

察用的目镜,其下方为调节目镜屈光度的转盘,前上方有吸引、活检孔口,下方为控制镜身远端弯曲度的调节钮以及连接光源的导光纤维束。镜体,即导光纤维的所在部位,其远端为弯曲部,通过操纵调节钮可向上、下弯曲,有的也能向左、右弯曲。纤维支气管镜可用来观察肺叶及肺段各支气管的结构与病变,并可施行活检、细胞涂片检查、抽吸分泌物及钳取微小异物等。纤维食管镜可借以观察食管壁的蠕动,心脏与大动脉的搏动以及各种病灶,并可施行活检及细胞涂片检查。缺点是两者均为实心镜体,通过插孔不能取出较大异物及肉芽等,对食管狭窄不能进行扩张术,不能通过镜管涂布腐蚀剂或进行烧灼术,不能用来检查气管狭窄患者及婴幼儿。此外,镜体内玻璃纤维易折断而失去导光性能,且价格昂贵,维修困难。因此,硬管内镜检查法仍是检查食管、气管及支气管的基本方法,应首先掌握。

2.光源　早期硬管内镜上附有灯杆,杆的远端连一 2.5V 的特制小灯泡,近端连接带有电线的灯杆插头,电线的插销连于电箱上。电源多用干电池,蓄电池或将交流电通过变压器变压至 4V 以内也可使用。在电箱上配有调节开关及电位器,可使灯泡亮度逐渐增加,以免烧坏灯丝。连接灯杆的小灯泡和各种内镜的灯杆,因型号不统一,二者常不易配合一致。一旦灯泡损坏,配一个合适的灯泡,颇费时费事。随着冷光源、导光纤维束的出现,这种传统的小灯泡照明已遭淘汰。

目前的冷光源有单光源出口和双光源出口两种装置,双光源的优点是可同时或分别启动两个光源,配有两根导光纤维束,可连接两种内镜,如直接喉镜和支气管镜,便于小儿硬管支气管镜的检查和手术。冷光源采用150W 卤素灯泡,光亮度分 3～5 级,可自由调节。导光纤维束可与硬杆或软杆导光纤维灯管相连接,硬杆灯管需要长短不等的多种规格,而软管灯管则可一根多用。现用的硬管内镜为环形灯光,通过镜柄旁的灯管口接管线直接与冷光源相接。冷光源的特点是光亮度强,灯泡不发热,对组织无损害,使用方便。缺点是不能过度弯曲、扭转,亦不能高温消毒。

3.吸引设备　作硬管内镜检查时,应有良好的吸引设备,常用者为一长短、粗细合适的金属吸引管,用橡皮管连接于中心吸引器或电动吸引器上,借以随时吸去检查部位的分泌物;否则不仅视野模糊,妨碍观察,作支气管镜检查时,还将影响氧的交换。

4.硬管内镜钳　有喉钳、食管钳及支气管钳等,也可按主要用途分为异物钳与标本钳两大类。

(1)支气管镜钳:常用的杰克逊式支气管异物钳在使用时钳头有一定伸缩性,即当闭合钳嘴时,钳杆前进钳嘴后缩,变位距离可达 1cm。经验不足者不易用之夹住异物,现已很少采用。目前使用的各种异物钳及活检钳。在张开、闭合时均不变位,初学者较易掌握。另有带潜望镜的支气管异物钳和标本钳,取异物或作活检时更有利于操作。对某些不能在硬管支气管镜直视下看到的上叶支气管或肺段支气管内的新生物,可在纤维支气管镜下,用标本钳作活检。纤维内镜的标本钳直径小于 2mm,呈细绳样结构,有弹性、能弯曲,钳头有各种形状,通过内镜的活检孔道插入,能在明视下操作。

(2)食管镜钳:构造大致与支气管镜钳相同,但钳杆稍粗。也可分为异物钳及活检钳两类。

**【术前准备】**

1.受检者的准备　术前先行常规体检,以决定有无施行内镜检查的适应证和禁忌证。除注意全身一般状况(如体温、脉搏、呼吸、血压、心、肺及电解质平衡等)外,X 线检查、CT 扫描及口腔、咽、喉、颈部的局部检查等也不宜忽视,以查明有无龋病、牙齿松动及义齿,口腔、咽、喉的急性炎症以及颈椎病变等,并予及时处理。

术前 4 小时禁食,以免术中呕吐。局麻者,术前必须对受检者进行详细解释,消除其紧张恐惧心理,使能与检查者密切合作。手术过程中嘱受检者全身松弛,作深长而有规律的呼吸。

2.器械的准备　局麻内镜检查的顺利完成有赖于受检者与检查者的共同合作,不可因器械准备不足或突然发生故障而中途停止检查,或长时间等候,以致影响受检者情绪而减少合作耐力。故术前必须认真准备和检查所需器械,尤其对于容易发生故障的器械,如照明装置、吸引器等更应重点检查,以免临阵慌乱。通常可按下述内容进行准备,但需根据病情和设备条件酌情取舍。

(1)吸引器及其配件。

(2)冷光源及导光纤维束、软管灯芯。

(3)直接喉镜(小儿必备)。

(4)开口器。

(5)支气管镜(或食管镜),每支内镜必须备有 2 支灯芯。

(6)内镜用卷棉子。

(7)内镜异物钳或标本钳。

(8)支气管内喷雾器。

(9)采取分泌物标本的设备。

(10)给氧的设备。

(11)药品:如 1‰肾上腺素、1%麻黄碱生理盐水、1%～2%丁卡因及 10%～20%硝酸银等。

(12)X 线片、CT 片与观片灯。

(13)气管切开术器械。

(14)其他特殊器械,视不同的检查目的(如支气管冲洗术、食管憩室冲洗术、食管静脉曲张的硬化剂注射或压迫止血法、食管扩张术等)预先加以准备。

器械的消毒:按器械的不同而方法各异,内镜、吸引管、开口器、卷棉子及标本瓶等,可按外科器械消毒常规,如煮沸或高压蒸气消毒。各种钳子可按上法或置于甲醛熏箱中(半小时以上)进行消毒。灯杆、灯泡、灯杆插头与电线则常规置于甲醛熏箱中消毒,紧急情况则用 75%酒精纱布拭擦数次即可。手术结束后,对上述能煮沸的器械均需用肥皂水洗净后烘干,各种钳子的活动部分应拆下清拭后涂油,再重新装好备用。

**【麻醉方法】**

一般采用局麻(表面麻醉或喉上神经阻滞麻醉),因在检查中有时需嘱受检者咳嗽,观察其某个支气管口有无空气进出或分泌物咳出,以判断有无阻塞或肺不张等情况,故以应用局麻为便。在某些情况下,全身麻醉与肌肉松弛剂的应用更有利于手术的顺利进行。儿童以施行全麻为宜。

1.局麻

(1)表面麻醉法

1)药物及剂量:表面麻醉以采用适量的不加血管收缩剂的表面麻醉药为宜,常用者有丁卡因、可卡因等。麻醉溶液一般以低浓度为佳,因毒性小,用量可稍多,从而增加黏膜接触药液的面积,麻醉范围较广,中毒机会较少,但麻醉力较弱,麻醉持续时间也短。反之,浓度较高的麻醉药麻醉力虽强,但用药量及麻醉范围受限,有时影响效果,易引起中毒。应用表面麻醉药作气管内滴入时,宜用注射器按毫升抽吸计量,绝不可随便倾倒,漫无标准,而致过量。用前务必先作过敏试验。按照国人体格,使用剂量如下:①丁卡因溶液咽喉喷雾常用浓度为 1%～2%;气管内滴入的浓度各家主张不一,在 0.25%～1%之间。总之用药总量共不宜超过 60mg(2%者为 3ml);②可卡因溶液喷雾常用浓度为 4%;气管滴入的浓度国内各家主张不一,在 2%～4%之间,个别人有用 10%者。为安全起见,仍以浓度较低者为宜,而且无论何种浓度,其总量不宜超过 200mg(4%者为 5ml)。

2)方法

①喷雾法:为常用的方法,用咽喉喷雾器将 1%～2%丁卡因溶液喷入口中少许,嘱受检者将麻药含于

口中 3～5 分钟,切勿咽下。喷药后观察 10 分钟左右,如无过敏现象,可重复喷雾 3～4 次于喉咽部。每次相隔 3～4 分钟,喷雾前,须嘱受检者将麻药吐出。作食管镜检查时可将最后喷雾的表麻药吐出后再将口中唾液咽下。行支气管镜检查者,可嘱受检者张口、拉舌并作深呼吸,趁吸气时将麻药喷入喉部。也可在检查过程中,当暴露声门裂时,经镜内加喷麻药(低浓度)于喉、气管内,或用支气管内喷雾器通过支气管镜将麻药喷入支气管内。

②声门区涂布法。

③气管内滴入法:先用喷雾法将麻醉药喷入喉咽 2～3 次后,再用喉头滴药器在间接喉镜观察下,趁受检者深吸气时经声门裂滴入 0.25% 丁卡因溶液 3～5ml(浓度高则药量相应减少),于 5 分钟内分 3 次滴入。麻药一般易流入右侧支气管,若要使左侧支气管黏膜获得麻醉,可在滴入麻药后,嘱受检者身体稍向左侧偏倾。

④气管内注入法:在环甲膜处用注射针头刺入喉腔,再将表面麻醉药液注入气管内,此法采用者少。

(2)喉上神经麻醉法:①应用喉卷棉子蘸表面麻醉药液,涂抹两侧梨状窝,每隔 5 分钟 1 次,共 2～3 次,以麻醉喉上神经;②喉上神经阻滞麻醉法:仰卧,颈部后伸,头转向对侧,摸清甲状软骨上角与舌骨大角,于两角联线中点内侧约 1cm 处,用 22 号长注射针头垂直刺入皮肤达甲状舌骨膜处,如触及喉上神经,受检者感觉同侧耳部有锐痛感,抽吸无空气(有空气表示已进入喉腔)或回血,即可注入 1%～2% 普鲁卡因 2～3ml。喉上神经阻滞麻醉的优点为不影响气管、支气管黏膜的色泽,因抑制咽喉的反射作用较差,现已基本不用。

2.全麻　适用于儿童内镜检查,尤其是对下呼吸道和食管中、下段异物的病例。在局麻下进行检查或治疗有困难的成人病例也常用之。

根据内镜检查时的不同要求及手术时间的长短可选用插管全麻或不插管全麻。喉显微手术要求肌肉松弛和声带相对固定,故以插管全麻为宜。其方法是先行静脉诱导后插入管径为 5～6.5mm 的麻醉用气管插管,用琥珀胆碱静脉滴注以控制麻醉深度和阻断自主呼吸,然后人工控制呼吸,这样既可保证气道通畅,呼吸气流交换良好,又可使声带完全静息不动,并且麻醉时间可根据需要延长。缺点是插入导管后常影响声门后部手术视野,稍妨碍操作。

支气管镜检查则常采用不插管静脉全身麻醉,目前常用氯胺酮,羟丁酸钠注射液静脉复合麻醉。即先静脉注射羟丁酸钠,成人 50～80mg/kg,儿童 80～100mg/kg,接着静脉滴注氯胺酮,可采用一次或分次给药,常用剂量成人为 2mg/kg,儿童 4～5mg/kg,其总量最好不要超过 6mg/kg。待到下颌松弛后即可开始检查。有时需加用 1% 丁卡因行声带表面喷雾麻醉 1～2 次。

**【体位】**

有仰卧位、侧卧位、坐位、膝肘位等。在我国常用仰卧垂头位,即波义斯位。

1.仰卧垂头位　仰卧,肩胛骨中部平手术台头缘,头颈伸出手术台外。第一助手坐于受检者右侧,右臂绕过受检者项部,左足踏于低木凳上,左膝支持左肘,用左手掌托住受检者顶枕部,使枕外隆凸高出手术台约 10～15cm,头后仰,下颌朝上,颈向前伸,这样口、咽、喉与气管基本在一直线上。第二助手立手术台左侧或右侧,压住受检者两肩,防止受检者胸部抬起、左右转动或上下移动,检查者立于受检者头端进行检查。

2.坐位　我科自 1958 年以来,对部分病例采用坐位作内镜检查,已上千例,我们体会有下列优点:①节省人力,可一人单独进行检查;②位置舒适,受检者容易合作;③推压舌根,提起直接喉镜要比仰卧垂头位省力;检查者不需弯腰屈膝;④对身体肥胖及年龄较大的受检者,尤其是对有呼吸困难的受检者及孕妇有一定优点。⑤在直接喉镜下施行各种手术操作,如活检、喉扩张术及插管术皆比较顺利而省力;⑥可避免胃液逆流,便于食管镜检查及其他操作。

坐位的缺点:①不适于不合作的儿童;②不适于需作体位引流的患者;③不适合于全麻患者;④除对个别局麻的成年人外,一般不适合呼吸道异物病例。

检查时,受检者坐于低扶手椅或普通沙发上,头稍后仰,肩胛与椅背顶端齐平,两手分别握住扶手,双脚踏于一个高低适当的小木凳上。检查者腹部抵住受检者顶枕部,并随时调整其头位。操作过程与采取其他体位进行检查时相同。

# 二、硬管支气管镜检查法

硬管支气管镜检查法,为诊断及治疗下呼吸道疾病常用方法之一,在某些情况下也常作为紧急抢救时的重要措施。

【适应证】

1.用于诊断

(1)原因或病变部位未明的下呼吸道疾病或症状,如:长期咳血、咳嗽、疑有异物,气管、支气管肿瘤,久治不愈的肺炎、支气管扩张、肺不张、肺脓肿、气管食管瘘和下呼吸道阻塞性呼吸困难等病变。

(2)新生儿呼吸困难而喉及以上部位无特殊发现者。

(3)气管切开术后呼吸困难未改善或拔管困难者。

(4)部分支气管造影术,需通过支气管镜将药液正确导入者。

(5)肺结核患者有下列情况时,宜行支气管镜检查,如:

1)有支气管阻塞体征,需确定其结核性溃疡或狭窄病变的部位者。

2)临床及 X 线检查均证实肺部病变痊愈,但痰液中经常查见结核菌者。

3)对长期咳血或痰中带菌的双侧肺结核患者,需确定排菌及出血部位者。

(6)采集下呼吸道内分泌物作细菌培养和药敏。

(7)明确气管、支气管或肺部病变范围,行细胞学检查或取组织作病理检查。

2.用于治疗或抢救

(1)取除气管或支气管异物。

(2)取除或吸引下呼吸道的病理性阻塞物。如分泌物、渗出物、血液、假膜及痂皮等所致呼吸困难者。

(3)急性喉阻塞或气管受压迫(如两侧喉返神经麻痹,喉、气管、支气管损伤,颈部或纵隔肿块压迫等)时的紧急措施。如呼吸困难严重,可先插入支气管镜,使呼吸困难缓解,再行气管切开术。

(4)气管、支气管病变的局部治疗,如肺出血的止血,切除良性肿瘤或肉芽组织,瘢痕狭窄的扩张,结核性溃疡或肿瘤的烧灼、电凝或激光治疗,气管、支气管内滴入或涂布各种药物等。

【禁忌证】

在非紧急状况下,下述情况不宜作支气管镜检查。

1.严重的心脏病和高血压。

2.主动脉动脉瘤。

3.近期有严重的咳血。

4.喉结核,晚期肺结核。

5.上呼吸道急性炎症。

6.颈椎疾病及张口困难者。

7.一般情况过于衰弱的患者。

**【检查方法】**

与送入支气管镜方法的不同,硬管支气管镜检查可分为经直接喉镜送入法和直接送入法两种,分述如下:

1.**经直接喉镜**　送入法作幼儿支气管镜检查时常用此法。因幼儿用的支气管镜细小,从镜管内较难看清声门裂,直接送入支气管镜时,极易造成声带损伤。对有吸入性呼吸困难的患者,也宜采用此法以首先了解喉腔情况。对初学者来说,应用此法可以清楚看到声门裂,支气管镜容易通过,对喉部损伤较小。此外,本法尚可减少支气管镜在口腔中的污染。

检查时,先置纱布一块于上切牙处,以保护之。检查者左手执喉镜,按直接喉镜检查法的步骤;挑起会厌,暴露声门裂,固定直接喉镜,右手如执笔状握持支气管镜,先将镜柄朝向右侧,通过直接喉镜内送入,将远端斜面开口对准左侧声带。只有当通过支气管镜仅能看到左侧声带时,才知支气管镜的顶端确已对准了声门裂。待受检者吸气,声门裂开大时,将支气管镜轻轻越过声门裂送入气管。如越过声门裂时感有阻力,不是支气管镜过粗,就是镜位不当。如系后者,有时轻轻转动一下支气管镜常可通过。当支气管镜确已进入气管(即达第2、3气管环平面)后,将镜柄转向左侧并予固定。此时请助手先抽出直接喉镜的活动板,然后撤出直接喉镜,以便将支气管镜逐步送入气管和支气管的深处。

2.**直接送入法**　本法适于较大儿童与成人的检查。如采仰卧垂头位,则在检查开始时,助手须将受检者颈部尽量伸直,头微向胸前俯屈,检查者右手以执钢笔姿势握持支气管镜,镜柄朝前(如按仰卧垂头位的方向,即向上。下同),左手拇指、中指在下,食指在上扶住镜管,并保护受检者的上切牙与上唇,其余两指扣于受检者上列牙齿,使支气管镜得以稳定。将支气管镜慢慢由口腔正中或稍偏右侧送入直达会厌,然后将镜的远端稍向后移于会厌的后方,继续向前下深入少许,看清小角结节,挑起会厌。至此,将受检者头部渐向后仰,使口腔、咽、喉与气管纵轴在同一直线上。左手拇指稍稍用力抬高支气管镜镜管,将会厌和舌根向前推压,看清声门裂和气管。右手将支气管镜柄向顺时针方向旋转90°,远端斜面开口向左侧,使从镜内只能见到左侧声带。待受检者作深吸气而声门裂开放时,用左手拇指顺势抬送支气管镜,使远端通过声门裂进入气管。如声门裂开放很大,则不需旋转支气管镜柄,直接进入声门裂也可。支气管镜既入气管内,则受检者呼气时有气吹至检查者的眼内,或咳嗽时有气浪从镜中冲出,故检查者应戴上眼镜,否则影响观察或使眼遭受污染。通过声门裂时,应避免碰伤小角结节或声带。在气管内向下继续推进支气管镜时,将镜柄旋转向前,并使支气管镜保持在气管的轴线上,务能见到气管的前、后、左、右各壁。受检者吸气时,气管的白色软骨环清晰可见,此时须详查气管内有无溃疡、肿瘤、异物等。在成人,支气管镜从上切牙处下行13～14cm即到达声门裂,下行至23～27cm处,即达到在矢状面上平行的气管隆嵴。游离缘宽窄不一,稍偏气管纵轴的左侧,其右方的右主支气管口较宽大,下行方向较平直;其左方的左主支气管口较细小,下行方向较倾斜。

通常先检查健侧支气管,然后检查患侧(在异物病例则相反)。若事先不知有无病变,则先检查右侧,后检查左侧,因右侧主支气管较易进入,不需多改变受检者的头位。检查右侧主支气管时,受检者头部应稍向左偏,颈部稍向左后扭转,镜柄向右,使支气管镜的远端斜面与气管隆嵴右侧坡面平行,便于送入右侧主支气管。支气管镜从气管隆嵴继续深入9～11mm时,相当于时钟2～4点方位,可看到右肺上叶支气管口。有时在此开口上方,尚可看到另一较小的右肺上叶支气管副口。若欲清楚地观察开口,可将镜柄转向左方使镜的远端斜面开口向右,则光线较为充足,视野较大。因右肺上叶支气管与右主支气管几乎成90°角,其中各肺段支气管口,非普通支气管镜所能见及。如用潜窥镜经支气管镜插入观察,则在右肺上叶开口之内,深约10mm处可见右肺上叶尖段支、后段支(尖下支)及前段支(胸支)3个肺段支气管开口。支气管镜继续向下检查时,宜将镜柄转向后方(按仰卧垂头位实际上也是下方),使远端斜面开口向前,距上叶开口 25mm 左右,可在支气管前壁钟表方位的 11～1 点处见有一半圆形开口,即右肺中叶支气管口,这是在右主支气管内惟一的一个在前壁的开口,位于一个水平小嵴的前方,中叶和下叶支气管的开口即以此嵴为界。在右肺中叶支气管口深处可见内侧段支和外侧段支的肺段开口。从中、下叶开口分界处继续下行,于支气管后壁 6～7 点方位,可见右肺下叶上段支的开口。在成人,直径 9mm 的支气管镜即不能再向下深入。如用直径 7mm 而又较长的支气管镜,再将受检者头位稍微抬高,支气管镜自此深入 8～12mm 后,于 8～10 点方位可见右肺下叶内侧底段支开口。继续向下 5～8mm,见下叶支气管呈三叉状终止,于 10～1 点方位可见右肺下叶前底段支开口,3～5 点方位可见右肺下叶外侧底段支开口,6～8 点方位可见右肺下叶后底段支开口。

右侧检查完毕,将支气管镜逐渐退回到气管内,看清气管隆嵴后再送入左主支气管,此时镜柄应转向左方,将受检者头部稍向右偏斜,颈部稍向右后扭转,务使支气管镜与左主支气管在同一直线上。左主支气管较细,与气管纵轴所成的角度较大,所以支气管镜不如右侧容易送入,有时需用镜管远端轻轻推压气管左侧壁,方能看清左主支气管口,但应小心操作,以免造成损伤。离气管隆嵴 30～35mm 深处,可见一呈垂直面的小嵴,其外侧(8～10 点方位),即左肺上叶支气管口,内侧即左肺下叶支气管。左肺上叶内各肺段支气管口,同样需用潜窥镜才能看到。左肺上叶支气管口之内,深约 10mm,可见左肺上叶支气管上支的尖后段支、尖下段支、前段支 3 个开口,以及左肺上叶支气管下支的上舌段支(前支)、下舌段支(后支)2 个开口。从上叶支气管开口处下行 5～10mm,于 6 点方位可见下叶上段支的开口,直径 9mm 支气管镜最深只能到达此处。若需检查下叶各底段支开口,可用较长的直径 7mm 的支气管镜,继续深入 5～10mm。下叶支气管呈三叉状终止,于 10～11 点方位可见前底段支开口,2～4 点方位可见左肺下叶侧底段支开口,4～6 点方位可见后底段支开口,有时可在前底段支开口的内下方窥见左肺下叶内侧底段支的开口。两侧支气管检查完毕后,依照送入时的方向,徐徐将支气管镜向外退出。

在检查过程中须用吸引器随时吸出分泌物,如有脓液,应注意其来源。若有出血,可以 1‰ 肾上腺素涂抹止血后仔细观察。并应注意气管、支气管的活动度;气管隆嵴有无增宽、变厚、颜色改变;支气管黏膜有无病变,如溃疡、结痂、肉芽或新生物;气管、支气管内有无异物、狭窄或受管外病变压迫移位,以及各支气管口是否有空气呼出等。

【并发症】

术前做好各项准备,操作细致轻巧,检查时间不宜过长,是避免引起各种并发症的重要因素。可能发生的并发症有:

1.喉软骨的损伤及喉部肿胀:多因操作不细致或检查时间过久所致。通常检查儿童不宜超过 30 分钟(如在全麻下检查,时间可适当延长);也有人主张在无麻下对小儿施行支气管镜检查,但须在 15 分钟内完成。

2.咳血:常因黏膜损伤所致。

3.窒息:由于支气管镜过小或支气管镜被黏痰、异物或假膜所阻塞而未及时吸出所致。支气管镜通过或退出声门裂时,取出的异物在声门裂处卡住或脱落变位,也可导致窒息。有时发生喉痉挛,甚者可引起窒息。

4.手术不慎,造成喉或气管壁穿破,可发生颈部和胸部的皮下气肿,也可能在手术时因受检者有剧烈的咳嗽,支气管镜远端损伤或穿破胸段气管壁,造成纵隔气肿或气胸。咽喉黏膜损伤而有继发感染者,可形成颈深脓肿。

5.切牙损伤或脱落。

6.术后发热及肺部病变扩散。

# 三、纤维支气管镜检查法

纤维支气管镜由于镜体细软、可弯曲、照明度好,有不同的类型和规格,可分别应用于成人和儿童。且纤维支气管镜检查操作较为简单,使用方便,对组织的创伤小,比硬管支气管镜检查时痛苦少,患者易于接受,故已成为目前诊断气管和支气管病变最常用和最有效的方法。电子支气管镜管腔更细,图像更清晰,能发现更小或更早的病变。

## 【适应证】

1.原因不明的长期咳嗽、咳血或痰中带血,排除了鼻腔、鼻咽、口咽和喉部的病变后应常规行纤维支气管镜检查。

2.临床怀疑为气管、支气管或肺部肿瘤,纤维支气管镜检查既可了解病变的部位和范围,又可钳取可疑组织行病理检查。

3.了解气管、支气管狭窄或推移的程度和原因。

4.用于气管、支气管或肺部手术后的复查。

5.吸除或钳取阻塞支气管的分泌物及痂皮。

6.摘除气管、支气管内小的良性肿瘤或肉芽组织等。

7.取除呛入肺段或次段支气管内的小异物,特别是在硬管支气管镜取除困难的、已呛入到上叶支气管内的小异物。

8.有颈椎病变或下颌关节病变等的患者,硬管支气管镜检查困难或视为禁忌者,则可行纤维支气管镜检查。

## 【禁忌证】

1.婴幼儿或身体极度虚弱者。

2.呼吸道急性炎症期。

3.严重的心脏病、高血压、各种原因引起的严重呼吸困难及支气管哮喘的发作期。

4.短期内有大咳血史者。

## 【术前准备】

1.术前应详细询问病史,进行必要的体检,阅读 X 线片、CT 片,熟悉气管、支气管的解剖。

2.患者术前禁食 4～6 小时,术前半小时皮下注射阿托品 0.5mg,肌肉注射安定 10mg。

## 【麻醉】

通常选用黏膜表面麻醉。先按纤维喉镜检查法行咽喉部黏膜表面麻醉,当纤维支气管镜进入气管或深入到支气管时常引起剧烈咳嗽,此时可再分次、少量滴入 1% 丁卡因或 2% 利多卡因,但应严格控制其总剂量,防止麻药中毒。

## 【操作方法】

患者取仰卧垫枕位,头颈及躯干保持端正,平静呼吸,肌肉放松。术者立于其头顶端,左手握持镜体的操纵部,拇指用来控制镜体远端的弯曲度和方向,食指放在吸引管口随时准备吸引,右手握持镜体的远端,辅助镜体的进退、转动和固定。延较宽侧鼻腔的鼻底部轻轻插入,依次检查鼻腔、鼻咽部、口咽部和喉部(亦可直接经口腔插入咽、喉部,此时应放置开口器,以免咬伤纤维镜)。在患者吸气、声门开放时将镜体远端经声门后部插入,进入气管后患者常发生呛咳,此时可从吸引管口注入少量表麻药液,待麻醉后再行检查。术中应注意气管管腔的大小、形态,有无狭窄和偏移,黏膜的色泽是否正常,有无溃疡、出血及新生物等,并逐渐深入,看清气管隆嵴后再检查支气管。如术前已知病变部位,则应先检查健侧,然后再检查患侧。否则,常规先检查右侧,再检查左侧。发现病变后则应确定病变的部位和范围,并摄像记录,然后再由助手协助插入细胞刷或活检钳采取标本,送作病理检查。由于纤维支气管镜较细,其末端可向上下左右各方弯曲,因此可对较细的支气管腔和硬管支气管镜下不易窥视的部位进行检查。

**【注意事项】**

1.术中应密切注意患者的全身情况,对年老体弱者应配有心电监护。

2.注意随时吸除气管、支气管内的分泌物和血液。

3.麻醉必须安全、完善:当患者出现呛咳时应分次、少量的滴入表面麻醉药液,但应注意表面麻醉药的浓度,严格控制总剂量,以防中毒。

4.纤维镜检查:过程中如镜体末端被血液或分泌物附着妨碍观察时,可用少量生理盐水冲洗,或将镜体后撤,吸净分泌物,看清管腔后再重新插入进行检查。

5.检查室内应悬挂气管、支气管解剖图,配备观片灯,以便术中随时参考对照,这对初学者尤为重要。

6.纤维镜的光导纤维易折断损坏,操作或安放时不要过于弯曲。不要夹取尖锐或较大的异物。

# 四、硬管食管镜检查法

硬管食管镜检查是诊断和治疗食管疾病的常用手段之一,有时也是确定诊断的有效方法。

**【适应证】**

1.诊断食管内各种已知的或可疑的疾病,如查找吞咽困难和吞咽疼痛的原因,了解食管狭窄的部位、范围及程度,明确食管内有无异物、炎症及肿瘤等,必要时还可行细胞涂片检查或活检。

2.治疗食管内各种疾病:

(1)取除食管异物。

(2)扩张食管瘢痕性狭窄或放置金属支架。

(3)施行食管静脉曲张的填塞止血法或硬化剂注射疗法。

(4)食管憩室切除术前的灌洗。

(5)以药物(如硝酸银)涂布食管溃疡。

(6)在食管黏膜的出血面上喷撒碳酸氧铋粉,或作局部电灼、激光、微波、射频治疗。

(7)食管带蒂良性肿瘤的切除。

**【禁忌证】**

1.严重食管腐蚀伤的急性期。

2.主动脉动脉瘤。

3.有严重的全身疾病者,尤以心脏病、失水或全身衰竭等,如非绝对必要,不宜施行食管镜检查。

4.食管静脉曲张较重的患者。

5.颈椎有病变或脊椎显著向前弯曲者。

6.吞钡X线透视检查后不宜立即施行食管镜检查,因钡剂常掩盖食管黏膜,有碍观察。除急诊外,一般待24小时后,食管中的钡剂完全消失再行检查。

**【检查方法】**

检查前后一般最好能住院1天。受检者一般情况良好者也可在门诊检查。术前应禁食4～6小时。

1.体位　通常采用仰卧垂头位或坐位已如前述。除去活动义齿。送入食管镜时,第一助手保持受检者颈部伸直,头稍向胸前俯屈;待食管镜越过舌根后,使头渐向后仰。若颈部伸直不够,颈椎弯曲,则食管镜将触及环状软骨板上缘;若头后仰不足,则食管镜将触及咽后壁,均影响食管镜的推进。

2.操作步骤

(1)进入右侧梨状窝:检查者左手握食管镜的靠近远端处,并将中指与无名指固定于受检者切牙上,以保护上唇,使勿压于食管镜与切牙之间,拇指与食指捏住食管镜,右手如执笔状持镜的近端,使镜柄朝前将食管镜从右侧口角送入口内,沿舌背右侧边缘下行(如此可绕过凸出的舌体,减轻调整口腔与食管间角度所需的压力),从镜中看到悬雍垂与咽后壁后,左手拇指向前抬起食管镜,将舌背压伏于口底,即可见到会厌,将会厌抬起看清右侧小角结节后,逐渐进入右侧梨状窝。然后,将食管镜移置正中线上,并以鼻尖、喉结中点及胸骨上切迹中点的连线作标志,将食管镜沿正中线往下推进约3cm,即达食管入口。这种经梨状窝再移向中线的进路,特别适合于男性老人。老年人由于环状软骨的骨化或颈椎肥大性改变,使环后隙变窄,食管镜有时难以通过该处,而经梨状窝由侧面抬起环状软骨较易。

不经梨状窝而直接由正中线送下食管镜的方法,对初学者来说,可避免因迷失方向和不知深浅而造成穿孔,故较安全。操作时,将食管镜从口腔正中置入,从镜中看清悬雍垂和咽后壁,压低舌背、会厌,看清两侧小角结节后,注意保持食管镜与鼻尖、喉结中点与胸骨上切迹中点的连线同在一直线上,不经梨状窝而直接从杓状软骨后方送下,并以左手拇指向前抬起镜管,将环状软骨板推压向前,稍稍送下食管镜,远端即可到达食管入口。本法适合于年纪较轻者或女性成人。

(2)通过食管入口:自上切牙下行约16cm,食管镜远端即达食管入口,此处呈放射状裂孔,环咽肌在后壁上隆起如一门槛。食管镜检查以此步比较困难也较危险,故应特别注意,切勿贸然用力将镜下推,否则易造成食管入口损伤甚至发生穿孔。此时应尽量以左手拇指抬起食管镜,向前轻压环状软骨板,即可看到食管入口(第1狭窄)渐渐张开。若未见食管入口张开时应等待片刻,或嘱受检者做吞咽动作,也可用长卷棉子或吸引管轻轻刺激食管入口的黏膜,则食管入口可反射地张开。当在前下方显出食管入口的腔隙时,即可用左手拇指(用力的方向是向前向下)将食管镜轻巧向下推送。对个别不易找到食管入口的病例,可先让受检者吞下一根鼻胃管,并以此作引导,常可成功。

(3)通过胸段食管:通过食管入口后,将食管镜缓缓送入胸段食管,可听到气体冲进镜管的"啪啪"声,并且见到此处食管较颈段宽阔,活动度也较颈段食管为大。此时应将受检者头部稍向前方屈曲,因为上胸部食管系向后下方行走,必须如此食管镜和食管的纵轴方能成一直线。每当吸气而食管腔开大时,食管镜便可深入一步,当镜的远端到达距上切牙23cm时即到达食管与主动脉弓交叉处(第2狭窄),此处于食管镜中常未见有明显的突起,但在左前方可见搏动。继续下行至距上切牙25～27cm时,即经过左主支气管横过食管处(第3狭窄)之后,应将受检者头部逐渐后仰使其低于手术台的平面。胸段食管随有规律的呼吸而开张或缩小,并呈节律性搏动。吸气时胸腔负压增加,食管腔开大,呼气时则缩小。食管搏动在23cm深处系由主动脉弓,在30cm深处系由心脏搏动所引起,有时也可见食管有节律性的收缩运动,但食管蠕动则仅偶尔可见。

(4)通过第4狭窄:当食管镜将到达食管通过膈食管裂孔处(非贲门)所形成的第4狭窄时,应将受检者头部尽量后仰(因食管于第3与第4狭窄之间开始向前向左偏斜),镜的近端置于右侧口角,远端正对左侧髂前上棘并稍向前方推进。食管镜下行至距上切牙36cm处时,即到达第4狭窄处;该处管腔平时是闭着的,或仅有一小缝隙,有时成几条皱纹,如星芒状,当吸气时呈小孔状。食管镜到此稍候片刻,待松弛开放出现管腔后再通过之。其下方4cm即为贲门所在部位,此处黏膜呈纵条状凸起。若继续下行,此时常有胃液涌入镜管中,表示已进入胃内。食管镜在食管中应一直保持与管腔方向一致,始能清楚看到前、后、左、右各壁。检查完毕,食管镜仍按原进路方向,逐步退出,退出时重复检查食管各部分,以期能发现前进时未发现的病变,不致遗漏。

**【并发症】**

1.食管穿孔:如发生食管穿孔,可因继发纵隔气肿、感染、脓肿或颈深部感染而引起严重后果。除应立即禁食及应用大量抗生素外,如已发生纵隔脓肿,应请胸外科协同处理。器械操作不当所致食管穿孔最多发生于环咽肌上方的后壁或梨状窝处,故在食管镜检查中,如不见环后隙张开,切不可贸然将镜推下,务必按照上述正规操作方法进行处理。此外,食管镜在食管中应始终保持在正中位置,不能偏向一侧。检查时间不宜过长。有人认为最常发生的颈段食管穿孔,乃因食管镜将食管后壁在颈椎上压迫过久所致。

2.在小儿病例,如食管镜过大,或体位不当,致食管镜远端压迫气管后壁,可发生呼吸困难或窒息。如在气管内插管麻醉下进行检查则可避免。

3.手术中如用力过猛,可能损伤环杓关节,也可压迫喉返神经引起声带麻痹,但均少见。

4.出血:食管镜过粗,强行或盲目通过,造成食管黏膜损伤,或因钳取活体组织后创面出血,或因尖锐异物取出时刺伤食管黏膜所致。少量出血经全身应用止血剂多能停止,较多出血时可采用电灼法止血或手术止血。

# 五、纤维食管镜检查法

**【适应证】**

纤维食管镜检查的适应证有:

1.原因不明的吞咽困难或吞咽梗阻感。

2.顽固性的胸骨后疼痛。

3.反复少量的上消化道出血。

4.长期存在的咽、喉部异物感,未查出其他原因者。

5.食管 X 线钡剂拍片疑有占位性病变,需进一步排除或确定病变的性质、部位及范围者。

6.食管癌术后的复查。

7.如有颈椎畸形或张口受限等情况,硬管食管镜检查困难者。

**【禁忌证】**

1.食管尖锐异物或大的嵌顿性异物。

2.严重的心脏病、高血压及体质过度虚弱者。

3.食管静脉曲张,近两周内有大出血者。

4.主动脉瘤压迫食管,有破裂危险者。

**【术前准备】**

同纤维支气管镜检查。

**【麻醉】**

一般采用黏膜表面麻醉即可。用1%丁卡因喷入口咽及喉咽部 3～4 次,每次间隔 3～5 分钟,嘱患者将最后一次喷入的表面麻醉药连同唾液咽下后即可开始检查。

**【检查方法】**

1.体位　患者取左侧卧位,头部垫枕,双腿弯曲,上肢放在胸前,全身肌肉放松,口含牙垫,下面放置一空弯盘。

2.操作步骤　术者立于患者的对面,左手握持纤维镜的操纵部,食指控制吸引、注水和充气的阀门,拇指用来调节角度按钮,右手持镜体中部,将其末端伸入口腔,沿舌背送入下咽部。临床上常由术者和助手两人共同完成操作,术者主要负责观察和调节角度按钮,助手协助将镜体远端送入食管内。当纤维食管镜进入15cm左右时常感阻力较大,此时嘱患者做吞咽动作,待食管入口开放的瞬间顺势将其送入。

纤维食管镜进入食管后,术者应吸净食管内的分泌物,并充气使食管扩张,看清食管管壁后再徐徐插入。如发现有假膜或分泌物附着于食管壁上,则应注水冲洗。在检查过程中可见到食管的蠕动,依次可以观察到主动脉弓压迹,左支气管压迹和心脏搏动。当看到呈菊花瓣状的黏膜皱襞时,即表明已达贲门部,稍深入则进入胃内,然后再边看边慢慢退出。退出时尚需进一步观察食管壁情况,食管入口处的病变通常在纤维食管镜退出时较易发现。目前大医院多用电子食管胃镜代替纤维食管镜进行检查。电子镜管径细、图像高度清晰,检查时患者的痛苦少,更能发现早期的微小病变。

**【注意事项】**

1.术中应密切注意患者的全身情况。

2.操作过程中动作应轻柔,镜管通过食管入口时切忌用力过猛,避免发生损伤、出血或镜管损坏。

3.术中应注意观察食管黏膜皱襞及管腔的形态、有无充血、水肿、糜烂、溃疡、憩室或新生物等。

4.发现病变后应记录其距上切牙的距离,病变的方位及范围。

5.只有在排除食管静脉曲张后方能进行活检。

# 六、纵隔镜检查法

纵隔镜检查法指借助内镜对包括双侧主支气管在内的气管前、气管旁区等前上纵隔范围进行检查。此检查法由瑞典医师Carlens(1959)最先报道,并于60～80年代初在欧美各国耳鼻咽喉科及胸外科等学科领域得以较为广泛的开展。传统的纵隔镜检查法对上胸腔病变有一定的诊断价值,仍是纵隔淋巴结、纵隔肿瘤及纵隔感染等疾病诊断和治疗以及肺癌术前病理分期的最重要检查方法之一。目前传统纵隔镜检查法已进一步发展到扩大的颈部纵隔镜术(ECM)及胸骨旁纵隔镜手术。1976年Deslauriers等报告了扩大的胸骨后血管前纵隔镜手术;1987年Ginsberg等介绍了一种扩大的血管后纵隔镜手术;Takeno将纵隔镜检的范围扩大到后下纵隔区域。而近年又有电视纵隔镜手术用于临床,电视纵隔镜的基本操作方法和适应证及禁忌证同常规纵隔镜手术所不同的是它使得手术野清晰、放大,提高了手术的安全性和活检的准确性,同时也大大方便了术中配合和教学,电视纵隔镜手术将是未来纵隔镜发展的趋势。

纵隔镜检查优于影像诊断的主要特点是可直接对胸腔进行检查,并能取可疑病变组织送病理检查,此外,尚有用于部分治疗目的的报道。

**【适应证】**

1.肺或纵隔可疑病变:通过影像检查怀疑有肺部肿瘤(如支气管肺癌),需了解气管或主支气管周围淋巴结病变情况以协助诊断;或纵隔占位性病变需确定其病变性质,鉴别良性或恶性病变,如肉瘤、霍奇金病或淋巴结核等。

2.部分患者术前检查:部分肺癌或胸段食管癌手术前,需了解纵隔淋巴结转移情况,以确定手术范围或根据范围制定治疗方案(如手术治疗或放疗、化疗等)。

3.协助判断纵隔转移瘤的原发部位。

4.曾接受纵隔镜检查的患者,出于疾病诊断的需要,可再次接受纵隔镜检查。

**【禁忌证】**

一般而言,纵隔镜检查的禁忌证主要指患者全身情况太差而不能承受手术者,如心肺功能衰竭、严重肝病、肾功能衰竭,以及肺部急性感染期等。Aberg(1980)提出主动脉狭窄、发绀性心脏疾患以及肺部化脓性疾病,为纵隔镜检查的相对禁忌证。

【检查方法】

1.麻醉 一般在气管插管麻醉下进行。当全麻条件不具备时,尚可在局麻下进行检查(Selby 等,1978)。

2.体位 常采用仰卧位,头部后仰。

3.操作步骤 所谓标准的纵隔镜检查法指操作严格在中线进行。在胸骨颈静脉切迹上方,作一皮肤横切口,长约4cm,用剪刀分离皮下组织,牵开器将喉前及气管前肌肉及筋膜牵开,在气管和气管前筋膜之间小心插入纵隔镜。借助于带吸引的钝头剥离器,一边对气管前、气管旁组织加以分离,同时对其邻近组织进行检查,是否有肿瘤样新生物、肿大的淋巴结或其他病变。分离及检查向下达气管分叉处后,再沿左右主支气管进行检查。对可疑新生物或肿大淋巴结可考虑作活检。此外,检查范围尚可扩大到胸骨旁区及下后纵隔,Page 等(1980)报道,胸骨左旁纵隔镜检查法可提高左肺上叶肿瘤患者的阳性诊断率。

【并发症】

纵隔镜检查之并发症的发生率并不高,Asbauch(1970)总结了9543例受检病例,各类并发症的发生率共为1%~5%,而死亡率为0~9%。

1.出血严重者 可因肺动脉、无名动脉、无名静脉及腔静脉损伤而出血,如果小心地沿气管前筋膜和气管壁之间操作,此类大血管出血多可避免。若因淋巴结血管或支气管动脉出血,可用附于吸引剥离器上的电凝头予以电凝止血,或用浸有肾上腺素的棉纱团作短暂填塞止血,亦可试用各种止血药物。

2.伤口感染 或肿瘤在伤口种植转移等。若严格遵守无菌操作及有关的操作规范,此类并发症的发生率是非常低的。

3.其他损伤 如气管、主支气管及食管穿孔;迷走神经、膈神经、喉返神经损伤;胸膜损伤等。若了解纵隔镜检查的限度,尤其是在纵隔显微镜下操作,则此类损伤常可避免。

(宋月雷)

# 第三十一章 气管食管疾病

## 第一节 呼吸道炎症反应

炎症反应是重要的病理生理反应，它不是一个疾病，而是疾病的一种表现，其具有有利的作用，如对入侵病原菌的消灭，从而防止感染的扩散；它也可引起疾病，如脑脓肿及其周围的炎症反应作为占位性病变，可致命地压迫周围的重要结构；慢性炎症反应导致的纤维化可使组织变形，并永久性失去或改变其功能。急性炎症的临床表现通常是红、肿、热、痛。呼吸道是人体重要的器官，有其独特的解剖特点和生理功能，当发生炎症反应时，表现出独特的临床表现和功能改变。

呼吸道的慢性炎症反应较急性炎症反应更加重要，著名病理学家 Stephenson 指出慢性炎症的病理学特点是：①以淋巴细胞、浆细胞和巨噬细胞（更重要的还有嗜酸性粒细胞、中性粒细胞、嗜碱性粒细胞和肥大细胞等，上述这些细胞都是免疫活性细胞——作者添加）浸润为主；②经常是原发的，但也可发生在急性炎症反复发作后；③肉芽肿是上皮组织细胞的聚集，肉芽肿性炎症是慢性炎症反应的特殊类型；④可由于继发淀粉样变性，使炎症反应变得更加复杂化，最终导致组织和器官的变形，并永远丧失其功能。鉴于免疫活性细胞及其释放的炎性介质和细胞因子等在慢性炎症反应中起到炎症反应起源和不断加重的作用，因此，炎症反应是免疫反应，而且免疫反应不仅限于呼吸道，为系统性的，包括骨髓和血液循环。著名耳鼻咽喉头颈外科专家姜泗长院士教导我们：从整体上来分析，一切慢性炎症反应都是细胞和体液介导的免疫机制的表达，这是对慢性炎症反应进行基础研究和临床治疗最有力的一句名言。

### 一、呼吸道炎症反应的两个"恶性循环"

从鼻炎、鼻窦炎和支气管哮喘的角度看炎症反应的机制主要是两个"恶性循环"。细胞因子等主要由 T 淋巴细胞产生，其他细胞，如上皮细胞、成纤维细胞、嗜酸性粒细胞和中性粒细胞、嗜碱性粒细胞、肥大细胞等也可产生，细胞因子等和介质具有生物学效应，是呼吸道炎症反应中的主要促炎因子，主要有白介素系列、干扰素-γ、肿瘤坏死因子、化学趋化因子（嗜酸性粒细胞亲和素，RENTES）等，此外尚有粒细胞-巨噬细胞集落刺激因子，这些因子等可进一步使多种炎性细胞，嗜酸性粒细胞、中性粒细胞、淋巴细胞、巨噬细胞和肥大细胞等向呼吸道黏膜中趋化和移行，并再次引起肥大细胞脱颗粒和释放介质，相关细胞释放细胞因子和化学趋化因子等，使炎症进行性加重，导致鼻炎的产生。如无有效和正规的抗炎治疗，炎症将进行性加重，并通过局部性和系统性炎症反应导致哮喘和慢性增殖性嗜酸性粒细胞性鼻-鼻窦炎的产生。

变应性炎症反应属于嗜酸性粒细胞性炎症范畴，既往对嗜酸性粒细胞性炎症有两种不全面的认识，其一是认为炎症反应中的嗜酸性粒细胞浸润仅是变应性炎症反应的特征；其二是嗜酸性粒细胞是变态反应的结果,具有缓和和限制炎症反应的作用。这两点是不正确的,在变应性鼻炎和非变应性鼻炎、外因性哮喘和内因性哮喘(如阿司匹林哮喘)中嗜酸性粒细胞浸润都是炎症反应的基本病理改变。嗜酸性粒细胞也能产生细胞因子,如 IL-4、IL-5 和 GM-CSF 等,是嗜酸性粒细胞的自分泌过程。嗜酸性粒细胞也能产生强碱性颗粒蛋白,如嗜酸性粒细胞阳离子蛋白(ECP)、主要碱性蛋白(MBP)等,其具有很强的细胞毒性和神经毒性,在炎症过程中能诱导上皮细胞损伤,损伤的上皮细胞进一步产生多种细胞因子,如此形成炎症过程中的第一个恶性循环。生长因子、化学趋化因子和黏附分子等也在炎症反应中起重要作用。

　　炎症反应的结果是导致呼吸道通气和引流障碍,黏液纤毛传输功能和清除功能破坏、病原菌的入侵。由于病原菌的入侵,更加重了呼吸道的炎症反应——通气和引流障碍、黏液纤毛传输功能和清除功能的破坏,如此形成了炎症过程中的第二个"恶性循环",导致鼻-鼻窦炎的产生。

## 二、上下呼吸道炎症反应的相关性

　　上下呼吸道炎症反应的相关性是近十多年来国内外学者们研究的一个重要课题,指出上下呼吸道是"同一个气道",上下呼吸道的炎症性疾病是"同一个疾病",上呼吸道的疾病主要是变应性鼻炎、慢性鼻窦炎鼻息肉、感染性鼻炎等;下呼吸道的炎症性疾病主要是支气管哮喘、变应性支气管炎、阻塞性肺疾病和鼻窦支气管综合征等。这些疾病的病理改变都是慢性炎症反应,当这些上下呼吸道疾病同时存在时,学者们建议称为系统性呼吸道黏膜病。这类疾病一般属于难治性疾病。诊治上呼吸道炎症性疾病时要评估有无下呼吸道炎症性疾病,在诊治下呼吸道炎症性疾病时要评估有无上呼吸道炎症性疾病。在这类患者中部分患者有基因倾向,常常需要进行综合治疗和定期随访。

　　长期以来支气管哮喘不属于耳鼻咽喉头颈外科诊疗范畴。近年来,这个传统的概念有了很大的改变,Gordon 曾反复发表论著,指出支气管哮喘是耳鼻咽喉医师应特别重视的一种疾病,并再次强调支气管哮喘病理改变的实质是慢性炎症反应。从而扩大了耳鼻咽喉头颈外科的学术领地和诊疗范畴,并应加强与呼吸内科的合作和相互学习。

　　数十年来以鼻肺反射(又称鼻腔鼻窦肺反射或鼻心肺反射)来说明上下呼吸道疾病的联系,现在知道这一反射并非仅由自主神经介导(传入神经为三叉神经,传出神经为迷走神经),也有炎性细胞,特别是嗜酸性粒细胞的参与。学者们已注意到支气管哮喘患者鼻腔鼻窦黏膜与支气管黏膜具有相似的组织病理学改变,包括炎性细胞(嗜酸性粒细胞、中性粒细胞和肥大细胞等)的浸润程度,特别是嗜酸性粒细胞的浸润程度。LOUIS 等并发现以炎症细胞为特征的呼吸道炎症反应中细胞浸润程度与临床症状的轻重具有相关性。

　　以上资料可以清楚地说明鼻腔鼻窦和支气管存在着一种联系,即鼻支气管联系,其可能的联系机制长期以来认为是局部性的:①上呼吸道黏膜的炎症反应直接向下呼吸道蔓延;②通过三叉神经和迷走神经反射,即鼻肺反射(鼻心肺反射);③由于后鼻滴涕,鼻分泌物和鼻分泌物中炎性介质、细胞因子和嗜酸性粒细胞产生的强碱性颗粒蛋白直接被吸入下呼吸道。近数年来学者们普遍共识上下呼吸道的联系是系统性的,即免疫活性细胞、炎性介质、黏附分子、嗜酸性粒细胞亲和素等作用于骨髓,骨髓祖细胞增生,不成熟和成熟的嗜酸性粒细胞、嗜碱性粒细胞增生,连同介质、细胞因子等经血液循环至下呼吸道。在强调上下呼吸道炎症的系统性联系重要性的同时,也不能否定上下呼吸道的局部性联系。

　　上下呼吸道炎症反应的相关性表现在以下三个方面:①变应性鼻炎和支气管哮喘的联系;②慢性鼻窦炎鼻息肉和支气管哮喘的联系;③鼻窦支气管综合征。三者中前两者为特应性变应性炎症反应,后者虽然在病变过程中有变态反应参与,但为非特应性变应性炎症反应。

**（一）变应性鼻炎和支气管哮喘**

1.相关性　主要表现在以下 8 个方面：

（1）流行病学：约 1/3 鼻炎患者与哮喘同时或先后发生，以先发生鼻炎数年或数月后发生哮喘多见；部分患者先有哮喘，而后出现鼻炎，这种情况主要见于儿童。此外，在约 2/3 不伴有哮喘的鼻炎患者中约 2/3 有支气管黏膜高反应性（可用乙酰甲胆碱和组胺激发测出），这类患者较无支气管黏膜高反应性的鼻炎患者更容易发生支气管哮喘，学者们指出变应性鼻炎是发展为哮喘的危险因素。因此，当变应性炎症反应仅限于上呼吸道时，就应该采取积极和有效的治疗措施，可使大多数变应性鼻炎患者病变不会继续加重、避免发生系统性变应性炎症反应，而不至于发生支气管哮喘，变应性鼻炎可视为上下呼吸道炎症反应的起始点，是发生哮喘和慢性增殖性嗜酸性粒细胞性鼻-鼻窦炎的源头。

支气管哮喘患者伴有变应性鼻炎更多见，约占 2/3。流行病学调查资料显示：鼻炎和哮喘在世界范围内有相似的流行模式，鼻炎是发展为哮喘的独立危险因素，使发展成哮喘的风险增加三倍；治疗鼻炎可减少哮喘的恶化及减少治疗哮喘的所需费用。

（2）组织学：上下呼吸道是连续的，黏膜表面覆盖呼吸上皮，柱状上皮均有纤毛，柱状上皮的高度、纤毛的长短和多少以及杯状细胞的多少，由上呼吸道至下呼吸道逐渐减低和减少；并有连续的基底膜，因此，上下呼吸道任何部位接触变应原或病原微生物后均可发生类似的组织病理学改变。

（3）生理学：数十年来以鼻肺反射（鼻窦肺反射、鼻心肺反射）来说明上下呼吸道的生理学联系，但结论不尽完全相同，多数学者证实了此反射弧的存在，并认为是鼻部疾病患者发生支气管哮喘的原因之一。这一反射的传入神经为三叉神经，传出神经为迷走神经，当上呼吸道黏膜的三叉神经末梢受到刺激而兴奋时，可反射性引起支气管平滑肌的收缩，导致支气管内阻力增加和肺顺应性降低，甚至氧分压减低，从而出现支气管哮喘的临床表现。研究证实此反射弧并非仅由自主神经介导，学者们早已注意到支气管哮喘患者鼻及鼻窦黏膜与支气管黏膜有相似的组织病理学改变，包括嗜酸性粒细胞浸润程度。炎性介质白三烯 C、D 和前列腺素 D、组胺等的产生与来自鼻和鼻窦的刺激所致的全身作用有关，或与睡眠时吸入微小颗粒刺激鼻及鼻窦黏膜局部的受体相关，从而形成一个反射弧。

（4）病理学：当上下呼吸道同时存在炎症反应时，其病理学改变也是相似的，包括相似的炎性细胞（嗜酸性粒细胞、中性粒细胞、浆细胞和肥大细胞等）浸润，特别是嗜酸性粒细胞的浸润程度。且呼吸道炎症反应中炎性细胞的浸润程度，一般说来与临床症状的轻重成正比，炎性细胞浸润多者临床症状重，反之症状较轻。鼻和支气管黏膜的炎症反应是导致呼吸道黏膜高反应性的直接原因之一。

（5）免疫学：特应性个体吸入致敏的变应原后，首先在鼻腔局部形成变应性反应，导致抗原提呈细胞（APC）和 T 淋巴细胞的激活，这些细胞游走到局部淋巴结，通过输出淋巴管在鼻黏膜和支气管黏膜"定居"，上下呼吸道黏膜处于相似的致敏状态，因此，鼻炎和哮喘具有相同的速发反应和迟发相反应，以及全身性系统性免疫反应，由于鼻部是呼吸道的第一门户，鼻炎是系统性炎症的起始点。

（6）临床学：呼吸道变应原激发试验是最能说明上下呼吸道炎症反应的临床学联系的，可用 Fokkens 进行的两部分试验来说明，第一部分是无支气管哮喘的季节性变应性鼻炎患者，以相关花粉变应原进行支气管激发试验，发现炎症反应不仅局限于支气管，也见于鼻黏膜，炎症反应的特点是嗜酸性粒细胞浸润和 IL-5 表达增强，并有支气管和鼻黏膜功能的降低。第二部分试验是无支气管哮喘的常年性变应性鼻炎患者，以相关常年性变应原进行鼻黏膜激发试验，不仅出现鼻黏膜炎症反应，也出现支气管的不同程度的炎症反应，表现为黏膜中嗜酸性粒细胞增多，并有细胞间黏附分子（ICAM）-1 和血管细胞黏附分子（VCAM）-1、内皮白细胞黏附分子（ELAM）-1 等表达，但未测出鼻、肺功能的明显改变。相似的试验其他学者，如 Shaver 等、Braunstahl 等也报道过。这些试验结果相同，说明上下呼吸道之间存在着相互作用，上或下呼吸道激发能引起全呼吸道相似的炎症反应,上下呼吸道相互作用的机制可能在于相似的组织学结构、相同的病理学和免疫学表现,可能和遗传学也有一定关系。通过相同的神经反射和骨髓反应相互作用和影响。

(7)系统性炎症的骨髓反应:通过系统性炎症的研究,发现变应性鼻炎和哮喘发病过程中均有骨髓反应参与,表现力骨髓中炎症祖细胞的增生和分化,嗜酸/嗜碱祖细胞(CD34$^+$细胞)明显增生,分化为不成熟和成熟的嗜酸性粒细胞和嗜碱性粒细胞,这些细胞进入血液循环,进而趋化到上下呼吸道的组织中,形成炎性细胞浸润。学者们研究发现嗜酸/嗜碱祖细胞与变应性呼吸道炎症反应之间存在着临床上一定的相关性,鼻炎和哮喘患者在发病季节前后,血液循环中嗜酸/嗜碱祖细胞数目增多,发病季节中嗜酸/嗜碱祖细胞数目升高更多,且在血液循环中可检测到祖细胞,如嗜酸/嗜碱性粒细胞克隆形成单位的持续变化。Ohkawara 等研究了鼠类变应性模型的呼吸道、血液循环和骨髓中嗜酸性粒细胞反应的时间规律(以卵清蛋白致敏),在第二次致敏后观察到血液循环中嗜酸性粒细胞数目增多,伴随骨髓中嗜酸性粒细胞增多;随后给予卵清蛋白吸入致敏,3 日后观察到呼吸道中嗜酸性粒细胞达到峰值,持续 10～15 日,并伴随血液循环和骨髓中嗜酸性粒细胞的数目增多;在局部激发后第 9 日骨髓中嗜酸性粒细胞数目逐渐降低,但血液循环中和呼吸道中嗜酸性粒细胞达到峰值。有关上下呼吸道和骨髓之间的信号调节方式还不清楚,IL-5 可能起到重要的作用。

(8)治疗学:鼻炎和哮喘的治疗途径相同,主要是应用糖皮质激素类药物,以喷入鼻腔和吸入支气管为主,口服糖皮质激素类药物可产生副作用,不能长期应用。此外尚有白三烯受体拮抗剂(如孟鲁司特、扎鲁司特)对系统性炎症反应和局部性炎症反应、速发反应和迟发相反应都有效。新的第二代 H$_1$ 抗组胺药(如左西替利嗪、地氯雷他定和非索非那定等)等具有抗组胺和抗炎作用,对哮喘也有一定的治疗效果。特异性常规皮下免疫治疗也是个很好的选择,对系统性和局部性炎症都有效,但在开始治疗的前数月药物治疗不能偏废,治疗的关键是减轻上下呼吸道的炎症反应,防止鼻炎发展为哮喘,即防止局部性炎症反应发展为系统性炎症反应;并能减少约 1/2 患者对新的变应原发生超敏反应。

鉴于以上 8 点,可以说明为什么未经治疗和控制的变应性鼻炎可导致哮喘的加重,而适当正确地治疗鼻炎后哮喘也得到改善。

2.差异性　根据 Mygind 的上下呼吸道变应性炎症反应的阐述和 2008 新版 ARIA 总结,上下呼吸道炎症改变也非绝对完全相关,仍有一些差异。差异主要表现在上下呼吸道炎症反应的组织病理学方面,而其中则主要表现在"量"的差异。

(1)黏膜上皮:30 多年前学者们研究了变应原吸入后是否能穿透鼻黏膜上皮,多数学者以花粉变应原为例,但所得结果并不一致。其实变应原是否穿透黏膜上皮对于致敏过程来说并不重要,变应原吸入鼻腔后,其主要有效成分在数分钟内浸出于鼻分泌物中,导致一系列的致敏过程。常年性持续性变应性鼻炎患者,其鼻黏膜上皮细胞间连接往往不够紧密,做鼻黏膜涂片,常可检测到较多的上皮细胞。

下呼吸道炎症反应的特点是上皮细胞脱落和痰中可查到上皮细胞碎屑和嗜酸性粒细胞。哮喘患者做支气管镜黏膜上皮电镜观察证实有纤毛破坏或柱状上皮细胞脱落,指出这些与上呼吸道不完全相同的改变可能与支气管平滑肌收缩和黏稠分泌物的压迫有关。

鉴于以上观察,Mygind 指出上呼吸道变应性炎症反应鼻黏膜上皮仅有微小改变,较下呼吸道黏膜的炎症的改变为轻。

(2)基底膜:支气管哮喘患者支气管黏膜基底膜增厚,主要是结缔组织膜增厚,其增厚是由于免疫反应发生于基底膜,主要是Ⅲ、Ⅴ型胶原和纤维蛋白形成的"假性增厚";但上呼吸道变应性炎症反应基底膜可能不增厚,学者们观察常年性变应性鼻炎不同标本鼻黏膜基底膜厚度不同,且同一标本不同部位基底膜厚度也不完全一致,且与健康对照组没有质的不同,"假性增厚"少见,且轻微。Connel 观察花粉症患者鼻黏膜基底膜变薄,且有断裂。

(3)黏膜下层CD4$^+$细胞和CD8$^+$细胞:其数量在上下呼吸道没有差别,CD4$^+$细胞数量均增加,CD8$^+$细胞数量均较少。成纤维细胞在支气管数量增加,在鼻部一般不增加。

(4)嗜酸性粒细胞浸润:Slavin等观察到鼻部变应原激发后10分钟嗜酸性粒细胞自骨髓迁徙到血管中,在鼻黏膜血管周围可见到嗜酸性粒细胞浸润。鼻部变应原激发后一至数小时鼻分泌物中(鼻分泌物涂片)可查到嗜酸性粒细胞,其具有诊断性参考意义。鼻炎和哮喘患者的鼻黏膜和支气管黏膜的炎症虽然有相似的炎症细胞浸润,包括嗜酸性粒细胞、肥大细胞、T淋巴细胞和单核细胞等,以及炎前介质(组胺)、Th2细胞因子及趋化因子等,但两者的炎症反应程度可能有所不同;支气管黏膜的嗜酸性粒细胞炎症比鼻黏膜者严重,轻度哮喘患者,鼻和支气管的炎症类似,即使没有鼻炎临床症状的哮喘患者,鼻黏膜也存在嗜酸性粒细胞性炎症。支气管哮喘患者痰中或支气管灌洗液中查到嗜酸性粒细胞也具有诊断参考价值。呼吸道变应性炎症反应中也可见到中性粒细胞、淋巴细胞和浆细胞等,但这些细胞的数量与对照组并无明显不同。

(5)腺体和杯状细胞:杯状细胞为单细胞的黏液腺,其中有高尔基复合体,充满黏液原颗粒的杯状细胞在电镜中表现是表面轻度突出,细胞核被压向基底部。鼻黏膜的腺体有前浆液腺和浆液黏液腺,变应性炎症发生时呼吸道黏膜腺体和杯状细胞分泌亢进,并有分泌细胞的增生,支气管黏膜也有腺体和杯状细胞,其腺体增生超过了鼻黏膜,并分泌大量的黏稠分泌物。

(6)血管:动物致敏造模成功者鼻黏膜血管有明显改变,以阻力血管(小动脉)收缩,容量血管(小静脉和静脉窦)扩张为特点,可用这一改变来说明鼻部变应性黏膜并非全部呈现苍白、水肿,而一些患者呈灰蓝色或充血、肿胀的原因。支气管黏膜血管较少,且改变不明显。

(7)哮喘除黏膜慢性炎症病变外,尚有支气管平滑肌肥大、增厚和痉挛。

鼻炎和哮喘的不同点最主要的是:鼻炎患者鼻黏膜的血管病变和哮喘患者的支气管平滑肌病变,但其相同点大大超过其不同点,从而可视为同一个疾病,Norman提出了"变应性鼻炎综合征"的命名,其含义是变应性鼻炎合并眼结膜炎,可能伴有支气管哮喘或不合并支气管哮喘。

3.优化治疗　由于鼻和支气管间存在着变应性和功能性、解剖性等的联系,治疗变应性鼻炎不仅能改善鼻炎的症状,也能减轻下呼吸道黏膜高反应性和哮喘的症状,治疗鼻部炎症是控制哮喘发生的关键。有效的治疗应针对局部性和系统性炎症反应的病理表现,除尽量避免接触致敏的变应原外,可应用下列药物或免疫治疗:

(1)第二代H1抗组胺药:通过封闭肥大细胞产生的组胺,而对早期反应有效,但不能影响炎前环节;新的第二代H1抗组胺药具有抗组胺、抗变态反应和抗炎作用,且其抗炎效果是多重性的,可快速、有效地控制局部和系统性变应性炎症反应;这类药物主要包括地氯雷他定、左西替利嗪和非索非那定等。

(2)口服类固醇药物:可提供改善局部性和系统性抗炎作用,但有副作用不能长期应用,并当注意其禁忌证,老年人和儿童慎用。

(3)鼻腔和支气管局部应用糖皮质激素类药物:对鼻腔和支气管局部炎症过程有效,但不能直接作用于系统性炎症过程;可控制局部炎症反应达到无或基本无临床症状,提高患者生活质量;新一代鼻腔局部应用糖皮质激素类药物,如丙酸氟替卡松和糠酸莫米松等口服生物利用度低,均在1%以下,可长期应用,应使用能控制症状的最小剂量。

(4)白三烯受体拮抗剂(孟鲁司特、扎鲁司特):口服能减轻局部性和系统性炎症反应,也可联合用药(局部应用糖皮质激素类药物或H1抗组胺药)。近年来的研究更加重视白三烯在嗜酸性粒细胞性呼吸道变应性炎症中的作用,实验和临床研究发现白三烯可趋化嗜酸性粒细胞,并促使嗜酸性粒细胞增强黏附分子表达,又可减少嗜酸性粒细胞凋亡和增加 GM-CSF 和 IL-5 的活化,抑制周围血和骨髓中嗜酸性粒细胞前体生成。

(5)免疫治疗:由于对控制系统性炎症反应重要性的认识,免疫治疗在变应性鼻炎治疗中的地位较过去更加重要,因其对局部性和系统性炎症反应都有效,但必须应用标准化的疫苗。其起效需要一定时间,因此,起始阶段药物治疗不能偏废。免疫治疗包括皮下注射免疫治疗(常规)、鼻内免疫治疗和舌下免疫治疗等,后两种治疗较少用于临床。其他类型的免疫治疗尚处于动物实验或正在进行临床评价,如,花粉变应原异构形式(变应原中氨基酸被替代或删除,当与变应原接触时不发生免疫反应)、T 细胞-肽(epitopes,其分子链短,合成的变应原衍生肽,对 T 细胞无反应性)、变应原 DNA 疫苗(能产生较强的 Th1 介导的免疫反应)和抗 IgE 单克隆抗体等。

总之,优化治疗的选择应是免疫治疗+有抗炎作用的 $H_1$ 抗组胺药、免疫治疗+鼻腔及支气管局部应用糖皮质激素或鼻部应用有抗炎作用的抗组胺药、口服有抗炎作用的 $H_1$ 抗组胺药+鼻腔及支气管局部应用糖皮质激素。

### (二)慢性鼻窦炎鼻息肉和支气管哮喘

1.相关性  临床上可以看到这样一种情况,鼻窦支气管综合征患者的急性鼻窦炎或慢性鼻窦炎反复急性发作对这类患者肺部的影响,比偶然患上呼吸道感染对健康人群肺部的影响要严重得多。变应性鼻炎患者的慢性鼻窦炎比一般健康人的慢性鼻窦炎的治疗要复杂得多。变应性真菌性鼻窦炎和变应性肺曲菌病具有相似的免疫学和相同的组织病理学特征。通过分析广州地区病例,发现需要行内镜鼻窦手术的慢性鼻窦炎鼻息肉患者中至少 1/10 合并支气管哮喘;有报道重庆地区病例行内镜鼻窦手术的慢性鼻窦炎鼻息肉患者 20%合并支气管哮喘,国外报道为 15%～80%不等。正确地诊断哮喘患者的鼻窦炎,并进行有效的治疗可使 70%～80%的患者鼻窦炎和支气管哮喘都得到改善。

早在 70 多年前学者们就已注意到慢性鼻窦炎和支气管哮喘的相关性,但限于条件仅研究了支气管哮喘患者鼻窦 X 线片检查,发现多数显示不同程度的不正常。支气管哮喘与慢性鼻窦炎鼻息肉同时存在无疑会加重病情的复杂性,两种疾病同时存在,有学者认为是相同的感染或免疫介导的病变侵及上、下呼吸道,也有一些学者认为是偶发现象。数十年来对鼻鼻窦肺反射或称鼻心肺反射进行了研究,并企图以此来说明上、下呼吸道疾病的联系。近来的研究支持此反射并非仅由自主神经介导,注意到支气管哮喘患者鼻窦黏膜上皮与支气管黏膜上皮有相似的组织病理学改变,包括嗜酸性粒细胞的浸润程度。近年来变应性鼻炎作为系统性炎症反应的局部表现的初发器官,鼻窦和支气管肺同时为远端器官,这些患者可能具有基因倾向,患者如就诊于耳鼻咽喉头颈外科,诊治的重点可能是鼻窦炎鼻息肉,而忽略了呼吸道变应性疾病;如就诊于呼吸内科或小儿科,由于严重的哮喘发作常常遮盖了鼻窦炎的临床症状,则以诊治支气管哮喘为主;如就诊于变态反应科则偏重于呼吸道变应性疾病的免疫治疗,对慢性鼻窦炎常忽略而不加诊治,从而得不到良好的、全面的治疗效果。由于这些患者中有相当一部分需要行内镜鼻窦手术,所以应视为以耳鼻咽喉头颈外科治疗为主的疾病,需要多个学科协作、密切配合和长期随访。

国外报道半数以上的鼻息肉患者合并支气管哮喘。Ⅰ型变态反应在鼻息肉的发病中不占重要地位,其中相当一部分是阿司匹林耐受不良(又称 Samter 三联征)患者,此综合征表现为哮喘、阿司匹林耐受不良和鼻息肉。其病因不清,目前最具有说服力的是前列腺素生物合成学说。认为是阿司匹林和非激素类抗炎药物抑制了环氧合酶的代谢途径,花生四烯酸因而沿着脂氧合酶途径形成白三烯 C、D、E,引起支气管的收缩。另一途径是阿司匹林等药物抑制环氧合酶途径,改变前列腺素 F2α/E2 的比率,而诱发支气管的收缩。本病首先表现为接触阿司匹林数小时后出现鼻炎,鼻炎发病后 3～5 年出现鼻息肉和支气管哮喘,鼻息肉多为双侧、多发性,支气管哮喘为内因性,查不到阳性吸入物变应原皮肤试验和特异性 IgE 抗体。

发作一般较重,曾有即刻引起呼吸困难而致死亡的报道,低血压和晕厥也可同时发生。当鼻息肉形成和支气管哮喘发作后,即使停用阿司匹林或其他非类固醇抗炎药物并不能产生明显的效果。

具有变应性因素的鼻窦黏膜较非变应性者明显容易引起窦口的阻塞。窦口阻塞导致细菌定植和感染,进一步加重了病变,并伴有呼吸道上皮的损伤,在鼻窦黏膜变应性炎症的基础上继发感染性炎症反应,因此应设法减轻组织水肿和炎症反应,从而使阻塞的鼻窦开口重新开放。在治疗时首先是选用药物治疗,包括抗生素和抗变态反应药物,特别是鼻腔和支气管局部应用的糖皮质激素是不可缺少的;小剂量大环类酯类抗生素长期应用也可收到一定效果,所以支气管哮喘合并慢性鼻窦炎鼻息肉从本质上来说是以药物治疗为主的疾病,只有当正规的药物治疗无效时才考虑内镜鼻窦手术,然而需要手术的患者并不在少数。

2.支气管哮喘合并慢性鼻窦炎鼻息肉的治疗

(1)药物治疗

1)抗生素治疗:是药物治疗的关键。如何正确地选择抗生素和疗程应持续多长时日是一重要问题。应根据细菌培养结果选择抗生素。用药时间以能阻止鼻窦炎再发和不增加细菌对抗生素的耐药性为原则,一般急性鼻窦炎为10~14天,慢性鼻窦炎可用药21天,但不同国家和地区推荐疗程并不完全相同。近年来学者们提出小剂量大环内酯类抗生素长期服用有良好效果,其剂量为常规剂量的半量,至少应用12周;甚至有学者建议应用达1年之久,其机制可能并非抗感染作用,而是以调节免疫功能为主。

2)抗变态反应治疗:正确的抗变态反应治疗可减轻或控制鼻窦黏膜的变应性炎症反应。包括第二代H1抗组胺药和糖皮质激素类药物。如果患者也有较重鼻阻塞的症状可短期应用0.05%羟甲唑啉喷鼻或口服H1抗组胺药和减充血药复方缓释剂。糖皮质激素类药物是极有效的,能通过多种渠道抑制变应性炎症反应,也能抑制白三烯的作用和减少嗜酸性粒细胞、嗜碱性粒细胞向炎症性鼻、鼻窦和支气管黏膜内趋化和移行。如呼吸道变应性炎症明显、症状重,或鼻息肉病等可采用口服用药的方法,口服泼尼松30~40mg或1mg/kg,每天一次,共7天,然后逐渐减量。由于本病用药剂量不高,时间不长,不致发生严重全身副作用;但也偶见短期、非高剂量用药发生骨质疏松和精神、睡眠改变的。支气管哮喘合并慢性鼻-鼻窦炎的患者需要长期、持续用药的仅是少数。

鼻腔局部应用糖皮质激素类药物可控制鼻腔鼻窦黏膜的水肿和充血,并可减轻黏膜的高反应性。现有多种品牌,均有良好的治疗效果,Lanza和Kennedy指出用药一阶段后,鼻窦影像学检查也有好转,但大多数仍然不正常。一般说来,鼻腔局部应用糖皮质激素类药物适用于急性和慢性鼻窦炎。

与以往的概念不同,新型第二代抗组胺药,如地氯雷他定、左西替利嗪和非索非那定等对哮喘也有缓和的改善作用,可能与某些抗组胺药具有拮抗细胞间黏附分子和减少嗜酸性粒细胞数目等的抗炎作用有关,实验证明黏附分子在变应性炎症浸润的嗜酸性粒细胞、嗜碱性粒细胞和淋巴细胞的表面表达增强,如应用不同的单克隆抗体或相关药物封闭黏附分子,则能有效地抑制嗜酸性粒细胞等的浸润,减轻变应性炎症反应。

(2)手术治疗:支气管哮喘合并鼻窦炎鼻息肉患者应以药物治疗为主,需要长期、间断用药,只有当药物治疗无效时才考虑手术。对大多数病例来说,手术不能达到根治的目的,只能帮助患者带病生活的质量更好一些。术后仍需长期、间断用药。在临近手术前、后的5~7天内最好应用一短疗程糖皮质激素类药物,采用静脉滴注的用药方法,地塞米松10mg,每天一次;如为糖皮质激素依赖性鼻息肉病或哮喘患者,则需要用较高剂量,可增加到每日16mg。手术可减少患者术后的用药剂量和持续用药时间,并可使糖皮质激素依赖患者转变为不依赖或少依赖,且可减少与鼻-鼻窦炎急性发作同时并发的哮喘急性加重。

选择手术时机是个极为重要的问题,首先哮喘发作期绝不能手术,慢性鼻窦炎的急性发作期也不应手术。术前应用一阶段的抗生素和抗变应性炎症反应的药物,以减轻或消除可逆性鼻腔鼻窦黏膜病变,否则手术日期宁可后推。鼻息肉病患者术前、后应用糖皮质激素类药物,有防止和延缓鼻息肉复发的作用。

手术过程中应迅速、轻柔地处理病变组织。鉴于变应性疾病患者手术中出血可能相对较多,术后组织水肿和晚期瘢痕形成也较多,应作好止血和防止出血的措施。高速切削器的应用可增加手术的安全性,并减少术中出血。应更加重视术后换药和随诊,防止粘连形成。手术可采用全身麻醉或局部麻醉,应视具体情况而定。

关于疗效报道的资料尚不太多,随访时间也相对较短,但也均在一年以上。Nishioka 等报道 26 例哮喘伴鼻窦炎,术后 16 例哮喘明显改善,包括术后第一年需要去急诊科的次数减少。Kennedy 等以计分法评定疗效,术后随访一年,42 例中 36 例术后哮喘明显改善;24 例术前需口服糖皮质激素类药物,19 例术后用量减少。Brown 报道 96 例变应性患者行传统鼻息肉切除术,随访一年以上,鼻息肉复发率为 40%;内镜鼻窦手术鼻息肉复发率降低,但也有 19% 复发。国内洪苏玲等报道慢性鼻窦炎合并哮喘患者,术后随防两年,第一年哮喘改善率为 45%,第二年为 70%。

(3)免疫治疗:适用于吸入物变应原致敏的呼吸道变应性疾病患者,其前提是必须明确致敏的变应原。对支气管哮喘合并鼻窦炎的患者,免疫治疗可考虑与药物治疗同时进行,手术前开始免疫治疗的患者术后应继续进行。Nishioka 等分析药物治疗失败、接受功能性内镜鼻窦手术的患者 283 例,经病史、变应原皮肤试验和 RAST 检测确定存在鼻部变应性因素者 72 例,为过敏组;余 211 例为非过敏组。过敏组又分为不接受免疫治疗组和接受免疫治疗组,后者又分为术前免疫治疗组和术前、术后免疫治疗组。从以下 3 方面进行疗效评定:中鼻道通畅度、粘连形成和鼻息肉复发。前两者术前、术后免疫治疗组明显优于未接受免疫治疗组,且与非过敏组疗效无差异性;过敏组术后鼻息肉复发率(25.8%)明显高于非过敏组(12.4%),过敏组中未接受免疫治疗组复发率(50.0%)尤高。

总之,支气管哮喘患者慢性鼻窦炎鼻息肉的治疗应该是综合性的,即药物治疗、免疫治疗以及必要时行内镜鼻窦手术治疗。

### (三)鼻窦支气管综合征

鼻窦支气管综合征又称鼻窦支气管炎,也属于上下呼吸道慢性炎症性疾病,以慢性鼻窦炎合并下呼吸道非特应性慢性炎症为特征,下呼吸道慢性炎症包括慢性支气管炎、支气管扩张、不动纤毛综合征、肺囊性纤维化等,查不到外源性支气管哮喘的表现。其诊断标准是:①连续咳嗽、咳痰,每年至少发作 3 个月;②具有慢性鼻-鼻窦炎的临床表现和影像学表现;③无支气管哮喘或其他喘息综合征病史;④胸部 CT 可见慢性炎症表现,但无肺气肿。在诊疗慢性鼻-鼻窦炎鼻息肉合并支气管哮喘时应注意排除本病。本病日本较常见,我国和西方国家报道较少,可能是对这个疾病研究不够深入,误诊、漏诊难于避免。

本病发病机制尚不明确,可能与遗传、生活环境、免疫功能异常或鼻腔解剖结构异常等因素有关,幼儿期营养不良,特别是蛋白质摄取不足、维生素缺乏等也是诱因。有学者提出:慢性鼻窦炎鼻腔、鼻窦分泌物通过后鼻滴涕导致反复下呼吸道感染,反复致病菌感染可能提高了气道组织对变应原的"通透性",产生局部变态反应,变应性病理改变又能使黏液纤毛清除功能和传输功能降低、鼻窦开口阻塞,加重了致病菌的感染,如此形成恶性循环,使上下呼吸道的慢性炎症进行性加重。

本病临床症状并无特异性,常误诊为慢性支气管炎、支气管扩张症和支气管哮喘等。治疗采用敏感的抗生素。既往预后较差,患者多因呼吸衰竭死亡。近年来长期应用低剂量大环内酯类抗生素(红霉素 0.25mg,每天两次)有效地改善了临床症状和肺功能。低剂量红霉素在体内达不到有效抑菌浓度,而且对红霉素耐药的患者应用后也有效,可见红霉素的治疗作用不是作为抗生素来起作用的。现已知红霉素能抑制多种炎性细胞的迁徙、增殖和在小气道周围的聚集,抑制其产生超氧化自由基,减少细胞因子和介质等的释放,如此,上下呼吸道慢性炎症得到抑制,从而控制本病的发展。也有报道应用低剂量红霉素的同时加用低剂量氧氟沙星,疗程 2 个月。糖皮质激素的治疗是否必要,效果如何,尚有待研究。

(王丽萍)

# 第二节 呼吸道变应性疾病

肾上腺皮质产生的糖皮质激素的人工合成类似物即皮质激素,或称皮质类固醇,是治疗炎症性疾病最有效的一类药物。1855 年 Addison 在描述一种由于肾上腺坏死后引起的"消耗病",首先注意到了肾上腺皮质激素的重要性,但直到 20 世纪研究者才阐明肾上腺皮质激素的活性。1949 年 Hench 等将皮质激素引入关节炎和其他疾病的治疗。继后不久,由此产生的强烈兴趣又使学者们考虑用皮质激素治疗几乎所有的炎症性疾病。但不幸的是,当学者们认识到长期使用皮质激素会引起多发性的衰弱等副作用时,那些早期积极地全身应用皮质激素治疗的热情受到了挫折。以后,由于具有更低副作用的局部活性皮质激素的产生和使用,又重新燃起学者们广泛研究皮质激素的兴趣。

## 一、研究历史

鼻腔局部用糖皮质激素药物的研究可以追溯到 20 世纪 50 年代,其意图是获得控制鼻部炎症的疗效,而又避免全身应用糖皮质激素的副作用。然而,由于使用的天然糖皮质激素是水溶性的,以及鼻黏膜对药物的快速吸收而导致药物的全身生物利用度较高,使这一目的没能达到。例如 1965 年,一项临床尝试是采用 decardron 和 dexacort 鼻腔局部喷入治疗变应性鼻炎(AR),结果因半数以上患者出现轻、中度肾上腺皮质功能抑制而不得不停止使用。此外,另一项研究是将地塞米松制成气雾剂喷入鼻腔治疗花粉症,但未能证实比口服糖皮质激素有任何优点。然而学者们并没有放弃对这一用药途径的探索。1968 年,Czarny 应用小剂量倍他米松气雾剂喷入鼻腔治疗常年性鼻炎,获得良好的临床效果,且未见肾上腺素皮质功能抑制,但不知何原因未能推广。

20 世纪 70 年代初,人工合成的强效的局部用糖皮质激素问世,初衷是用于治疗皮肤炎症性疾病,取得良好效果。最先合成的是氟尼缩松和二丙酸倍氯米松(BDP),继后布地奈德和丁基氟皮质醇等相继问世。这些人工合成的糖皮质激素较天然的糖皮质激素具有更强的活性,以血管收缩试验测定其相应的抗炎作用,表明人工合成的糖皮质激素的局部抗炎作用是氢化可的松的数百倍到一万倍。以后,在皮肤局部应用制剂的基础上,鼻腔局部用糖皮质激素药物于 1972 年问世并进入临床应用,开辟了鼻腔局部糖皮质激素治疗的新纪元。1973 年,丹麦鼻科医师 Niels Mygind 首先报道鼻内用 BDP 治疗枯草热取得满意疗效。此后 10 余年,由于深入的基础和临床研究,对鼻腔局部用糖皮质激素药物有了日趋完善的认识。人工合成的鼻腔局部用糖皮质激素药物由于其固有的药理学特性,以及在鼻部的独特作用方式和作用,显示了与天然糖皮质激素药物截然不同的、良好的治疗效果。因此在其后的近 30 年里,鼻腔局部糖皮质激素治疗被逐渐广泛应用于治疗变应性鼻炎(AR)、急慢性鼻炎和急慢性鼻窦炎等鼻科炎症性疾病。

理想的鼻腔局部用糖皮质激素药物应具备以下条件:①受体亲和力高、效价强;②在鼻腔糖皮质激素受体分布区域分布合理,驻留时间长;③肝脏首关代谢灭活率高,全身清除快;④治疗剂量下全身生物活性低;⑤半衰期长;⑥在口咽部和全身组织中分布少,驻留时间短;⑦代谢产物无活性。鼻腔局部用糖皮质激素药物经过 30 余年的研发,已经有许多品种相继发明并进入临床应用,临床治疗效应不断提高,副作用逐渐降低。因此目前临床常用的鼻腔局部用糖皮质激素药物无论从疗效还是安全性角度,较以地塞米松为代表的天然糖皮质激素药物有很大提高。包括二丙酸倍氯米松、布地奈德、环索奈德、氟尼缩松、丙酸氟替卡松、糠酸氟替卡松、糠酸莫米松和曲安奈德等。我国临床常用的是丙酸氟替卡松（FP）、糠酸莫米松（MF）和布地奈德（BUD）。

## 二、结构效应与药理学机制

人工合成的鼻腔局部用糖皮质激素的化学结构同天然的糖皮质激素，因此其基本结构亦是环戊烷多氢菲，由饱和的菲和环戊烷构成，含有 21 个碳原子（C）。但不同的是鼻腔局部用糖皮质激素在基本结构的基础上，多数在 C3、C20 连接一个酮基，在 C10、C13 各连接一个甲基，在 C11 连接一个羟基。为了增强局部抗炎、抗增殖作用和降低全身生物利用度，不同的鼻腔局部用糖皮质激素还会在上述结构的基础上加入或连接其他一些元素，以提高其与受体的结合能力和亲脂性。例如 BUD 在 C6 连接一个氢原子，在 C16 和 C17 连接缩酮化物，在 C21 连接酯化物，C17 的侧链和 C21 的酯化物还可阻止极性羟基与周围发生化学反应或被代谢失活，同时 C21 的脂化物还可保护 C20 酮基不受细胞还原作用的影响。FP 则是在 C6 和 C9 加入氟基，以及在 C17 和 C21 分别加入丙酸基和巯基，以增强局部抗炎作用，同时在 C16 加入甲基以降低全身副作用。MF 则是在 C21 加入氯原子以增强其抗炎活性，并使之易于被代谢，在 C17 上连接糠酸酯以增强亲脂性，亲脂性越强，局部生物利用度越高，局部抗炎活性越大，也在 C16 加入甲基以降低全身副作用。

已经证明，鼻腔局部用糖皮质激素同时可抑制变应原激发试验的速发反应和迟发相反应，这点与系统用糖皮质激素不同，后者仅抑制迟发相反应和再激发反应。鼻腔局部用糖皮质激素抑制变应原激发试验的速发反应的机制可能是由于其在鼻黏膜有较高的浓度，足以降低局部肥大细胞的数量，并减少由于肥大细胞活化而导致的嗜酸性粒细胞和中性粒细胞的聚集。另一种机制可能是鼻腔局部的糖皮质激素改变了鼻黏膜的上皮屏障，阻止了变应原和肥大细胞的结合，从而减轻鼻黏膜的炎症反应。早年 Anderson 等的一项 BUD 对花粉症患者变应原鼻黏膜激发试验的研究表明，在激发前 48 小时、12 小时和 2 小时，以及激发后 2 小时给予 BUD，直到再激发前 2 小时。结果显示，首次激发和再激发的速发反应均被抑制。提前 48 小时和 12 小时给予 BUD 的速发反应症状记分明显低于对照组，与对照组有显著性差异。说明提前给 BUD 的时间越长，对速发反应的抑制越明显。嗜碱性粒细胞是引起迟发相反应的主要炎症细胞，其主要释放的介质是组胺、激肽。系统用糖皮质激素正是因为可选择性作用于嗜碱性粒细胞，故而能抑制变应原激发的迟发相反应。研究也证实，鼻用糖皮质激素可减轻或阻止嗜碱性粒细胞在鼻黏膜的聚集。一项对花粉症患者变应原鼻黏膜激发试验前一周鼻局部给予氟尼缩松的临床试验显示，激发后不同时间的鼻灌洗液中 alcian 蓝染阳性细胞的数量，以及其在炎症细胞总数中所占的百分数与激发前相比并无增加，也未见嗜酸性粒细胞数、中性粒细胞数和单核细胞数增加。而这项研究的安慰剂组的鼻灌洗液中，alcian 蓝染阳性细胞数则是激发前的 13 倍，其在炎症细胞总数中所占的百分数也增加了 3 倍。alcian 蓝染阳性细胞主要是肥大细胞和嗜碱性粒细胞，其中嗜碱性粒细胞占三分之二以上。可见鼻腔局部用糖皮质激素可能是通过减少或阻止嗜碱性粒细胞为主的炎症细胞向鼻黏膜聚集而抑制迟发相反应的。大量的鼻细胞学研究从另一个角度也证实鼻腔局部用糖皮质激素可以减少嗜碱性粒细胞数和肥大细胞数，其中嗜碱性粒细胞减少尤明显。

除上述机制外，鼻腔局部用糖皮质激素还在免疫反应的不同水平阻断鼻黏膜变应性炎症反应。例如减少鼻黏膜嗜酸性粒细胞聚集，促进以嗜酸性粒细胞为主的炎性细胞凋亡和导致抗蛋白酶的释放等。这一机制非常重要，以致几乎所有的学者都提出："从一定程度说，鼻分泌物嗜酸性粒细胞数减少是鼻腔局部用糖皮质激素治疗有效的指标。"另外，鼻腔局部用糖皮质激素可影响到血管网，使血管收缩和通透性降低,阻止各类炎症细胞向鼻黏膜趋化,抑制细胞因子和介质的产生和释放以及减少黏附分子表达等,从而减轻鼻黏膜水肿和血管扩张,稳定鼻黏膜上皮屏障和血管内皮屏障,降低刺激受体的敏感性和降低腺体对胆碱能受体的敏感性等。

# 三、变应性鼻炎的一线用药

变应性鼻炎(AR)的临床症状主要是由于鼻黏膜内被激活的炎性细胞在局部释放介质和细胞因子等而导致的。鼻腔局部用糖皮质激素治疗是阻遏炎症细胞在鼻黏膜组织内的聚集,同时抑制介质和细胞因子对鼻黏膜组织的损害。虽然抗组胺药亦可达到上述治疗目的,但其仅对速发症状有效。相比于鼻腔局部用糖皮质激素,后者则对速发和迟发相症状均有效,因此较鼻腔局部用或口服抗组胺药能更好地缓解鼻阻塞症状,并可更理想地改善患者的生活质量。例如已有报道鼻腔局部用糖皮质激素治疗季节性变应性鼻炎(SAR)较鼻腔局部用抗组胺药左卡巴斯汀能更好地改善所有鼻部症状。Weiner 等曾对 1983~1997 年间的 18 篇文献共 2267 例关于鼻腔局部用糖皮质激素药物和口服抗组胺药的疗效对比研究进行了分析,其中大多数文献显示,鼻腔局部用糖皮质激素治疗后的鼻总症状记分(TNSS)的降低优于口服抗组胺药,对鼻阻塞、喷嚏、流涕和鼻痒等鼻症状的缓解优于口服抗组胺药,唯在缓解眼部症状方面,两者的疗效无显著差异。

另外,鼻腔局部用糖皮质激素药物还可作为预防用药,同样以 SAR 为例,季节前一周给予鼻腔局部用糖皮质激素,季节中无症状的天数明显多于给予色甘酸钠。在长期疗效方面,研究也已表明,鼻腔局部用糖皮质激素药物与抗组胺药合用并不比单独应用鼻腔局部用糖皮质激素药物更有效。

鼻腔局部用糖皮质激素治疗 AR 已经积累了大量的循证医学证据,特别是在 20 世纪末和 21 世纪初进行了大量的研究,有效性和安全性是肯定的。例如对 FP 的一项开放性多中心研究表明,近期内有症状的常年性变应性鼻炎(PAR)在用药第 1 周即明显改善所有鼻部症状,用药第 3 周的疗效优于第 1 周,停药 2 周仍有明显保护作用,副作用轻微,由药物本身引起者<2%。另外,有学者(Onrust 等)汇总多篇 MF 治疗 AR 的文献后亦指出,MF 可有效地预防和治疗 SAR,亦可有效治疗中-重度 PAR。Gross 等对丙炎松(TAA)和 FP 治疗 SAR 的疗效进行了研究,分别治疗 172 例和 180 例,结果表明在推荐治疗剂量下两者的疗效均满意。一些临床医师对不同品种鼻腔局部用糖皮质激素药物的疗效做了对比观察,结果均显示在治疗 SAR 和 PAR 的疗效方面并无明显差异,还没有证据证明哪一品种比别的品种疗效更好。鼻腔局部用糖皮质激素药物的疗效通常在 12 小时后出现,但也有患者感觉用药 2 小时后即有效果,而实现最大疗效可能需要用药 2 周左右。局部副作用轻微,不同药物的全身性副作用差别较大,患者对全身生物利用度低的药物耐受性更佳。由于鼻腔局部用糖皮质激素药物治疗 AR 的有效性,2001 年版 ARIA 公布,以及之后的 2007 年、2008 年版 AR 的阶梯治疗方案中,都将鼻腔局部用糖皮质激素药物正式提出为 AR 的一线用药,对中-重度间歇性和持续性 AR 更是首选用药。在新近 2010 年版 ARIA,专家组首次采用了"推荐分级的评估、制订与评价(GRADE)"工作组制订的评价体系,对 ARIA 进行了第二次修订。其中鼻腔局部用糖皮质激素作为证据质量高而在成人 AR 的治疗中"强推荐"。

鼻腔局部用糖皮质激素药物联合口服 H1 抗组胺药治疗 AR 的疗效是否比单独鼻腔局部用糖皮质激素更好,目前尚无定论。另外,联合口服 H1 抗组胺药和白三烯拮抗剂的疗效也并非好于鼻腔局部用糖皮质激素。因此,联合用药治疗 AR 实际上是没有必要的。

鼻腔局部用糖皮质激素治疗 AR 的作用机制的探索对于其治疗 AR 的有效性提供了理论依据。研究多通过特异性变应原鼻黏膜激发试验,探索经鼻腔局部用糖皮质激素治疗前后,鼻黏膜炎症反应与炎症细胞浸润(如 T 淋巴细胞、嗜酸性粒细胞、中性粒细胞等的移行和趋化)以及与鼻黏膜炎症细胞浸润密切相关的黏附分子系统如细胞间黏附分子-1(ICAM-1)、肿瘤坏死因子(TNF)-α,以及粒细胞-巨噬细胞集落刺激因子(GM-CSF)mRNA 和 Th2 细胞 mRNA 表达等的关系。例如 Ciprandi 等学者采用安慰剂对照,研究 FP(每天 200μg)治疗前后以及特异性变应原鼻黏膜激发试验前和后 30 分钟、6 小时鼻部症状(鼻分泌物增多、喷嚏和鼻阻塞)、鼻黏膜组织嗜酸性粒细胞和中性粒细胞浸润,以及鼻黏膜上皮细胞中 ICAM-1 表达。证实 FP 治疗明显改善速发和迟发相反应的鼻部症状,以及速发和迟发相反应中鼻黏膜上皮细胞表达的 ICAM-1 均明显下调。且迟发相反应中嗜酸性粒细胞和中性粒细胞浸润亦明显减少,这种炎症细胞明显减少是由于 ICAM-1 表达下调所致。继后 Ciprandi 等还采用双盲、随机、平行组研究,对 MF(每天 200μg)做了类似的研究,证实治疗前后鼻黏膜变应原激发试验迟发相反应中,治疗组激发后比安慰剂组在鼻痒、鼻分泌物增多、喷嚏和鼻阻塞 4 个症状记分明显减少,鼻灌洗液中 TNF-α 水平明显降低,嗜酸性粒细胞、中性粒细胞计数以及鼻灌洗液中嗜酸性粒细胞阳离子蛋白(ECP)水平和上皮细胞中 ICAM-1 表达均有极明显的减低。Nouri-Aria 等的安慰剂对照研究则显示,FP 治疗前变应原激发试验后鼻黏膜中 T 淋巴细胞和嗜酸性粒细胞数目明显增加,GM-CSFmRNA 表达阳性的细胞较激发前增加 5 倍,其阳性表达细胞中 CD68 阳性细胞(巨噬细胞)占 40%,T 淋巴细胞占 40%,嗜酸性粒细胞<20%。FP 治疗后阳性表达的细胞中 CD3 阳性细胞和主要碱性蛋白(MBP)阳性细胞明显减少,而巨噬细胞的百分数相对增加。研究提示,变应原鼻黏膜激发后嗜酸性粒细胞向鼻黏膜的趋化和移行的增加至少部分是由于 GM-CSF 增多引起,治疗后抑制了迟发相反应和相伴存的嗜酸性粒细胞增多,可能是由于 T 淋巴细胞产生 GM-CSF 的减少或嗜酸性粒细胞 GM-CSF 自分泌产物的减少。

在 AR 的炎症反应黏附过程中,已经明确在内皮细胞中最初表达增强的是黏附分子、E-选择素。现在已经证实(Rudack 等)糖皮质激素药物可抑制这种表达。这种快速抑制作用主要是通过抑制变应原诱导的细胞因子释放而获得的。Rudack 等进行的这项研究先对 AR 新鲜下鼻甲黏膜应用不同浓度的泼尼松、FP 或丁基氟皮质醇预处理(30 分钟),然后暴露于变应原(浓度为 1000BU/ml)1 小时和 2 小时。另外,又另取下鼻甲黏膜以不同浓度 FP 预处理后暴露于重组人白介素-1β(IL-1β)2pg/ml 中。结果发现暴露于变应原或重组人 IL-1β1 小时和 2 小时后的未经处理鼻黏膜,内皮细胞、E-选择素水平明显上调;以 3 种不同糖皮质激素药物预处理者,E-选择素水平下调,经 FP 预处理者下调最明显。以 FP 预处理的鼻黏膜暴露于重组人 IL-1β,E-选择素表达快速上调。可见变应原诱导的 E-选择素表达可明显快速地被糖皮质激素药物预处理所抑制,且 FP 作用优于泼尼松和丁基氟皮质醇。为了比较不同鼻腔局部用糖皮质激素药物对支气管哮喘和 AR 的抗炎活性,即对嗜碱性粒细胞组胺释放(HR)、嗜酸性粒细胞活化和人支气管上皮细胞株 BEAS-2B 血管细胞黏附分子-1(VCAM-1)抑制的能力。Stellato 等的一项体外研究在变应原激发前先用递增浓度($10^{-12}\sim10^{-6}$ mol/L)的 FP、MF、BUD、BDP、TAA、氢化可的松(HC)和二甲基亚砜处理标本 24 小时。结果显示糖皮质激素药物可引起浓度依赖性抑制 IgE 抗体诱导的 HR,不同药物间的最大抑制率为 59.7%~81%,其抑制顺序依次为 FP、MF 和 HC。糖皮质激素处理 3 天,则显示浓度依赖性抑制 IL-5 诱导的嗜酸性粒细胞活化,抑制顺序与 HR 几乎相同。在 BEAS-2B 细胞 VCAM-1 表达抑制方面,MF 与 FP 相同,明显高于 BUD、TAA 和 HC。

鼻腔局部糖皮质激素治疗与其他药物治疗的目的均是控制鼻症状,即通过降低鼻黏膜炎症水平和高反应性而控制包括鼻塞和嗅觉障碍在内的鼻症状。因此其疗效在停药后难以长期维持,对于 PER 则需长期治疗。

## 四、对儿童变应性鼻炎的疗效及安全性

从 20 世纪 90 年代至今,已经针对儿童 AR 鼻腔局部用糖皮质激素药物的有效性进行了广泛的研究。1993 年,美国 Grossman 等一项多中心、随机、安慰剂、对照平行组研究,研究对象是 250 例 4～11 岁儿童中-重度 SAR。每天一次早晨鼻喷入 FP100μg 或 200μg,连续 14 天,由医师和患儿监护人采用 VAS 对鼻症状(鼻阻塞,流涕,鼻痒,喷嚏)记分,治疗结束时的总症状记分(TNSS)显示两种剂量的效果均优于安慰剂,且两种剂量之间无差异。以后一份来自欧洲的多中心研究资料亦显示了与上述研究相似的结果。每天一次 FP100μg 或 200μg 治疗儿童 SAR,4 周治疗结束后两种剂量 TNSS 均较安慰剂明显改善,两种剂量之间 TNSS 亦无显著性差异。近年 Fokkens 等使用 BUD 每天一次 128μg 治疗 202 例 6～16 岁儿童 SAR,疗效亦是满意,且 12 小时内迅速起效。近年,一项意大利和加拿大联合的对 3～11 岁 PAR 儿童的多中心双盲大样本研究显示,MF 治疗 4 周对鼻和非鼻症状均具有较佳的疗效。且在继后连续 6 个月的治疗中,鼻和非鼻症状进一步减轻。常见的与治疗相关的副作用如鼻出血等的发生频率及程度和安慰剂是相似的。

鼻腔局部用糖皮质激素药物治疗时,约 30% 药物滞留在鼻腔发挥药理学作用,其余约 70% 的药物在鼻腔黏液纤毛传输系统的作用下,被运送至鼻咽部,进而吞咽入胃肠道,然后迅速被肝脏代谢,形成失活的或仅有微弱活性的代谢产物,因此,鼻腔局部用糖皮质激素治疗的全身生物利用度极低,不会引起全身副作用。然而,鼻腔局部用糖皮质激素药物对儿童是否存在潜在的延缓骨骼生长和对下丘脑-垂体-肾上腺皮质(HPA)轴的抑制作用一直备受关注,特别是近年鼻腔局部用糖皮质激素药物正在越来越多的儿童中应用,并趋向于长期应用。因此有关儿童使用鼻腔局部用糖皮质激素药物的耐受性和安全性,早年已经开始研究。

1999 年,丹麦学者已经研究了 7～12 岁 SAR 和 PAR 儿童接受 2 周每天一次 MF(100μg 或 200μg)或 BUD(400μg)治疗是否影响小腿骨生长。结果显示 MF、BUD 和安慰剂治疗后小腿直线长度生长率无显著差异。但这项研究只是表明"短期"内没有影响。近年,瑞典学者评价了长期鼻腔局部用糖皮质激素是否引起骨骼生长延缓,这项研究观察了 78 名 5～15 岁常年性鼻炎儿童每天 2 次鼻局部用 BUD200μg 连续 12 个月,之后其中 43 名继续治疗,然后改用 BUD 悬浮水剂(每次剂量 400μg)继续治疗 6 个月。在长达 1 年和 2 年的治疗期间,通过监测身高、骨龄以及血和尿皮质醇表明,患儿的身高、骨龄与参考值无差异,治疗期间晨血血浆和 24 小时尿皮质醇均无变化。新近,美国发表了一项对 229 例 4～8 岁 PAR 儿童使用 BUD 每日一次(64μg)治疗 1 年的研究结果,这项双盲安慰剂对照多中心研究证实,BUD 治疗的儿童和安慰剂组的骨骼生长速率无显著性差异,身高降低儿童百分数的百分比亦无显著差异。且 BUD 治疗的儿童平均 24 小时尿皮质醇-肌酸酐率与安慰剂者亦是相似的。另一项同样来自美国的多中心、双盲安慰剂对照研究对鼻腔局部用糖皮质激素是否抑制 HPA 轴功能作了细致的研究。对 78 例 2～5 岁 AR 儿童应用 BUD(每天 64μg)。研究显示,BUD 治疗儿童在小剂量促皮质激素刺激后晨血血浆皮质醇水平从基线至治疗结束后 0、30、60 分钟时的平均改变,以及促皮质激素刺激后 0～30 分钟和 0～60 分钟血浆皮质醇水平差异的平均改变,和安慰剂组均无显著差异。

在一项美国多个研究中心和儿童医院的研究文献的前言中,明确表述从 20 世纪 90 年代开始已经有 17 篇关于儿童使用 FP 治疗 AR 耐受性和安全性的文献,其中 5 篇是在 700 例 4～11 岁儿童中进行的随机双盲安慰剂对照研究,这些研究的一致结论是每天一次 FP 100μg 或 200μg,连续治疗 2～12 周,没有对 HPA 轴功能产生任何有意义的影响。另外 12 篇是对 12 岁和再年长一点儿童的随机双盲安慰剂对照研究

亦表明,每天一次 FP 200μg,治疗时间 2 周至 1 年不等,对 HPA 轴功能没有产生影响。该文献的研究者进而对 2～3 岁 AR 患儿每天一次 FP 200μg 连续 6 周进行了随机双盲安慰剂对照研究,治疗结束时 FP 组和安慰剂组 12 小时肌酸酐校正的尿游离皮质醇浓度的变化均数是相同的,表明幼龄儿童对 200μg FP 和安慰剂组对 HPA 轴的影响是相同的,显示了良好的耐受性。

美国学者 Schenkel 和他的合作者曾在 2000 年《Pediatrics》(美国儿科学会杂志)发表一项多中心研究成果。这项对 3～9 岁 PAR 儿童的随机安慰剂对照双盲研究专注探讨鼻腔局部用糖皮质激素(MF 每天一次 100μg)治疗 AR 儿童连续 1 年潜在的生长和 HPA 轴抑制作用。通过监测用药前和用药后不同时间点的身高和左手腕骨龄,评价儿童骨骼生长状况,采用促皮质激素刺激评价 HPA 轴功能。研究结果表明,即使是 3 岁的 PAR 儿童接受上述 MF 治疗连续 1 年亦显示良好的耐受性,未见任何引起骨骼生长延迟和HPA 轴抑制的证据。

对于 AR 合并哮喘者,鼻腔局部糖皮质激素治疗的目的是解除鼻炎症状。有一些研究提到,鼻腔局部糖皮质激素治疗可缓解哮喘症状,改善肺功能。但这个疗效并不可靠,因此不推荐使用。然而,鼻腔局部糖皮质激素治疗有助于减少哮喘发作次数和住院次数的效果是肯定的。由于糖皮质激素是治疗 AR 和哮喘最有效的药物,因此临床上 AR 合并哮喘或者哮喘伴发 AR 的成人和儿童,时常被同时鼻腔局部用和经口吸入糖皮质激素。这样的治疗方式是否会因为剂量重叠而引起 HPA 轴功能抑制?对于这样的治疗方式的耐受性和安全性,美国近年有一项对 12 岁及以上年龄哮喘儿童或青少年同时鼻腔局部用和经口吸入FP 的研究报告。该项双盲随机安慰剂对照平行组研究包含两个内容,第一个是随机指派为每天 2 次经口吸入 FP 88μg 或 220μg 26 周,第二个是随机指派经口吸入 FP 250μg 或经口吸入 FP 250μg/沙美特罗50μg 12 周。同时,患有 AR 者仍然按原来的剂量鼻腔局部用 FP。结果显示口吸入 FP 和同时鼻腔局部用FP 者、仅经口吸入沙美特罗以及仅经口吸入 FP 均未见影响 HPA 轴功能,表明 AR 伴哮喘的儿童同时鼻腔局部用和口吸入 FP 不会增加 HPA 轴功能异常的风险。这项研究对同时患有哮喘和皮肤湿疹的儿童使用局部用糖皮质激素治疗有重要参考价值,因为这些患儿可能同时需要吸入和(或)皮肤局部用糖皮质激素。

尽管迄今的研究均表明鼻腔局部用糖皮质激素如 FP、MF 和 BUD 等治疗儿童 AR 的有效性和良好的耐受性,但在 2010 年版 ARIA 中,根据 GRADE 工作组制订的评价体系,提到儿童鼻腔局部用糖皮质激素药物的证据质量为中等,因此提出在治疗儿童 AR 中"建议使用",非成人中的"强推荐"。同时提到,MF 可用于 2 岁以上儿童,FP 可用于 4 岁以上儿童,其他鼻腔局部用糖皮质激素可用于 5 岁以上儿童。表明对儿童使用鼻腔局部用糖皮质激素,特别是长期使用,仍应持慎重态度。

## 五、用于急性和慢性鼻窦炎的治疗

在急性鼻窦炎的治疗中,应用鼻腔局部用糖皮质激素药物可减轻鼻黏膜炎症和有效缓解鼻症状已经形成共识。急性鼻窦炎多继发于急性上呼吸道感染或病毒性感冒。研究已经显示对病毒性感冒患者应用鼻腔局部用糖皮质激素(例如每天 FP100μg),能减少病毒性鼻窦炎的发生。亦有研究显示,鼻腔局部用糖皮质激素(例如每天 MF400μg)和抗生素联合治疗急性细菌性鼻窦炎,症状缓解明显强于单纯用抗生素者。

近 10 年来,鼻腔局部用糖皮质激素药物不仅仅是慢性鼻窦炎(CRS)伴或不伴息肉充分药物治疗的主要药物,也是围手术期和手术后长期治疗的一线药物。从 2007 年 EPOS(欧洲鼻窦炎和鼻息肉诊疗意见书)提供的对 CRS 伴或不伴息肉药物治疗的循证证据来看,在伴有息肉的 CRS(CRSwNP)和不伴息肉的CRS(CRSsNP)的药物治疗中,鼻腔局部用糖皮质激素药物是目前能够提供 Tb 级循证证据(具有至少一个随机对照试验的证据),且被认为证据和疾病疗效具有相关性的少数几种药物之一(推荐强度 A)。同样,在 CRSwNP 和 CRSsNP 术后治疗药物中,鼻腔局部用糖皮质激素药物也是具有较可靠疗效证据的药物(推荐强度 B)。

鼻腔局部用糖皮质激素治疗 CRSwNP 的效果特别明显,可使 NP 缩小,从而使和 NP 相关的症状及体征获得改善,例如改善鼻气道阻力和减少或延缓术后 NP 复发、肉芽生长和黏膜肿胀等。1999 年,Saunders 等通过体内和体外试验证实糖皮质激素药物治疗 NP 导致炎症消退的关键机制是炎性细胞凋亡,如嗜酸性粒细胞凋亡。但鼻腔局部用糖皮质激素治疗 CRSwNP 的效果并非尽善尽美,一项通过观察以嗜酸性粒细胞炎症为主的 NP 组织的研究发现,鼻腔局部用糖皮质激素治疗者嗜酸性粒细胞和 CD4[+] 细胞明显减少,标记 EG2 的嗜酸性粒细胞数目减少得更明显。此外,P-选择素和 IL-4、IL-13mRNA 阳性细胞表达也有减少。但 VCAM-1、TNF 和 IL-1βmRNA 阳性细胞则无明显减少。表明鼻腔局部用糖皮质激素药物是通过抑制 NP 组织中的嗜酸性粒细胞、PL 选择素和 IL-4、IL-13mRNA 阳性细胞而发挥疗效,药物对炎前细胞因子和内皮 VCAM-1 则相对无作用。这项研究也提示,CRSwNP 中炎前细胞因子和内皮 VCAM-1 所致的炎症反应,可能是虽经鼻腔局部用糖皮质激素治疗 NP 不可能消失的原因。

鼻腔局部用糖皮质激素药物对合并 AR 的 CRS 的治疗是最合适的。对合并 AR 的 CRS 和不合并 AR 的 CRS 的 Th2 细胞因子(IL-4、IL-5、GM-CSF)的研究显示.合并 AR 者的 IL-4R 和 IL-5R 均明显高于不合并 AR 者,但合并 AR 和不合并 AR 者的 IL-5R 表达均明显较鼻腔健康对照者高,合并 AR 者的 IL-4R 表达也较健康对照者明显高。此外,合并 AR 和不合并 AR 者的 GM-CSFR 表达也明显高于健康对照者。合并 AR 者在接受鼻腔局部用糖皮质激素 FP 治疗后,IL-4R 和 IL-5R 表达均较治疗前明显下调,但 GM-CSFR 无明显改变。这个研究说明 Th2 细胞因子参与 CRS 的黏膜炎症,合并 AR 的 CRS 在接受鼻腔局部用糖皮质激素治疗后下调了 IL-4R 和 IL-5R。研究亦提示,合并和不合并 AR 的 CRS 的炎症反应可能是由不同途径活化的 Th2 细胞因子介导的。

# 六、对其他上呼吸道炎症性疾病的治疗作用

## (一)妊娠期 AR

妊娠期 AR 并非少见,中重度者需要药物治疗。然而,治疗 AR 的药物标签上都注明了没有关于胎儿安全性的资料。Mazzotta 等曾复习妊娠期 AR 药物治疗的文献后指出,尚无已证实无胎儿致畸的药物。在目前常用的鼻腔局部用糖皮质激素药物中,虽然还没有证据证明可导致胎儿畸形,但只有 BUD 被美国 FDA 列为 B 类,其余均为 C 类。不同国家可能有不同的国情及规定,遵守本国的规定是明智的。因此建议对孕妇慎用或不用鼻腔局部用糖皮质激素药物,即使用,也应注意降低剂量。

## (二)血管运动性鼻炎

尽管鼻腔局部用糖皮质激素药物也是治疗非变应性和非感染性鼻炎可选择的药物,但治疗效果尚不确定。

## (三)药物性鼻炎

Graf 等曾研究鼻腔局部用糖皮质激素治疗药物性鼻炎鼻黏膜反应性的变化。研究设计为双盲安慰剂对照,应用 FP 治疗 14 天。以三种浓度的盐酸组胺(1mg/ml、2mg/ml、4mg/ml)行鼻黏膜激发试验,记录激发后 5 分钟的鼻黏膜反应,并于治疗前和治疗后进行鼻实体测量和鼻声测量以了解鼻阻力状况。结果显示 FP 治疗后组胺敏感性明显增强(安慰剂组则无变化或仅有轻微降低)。药物性鼻炎的鼻黏膜间质水肿可能是鼻阻塞的机制,而非血管扩张,FP 治疗减轻了鼻黏膜间质水肿,使鼻黏膜恢复正常的反应性,从

而增强了对组胺的敏感性。因此,对药物性鼻炎除了立即停减充血剂外,应及时应用鼻腔局部用糖皮质激素药物。

### (四)其他上呼吸道炎症性疾病

鼻腔局部用糖皮质激素药物还可用于治疗诸如慢性单纯性鼻炎、腺样体肥大、分泌性中耳炎(特别是合并 AR 者)以及某些阻塞性睡眠呼吸暂停综合征等,并初步证明有一定的疗效。

## 七、临床与药物相关的副作用

与鼻腔局部用糖皮质激素药物相关的副作用主要表现在鼻局部,常见的主诉是鼻腔刺激感和烧灼感,偶有少量鼻出血,多表现为淡红色涕。这些副作用多较轻微,不需停药。严重的鼻局部副作用是鼻中隔穿孔。另外,偶有眼部并发症如白内障和眼压升高等的报道。

虽然有鼻腔刺激感和烧灼感,但检查的主观感觉是黏膜干燥,并不存在黏膜萎缩、溃疡和念珠菌感染等。

鼻出血在一些报道中的发生率为 17%~23%。检查多见下鼻甲前端和鼻中隔前部的黏膜出血,或者轻度糜烂。其实,鼻出血是所有鼻喷剂的共同副作用,在使用安慰剂喷鼻的对照患者中,也有与糖皮质激素喷鼻相似的鼻出血发生率(10%~15%)。因此,可能是在喷药过程中药物反复冲击下鼻甲前端和鼻中隔前部黏膜,使之干燥、变薄所致。此外可能是患者在喷鼻时,喷嘴不经意接触下鼻甲前端和鼻中隔前部的鼻黏膜,反复的接触可以导致机械性损伤。

据国外文献报道,鼻腔局部用糖皮质激素治疗后发生鼻中隔穿孔的发生比率大约是每 100 万次日规定剂量 0.21 次。虽然鼻中隔穿孔并非严重并发症,但因为使用喷鼻剂而导致往往会造成患者心理压力,因此应予重视。鼻中隔穿孔在治疗最初的 12 个月发生概率较高,且多见于青年女性。有文献分析鼻腔局部用糖皮质激素导致鼻中隔穿孔可能与糖皮质激素具有收缩血管的作用有关,由于鼻黏膜血管收缩进而缺血坏死,但目前尚缺乏直接证据。另一个观点认为鼻腔局部用糖皮质激素后的鼻中隔穿孔可能是接触性变态反应所致,即对某种糖皮质激素或添加成分产生 IV 型变态反应,Dooms-Goossens 和 Morren 报告在 2073 例接触性鼻炎门诊患者中,与鼻腔局部用糖皮质激素相关的发生率为 2.9%。而 Bennet 等报告在 30 例患者中的发生率为 10%,且不同的鼻腔局部用糖皮质激素药物之间可能不存在交叉反应。导致变态反应的抗原结构尚不清楚。倘若患者应用鼻腔局部用糖皮质激素后,头颈部特别是鼻孔和口唇周围皮肤出现荨麻疹和其他红色痒疹,或者出现咽部等邻近黏膜病变,则提示可能是鼻腔局部用糖皮质激素引起的接触性变态反应。但上述观点尚存在不同意见。还有一种观点认为鼻中隔穿孔是慢性机械性损伤所致,除了给药过程中喷嘴可能划伤鼻黏膜外,反复的固定点的药物冲击亦是损伤的原因,但该观点目前缺乏直接论证。其他的观点还有性别因素,女性多发等。

关于鼻腔局部用糖皮质激素治疗是否增加白内障的发生率和引起眼压增高一直有不同意见。相关的研究多在二丙酸倍氯米松(BDP),例如 Cumming 等报告在 370 例吸入 BDP 的患者中发现白内障的发病率偏高,Opatowsky 等也曾报告 3 例局部应用 BDP 导致眼压增高。前者推测鼻腔局部用糖皮质激素引发白内障可能与药物抑制晶体的钠-钾离子交换有关,但后者则认为不能因此断言鼻腔局部用糖皮质激素可导致眼部并发症。多项研究表明,喷入鼻腔局部用糖皮质激素引发白内障和青光眼等眼部并发症的概率很低,Derby 和 Maier 回顾 10 余年间的 286078 例接受鼻腔局部用糖皮质激素治疗的患者(70%接受 BDP 治疗,其余为 BUD 和 FP),白内障的发病率约为 1‰,与正常人群大体一致。Bross-Soriano 等的研究则表明 BDP(400μg/d)、FP(200μg/d)或 MF(200μg/d)治疗 1 年对眼压未产生显著影响。

AR 和 CRS 的鼻腔局部用糖皮质激素治疗可能需要较长时间,长时间的使用是否加重感染,或者提高再感染的风险? Parikh 等使用 FP 每天 $200\mu g$ 治疗 CRS3 个月的随机、双盲安慰剂对照研究证实,规范用药不会导致感染的发展或促进急性鼻窦炎的发生。

正确的鼻腔给药方法是保证鼻腔局部用糖皮质激素治疗获得理想疗效和减少鼻局部副作用的关键。正确的方法是:①喷药前应尽量擤净鼻内分泌物,若严重鼻塞,应先喷入或口服减充血剂使鼻腔通畅;②喷药前先轻摇药瓶,并喷 6~7 次,获得均匀喷雾;③喷药时取坐位或站立,头正位,将喷嘴置于鼻孔内略朝向外侧,喷左鼻腔右手持瓶,喷右鼻腔左手持瓶,2 次喷药之间间隔 3~4 秒,喷药同时轻轻吸鼻,使药物走向鼻腔后部;④喷药后,捏着前鼻孔轻轻擤鼻,使药物走向鼻腔前部。

同时需要注意:①严格执行药物的推荐剂量,在控制症状的前提下,将药量降至最低,当应用推荐剂量仍无法控制症状时,应考虑应用其他药物;②对日应用最大推荐剂量的患者特别是儿童,应特别注意观察药物对全身的影响;③儿童患者的疗程尽量控制在 6 周内,对长期使用的儿童,应在治疗的第 1 年,每 4 个月评估生长状况 1 次,从第 2 年起,每 6 个月随访 1 次;④最好每天早晨一次给药,为减少经口咽部吞咽进入胃肠道的药量,吸入药物后可漱口;⑤注意随访和相关科室的会诊,及早发现可能出现的全身和局部副作用;⑥注意药品说明书中的适应证范围,尽量避免适应证外用药。

(王丽萍)

# 第三节　胃食管反流病

## 一、概述

胃食管反流病(GERD)是指胃内容物反流,引起令人烦恼的症状和(或)并发症。典型反流症状为烧心和反酸,并可有非心源性胸痛、咳嗽、慢性咽喉炎、支气管哮喘、睡眠障碍等食管外表现。广东省的流行病学调查显示,每月及每周有烧心和反酸症状的人群患病率分别为 17.8% 及 5.8%,提示 GERD 相关症状在人群中较为普遍。GERD 是一种多因素疾病,也是近年来消化领域研究的热点。

24 小时食管 pH 监测发现,正常人群均有胃食管反流(GER)现象,但无任何临床症状,故称为生理性 GER。其特点为:常发生在白天而夜间罕见;餐时或餐后反流较多;反流总时间少于 1 小时/24 小时。在下列情况下,生理性 GER 可转变为病理性 GER,甚至发展为反流性食管炎。GERD 是由多种因素造成的消化道动力障碍性疾病。胃食管反流病的主要发病机制是抗反流防御机制减弱和反流物对食管黏膜攻击作用的结果。包括:①食管胃连接处解剖和生理抗反流屏障的破坏;②食管酸廓清功能的障碍;③食管黏膜抗反流屏障功能的损害;④胃排空异常;⑤胃十二指肠反流;⑥幽门螺旋杆菌。Hp 与胃炎、溃疡病以及胃癌的关系已基本明确,但 Hp 与 GERD 的关系尚未证实,关于 Hp 是诱发 GERD 还是具有保护作用的争议仍然较多。一些研究显示 Hp 对 GERD 患者是保护作用,Hp 感染人群中有 GERD 者明显低于无 GERD 者,但另有研究表明此种差异与研究地区有关。一项临床试验证实根除 Hp 使 PPI 治疗 GERD 无效。然而,许多学者持不同观点,认为根除 Hp 与 GERD 发生大多无关,且一般不加重已存在的 GERD。

病理上肉眼可见食管黏膜流血、水肿,脆而易出血。急性食管炎时黏膜上皮坏死脱落,形成糜烂和浅表溃疡。严重者整个上皮层均可脱落,但一般不超过黏膜肌层。慢性食管炎时,黏膜糜烂后可继发纤维化,并可越过黏膜肌层而累及整个食管壁。食管黏膜糜烂、溃疡和纤维化的反复形成,则可发生食管瘢痕性狭窄。显微镜下可见鳞状上皮的基底细胞增生,乳头延伸至上皮的表面层,并伴有血管增生,固有层有中性粒细胞浸润。在食管狭窄者,黏膜下或肌层均可瘢痕形成。严重食管炎者,则可见黏膜上皮的基层被破坏,且因溃疡过大,溃疡边缘的鳞状上皮细胞无法通过再上皮化修复溃疡,而鳞状上皮化生,称为 Barrett 食管。发生于 Barrett 上皮的溃疡称为 Barrett 溃疡。

## 二、诊断

### (一)临床表现

1.胸骨后烧灼感或疼痛　为本病的主要症状。症状多在食后 1 小时左右发生,半卧位、躯体前屈或剧烈运动可诱发,在服制酸剂后多可消失,而过热、过酸食物则可使之加重。胃酸缺乏者,烧灼感主要由胆汁反流所致,则服制酸剂的效果不著。烧灼感的严重程度不一定与病变的轻重一致。严重食管炎尤其在瘢痕形成者,可无或仅有轻微烧灼感。

2.胃食管反流　每于餐后、躺体前屈或夜间卧床睡觉时,有酸性液体或食物从胃、食管反流至咽部或口腔。此症状多在胸骨后烧灼感或烧灼痛发生前出现。

3.咽下困难　初期常可因食管炎引起继发性食管痉挛而出现间歇性咽下困难。后期则可由于食管瘢痕形成狭窄,烧灼感和烧灼痛逐渐减轻而为永久性咽下困难所替代,进食固体食物时可在剑突处引起堵塞感或疼痛。

4.食管溃疡　病理检查显示为边缘充血水肿、中性粒细胞浸润、细胞变形坏死、部分有肉芽组织或鳞状上皮增生。国外报道良性食管溃疡的尸解检出率达 3.1%,提示临床上本病可能存在较高的漏诊率应与重视。食管溃疡的病因复杂,常见的有反流性食管炎、物理或化学性损伤等。目前认为,慢性胃食管反流是发生良性食管溃疡的主要机制。良性食管溃疡的主要临床症状类似反流性食管炎、早期食管癌、功能性消化不良等疾病,未见有特异性症状,故难以根据临床症状直接诊断。因此,胃镜及病理组织学检查是诊断及鉴别诊断的重要方法。

5.并发症

(1)上消化道出血:严重食管炎者可出现食管黏膜糜烂而致出血,多为慢性少量出血。长期或大量出血均可导致缺铁性贫血。

(2)食管狭窄:食管炎反复发作致使纤维组织增生,最终导致瘢痕狭窄。

(3)Barrett 食管:Barrett 食管内镜下的表现为正常呈现均匀粉红带灰白的食管黏膜出现胃黏膜的橘红色,分布可为环形、舌形或岛状。Barrett 食管可发生在反流性食管炎的基础上,亦可不伴有反流性食管炎。Barrett 食管是食管腺癌的癌前病变,其腺癌的发生率较正常人高 30～50 倍。

### (二)相关检查

1.X 线钡餐和食管放射性核素检查　传统的食管钡餐检查通过观察有无钡剂从胃内反流入食管而确诊 GERD,该方法简便、无创,但由于该检查是瞬时性的检查,无法区分生理性的病理性反流。研究证实食管钡餐检查在正常人群中可有 20% 以上的反流检出率,而在经 24 小时食管 pH 监测确诊存在病理性酸反流的人群中仅有 26% 的检出率。因此由于其敏感性和特异性的限制,在无并发症的 GERD 患者中不推荐该检查,但是食管钡餐检查可显示有无黏膜病变、狭窄以及食管裂孔疝等,对有上消化道内镜禁忌证的患者是一个较好的选择。

食管放射性核素检查同样是一种非侵入性的检查,具有迅速、安全的特点,能对食管内残留固体或液体进行定量分析;此外对抗反流药物疗效的观察、抗反流手术后的评价也有一定意义。但由于使用的试餐不同(液体或固体),极大的影响了其敏感性和特异性,目前该检查已较少使用。

2.食管诱发实验　在20世纪中后期,对部分具有烧心或胸痛症状而经常规动态 pH 监测、内镜检查或试验性治疗无法确诊的患者,常采用食管诱发试验来确定患者的症状是否源于食管,如滴酸试验、腾喜龙试验和食管气囊扩张试验等。由于食管诱发试验在不同反流类型中差异较大,如食管炎患者对酸敏感易得出阳性结果,而 Barrett 食管患者对酸的敏感性降低,可得出假阴性结果,故限制了其敏感性和特异性。同时该试验有潜在的风险,如气囊扩张导致食管穿孔等,目前临床上已较少使用。

3.食管测压　通常采用充满水的连续灌注导管系统测定食管腔内压力,以估计 LES 和食管的功能。测压时,先将压导管插入胃内,以后以 0.5～1.0cm/min 的速度抽出导管,并测食管内压力。正常人静止时 LES 压力约 2～4kPa(15～30mmHg),或 LES 压力与胃腔内压力比值>1。当静止时 LES 压力<0.8kPa(6mmHg),或两者比例<1,则提示 LES 功能不全,或有 GER 存在。

食管测压可评价三部分食管的功能:LES、食管体部和上食管括约肌(UES)。有研究发现,GERD 患者 LES 和食管体部功能可出现异常,但 UES 的功能目前未见报道,后者是否与 GERD 的食管外表现,如咽喉不适等症状相关也尚需进一步的研究。

4.上消化道内镜检查　通过内镜检查,可以确定是否有反流性食管炎(RE)的病理改变,以及有无胆汁反流是否有 RE 的病理的严重程度有重要价值。根据 Savary 和 Miller 分组标准反流性食管炎的炎症病变可分为 4 级:Ⅰ级为单个或几个非融合性病变,表现为红斑或浅表糜烂;Ⅱ级为融合性病变,但未弥漫或环周;Ⅲ级病变弥漫环周,有糜烂但无狭窄;Ⅳ级呈慢性病变,表现为溃疡、狭窄、纤维化、食管放宽缩短及 Barrett 食管。

内镜检查由于具有直视且可进行组织活检,甚至可进行内镜下食管扩张等优点,目前在临床上应用广泛,且对合并有报警症状,如体重下降和黑便的患者,内镜检查还有助于排除器质性病变,因此我国《胃食管反流病共识意见》已提出将该检查作为 GERD 的常规首选检查。

5.24 小时食管 pH 监测　24 小时食管 pH 监测通过将 pH 监测导管从鼻腔插入食管腔内,并在体外一端连接记录仪,记录食管内和(或)胃内 pH 的变化,其意义在于证实反流是否存在。24 小时食管 pH 监测能详细显示酸反流、昼夜酸反流规律、酸反流与症状的关系以及对治疗的反应,使治疗个体化。24 小时食管 pH 监测的日间变异率较大,且该技术只能检测酸性液体反流,对于其他反流包括气体反流和非酸反流等仍无法检测。鉴于目前国内食管 pH 监测仪应用仍不够普遍的情况,我国专家一致主张在内镜检查和 PPI 试验后仍不能确定是否有反流存在时应用 24 小时食管 pH 检测。

6.食管胆汁反流测定　部分 GERD 患者有非酸性反流物质因素的参与,特别是与胆汁反流相关。Bilitec 2000 胆汁反流监测仪是光纤分光光度计,可通过检测胆红素来反映胆汁反流存在与否及其程度。其缺点是固体食物颗粒易堵塞探头小孔影响检查结果,因此胆汁反流检测的应用有一定局限性。一般用于食管异常酸暴露已控制而症状仍未缓解的 GERD 患者,寻找难治性 GERD 的病因。随着食管多通道腔内阻抗监测的出现.该检查已逐渐被淘汰。

7.食管多通道腔内阻抗监测　食管多通道腔内阻抗监测是通过阻抗导管上一系列相邻电极所形成的环路中阻抗的变化来监测反流的;通过顺行或逆行的阻抗变化可区分吞咽和反流,而阻抗值的变化则可判断液体抑或气体反流。目前食管多通道腔内阻抗导管均带有 pH 监测通道,可根据 pH 值和阻抗变化进一步区分酸反流(pH<4)、弱酸反流(pH 在 4～7 之间)以及弱碱反流(pH>7),提高反流与症状的关联程度。

最近的研究结果显示,通过阻抗监测可发现 GERD 患者与正常人在各种反流的次数方面并不存在差异,只是前者以酸反流为主,后者则以非酸反流为主;且两者均以混合反流为主(同时有液体和气体的反流)。故尽管该技术在功能上可完全替代 pH 监测,考虑到费效比,是否能取代单纯 pH 监测仍有进一步研究。

### （三）诊断依据

1.有反流症状。

2.内镜下可能有反流性食管炎的表现。

3.食管过度酸反流的客观证据,如患者有典型的烧心和反酸症状,可做出 GERD 的初步临床诊断。内镜检查如发现有 RE 并能排除其他原因引起的食管病变,本病诊断可成立。对有典型症状而内镜检查阴性者,行 24 小时食管 pH 监测,如证实有食管过度酸反流,诊断成立。

由于 24 小时食管 pH 监测需要一定仪器设备且为侵入性检查,常难于在临床常规应用。因此,临床上对疑诊为本病而内镜检查阴性患者常用质子泵抑制剂(PPI)作试验性治疗(如奥美拉唑每次 20mg,2/d,连用 7～14 天),如有明显效果,本病诊断一般可成立。对症状不典型者,常需结合内镜检查、24 小时食管 pH 监测和试验性治疗进行综合分析来做出诊断。

## 三、鉴别诊断

虽然 GERD 的症状有其特点,临床上仍应与其他病因的食管病变(如真菌性食管炎、药物性食管炎、食管癌和食管贲门失弛缓症等)、消化性溃疡、胆道疾病等相鉴别。胸痛为主要表现者,应与心源性胸痛及其他原因引起的非心源性胸痛进行鉴别。还应注意与功能性疾病如功能性烧心、功能性胸痛、功能性消化不良作鉴别。

## 四、治疗

### （一）一般治疗

1.改变生活方式与饮食习惯　为了减少卧位及夜间反流可将床头抬高 15～20cm。避免睡前 2 小时内进食,白天进餐后亦不宜立即卧床。注意减少一切引起腹压增高的因素,如肥胖、便秘、紧束腰带等。应避免进食使 LES 压降低的食物,如高脂肪、巧克力、咖啡、浓茶等。应戒酒及戒烟。避免应用降低 LES 压的药物及引起胃排空延迟的药物。

2.改善生活质量　有研究表明,在 GERD 发病机制中可能有精神障碍等心理因素存在。国外多数学者认为,GERD 患者本身较高水平的焦虑抑郁,常表现出对疾病的适应不良,往往对疾病严重程度估计过重,严重影响患者的生活质量,造成患者生活质量下降。Naliboff 等对 GERD 的研究表明,持久的生活压力可引起烧心症状的产生,随着烧心频率及程度的增加,患者的焦虑抑郁程度也随之增加,而生活质量明显下降。我们认为精神心理状况的异常与 GERD 患者生活质量降低有关,但两者的因果关系目前尚不清楚,可能互相影响。抑酸治疗后不能获得满意疗效的 GERD 患者进行必要的心理指导及抗焦虑抑郁药物治疗是可行的。

3.精神心理治疗　神经官能症、焦虑、敌对情绪和抑郁等症状在 GERD 患者中常见,因此有必要对 GERD 患者进行心理治疗。通过对 61 例有 GERD 典型临床表现的围绝经期妇女给予内镜检查及分组进行药物治疗。经围绝经期妇女症状性的 GERD 占较高的比例(70.3%),围绝经期妇女 GERD 综合治疗疗效 70%,在此基础上加用调节自主神经的药物和对患者精神心理异常的暗示治疗疗效 93.5%,认为症状性的 GERD 与精神心理因素有着密切的联系,除抑酸等综合治疗外给予精神心理治疗更确切。

## （二）西药治疗

1.抑酸药　抑制胃酸分泌是目前治疗 GERD 的主要措施。$H_2$ 受体拮抗剂（$H_2$RA）易产生耐药,仅适用于轻至中度 GERD。PPI 抑酸能力强,是 GERD 治疗中最常用的药物。伴有食管炎的 GERD 首选 PPI 治疗,PPI 治疗糜烂性食管炎的内镜下 4 周、8 周愈合率分别为 80％和 90％左右,优于任何其他药物,部分患者症状控制不满意时可加大剂量。

2.促动力药　促动力药可通过增加 LES 张力、促进胃、食管排空而减少胃食管反流。目前临床上多使用多潘立酮、莫沙比利等促动力药。多潘立酮为外周多巴胺 $D_2$ 受体拮抗剂,可通过增加 LES 张力、协调胃幽门十二指肠运动而促进胃排空。莫沙比利为选择性 5-羟色胺受体激动剂,在增加 LES 张力的同时,还能刺激食管蠕动和胃排空,可减少 GERD 患者的反流次数和反流时间,与西沙比利相比,无 QT 间期延长的不良反应。伊托比利是一种新型全胃肠道促动力药,可拮抗多巴胺 $D_2$ 受体,抑制胆碱酯酶,具有加速胃排空、改善胃张力和敏感性、促进胃肠动力的作用。伊托比利消化道特异性高,对心脏、中枢神经系统、泌乳素分泌的影响下,在 GERD 治疗方面具有长远优势。

3.黏膜保护剂　黏膜保护剂在食管内停留时间短暂,对已受损食管黏膜是否具有直接保护作用尚不清楚。硫糖铝可在糜烂溃疡面上形成一层保护膜,通过吸附胆盐、胃蛋白酶和胃酸,防止黏膜损伤,减轻反流症状,可用于治疗 RE。应用抑酸药和促动力药后,如反流症状仍不缓解,应考虑是否存在十二指肠胃反流,此时可给予铝碳酸镁治疗。铝碳酸镁能结合胃内胆汁,中和胃酸,但不影响胃酸分泌,可减少胆盐和胃酸对食管黏膜的损害,服用后症状改善迅速。

4.新制剂的开发　近年来,随着对 GERD 发病机制认识的进展,已开发出一些新的 GERD 治疗药物,包括 γ-氨基丁酸（GABA）-B 受体激动剂、胆囊收缩素（CCK）-A 受体拮抗剂、5-HT₃ 受体拮抗剂等。其中 GABA-B 受体激动剂巴氯芬可抑制迷走神经信号传入、中枢孤束核与迷走神经背核间信号传递以及迷走神经信号传出,强力抑制 LES 松弛,从而明显减少胃食管反流次数,是目前控制 TLESR 发生最具应用前景的药物。Koek 等的研究表明巴氯芬能改善 PPI 治疗过程中仍有非酸反流者的十二指肠反流及其症状。该类药物的开发为 GERD 的治疗提供了新途径。CCK-A 受体拮抗剂氯谷胺能减少 TLESR,加快胃排空和结肠转运,但不影响吞咽时的 LES 松弛。

5.维持治疗法　GERD 是一种慢性疾病,停药后半年的食管炎与症状复发率分别为 80％和 90％,故经初始治疗后,为控制症状、预防并发症,通常需采取维持治疗。目前维持治疗的方法有三种:维持原剂量或减量、间歇用药、按需治疗。采取哪一种维持治疗方法,主要由医师根据患者症状及食管炎分级来选择药物与剂量,通常严重的糜烂性食管炎（LAC-D 级）需足量维持治疗,非糜烂性反流病（NERD）可采用按需治疗。H2RA 长期使用会产生耐受性,一般不适合作为长期维持治疗的药物。

有教授认为,对 BE 患者,无公认的药物维持治疗方法,注意定期内镜复查,病理活检。对 RE 患者,视病情轻重分别采取按需治疗、间歇治疗和长期维持治疗,临床症状缓解后应复查内镜判断食管黏膜愈合情况。对 NERD 患者,按需治疗和间歇治疗是公认的有效治疗措施,注意内脏感觉调节剂和精神心理治疗的作用。维持治疗的药物首选 PPI。

## （三）抗反流手术与内镜治疗手术

抗反流手术与内镜治疗应综合考虑,慎重决定。手术与内镜治疗的目的是增强食管下段括约肌抗反流作用,缓解症状,减少抑酸剂的使用,提高患者的生活质量。

1.抗反流手术　是不同术式的胃底折叠术,目的是阻止胃内容反流入食管。抗反流手术的疗效与质子泵抑制剂相当,但术后有一定的并发症。因此,对于那些需要长期使用大剂量质子泵抑制剂维持治疗的患者,可以根据患者的医院来决定抗反流手术。对确证由反流引起的严重呼吸道疾病的患者,质子泵抑制剂疗效欠佳者,宜考虑抗反流手术。腹腔镜下抗反流手术其疗效与开腹手术类同。术前应进行食管 24 小时 pH 检测,以了解患者反流的严重度;进行食管测压,了解下食管括约肌及食管体部运动功能,指导选择手术方式。对症状不典型、抑酸治疗效果差的患者,手术疗效通常不能达到预期目标。

2.内镜治疗 创伤小、安全性较好,疗效需进一步评估。内镜治疗方法有内镜缝合、射频治疗、内镜下注射治疗和植入治疗等。目前仅内镜缝合治疗获得我国食品和药品管理局批准用于临床。

## 五、有关问题

GERD 是一种多因素共同作用引起的慢性疾病,其发病机制至今尚未完全阐明。GERD 在人群中发生率高,且严重影响患者生活质量。根据已知发病机制相关因素,GERD 在临床上有多种治疗方法,但疗效评价不一。改善食管动力异常可减少反流的发生和抑酸剂的用药剂量,以一过性 LES 松弛和膈肌为作用靶点的治疗方式有望早日用于 GERD 的治疗。应进一步研究 GERD 的发病机制,以期指导临床制定有效、经济、合理的治疗方案。

（徐　伟）

# 第四节　食管裂孔疝

## 一、概述

食管裂孔疝是指腹腔内脏器(主要是胃)通过膈食管裂孔进入胸腔所致的疾病。食管裂孔疝是膈疝中最常见者,达 90％以上。食管裂孔疝患者可以无症状或症状轻微,其症状轻重与疝囊大小、食管炎症的严重程度无关。裂孔疝和反流性食管炎可同时也可分别存在,并区别此二者,对临床工作十分重要。一般认为,亚、非国家的发病率远低于欧美国家。远东地区的发病率为 2.2％(台湾,2044 例),2.9％(新加坡,11943 例),4.1％(韩国,1010 例),17.5％(日本,11943 例),24.5％(北京,3493 例)之间。在成年人作钡餐检查时,不论其症状如何,发现裂孔疝者为数不少。已明确食管裂孔疝的发病率随年龄的增加而增加,但与性别的关系尚无统一的联系。

形成食管裂孔疝的病因尚有争议,少数发病于幼年的患者有先天性发育障碍的因素,形成较大的食管裂孔和裂孔周围组织薄弱;近年来多认为后天性因素是主要的,与肥胖及慢性腹内压力升高有关。目前认为与食管裂孔疝发病有关的因素有食管内酸反流、肥胖、家族聚集性。而食管裂孔疝又增大食管裂孔,损害横膈角括约肌的功能,加重食管炎症,形成恶性循环。

食管黏膜的鳞状上皮细胞对胃酸无抵抗力,长期受反流的胃酸侵蚀可引起反流性食管炎,轻者黏膜水肿和充血重者形成表浅溃疡,呈斑点分布或融合成片,黏膜下组织水肿,黏膜受损而为假膜覆盖,较易出血。炎症可浸透至肌层及纤维外膜,甚至累及纵隔,使组织增厚,变脆,附近淋巴结增大。在后期食管壁纤维化,瘢痕性狭窄,食管变短。在某些病例,可发现膈食管膜被牵拉至主动脉弓下,可达第 9 胸椎水平。

## 二、诊断

### (一)临床表现

食管裂孔疝患者可以无症状或症状轻微,其症状轻重与疝囊大小、食管炎症的严重程度无关。滑动型裂孔疝患者常常没有症状;若有症状,往往是由于胃食管反流造成的,小部分是由于疝的机械性影响。食管旁裂孔疝的临床表现主要由于机械性影响,患者可以耐受多年;混合型裂孔疝在两个方面都可以发生症状。

1.胃食管反流症状　表现胸骨后或剑突下烧灼感、胃内容物上反感、上腹饱胀、暖气、疼痛等。疼痛性质多为烧灼感或针刺样疼,可放射至背部、肩部、颈部等处。平卧、进食甜食、酸性食物,均可能诱发并可加重症状。此症状尤以滑动型裂孔疝多见。

2.并发症症状

(1)出血:裂孔疝有时可出血,主要是食管炎和疝囊炎所致,多为慢性少量渗血,可致贫血。

(2)反流性食管狭窄:在有反流症状病人中,少数发生器质性狭窄,以致出现吞咽困难,吞咽疼痛,食后呕吐等症状。

(3)疝囊嵌顿:一般见于食管旁疝。裂孔疝病人如突然剧烈上腹痛伴呕吐,完全不能吞咽或同时发生大出血,提示发生急性嵌顿。

3.疝囊压迫症状　当疝囊较大压迫心肺、纵隔,可以产生气急、心悸、咳嗽、发绀等症状。压迫食管时可感觉在胸骨后有食管停滞或吞咽困难。

### (二)相关检查

1.内镜检查　内镜检查对食管裂孔疝的诊断率较前提高,胃镜检查中提出采用镜身上的长度标记测量食管裂孔疝的大小,但此做法并不十分精确。内镜检查显示多表现为:①食管下段齿状线升高;②食管腔内有潴留液;③贲门口扩大和(或)松弛;④His角变钝;⑤胃底变线;⑥膈食管裂孔宽大而松弛。

2.X线检查　主要依靠X线检查确诊,常规胸部透视及胸部平片注重在心脏的后方或心影两侧有无含气的囊腔及气液平面,吞钡检查时注重有无膈上疝囊和疝囊内出现胃黏膜影,并观察膈上食管胃环的出现。虽然一般认为X线检查测量食管裂孔疝大小更为精确,但由于胃镜是评估上消化道症状的标准手段,因此有必要制定食管裂孔诊断和测量的标准。

3.钡餐诊断　下食管黏膜环是钡餐检查时食管与胃连接部的分界标志,出现膈裂孔之上时可能提示食管裂孔疝。目前,临床上还没有一个标准化的方案可以评价和记录食管裂孔疝在吞咽或从仰卧位转成直立位时的可返纳程度。

4.食管测压检查　食管裂孔疝时食管测压可有异常图形,从而协助诊断、食管测压图形异常主要有以下表现:食管下括约肌(LES)测压时出现双压力带;食管下括约肌压力(LESP)下降,低于正常值。

### (三)诊断标准

1.上腹部、剑突下、胸骨后及其周围疼痛:特点:可向心前区、肩背部、上肢或下颌放射,进食过多、腹部加压、卧位时疼痛加重,立位及呕吐后减轻。

2.反复出现胃灼热、反酸、暖气、反食,出现程度不等的吞咽困难、吞咽痛和咽部异物感、呕血、黑便、贫血。

3.电子纤维内镜检查符合滑脱型食管裂孔疝,镜下可见齿状线上移至距门齿38cm以内、胃底变浅、胃底反转可见疝囊,反流性食管炎征象。

4.常规检查除外胸腔内心、肺、血管病变及胃、食管占位性病变。

## 三、鉴别诊断

1.冠心病　食管裂孔疝的发病年龄也是冠心病的好发年龄,伴有反流性食管炎患者的胸痛可与心绞痛相似,可放射至左肩和左臂,含服硝酸甘油亦可缓解症状。一般反流性食管炎患者的胸痛部位较低,同时可有烧灼感,饱餐后和平卧时发生。心绞痛常位于中部胸骨后,常在体力活动后发生,很少烧灼感。

2.下食管和贲门癌　下食管和贲门癌易发生于老年人。癌组织浸润食管下端可破坏 LES 引起胃食管反流和吞咽困难,应警惕此病。

3.慢性胃炎　可有上腹不适、反酸、烧心等症状,内镜及上消化道钡餐检查有助于鉴别。

## 四、治疗

### (一)西药治疗

1.抑酸剂　可以缓解症状及治疗食管炎和溃疡。$H_2$ 受体阻滞药如雷尼替丁 150mg,2/d 或法莫替丁 20mg,2/d。质子泵抑制剂有奥美拉唑 20mg,1/d、兰索拉唑 30mg,1/d、雷贝拉唑 10mg 或 20mg,1/d。一项对 50 例 GERD 患者进行的研究发现,70％患者使用 30mg 兰索拉唑可控制食管酸暴露,而 30％需使用 60mg,两者的差别在于食管裂孔疝在前者的发病率为 28％,而后者的发病率为 100％。因此,食管裂孔疝的存在会影响抑酸药对食管 pH 值的控制,这可能与其促进 GER 有关。

2.黏膜保护剂　此类药物可以保护食管黏膜,常用药物有硫糖铝、氢氧化铝凝胶、甘珀酸钠(生胃酮)、枸橼酸铋钾等。

3.促动力药　主要作用在于促进胃排空,减少胃食管反流。常用药物有多潘立酮 10～20mg,3/d;五羟色胺调节剂如莫沙比利 5～10mg,3/d。与 $H_2$ 受体阻断剂或质子泵抑制剂合用效果更佳。

### (二)非药物治疗

由于胃食管反流病是引起食管裂孔疝的主要因素,因此胃食管反流病适用的非药物治疗方式一般也适合食管裂孔疝患者。

### (三)外科及内镜治疗

早期人们认为食管裂孔疝是引起 GERD 的唯一原因,治疗方案只是针对于食管裂孔疝本身,因此对反流性食管炎的效果常常不佳。现在已知道,GERD 有多种发病原因,理想的治疗应重置食管位置,修补膈裂孔,以及通过胃底折叠增强 LOS。手术适应证:①食管裂孔疝合并反流性食管炎,内科治疗效果不佳;②食管裂孔疝同时存在幽门梗阻,十二指肠淤滞;③食管裂孔旁疝和巨大裂孔疝;④食管裂孔疝怀疑有癌变。

目前最常使用的是 Nissen 胃底折叠术。这种手术将食管下拉以重建食管的腹内部分,但在巨大或无法复位食管裂孔疝由于可用于下拉的食管过短,手术难以完成。食管延长(Collis 胃成形术)结合胃底折叠手术可以克服这一问题,但在腹腔镜下较难完成,一般需要开腹手术,同时,较大的裂孔疝行腹腔镜下手术复发率也较高。大的食管裂孔疝往往也有较大的裂孔,因此重建膈裂孔也是抗反流治疗的重要内容,但也往往需要开腹。伴巨大食管裂孔疝的严重 GERD 往往对药物治疗效果不佳,需要手术治疗,但通常滑动型食管裂孔疝并不是手术指征,而食管旁型食管裂孔疝由于常出现并发症,如胸内胃嵌顿、出血或穿孔,因此推荐采用手术治疗。目前对 GERD 的内镜治疗发展迅速,如内镜下缝合技术,在食管下段注射膨胀药物,以及在 LOS 及胃贲门部位采用射频治疗等,但还没有针对食管裂孔疝的治疗报道,由于这些技术均没有修正局部的解剖异常,因此对巨大食管裂孔疝可能也不会有效。

### (五)基因治疗

基因来自父母,几乎一生不变,但由于基因的缺陷,对一些人来说天生就容易患上某些疾病,也就是说人体内一些基因型的存在会增加患某种疾病的风险,这种基因就叫疾病易感基因。

通过基因检测,可向人们提供个性化健康指导服务、个性化用药指导服务和个性化体检指导服务。就可以在疾病发生之前的几年、甚至几十年进行准确的预防,而不是盲目的保健;人们可以通过调整膳食营养、改变生活方式、增加体检频度、接受早期诊治等多种方法,有效地规避疾病发生的环境因素。

## 五、有关问题

目前认为食管裂孔疝是严重 GERD 的重要病因。食管裂孔疝影响 LOS 的感受性,减低 LOS 的压力,引起食管酸清除延缓及酸暴露增加。大量研究表明,食管裂孔疝与 GERD 症状、内镜证实的食管炎症、Barrett 食管以及食管腺癌相关,伴食管裂孔疝的 GERD 患者病情更重,治疗反应更差。以目前的认识,食管裂孔疝是严重 GERD 的标志之一,但有否食管裂孔疝并不影响 GERD 的治疗策略。当前食管裂孔疝研究存在的主要问题在于缺乏统一的诊断标准,且食管裂孔疝的大小常常没有记录。因此,一种简便的食管裂孔疝诊断、测量及内镜报告方式对食管裂孔疝的研究具有重要意义。

(崔　勇)

# 第五节　真菌性食管炎

## 一、概述

真菌性食管炎的病原菌以念珠菌最为多见,其中最常见的是白色念珠菌,其次是热带念珠菌和克鲁斯念珠菌。其他少见的有放线菌、毛霉菌、组织胞浆菌、曲霉菌、隐球菌、芽生菌以及一些植物真菌等,这些菌是从外环境中获得的,而不是内生菌丛,其所引起的原发性食管感染仅见于严重免疫低下的病人。有报道一组 30 例免疫抑制病人,40% 有食管霉菌感染,其中 71% 为白色念珠菌。有报道食管癌旁增生上皮中真菌侵犯率高达 50%,而真菌性食管炎病人食管癌发生率(17.35%)亦较正常人明显增高。

真菌是条件致病菌,导致其引起真菌性食管炎的因素是多方面的:①食管黏膜损伤;②食管运动功能失调;③免疫功能下降;④广谱抗生素、糖皮质激素及免疫抑制剂的广泛应用。少部分患者感染原因不明,很少在胃镜检查前考虑诊断,多在胃镜检查中发现,胃镜下典型征象为食管黏膜呈弥漫性充血,表面有散在的白色或黄色伪膜附着,不易剥脱,大小及程度不等,其下黏膜质脆、糜烂、易出血,严重者黏膜见大片豆腐渣样污秽斑块,广泛出血、变脆,糜烂溃疡或息肉样增生,内镜刷片可见成堆菌丝和(或)孢子。

## 二、诊断

### (一)临床表现

主要表现为吞咽疼痛,吞咽不畅,胸骨后不适及烧灼感,咽部不适,病程呈慢性经过。其中无食管症状约占 45.3%,很少在胃镜检查前考虑诊断,多在胃镜检查中发现,其症状的轻重与炎症发生的缓急和程度有关。婴儿常伴发口腔鹅口疮,成年念珠菌性食管炎可以在没有念珠菌性口炎的情况下发生。

并发症有食管狭窄、真菌团引起的梗阻、上消化道出血、食管穿孔、食管-气管瘘、真菌扩散以及继发性细菌感染所致的败血症。

### (二)相关检查

1.食管镜检查　食管镜检查是确诊该病的唯一方法,镜下食管黏膜呈现水肿、充血、糜烂、溃疡,触之易出血。黏膜表面覆盖白色斑点或假膜。进行活检及细胞刷涂片和培养。若培养阳性尚不足以诊断,因念珠菌是胃肠道一种共生菌。必须涂片见有真菌菌丝,活检组织见有菌丝侵入上皮方可确诊。鉴于念珠菌性食管炎病人多继发于严重的甚至是致命的原发病,因此及时检查发现,早期作出诊断和进行治疗,对挽救病人生命是必要的。

2.食管 X 线钡剂检查　对诊断有一定帮助,主要病变在食管的下 2/3,可表现为蠕动减弱或弥漫性痉挛。食管黏膜粗乱、不规则或呈颗粒状,宛如钡剂内混有多数微小气泡。晚期病例,黏膜呈结节状,致使钡柱外观如卵石样,颇似静脉曲张。有时可显示深在溃疡。在慢性病例,炎症病变向管壁深部发展,可造成节段性狭窄,甚至酷似食管癌。但食管 X 线钡剂造影正常并不能排除食管念珠菌病存在。

### (三)诊断依据

主要依靠内镜检查,结合真菌检查。有上述严重的原发病、长期接受抗生素或类固醇激素治疗者及免疫缺陷患者,出现不同程度的吞咽疼痛和吞咽困难等症状,应及早行内镜检查。

## 三、鉴别诊断

1.食管静脉曲张　本病大多有肝脏病史,查体可见门脉高压体征,如脾大、腹水、腹壁静脉曲张等。无吞咽疼痛,也极少发生吞咽困难。胃镜可见食管黏膜呈灰蓝色串珠状、蚯蚓状或团块状曲张静脉。

2.食管癌　本病多发于中老年人。临床主要表现有进行性吞咽困难、消瘦、贫血等。通过纤维胃镜检查及病理活检可确诊。

3.其他类型食管炎

(1)化脓性食管炎。

(2)疱疹性食管炎。

(3)食管结核:多数食管结核病人年龄轻,造影所见食管扩张性好,即使有狭窄通过亦较顺利,纤维内镜下食管黏膜本身为炎症浸润和溃疡,活检病理可发现干酪样肉芽肿,抗酸染色可找到抗酸杆菌。

## 四、治疗

西药制真菌素、二性霉素 B、酮康唑、氟康唑、伊曲康唑等抗真菌治疗皆有一定的效果。笔者常用的是以口服制霉菌素 100 万 IU,3/d,或者氟康唑 50～100mg,1/d,并加用黏膜保护剂,疗程 10～15 天。多数患者在治疗 1 周内症状消失。随访 131 例,结果 90 例显效(68.7%),38 例有效(29.0%),3 例无效(2.29%)。周家文的研究证明酮康唑是一种沿用多年、疗效肯定的抗真菌药物,主要是通过抑制真菌细胞膜麦角甾醇的生物合成,影响细胞膜的通透性,而抑制其生长。在抗真菌同时辅以硫糖铝治疗,后者为碱式铝盐,与蛋白酶络合,抑制其活性,并能与胃黏膜蛋白络合形成保护膜,覆盖溃疡面,利于溃疡愈合。此外亦有轻度的抑酸作用。服药期间,由于食管这一特殊部位感染,加上本身的蠕动,药物不能滞留于患处足够长的时间,直接影响硫糖铝的药效。为此笔者将黏滞性大而常被人们称为黏膜用药溶媒的甘油,与研细的硫糖铝相混合后口服,取得了令人满意的疗效。

(徐　伟)

# 参 考 文 献

1.孔维佳.耳鼻咽喉头颈外科学.北京：人民卫生出版社,2010

2.查洋,田旭.耳鼻咽喉头颈外科学速记.北京：中国医药科技出版社,2010

3.崔永华,刘争.耳鼻咽喉-头颈外科疾病诊疗指南.北京：科学出版社,2013

4.张庆丰.耳鼻咽喉等离子手术学.北京：人民卫生出版社,2014

5.纪宏志.实用耳鼻咽喉疾病诊疗学.北京：世界图书出版社,2013

6.宁博.现代耳鼻咽喉头颈外科学.广州：世界图书出版社,2013

7.田勇泉.耳鼻咽喉头颈外科学.北京：人民卫生出版社,2013

8.孔维佳,韩德民.耳鼻咽喉头颈外科学.北京：人民卫生出版社,2014

9.华清泉,许昱.耳鼻咽喉-头颈外科急诊诊断与处理.北京：人民军医出版社,2014

10.杨秀岭.五官科疾病用药手册.北京：人民军医出版社,2011

11.韩秋生,曹志伟,徐国成.耳鼻咽喉科手术要点图解.北京：中国医药科技出版社,2013

12.北京协和医院.耳鼻咽喉头颈外科诊疗常规.北京：人民卫生出版社,2012

13.迟放鲁.耳鼻咽喉头颈外科临床技能.北京：人民军医出版社,2011

14.李凡成,翦新春.实用眼耳鼻咽喉口腔科手册.长沙：湖南科学技术出版社,2010

15.宋行华.耳鼻咽喉头颈外科治疗学.天津：天津科学技术出版社,2010

16.顾之燕.耳鼻咽喉头颈部变态反应病学.北京：人民卫生出版社,2012

17.王玉明,卫俊英,单瑞英.五官科常见疾病诊断与治疗.上海：第二军医大学出版社,2010

18.王启华.实用耳鼻咽喉头颈外科解剖学.北京：人民卫生出版社,2010

19.邱建华.西京耳鼻咽喉头颈外科学临床工作手册.西安：第四军医大学出版社,2012

20.(美)斯诺.Ballenger 耳鼻咽喉头颈外科学(翻译版).北京：人民卫生出版社,2012

21.韩德民.2010 耳鼻咽喉头颈外科新进展.北京：人民卫生出版社,2010

22.张庆泉.耳鼻咽喉头颈外科影像导航技术.北京：人民卫生出版社,2013

23.黄建强,黄方,黄斯诚,吴春林,黄文瀚,胡娟娟.首诊于耳鼻咽喉头颈外科神经纤维瘤病的诊疗体会.福建医科大学学报,2014,04:248-252

24.宁永红,黄锐,王颙,武剑云,苏丹,曾恒,杨乐.耳鼻咽喉头颈外科疾病患者 HIV 阳性的临床表现分析.临床耳鼻咽喉头颈外科杂志,2016,03:247-248

25.杜芬.幽门螺旋杆菌感染与耳鼻咽喉头颈外科疾病关系研究综述.湖南广播电视大学学报,2012,03:65-68